D.E. Voss · M.K. Ionta · B.J. Myers

Propriozeptive Neuromuskuläre Fazilitation

Propriozeptive Neuromuskuläre Fazilitation

Bewegungsmuster und Techniken

Dorothy E. Voss · Marjorie K. Ionta · Beverly J. Myers

Übersetzt von Antje Berlin

4., völlig neubearbeitete deutsche Auflage

227 Abbildungen

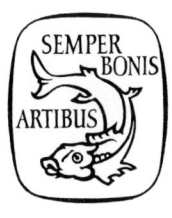

Gustav Fischer Verlag · Stuttgart · New York · 1988

Anschrift der Übersetzerin:
Antje Berlin, Am Heidehof 18, 1000 Berlin 37

Originalausgabe:
Voss/Ionta/Myers: Proprioceptive neuromuscular facilitation – Patterns and Techniques

Copyright © 1985 by Harper & Row, Publishers, Inc.
Copyright © 1968, 1956 by Harper & Row, Publishers, Inc.
Published by arrangement with Harper & Row, Publishers, Inc., New York, N. Y., U.S.A.

Diese vierte deutsche Auflage ist die Übersetzung der dritten amerikanischen Auflage von 1985

Die erste bis dritte deutsche Auflage dieses Buches erschienen unter dem Titel : Knott/Voss, Komplexbewegungen (Bewegungs-anbahnung nach Dr. Kabat)

CIP-Kurztitelaufnahme der Deutschen Bibliothek

Voss, Dorothy E.:
Propriozeptive neuromuskuläre Fazilitation :
Bewegungsmuster u. Techniken / Dorothy E. Voss ;
Marjorie K. Ionta ; Beverly J. Myers. Übers. von
Antje Berlin. – 4., völlig neu bearb. dt. Aufl. –
Stuttgart ; New York : Fischer, 1988.

Einheitssacht.: Proprioceptive neuromuscular
facilitation ⟨dt.⟩
Bis 3. Aufl. u.d.T.: Knott, Margaret:
Komplexbewegungen
ISBN 3-437-00497-2

NE: Ionta, Marjorie K.: ; Myers, Beverly J.:

Satz: Filmsatz Jovanović, Ruhstorf · Druck und Einband: F. Pustet, Regensburg
Printed in Germany
ISBN 3-437-00497-2

Vorwort

Nachdem ich das Vorwort für die erste und zweite Ausgabe dieses klassischen Werkes, Propriozeptive Neuromuskuläre Fazilitation, geschrieben habe, freue ich mich, dieses auch für die vorliegende dritte Ausgabe tun zu können. Mein Schlußkommentar der ersten Ausgabe (1956) lautete: «Ich glaube, daß mit der Zeit die hier vorgestellten Grundprinzipien – die jeder interessierte Laie an anderen praktizieren kann – allgemein als Teil der Kinesiologie und Therapeutik anerkannt werden.» In der zweiten Ausgabe (1968) resümierte ich, «nach anfänglicher Skepsis (1954) bin ich zu der Einsicht gekommen, daß diese (PNF) alle anderen therapeutischen Übungsmethoden an Schnelligkeit und Qualität des Erfolges und Zeitersparnis übertrifft.» Ich bin – abgesehen von sechs Jahren – in der Lage gewesen, die Entwicklung der Propriozeptiven Neuromuskulären Fazilitation (PNF) seit ihren Anfängen zu beobachten.

Obwohl ich den größten Teil meiner Erfahrungen mit schwerstbehinderten Patienten gesammelt habe, bin ich mir durchaus im Klaren, daß Physiotherapeuten die Prinzipien dieser Methode hauptsächlich bei orthopädischen Patienten in allgemeinen Krankenhäusern anwenden.

Wann PNF angewandt werden kann, ist eine der ersten Fragen. Wenn PNF gut bei zerebraler Schädigung ist (wie auch einige andere konkurrierende Methoden), ist es vermutlich bei anderen Krankheitsbildern weniger zu verwenden? An diesem Punkt antworten wir immer wieder, daß die PNF-Techniken nicht schulmeisterlich auswendig zu lernen sind und nicht nur ein weiterer Bestandteil der normalen Physiologie und Kinesiologie sind. Die Reaktion des Patienten wird nämlich durch die Besonderheiten des Krankheitsbildes bestimmt. Aber obwohl durch diese besonderen Umstände die Erholung beeinträchtigt wird, ist der Mechanismus für eine verbesserte Funktion noch vorhanden.

Die zweite Frage, die ein kritischer Prüfer stellen würde, ist, ob PNF kontrolliert und überprüft werden kann. Die ehrliche Antwort darauf lautet nein. Neurologische Krankheitsbilder sind so unterschiedlich in ihren pathologischen und klinischen Ausprägungen, daß es unmöglich ist, vernünftige statistische Werte festzusetzen. Es gibt einfach zu viele unabhängige Erscheinungsformen. PNF kann in einem einzigen Körperzentrum nicht kontrolliert angewendet werden, da die Erfolge an anderen Zentren bald der Arbeit mit PNF zuzuschreiben wären. PNF kontrolliert in zwei oder mehreren Zentren anzuwenden, wäre eine Möglichkeit.

Bei den orthopädischen Krankheitsbildern verdient die Wiederholung von Knieverletzungen bei Athleten Beachtung. War die funktionelle Wiederherstellung, folgend auf die Verletzung bzw. Operation, vollständig? Trainer von Athleten halten PNF sowohl bei der Vorbeugung wie bei der Nachbehandlung von Verletzungen für nützlich. Die vorgeschlagene Literatur in dieser Ausgabe enthält einen Abschnitt über Physiotherapie im Sport, ein Punkt, der von neuem und wachsendem Interesse ist.

Ich habe von einigen Therapeuten gehört, daß sie ein wenig PNF hier und ein wenig Bobath da verwenden. Meiner Meinung nach läßt dieses auf ein fundamentales Mißverständnis des zu erreichenden Zieles und der damit verbundenen neurophysiologischen Grundlage schließen. PNF ist empirisch. Unsere Versuche, es mit Hilfe der Neurophysiologie rational darzustellen, können durch zukünftige Entdeckungen drastisch beeinflußt werden, aber PNF wirkt erfolgreich und wird es auch immer sein.

Sedgwick Mead, M. D.

Medical Director, Easter Seal Society of Alameda County Oakland, California; früherer Medical Director (1954–1969) des Kaiser Foundation Rehabilitation Center Vallejo, California; Chef der Neurologie (1969–1977) Kaiser-Permanente Medical Center Vallejo, California

Vorrede

Vor fast vier Jahrzehnten begann Dr. Herman Kabat mit der Entwicklung der «Propriozeptiven Fazilitation» in Washington, DC. Die von Dr. Kabat festgesetzte Grundidee ist inzwischen weit über seine «Behandlung von Paralyse» hinaus ausgedehnt worden. Für diejenigen von uns, die seine Ideen in der weitergefaßten Form vertreten, trägt diese neue Auffassung zum Verständnis der menschlichen Bewegung bei und hilft bei deren Gesamtanalyse.

1954 habe ich das Wort «neuromuskulär» dem von Dr. Kabat geprägten Begriff zugefügt, in der Ansicht, daß Physiotherapeuten so leichter die Bedeutung der Methode für ihr Arbeitsfeld erkennen. Die Abkürzung PNF für Propriozeptive Neuromuskuläre Fazilitation wurde problemlos anerkannt.

Seit den frühen Fünfzigern kommen Physiotherapeuten aus der ganzen Welt in die Vereinigten Staaten, um PNF zu lernen. Zum größten Teil besuchen sie das Kaiser Foundation Rehabilitation Center (KFRC), Vallejo, Kalifornien. Das Schulungsprogramm des KFRC begann zu Dr. Kabats und Margaret Knotts Zeiten und wird weiter fortgesetzt.

Kurze Intensivkurse und klinische Workshops wurden hier und in Übersee angeboten. Unglücklicherweise gibt es keine fortlaufende zentrale Registratur von Namen und Orten. Durch ein vom amerikanischen Physiotherapeutenverband herausgegebenes Buch wurde PNF als Bestandteil des Lehrprogramms anerkannt. Das Buch von Knott und Voss, Propriozeptive Neuromuskuläre Fazilitation, zweite Ausgabe, diente als Grundlage für zehn Kapitel unter der Überschrift «Übung».

Am deutlichsten spiegelt die Nachfrage nach dem Knott/Voss-Buch den Erfolg von PNF wider. Schon die erste Ausgabe wurde für einen Erfolg gehalten. Die Nachfrage nach der zweiten Ausgabe war jedoch viermal so hoch. Die vermehrte Nachfrage weist bis zu einem gewissen Grad auf die erhöhte Anzahl von Krankengymnastikschülern hin.

Die erste Ausgabe erschien 1956, eine deutsche Übersetzung 1962; eine französische Übersetzung folgte 1968, gerade vor Erscheinen der zweiten Ausgabe. Die deutsche Übersetzung der zweiten Ausgabe folgte 1970, die italienische, spanische (Argentinien) und japanische 1974 und die holländische Version 1975.

Die erste Ausgabe beinhaltete die Vorgehensweise und die einzelnen Techniken. Wir haben uns von unserem Verständnis normaler Reaktionen leiten lassen und von unseren Erfahrungen mit der Methode berichtet. Wir haben uns dabei auf Dr. Kabats Kenntnis der Werke von Sherrington gestützt. Dieser großartige Mann veranschaulichte uns, wie wichtig das Verständnis der einzelnen Bestandteile ist, um das Ganze zu erfassen und es dennoch nicht aus den Augen zu verlieren.

Die zweite Ausgabe zeigte Möglichkeiten zur Entwicklung von motorischem Verhalten. Als Grundlage haben dabei die Werke von Hooker, Gesell und Kollegen und McGraw gedient. Diese Arbeiten spiegeln unsere Ansicht wider, daß das Lernen oder Wiedererlernen der entwicklungsbedingten Bewegungsfolge wichtig für alle Patienten ist und nicht auf die Behandlung von Patienten mit zerebraler Lähmung beschränkt werden sollte. Diese Bewegungsfolge verlangt eine Behandlung nach Plan und nicht nach Zufallsentscheidungen.

In der zweiten Ausgabe haben alle Vorgehensweisen zur Fazilitation der Gesamtbewegungsmuster die gleiche Absicht: die Förderung des motorischen Lernprozesses. Wieder muß die Grundlage unseres motorischen Verständnisses in anderen Gebieten liegen. Wir brauchen die Neurophysiologie zur Kenntnis der fundamentalen Mechanismen, zur Erprobung der Psychologie und für Kybernetik und «Spur halten».

Diese dritte Ausgabe ist eine Zusammenfassung der ersten und zweiten Ausgabe und bietet darüberhinaus für einige noch neue, von vielen jedoch langerwartete Information. Die freie aktive Durchführung von Bewegungsmustern, die Scapulamuster in Rücken- und Bauchlage, die unterschiedlichen Hackbewegungen (Thrusting) und deren Bewegungsumkehr und die bilateralen Bewegungskombinationen, bei denen der stärkere Abschnitt den schwächeren unterstützt, alle fördern den Lernprozeß.

Der PNF-Schüler braucht den ausgewogenen Antagonismus, den Schwung und die Spannkraft des gesunden Menschen. Der Schüler, der versucht, durch Arbeit am Patienten zu lernen, macht meistens den Fehler, sich nur oberflächlich oder nur mit den am stärksten geschädigten Muskelgruppen zu befassen, gerade so, wie er es früher gelernt und praktiziert hat. PNF dagegen benutzt die weniger beteiligten Körperteile zur Förderung eines ausgewogenen Antagonismus der reflektorischen Muskelaktivität und der Bewegungskomponenten. Diejenigen, die der Versuchung, am Patienten zu arbeiten, bevor sie das richtige Verständnis erlangt und am gesunden Menschen geübt haben, nicht widerstehen können, sollten am besten mit den Gesamtbewegungsmustern, wie sie im Mattenprogramm gezeigt werden, beginnen.

Erwähnenswert sind die verschiedenen Abbildungsbeiträge zu diesem Buch. Die Zeichnungen der ersten Ausgabe stammen von Helen Drew Hipshman, San Francisco; als Modell dienten Margaret Knott und Dorothy E. Voss. Die Abbildungen der zweiten Ausgabe wurden von James B. Buckley, Chicago, nach Photographien von Carl Manner, Vallejo, gezeichnet. Margaret Hennessy, British Columbia, Inge Berlin, Deutschland und Lorna Brand, Wales, dienten als Modell. Die Photos wurden unter der fachlichen Kontrolle von Dorothy E. Voss aufgenommen.

Die Photographen dieser Ausgabe waren Alan Lucas, Orthopaedic Media Service, Massachusetts General Hospital (MGH), Beverly J. Myers, Mitautorin; Christine A. McCarthy, R.P.T., Senior Staff Physical Therapist, Department of Rehabilitation Medicine, MGH; und Stanley Bennett, Chefphotograph, Photographic Department, MGH. Modelle waren Anastasia Z. Boyd, R.P.T., Physical Therapist for the Head-Injured and Multi-Impaired, Adult Services, Perkins School for the Blind, Watertown, Massachusetts; Amy E. Flynn, R.P.T., Senior Staff Physical Therapist, MGH und Special Instructor, Department of Physical Therapy, Simmons College, Boston; Christine A. McCarthy; und Susan B. Perry, R.P.T., Assisstant Supervisor und Coordinator of Clinical Education for Physical Therapy, Massachusetts General Hospital (MGH) und Special Instructor, Physical Therapy Program, Simmons College, Boston, Massachusetts. Die Photos wurden unter der fachlichen Kontrolle von Marjorie K. Ionta und Dorothy E. Voss aufgenommen.

Die Abbildungstitel und -legenden stammen von folgenden: Freie Aktive Bewegung: Paul D. Becker, R.P.T., Physical Therapy Consultant, Visiting Nurse Association, Chicago, Illinois, und Department of Public Health, Chicago, Illinois; Bilaterale Bewegungskombinationen zur Verstärkung: Theodore C. Corbitt, R.P.T., Chief Physical Therapist, International Center for the Disabled, New York und Associate in Physical Therapy, Rehabilitation Medicine, Columbia University, New York, New York; Thomas S. Holland, R.P.T., Director, Orthopaedic Rehabilitation Service, Memorial Hospital of South Bend, South Bend, Indiana; Beverly J. Myers, Mitautorin; und Susan B. Perry; Scapulamuster und Hackbewegungen: Marjorie K. Ionta, Mitautorin; Lebenswichtige und verwandte Funktionen: Beverly J. Myers, Mitautorin.

Zum ersten Mal wird die Verwendung von Übungsgeräten vorgestellt. Die Photos über die Arbeit mit dem Wandpulley (Zugapparat) wurden von David Tanaka, Student of Telecommunications, San Diego State University, San Diego, in der Orthion Corporation, Costa Mesa, Kalifornien, aufgenommen. Modelle waren Patsy Ann Delsman, A.T.C., Athletic Injury Orthopedic Rehabilitation Center, San Diego; Andrew Einhorn, R.P.T., A.T.C., Southern California Center for Sports Medicine, Long Beach; und Robert P. Engle, R.P.T., A.T.C., Director of Orthopedic and Sports Physical Therapy, Wyomissing, Pennsylvania. Die photographische Kontrolle hatte Debra M. Ellison, R.P.T., formerly Staff Therapist, Poudre Valley Hospital, Fort Collins, Colorado. Die Abbildungstitel wurden von Dorothy E. Voss vorbereitet.

Besondere Beiträge dieser dritten Ausgabe sind «PNF: ein kurzer geschichtlicher Überblick» von Dorothy E. Voss (siehe Einführung im Anschluß) und «PNF in Verbindung mit Gelenkmobilisation» von Thomas S. Holland. Die Literaturhinweise und -vorschläge wurden mit Hilfe von Bernice E. Lyford, R.P.T., Formerly Supervisor of Physical Therapy, Youville Hospital, Cambridge, Massachusetts, zusammengestellt.

Ein besonderes Wort des Dankes gebührt allen Ärzten, die die Information und Daten von «PNF: ein kurzer geschichtlicher Überblick» durchgesehen und korrigiert haben. Sie haben zum Verständnis von PNF zum Wohl von Patienten in Kalifornien und im ganzen Land und durch die von überall angereisten Physiotherapeuten auch in der ganzen Welt beigetragen. Diese Ärzte sind Dr. Herman Kabat, M.D., Ph.D., Schöpfer der PNF-Methode; Dr. Sedgwick Mead, M.D., der nach Dr. Kabat die medizinische Leitung übernahm, KFRC, Vallejo, und der das Vorwort der ersten, zweiten und dritten Ausgabe geschrieben hat; Dr. Rene Cailliet, M.D., der mit Dr. Kabat und Margaret Knott am Kabat-Kaiser-Institut (KKI) in Washington zusammengearbeitet und einige Jahre der Verwendung von PNF am KKI, Santa Monica, gewidmet hat; Dr. Howard Liebgold, M.D., seit 1962 am KFRC, Vallejo, der 1969 die medizinische Leitung von Dr. Mead übernahm und seitdem Chefarzt des KFRC ist.

Wir danken unserem Herausgeber, der J.B. Lippincott Company, Health Professions Publisher of Harper & Row, Publishers, vor allem Lisa A. Biello, Editor, Medical Books; Darlene D. Pedersen, Associate Editor; Rosanne Hallowell, Manuscript Editor; und Maria Karkucinski, Art Director; sie haben ihr Wissen und ihren Rat mit uns geteilt und diese Langzeitaufgabe schließlich vollendet.

Wir danken auch denjenigen, die beim Lesen der Korrekturfahnen geholfen haben: Bernice E. Lyford, ein Mitarbeiter an diesem Buch und Kathryn J. Shaffer, pensioniert, früher Professor, Department of Physical Therapy, Boston-Bouvé College, Northeastern University, Boston.

Zum Schluß möchten wir allen Physiotherapeuten, Beschäftigungstherapeuten, Sportlehrern, Kinesiologen und all denjenigen danken, die wachsendes Interesse an PNF als therapeutischer Übungsmethode zeigen. Lehrer, Schüler, langjährige Patientenerfahrung und viele Lehrjahre haben den Rahmen für dieses Buch geschaffen.

Dorothy E. Voss, B. ED., R.P.T.
Marjorie K. Ionta, B.S. R.P.T.
Beverly J. Myers, B.S., O.T.R.

Einführung

PNF: Ein kurzer geschichtlicher Überblick

Mit den Begriffen «Propriozeptive Fazilitationstechniken» und «Neuromuskuläre Rehabilitation» wurde das erste Mal versucht, die Methode zu erklären, die heute allgemein verbreitet unter dem Namen «Propriozeptive Neuromuskuläre Fazilitation» (PNF) bekannt ist (7). Um den geschichtlichen Werdegang einer Methode zu beschreiben, müssen ihre Ursprünge, ihre Entwicklung und ihr Reifeprozeß, wie auch die Lehrkräfte, die auf bedeutende Art und Weise durch die Jahre ihren Beitrag geleistet haben, berücksichtigt werden.

Dr. Herman Kabat, M.D., Ph.D., ein Mann mit beeindruckendem beruflichen Wissen, war der Gründer der PNF-Methode (9). 1932 machte Herman Kabat im Alter von 19 Jahren den Abschluß «Bachelor of Science» an der New York University. Den «Doctor of philosophy» für Neurologie erhielt er, 22-jährig, im Jahre 1935 an der Northwestern University Medical School in Chicago. Von 1932 bis 1936 war er Mitarbeiter für Neurologie und Anatomie an der Northwestern University.

1936 wechselte Dr. Kabat zur University of Minnesota, wo er Physiologie lehrte und Medizin studierte. Er erhielt die Doktorwürde 1942 im Alter von 29 Jahren. Von 1942 bis 1943 arbeitete er als Assistent für Physiologie und Neurophysiologie. Mit diesem Hintergrundwissen wurde er Neurophysiologe und Arzt oder, wie er sich einmal selbst bezeichnete, «ein klinischer Neurophysiologe». Er war ein Kind seiner Zeit.

Die 40er Jahre

Während Dr. Kabat sich an der University of Minnesota aufhielt, traf zufällig Schwester Elizabeth Kenny aus Australien ein. Schwester Kenny, eine Krankenschwester, wollte über ihre Erfahrungen mit Patienten mit anteriorer Poliomyelitis berichten. Sie gab Vorlesungen und Demonstrationen in der «Kenny-Methode». Chirurgen, Krankenschwestern und Physiotherapeuten kamen aus allen Gebieten der Vereinigten Staaten, wo «Polio» aufgetreten war, nach Minneapolis. Einige waren dafür empfänglich, andere nicht. Seit 1916 wurden Patienten mit Polio nach Lovetts, dann Legg und Merrils «Muskelneubildung» behandelt (8). Diese Methode hatte ihren Ursprung in der Anatomie und Orthopädie: Nur eine Bewegung, ein Gelenk und ein Muskel.

Dr. Kabat, Arzt und Neurophysiologe, wurde gebeten, die «Kenny-Methode» zu analysieren. Während er Schwester Kenny bei der Arbeit mit Patienten beobachtete, wurde ihm klar, daß einige Bestandteile ihrer Methode auf der Neurophysiologie basierten, andere dagegen nicht. Er schlug Schwester Kenny einige Änderungen vor, doch sie war für seine Ideen nicht empfänglich. Sein wachsendes Interesse an der Behandlung von Patienten wurde dadurch verstärkt, daß seinem Eindruck nach diejenigen, die gekommen waren, um von Schwester Kenny zu lernen, schlechte Kenntnisse der Neurophysiologie hatten. Dr. Kabat war davon überzeugt, daß neurophysiologische Grundprinzipien, wie im Werk von Sherrington vorgegeben, bei der Paralysebehandlung verwendet werden sollten. Er beschloß, sich der Patientenarbeit zu widmen, und gab seine Anstellung in der physiologischen Abteilung der Universität auf.

Von 1943 bis 1946 arbeitete Dr. Kabat in verschiedenen Positionen in der Gegend von Washington, D.C., u.a. in beratender Funktion für das «Crippled Children's Program». Zu dieser Zeit erwachte sein Interesse für zerebral geschädigte Patienten. 1946 wurde er medizinischer Leiter des neugegründeten Kabat-Kaiser-Instituts für Neuromuskuläre Rehabilitation in Washington, D.C. Der Industrielle Henry Kaiser interessierte sich für Dr. Kabats Arbeit, weil sein Sohn, Henry J. Kaiser, jun., an Multiple Sklerose erkrankt war. Die Kaisers gründeten 1948 ein zweites Institut in Vallejo, Kalifornien, und ein drittes in Santa Monica im Jahre 1950.

1945 begann Dr. Kabat mit seiner Suche nach Physiotherapeuten für das Kabat-Kaiser-Institut, das im Juli 1946 eröffnet werden sollte. Er trat mit dem «Office of the Surgeon General», US Army Medical Corps in Verbindung, um mit dem Stab seine Bitte nach Physiotherapeuten durchzusprechen, die bei Freistellung vom Dienst an seiner Methode von Paralysebehandlung bei Patienten interessiert wären. Viele waren es, und ein Stab wurde zusammengestellt.

Die erste Physiotherapeutin, die von Dr. Kabat eingestellt wurde, war Margaret (Maggie) Knott, seine leitende Krankengymnastin. Nach dem Besuch des Appalachia State Teachers College in North Carolina lehrte sie Sport und Biologie. Nachdem sie drei Jahre an öffentlichen Schulen tätig gewesen war, begann Maggie nach Eintritt der Vereinigten Staaten in den zweiten Weltkrieg eine Ausbildung für Physiotherapeuten am Walter Reed Army Hospital. Sie diente als Feldwebel zweieinhalb Jahre bis Kriegsende. Im Dezember 1945 begann sie ihre Arbeit bei Dr. Kabat, zuerst in Washington, anschließend in Vallejo, nach Eröffnung des Zentrums im August 1948 (6, 9).

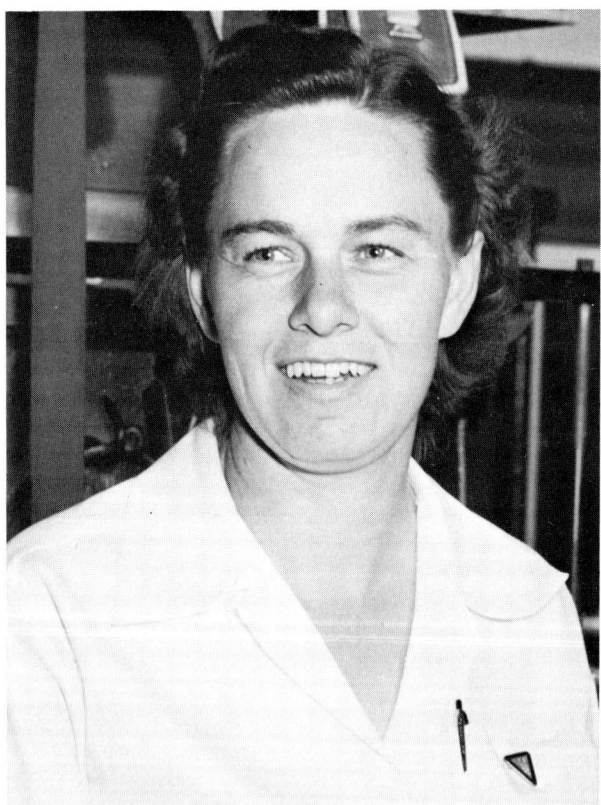

Margaret (Maggie) Knott in den 40er Jahren

Die 50er Jahre

Dr. Kabat entwickelte die PNF-Methode durch Arbeiten am Patienten, bis er zu sinnvollen Bewegungskombinationen kam. Er kombinierte Bewegungen, um durch Fazilitation der Reaktion eines schwächeren distalen Muskels durch Irradiation von einem stärkeren verwandten proximalen Muskel die Wirkung von maximalem Widerstand und Stretch zu ermitteln. So entwickelte er spirale und diagonale Gesamtbewegungsmuster. Allein die Dehnung von synergistischen Muskelgruppen im Rahmen eines Gesamtbewegungsmusters ist ein wirkungsvoller Fazilitationsmechanismus. Am 14. März 1950 wurden intensive Bemühungen zur spezifischen Entwicklung der spiralen und diagonalen Bewegungsmuster eingeleitet. Alle möglichen Kombinationen von Bewegungskomponenten wurden an Patienten ausprobiert; die Ergebnisse wurden auf einem fünfseitigen Formular festgehalten, Datum 14. 3. 1950, Nummer KKI 01. Am 24. Januar 1951, als ein zweiseitiges Formular herausgegeben wurde, waren die Bewegungsmuster klar ersichtlich. Aus den Patientendaten ergaben sich präzise dreidimensionale Bewegungsmuster.

Gleichzeitig entwickelte Kabat verschiedene Techniken, die auf Sherringtons Werk über die Neurophysiologie aufbauten. Zugrunde lagen dabei seine Prinzipien der sukzessiven Induktion, der reziproken Innervation und Hemmung und der Irradiationsprozeß. Auf dem fünfseitigen Formular, KKI 01, waren sechs Techniken aufgeführt: maximaler Widerstand, rhythmische Stabilisation, schnelle Bewegungsumkehr, Anspannen-Entspannen, Halten und Stretch (Dehnung). Das Formular vom 24. 1. 1951 enthielt drei zusätzliche Techniken: langsame Bewegungsumkehr, langsame Umkehr-Halten und Halten-Entspannen-aktive Bewegung. Insgesamt waren also neun Techniken verfügbar und wurden den Bedürfnissen der Patienten entsprechend ausgewählt.

Margaret Knott war die erste, von Dr. Kabat angestellte, Krankengymnastin; den Großteil des KKI Stabs in Washington stellten die vom Army Medical Corps freigestellten Mitglieder. Als Dr. Kabat und Margaret Knott 1948 nach Vallejo umzogen, um das dortige Zentrum zu leiten, folgte ihnen ein Teil des alten Stabs. Dr. Rene Cailliet und Dr. Jean Vivino standen jetzt dem Programm in Washington mit Unterstützung des Stabs vor. Dr. Kabat und Maggie Knott kehrten zwischendurch nach Washington zurück, um neu entwickelte Techniken einzuführen. Anfang 1951 stellten sie dem gesamten Stab die spiralen und diagonalen Bewegungsmuster vor. Ärzte stellten die Diagnose und folgten dabei Kabats Methode der Analyse und des Behandlungsprogrammes. Die von den Ärzten aufgestellten Programme wurden von den Physiotherapeuten durchgeführt.

Als leitende Krankengymnastin am George Washington University Hospital (GWUH) in Washington, D. C., begann ich mich 1950 für PNF zu interessieren. Bei einem Treffen des Landesverbandes District of Columbia des amerikanischen Krankengymnastikverbandes (APTA) im Kabat-Kaiser Institut, demonstrierte Dr. Jean Vivino die Anwendung von PNF an einem Patienten mit Multiple Sklerose. Dr. Vivino versuchte eine Fazilitation des Flexion-Adduktion-Außenrotationsmusters der unteren Extremität. Der Patient reagierte und war in der Lage, Fuß und Fußgelenk dorsal zu beugen. Auf die Frage, ob er das Gleiche auch mit einem Polio-Patienten machen würde, antwortete Dr. Vivino mit ja. Dr. Vivino hatte mir genug Hinweise gegeben, so daß ich die Technik zur Reaktionserleichterung am vorderen Tibialis meines Polio-Patienten ausprobieren wollte. Da es offensichtlich effektiver war, eine Technik auf ein Gesamtbewegungsmuster als auf einen einzelnen Muskel anzuwenden, entschloß ich mich, PNF zu lernen.

Im Herbst 1951 verbrachte ich sechs Wochen am KKI-Vallejo und lernte dort alles Wesentliche. Ich begleitete Dr. Kabat bei der Visite, sah, wie er die motorische Fähigkeit der Patienten analysierte und für jeden einzelnen ein Behandlungsprogramm aufstellte. Ich war tief beeindruckt von seiner Genauigkeit, seiner Organisation und seiner systematischen Analyse von Kopf bis Fuß. Margaret Knott lehrte mich die Bewegungsmuster und Techniken, indem sie mit mir an meinen «Übungspatienten» arbeitete.

Nachdem ich an das GWUH in Washington zurückgekehrt war, wendete ich PNF bei der Behandlung von Patienten mit anteriorer Poliomyelitis, Schulterschmerzen, postoperativen Knien, etc. an. Für mich war PNF eine vollständige therapeutische Behandlungsmethode mit neuen Bewegungskonzeptionen, basierend auf der Neurophysiologie. Es eignete sich nicht nur für die Paralysebehandlung. Als mir klar wurde, daß es noch viel darüber zu lernen gab, beschloß ich, das Angebot, Margaret Knotts Assistentin zu werden, anzunehmen und wurde April 1952 Mitglied des KKI-Stabs.

Der Stab der Physiotherapeuten bestand aus ungefähr 30 qualifizierten, in den USA ausgebildeten, Therapeuten; einer kam aus Großbritannien. Die Krankheitsbilder der Patienten umfaßten Multiple Sklerose, zerebrale Schädigung, steigende Zahl von Polio-Fällen, viele Wirbelsäulenverletzungen, orthopädische Fälle und Arthritis. Der Großteil der Patienten wurde finanziell von den Vereinigten Bergbauarbeitern von Amerika (UMWA) unterstützt.

Zusätzlich zur Physiotherapie wurden Beschäftigungs- und Atemtherapie, sowie zahlreiche handwerkliche Kurse und Erholungsmöglichkeiten verordnet (9). Die beiden letzteren konnten im Rahmen der Sicherheit und solange sie dem therapeutischen Behandlungsprogramm dienlich waren, genutzt werden. Abends und an den Wochenenden lief das Kursangebot und Erholung, einschließlich von Ausflügen.

Das Behandlungsprogramm eines Patienten nahm häufig bis zu fünf Stunden am Tag in Anspruch. Normalerweise erforderte das Krankheitsbild Arbeit mit Widerstand auf dem Tisch und/oder auf der Matte. Eine halbe Stunde bis zu einer Stunde war dem Eigenprogramm auf der Matte, am Pulley (Ziehapparat) und der Gangschule vorbehalten. Viele Patienten brauchten auch Beschäftigungs- und Atemtherapie.

Das KKI entwickelte eine einzigartige Finanzierungsmethode der Behandlung. Die Grundkosten wurden für die Physiotherapie erhoben, entsprechend der dafür aufgewendeten Zeit. Alle anderen Therapiemöglichkeiten waren kostenlos. Ein KKI-Fond stellte zusätzliche Therapiemittel für bedürftige Patienten zur Verfügung. Andere gutsituierte Patienten steuerten zu diesem Fundus bei.

1952 war das Interesse von Physiotherapeuten in den ganzen USA an Kabats Methode beträchtlich gewachsen. Drei bis vier Therapeuten kamen pro Jahr für ein drei-monatiges Trainingsprogramm. Dafür wurden angemessene Gebühren erhoben. Approbierte Therapeuten kamen aus anderen Ländern zur praktischen Arbeit in einem «Verdienen, Lernen, Zurückkehren»-Programm. Die Mehrzahl kam für sechs Monate, andere für ein Jahr. Sie kamen aus Kanada, Skandinavien, Großbritannien, Deutschland, Frankreich, Belgien und anderen europäischen Ländern; aus Australien, Neuseeland und Südamerika.

Das KKI-Vallejo bot den Therapeuten grenzenlose Möglichkeiten, ihr Wissen durch Arbeit mit den verschiedensten Patienten zu erweitern und zu vertiefen. Von 1952 bis 1954 assistierte ich Margaret Knott bei der Lehrtätigkeit und Überwachung der Therapeuten des Stabs. Unser erster Versuch einer Fortbildung war ein zweitägiger Kurs im Anschluß an die APTA-Jahresversammlung in Philadelphia 1952. Bewegungsmuster und Techniken wurden gelehrt, indem Therapeuten paarweise an und auf Behandlungstischen arbeiteten. Während dieser Zeit, im Jahre 1953, beschloß Dr. Kabat, daß Maggie und ich die Probleme der Patienten analysieren und entsprechende Programme entwickeln sollten. Die Ärzte des Stabs erledigten die mehr traditionellen Pflichten aller Ärzte.

Ende 1953 lief das Programm der UMWA aus, da sie ihre eigenen Krankenhäuser in der Nähe der Kohleminen eröffneten. Dadurch verringerte sich die Patientenzahl von ungefähr 200 auf 50. Viele Physiotherapeuten, Ärzte und Beschäftigungstherapeuten mußten sich folglich nach einer anderen Stellung umsehen. Das Weggehen von Dr. Kabat im Januar 1954 war der größte Schock. Die von ihm während der sieben Jahre geleisteten Beiträge waren unschätzbar. Seine Ein-Mann-Forschungsarbeit führte zu einer neuen, manchmal kontroversen, aber gut fundierten Rehabilitation.

Nach Dr. Kabats Rücktritt wurden die Kabat-Kaiser-Institute umbenannt in California Rehabilitation Center in Vallejo und Santa Monica. (Das Institut in Washington wurde in den frühen 50er Jahren geschlossen.) Einige Jahre später wurden die Zentren in Kaiser Foundation Rehabilitation Center (KFRC) zurückbenannt.

Glücklicherweise wurde am 1.7.1954 Dr. Sedgwick Mead, M.D., Professor für Rehabilitation an der Washington University in St. Louis zum medizinischen Leiter ernannt. Dr. Mead, vom Harvard College und der Harvard Medical School graduiert, war Spezialist für Neurologie und Humanmedizin. Er war Mitarbeiter des Massachusetts General Hospital, Boston, wo ich ihn das erste Mal getroffen habe. Ich schlug ihm die Stellung als medizinischer Leiter des KFRC vor. Er akzeptierte das Angebot und übernahm sein Amt am 1. 7. 1954.

Im Juli 1954 führten Margaret Knott und ich den ersten zweiwöchigen Fortbildungskurs in Vallejo durch, im Anschluß an die APTA-Jahreskonferenz in Los Angeles. Unter den neunzehn teilnehmenden Physiotherapeuten war ein Leiter einer Krankengymnastikschule und fünf Lehrkräfte. Auf mein Ersuchen hin wurden die Bewegungsmuster erst als aktive freie Bewegung eingeübt, bevor die Techniken am Patienten gelehrt wurden. Diesen Grundsatz verfolgte ich während der nächsten Jahre bei meinen Schülern und in Fortbildungskursen.

Die Veröffentlichung der ersten Ausgabe des Knott und Voss Begleitbuchs zu PNF wurde durch einen Vertrag mit Paul B. Hoeber, New York, 1954 festgelegt. Seit 1952 arbeitete ich an der Analyse der spiralen und diagonalen Bewegungsmuster in bezug auf die topographische Anordnung der Muskeln. 1954 hatte ich diese Aufgabe abgeschlossen und begann mit der schriftlichen Darlegung. Helen Drew (jetzt Hipshman) war für die Abbildung verantwortlich. Zu diesem Zeitpunkt erhielt ich eine Einladung nach Kairo, um dort Krankenschwestern der Universitätsklinik im Umgang mit Poliomyelitis-Patienten zu unterrichten. Ich nahm die Herausforderung an und beschloß im November 1954, das KFRC zu verlassen, da die Zahl der Patienten nicht genügend gestiegen war, um zwei leitende Physiotherapeuten zu benötigen. Ich reiste nach Chicago und erwartete dort meinen Ruf nach Washington, um weitere Orientierung vor der Weiterreise nach Kairo zu erhalten. Während dieser Zeit vollendete ich das Manuskript und sandte es im Februar 1955 an Paul Hoeber. Der Ruf nach Washington von der International Cooperation Agency kam, und am 10. März 1955 reiste ich für fünf Monate nach Kairo. Dort machte ich sehr interessante Erfahrungen. Es war eine sehr befriedigende Aufgabe, die Krankenschwestern in PNF zu unterrichten und mit Müttern von Polio-Kindern zu arbeiten. Die Kommunikation mit denjenigen, die kein Englisch sprachen, war bei der Arbeit mit PNF wesentlich einfacher, als wenn ich die Krankenschwestern Muskeln abfragte. Alle Ärzte, die ich traf, sprachen und verstanden fließend Englisch.

Nach meiner Rückkehr im September 1955 nahm ich eine Stellung beim amerikanischen Krankengymnastikverband (APTA) an, danach arbeitete ich im Hauptquartier in New York City. Einige Wochen lang verbrachte ich meine Freizeit mit dem Lesen der Korrekturfahnen des Knott und Voss-Buches. Die erste Ausgabe erschien im September 1956; es wurde gut aufgenommen.

Während der späten 50er Jahre führte Margaret Knott einige zweiwöchige Fortbildungskurse durch, unterstützt von der Boston University. Der inhaltliche Schwerpunkt lag dabei auf den einzelnen Bewegungsmustern und Techniken. Von 1955 bis 1962 war ich in

beratender Funktion für die APTA tätig und besuchte jedes Jahr einige Landesverbände. Häufig wurde ich gebeten, PNF zu demonstrieren und seine Verdienste als therapeutische Übungsmethode zu diskutieren. Es zeigte sich, daß es Zeit für eine zweite Ausgabe des PNF-Buches war. Mein erstes Ziel wurde, PNF konzeptionell zu erweitern und intensiveres Verstehen und Lehren von PNF, als entwicklungsbedingter Methode, zu erreichen.

Die 60er Jahre

Im August 1962 verließ ich die APTA und kehrte im Oktober nach Vallejo zurück, um mein PNF-Wissen aufzufrischen und neues Material für die zweite Ausgabe zu sammeln. Ich stellte fest, daß PNF sich nicht verändert hatte, dagegen aber die Zusammensetzung der Patienten. Es gab nur noch sehr wenige Polio-Patienten. Die Zahl von Patienten mit Spastizität auch durch Schlaganfälle, von Hirnverletzungen und Wirbelsäulenverletzungen durch Verkehrsunfälle, etc. war gestiegen. Es war eine namhafte Zahl von orthopädischen Fällen vorhanden, hauptsächlich Fruchtpflücker, die von der Leiter gefallen waren. Einige Verbrennungen, meistens Kinder, brauchten die Behandlung und zogen Nutzen daraus.

Abgesehen von einer kleinen Zahl «Privatpatienten», trugen der Kaiser-Gesundheits-Plan und verschiedene Versicherungsgesellschaften die Kosten für die Patientenversorgung. Die Therapieprogramme basierten zum größten Teil noch auf dem von Dr. Kabat aufgestellten Original der Physiotherapie als Grundlage der Behandlung.

1963 waren 72% (13 von 18) der Physiotherapeuten im Stab qualifizierte Therapeuten aus aller Welt. Auf der Diensttabelle standen 79 Patienten, was für 16 Vollzeit-Therapeuten eine geringe Zahl zu sein scheint. Jeder Patient wurde jedoch einzeln zwei- bis viermal täglich auf dem Tisch, der Matte, mit Gangschule und Eigenprogramm behandelt.

Es gelang nur zwei in den USA augebildeten Therapeuten pro Jahr, einen Platz für das dreimonatige Trainingsprogramm zu bekommen. Wie Margaret Knott sagte: «... die in Amerika ausgebildeten Teilnehmer waren im Trainingsprogramm in Vallejo in der Minderheit (5).»

Nachdem ich drei Monate mit einer Zahl von Patienten gearbeitet hatte, die repräsentativ für die ganze Gruppe waren, begann ich mit dem Niederschreiben des neuen Materials und mit dem Überarbeiten der ersten Ausgabe. Die Betonung lag hierbei auf PNF in Zusammenhang mit dem Entwicklungsprozeß. Es wurden Photographien von den Gesamtbewegungsmustern der entwicklungsbedingten Bewegungsfolge und von einigen Gang-, Transfer- und Selbsthilfeübungen gemacht. Zusätzlich zu meiner Arbeit an der zweiten Ausgabe behandelte ich jeden Nachmittag einige Patienten und unterrichtete einige Krankengymnastik-schüler.

Im August 1962 und 1963 besuchte ich Lois Wellock an der Northwestern University, um dort PNF-Kursseminare zu leiten. Elizabeth D. Wood, Leiterin der Physiotherapie, hatte mich 1962 gebeten, dem Lehrkörper beizutreten. 1963 stand die Vollendung der zweiten Ausgabe bevor, und ich nahm Frau Woods Angebot an. Übereinstimmend beschlossen wir, daß ich am 15. Dezember anfangen sollte, da ich Therapeutische Übung während des Winter- und Frühlingssemesters unterrichten sollte. Das tat ich dann auch. Unterrichten und Vorbereiten von Lehrunterlagen forderten Zeit; deswegen wurde die zweite Ausgabe beiseitegelegt.

1965 trug Margaret Knott zum zweiten von zwei Symposien über das ZNS-geschädigte Kind, die an der Stanford University gehalten wurden, bei (4). Wieder lag der Schwerpunkt auf Methoden zur Fazilitation und Hemmung. Mit finanzieller Unterstützung waren die Vorlesungen gut besucht. Ich vertrat die Northwestern und war erfreut, die Gelegenheit zu haben, mit Maggie und den anderen Vortragenden zu reden.

1965 begannen wir an der Northwestern mit der Planung eines besonderen therapeutischen Übungsprojekts, NU-STEP genannt; die richtige Bezeichnung lautete «Therapeutische Übung als analytisches Forschungsvorhaben». Durch finanzielle Unterstützung waren, abgesehen von zwei, alle Krankengymnastikschulen der Vereinigten Staaten vertreten. Auf unsere Einladung hin und auf eigene Kosten waren auch alle Schulen von Kanada präsent. Es hatte sich eine herausragende Fakultät versammelt, um die neurophysiologischen und entwicklungsbedingten Aspekte des motorischen Lernens und Verhaltens darzustellen. Die Grundlagen für fünf Methoden der Fazilitation und Hemmung von motorischer Aktivität wurden analysiert. Der Bericht über NU-STEP, herausgegeben von Dr. Harry Bouman, M.D., enthielt mehr als 1100 Seiten und wurde von aller Welt angefordert (1).

Nach NU-STEP kehrte ich, im Herbstsemester nur noch als Teilzeitkraft tätig, zur zweiten Ausgabe zurück. Ich stellte James Buckley an, um die Photografien in Zeichnungen umzuwandeln. Maggie und ich wählten die Bilderfolge aus. Im Dezember 1966 wurde das Manuskript und die Abbildungen endlich an den Verlag gesandt. Wie auch die erste wurde die zweite Ausgabe in Vallejo begonnen und in Chicago vollendet. Die zweite Ausgabe erschien Juni 1968. Während die erste nur ins Deutsche und Französische übersetzt wurde, kam die zweite auch in spanisch, italienisch, japanisch und holländisch heraus. Unter Einbeziehung der englischsprachigen Länder hat PNF durch die zweite Ausgabe und NU-STEP die Welt umkreist.

Während der Sommer- und Herbstsemester habe ich PNF-Kursseminare an der Northwestern und woanders gegeben. Für eine kurze Zeit habe ich Studenten an der University of Wisconsin, dem Medical College of Virginia und an der University of Tennessee unterrichtet. Fünf Jahre lang, von 1969 bis 1973, wurde an der Northwestern ein zweiwöchiger Grundkurs abgehalten, auf den drei von mir geleitete Einwochenkurse folgten. Die Teilnehmer arbeiteten nachmittags am Patienten unter Aufsicht der PNF-Lehrkräfte. Diese Serie von Kursen und Unterrichten an anderen Institutionen in den USA und Kanada begleitete uns in die 70er Jahre.

Die 70er Jahre

1972 sprach Margaret Knott bei der angesehensten APTA-Veranstaltung, der Mary McMillan Vorlesung bei der Jahresversammlung in Las Vegas. Der Titel, «In der Spur», war ein von Maggie geprägter Begriff, um die präzise Durchführung des Bewegungsmusters in der diagonalen Richtung zu beschreiben (5). Sie redete von internationalen Beziehungen, von dem dringenden Bedürfnis, die Krankengymnastikausbildung von traditionellen Zwängen zu befreien, über die Verdienste von PNF und die Wichtigkeit, daß sich der Beruf an den Wandel der Gesellschaft anpaßt. Mit mir waren Hunderte von anderen Zuhörern da.

Die 70er Jahre sollten Schmerz und Verlust bringen. 1974 wurde ich durch Cervicospondylose und Frakturen der dorsolumbaren Wirbel dienstunfähig. 1975 mußte ich mich von der Northwestern pensionieren lassen. Im September zog ich nach Weymouth, Massachusetts. Seit 1976 gab ich Anleitung zur Durchführung von Kursen und Seminaren. Seit langem glaubte ich daran, daß Schüler und Kursteilnehmer so unterrichtet werden sollten, daß sie sowohl andere unterrichten wie auch am Patienten arbeiten können. Außerdem ging ich dazu über, Schüler von Vallejo als Assistenten bei der Lehrtätigkeit einzustellen. Selten wurde dieses Angebot abgelehnt. Indem ich mich an den Entwicklungsprozeß hielt und erst die Gesamtbewegungsmuster und dann die komplexen Einzelmuster behandelte, wurde das Lernen und Unterrichten vereinfacht. Es konnte in weniger Zeit mehr unterrichtet und gelernt werden. Folglich wurden auch «Lehrkörper» einfacher rekrutiert.

Maggie und ich unterhielten uns am Telefon über Probleme wie zum Beispiel über die zweite Ausgabe unseres Buches und die Möglichkeit einer dritten und was der andere von einem bestimmten Physiotherapeuten hält. Unser Treffen in Las Vegas war das letzte Mal, daß ich diese Persönlichkeit, die in Vallejo und auf der ganzen Welt nur «Maggie» genannt wurde, gesehen habe.

Am 18. Dezember 1978 starb sie in ihrem Haus in Vallejo. Ihr Gesundheitszustand hatte sich während der letzten Jahre verschlechtert. Sie unterrichtete, aber mehr als ein Lehrer war sie ein Fürsprecher der Patienten. Sie wurde von ihrem Berufsverband, der APTA, von der Chartered Society of Physiotherapy (England) und vom kanadischen Krankengymnastikverband geehrt.

Die 80er Jahre

Ich schreibe dieses im Jahr 1982, und das Jahrzehnt ist noch neu. Die Anforderungen des Berufs für die Ausbildung von Lehrkräften, für die Suche nach neuen Konzepten und Methoden im Curriculum und bei der klinischen Forschung setzen sich fort. Mir ermöglichte das neue Jahrzehnt, die Beweglichkeit, die ich mir hart erarbeitet habe, anzuwenden.

Im August 1980 reiste ich nach Dubuque, Iowa, um an einem zweiwöchigen Kursus teilzunehmen, bei dessen Planung ich geholfen hatte. Alles verlief bestens, und im August 1981 wurde ein ähnlicher Kurs in Ann Arbor, Michigan, abgehalten. 1981 wurde ich eingeladen, die 17. Mary McMillan Vorlesung in Anaheim, Kalifornien, im Juni 1982 zu halten.

Auf mein Thema, «Alles ist vorhanden, bevor es entdeckt wird», stieß ich in einem Werk von Bill Stipe, Professor für Kunst, Northwestern University. Auf mich paßte das Thema, weil ich meine Karriere besonders dann genossen habe, wenn ich neue, sinnvolle Bewegungskombinationen «entdeckt» habe (10). Wie auch die früheren Empfänger der McMillan Auszeichnung verbrachte ich Monate mit Recherchieren und Schreiben. Es war dann schließlich eine durchaus lohnende Erfahrung, die Vorlesung vor einem enthusiastischen Publikum zu halten.

Ich sprach über die Ausbildung und von der Tatsache, daß PNF 1965 durchschnittlich sechs Stunden unterrichtet wurde, 1980 hingegen lag die Stundenzahl bei 20 bis 29. Fortbildung ist keine Alternative für die Grundausbildung, aber das einzige Mittel fachlich voranzukommen. Ich betone die Wichtigkeit von klinischer Forschung und klinischen Büchern über PNF. Ich erinnerte meine Zuhörer daran, daß Mary McMillan eine Krankengymnastin mit Hand am Patienten gewesen ist und daß die Patienten genau das brauchen, was sie ihnen geboten hat. Die Krankengymnastikausbildung muß auf die Bedürfnisse der Patienten ausgerichtet sein.

Durch meine Reise nach Kalifornien hatte ich die Gelegenheit, die neue KFRC Einrichtung im Kaiser Hospital in Vallejo zu besuchen. Ich wurde von einem freundlichen Stab begrüßt, viele Mitglieder bis auf vier, waren neu. Maggie hätte sie natürlich gekannt. Der Wunsch, Margaret Knotts Grundsätze beizubehalten, war augenscheinlich. Das neue Zentrum hatte eine starke Ausstrahlung.

Dr. Howard Liebgold, M.D., von der University of California Medical School graduiert, wurde 1962 Mitglied des KFRC-Stabs. Als ich ihn das erste Mal traf, war er Assistenzarzt. Jetzt ist der Leiter des KFRC, eine Stellung, die er als Nachfolger von Dr. Mead 1969 antrat.

Schlußwort

Diese kurze Wiedergabe meiner Erfahrungen mit PNF und denjenigen, die anfangs an seiner Entwicklung mitgewirkt haben, ist unzulänglich. Ein Recherchieren oder auch nur das Lesen von Literaturhinweisen der physio- und beschäftigungstherapeutischen Veröffentlichungen und in Zeitschriften der physikalischen u. Sportmedizin, sowie der Bewegungslehre weist auf die Bedeutung von Dr. Kabats Arbeit hin. Seine klinische Anwendung der Neurophysiologie und die Festlegung der spiralen und diagonalen Bewegungsmuster haben das Wissen über die menschliche Bewegung weit über seine «Paralysebehandlung» hinaus erweitert.

Nur die Namen aller Beteiligten, die durch klinische Arbeit und Unterrichten, praktisch und theoretisch mitgewirkt haben, zu erwähnen, würde ihnen nicht gerecht werden. Eine Anzahl von Therapeuten haben durch Publikationen für sich selbst gesprochen. Für viele andere werden Patienten, Schüler und Kollegen in nichtveröffentlichten Beiträgen sprechen.

Die Methode

Bei der Entwicklung der PNF-Techniken wurde größter Wert auf das Setzen von maximalem Widerstand im Bewegungsweg gelegt, indem viele Bewegungskombinationen verwandt werden, die den primitiven Bewegungsmustern und Halte- und Stellreflexen ähneln. Diese Bewegungen ließen sowohl zwei Aktionskomponenten an Muskeln zu wie auch Bewegung an mehreren Gelenken. Der M. peronaeus konnte beispielsweise in Plantarflexion und Eversion kontrahieren anstatt nur in gerader Eversion, und der anteriore Tibialis wurde in Kombination mit Hüfte und Knieflexion stimuliert. Bestimmte Körperstellungen wurden als wertvoll erachtet, soweit sie halfen, eine stärkere Kontraktion der gewünschten Muskelgruppen zu erreichen. Die Bewegung wurde zuerst im stärksten Teil des Bewegungswegs durchgeführt, dann wurden erst die schwächeren Abschnitte berücksichtigt. Für stärkere propriozeptive Reize wurde Stretch auf die normalerweise synergistischen Muskelgruppen gesetzt. Dieser Prozeß des Überfließens, auch als Verstärkung bezeichnet, wurde in allen möglichen Bewegungskombinationen verwendet, die zur gewünschten Reaktion führten. Die Technik der wiederholten Kontraktionen wurde zur Erweiterung des Bewegungsausmaßes und zur Verbesserung der Ausdauer benutzt. Die Reizung von Reflexen gehörte mit zum Behandlungsprogramm. Diese Methoden wurden einige Jahre angewandt. 1949 kam es zu einer wertvollen Erweiterung, als man herausfand, daß durch isometrische Kontraktion, erst des Agonisten, dann des Antagonisten eine verstärkte Reaktion des Agonisten herbeigeführt wurde. Bei der weiteren Entwicklung stellte sich heraus, daß Sherringtons Gesetz der sukzessiven Induktion ein wichtiger Bestandteil der Fazilitationstechniken war. Diese Technik wurde «Rhythmische Stabilisation» genannt. Bei Anwendung der Rhythmischen Stabilisation fand man bald heraus, daß der gleiche Prozeß, das Setzen von wechselnden Widerständen, auf isotonische Kontraktionen des Antagonisten und Agonisten angewandt, ebenfalls einen fazilitierenden Effekt hatte. Diese Technik erhielt die Bezeichnung «Langsame Bewegungsumkehr».

Anfang 1951 analysierte man sorgfältig die verwendeten Bewegungskombinationen. Es wurde festgestellt, daß die Bewegungskombinationen die wirkungsvollsten waren, die eine maximale Dehnung der verwandten Muskelgruppen herbeiführten und der Dehnreflex in einem «Bewegungsmuster» hervorgerufen werden konnte. Diese spiralen und diagonalen Bewegungsmuster waren funktionellen Bewegungsmustern ähnlich. Seit 1951 werden spezielle Techniken bei der Mattenarbeit, der Gangschule und den Selbsthilfeübungen angewandt, um den Lernprozeß zu beschleunigen und Kraft und Gleichgewicht zu verbessern.

Definitionen

Die PNF-Techniken basieren auf dem Setzen spezieller Reize, um eine gewünschte Reaktion zu erreichen. Fazilitation ist folgendermaßen definiert, «(1) Förderung oder Beschleunigung jeden natürlichen Vorganges; das Gegenteil von Hemmung. (2) Speziell hier der Effekt, der im Nervengewebe durch das Durchlaufen eines Impulses hervorgerufen wird und zu einer Herabsetzung des Nervenwiderstandes führt, so daß ein zweiter Reiz die gewünschte Reaktion leichter auslösen kann (2).» Propriozeptiv heißt, «Empfang von Reizen innerhalb des Körpergewebes»/neuromuskulär bedeutet, «Nerven und Muskeln betreffend (3)». Die Techniken der Propriozeptiven Neuromuskulären Fazilitation sind also definiert als Förderung oder Beschleunigung der Reaktion des neuromuskulären Mechanismus durch Reizung der Propriozeptoren.

Prinzipien

Entsprechend der Definition und Demonstration entspricht PNF den normalen Reaktionen des neuromuskulären Mechanismus. Die Kenntnis des normalen neuromuskulären Mechanismus, einschließlich des motorischen Entwicklungsprozesses, der Anatomie, Neurophysiologie und Bewegungslehre ist Voraussetzung für das Erlernen der Methode. Das Wissen um die Fähigkeiten und Begrenzungen des gesunden Menschen von der Geburt bis zum Alter ist wichtig für eine erfolgreiche Behandlung von Patienten mit motorischen Dysfunktionen.

Der normale neuromuskuläre Mechanismus ist zu einer Vielzahl von motorischen Aktivitäten in der Lage innerhalb der Grenzen der anatomischen Struktur, der Entwicklungsstufe und der angeborenen und erlernten neuromuskulären Reaktionen. Die unzähligen, dem normalen Erwachsenen im täglichen Leben zur Verfügung stehenden Bewegungskombinationen werden im Entwicklungsmuster und in vielen Lernsituationen, die physische Anstrengung und Geschicklichkeit erfordern, erlangt. Der normale Mensch ist mit Kraftreserven ausgestattet, die in außergewöhnlichen Situationen eingesetzt werden können, z. B. zur Selbsterhaltung oder bei Heldentaten. Außerdem sind Anlagen vorhanden, die sich in Übereinstimmung mit den Umwelteinflüssen und freiwilligen Entschlüssen entwickeln können. Hierfür sind beispielsweise Kinder und Greise extreme Beispiele.

Der normale neuromuskuläre Mechanismus vervollständigt sich und erreicht seine Wirkung, ohne daß einzelne Muskelaktivitäten, Reflexbewegungen und eine Vielzahl von anderen neurophysiologischen Reaktionen ins Bewußtsein gelangen. Koordination, Kraft, Bewegungsausmaß und Ausdauer variieren, aber diese Unterschiede verhindern nicht eine angemessene Reaktion auf die normalen Anforderungen des Lebens.

Der geschädigte neuromuskuläre Mechanismus ist nicht hinreichend in der Lage, den Forderungen des Lebens zu begegnen. Die Reaktionen können abgeschwächt sein infolge fehlerhafter Entwicklung, Trauma oder Erkrankung des nervösen oder des Muskel-Skelett-Systems. Unzulänglichkeiten äußern sich in Form von Bewegungseinschränkungen, deutlich sichtbar bei Schwäche, gestörter Koordination, verminderten Gelenkbewegungen, Muskelverspannungen oder Spastizität. Der gestörte neuromuskuläre Mechanismus ist für den Arzt und die Krankengymnastin von Interesse. Die vom Therapeuten gestellten Anforderungen haben eine fazilitierende Wirkung auf den neuromuskulären Mechanismus des Patienten. Der Therapeut verwendet Fazilitation zur Aufhebung der Bewegungseinschränkungen des Patienten.

Einteilung des Buches

Teil 1 befaßt sich mit den Bewegungsmustern, und zwar den Bewegungsmustern als freie aktive Bewegung, Fazilitation und Verstärkung der unilateralen (einzelnen) Mustern und bilateralen Kombinationen und den Gesamtbewegungsmustern. Diese vier Serien enthalten diagonale Muster und die Rotationsmuster von Kopf, Hals und Rumpf. Keine Serie schließt alle Möglichkeiten ein. Eine Serie kann jedoch erweitert werden, indem Muster einer anderen Serie für Kombinationen ausgewählt und, wenn nötig, angepaßt werden.

Die freie aktive Durchführung ist als Lernmittel gedacht für Lehrkräfte, Schüler, Patienten, Sportler, Krankenschwestern, für an der Bewegung interessierte Ärzte und natürlich für Krankengymnasten und Beschäftigungstherapeuten. Die kurzen Kommandos können zur eigenen Instruktion, zum Unterrichten oder für die Einweisung von anderen dienen. Der einzelne Lernende kann zur Korrektur der eigenen Bewegungsdurchführung einen Spiegel verwenden.

Die Bewegungskomponenten und Hauptmuskelkomponenten der unilateralen (einzelnen) Muster sind in dieser Ausgabe, wie auch in der ersten und zweiten, ausführlich dargestellt. Für jedes Bewegungsmuster sind die manuellen Kontakte, die normale Bewegungsfolge, die betonte Bewegungsfolge von speziellen Aktionsdrehpunkten und die Kommandos angegeben. Die Abbildungen sollen das Herangehen des Therapeuten an den Patienten, die manuellen Kontakte, die Bewegungscharakteristika der Muster im Bewegungsweg und die Körperarbeit des Therapeuten verdeutlichen.

Auf die unilateralen Muster, die als erste mit Fazilitation und Verstärkung dargestellt sind, folgen die bilateralen Kombinationen und Gesamtbewegungsmuster. Diese Anordnung entspricht nicht dem Entwicklungsprozeß; sie verläuft umgekehrt. Da die spiralen und diagnonalen Irradiationsmuster die einzige Besonderheit der Methode sind, müssen sie als freie aktive Bewegung zum besseren Verständnis eingeübt werden. Sie werden zur Verstärkung kombiniert und wirken bei den Gesamtbewegungsmustern mit.

Neu hinzugekommen bei den unilateralen Mustern sind die manuellen Kontakte zur Betonung der Scapulamuster, die Variationen der Stoßmuster (Thrusting), vollständiges Schließen und Öffnen der Hand und die Fußmuster.

Die bilateralen Kombinationen werden im ersten, zweiten und dritten Drittel des Bewegungsweges gezeigt. Der Therapeut wählt den zu betonenden Punkt im Bewegungsweg aus und die Kombinationen, die durch Irradiation und Widerstand zu verstärkter Muskelreaktion führen. Es gibt zahlreiche bilaterale Kombinationen. Betrachtet man die verschiedenen Punkte des Bewegungsweges, sind die Kombinationen und Möglichkeiten unzählbar. Die ipsilateralen und kontralateralen Kombinationen findet der Leser auf Tabelle 4 und 5.

Die letzte Serie über die Anwendung der Gesamtbewegungs- und Haltungsmuster kann als freie aktive Bewegung eingeübt werden. Im Anschluß werden verwandte Ansichten von motorischem Verhalten diskutiert. Eine entsprechend angepaßte Folge von entwicklungsbedingten Aktivitäten ist angeführt. Viele Übungen haben als Lernerleichterung einen Begleittext. Größte Betonung ist auf die Mattenarbeit gelegt worden, da diese vorbereitend für die fortgeschritteneren Übungen ist. Der Therapeut muß die Methoden wiederum den Bedürfnissen des einzelnen Patienten entsprechend anwenden.

Teil 2 beschäftigt sich mit den verschiedenen Techniken, die die erwünschte Reaktion fördern und den motorischen Lernprozeß beschleunigen. Es wurde versucht, die Anwendung der verschiedenen Techniken zu beschreiben. Es ist jedoch nicht möglich innerhalb der Grenzen eines Leitfadens, die Anwendung und Modifikationen der Techniken entsprechend der jeweiligen klinischen Diagnose im Detail darzustellen. Eine fähige Krankengymnastin kann allgemeines Wissen in speziellen Situationen entsprechend anwenden. Die Zusammenfassung der Techniken soll als Führer dienen für die Auswahl der Techniken, ihren Indikationen und Kontraindikationen. Eine kurze Abhandlung über die Anwendung von Kälte, elektronischer Stimulation und mechanischer Vibration als zusätzliche Hilfen ist miteingeschlossen.

Teil 3 behandelt die Anwendung der Methode zur Verbesserung der lebenswichtigen und verwandten Funktionen. Die Anordnung dieses Abschnitts im Buch sagt nichts über seine Wichtigkeit aus. Diese Funktionen sind von höchster Bedeutung für die Behandlung von vielen Patienten.

Teil 4 ist neu; es ist das erste Mal, daß PNF in Verbindung mit Gelenkmobilisation in diesem Buch erscheint.

Teil 5 enthält Vorschläge für die Auswertung des Patientenverhaltens und für die Planung eines Behandlungsprogrammes.

Teil 6 gibt Hinweise für den Unterricht und stellt die 2*2-Regel für unterschiedliche Durchführung vor.

Die Hinweistabellen enthalten Kombinationsvorschläge für Bewegungsmuster zur Verstärkung, für optimale Bewegungsmuster einzelner Muskeln und eine Aufstellung von Muskeln entsprechend der peripheren Innervation und bezüglich der einzelnen Bewegungsmuster.

Es folgen Literaturliste und -hinweise, zur Unterstützung des Verständnisses und der Anwendung der Methode.

Der Gebrauch der Abkürzungen wurde an verschiedenen Stellen im Buch erklärt. Abkürzungen wie PNF sollen Zeit und Raum sparen.

Dorothy E. Voss, B.ED., R.P.T.

Inhalt

Bewegungsmuster

Einführung

Die Bewegungsmuster für Propriozeptive Neuromuskuläre Fazilitation (PNF) sind Gesamtbewegungsmuster. Die Gesamtbewegung ist ein Kennzeichen für die normale Motorik und hält sich an Beevors Lehre, daß das Gehirn nur Aufträge für Bewegung und nicht für selektive Muskelkontraktionen gibt. In der normalen funktionellen Motorik erfordern zahlreiche Bewegungskombinationen oder Gesamtbewegungen verkürzende und verlängernde Reaktionen von vielen Muskeln in unterschiedlichen Ausmaßen. Die Gesamtbewegung wird durch das Setzen einer spezifischen Forderung erzielt und muß die optimale Bewegungskombination für die spezifische Muskelfolge sein, die primär für die Bewegung verantwortlich ist. Außerdem muß die Gesamtbewegung es diesen Muskeln möglich machen, ihren Teil zum Funktionsablauf folgerichtig beizusteuern. Die Bewegungsmuster der Fazilitation fördern selektive Irradiation, wenn sie gegen Widerstand durchgeführt werden; ein Vorgang, der von Sherrington demonstriert wird (44).

Die Gesamtbewegungsmuster der Fazilitation sind spiral und diagonal. Sie ähneln sehr den Bewegungen, die beim Sport und bei der Arbeit ausgeübt werden. Ihr spiraler und diagonaler Charakter stimmt überein mit den spiralen und rotatorischen Kennzeichen des Knochen- und Gelenksystems und der Bänderstrukturen. Dieser Bewegungstyp harmoniert auch mit der topographischen Anordnung von Ursprung und Ansatz der Muskulatur und mit der Struktur der einzelnen Muskeln.

Es gibt zwei Bewegungsdiagonalen für jeden Hauptteil des Körpers: den Kopf und den Nacken, den oberen Rumpf, den unteren Rumpf und die Extremitäten. Jede Diagonale besteht aus zwei antagonistischen Bewegungsmustern. Jedes Bewegungsmuster hat als Hauptkomponente entweder die Flexion oder die Extension, wobei zu jedem Hauptteil je zwei Flexions- und Extensionsmuster gehören. Diese Hauptkomponente (Flexion oder Extension) ist immer mit zwei anderen Komponenten kombiniert.

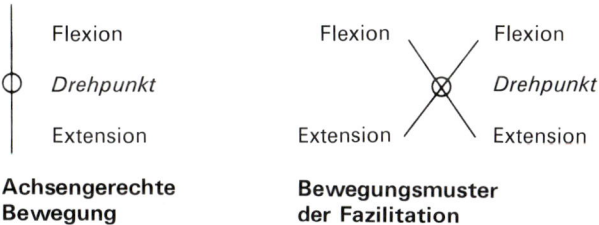

Achsengerechte Bewegung — Flexion, *Drehpunkt*, Extension

Bewegungsmuster der Fazilitation — Flexion, *Drehpunkt*, Extension

Bewegungskomponenten

Jedes spirale und diagonale Bewegungsmuster besteht aus einer Bewegung mit drei Komponenten in Bezug auf alle Gelenke und Drehelemente im Funktionsablauf, die an der Bewegung teilhaben. Die drei Komponenten beinhalten Flexion oder Extension, eine Bewegung zur und über die Mittellinie oder über und von der Mittellinie weg und Rotation.

Bei der Beschreibung der Bewegungsmuster der Fazilitation wird von Flexion immer als Flexion und von Extension immer als Extension gesprochen. Die Bewegung zur und über die Mittellinie wird als Adduktion bezeichnet, die sich auf die Drehpunkte der Extremitäten bezieht. Die Bewegung über und von der Mittellinie weg wird Abduktion genannt. Die Außenrotation ist kombiniert mit der Supination und die Innenrotation mit der Pronation.

Kopf, Hals und Rumpf

Die Bewegungsmuster des Kopfes, des Halses und des oberen Rumpfes werden als Flexion oder Extension mit Rotation nach links oder nach rechts beschrieben. Die Kopf- und Halsmuster sind der Schlüssel für die Bewegungsmuster des oberen Rumpfes. Die Komponenten eines spezifischen Kopf- und Halsmusters werden in dem homologen Bewegungsmuster des oberen Rumpfes fortgesetzt. Der Kopf, der Hals und der

1

Rumpf rotieren nach links oder nach rechts, und Flexion oder Extension werden kombiniert mit der Bewegung des Kopfes über die Mittellinie des Rumpfes. Das Bewegungsmuster des oberen Rumpfes Flexion nach rechts hat zum Beispiel eine Anfangsposition, in der der Kopf, der Hals und der obere Rumpf zur linken Seite gedreht und in die laterale Hyperextension gebracht werden, als ob der Patient hinauf und über die linke Schulter schauen würde. Das Bewegungsmuster wird fortgeführt, indem der Kopf nach rechts dreht, der Hals beugt und nach rechts dreht, so daß das Kinn die Mittellinie des Körpers kreuzt, sobald der obere Rumpf mit Rotation nach rechts zu beugen beginnt. Bei Vollendung der Bewegung nähert sich die linke Schulter der rechten Hüfte. Die gesamte Bewegung besteht aus Auf- und Über-die-linke-Schuler-schauen, dann Drehen und Ziehen des Kopfes zur rechten Hüfte. Das genau antagonistische Bewegungsmuster, Extension des oberen Rumpfes mit Rotation nach links, entwickelt sich aus dem vollendeten oder verkürzten Weg der beschriebenen Bewegung des oberen Rumpfes Flexion mit Rotation nach rechts. Die Bewegungsmuster der oberen Extremitäten sind bilateral asymmetrisch kombiniert zur Verstärkung der diagonalen Bewegungsmuster des oberen Rumpfes.

Die Rotationsmuster des Kopfes, des Halses und des oberen Rumpfes sind spiral. Die Hauptkomponente ist eine Rotation von extrem links nach extrem rechts oder umgekehrt, wobei durch eine Phase der Flexion in eine Phase der Extension übergegangen wird. Genau wie bei den diagonalen Bewegungsmustern ist die Kopf- und Halsrotation der Schlüssel für die Rotation des oberen Rumpfes. Die Bewegung fordert ein Hinunter- und Hinter-die-Schulter-schauen, dann Drehen, um hinunter und hinter die entgegengesetzte Schulter zu schauen. Der Kopf und der Hals rotieren so weit wie möglich, und der Rumpf rotiert von lateraler Hyperex-

tension auf der einen zu lateraler Hyperextension auf der anderen Seite.

Die Bewegungsmuster des unteren Rumpfes werden als Flexion oder Extension mit Rotation nach links oder rechts beschrieben. Die bilateral asymmetrischen Bewegungmuster der unteren Extremitäten sind der Schlüssel für die Bewegungsmuster des unteren Rumpfes und tragen ihre jeweiligen Bewegungskomponenten bei. Die distalen Teile der Extremitäten bewegen sich über die Mittellinie des Rumpfes. Bewegungen der Pelvis schließen eine Elevation der Spina ilica ventralis als Flexion, eine Depression des Tuber ossis ischii als Extension und eine Rotation nach links oder rechts mit ein.

In den Tabellen 1-1 und 1-2 sind die Bewegungsmuster für den Kopf und den Hals, den Rumpf und die oberen und unteren Extremitäten mit ihren Kürzeln aufgeführt (siehe Tabelle 1-3, S.9).

Obere und untere Extremitäten

Proximale Drehpunkte

Die Bewegungsmuster der Extremitäten sind nach den drei Bewegungskomponenten benannt, die in den proximalen Gelenken und Aktionsdrehpunkten wirken: der Schulter und der Hüfte. Jedes Bewegungsmuster der Extremitäten beinhaltet eine Komponente der Flexion oder der Extension, der Adduktion oder der Abduktion und der Außen- oder Innenrotation. Es gibt gewisse Variationen bei den Bewegungsmustern der oberen und der unteren Extremitäten aufgrund der Komplexität der oberen Extremitäten. Schulterflexion (Elevation) und -extension sind bei den oberen Extremitäten kombiniert mit Adduktion und Abduktion. Eine Außenrotation ist stets verbunden mit einer Flexion, eine Innenrotation mit einer Extension. Bei den unteren

Tabelle 1-1. Kopf-, Hals- und Rumpfmuster und ihre Kürzel

Kopf, Hals und oberer Rumpf			*unterer Rumpf*		
Bewegungsmuster	**Kürzel**	**obere Extremitäten** *	**Bewegungsmuster**	**Kürzel**	**untere Extremitäten** *
Flexion mit Rotation nach rechts	D FL, re	D1 Ex, re; D2 Ex, li	Flexion mit Rotation nach links	D Fl, li	D2 Fl, li; D1 Fl, re
Extension mit Rotation nach links	D Ex, li	D2 Fl, li; D1 Fl, re	Extension mit Rotation nach rechts	D Ex, re	D1 Ex, re; D2 Ex, li
Flexion mit Rotation nach links	D Fl, li	D1 Ex, li; D2 Ex, re	Flexion mit Rotation nach rechts	D Fl, re	D2 Fl, re; D1 Fl, li
Extension mit Rotation nach rechts	D Ex, re	D2 Fl, re; D1 Fl, li	Extension mit Rotation nach links	D Ex, li	D1 Ex, li; D2 Ex, re
Rotation nach links	Ro, li	D1 Ex, li; D1 Fl, re	Rotation nach links	Ro, li	D1 Ex, li; D1 Fl, re
Rotation nach rechts	Ro, re	D1 Ex, re; D1 Fl, li	Rotation nach rechts	Ro, re	D1 Ex, re; D1 Fl, li

Die bilateralen asymmetrischen (BA) Kombinationen zur Verstärkung der diagonalen Bewegungsmuster des oberen Rumpfes erfordern Kontakt zwischen den oberen Extremitäten. Der Unterarm und das Handgelenk des führenden Arms werden von der Hand des folgenden Arms ergriffen.
Die Rotationsmuster des oberen Rumpfes werden verstärkt durch die bilateralen reziproken D1 Bewegungsmuster. Die Rotationsmuster des unteren Rumpfes werden verstärkt durch die BA-Muster der unteren Extremitäten (Rückenlage).
Die Verstärkung des unteren Rumpfes durch BA-Kombinationen der unteren Extremitäten erfordert Kontakt zwischen den Extremitäten.
* Siehe Tabelle 1-2, und Bilaterale Kombinationen zur Verstärkung (Nach Voss D E: Proprioceptive neuromuscular facilitation. Am. J. Phys. Med. 46: 846–848, 1967)

2

Tabelle 1-2. Bewegungsmuster der oberen und unteren Extremitäten und ihre Kürzel

Bewegungsmuster	Kürzel	Bewegungsmuster	Kürzel
obere Extremitäten		**untere Extremitäten**	
Flexion–Adduktion–Außenrotation	D1 Fl	Flexion–Adduktion–Außenrotation	D1 Fl
Extension–Abduktion–Innenrotation	D1 Ex	Extension–Abduktion–Innenrotation	D1 Ex
Flexion–Abduktion–Außenrotation	D2 Fl	Flexion–Abduktion–Innenrotation	D2 Fl
Extension–Adduktion–Innenrotation	D2 Ex	Extension–Adduktion–Außenrotation	D2 Ex

Bei den oberen und unteren Extremitäten gibt es zwei Paar antagonistische diagonale Bewegungsmuster. Das eine Paar der diagonalen Bewegungsmuster ist zur «ersten Diagonale», das zweite Paar ist zur «zweiten Diagonale» erklärt worden. Die Kürzel sind von der ersten (D1) und zweiten (D2) Diagonale kombiniert mit den Namen der Hauptkomponenten, Flexion (Fl) und Extension (Ex), abgeleitet worden. Die Namen der Bewegungsmuster und ihre jeweiligen Kürzel sind unter Formen der PNF-Befundaufnahme (S. 341) als Lernbeispiel aufgeführt.
(Nach Voss D E: Proprioceptive neuromuscular facilitation. Am. J. Phys. Med. 46: 846–848, 1967)

Extremitäten sind die Flexion und Extension kombiniert mit der Adduktion und Abduktion und der Außen- und Innenrotation. Dabei arbeiten jedoch immer Adduktion und Außenrotation und Abduktion und Innenrotation zusammen.

Mittlere Drehpunkte

Die mittleren Gelenke, der Ellenbogen und das Knie, bleiben gerade, können aber auch gebeugt oder gestreckt werden. Die Rotations- und Gleitbewegungen dieser Gelenke hängen durchweg von der Rotation und der Adduktion oder Abduktion an der Schulter oder Hüfte ab. Dies trifft zu ungeachtet dessen, ob der intermediäre Funktionsablauf eine Flexion oder eine Extension ist.

Distale Drehpunkte

Die distalen Bewegungskomponenten wirken mit den proximalen Komponenten zusammen ohne Beachtung der Funktionsabläufe an den mittleren Gelenken. Eine Supination des Unterarms und eine Handgelenkbewegung zur radialen Seite bedeutet bei den oberen Extremitäten gleichzeitig eine Flexion und Außenrotation der Schulter. Eine Pronation und Handgelenkbewegung zur ulnaren Seite fordern eine Extension und Innenrotation. Eine Flexion des Handgelenkes geht einher mit einer Schulteradduktion, eine Extension des Handgelenkes mit einer Schulterabduktion.
Bei den unteren Extremitäten verläuft eine plantare Flexion des oberen Sprunggelenkes und des Fußes mit einer Hüftextension, eine Dorsalflexion mit einer Hüftflexion. Eine Inversion des Fußes und eine Bewegung zur tibialen Seite bedeutet gleichzeitig eine Hüftadduktion und Außenrotation. Eine Eversion des Fußes mit einer Bewegung zur fibularen Seite fordert eine Abduktion und Innenrotation.

Finger- und Zehendrehpunkte

Die Finger- und Zehenbewegungen stimmen mit den proximalen Bewegungen der Gelenke, des Handgelenks und der Hand des oberen Sprunggelenkes und des Fußes überein ungeachtet der Funktionsabläufe an den mittleren Gelenken. Bei den oberen Extremitäten geschieht eine Flexion mit Adduktion der Finger gleichzeitig mit einer Flexion des Handgelenks und einer Schulteradduktion. Eine Extension mit Abduktion der Finger heißt also auch eine Extension des Handgelenkes mit einer Schulterabduktion. Die Finger rotieren oder gleiten zur radialen Seite durchweg mit den radialen Bewegungen des Handgelenkes, einer Supination, Schulterflexion und Außenrotation. Sie rotieren oder gleiten zur ulnaren Seite bei ulnaren Bewegungen des Handgelenkes, einer Pronation, Schulterextension und Innenrotation.
Eine Flexion des Daumens mit einer Adduktion und Außenroatation des ersten Mittelhandknochens geschieht in dem Flexion–Adduktion–Außenrotationsmuster. Eine palmare Abduktion des Daumens mit einer Abduktion und Innenrotation des ersten Mittelhandknochens ist kombiniert mit einer Daumenextension in dem Extension–Abduktion–Innenrotationsmuster. Deswegen geht eine Abduktion des Daumens mit einer Außenrotation und Flexion der Schulter einher; eine Abduktion des Daumens bedeutet gleichzeitig eine Innenrotation und Extension der Schulter, eine Flexion des Daumens eine Adduktion der Schulter und eine Extension des Daumens eine Abduktion der Schulter.
Bei den unteren Extremitäten ist eine Extension mit Abduktion der Zehen kombiniert mit einer Dorsalflexion des Fußes und des oberen Sprunggelenkes. Sie fordert gleichzeitig eine Flexion der Hüfte. Eine Flexion mit Adduktion der Zehen ist verbunden mit einer plantaren Flexion und wirkt zusammen mit einer Hüftextension. Die Zehen rotieren oder gleiten zur tibialen Seite mit einer Inversion des Fußes, einer Hüftadduktion und Außenrotation. Zur fibularen Seite rotieren oder gleiten die Zehen mit einer Eversion, einer Hüftabduktion und Innenrotation.

Hauptmuskelkomponenten

Die Hauptmuskelkomponenten eines bestimmten Bewegungsmusters ergeben sich durch ihre topographische Anordnung am Skelett und sind primär verantwortlich für die Bewegung. Das Flexion–Adduktion–Außenrotationsmuster der unteren Extremitäten basiert zum Beispiel in erster Linie auf Muskeln, die anterior und medial angeordnet sind. Das sind an Hüftmuskeln die Iliopsoasgruppe, M. gracilis, M. adductor longus und brevis, M. obturator externus, M. pectineus, M. sartorius. Wenn dieses Bewegungsmuster mit gestrecktem Knie oder Knieextension durchgeführt wird, ist der mittlere Teil des rectus femoris an der Hüftbeugung beteiligt. Wird eine Knieextension durchgeführt, sind der vastus medialis und der mittlere Teil des rectus femoris hauptsächlich verantwortlich. Wenn das Knie gebeugt wird, ist die in der Mitte angeordnete Muskelgruppe, der M. semitendinosus und M. semimembranosus am meisten beteiligt. Distal sind die anterior und medial liegenden Muskel verantwortlich für die Dorsalflexion mit Inversion des Fußgelenkes und des Fußes und Extension mit Abduktion der Zehen zur tibialen Seite. Es handelt sich um folgende Muskeln: M. tibialis anterior, M. extensor hallucis longus, M. extensor digitorum longus, M. abductor hallucis, M. extensor digitorum brevis, die Mm. interossi dorsalis und die Mm. lumbricales.

Befindet sich die untere Extremität mit der Hüfte in Extension, Abduktion und Innenrotation, ist das Knie gerade, gestreckt oder gebeugt, ist das Fußgelenk und der Fuß plantar gebeugt in Eversion und werden die Zehen gebeugt und zur fibularen Seite adduziert, dann wird die topographische Beziehung dieser Muskeln anschaulich. Dieses sind die Hauptmuskelkomponenten. Ihre Funktionsabläufe und Zusammenarbeit sind unbedingt notwendig für eine Durchführung des beschriebenen Bewegungsmusters.

Die Muskeln, die sekundär für ein Bewegungsmuster verantwortlich sind, sind diejenigen, die durch ihre Lage und Funktion am engsten mit den Hauptmuskelkomponenten verwandt sind. Diese Muskeln sorgen für ein Überschneiden der Bewegungsmuster, da sie ein oder zwei gemeinsame Aktionskomponenten haben. Die Muskelanteile, deren Fasern den gleichen Verlauf wie die Muskeln eines verwandten Bewegungsmusters haben, sind an diesem Bewegungsmuster beteiligt, wobei es nicht das optimale Bewegungsmuster für diesen speziellen Muskel darstellen muß. Das Extension–Adduktion–Außenrotationsmuster ist zum Beispiel optimal für den M. glutaeus maximus, der aber auch an der Extensionskomponente des Extension–Abduktion–Innenrotationsmusters mitwirkt. Die Glutaeen medius und minimus sind hauptverantwortlich für dieses Bewegungsmuster, aber die Fasern des M. glutaeus maximus, die den gleichen Verlauf wie die des M. glutaeus medius und minimus haben, arbeiten ebenfalls mit.

Diese Art des Überschneidens ist charakteristisch für die Hauptmuskelkomponenten der proximalen Körperteile: des Rumpfes, der Schulter und der Hüfte. Sie trägt zur Stabilität dieser Teile bei und ist ein Zeichen für die Vielseitigkeit der Muskeln, d.h. ihre Fähigkeit verschiedene Aktionskomponenten beizusteuern und

an unterschiedlichen Bewegungskombinationen mitzuwirken.

Die Vielseitigkeit der Muskeln bei den Bewegungsmustern der Fazilitation steigert sich von proximal nach distal. Während in bezug auf den proximalen Drehpunkt ein Muskelanteil an einem ihm verwandten Bewegungsmuster mitwirkt, sind die Muskeln der mittleren Gelenke an zwei ihnen verwandten Bewegungsmustern durch zwei gemeinsame Komponenten beteiligt. Der M. vastus medialis ist zum Beispiel an allen Bewegungsmustern beteiligt, die eine Adduktions- und Außenrotationskomponente haben und ihrerseits mit Hüftflexion oder -extension kombiniert sind. Das proximale Überspringen kommt seltener vor.

Die distalen Muskeln sind vielseitiger, da sie an zwei Bewegungsmustern beteiligt sind, die nur durch eine Bewegungskomponente in bezug auf das proximale Gelenk verwandt sind. Zum Beispiel wirken die Zehenextensoren an beiden Flexionsmustern der Hüfte mit. Die vielseitigsten aller Muskeln sind die Mm. lumbricales, da sie an allen Bewegungsmustern beteiligt sind. Verglichen mit der Vielseitigkeit der proximalen Muskeln, die zur Stabilität beiträgt, unterstützt die Mannigfaltigkeit der distalen Muskeln Gewandtheit und Schnelligkeit der Bewegung.

Anmerkung: Die Analyse der Hauptmuskelkomponenten basiert auf einer Studie über die charakteristische Anordnung der einzelnen Muskeln, wie sie in den Anatomiebüchern vorgestellt wird; sie basiert auf Beobachtung und Ertasten von Muskeltätigkeit an gesunden und kranken Organen und auf einer Grundstudie über die Bestimmung der maximalen Dehnposition. Die Analyse der maximalen Dehnposition ist durchgeführt worden, indem ein Stück elastischen Materials in der entsprechenden Größe auf die Ursprungs- und Ansatzpunkte der einzelnen Muskeln am menschlichen Skelett gelegt wurde. Das Stück wurde dann von der anatomischen Position durch alle möglichen Bewegungskomponenten gerückt: von der Flexion zur Extension, der Adduktion zur Abduktion, der Außen- zur Innenrotation und der Supination zur Pronation. Am Kopf, Hals und Nacken wurden Flexion, Extension und Rotation mit lateraler Bewegung zur gleichen oder entgegengesetzten Seite betrachtet.

Bewegungsrichtungen

Die spiralen und diagonalen Bewegungsmuster der Fazilitation sorgen für eine optimale Kontraktion der Hauptmuskelkomponenten. Ein Bewegungsmuster, das für eine spezifische Muskelkette optimal ist, bewirkt bei diesen Muskeln ein Zusammenziehen vom verlängerten zum verkürzten Stadium, solange der volle Bewegungsweg des Musters ausgenutzt wird. Die optimalen Bewegungsmuster für die einzelnen Muskeln sind in den Tabellen 8 bis 11 im Anhang dieses Buches aufgeführt.

In der Startposition eines bestimmten Bewegungsmusters (die verlängerte Stellung entspricht der Ausgangs- oder Dehnstellung) sind die Hauptmuskelkomponenten in ihrem vollständig verlängerten Stadium; die Fasern von verwandten Muskeln können zur Fazilitation auch unter maximaler Dehnung stehen. Kontraktieren die Hauptmuskelkomponenten, bewegt der Patient den Körperteil aus der verlängerten Stellung durch den verfügbaren Bewegungsweg in die verkürzte Stellung. In der verkürzten Stellung des Bewegungsmusters haben die Hauptmuskelkomponenten innerhalb der anatomischen Möglichkeiten ihre absolute Verkürzung erreicht. Der halbe Weg oder Mittelpunkt zwischen der verlängerten und der verkürzten Stellung wird als Mittelstellung bezeichnet.*

Alle Bewegungskomponenten von proximal bis distal müssen betrachtet werden, um die verlängerte Stellung eines Bewegungsmusters für einen Körperteil zu finden. Die Hauptkomponenten Flexion und Extension werden als erste berücksichtigt. Wenn ein Bewegungsmuster eine Flexionskomponente enthält, wird der Körperteil in die Extension gebracht. Bewegungsabläufe, die sich auf die Mittellinie beziehen, werden als nächstes bedacht. Enthält das Bewegungsmuster eine Adduktionskomponente, wird der Körperteil in die Abduktion gebracht. Die Rotation kommt immer als letzte hinzu. Hat das Bewegungsmuster eine Außenrotationskomponente, wird der Körperteil in die Innenrotation gebracht. Im Falle, daß ein unterdurchschnittlicher Weg von passiver Bewegung vorhanden ist, muß die Rotation ganz besondere Beachtung finden. Der Körperteil muß behutsam in die richtige Stellung gebracht werden unter Berücksichtigung aller drei Bewegungskomponenten, so daß es zu einer diagonalen Ausgangsstellung kommt.

Bei Beginn eines Bewegungsmusters leitet als erste die Rotation als spirales Kennzeichen des Bewegungsmusters die Bewegung ein; eine Kombination der anderen beiden Bewegungskomponenten gibt dem Bewegungsmuster dann eine diagonale Richtung. Durch das proximale Gelenk oder den Drehpunkt kann ein imaginäres Kreuz gezeichnet werden, um die diagonale Richtung des Bewegungsmusters darzustellen. Wird dieses Kreuz aus einer Vertikalen und einer Horizontalen um 45° entweder mit oder gegen den Uhrzeigersinn gedreht, ergibt sich die Richtung der Diagonalen.

Die diagonale Bewegungsrichtung wird als «Spur» des Bewegungsmusters bezeichnet. Diese Bewegungsrichtung ist optimal und kommt zustande durch die optimale oder maximale Kontraktion der Hauptmuskelkomponenten aus dem verlängerten in das verkürzte Stadium. Der normale Mensch arbeitet leicht mit mehr Kraft, wenn das Bewegungsmuster in der Spur durchgeführt wird, als wenn die Bewegungsrichtung außerhalb der Diagonalen liegt.

---

* Zur Vereinfachung der Begriffe wird im Deutschen von der verlängerten Stellung als erstem Drittel, der Mittelstellung als zweitem Drittel und der verkürzten Stellung als drittem Drittel des jeweiligen Bewegungsmusters gesprochen (Anmerkung des Übersetzes).

Zusammenwirken von Muskelfunktionen

Da in bezug auf alle Gelenke und Drehpunkte, die an einem Bewegungsmuster beteiligt sind, drei Bewegungskomponenten betrachtet werden, wirken die Hauptmuskelkomponenten, soweit es ihre topographische Lage und Struktur erlauben, bei den drei Bewegungskomponenten mit. Die Funktion eines einzelnen Muskels enthält drei Aktionskomponenten. Die Bewegungskomponente, die die stärkste Dehnung auf den Muskel ausübt, ist seine erste Aktionskomponente. Die anderen Bewegungskomponenten sind die zweite und die dritte Aktionskomponente. So kann ein Muskel in erster Linie ein Flexor, in zweiter Linie ein Adduktor und in dritter Linie ein Außenrotator sein.

Solch ein Muskel ist der M. psoas major, einer der Hauptmuskelkomponenten des Flexion–Adduktion–Außenrotationsmusters der unteren Extremität. Die Extension bewirkt die stärkste Dehnung, die Abduktion die zweitstärkste und die Innenrotation vollendet schließlich die Dehnung. Der M. psoas major hat als erste Aktionskomponente die Flexion, als zweite Aktionskomponente die Adduktion und als dritte Aktionskomponente die Außenrotation. Wird das Bewegungsmuster aus der verlängerten Stellung (1. Drittel) in die verkürzte (3. Drittel) durchgeführt, ist der M. psoas major in Zusammenarbeit mit allen Hauptmuskelkomponenten des Bewegungsmusters durch drei Aktionskomponenten am Hüftgelenk beteiligt.

Ein einziger Muskel ist nicht allein verantwortlich für eine einzige Bewegungskomponente. Der einzelne Muskel wird von anderen verwandten Muskeln unterstützt und unterstützt umgekehrt die Aktionskomponenten der ihm verwandten Muskeln. Die Wechselbeziehung der Aktionskomponenten in bezug auf einen spezifischen Drehpunkt ist in feinen Nuancen abgestuft und ermöglicht eine fließende Bewegung. Der M. psoas major ist, dem obengenannten Beispiel folgend, topographisch und funktionell mit dem M. psoas minor und M. iliacus verwandt. Diese Verwandtschaft ist so eng, daß im Allgemeinen von der Iliopsoasgruppe gesprochen wird. Diese drei Muskeln haben die gleichen, nur leicht voneinander abweichenden Aktionskomponenten. Die übrigen Muskelkomponenten des Bewegungsmusters, der M. gracilis, die Mm. adductores longus und brevis, der M. pectineus und M. rectus femoris, M. sartorius und M. obturator externus unterstützen alle, wenn auch nur minimal, die Flexionskomponenten. Die gleichen Muskeln tragen in unterschiedlicher Stärke Adduktion- und Außenrotationskomponenten bei. Der M. obturator externus ist der wichtigste tiefe, und M. sartorius der wichtigste oberflächliche Außenrotator. M. adductor longus und brevis, M. pectineus und M. gracilis wirken hauptsächlich als Adduktionskomponenten. M. gracilis steuert geringe Außenrotation bei. Mangelnde Leistungsfähigkeit eines jeden Muskels verringert die Kraft, mit der das

Bewegungsmuster durchgeführt wird und unterbricht den Fluß der Bewegung. Eine einzelne Bewegungskomponente kann relativ schwach sein, während die anderen beiden ziemlich stark sind, je nach dem primären Funktionsablauf der mangelhaften Hauptmuskelkomponenten.

Beim ausgewachsenen, gesunden Menschen erfolgen die optimalen Kontraktionen der Hauptmuskelkomponenten nacheinander, wenn das Bewegungsmuster durch den verfügbaren Bewegungsweg ausgeführt wird. Die normale Abfolge verläuft von distal nach proximal. Beim Flexion—Adduktion—Außenrotationsmuster der unteren Extremitäten wird der Fuß so weit wie möglich hoch- und über die Mittellinie des Körpers gezogen. Dies gilt sowohl für ein gerades, als auch ein gebeugtes oder gestrecktes Knie. Der Bewegungsweg an der Hüfte muß zwangsläufig, in Übereinstimmung mit der angewandten Kniebewegung, variieren, aber die Richtung und das Ziel des Bewegungsmusters bleiben gleich. Bewegt sich der Fuß zuerst, wird die Bewegung fließend. Bewegt sich der Fuß als letztes, wirkt die Bewegung wie ein nachträglicher Einfall. Die aufeinanderfolgende Muskelkontraktion sollte koordiniert sein und wird im Entwicklungsprozeß erworben.

Agonisten und Antagonisten

Optimale aufeinanderfolgende Kontraktionen einer Muskelkette unter Ausnutzung des verfügbaren Bewegungsweges bedeuten echte Muskelsynergie. Als agonistisches Bewegungsmuster wird das Muster bezeichnet, bei dem die Muskeln sich zu ihrem verkürztem Stadium zusammenziehen. Nähern sich die Muskeln in Zusammenarbeit mit denen des agonistischen Bewegungsmusters ihrem verlängerten Stadium an, wird von einem antagonistischen Bewegungsmuster gesprochen.

Das antagonistische Bewegungsmuster ist aus einer Kette von Hauptmuskelkomponenten mit Aktionskomponenten zusammengesetzt, die genau das Gegenteil der Aktionskomponenten des agonistischen Bewegungsmusters sind. Besteht ein Bewegungsmuster in erster Linie aus Muskeln, die anterior und medial angeordnet sind, liegen die Muskeln des antagonistischen Bewegungsmusters posterior und lateral. Wird eine Flexion—Adduktion—Außenrotation der unteren Extremitäten als agonistisches Bewegungsmuster bezeichnet, ist eine Extension—Abduktion—Innenrotation das antagonistische Bewegungsmuster. Seine Hauptmuskelkomponenten in bezug auf den Hüftdrehpunkt sind die Glutaeen medius und minimus. Die Aktionskomponenten dieser Muskel bestehen aus Extension, Abduktion und Innenrotation; sie sind die direkten Antagonisten der Iliopsoasgruppe.

Die verlängernde Reaktion des antagonistischen Bewegungsmusters geschieht von distal nach proximal, wie es vom Bewegungsweg des agonistischen Bewegungsmusters gefordert wird. Ist die verkürzte Stellung

des agonistischen Bewegungsmusters erreicht, ist der Bewegungsweg durchgeführt, kommt es im antagonistischen Bewegungsmuster zu einer erhöhten Spannung, die als bewegungshemmender Faktor wirkt. Dies wird sehr deutlich, wenn die zweigelenkigen Muskel sich eher verlängern als verkürzen sollen. Werden die Funktionsabläufe von zweigelenkigen Muskeln nicht berücksichtigt, können auch Kapseln und Bänder zu einem bewegungshemmenden Faktor werden. Entsprechend dem Überschneiden der Bewegungskomponenten müssen die Muskeln nahe verwandter Bewegungsmuster auch verlängernde Reaktionen beisteuern. Um zum Beispiel eine vollständige Dorsalflexion und Inversion des Fußes und des oberen Sprunggelenkes zu erreichen, müssen sich unter anderem der M. peroneus longus und brevis verlängern. Ersterer ist primär zuständig für das Extension—Abduktion—Innenrotationsmuster, während letzterer hauptverantwortlich für das Flexion—Abduktion—Innenrotationsmuster ist.

Zusammenfassung der Muskelfunktionen

Bei den Bewegungsmustern der Fazilitation kontrahiert der einzelne Muskel aus seiner vollständig verlängerten Stellung in seine vollständig verkürzte Stellung in Zusammenarbeit mit den Hauptmuskelkomponenten seines zugehörigen Bewegungsmusters.

Der einzelne Muskel steuert drei Aktionskomponenten bei, soweit es seine topographische Lage und Struktur erlauben.

Der einzelne Muskel verlängert sich vollständig in Zusammenarbeit mit seinen Antagonisten, die diagonal gegenüber angeordnet sind und entgegengesetzte Aktionskomponenten haben.

Der einzelne Muskel wirkt an einem verwandten Bewegungsmuster mit, soweit es die gemeinsamen Bewegungskomponenten und die topographische Lage erlauben. Dieser Beitrag kann in einer verlängernden oder verkürzenden Reaktion geschehen, je nachdem, ob das verwandte Bewegungsmuster ein Agonist oder Antagonist ist.

Der einzelne Muskel ist nicht allein verantwortlich für eine einzelne Bewegungskomponente eines Musters, sondern wird von ihm verwandten Muskeln unterstützt und unterstützt seinerseits die Aktionskomponenten verwandter Muskel.

Mangelnde Leistungsfähigkeit eines einzelnen Muskels äußert sich am stärksten in bezug auf seine erste Aktionskomponente, etwas weniger Einfluß hat sie auf seine zweite und dritte Aktionskomponente.

Arten von Muskelkontraktionen

Bei den PNF-Techniken werden zwei Arten von Muskelkontraktionen angewandt. Versucht der Patient das Bewegungsmuster durch irgendeinen beliebigen Teil des Bewegungsweges auszuführen, spricht man von aktiver Bewegung mit isotonischer Kontraktion der für die Bewegung verantwortlichen Muskeln. Erfordert es eine Technik, daß der Patient einen Körperteil stillhält und nicht bewegen läßt, wird die Muskelkontraktion als ein «Halten» oder isometrische Kontraktion bezeichnet.

Kabat definierte die Begriffe der Muskelkontraktionen, wie sie bei PNF angewandt werden, wie folgt (29):

isotonisch: aktives willkürliches Verkürzen eines Muskels
isometrisch: statischer Halt gegen gleichmäßigen Widerstand
exzentrisch: aktives willkürliches Verlängern eines Muskels

Die unterschiedlichen Begriffe für Muskelkontraktionen stammen aus verschiedenen Sprachen und wissenschaftlichen Fachgebieten. Eine Auflistung von Synonymen erleichtert das Verständnis:

isotonisch – dynamisch – Bewegung
verkürzend – konzentrisch – positive Arbeit
verlängernd – exzentrisch – negative Arbeit
isometrisch – statisch – stabile Position

Die Begriffe *isotonisch*, *isometrisch* und *dynamisch* kommen hauptsächlich aus dem Griechischen. Hauptsächlich aus dem Lateinischen stammen die Worte *statisch*, *konzentrisch*, *exzentrisch*, *positiv* und *negativ* (37).

Die Begriffe *isotonisch* und *isometrisch* werden häufig in den Fachgebieten der Medizin, Physiologie und Neurologie benutzt (6). *Statisch* und *dynamisch*, *konzentrisch* und *exzentrisch* und *positiv* und *negativ* sind Ausdrücke, die in der Bewegungslehre und in der physikalischen Therapie gebraucht werden (1). Die Begriffe können zeitweilig ausgetauscht werden (39).

Die PNF-Techniken wenden entweder isotonische oder isometrische Kontraktionen an, in den meisten Fällen werden jedoch beide Arten benutzt. Gesunde Menschen sind fähig, beide Typen durchzuführen. Isotonische Kontraktionen stehen in einer engen Beziehung zur Bewegung; isometrische Kontraktionen tragen zur Haltung bei. Bei der Entwicklung des motorischen Verhaltens geht die Fähigkeit zur Bewegung der Fähigkeit zur Bewahrung der Haltung voraus. So können isotonische Kontraktionen als primitiver angesehen werden als die isometrischen («Halt») Kontraktionen. Eine ausgereifte neuromuskuläre Aktivität erfordert ein ausgewogenes Ineinandergreifen von beiden. Die Bewegung ist notwendig für die Haltung, und die Haltung ist notwendig für die Bewegung.

Beispiele für Arten und Begriffe

Hochkommen zum Stand und Sich-in-einen-Stuhl-setzen sind Gesamtbewegungsmuster, die die konzentrischen und exzentrischen Phasen der isotonischen Kontraktion benutzen. Hochkommen zum Stand ist hauptsächlich eine Extensorenaktivität. Um eine angemessene Dehnung der Extensorengruppen zu erreichen, zieht der Patient seine Füße unter den Stuhl, wenn er seine Knie, den Kopf und Hals, den Rumpf und die Hüften beugt, wodurch die Extensorengruppen gedehnt und aktiviert werden. Liegen die Hände auf den Stuhllehnen, werden die Schulter- und Ellenbogenextensoren gedehnt, vorausgesetzt, daß der Patient unter maximaler Flexion steht. Das Kommando, «Schau hinauf und steh auf!», sollte eine Gesamtextension zur Folge haben. Die verkürzende oder konzentrische Phase der isotonischen Kontraktion wird benutzt, um positive Arbeit zu erreichen.

Beim Sich-Niedersetzen, einer Richtungsumkehr, dominieren die Flexoren, und die exzentrische Phase der isotonischen Extensorenkontraktion wird genutzt. Das kontrollierte Verlängern der Extensoren sorgt für eine Flexion des gesamten Bewegungsmusters. Dicht neben dem Stuhl stehend beugt der Patient den Kopf und Hals, sobald er nach den Stuhllehnen greift. Die Ellenbogen und Schultern gehen langsam in die Flexion, während sich Rumpf, Hüften und Knie solange beugen, bis die Sitzfläche des Stuhles erreicht ist. Die verlängernde oder exzentrische Phase der isotonischen Kontraktion wird zur Produktion von negativer Arbeit gebraucht.

Muß der Patient, wenn er beim Hinsetzen zum Telefon gerufen wird, sich erst hinsetzen, bevor er aufstehen kann? Oder kann er vom Hinsetzen (exzentrisch) zum Aufstehen (konzentrisch) wechseln, indem er am Punkt der Richtungsumkehr «anhält»? Statische (isometrische) und dynamische (isotonische) Kontraktionen fördern sich gegenseitig (20).

Indikationen für Bewegungsmuster

Die Bewegungsmuster der Fazilitation werden je nach Erfordernis der Übungen als freie aktive Bewegung, als geführte aktive Bewegung oder als Bewegung mit Widerstand durchgeführt. Die Bewegungsmuster dienen auch als passive Bewegung, um eine Bewegungshemmung festzustellen. Das Behandlungsziel ist die koordinierte Durchführung der Fazilitationsmuster unter Nutzung des vollständigen Bewegungsweges mit einem Gleichgewicht der Kräfte zwischen den antagonistischen Bewegungsmustern beider Diagonalen.

Die Bewegungsmuster können und sollten auch in jeder Position durchgeführt werden, in der der erwünschte Bewegungsweg mit großer Leichtigkeit und Kraft ausgeführt werden kann. Ändert der gesunde Mensch seine Lage, ändert sich entsprechend auch der Angriffspunkt der Schwerkraft. Der Einfluß und die Wechselwirkung der Reflexmechanismen, die Bewegung und Haltung zugrunde legen, müssen als wichtige Faktoren in Betracht gezogen werden.

So bedeutet das Finden der richtigen Stellung für die Durchführung des Bewegungsmusters ein Steigern oder Verringern der Forderungen an den Patienten.

Visueller Kontakt des Patienten zum arbeitenden Organ beeinflußt auch die Durchführung des Bewegungsmusters. Es kann von größter Wichtigkeit sein und die Durchführung entscheidend erleichtern, wenn ein derartiger visueller Kontakt die Bewegung führt oder ihr folgt und dadurch die richtige Stellung gefunden wird. Der Wechsel und die Abstufung der Anforderungen führt zu verschiedenen motorischen Erfahrungen und kann beim Aufbau der Fähigkeiten des Patienten helfen.

Kann eine Bewegung nicht willkürlich in einer Position begonnen werden, die eine Überwindung der Schwerkraft erfordert, muß der Patient in eine Stellung gebracht werden, in der die Schwerkraft den Start der Bewegung unterstützt. Wird der Patient in eine derartige Stellung gebracht, erleichtern andere Faktoren automatisch die Durchführung des Bewegungsmusters, und folgende Vorgehen werden effektiver:

Der Tonus wird durch den tonischen Labyrinthreflex erhöht.

Durch manuelle Kontakte mit dem Körper des Patienten entsteht durch Druck ein größerer sensorischer Input auf die agonistischen als auf die antagonistischen Muskelgruppen.

Dehnung kann angemessen zur Fazilitation der Antwort angewandt werden.

Zum gleichen Zweck und um mehr motorische Einheiten zu aktivieren, kann auch Widerstand benutzt werden.

Ein Finden der richtigen Position auf diese Art schließt meistens die Notwendigkeit einer «unterstützenden Übung» aus. In einer unterstützenden Übung hilft der Therapeut dem Patienten, den Zug der Schwerkraft zu überwinden. Der Therapeut hat Schwierigkeiten, die Anstrengungen des Patienten zu erfühlen und zu überwachen. Die vier aufgeführten Faktoren haben eher einen negativen Einfluß, als daß sie die Durchführung des Bewegungsmusters erleichtern.

Es folgt ein Beispiel, wie im Sinne der Fazilitation die richtige Ausgangsstellung gefunden wird:

Durchzuführende Bewegung: Hüftflexion mit Knieflexion

Position für eine Unterstützung durch die Schwerkraft: vornübergeneigt (Körperabschnitt hängt über den Tischrand oder Patient ist in Krabbelposition)

Tonischer Labyrinthreflex: vornübergeneigte Haltung steigert den Flexorentonus.

Manuelle Kontakte: an der Außenseite des Oberschenkels und des Fußes

Dehnung: der Körperteil wird in vollständige Extension gebracht (Hyperextension) und sorgt dadurch für Dehnung der Flexoren der Hüfte und des unteren Rumpfes.

Widerstand: schwachen Hüftflexoren kann Widerstand gegeben werden; dies kann auch durch stärkere Rumpf- und Knieflexoren und Dorsalflexoren des Fußknöchels unterstützt werden.

Siehe Tabelle 1-7, Unterstützung durch Halte- und Stellreflexe.

Lernhilfen für Bewegungsmuster

Lerne die Bewegungskomponenten, indem Du die Bewegungsmuster als freie aktive Bewegungen bei normalem zeitlichem Ablauf der Bewegungsfolge durchführst.

Ist die Bewegung durch eine Rotation eingeleitet worden, so daß sie wirklich diagonal war?

Haben die distalen Körperteile ihren vollen Bewegungsweg ausgenutzt, bevor die Mittelstellung erreicht wurde?

Gehe von einem Bewegungsmuster direkt zu seinem antagonistischen Bewegungsmuster (Bewegungsumkehr).

Beginne mit dem Kopf und dem Hals, dann mit dem oberen Rumpf und fahre fort mit den oberen Extremitäten, dem unteren Rumpf und den unteren Extremitäten.

Übe die Bewegungsmuster aus möglichst vielen Stellungen: auf dem Rücken, auf der Seite (lateral), in Bauchlage, auf den Händen und Knien (Krabbeln), im Sitzen, Knien und Stehen.

Übe die kombinierten Bewegungsmuster als freie aktive Bewegungen ein und wie sie in den Tabellen 1–7 dargestellt sind.

Unterweise und kritisiere andere bei der Durchführung der Muster in freier aktiver Bewegung entsprechend dem normalen zeitlichen Ablauf der Bewegungsfolge.

Lerne die Hauptmuskelkomponenten jedes Bewegungsmusters in Hinsicht auf jeden Aktionsdrehpunkt und jedes Gelenk.

Lerne, den vollen Namen jedes Bewegungsmusters genauso gut wie sein Kürzel zu verwenden (siehe Tabelle 1-3).

Freie aktive Bewegung

Die Anfangsphase beim Erlernen von PNF besteht in der aktiven Durchführung der spiralen und diagonalen Bewegungsmuster. Wiederholen mit Selbstkorrektur vor dem Spiegel und Korrektur durch erfahrene Lehrer sind notwendig für motorisches Lernen. Zu einem Lernerfolg kommt es nur (49) durch unterschiedliche Übungen, d.h., ein Bewegungsmuster oder eine Kombination werden zwei- oder dreimal durchgeführt, dann Wechsel zu einer anderen Kombination. Das Bewegungsmuster, das zuerst durchgeführt wurde, sollte dann wieder in verbesserter Form und mit mehr Geschicklichkeit ausprobiert werden. Ein lautes Spre-

Tabelle 1-3. Kürzel

Verstärkung:

BA	Bilateral asymmetrisch
BS	Bilateral symmetrisch
BR	Bilateral reziprok
G/E	Gleiche bzw. entgegengesetzte Seite
GD/KD	Gleiche Diagonale bzw. über Kreuz diagonal
AH	Augen folgen den Händen
HA	Hände folgen den Augen

Bewegungsweg:

W	Bewegungsweg,
A	am Anfang
B	zur Betonung
1.WA 1.WB	verlängert, erstes Drittel
2.WA 2.WB	Mittel-, zweites Drittel
3.WA 3.WB	verkürzt, drittes Drittel

Stellungen im Bewegungsweg (W):

1.W	verlängert, erstes Drittel
2.W	Mittel-, zweites Drittel
3.W	verkürzt, drittes Drittel

Ausgangsstellungen:

BI	Bauchlage
RI	Rückenlage
SI	Seitlage
Si	Sitz
HK	auf Händen und Knien
Kn	Knien
St	Stehen

Richtungen:

li	links
re	rechts
vo	vorwärts
rü	rückwärts
kr	kreisförmig
sw	seitwärts
dvo	diagonal vorwärts
drü	diagonal rückwärts

Techniken:

Ap	Approximation
AE	Anspannen – Entspannen
HE	Halten – Entspannen
HEA	Halten – Entspannen – akt. Beweg.
MK	Manueller Kontakt
MW	Maximaler Widerstand
SU	Schnelle Umkehr
WK	Wiederholte Kontraktionen
RE	Rhythmische Bewegungseinleitung
RR	Rhythmische Rotation
RS	Rhythmische Stabilisation
LU	Langsame Umkehr
LUH	Langsame Umkehr – Halten
LUHE	Langsame Umkehr – Halten – Entspannen
D	Dehnung (Stretch)
D-w	wiederholte Dehnung
BBF	Betonte Bewegungsfolge
Z	Zug (Traktion)

Diagonale Bewegungsmuster:

Obere Extremitäten

D1 Fl	Flexion–Adduktion–Außenrotation
D1 Ex	Extension–Abduktion–Innenrotation
D2 Fl	Flexion–Abduktion–Außenrotation
D2 Ex	Extension–Adduktion–Innenrotation

Untere Extremitäten

D1 Fl	Flexion–Adduktion–Außenrotation
D1 Ex	Extension–Abduktion–Innenrotation
D2 Fl	Flexion–Abduktion–Innenrotation
D2 Ex	Extension–Adduktion–Außenrotation

chen der Kommandos mit Bezug auf die eigene Person beschleunigt den Lernvorgang (37). «Ich öffne meine Hände, schaue hinauf und hebe meine Arme hoch und nach hinten. Und ich schließe meine Hände, schaue hinunter und ziehe meine Arme herunter und hinüber.» (D2 Fl, D2 Ex).

Werden viele Kombinationen von Bewegungsmustern verglichen, ist eine aktive Durchführung von Studenten, Patienten und anderen ein nützliches Mittel, um motorische Fähigkeiten steuern zu lernen und Bewegungsgrenzen festzustellen. Der Therapeut, ein Lehrer, ein Trainer von Athleten, alle müssen geschickt in der Durchführung werden und bei der Analyse genau beobachten lernen. Sie müssen den Lernenden als Beispiel dienen. Der Schüler folgt dem Lehrer. Folgt der Schüler dem Lehrer mit den Augen, kann er die Bewegung seines Kopfes begrenzen. Der Lehrer kann diese Begrenzung aufheben, indem er seine eigene Vorführung abhält und die Schüler auffordert, in die erwünschte Richtung zu blicken. Der Blick geht der Bewegung voraus.

Die diagonalen Bewegungsmuster können in jeder Position durchgeführt werden, die den erwünschten Bewegungsweg zuläßt. Ändert man die Körperstellung unter Nutzung möglichst vieler Gesamtbewegungsmuster, ändert man auch die Anforderungen. Die Anforderungen werden sowohl durch den Einfluß der Schwerkraft als auch durch die Halte- und Stellreflexe variiert. Ein Ändern und Abstufen der Anforderungen führt zu einer neuen Kombination von motorischen Erfahrungen, die die Fähigkeiten des Patienten aufbauen könnte.

Im Stand können alle Bewegungsmuster des Kopfes, des Halses und des oberen Rumpfes durchgeführt werden; es kann aber auch unilateral und in Kombinationen der oberen Extremitätenmuster gearbeitet werden. Alle unilateralen Bewegungsmuster der unteren Extremitäten können durchgeführt werden, solange das andere Bein belastet werden kann. Zur Sicherheit können sich mehrere Personen die Hände geben. Dem Einzelnen kann Kontakt mit einem Geländer, Tisch oder Stuhl helfen. Die Hände und Füße leiten die Bewegungen der Extremitäten ein.

Im Sitz können alle Bewegungsmuster der oberen Extremitäten und ihre Kombinationen wie die Kopf-, Hals- und oberen Rumpfmuster durchgeführt werden.

Bei den unteren Extremitäten können die Knie-, Fuß- und Fußgelenkmuster kombiniert werden. Eine Massenflexion und -extension der Hüften und Knie ist nicht möglich.

In der Rückenlage auf der Matte können die Bewegungswege durch Berührung mit der Unterlage begrenzt sein. Dennoch können die Komponenten der Bewegungsmuster erlernt und so weit durchgeführt werden, wie es die Umgebung zuläßt. Auch der Blickkontakt als Führer der Bewegung kann einen begrenzenden Faktor darstellen und nicht zum völligen Vorteil ausgenutzt werden. Propriozeptive Hilfen und Körpergefühl sorgen für ein richtiges Plazieren der Körperteile, die nicht gesehen werden können. Bei der Behandlung von Patienten kann es notwendig sein, den Kopf mit einem Kissen anzuheben, da der Patient mit möglichst geringer Frustration das Bewegungsmuster erlernen soll.

In der Stellung auf Händen und Knien (vornübergeneigte Haltung) beugen und strecken die mittleren Gelenke der Extremitätenmuster wie bei der Massenflexion und -extension (Hüfte beugt, Knie beugt; Hüfte streckt, Knie streckt). In dieser vornübergeneigten Haltung werden die verlängerten Bewegungswege der Muster durch die Schwerkraft unterstützt. Dies trägt zur Erleichterung der rhythmischen Bewegung bei.

Die PNF-Bewegungsmuster haben bestimmte Bestandteile, die den Lernvorgang fördern. Die Bewegungsmuster des Kopfes, des Halses und des oberen Rumpfes sind Bewegungen zu der einen oder zur anderen Seite, nach links oder nach rechts. Sie sind wie die verwandten Bewegungsmuster der oberen Extremitäten beim chopping und lifting (Hack- und Hebebewegungen), BA Ex und BA Fl, asymmetrisch. Die Abduktionsmuster, D1 Ex und D2 Fl, werden mit der offenen Hand geführt. Bei den folgenden Adduktionsmustern, D1 Fl und D2 Ex, ergreift die Hand den führenden Unterarm. Alle diagonalen Bewegungsmuster sind asymmetrisch; die Bewegung verläuft nach links oder nach rechts. Beschäftigen sich die Augen mit der Hand, wird ein diagonales Bewegungsmuster des Kopfes und des Halses provoziert. Wieder geht der Blick der Bewegung voraus.

Die diagonalen Thrust (Stoß) -muster der oberen Extremitäten sind unvereinbar mit den anderen Bewegungsmustern. Unter Thrustbewegungen versteht man ein einfaches Ausstrecken und Greifen, also ein Stoßen vom Körper weg und Ziehen zum Körper hin. Die Bewegungen der Hand und des Unterarms sind genau umgekehrt, verglichen mit den diagonalen Bewegungsmustern, wo eine Supination des Unterarms mit einer Außenrotation der Schulter zusammenläuft, eine Pronation wirkt mit einer Innenrotation zusammen. Bei den Thrustbewegungen erfordert die Gegenrotation eine Pronation mit Außenrotation und eine Supination mit Innenrotation. Die Thrustbewegungen sind schnell und kraftvoll, sie können nur ganz oder gar nicht

ausgeführt werden. Umgekehrte Thrustbewegungen haben genau entgegengesetzte Bewegungskomponenten.

Es gibt in der Realität unzählbare Kombinationen mit unterschiedlichen Bewegungswegen und -stellungen.

Abbildungen (Abb. 1-1 bis 1-32)

Zur Erleichterung des Eigenstudiums und des Lehrens sind zwei Haltungsmuster, das Stehen und Sitzen, ausgewählt worden. Die Bewegungsmuster des Kopfes und des Halses, des oberen Rumpfes und der oberen Extremitäten einschließlich der unilateralen Bewegungsmuster der unteren Extremitäten wurden im Stand durchgeführt. Das Sitzen wurde für die Musterkombinationen der Füße, der Fußgelenke und Knie genutzt. Ein umfangreicher Bewegungsweg der Bewegungsmuster der oberen und unteren Extremitäten ist in dem Abschnitt «Bilaterale Kombinationen zur Kräftigung» dargestellt.

Bei allen Bewegungsmustern schaut der Patient mit dem Gesicht nach vorne und hat eine symmetrische Haltung. Eine diagonale Stellung wurde außerdem für ausgewählte Bewegungsmuster der oberen Extremitäten eingenommen. Diese zwei Positionen ermöglichen ein Studieren und Beobachten der etwas komplexeren oberen Extremitäten.

Jedes Bewegungsmuster und jede Kombination von Bewegungsmustern ist von der verlängerten Stellung (1. W) bis zur verkürzten Stellung (3. W) dargestellt. Abgesehen von wenigen Ausnahmen zeigt die Richtungsumkehr das antagonistische Bewegungsmuster von der verlängerten Stellung bis zur verkürzten Stellung.

In einer Photoserie von fünf Bildern sind das erste A und das letzte E gleich, wobei die verlängerte Stellung von A gleichzeitig die verkürzte Stellung von E ist.

Das zweite und das vierte Bild der Serie, B und D, zeigen die Bewegungsfolge und die Bewegungen der distalen Drehpunkte, der Hände und der Füße. Diese Phasen sollten während des Übens wiederholt und korrigiert werden, da sie die genaue Richtung bis zur verkürzten Stellung, von A bis C beeinflussen.

In einer Serie von drei Bildern A bis C sind das erste A und das letzte C gleich. B ist die von A nach B verkürzte Stellung. Das antagonistische Bewegungsmuster mit Richtungsumkehr ist in B und C gezeigt.

Kommandos

Kurze Kommandos werden in jeder Phase einer Bewegungsfolge gegeben. Ausführlichere Kommandos sind unter «Unilaterale Bewegungsmuster» und unter «Bilaterale Kombinationen zur Verstärkung» zu finden. Siehe auch Kommandos und Kommunikation (unter «Grundlegende Handlungsweisen» in Kap. 2, Fazilitationstechniken).

Kopf, Hals und Rumpf

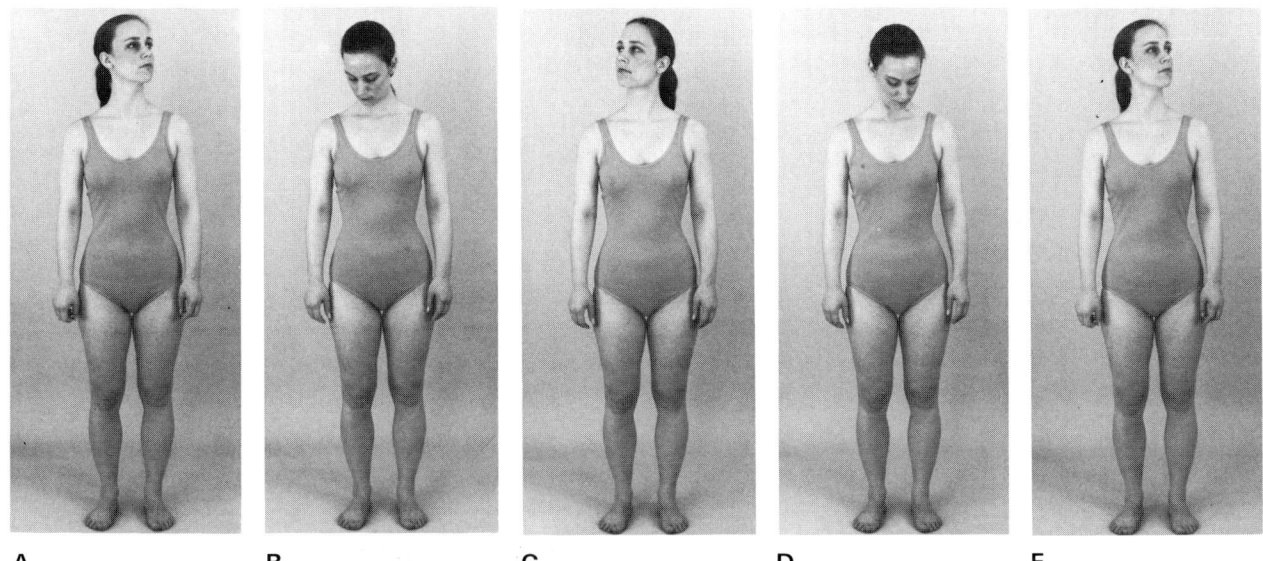

A   B   C   D   E

Abb. 1-1. Kopf und Hals, diagonale Bewegungsmuster: D Ex, li; D Fl, re; D Ex, re; D Fl, li; D Ex, li

Kommandos (von links nach rechts)

A. «Fertig! Schau' hinauf und weg nach links!»

B. «Schau hinunter und zu Deiner rechten Hüfte.»

C. «Jetzt umgekehrt, schau' hinauf und weg nach rechts.»

D. «Und schau' hinunter und zu Deiner linken Hüfte.»

E. «Jetzt umgekehrt, schau' hinauf und weg nach links! Und wiederhole! Und noch einmal!» (Gib die Kommandos während der Durchführung des Bewegungsmusters).

Kopf, Hals und Rumpf

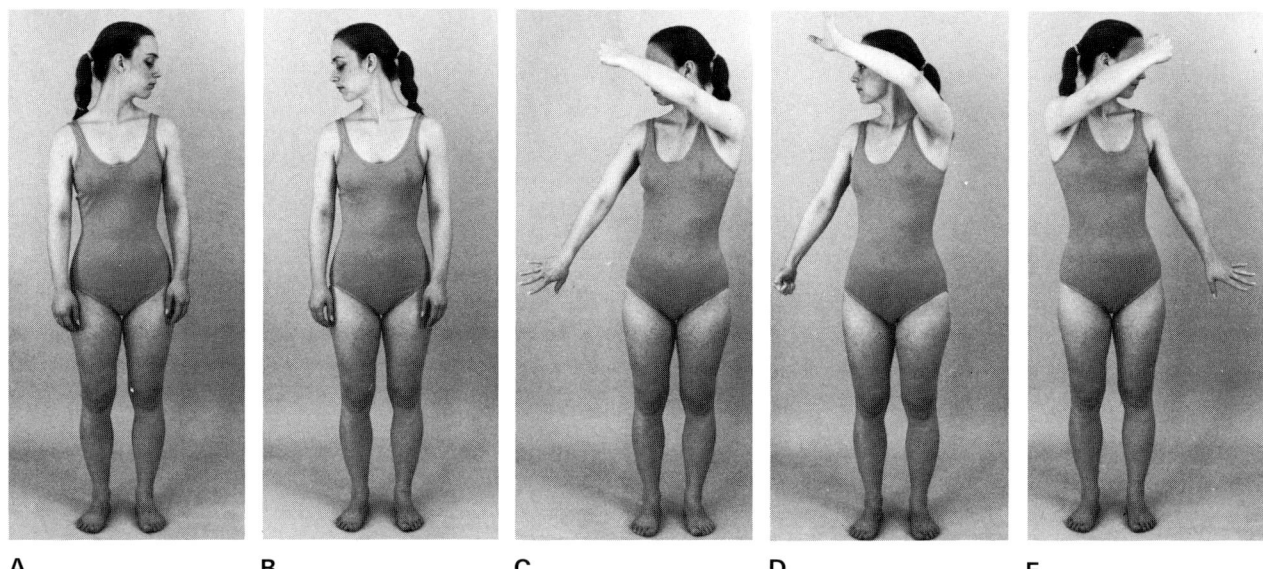

A   B   C   D   E

Abb. 1-2. Kopf und Hals, Rotationsmuster (Ro): Ro, li; Ro, re; Ro, li

Obere Extremitäten, bilateral reziprok (BR): D1 Fl, re; D1 Ex, li
Kopf: Ro, li; D1 Ex, li; D1 Fl, re; Ro, re; D1 Ex, re; D1 Fl, li

Kommandos (von links nach rechts)

A. «Fertig!»
B. «Drehe Deinen Kopf nach rechts, und schau' hinter
Deiner rechten Schulter hinunter.»
C. «Jetzt führe Deine geöffnete rechte Hand hinunter
und vom Körper weg, während Du Deine geschlossene linke Hand hoch- und an den Augen vorbeiführst.»
D. «Und schließe die rechte Hand! Öffne die linke!»
E. «Jetzt drehe Deinen Kopf und den Oberkörper nach
links, und drücke Deine linke Hand hinunter und
weg vom Körper, während Du die rechte hinauf-
und an Deinen Augen vorbeiziehst! Und wiederhole das Gleiche mit dem Kopf nach rechts! Und
noch einmal!» (Gib die Kommandos während der
Durchführung des Bewegungsmusters).

Kopf, Hals und Rumpf

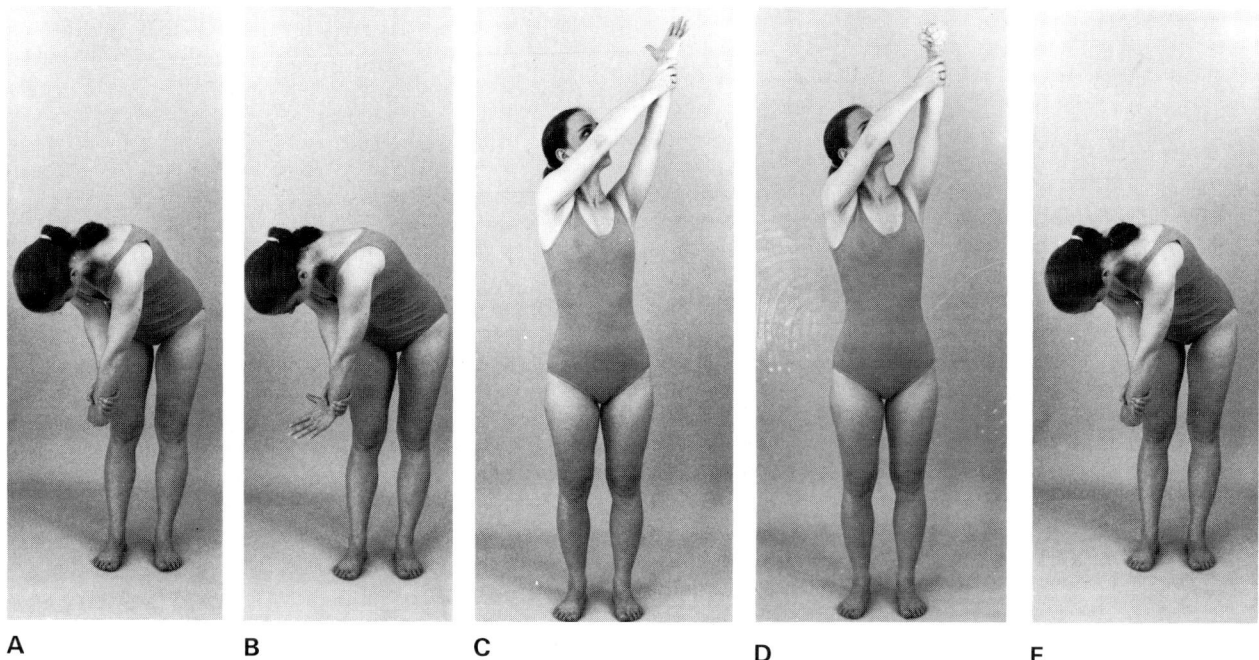

A   B   C   D   E

Abb. 1-3. Oberer Rumpf, diagonale Bewegungsmuster: Extension mit lifting (BA) nach links

Kopf, Hals und oberer Rumpf: D Fl, re; D Ex, li; D Fl, re
Obere Extremitäten: D1, re; D2, li, (BA Fl, li); Umkehr (BA Ex, re)

Kommandos (von links nach rechts)

A. «Fertig! Deine rechte Hand greift Dein linkes Hand-
gelenk.»
B. «Öffne Deine linke Hand; der Daumen zeigt zum
Gesicht!»
C. «Und hebe den Kopf und die Hände nach links
hoch. Schau' auf die Hände!»
D. «Jetzt schließe Deine linke Hand!»
E. «Schau' hinunter und rüber, während Du Deine
linke Hand zum rechten Knie hinunterziehst! Und
wiederhole mit Heben nach links! Und die Umkehr
nach rechts.» (Gib die Kommandos während der
Durchführung des Bewegungsmusters).

Anmerkung: Übertrage die Richtung für die Extension des
oberen Rumpfes mit lifting nach rechts auf die Umkehr nach
links.

Kopf, Hals und Rumpf

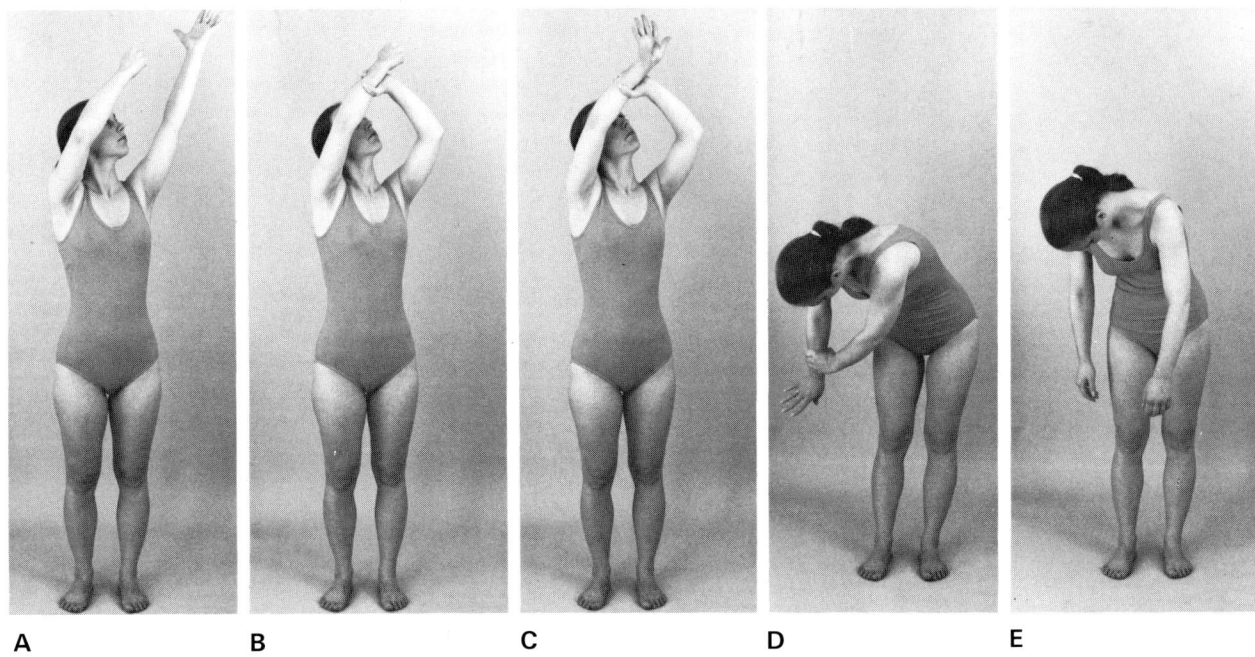

A   B   C   D   E

Abb. 1-4. Oberer Rumpf, diagonale Bewegungsmuster: Flexion mit chopping (BA) nach rechts

Kopf, Hals und Rumpf: D Ex, Li; D Fl, re
Obere Extremitäten: D1, re; D2, li (BA Fl, li); Umkehr (BA Ex, re)

Kommandos (von links nach rechts)

A. «Fertig! Schließe Deine rechte Hand über Deinem Gesicht, und öffne Deine linke Hand hoch und hinaus, Daumen zurück!»

B. «Jetzt greift Deine linke Hand das rechte Handgelenk.»

C. «Öffne Deine rechte Hand, Daumen zeigt hinunter und raus.»

D. «Schau' hinunter und rüber, während Du Deine rechte Hand hinunter und raus stößt.»

E. «Schau' hinunter und zu Deiner rechten Hüfte herüber, während Du Deine Arme frei hängen läßt.» (Gib die Kommandos während der Durchführung des Bewegungsmusters).

Anmerkung: Übertrage die Richtung für die Flexion des oberen Rumpfes mit chopping nach links auf die Umkehr nach rechts.

Obere Extremitäten, Unilaterale Bewegungsmuster

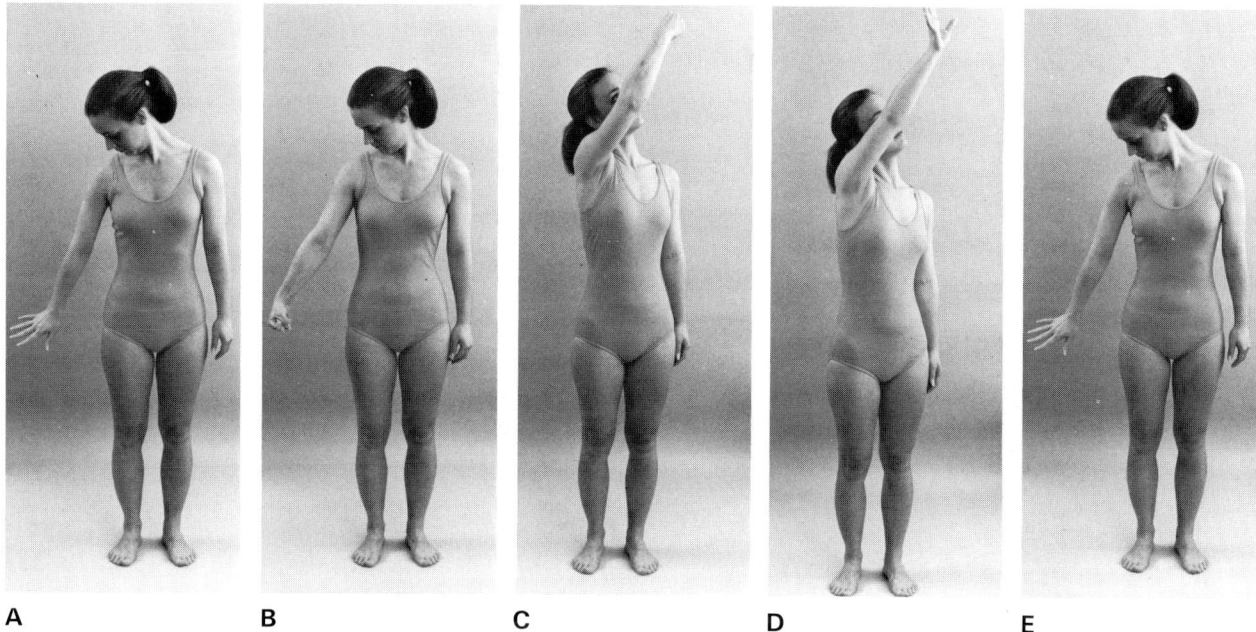

A B C D E

Abb. 1-5.

D1 Fl und D1 Ex, Ellenbogen gerade
Kopf und Hals: D Fl, re; D Ex, li

Kommandos (von links nach rechts)

A. «Fertig! Schau' auf Deine Hand!»
B. «Schließe Deine rechte Hand, und drehe sie zu Deinem Gesicht.»
C. «Ziehe sie hoch und hinüber!»
D. «Jetzt öffne Deine Hand.»
E. «Und drücke sie hinunter und vom Körper weg! Und wiederhole! Und noch einmal!» (Gib die Kommandos während der Durchführung des Bewegungsmusters).

Obere Extremitäten, Unilaterale Bewegungsmuster

Gesicht nach vorne

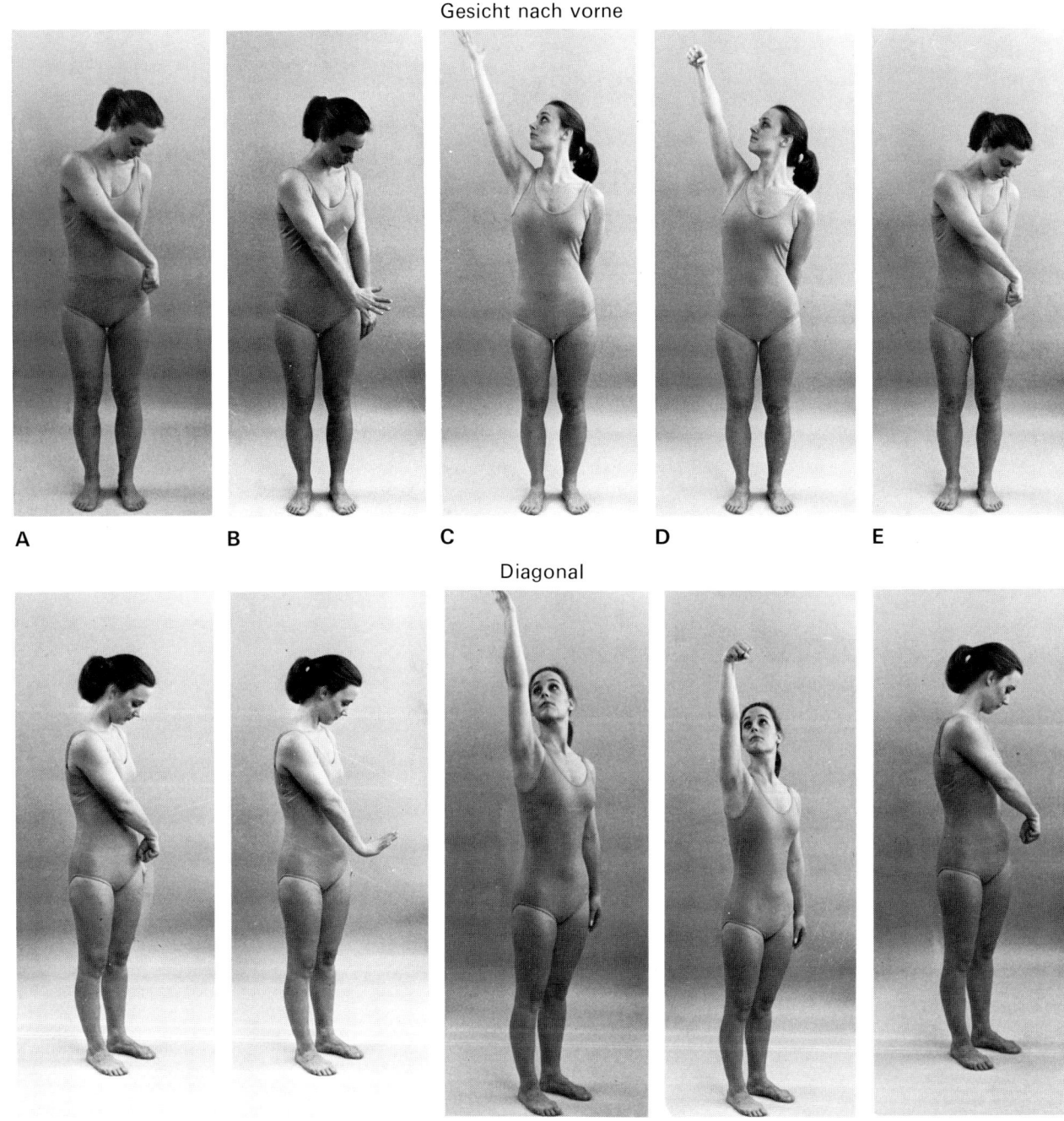

A   B   C   D   E

Diagonal

A   B   C   D   E

Abb. 1-6.

D2 Fl und D2 Ex, Ellenbogen gerade
Kopf und Hals: D Ex, re; D Fl, li

Kommandos (von links nach rechts)

A. «Fertig! Schaú auf Deine Hand!»
B. «Öffne Deine rechte Hand, und drehe sie, wobei der Daumen zum Gesicht zeigt!»
C. «Hebe sie hoch und hinaus!»

D. «Jetzt schließe Deine Hand!»
E. «Und ziehe sie hinunter und hinüber! Und wiederhole! Und noch einmal!» (Gib die Kommandos während der Durchführung des Bewegungsmusters).

Obere Extremitäten, Unilaterale Bewegungsmuster

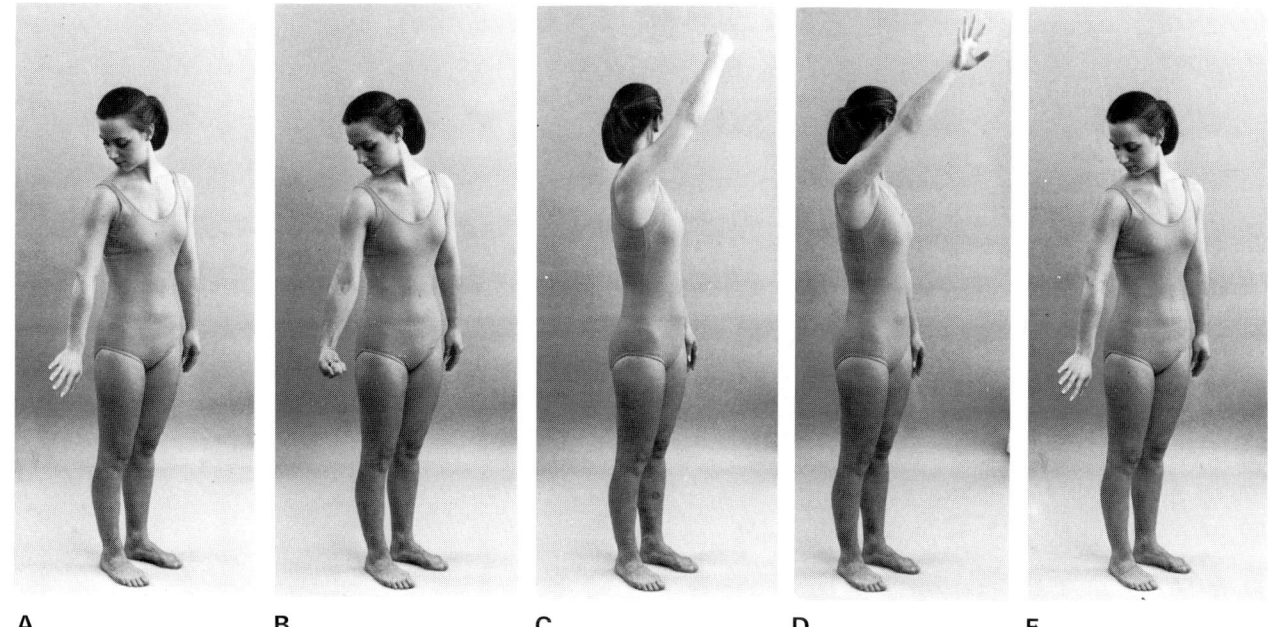

A   B   C   D   E

Abb. 1-7.

D1 Fl und D1 Ex, Ellenbogen gerade
Kopf und Hals: Ro, re; Ro, li; Ro, re

Kommandos (von links nach rechts)

A. «Fertig! Schau' hinter Deine rechte Schulter!»
B. «Schließe Deine rechte Hand, und drehe sie zu Deinem Gesicht.»
C. «Drehe Deinen Kopf, und schau' hinter Deine linke Schulter, während Du Deine Hand hoch- und hinüberziehst.»
D. «Jetzt öffne Deine Hand.»
E. «Und drehe Deinen Kopf, und schau' hinter Deine rechte Schulter, während Du sie hinunter und weg vom Körper drückst! Und wiederhole! Und noch einmal!» (Gib die Kommandos während der Durchführung des Bewegungsmusters).

Obere Extremitäten, Bilaterale Symmetrische (BS) Bewegungsmuster

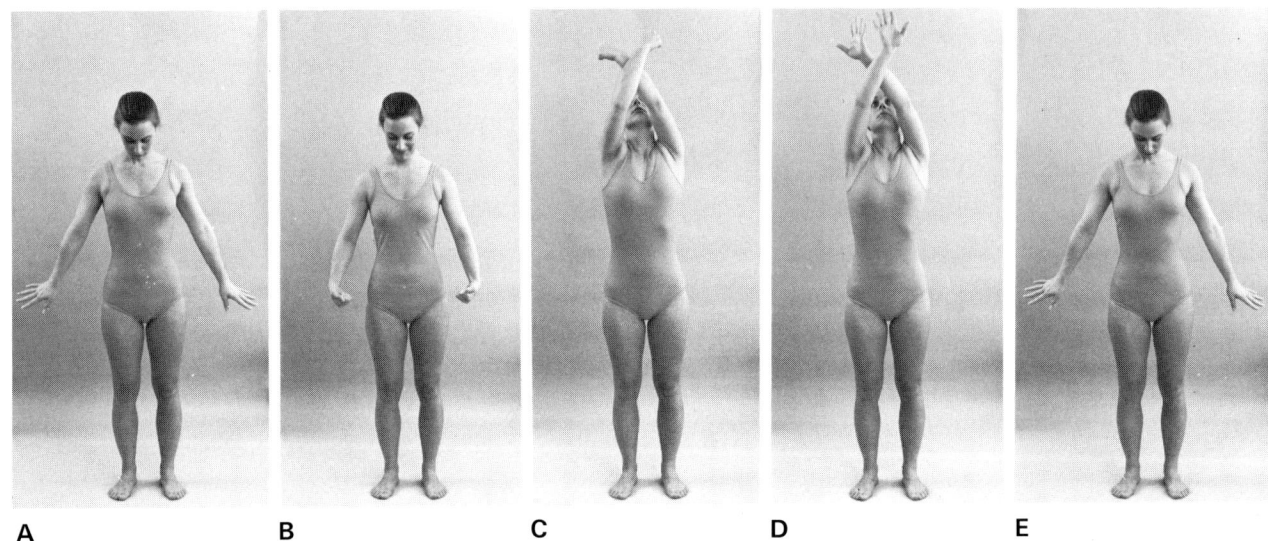

A   B   C   D   E

Abb. 1-8. D1 Fl und D1 Ex, Ellenbogen gerade

Kommandos (von links nach rechts)

A. «Fertig!»
B. «Schließe Deine Hände, und drehe sie zu Deinem Gesicht!»
C. «Ziehe sie hoch und vor dem Gesicht über Kreuz!»
D. «Jetzt öffne Deine Hände, und drehe sie von Deinem Gesicht weg!»
E. «Und drücke sie hinunter und vom Körper weg! Und wiederhole! Und noch einmal!» (Gib die Kommandos während der Durchführung des Bewegungsmusters).

Obere Extremitäten, Bilaterale Symmetrische (BS) Bewegungsmuster

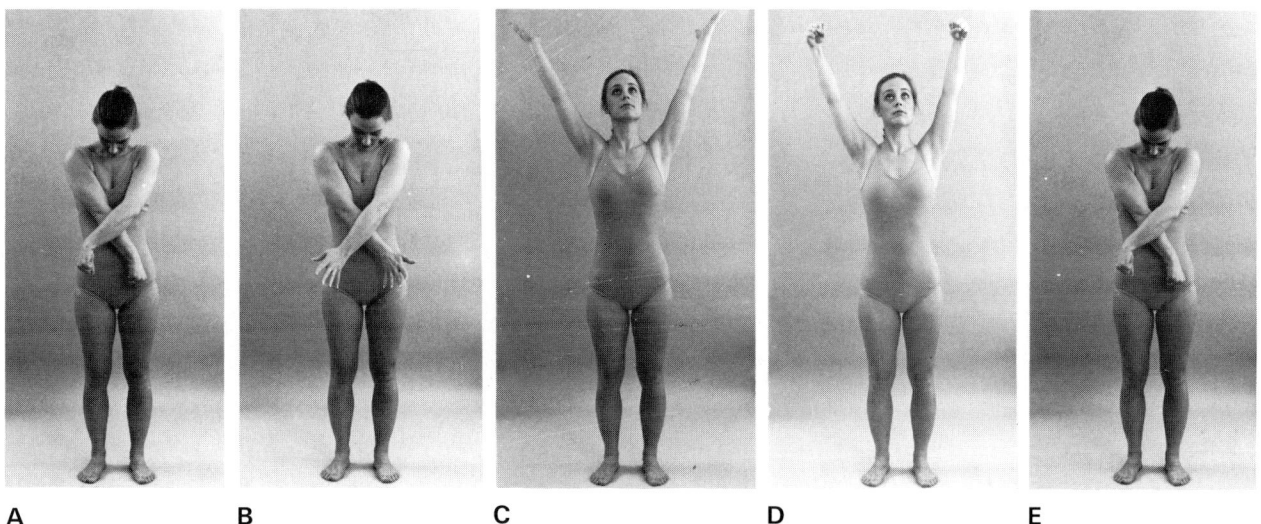

A   B   C   D   E

Abb. 1-9. D2 Fl und D2 Ex, Ellenbogen gerade

Kommandos (von links nach rechts)

A. «Fertig!»

B. «Öffne Deine Hände, und drehe die Daumen hinauf und raus!»

C. «Jetzt hebe Deine Arme und strecke sie hinauf und weg vom Körper!»

D. «Schließe Deine Hände, und biege Deine Handgelenke zur Seite des kleinen Fingers!»

E. «Und ziehe sie hinunter und zur entgegengesetzten Hüfte hinüber! Und wiederhole! Und noch einmal!» (Gib die Kommandos während der Durchführung des Bewegungsmusters).

Obere Extremitäten, Bilaterale Symmetrische (BS) Bewegungsmuster

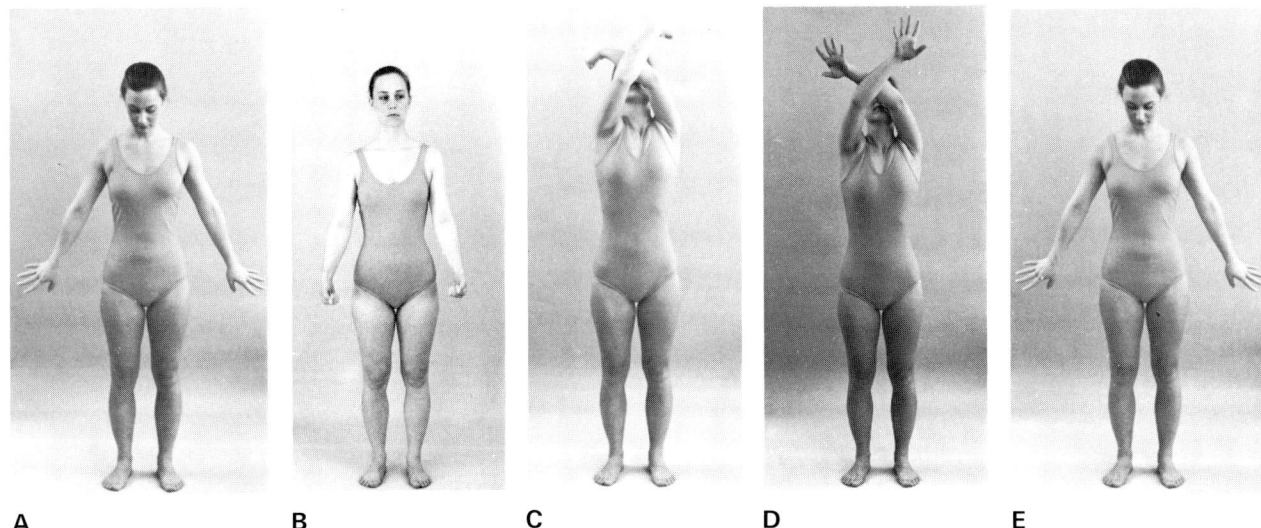

A   B   C   D   E

Abb. 1-10. D1 Fl, Ellenbogen Fl; D1 Ex, Ellenbogen Ex

Kommandos (von links nach rechts)

A. «Fertig!»

B. «Schließe Deine Hände, und drehe sie zu Deinem Gesicht!»

C. «Jetzt ziehe Deine Arme hoch und über Kreuz, während Du Deine Ellenbogen vor dem Gesicht beugst!»

D. «Öffne Deine Hände! Drehe die Daumen hinunter und vom Körper weg!»

E. «Jetzt strecke sie hinunter und raus, während Du Deine Ellenbogen wieder gerade machst! Und wiederhole! Und noch einmal!» (Gib die Kommandos während der Durchführung des Bewegungsmusters).

Obere Extremitäten, Bilaterale Symmetrische (BS) Bewegungsmuster

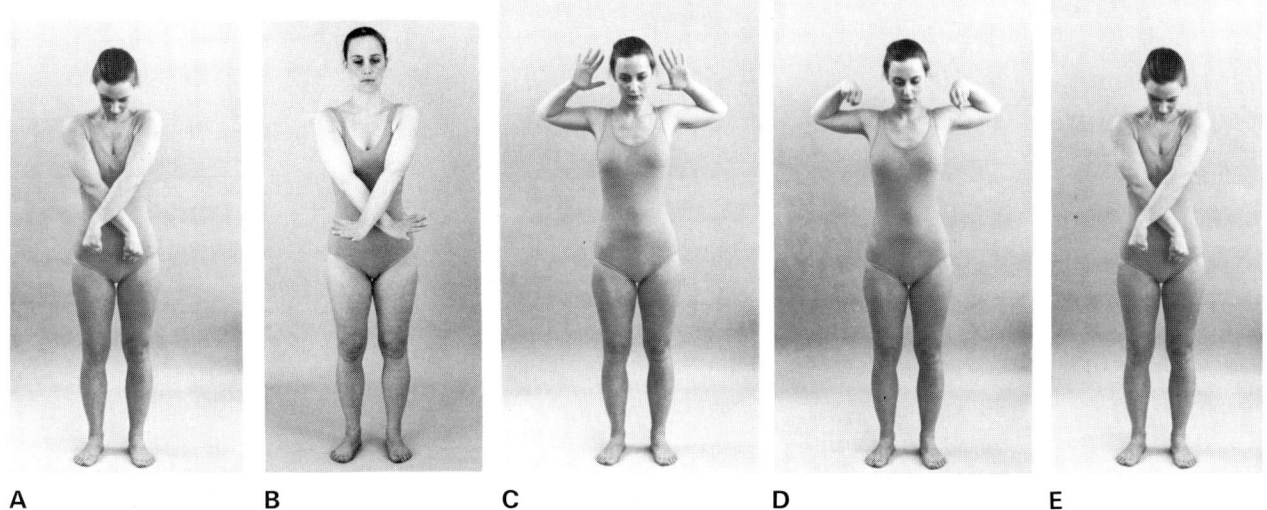

A B C D E

Abb. 1-11. D2 Fl, Ellenbogen Fl; D2 Ex, Ellenbogen Ex

Kommandos (von links nach rechts)

A. «Fertig!»

B. «Öffne Deine Hände! Drehe die Daumen hinauf und vom Körper weg!»

C. «Jetzt beuge Deine Ellenbogen, während Du Deine Arme hoch- und vom Körper weghebst! Führe die Ellenbogen hinauf und nach außen!»

D. «Schließe Deine Hände, und beuge Deine Handgelenke zur Seite des kleinen Fingers!»

E. «Jetzt strecke sie hinunter und zur entgegengesetzten Hüfte hinüber, während Du die Ellenbogen wieder gerade machst! Und wiederhole! Und noch einmal!» (Gib die Kommandos während der Durchführung des Bewegungsmusters).

Obere Extremitäten, Bilaterale Symmetrische (BS) Bewegungsmuster

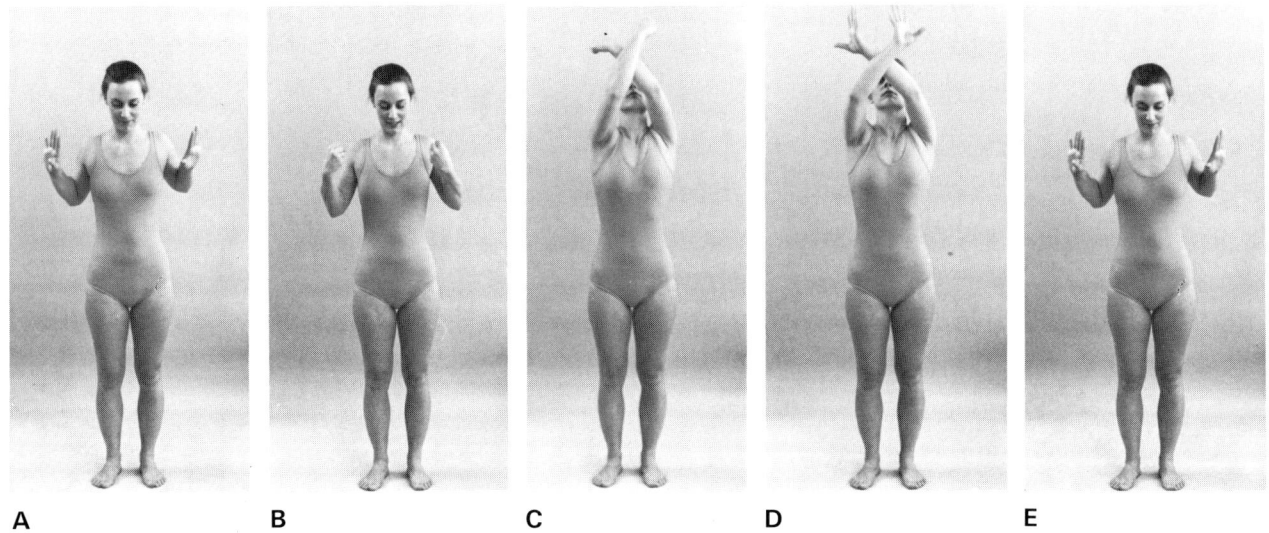

A   B   C   D   E

Abb. 1-12. D1 Fl, Ellenbogen Ex; D1 Ex, Ellenbogen Fl

Kommandos (von links nach rechts)

A. «Fertig!»

B. «Schließe Deine Hände, und drehe sie zu Deinem Gesicht!»

C. «Jetzt strecke sie hinauf und über Kreuz! Mache Deine Ellenbogen über Deinem Gesicht gerade»

D. «Öffne Deine Hände, und drehe die Daumen hinunter und vom Körper weg!»

E. «Jetzt beuge Deine Ellenbogen, und ziehe sie hinunter und heraus zur Seite! Und wiederhole! Und noch einmal!» (Gib die Kommandos während der Durchführung des Bewegungsmusters).

Obere Extremitäten, Bilaterale Symmetrische (BS) Bewegungsmuster

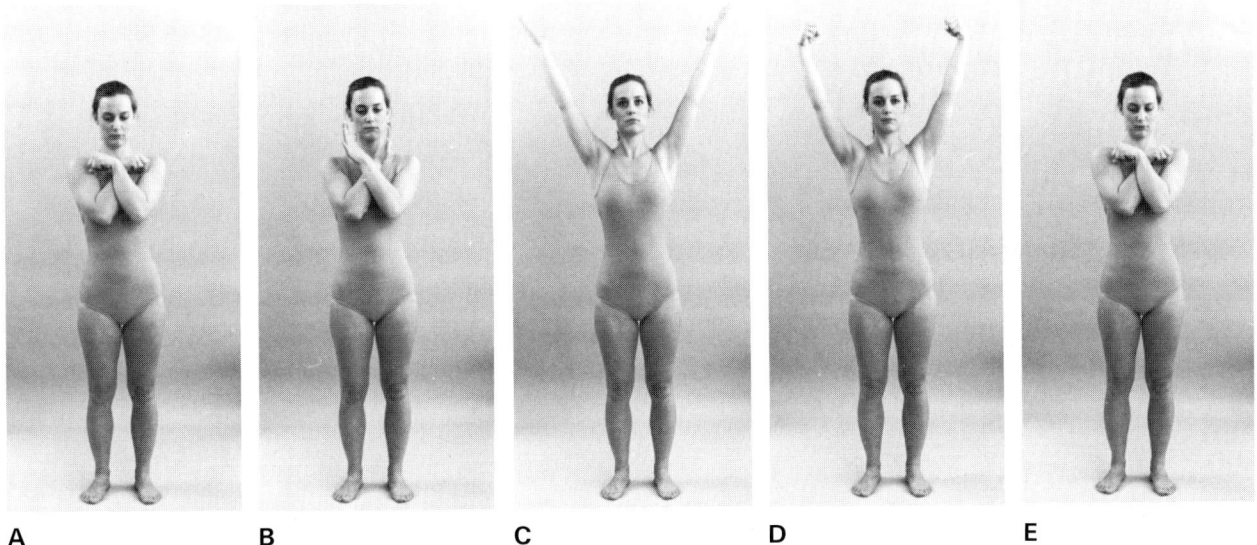

A   B   C   D   E

Abb. 1-13. D2 Fl, Ellenbogen Ex; D2 Ex, Ellenbogen Fl

Kommandos (von links nach rechts)

A. «Fertig!»

B. «Öffne Deine Hände! Daumen zeigen zu den Ohren!»

C. «Jetzt hebe Deine Arme, und mache die Ellenbogen gerade, während Du die Hände hoch- und vom Körper wegstreckst. Strecke sie so weit wie möglich aus!»

D. «Schließe Deine Hände, und beuge Deine Handgelenke zur Seite des kleinen Fingers.»

E. «Und ziehe Deine Ellenbogen zur Mitte, so daß jeder zu der ihm entgegengesetzten Hüfte zeigt. Und wiederhole! Und noch einmal!» (Gib die Kommandos während der Durchführung des Bewegungsmusters).

Obere Extremitäten, Bilaterale Asymmetrische (BA) Bewegungsmuster

Gesicht nach vorne

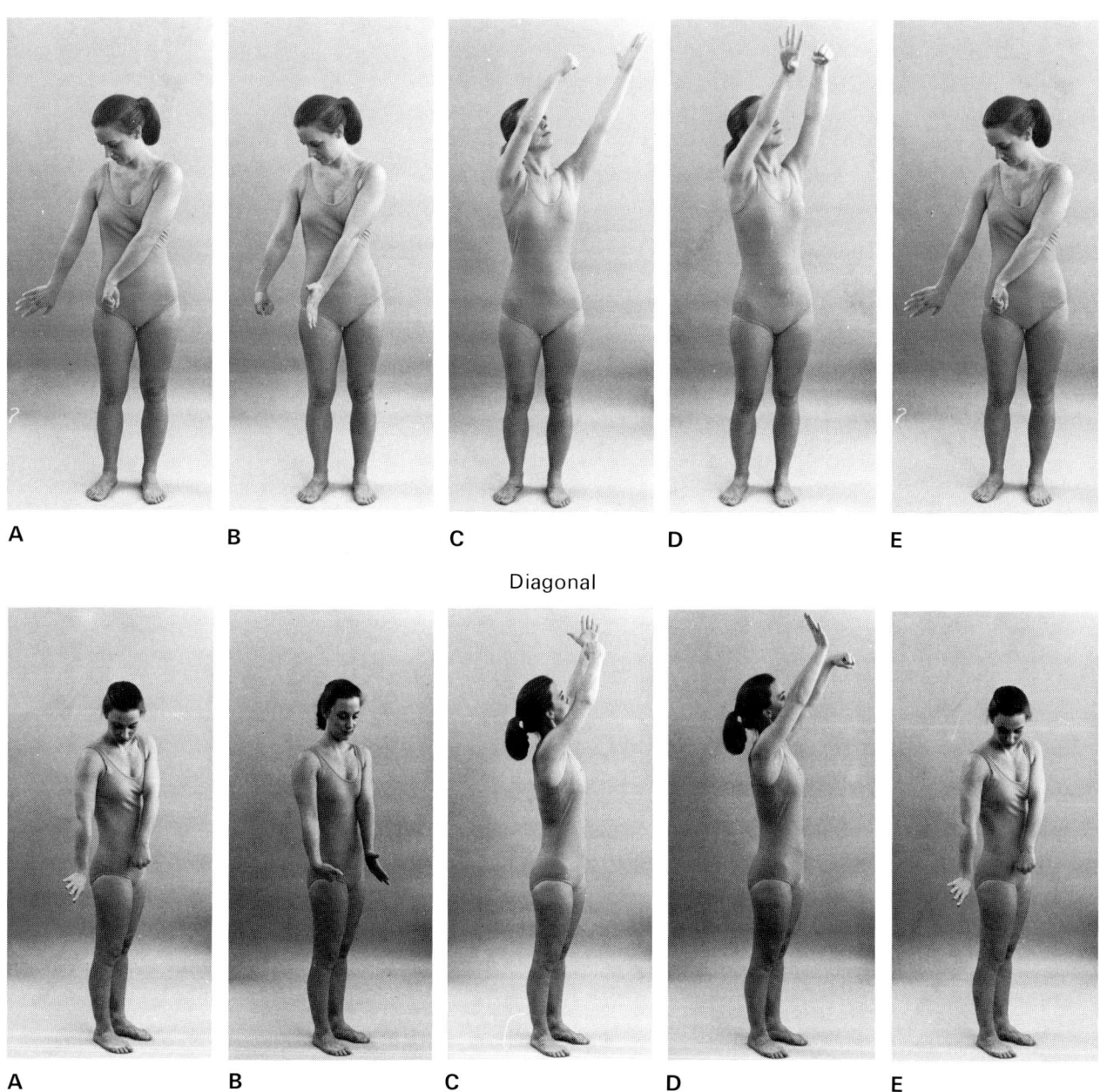

Diagonal

Abb. 1-14. D1, re; D2, li; Ellenbogen gerade

Kommandos (von links nach rechts)

A. «Fertig! Schau' während der ganzen Zeit auf Deine Hände!»
B. «Öffne die linke Hand, und schließe die rechte!»
C. «Jetzt hebe Deine Arme hoch und nach links hinüber!»
D. «Schließe die linke Hand und öffne die rechte!»
E. «Jetzt strecke sie hinunter und nach rechts hinüber! Und wiederhole! Und noch einmal!» (Gib die Kommandos während der Durchführung des Bewegungsmusters).

Obere Extremitäten, Bilaterale Reziproke (BR, KD) Bewegungsmuster

Gesicht nach vorne

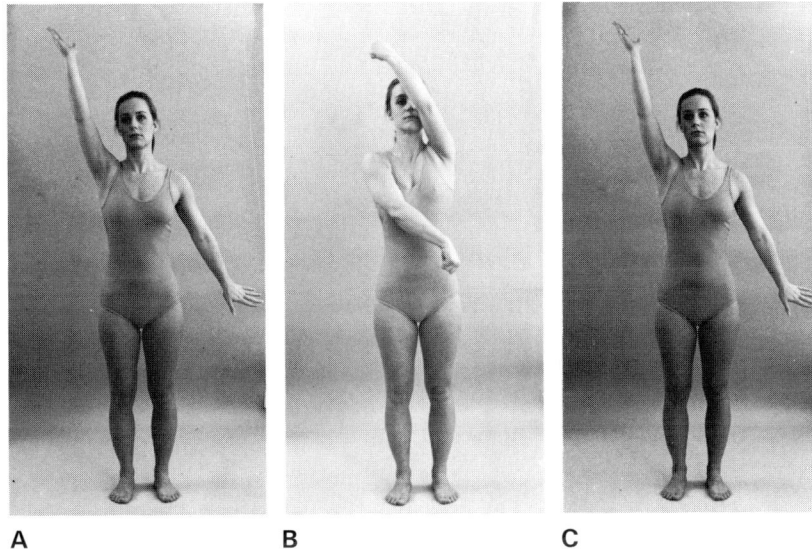

A   B   C

Diagonal

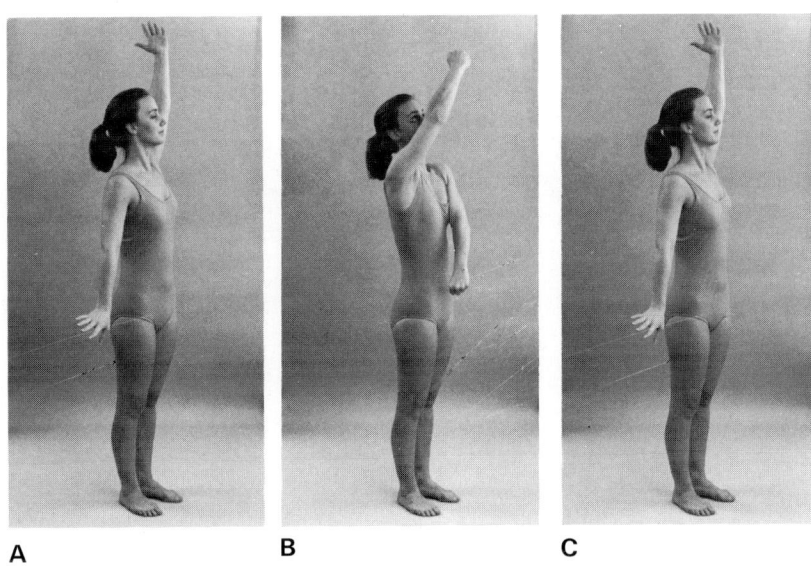

A   B   C

Abb. 1-15.

D1, li; D2, re; Ellenbogen gerade (Gesicht nach vorne)
D1, re; D2, li; Ellenbogen gerade (diagonale Position)

Kommandos (von links nach rechts)

A. «Fertig!»
B. «Schließe Deine Hände, und ziehe sie hinüber!»
C. «Jetzt umgekehrt! Öffne Deine Hände, und spreize
sie auseinander! Und wiederhole! Und noch einmal!» (Gib die Kommandos während der Durchführung des Bewegungsmusters).

Obere Extremitäten, Bilaterale Symmetrische (BS) Thrust-(Stoß)muster

Gesicht nach vorne

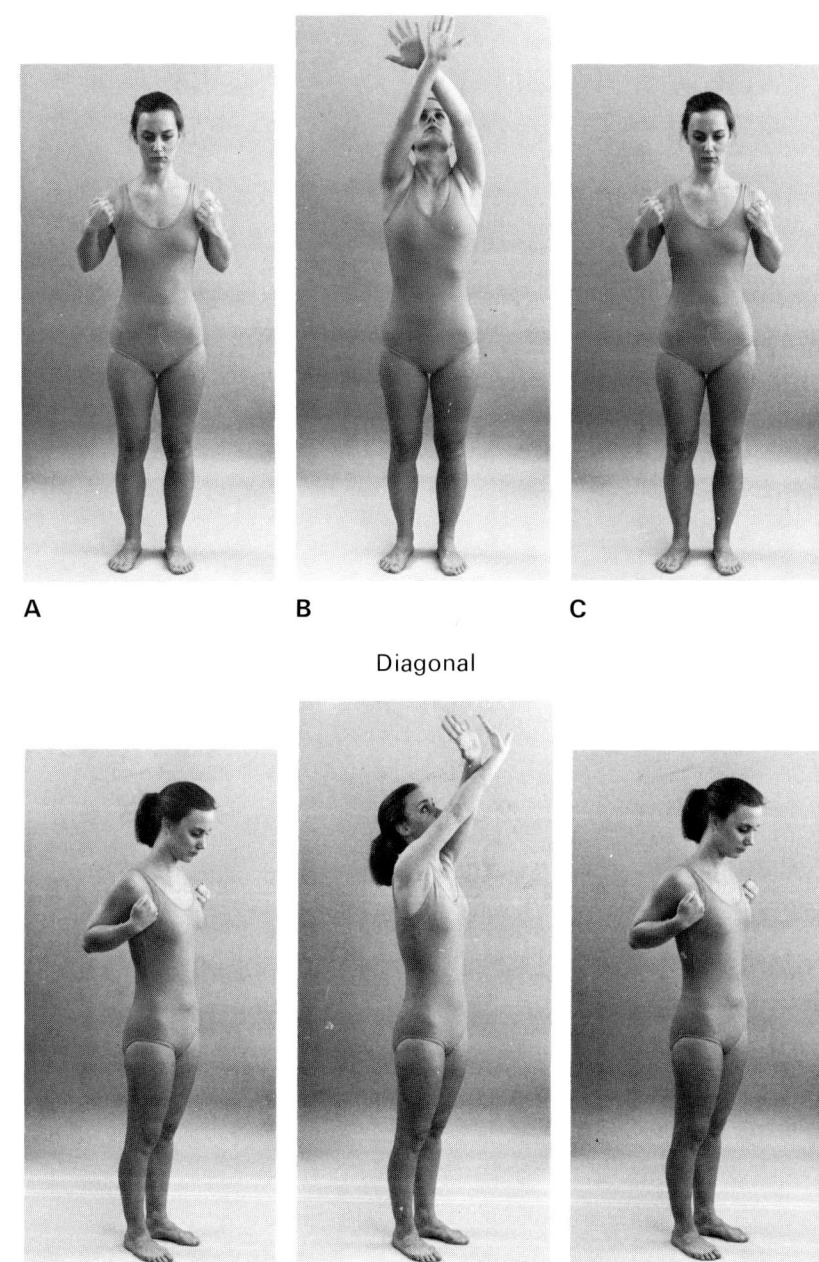

A   B   C

Diagonal

A   B   C

Abb. 1-16. D1 Fl, Thrust der ulnaren Extensoren

Kommandos (von links nach rechts)

A. «Fertig!»

B. «Öffne Deine Hände! Drücke sie hinauf und über Kreuz! Und halte!»

C. «Jetzt umgekehrt! Schließe Deine Hände zur Seite des Daumens, und ziehe sie an Dich heran. Beuge Deine Ellenbogen! Und wiederhole! Und noch einmal!» (Gib die Kommandos während der Durchführung des Bewegungsmusters).

Obere Extremitäten, Bilaterale Symmetrische (BS) Thrustmuster

Gesicht nach vorne

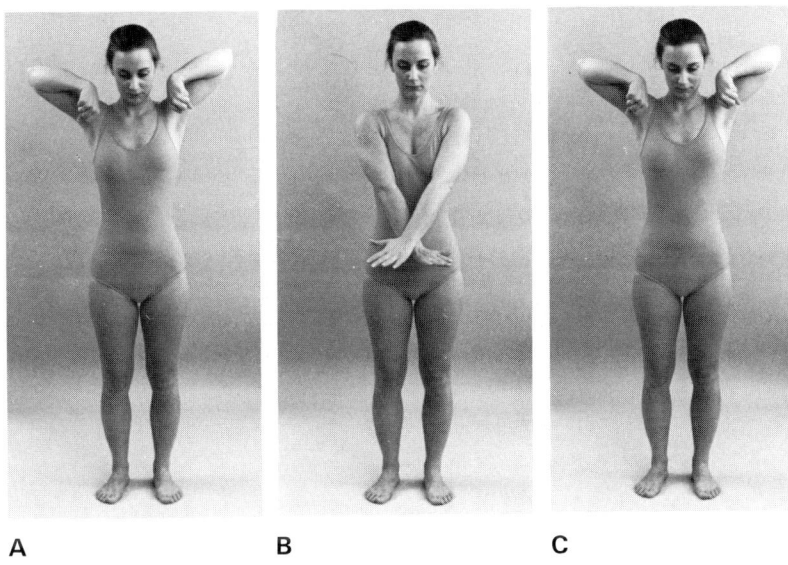

A   B   C

Diagonal

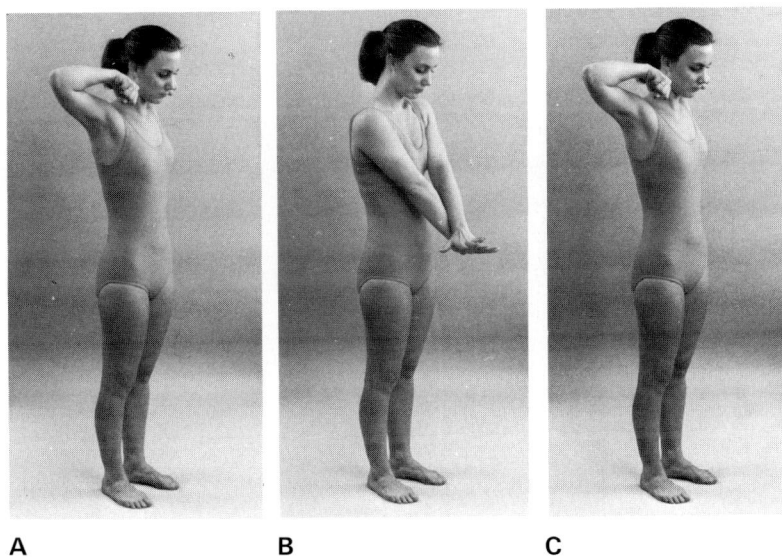

A   B   C

Abb. 1-17. D2 Ex, Thrust der radialen Extensoren

Kommandos (von links nach rechts)

A. «Fertig!»
B. «Öffne Deine Hände! Drücke sie hinunter und über Kreuz! Und halte!»
C. «Jetzt umgekehrt! Schließe Deine Hände zur Seite des kleinen Fingers! Beuge Deine Ellenbogen! Und wiederhole! Und noch einmal!» (Gib die Kommandos während der Durchführung des Bewegungsmusters).

Obere Extremitäten, Bilaterale Reziproke (BR, GD) Thrustmuster

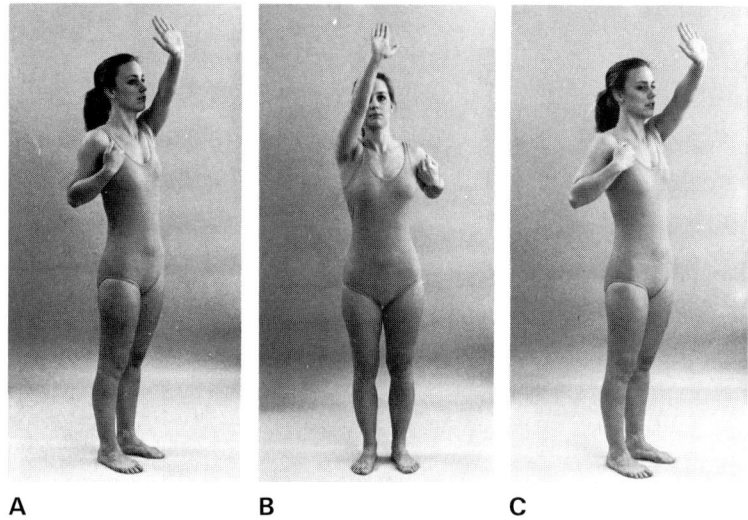

A   B   C

Abb. 1-18. D1 Fl, Thrust der ulnaren Extensoren; D1 Ex, umgekehrter Thrust

Kommandos (von links nach rechts)

A. «Fertig!»
B. «Stoße die rechte Hand hoch! Und ziehe die linke hinunter!»
C. «Jetzt umgekehrt! Stoße die linke Hand, und ziehe die rechte! Und wiederhole! Und noch einmal!» (Gib die Kommandos während der Durchführung des Bewegungsmusters).

Obere Extremitäten, Bilaterale Reziproke (BR, GD) Thrustmuster

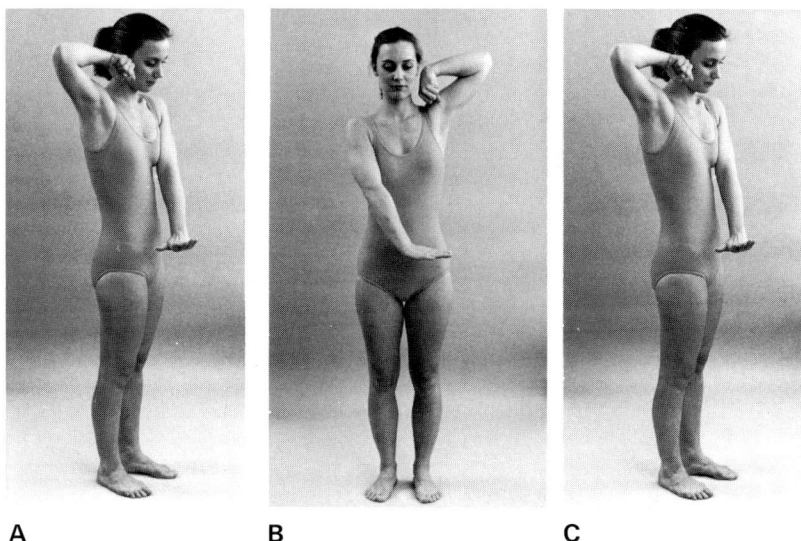

A   B   C

Abb. 1-19. D2, Thrust der radialen Extensoren

Kommandos (von links nach rechts)

A. «Fertig!»

B. «Öffne Deine rechte Hand, und stoße sie hinunter, während Du die linke schließt und umgekehrt hochziehst!»

C. «Jetzt! Schließe Deine linke Hand zur Seite des kleinen Fingers, und öffne Deine rechte zur Seite des Daumens! Ziehe mit der linken, während Du mit der rechten stößt! Und wiederhole! Und noch einmal!» (Gib die Kommandos während der Durchführung des Bewegungsmusters).

Obere Extremitäten, Bilaterale Reziproke (BR, KD) Thrustmuster

Gesicht nach vorne

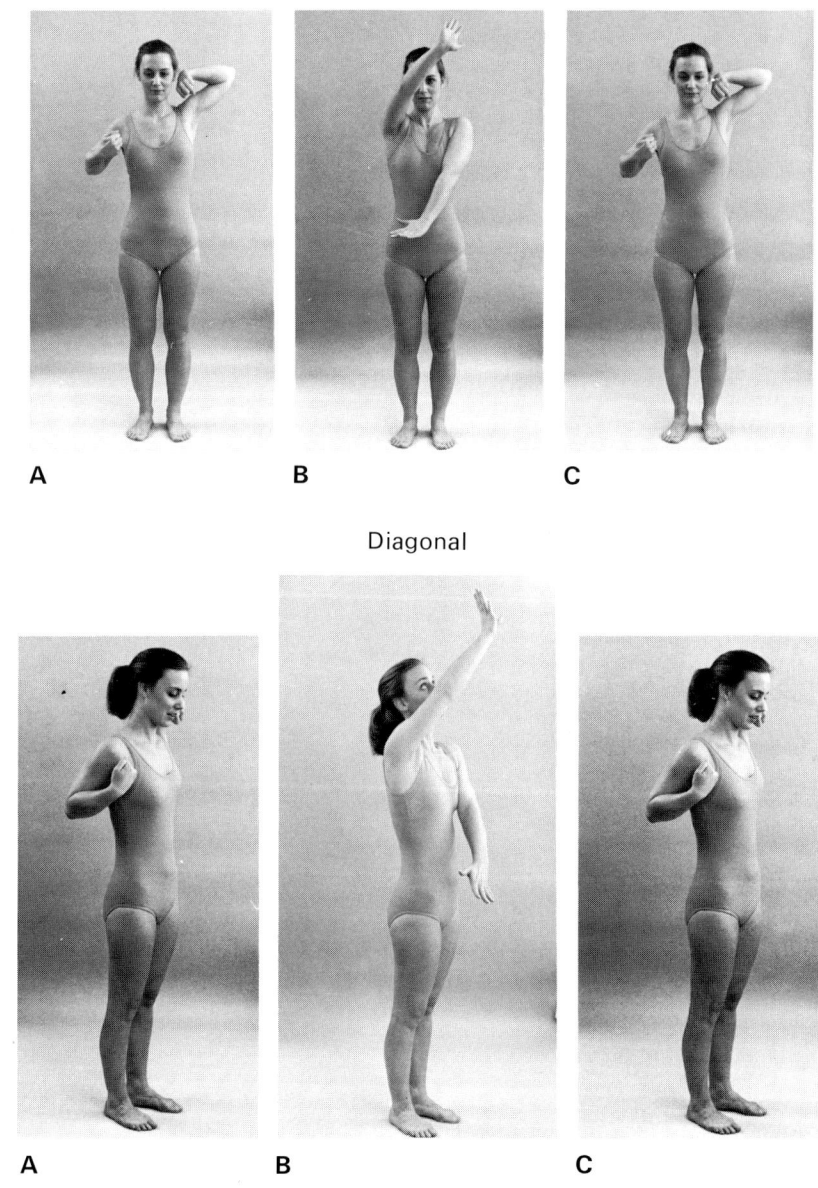

Diagonal

Abb. 1-20. D1, re; D2, li

Kommandos (von links nach rechts)

A. «Fertig!»

B. «Öffne Deine Hände! Stoße die rechte hoch und hinüber! Und hinunter und herüber mit der linken! Und halte!» (Anmerkung: Ist der Blick auf die rechte Hand gerichtet, ist sie in vollständiger Extension, die linke Hand aber nicht.)

C. «Jetzt umgekehrt! Schließe Deine rechte Hand zur Seite des Daumens, und schließe Deine linke zur Seite des kleinen Fingers. Beuge Deine Ellenbogen! Die rechte hinunter und heraus! Die linke hoch und heraus! Und wiederhole! Und noch einmal!» (Gib die Kommandos während der Durchführung des Bewegungsmusters).

Untere Extremitäten, Unilaterale Bewegungsmuster

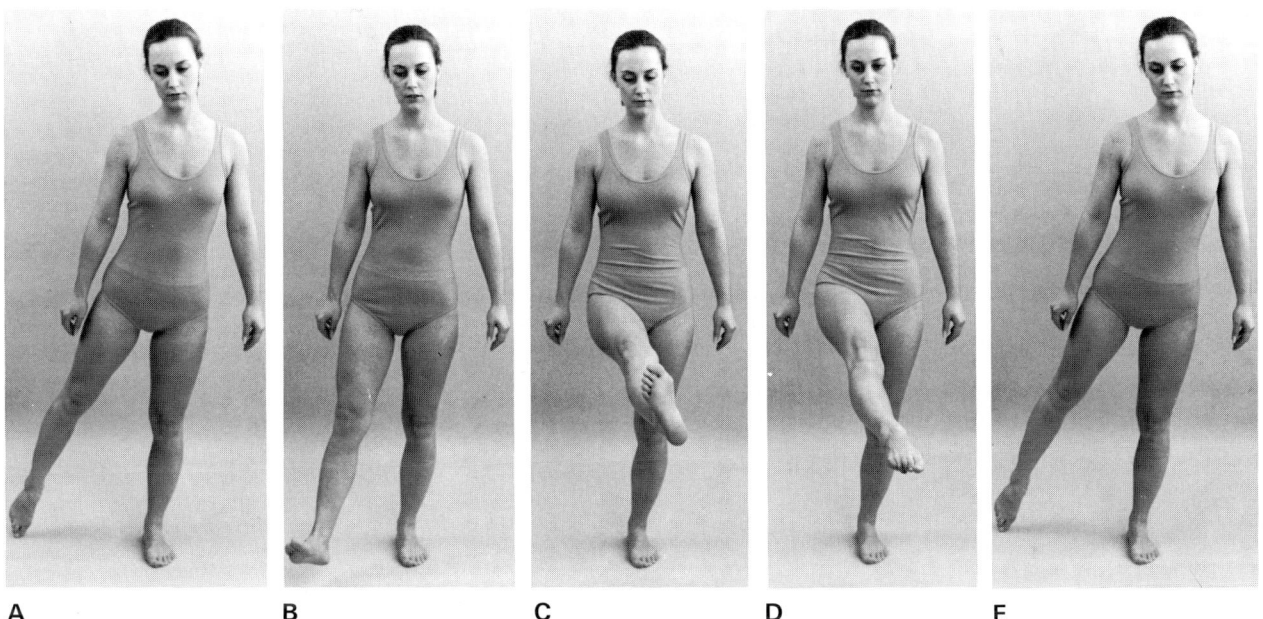

A   B   C   D   E

Abb. 1-21. D1 Fl und D1 Ex, Knie gerade

Kommandos (von links nach rechts)

A. «Fertig!»
B. «Ziehe Deine Zehen hoch und hinein! Drehe Deine Fersen!»
C. «Jetzt ziehe sie hoch und hinüber!»
D. «Drücke Deine Zehen hinunter und weg! Drehe Deine Fersen!»
E. «Und schiebe Deinen Fuß hinunter und weg! Und wiederhole! Und noch einmal!» (Gib die Kommandos während der Durchführung des Bewegungsmusters).

Untere Extremitäten, Unilaterale Bewegungsmuster

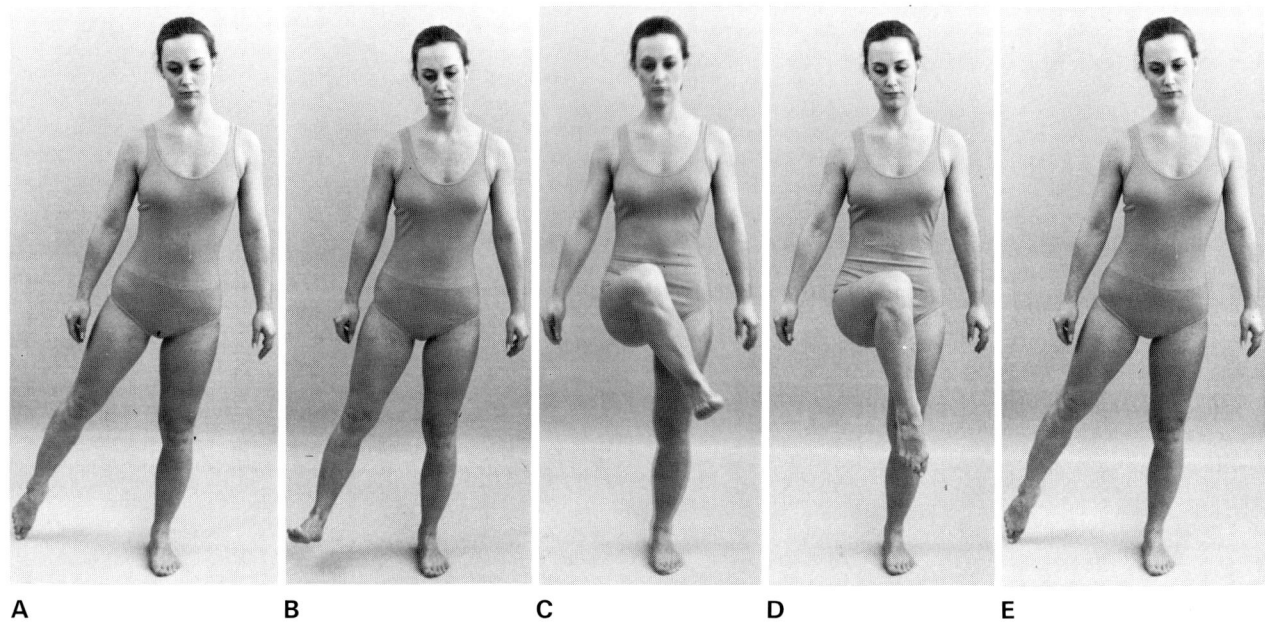

A   B   C   D   E

Abb. 1-22. D1 Fl, Knie Fl; D1 Ex, Knie Ex

Kommandos (von links nach rechts)

A. «Fertig! Strecke Deine Zehen hinunter und heraus!»
B. «Ziehe Deine Zehen und den Fuß hoch und hinein!»
C. «Jetzt ziehe das Bein hoch und hinüber, während Du Dein Knie beugst!»
D. «Strecke Deine Zehen hinunter und heraus! Und stoße das Bein von der Hüfte und dem Knie aus hinunter und heraus!»
E. «Achtung: Knie gerade! Und wiederhole! Und noch einmal!» (Gib die Kommandos während der Durchführung des Bewegungsmusters).

Untere Extremitäten, Unilaterale Bewegungsmuster

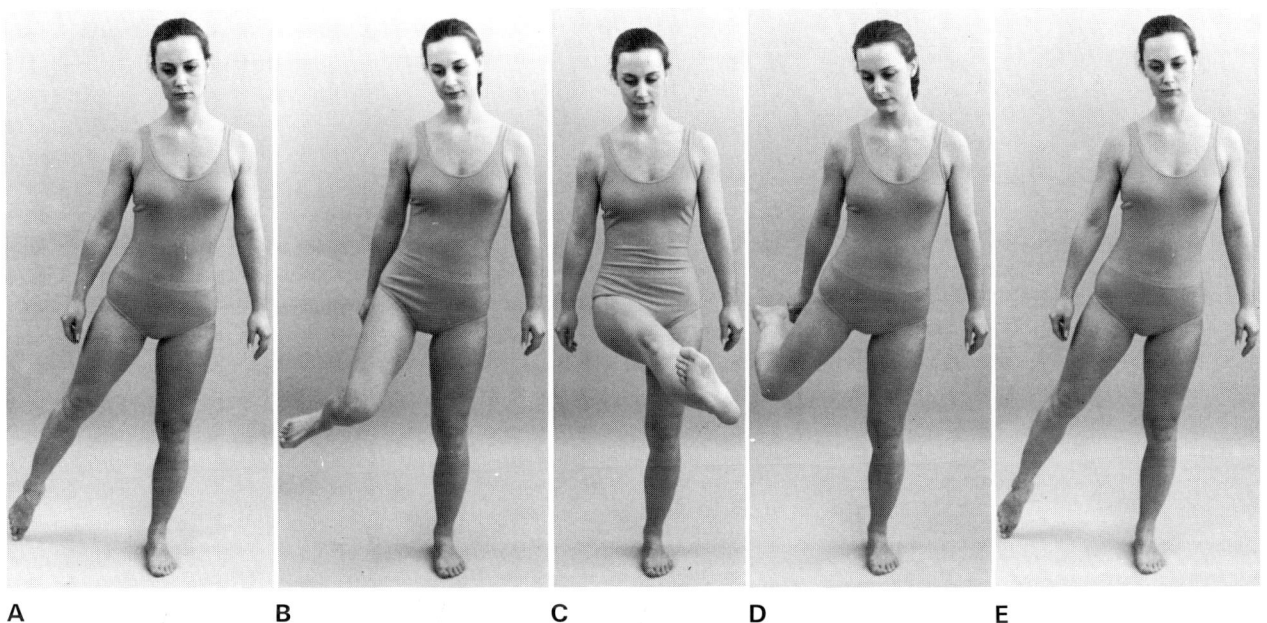

A   B   C   D   E

Abb. 1-23. D1 Fl, Knie Ex; D1 Ex, Knie Fl

Kommandos (von links nach rechts)

A. «Fertig!»

B. «Beuge Dein Knie, während Du Deinen Fuß hochziehst!»

C. «Mache das Knie gerade, während Du das Bein
hoch- und hinüberstößt!»

D. «Strecke Deine Zehen hinunter und weg, und
beuge Dein Knie!»

E. «Jetzt setze Deinen Fuß ab, und mache Dein Knie
gerade. Und wiederhole! Und noch einmal!» (Gib
die Kommandos während der Durchführung des
Bewegungsmusters).

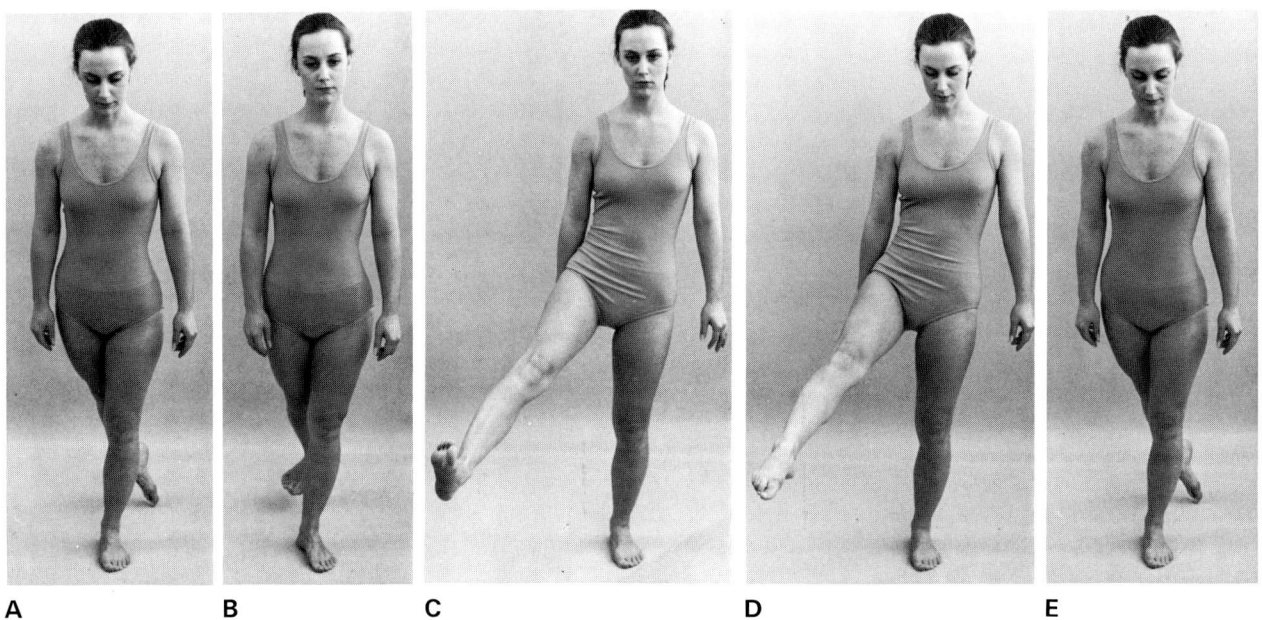

A   B   C   D   E

Abb. 1-24. D2 Fl und D2 Ex, Knie gerade

Kommandos (von links nach rechts)

A. «Fertig!»

B. «Ziehe Deine Zehen hoch und hinaus! Drehe Deine Ferse!»

C. «Jetzt stoße das Bein hoch und hinaus!»

D. «Strecke Deine Zehen hinunter und herein! Drehe Deine Ferse!»

E. «Und ziehe Deinen Fuß zurück und hinüber! Und wiederhole! Und noch einmal!» (Gib die Kommandos während der Durchführung des Bewegungsmusters).

Untere Extremitäten, Unilaterale Bewegungsmuster

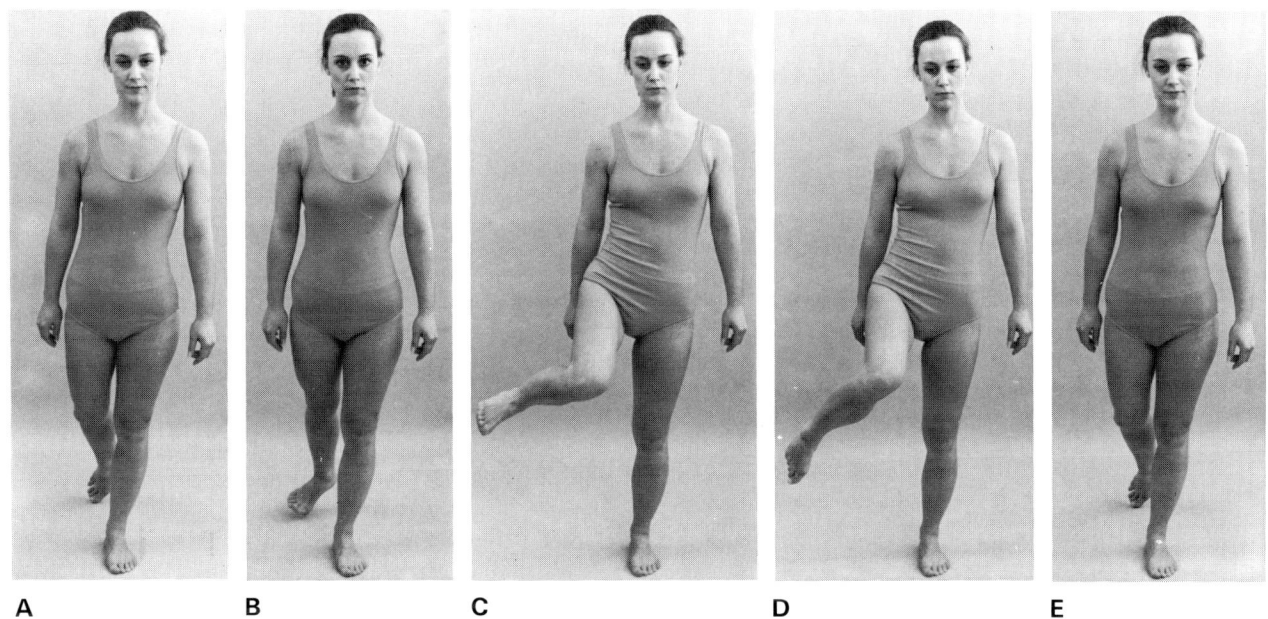

A   B   C   D   E

Abb. 1-25. D2 Fl, Knie Fl; D2 Ex, Knie Ex

Kommandos (von links nach rechts)

A. «Fertig!»
B. «Ziehe Deine Zehen und den Fuß hoch und hinaus!»
C. «Jetzt ziehe das Bein hoch und hinaus, während Du Dein Knie beugst!»
D. «Drücke Deine Zehen hinunter und herein!»
E. «Und ziehe Deinen Fuß zurück und hinüber, während Du Dein Knie gerade machst! Und wiederhole! Und noch einmal!» (Gib die Kommandos während der Durchführung des Bewegungsmusters).

Untere Extremitäten, Unilaterale Bewegungsmuster

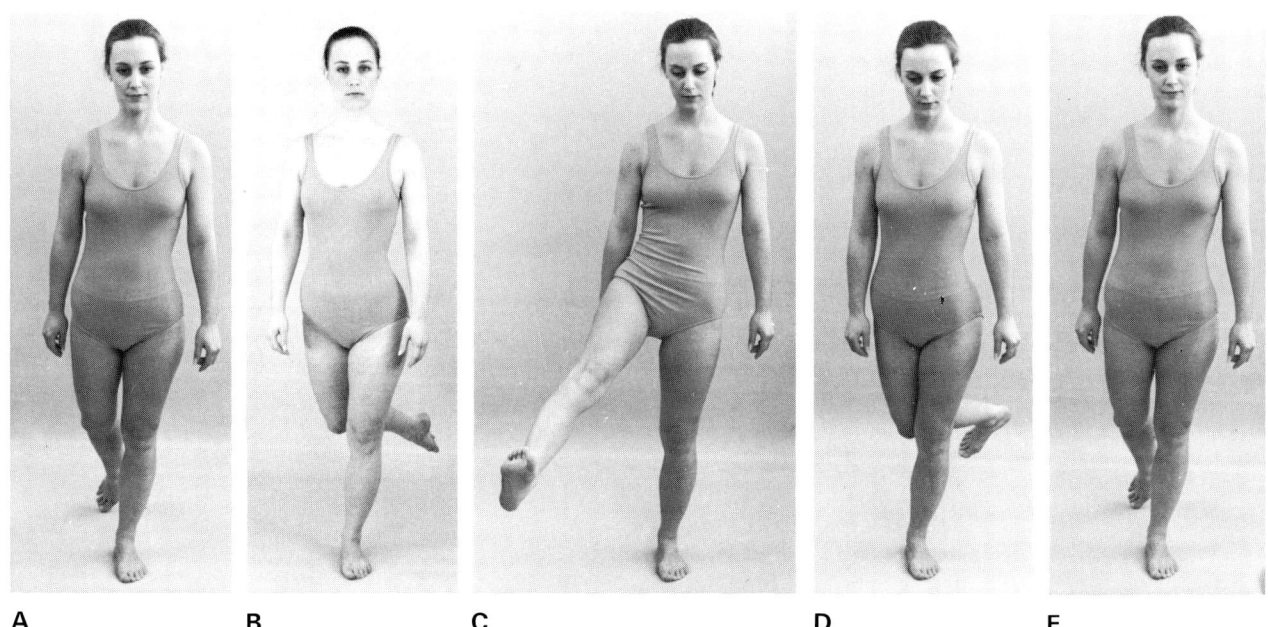

A   B   C   D   E

Abb. 1-26. D2 Ex, Knie Fl; D2 Fl, Knie Ex

Kommandos (von links nach rechts)

A. «Fertig!»

B. «Ziehe Deine Zehen hinunter und herein, und beuge Dein Knie!»

C. «Jetzt drücke Deinen Fuß hoch und hinaus, und stoße ihn nach vorne! Knie gerade!»

D. «Ziehe Deine Zehen hinunter und herein, während Du von der Hüfte aus das Bein nach hinten bringst.» (Bei D wird die plantare Flexion verzögert.)

E. «Und strecke Deinen Fuß zurück und hinüber, während Du Deine Knie gerade machst! Und wiederhole! Und noch einmal!» (Gib die Kommandos während der Durchführung des Bewegungsmusters).

Untere Extremitäten, Bilaterale Symmetrische (BS) Bewegungsmuster

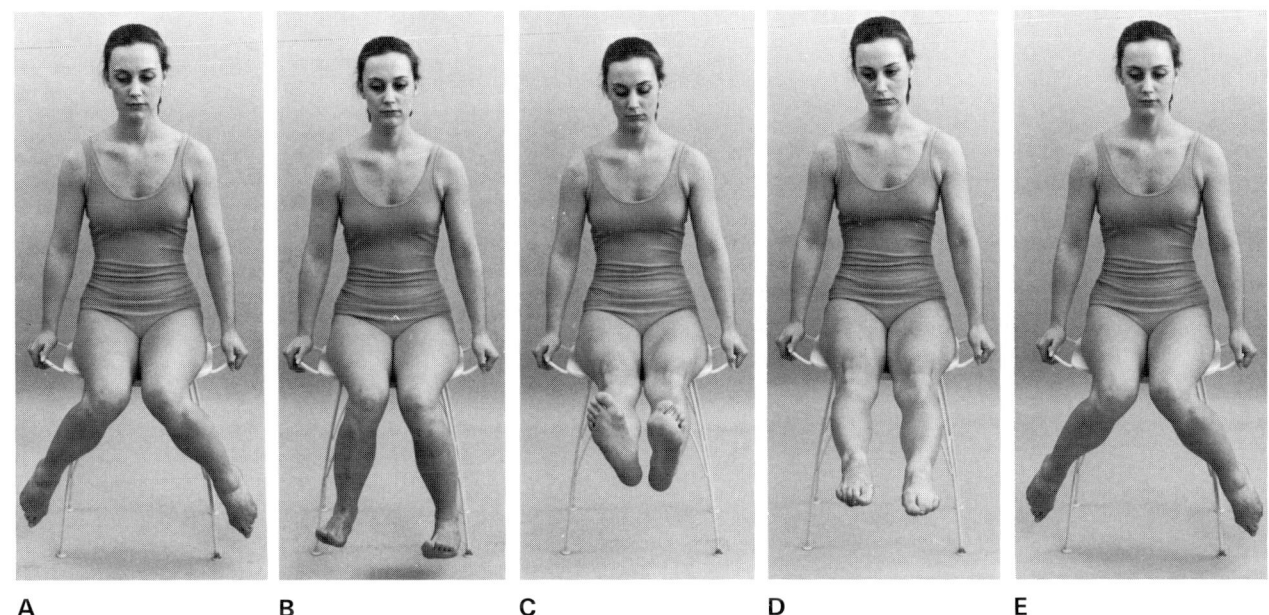

A B C D E

Abb. 1-27. D1 Fl, Knie Ex; D1 Ex, Knie Fl

Kommandos (von links nach rechts)

A. «Fertig!»

B. «Ziehe Deine Zehen hoch und hinein! Drehe Deine Fersen!»

C. «Jetzt stoße die Beine hoch und zusammen! Knie gerade!»

D. «Drehe Deine Fersen! Strecke Deine Zehen hinunter und weg!»

E. «Und stoße Deine Füße hinunter und vom Körper weg! Beuge Deine Knie. Und wiederhole! Und noch einmal!» (Gib die Kommandos während der Durchführung des Bewegungsmusters).

Untere Extremitäten, Bilaterale Symmetrische (BS) Bewegungsmuster

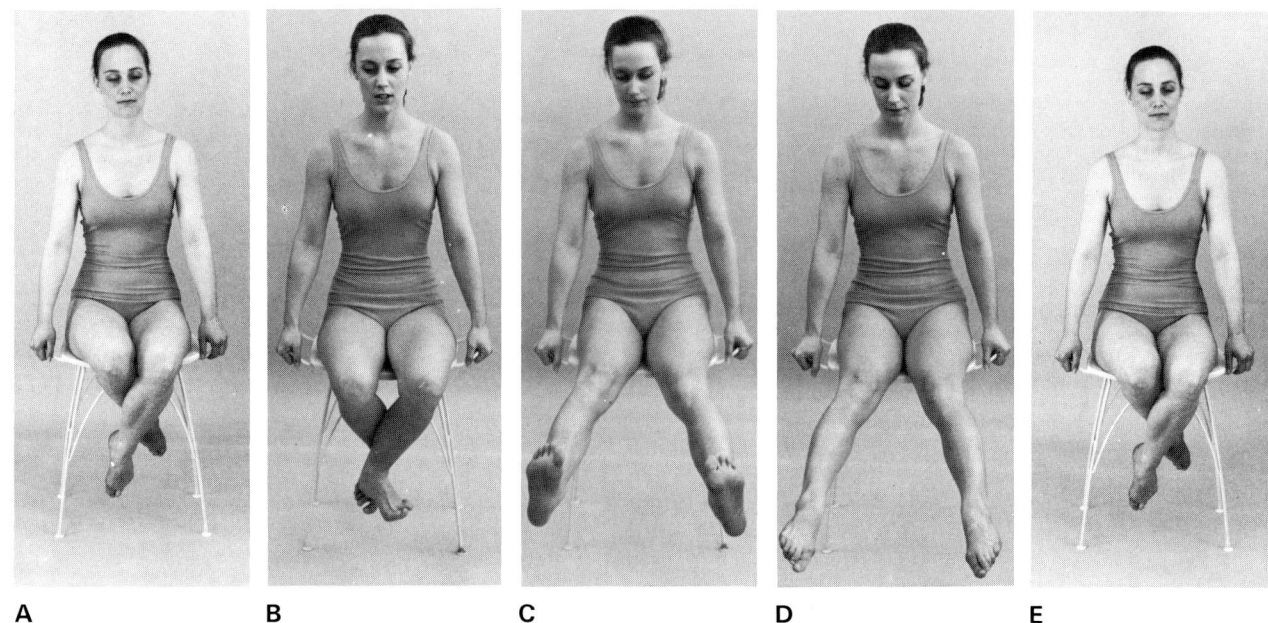

A   B   C   D   E

Abb. 1-28. D2 Fl, Knie Ex; D2 Ex, Knie Fl

Kommandos (von links nach rechts)

A. «Fertig!»
B. «Ziehe Deine Zehen hoch und hinaus! Drehe Deine Fersen!»
C. «Jetzt stoße die Beine hoch und hinaus!»
D. «Drücke Deine Zehen hinunter und hinein! Drehe Deine Fersen!»
E. «Und ziehe Deine Füße hinunter und herüber! Beuge Deine Knie! Und wiederhole! Und noch einmal!» (Gib die Kommandos während der Durchführung des Bewegungsmusters).

Untere Extremitäten, Bilaterale Reziproke (BR, GD) Bewegungsmuster

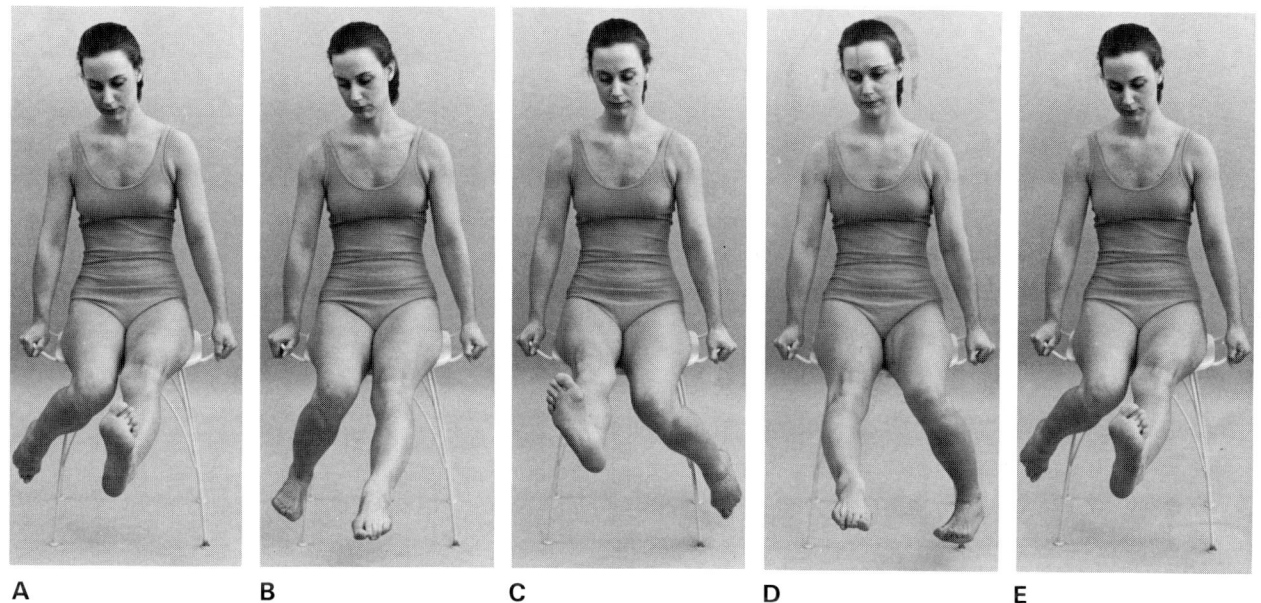

A   B   C   D   E

Abb. 1-29. D1 Fl mit Knie Ex; D1 Ex mit Knie Fl

Kommandos (von links nach rechts)

A. «Fertig!»

B. «Stoße Deinen linken Fuß hinunter und weg, und ziehe Deinen rechten Fuß hoch und hinein!»

C. «Beuge Dein linkes Knie, und ziehe den Fuß hinunter und weg! Und stoße Deinen rechten Fuß hoch und hinein!»

D. «Und umgekehrt! Hinunter und heraus mit dem rechten Fuß! Und hoch und hinein mit dem linken!»

E. «Beuge Dein rechtes Knie! Mache Dein linkes gerade! Und wiederhole! Und nocht einmal!» (Gib die Kommandos während der Durchführung des Bewegungsmusters).

Untere Extremitäten, Bilaterale Reziproke (BR, GD) Bewegungsmuster

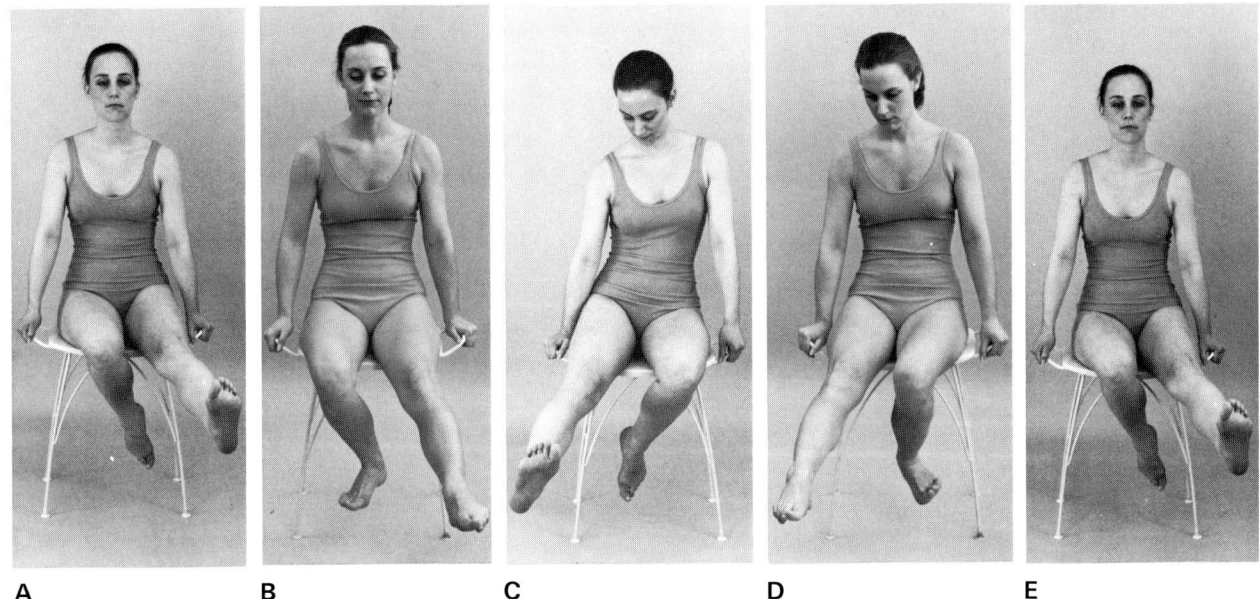

| | | | | |
| A | B | C | D | E |

Abb. 1-30. D2 Fl mit Knie Ex; D2 Ex mit Knie Fl

Kommandos (von links nach rechts)

A. «Fertig!»

B. «Stoße Deinen linken Fuß hinunter und herüber,
und ziehe Deinen rechten Fuß hoch und hinaus!»

C. «Beuge Dein linkes Knie, und stoße den Fuß hinunter und herüber! Und stoße mit Deinem rechten
Fuß hoch und hinaus!»

D. «Und umgekehrt! Drücke Deinen rechten Fuß hinunter und herüber, und ziehe Deinen linken Fuß
hoch und hinaus!»

E. «Beuge Dein rechtes Knie, und stoße den Fuß
hinunter und herüber! Stoße Deinen linken hoch
und hinaus! Und wiederhole! Und noch einmal!»
(Gib die Kommandos während der Durchführung
des Bewegungsmusters).

Untere Extremitäten, Bilaterale Reziproke (BR, KD) Bewegungsmuster

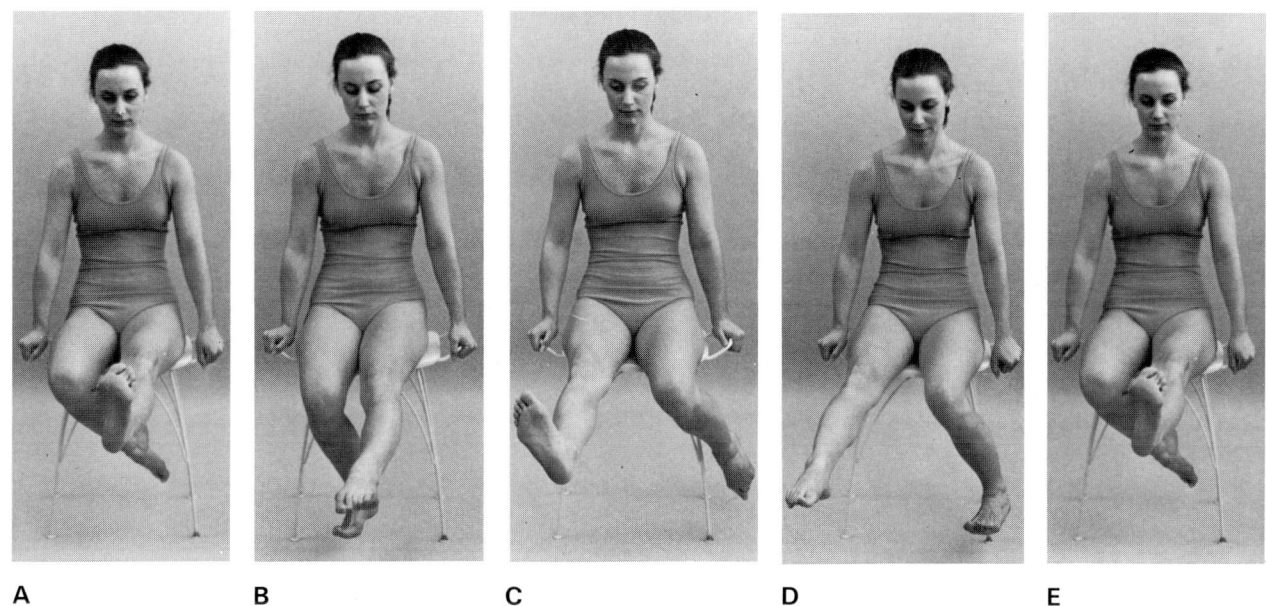

A   B   C   D   E

Abb. 1-31. D1, li; D2, re; Knie Fl und Ex

Kommandos (von links nach rechts)

A. «Fertig!»

B. «Drücke Deinen linken Fuß hinunter und weg, und ziehe Deinen rechten Fuß hoch und hinaus!»

C. «Beuge Dein linkes Knie, und stoße den Fuß hinunter und weg! Und stoße hoch und hinaus mit dem rechten!»

D. «Und umgekehrt! Hinunter und herein mit dem rechten Fuß, hoch und hinaus mit dem linken!»

E. «Und beuge Dein rechtes Knie und mache das linke gerade! Und wiederhole! Und noch einmal!» (Gib die Kommandos während der Durchführung des Bewegungsmusters).

Untere Extremitäten, Bilaterale Reziproke (BR, KD) Bewegungsmuster

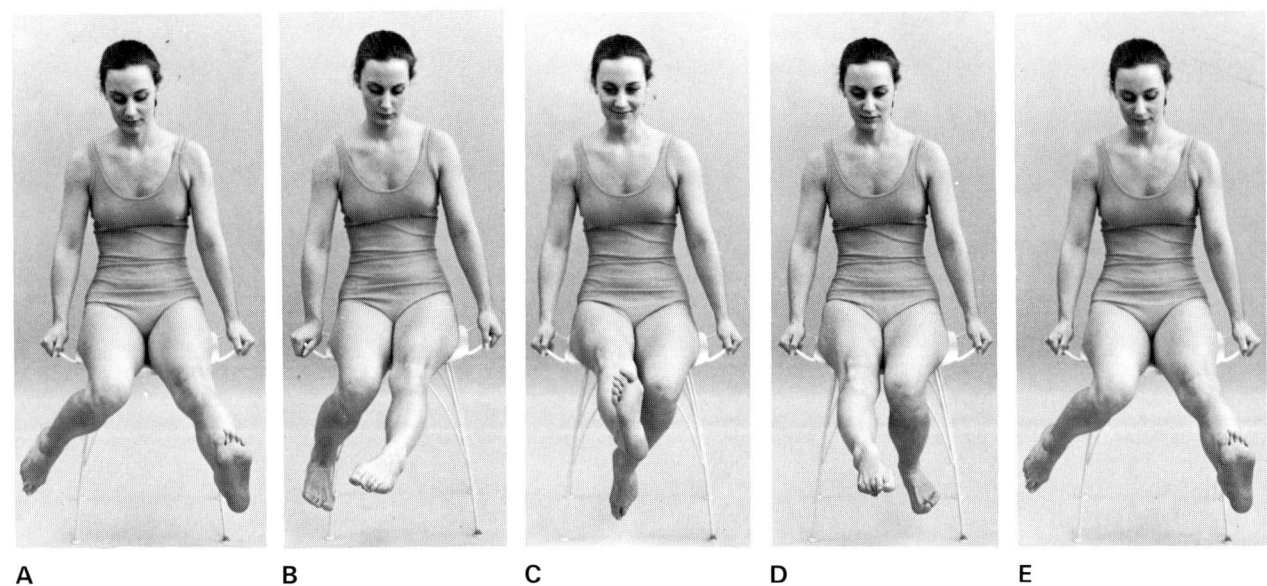

A   B   C   D   E

Abb. 1-32. D2, li; D1, re; Knie Fl und Ex

Kommandos (von links nach rechts)

A. «Fertig! Den linken Fuß hoch und hinaus, den rechten Fuß hinunter und heraus.»

B. «Den linken Fuß hinunter und herein, den rechten Fuß hoch und hinein!»

C. «Beuge Dein linkes Knie, den Fuß hinunter und herein, während Du Deinen rechten Fuß hoch- und hineinstößt!»

D. «Und umgekehrt! Hoch und hinaus mit dem linken Fuß und hinunter und heraus mit dem rechten!»

E. «Mache Dein linkes Knie gerade! Beuge das rechte! Und wiederhole! Und noch einmal!» (Gib die Kommandos während der Durchführung des Bewegungsmusters).

Unilaterale Bewegungsmuster

Abbildungen (Abb. 1 - 33 bis 1 - 81)

Jede Zeichnung gibt den vollen Bewegungsweg eines bestimmten Bewegungsmusters wieder. Die Anfangsposition des Therapeuten ist in schwarz dargestellt und zeigt die verlängerte Stellung des Bewegungsmusters. Die Mittelstellung des Bewegungsmusters wird von der dunkelgrauen Figur verdeutlicht und die verkürzte Stellung ist anhand der hellgrauen Figur zu erkennen. Die drei Positionen zeigen die charakteristischen Bewegungsmerkmale des Bewegungsmusters und des Therapeuten. Der Therapeut bewegt sich so, daß er den erwünschten Bewegungsweg nicht einschränkt.

In jeder Abbildung sind die für das bestimmte Bewegungsmuster optimalen manuellen Kontakte dargestellt. Gewisse Variationen sind zulässig, so zum Beispiel der Gebrauch beider Hände im distalen Bereich und der Wechsel zu einer Hand im proximalen und einer im distalen Bereich. Die proximale Hand kann je nach Anforderung während der Behandlung des Patienten ihre Stellung ändern.

Werden bei der Kräftigung Kombinationen von Bewegungsmustern verwandt, müssen die manuellen Kontakte angepaßt werden. Siehe Bilaterale Kombinationen zur Kräftigung.

Das Bewegungsmuster ist in seiner normalen Bewegungsfolge abgebildet. Die distalen Aktionsdrehpunkte haben ihren Bewegungsweg vollendet, wenn die Mittelstellung des Bewegungsmusters erreicht ist. Die betonte Bewegungsfolge ändert als Technik den Bewegungsweg des proximalen Drehpunkts bei Betonung der distalen Drehpunkte. Die Bewegungskombination und die Richtung des Bewegungsmusters bleiben unverändert. Diese Variation im Bewegungsweg ist in Abb. 1 - 76 und 1 - 81 dargestellt.

Den spiralen Charakter des Bewegungsmusters zeigen die gepunkteten Linien, die medial oder lateral auf den Extremitäten verlaufen. Die gepunkteten Linien auf dem Rumpf sollen die diagonalen Richtungen des Bewegungsmusters wiedergeben, wobei die distalen Teile die Mittellinie des Körpers kreuzen.

Der Patient befindet sich auf den Abbildungen in Rückenlage. Die Bewegungsmuster können in jeder Position durchgeführt werden, die den erwünschten Bewegungsweg zuläßt.

Normale Kräftigung durch verwandte Bewegungsmuster ist in den folgenden Abbildungen der unilateralen Bewegungsmuster nicht berücksichtigt, siehe Bilaterale Kombinationen zur Kräftigung und Tabelle 1 bis 7.

Alle Informationen bezüglich eines spezifischen Bewegungsmusters ist für die linken oder rechten Extremitäten oder die Rumpf- und Halsbewegungen nach links oder rechts bestimmt. Für das spezifische Bewegungsmuster der entgegengesetzten Seite müssen links und rechts ausgetauscht werden.

Bewegungskomponenten

In Übereinstimmung mit der normalen Bewegungsfolge verläuft die Beschreibung der Bewegungskomponenten von distal nach proximal.

Die Beschreibung ist zur Vereinfachung auf die Körperteile und wichtigsten Gelenke begrenzt; es wird also nicht jedes einzelne, an dem Bewegungsmuster beteiligte Gelenk, genannt. Weniger wichtige Bewegungskomponenten der Gelenke, wie zum Beispiel die Gleitbewegungen der Mittelhand- und Handwurzelknochen, tragen zur Rotation und den medialen und lateralen Bewegungskomponenten bei.

Normale Bewegungsfolge

Die Aktionsfolge geschieht von distal nach proximal. Die normale Bewegungsfolge kann mit maximalem Widerstand angewandt werden oder als freie aktive Bewegung ohne Kontakt zwischen dem Patienten und dem Therapeuten. Siehe Erläuterung der Fazilitationstechniken.

Betonte Bewegungsfolge

In Übereinstimmung mit dem normalen Entwicklungsprozeß verläuft die Beschreibung von proximal nach distal. Die betonte Bewegungsfolge ändert den Bewegungsweg der proximalen Drehpunkte bei Betonung der distalen Drehpunkte. Dies ist in Abb. 1 - 76 und 1 - 81 dargestellt. Siehe Erläuterung der Fazilitationstechniken (Kap. 2, Grundliegende Handlungsweisen). Siehe auch Betonte Skapularbewegungen (Abb. 1 - 56 bis 1 - 59). Thrust der Ellenbogenextensoren und Umkehr (Abb. 1 - 60 bis 1 - 63), vollständiges Schließen und Öffnen der Hand (Abb. 1 - 76 bis 1 - 80) und Bewegungsmuster des Fußes und des Fußgelenkes (Abb. 1 - 64, 1 - 67, 1 - 70, 1 - 73 und 1 - 81).

Kommandos

Für eine gute Zusammenarbeit müssen die Vorbereitungskommandos je nach Alter und Fähigkeiten des Patienten variiert werden. Sie können überflüssig werden, wenn der Patient die erwünschten Bewegungsmuster erlernt hat.

Die Aktionskommandos können so oft wie nötig wiederholt werden, um den Patienten zu größeren Anstrengungen zu stimulieren.

Eine Kommandofolge, die in Verwendung von anderen Techniken benutzt wird, muß in Verbindung mit diesen anderen Techniken erlernt werden.

Obwohl Kommandos durch Wort- und Stimmbegriffe

beschrieben werden, sind andere sensorische Hilfsmittel ebenso wichtig und in vielen Fällen effektiver. Es kann bedeutungsvoller sein als ein Dutzend erklärender und belehrender Worte, wenn man das Kind lockt oder den erwachsenen Patienten drängt, in die Bewegungsrichtung zu schauen. Eine schnelle Berührung eines Körperteiles gibt dem Patienten ein weiteres Zeichen. Ein rascher Klaps auf die obere linke Seite der Brust, zum Beispiel, leitet den Patienten während der Durchführung der Halsflexion mit Rotation nach links. Ein von außen zugefügter Reiz alleine muß nicht ausreichen für eine Erleichterung der Antwort; zwei oder drei Reizarten werden weit mehr Antwort hervorrufen.

Analyse der Bewegungsmuster

Die Bewegungskomponenten und Hauptmuskelkomponenten sind in Einklang mit der anatomischen Beschreibung von proximal nach distal dargestellt.

Die Ansätze, Anordnung und Innervation der Muskeln sind hier nicht berücksichtigt worden, da diese Erläuterung für jedermann verständlich sein soll. Die optimalen Bewegungsmuster in bezug auf die periphere Innervation sind in den Tabellen 12 und 13 im Anhang des Buches aufgeführt.

Die distalen Bewegungskomponenten und Hauptmuskelkomponenten sind nur einmal für jedes Bewegungsmuster aufgelistet worden.

Sie sind zusammen mit den Bewegungsmustern erwähnt, die keine Bewegung des mittleren Gelenks oder Drehpunktes erfordern.

Die den Bewegungsweg einschränkenden Faktoren werden durch die Hauptmuskelkomponenten des antagonistischen Bewegungsmusters beschrieben. Wird der zwei-gelenkige Funktionsablauf der Hauptmuskeln nicht berücksichtigt, kann auch der Kontakt mit der Gelenkkapsel zum bewegungshemmenden Faktor werden. Die Einschränkung durch Bänder und Gelenke ist minimal, außer es liegt Hypermobilität vor. Die Bänder, die als Sehnen mit den Hauptmuskelkomponenten des antagonistischen Bewegungsmusters verbunden sind, sind potentielle bewegungshemmende Faktoren.

Kopf und Hals

Flexion mit Rotation nach rechts (D Fl, re)

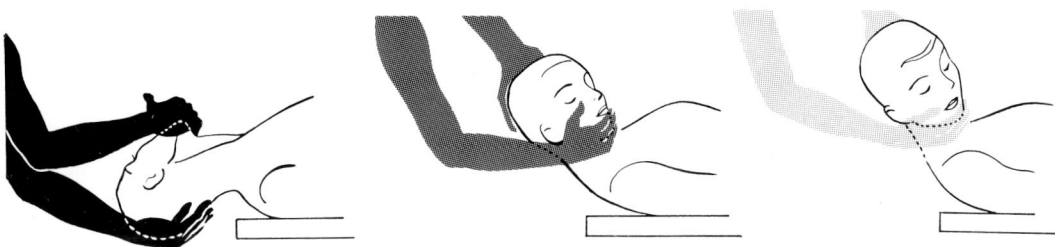

Abb. 1 - 33

Antagonistisches Bewegungsmuster:

Extension mit Rotation nach links (Abb. 1 - 34).

Bewegungskomponenten

Der Kopf rotiert nach rechts (Atlasachse), der Kiefer zieht nach rechts hinunter, im Atlanto-Occipitalgelenk wird nach rechts gebeugt, und die Halswirbelsäule (HWS) beugt mit Rotation nach rechts, so daß sich das Kinn der rechten Clavicula nähert.

Normale Bewegungsfolge

Der Bewegungsablauf verläuft von distal nach proximal, d. h., der Kopf rotiert nach rechts, der Kiefer zieht hinunter, während im Atlanto-Occipitalgelenk nach rechts gebeugt wird und die HWS, die vorher eine konvexe Stellung nach rechts hatte, mit Rotation nach rechts beugt und damit konvex nach links wird.

Betonte Bewegungsfolge

Rotation des Kopfes nach rechts: Beginne mit Flexion im Atlanto-Occipitalgelenk, Herunterdrücken des Kiefers und Flexion der HWS; der volle Bewegungsweg der HWS-Flexion darf jedoch nicht ausgenutzt werden, bis der Kopf nach rechts zu rotieren beginnt.

Anmerkung: Gib den stärkeren Flexionskomponenten des Halses Widerstand.

Herunterdrücken des Kiefers und Flexion im Atlanto-Occipitalgelenk: Beginnt mit Rotation des Kopfes und Flexion mit Rotation der HWS nach rechts; der volle Bewegungsweg der Kopfrotation und der HWS-Flexion mit Rotation darf jedoch nicht ausgenutzt werden, bis der Kiefer mit Flexion im Atlanto-Occipitalgelenk hinunterzieht.

Anmerkung: Gib den stärkeren Flexionskomponenten des Halses Widerstand, aber unterstütze die schwächeren Komponenten in ihrem optimalen Bewegungsweg in Übereinstimmung mit der normalen Bewegungsfolge.

HWS-Flexion mit Rotation nach rechts: Beginne mit Kopfrotation und Herunterdrücken des Kiefers mit Flexion im Atlanto-Occipitalgelenk; der volle Bewegungsweg der Kopfrotation und des Herunterdrückens des Kiefers mit Flexion im Atlanto-Occipitalgelenk darf jedoch nicht ausgenutzt werden, bis die HWS mit Rotation nach rechts zu beugen beginnt.

Anmerkung: Gib den stärkeren Flexionskomponenten des Halses Widerstand, aber unterstütze die schwächeren Komponenten in ihrem optimalen Bewegungsweg in Übereinstimmung mit der normalen Bewegungsfolge.

Manuelle Kontakte

Rechte Hand: Druck mit der medialen Hand- und Fingerinnenfläche von unten auf den rechten Unterkiefer (Abb. 1 - 33).
Linke Hand: Hand- und Fingerinnenfläche posteriorlateral auf die linke Schädeldecke zur Kontrolle der Rotation (Abb. 1 - 33).

Kommandos

Vorbereitungskommando: «Du ziehst Deinen Kopf nach rechts und ziehst ihn hinunter und nach rechts herüber, so daß Dein Kinn Deine Brust berührt.»
Aktionskommando: «Drehe Deinen Kopf! Ziehe Dein Kinn hinunter! Ziehe Deinen Kopf hinunter!»

Analyse des Bewegungsmusters

Rotation des Kopfes: Hauptmuskelkomponenten: M. sternocleidomastoideus re., M. rectus capitis lateralis li., M. rectus capitis ventralis re., M. longus capitis re. (Rotationskomponente).
Herunterdrücken des Kiefers: Hauptmuskelkomponenten: Platysma, M. mylohyoideus re., M. biventer.
Flexion im Atlanto-Occipitalgelenk: Hauptmuskelkomponenten: M. longus capitis re. (Flexionskomponente), M. sternocleidomastoideus re.
Flexion der HWS mit Rotation: Hauptmuskelkomponenten: M. sternocleidomastoideus re., M. longus capitis (Flexionskomponente), Mm. scaleni (dorsalis, medius, ventralis).

Anmerkung: Die Mm. sternocleidomastoidei sind die vielseitigsten Halsmuskeln und werden bei Flexion nach rechts oder links aktiviert. Wird eine Flexion nach rechts durchgeführt, kontrahiert der rechte Muskel zuerst; sobald der Kopf sich der Mittellinie des Körpers nähert, zieht sich der linke Muskel zusammen. Das Flexionsmuster nach rechts muß durch die kurzen Muskeln des Bewegungsmusters eingeleitet werden; kontrahieren nur die Mm. sternocleidomastoidei und die Kieferöffner, ist die Bewegung oberflächlich, und der verkürzten Stellung des Bewegungsmusters fehlt es an Stabilität.

Die Fasern der Kieferöffner werden durch Halsflexion nach rechts gedehnt und wirken an der Bewegung mit. Das mit diesem am engsten verwandte Bewegungsmuster der Extre-

mitäten ist das Extension–Adduktion–Innenrotationsmuster der linken oberen Extremität.

Bewegungshemmende Faktoren

Anspannen oder Kontraktion aller Muskeln des Extensionsmusters mit Rotation nach links (Abb. 1-34).

Kopf und Hals

Extension mit Rotation nach links (D Ex, li)

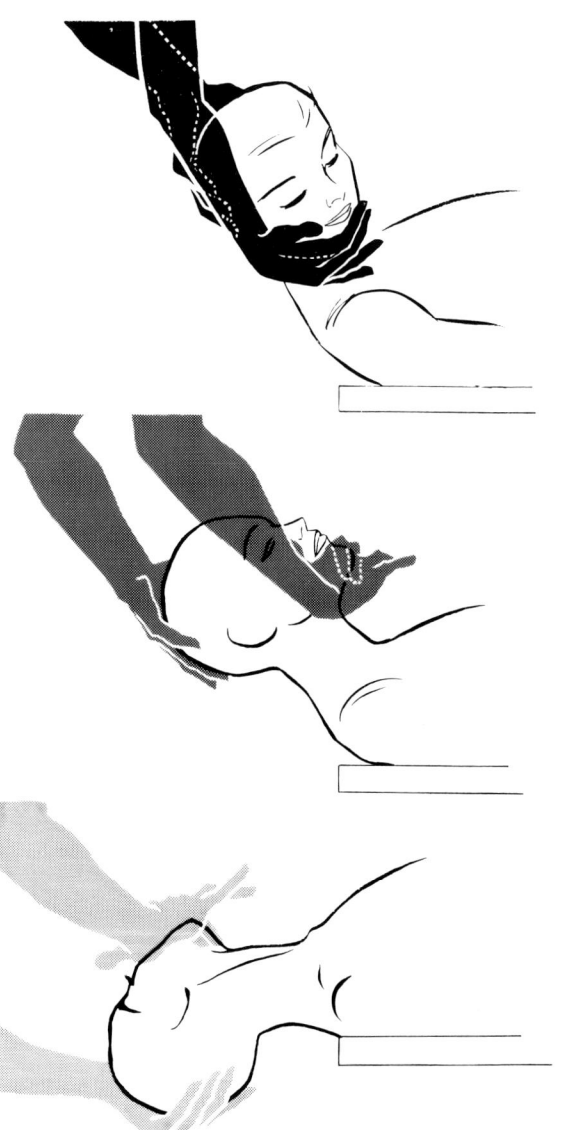

Abb. 1-34

Antagonistisches Bewegungsmuster:

Flexion mit Rotation nach rechts (Abb. 1-33).

Bewegungskomponenten:

Der Kopf rotiert nach links, im Atlanto-Occipitalgelenk wird nach links gestreckt, der Kiefer schiebt sich nach links heraus, und die HWS streckt sich mit Rotation nach links, so daß das Kinn sich hoch- und von der rechten Clavicula wegbewegt.

Normale Bewegungsfolge:

Der Funktionsablauf verläuft von distal nach proximal, d. h., der Kopf rotiert nach links, der Kiefer schiebt sich unter Streckung im Atlanto-Occipitalgelenk heraus, und die HWS, die vorher eine konvexe Stellung nach links hatte, streckt sich mit Rotation nach links und wird konvex nach rechts.

Betonte Bewegungsfolge

Rotation des Kopfes nach links: Beginne mit Extension im Atlanto-Occipitalgelenk und Herausschieben des Kiefers; der volle Bewegungsweg der HWS-Extension mit Rotation nach links darf jedoch nicht ausgenutzt werden, bis der Kopf nach links zu rotieren beginnt.

Anmerkung: Gib den stärkeren Extensionskomponenten des Halses Widerstand.

Herausschieben des Kiefers und Extension im Atlanto-Occipitalgelenk: Beginne mit Rotation des Kopfes und Extension mit Rotation der HWS nach links; der volle Bewegungsweg der Kopfrotation und der HWS-Extension mit Rotation darf jedoch nicht ausgenutzt werden, bis der Kiefer sich mit Extension im Atlanto-Occipitalgelenk herausschiebt.

Anmerkung: Gib den stärkeren Extensionskomponenten des Halses Widerstand, aber unterstütze die schwächeren Komponenten in ihrem optimalen Bewegungsweg in Übereinstimmung mit der normalen Bewegungsfolge.

Extension der HWS mit Rotation nach links: Beginne mit Rotation des Kopfes und Herausschieben des Kiefers mit Extension im Atlanto-Occipitalgelenk; der volle Bewegungsweg der Kopfrotation und des Herausschiebens des Kiefers mit Extension im Atlanto-Occipitalgelenk darf jedoch nicht ausgenutzt werden, bis die HWS mit Rotation nach links zu strecken beginnt.

Anmerkung: Gib den stärkeren distalen Komponenten des Bewegungsmusters Widerstand, aber unterstütze die schwächeren Komponenten in ihrem optimalen Bewegungsweg in Übereinstimmung mit der normalen Bewegungsfolge.

Manuelle Kontakte

Rechte Hand: Druck der lateralen Hand- und Fingerinnenfläche von oben auf den linken Unterkiefer (Abb. 1 - 34).
Linke Hand: Druck der Hand- und Fingerinnenfläche posterior-lateral auf den Hinterkopf links unten (Abb. 1 - 34).

Kommandos

Vorbereitungskommando: «Du drehst Deinen Kopf nach links und hebst Dein Kinn hoch und von Deiner Brust weg.»
Aktionskommando: «Drehe Deinen Kopf. Hebe Dein Kinn hoch! Drücke Deinen Kopf zurück!»

Analyse des Bewegungsmusters

Rotation des Kopfes: Hauptmuskelkomponenten: M. obliquus atlantis li., M. obliquus capitis (Rotationskomponente), M. splenius capitis, M. longissimus capitis, M. transversooccipitalis, M. trapezius (oberer Anteil).
Herausschieben des Kiefers und Extension im Atlanto-Occipitalgelenk: Hauptmuskelkomponenten: M. obliquus capitis li., M. rectus capitis dorsalis major, M. rectus capitis dorsalis minor, M. transversooccipitalis, M. longissimus capitis, M. splenius capitis.
Extension der HWS mit Rotation: Hauptmuskelkomponenten: M. transversooccipitalis li., M. longissimus capitis, M. longissimus cervicis, M. interspinalis, M. trapezius (oberer Anteil).

Anmerkung: Da die Rotation der Wirbelsäule besser zu sehen ist, wenn die Bewegung der gesamten Wirbelsäule betrachtet wird, wird die Rotationskomponente der Muskelaktionsfolge erst wahrgenommen, wenn das Bewegungsmuster durch seinen vollen Bewegungsweg durchgeführt wird. Die Hauptmuskeln der Wirbelsäule tragen sowohl zur Rotations- als auch zur Flexions- oder Extensionskomponente bei.
Da sich die Ursprungs- und Ansatzpunkte der mitwirkenden Muskelgruppen überschneiden, überschneiden sich auch ihre Bewegungskomponenten. Die lateral gelegenen Extensoren haben eine stärkere Rotationskomponente, aber für die Rotation der einzelnen Wirbelkörner sind spezielle Rotatoren wie der M. obliquus capitis und M. multifidus verantwortlich. Ein Überschneiden des Funktionsablaufs bei den Muskeln der linken und rechten Seite erfolgt bei den Flexions- und Extensionsmustern und ist auch charakteristisch für die Bewegungsmuster des oberen Rumpfes. Mit diesem am engsten verwandt ist das Flexion–Abduktion–Außenrotationsmuster der linken oberen Extremität.

Bewegungshemmende Faktoren

Anspannen oder Kontraktion aller Muskeln des Flexionsmusters mit Rotation nach rechts (Abb. 1 - 33).

Kopf und Hals

Rotation nach rechts (Ro, re)

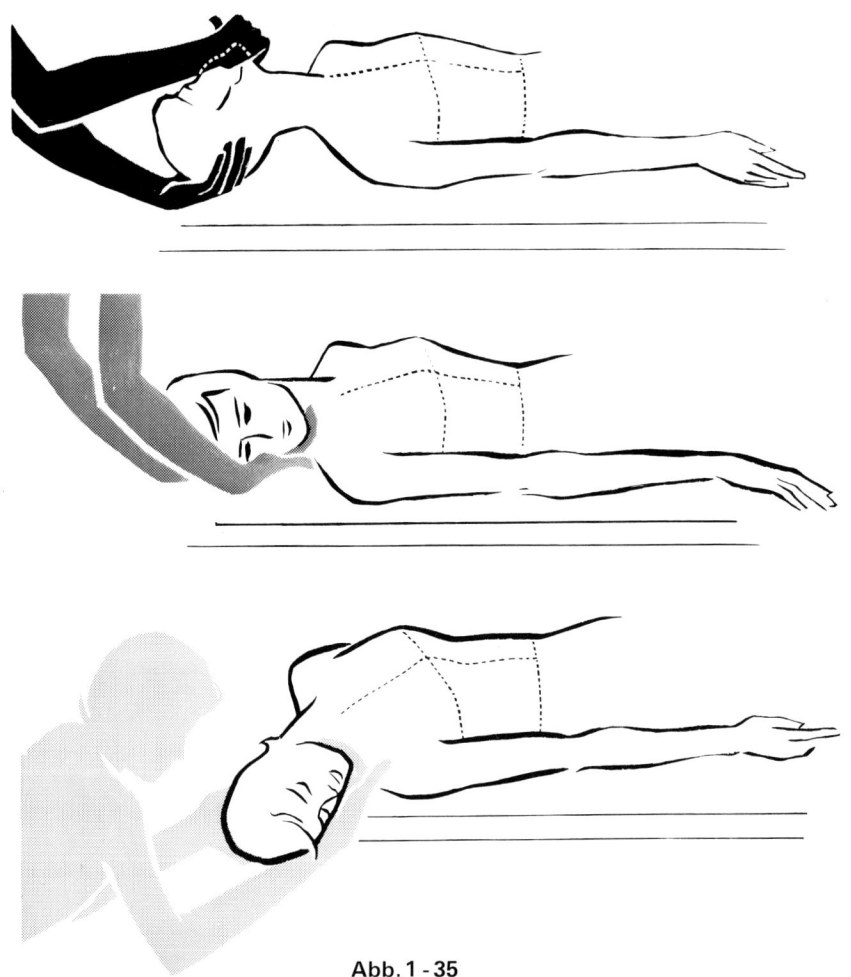

Abb. 1 - 35

Antagonistisches Bewegungsmuster

Rotation nach links (Bewegungskomponenten, Hauptmuskelkomponenten und manuelle Kontakte sind genau entgegengesetzt).

Bewegungskomponenten

Der Kopf rotiert nach rechts, der Kiefer zieht hinunter und rotiert von links nach rechts, im Atlanto-Occipitalgelenk wird nach rechts gebeugt, und die HWS rotiert durch Flexion in Extension nach rechts. Die HWS, die eine konvexe Stellung nach rechts hatte, rotiert und wird konvex nach links.

Normale Bewegungsfolge

Der Funktionsablauf verläuft von distal nach proximal, d. h., der Kopf rotiert nach rechts, während im Atlanto-Occipitalgelenk gebeugt wird, und der rechte Kiefer zieht hinunter und nähert sich der rechten Schulter, während die HWS rotiert und konvex nach links wird.

Betonte Bewegungsfolge

Rotation des Kopfes nach rechts: Beginne mit Flexion im Atlanto-Occipitalgelenk und Herunterdrücken des Kiefers mit Rotation der HWS; der volle Bewegungsweg des Herunterdrückens des Kiefers und der HWS-Rotation darf jedoch nicht ausgenutzt werden, bis der Kopf zu rotieren beginnt.

Anmerkung: Gib den stärkeren Rotationskomponenten des Halses Widerstand.

Herunterdrücken des Kiefers und Flexion im Atlanto-Occipitalgelenk: Beginne mit Rotation des Kopfes und Rotation der HWS durch Flexion; der volle Bewegungsweg der Kopfrotation der HWS-Rotation darf jedoch nicht ausgenutzt werden, bis der Kiefer mit Flexion im Atlanto-Occipitalgelenk herunterzudrücken beginnt.

Anmerkung: Gib den stärkeren Rotationskomponenten des Halses Widerstand, aber unterstütze die schwächeren Komponenten in ihrem optimalen Bewegungsweg in Übereinstimmung mit der normalen Bewegungsfolge.

Rotation der HWS (durch Flexion in Extension): Beginne mit Kopfrotation und Herunterdrücken des Kiefers mit Flexion im Atlanto-Occipitalgelenk nach rechts; der volle Bewegungsweg der Kopfrotation und des Herunterdrückens des Kiefers mit Flexion im Atlanto-Occipitalgelenk darf jedoch nicht ausgenutzt werden, bis die HWS durch Flexion in Extension nach rechts zu rotieren beginnt.

Anmerkung: Gib den stärkeren Rotationskomponenten des Kopfes und Halses Widerstand, aber unterstütze die schwächeren Komponenten in ihrem optimalen Bewegungsweg in Übereinstimmung mit der normalen Bewegungsfolge.

Manuelle Kontakte

Rechte Hand: Druck der medialen Hand- und Fingerinnenfläche von unten auf den Rand des rechten Unterkiefers; die Fingerspitzen in die Nähe der Symphyse zur Kontrolle der Flexions- und Rotationskomponenten (Abb. 1 - 35).

Linke Hand: Druck der lateralen Hand- und Fingerinnenfläche posterior-lateral auf die rechte Schädeldecke, zwischen Os occipitale und Pars mastoidea, dann hinunter auf die lateralen HWS-Extensoren (Abb. 1 - 35).

Kommandos

Vorbereitungskommando: «Du drehst Deinen Kopf so, daß Dein Kinn Deine rechte Schulter berührt, als ob Du hinunter- und hinter Deine Schulter schaust.»

Aktionskommando: «Drehe ihn! Kinn auf die Schulter! Drücke Deinen Kopf zurück!»

Analyse des Bewegungsmusters

Rotation des Kopfes: Hauptmuskelkomponenten: M. rectus capitis ventralis re, M. rectus capitis lateralis li., M. sternocleidomastoideus re.

Herunterdrücken des Kiefers und Flexion im Atlanto-Occipitalgelenk: Hauptmuskelkomponenten: M. mylohyoideus re., M. biventer, M. sternocleidomastoideus re.

Rotation der HWS (durch Flexion in Extension): Hauptmuskelkomponenten: M. scalenus medius und M. scalenus dorsalis, M. longissimus capitis und M. longissimus cervicis, M. iliocostalis cervicis, M. splenius capitis und M. splenius cervicis, M. transversooccipitalis.

Anmerkung: Beide Mm. sternocleidomastoidei sind beteiligt an der Rotation des Halses nach links oder rechts. Rotiert der Hals von links nach rechts, kontrahiert zuerst der rechte Muskel. Kreuzt der Kopf die Mittellinie des Körpers, spannt der linke Muskel an und hält den Kopf in der verkürzten Stellung der Rotation nach rechts. Die Rotation kann nicht von den Hauptkomponenten der Wirbelsäule, der Flexion oder Extension, getrennt werden.

Beim Rotationsmuster bilden die Flexionskomponenten mit Rotation die Ausgangsstellung des Bewegungsmusters, für die verkürzte Stellung werden Extensionskomponenten mit Rotation benötigt. Die lateralen Muskeln tragen am stärksten zur Rotation bei. Das Rotationsmuster ist optimal für die Rotationskomponenten der mitwirkenden Muskel, aber nicht für die Flexions- oder Extensionskomponente. Mit diesem am engsten verwandt sind das Extension—Abduktion—Innenrotationsmuster der rechten oberen Extremität und das Flexion—Abduktion—Außenrotationsmuster der linken oberen Extremität.

Bewegungshemmende Faktoren

Anspannen oder Kontraktion aller Muskel des Bewegungsmusters mit Rotation nach links, des Bewegungsmusters mit Flexion nach links und des Bewegungsmusters mit Extension des Halses nach links.

Oberer Rumpf (Oberer Abschnitt)

Flexion mit Rotation nach rechts (D Fl, re)

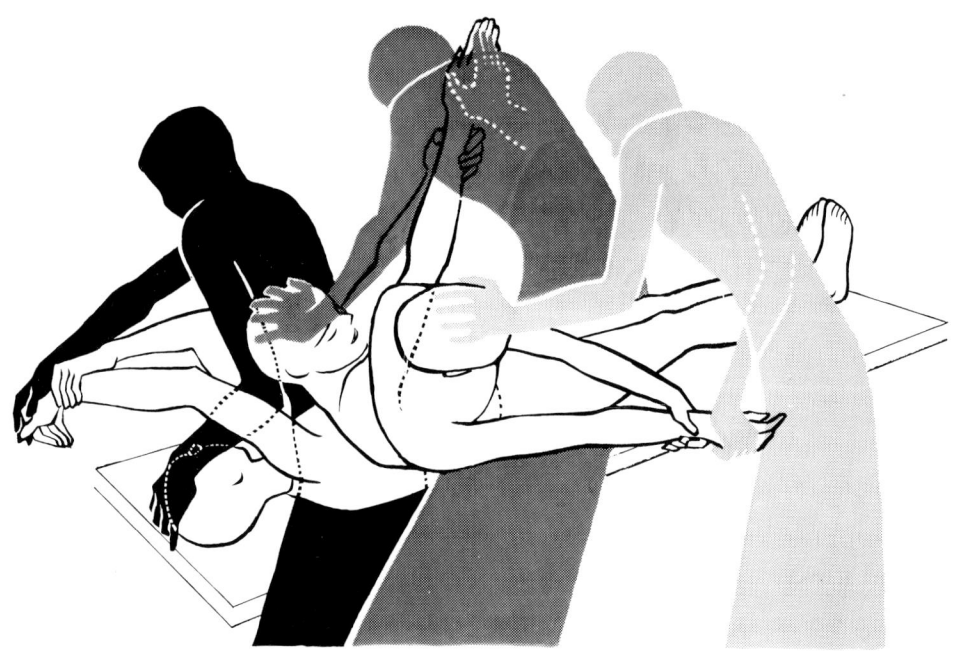

Abb. 1 - 36

Antagonistisches Bewegungsmuster

Extension des oberen Rumpfes mit Rotation nach links (Abb. 1 - 37).

Bewegungskomponenten

Der Kopf rotiert nach rechts, im Atlanto-Occipitalgelenk wird gebeugt mit Herunterdrücken des Kiefers nach rechts, und die HWS und Brustwirbelsäule (BWS), die eine konvexe Stellung nach rechts hatten, beugen mit Rotation und werden konvex nach links. Die Stirn nähert sich der rechten Hüfte.

Normale Bewegungsfolge

Der Funktionsablauf verläuft von distal nach proximal, d. h., Kopfrotation, dann Flexion im Atlanto-Occipitalgelenk mit Herunterdrücken des Kiefers, dann HWS-Flexion mit Rotation und BWS-Flexion mit Rotation.

Betonte Bewegungsfolge

HWS-Flexion mit Rotation: Beginne mit Kontraktion der Komponenten des Halsflexionsmusters mit Rotation nach rechts in Übereinstimmung mit der normalen Bewegungsfolge; der volle Bewegungsweg dieser Komponenten darf jedoch nicht ausgenutzt werden, bis die Bauchmuskeln kontrahieren und die BWS zu beugen und nach rechts zu rotieren beginnt.

Anmerkung: Gib den stärkeren Flexionskomponenten des Halses Widerstand, aber unterstütze die schwächeren Kom-

ponenten in ihrem optimalen Bewegungsweg in Übereinstimmung mit der normalen Bewegungsfolge.

Manuelle Kontakte

Linke Hand: Druck der Hand- und Fingerinnenfläche anterior-lateral auf die rechte Stirnseite des Patienten (Abb. 1 - 36).
Rechte Hand: Hand- und Fingerinnenfläche dorsal-ulnar über die Finger und das Handgelenk der rechten Hand des Patienten gewölbt. (Abb. 1 - 36).

Kommandos

Vorbereitungskommando: «Du drehst Deinen Kopf und ziehst Dich hoch und zu Deiner rechten Hüfte hinüber.»
Aktionskommande: «Ziehe hoch und hinüber! Drehe ihn! Ziehe Dein Kinn hinunter! Ziehe Deinen Kopf hinunter! Ziehe Deine Arme zu Deiner rechten Hüfte!»

Analyse des Bewegungsmusters:

Bewegungskomponenten und Hauptmuskelkomponenten der Halsflexion mit Rotation nach rechts (Abb. 1-33).
Flexion der BWS mit Rotation: Hauptmuskelkomponenten: M. obliquus abdominis externus li., M. obliquus abdominis internus re., M. rectus abdominis (re. Anteil), M. transversus thoracis li., Mm. intercostales re., M. quadratus lumborum re.

Anmerkung: Am engsten mit diesem verwandt sind das Extension–Adduktion–Innenrotationsmuster der linken oberen Extremität, das Extension–Abduktion–Innenrotationsmuster der rechten oberen Extremität, das Flexion–Adduktion–Außenrotationsmuster der rechten unteren Extremität und das Flexion–Abduktion–Innenrotationsmuster der linken unteren Extremität. Das mit diesem am engsten verwandte Bewegungsmuster des unteren Rumpfes ist das Flexionsmuster des unteren Rumpfes mit Rotation nach links. Wird dieses Bewegungsmuster mit einer Flexion des oberen Rumpfes mit Rotation nach rechts kombiniert, kreuzen sich die Rotationskomponenten im Übergang von der BWS zur Lendenwirbelsäule (LWS). Wird die Flexion des oberen Rumpfes mit Rotation nach rechts kombiniert mit einer Flexion des unteren Rumpfes mit Rotation nach rechts, kontrahieren sämtliche Bauchmuskeln.

Bewegungshemmende Faktoren:

Anspannen oder Kontraktion aller Muskeln des Extensionsmusters des oberen Rumpfes mit Rotation nach links (Abb. 1-37).

Anmerkung zur Abbildung: Abbildung 1-36 veranschaulicht die Verstärkung der Flexion des oberen Rumpfes mit Rotation nach rechts anhand von kombinierten Bewegungsmustern der oberen Extremitäten, die sehr eng mit diesem verwandt sind: das Extension–Adduktion–Innenrotationsmuster der linken oberen Extremität und das Extension–Abduktion–Innenrotationsmuster der rechten oberen Extremität. Das Extension–Adduktion–Innenrotationsmuster trägt zur Flexionskomponente des oberen Rumpfes bei, während das Extension–Abduktion–Innenrotationsmuster bei der Rotation des oberen Rumpfes mitwirkt. Diese kombinierten Bewegungsmuster werden als «chopping» (Hackbewegung) bezeichnet.

Soll das Bewegungsmuster ohne Widerstand zum «chopping» durchgeführt werden, können manuelle Kontakte für das Flexionsmuster des Kopfes und Halses mit Rotation nach rechts angewandt werden.

Oberer Rumpf (Oberer Abschnitt)

Extension mit Rotation nach links (D Ex, li)

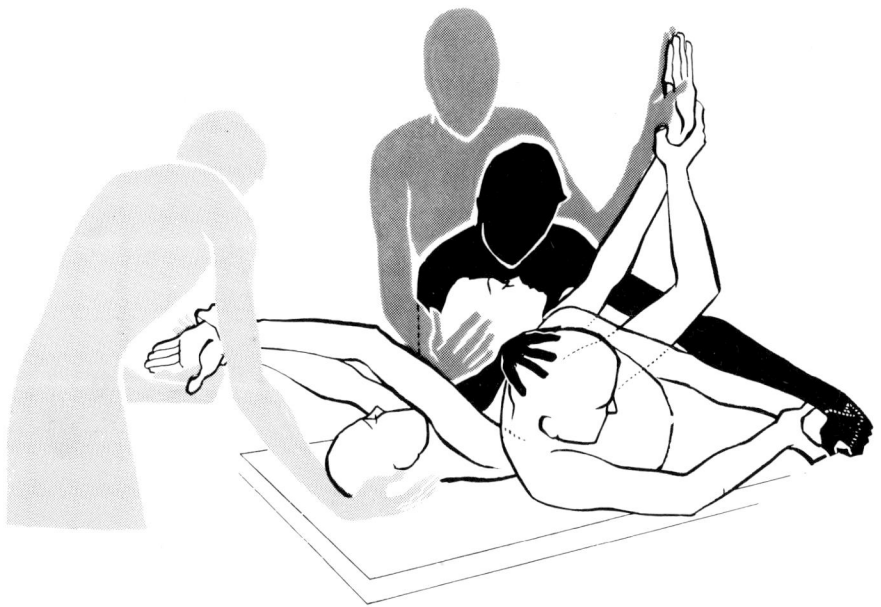

Abb. 1 - 37

Antagonistisches Bewegungsmuster

Flexion des oberen Rumpfes mit Rotation nach rechts (Abb. 1 - 36).

Bewegungskomponenten

Der Kopf rotiert nach links, im Atlanto-Occipitalgelenk wird nach links gestreckt mit Herausschieben des Kiefers nach links, die HWS und BWS, die eine konvexe Stellung nach links hatten, strecken mit Rotation und werden konvex nach rechts. Die Stirn bewegt sich von der rechten Hüfte weg.

Normale Bewegungsfolge

Der Funktionsablauf verläuft von distal nach proximal, d. h., Rotation des Kopfes, dann Streckung im Atlanto-Occipitalgelenk mit Herausschieben des Kiefers, dann Streckung der HWS mit Rotation und Streckung der BWS mit Rotation.

Betonte Bewegungsfolge

Extension der BWS mit Rotation: Beginne mit Kontraktion aller Komponenten der Halsextension mit Rotation nach links in Übereinstimmung mit der normalen Bewegungsfolge; der volle Bewegungsweg der Komponenten darf jedoch nicht ausgenutzt werden, bis die Dorsalextensoren auf der linken Seite kontrahieren und die BWS zu strecken und nach links zu rotieren beginnt.

Anmerkung: Gib den Extensionskomponenten des Halses Widerstand, aber unterstütze die schwächeren Komponenten

in ihrem optimalen Bewegungsweg in Übereinstimmung mit der normalen Bewegungsfolge.

Manuelle Kontakte

Linke Hand: Hand- und Fingerinnenfläche dorsal-radial über die Finger und das Handgelenk der linken Hand des Patienten gewölbt (Abb. 1 - 37).
Rechte Hand: Druck der Hand- und Fingerinnenfläche posterior-lateral auf die linke Kopfhälfte des Patienten (Abb. 1 - 37).

Kommandos

Vorbereitungskommando: «Du drehst Deinen Kopf und drückst ihn hoch und weg von Deiner rechten Hüfte, so daß Du hoch- und über Deine linke Schulter schaust.»
Aktionskommando: «Drücke hoch und hinüber! Drehe Deinen Kopf! Hebe Deine Arme hoch! Drücke Deinen Kopf weg und hoch! Mache Deinen Rücken gerade!»

Analyse des Bewegungsmusters

Bewegungskomponenten und Hauptmuskelkomponenten der Halsextension mit Rotation nach links (Abb. 1 - 34).
Extension der BWS mit Rotation: Hauptmuskelkomponenten: M. spinalis li., M. longissimus li., M. iliocostalis thoralis und lumborum li., Mm. interspinales li., M. intertransversarii li., M. serratus posterior superior li., M. semispinalis re., M. multifidus re., Mm. rotatores re., M. serratus posterior superior re., M. transversus abdominis re.

Anmerkung: Am engsten mit diesem verwandt sind das Flexion–Abduktion–Außenrotationsmuster der linken oberen Extremität, das Flexion–Adduktion–Außenrotationsmuster der rechten oberen Extremität, das Extension–Abduktion–Innenrotationsmuster der linken unteren Extremität und das Extension–Adduktion–Außenrotationsmuster der rechten unteren Extremität. Wird die Extension des unteren Rumpfes mit Rotation nach links kombiniert mit einer Extension des oberen Rumpfes nach links, streckt sich die gesamte Wirbelsäule mit Rotation nach links mit rechter Konvexität in der verkürzten Stellung der kombinierten Bewegungsmuster. Wird die Extension des unteren Rumpfes mit Rotation nach rechts kombiniert mit einer Extension des oberen Rumpfes mit Rotation nach links, wird die BWS konvex nach rechts und die LWS konvex nach links mit Kreuzen der Rotation am Übergang von BWS zu LWS.

Anmerkung zur Abbildung: Die Abbildung veranschaulicht die Verstärkung der Extension des oberen Rumpfes mit Rotation nach links anhand von kombinierten Bewegungs-mustern der oberen Extremitäten, die mit diesem sehr eng verwandt sind: das Flexion–Abduktion–Außenrotationsmuster der linken oberen Extremität und das Flexion–Adduktion–Außenrotationsmuster der rechten oberen Extremität. Das Flexion–Abduktion–Außenrotationsmuster trägt zur Extensionskomponente des oberen Rumpfes bei, während das Flexion–Adduktion–Außenrotationsmuster bei der Rotation des oberen Rumpfes mitwirkt. Diese kombinierten Bewegungsmuster der oberen Extremitäten werden als «lifting» (Hebebewegung) bezeichnet.

Soll das Bewegungsmuster ohne Widerstand zum «lifting» durchgeführt werden, können manuelle Kontakte für das Extensionsmuster des Kopfes und des Halses mit Rotation nach links angewandt werden.

Bewegungshemmende Faktoren

Anspannen oder Kontraktion aller Muskeln des Flexionsmusters des oberen Rumpfes mit Rotation nach rechts (Abb. 1 - 36).

Oberer Rumpf (Oberer Abschnitt)

Rotation nach rechts (Ro, re)

Antagonistisches Bewegungsmuster

Rotation des oberen Rumpfes nach links. (Bewegungskomponenten, Hauptmuskelkomponenten und manuelle Kontakte sind genau entgegengesetzt.)

Bewegungskomponenten

Der Kopf rotiert nach rechts, im Atlanto-Occipitalgelenk wird mit Herunterdrücken und Rotation des Kiefers von links nach rechts gebeugt, die HWS und BWS rotieren durch Flexion in Extension nach rechts. Die HWS und BWS, die vorher eine konvexe Stellung nach rechts hatten, rotieren und werden konvex nach links.

Normale Bewegungsfolge

Der Funktionsablauf verläuft von distal nach proximal, d. h., Kopfrotation, Flexion im Atlanto-Occipitalgelenk mit Herunterdrücken und Rotation des Kiefers, dann Rotation der HWS und BWS durch Flexion in Extension.

Betonte Bewegungsfolge

Rotation des oberen Rumpfes nach rechts: Beginne mit Kontraktion aller Komponenten der Kopf- und Halsrotation nach rechts in Übereinstimmung mit der normalen Bewegungsfolge; der volle Bewegungsweg darf jedoch nicht ausgenutzt werden, bis die Bauchmuskeln und lateral die Extensoren zu kontrahieren beginnen.

Anmerkung: Gib den stärkeren Rotationskomponenten Widerstand, aber unterstütze die schwächeren Komponenten in ihrem optimalen Bewegungsweg in Übereinstimmung mit der normalen Bewegungsfolge.

Manuelle Kontakte

Linke und rechte Hand wie bei Rotation des Kopfes und Halses nach rechts (Abb. 1 - 35).

Kommandos

Vorbereitungskommando: «Du drehst Deinen Kopf nach rechts und drehst Deinen Körper, um hinunter- und hinter Deine rechte Schulter zu schauen.»
Aktionskommando: «Drehe! Ziehe Dein Kinn zu Deiner Schulter! Ziehe Dein Kinn hinunter! Drücke Deinen Kopf zurück!»

Analyse des Bewegungsmusters

Bewegungskomponenten und Hauptmuskelkomponenten der Kopf- und Halsrotation nach rechts.
Rotation des oberen Rumpfes nach rechts: Hauptmuskelkomponenten: Rotationskomponenten der Rumpfflexoren: M. obliquus abdominis externus li. und M. obliquus abdominis internus re., M. transversus abdominis. Rotationskomponenten der Rumpfextensoren: M. iliocostalis thoraeis re. und M. iliocostalis lumborum re., M. quadratus lumborum.

Anmerkung: Die mit der Rotation des oberen Rumpfes nach rechts am engsten verwandten Bewegungsmuster der oberen Extremitäten sind das Extension–Abduktion–Innenrotationsmuster der rechten oberen Extremität und das Flexion–Adduktion–Außenrotationsmuster der linken oberen Extremität. Diese Bewegungsmuster tragen zur Rotation des oberen Rumpfmusters mit Flexion nach rechts und des oberen Rumpfmusters mit Extension nach rechts bei. Da die Rotation des oberen Rumpfes nach rechts in erster Linie ein Rotationsmuster ist, aber auch Flexions- und Extensionskomponenten besitzt, sorgen diese Bewegungsmuster der oberen Extremitäten als Kombination höchst effektiv für eine verstärkte

Rotation des oberen Rumpfes. Das Bewegungsmuster kann mit Hilfe von manuellen Kontakten auf Kopf und eine obere Extremität oder auf beide obere Extremitäten mit freier aktiver Bewegung des Kopfes und Halses durchgeführt werden. Dieses Bewegungsmuster ist optimal für den M. quadratus lumborum re. Das Extension–Abduktion–Innenrotationsmuster der rechten unteren Extremität ist diesem sehr eng verwandt.

Bewegungshemmende Faktoren

Anspannen oder Kontraktion aller Muskeln des Bewegungsmusters mit Rotation nach links.

Unterer Rumpf (Unterer Abschnitt)

Flexion mit Rotation nach links (D Fl, li)

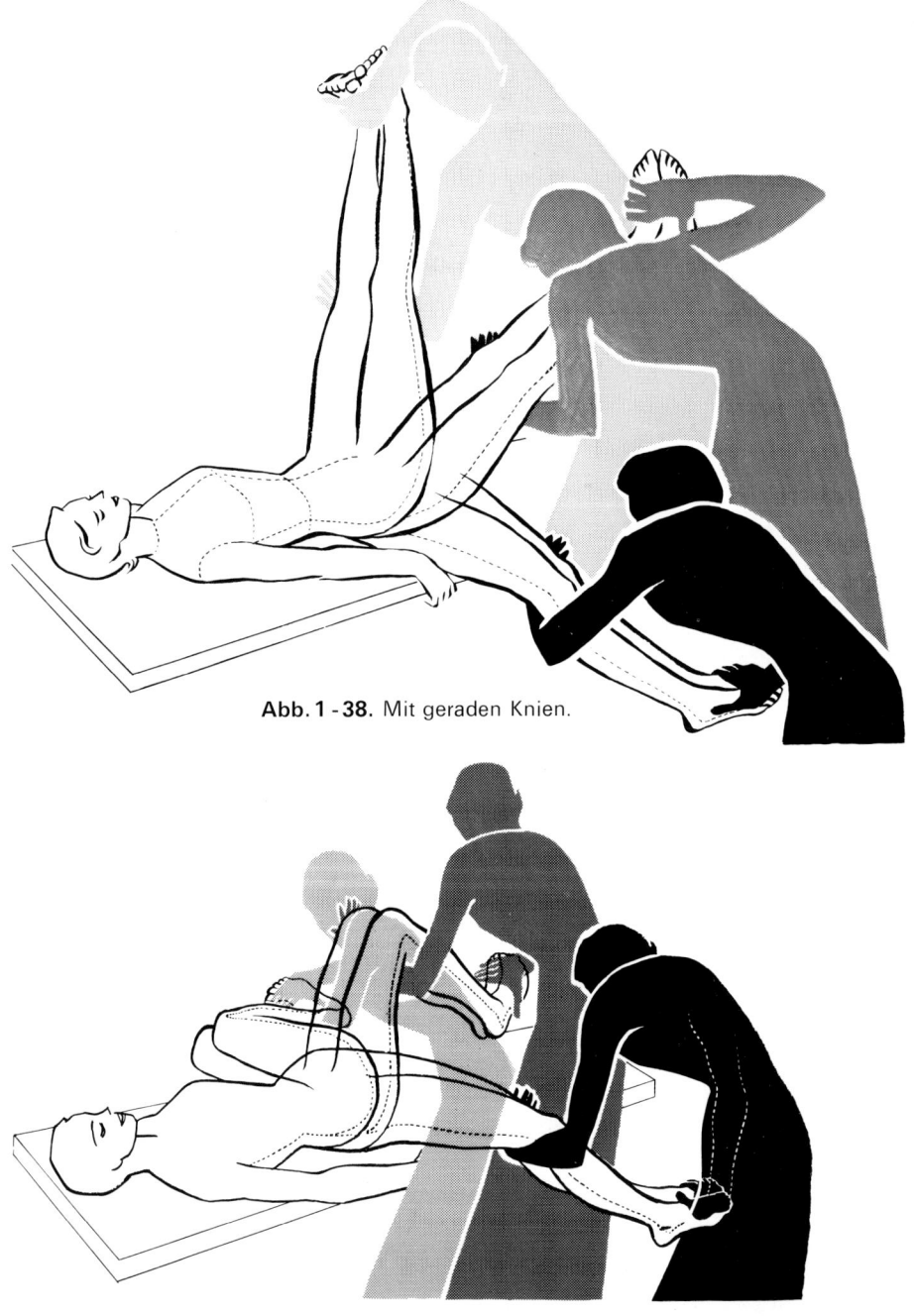

Abb. 1-38. Mit geraden Knien.

Abb. 1-39. Mit sich beugenden Knien.

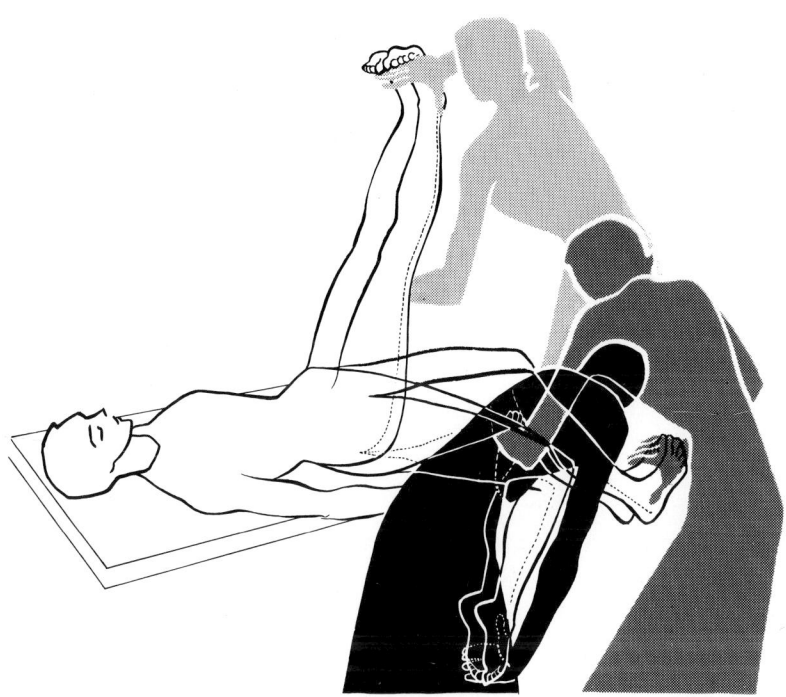

Abb. 1-40. Mit sich streckenden Knien.

Antagonistisches Bewegungsmuster

Extension des unteren Rumpfes mit Rotation nach rechts (Abb. 1-41 bis 1-43).

Bewegungskomponenten

Die unteren Extremitäten beugen und rotieren dicht zusammen nach links unter Nutzung des Flexion–Abduktion–Innenrotationsmusters der linken unteren Extremität und des Flexion–Adduktion–Außenrotationsmusters der rechten unteren Extremität einschließlich aller ihrer jeweiligen Bewegungskomponenten. Die mittleren Gelenke, die Knie, können gerade bleiben, sich beugen oder strecken. Das Becken rotiert, der Beckenkamm bewegt sich nach oben und nach links. Die LWS, die eine konvexe Stellung nach links hatte, beugt mit Rotation und wird konvex nach rechts.

Normale Bewegungsfolge

Der Funktionsablauf verläuft von distal nach proximal, d. h., der Funktionsablauf beginnt von distal nach proximal an den unteren Extremitäten, den Zehen, Füßen, Fußgelenken und Knien (wenn an den mittleren Gelenken Bewegung erwünscht ist), dann an den Hüften eine Rotation des Beckens und LWS-Flexion mit Rotation nach links.

Betonte Bewegungsfolge

Beginne mit Rotation an den Zehen, Fußgelenken, Knien und Hüften; der volle Bewegungsweg der unteren Extremitätenkomponenten darf jedoch nicht ausgenutzt werden, bis das Becken nach links zu rotieren und die LWS mit Rotation nach links zu beugen beginnt.

Anmerkung: Gibt es Funktionsabläufe an den mittleren Gelenken, d. h., Knieflexion oder -extension, wird die Rotation des Beckens und die LWS-Flexion verzögert, da für die Funktionsabläufe an den mittleren Gelenken auch eine gewisse Zeit benötigt wird.

Manuelle Kontakte

Rechte Hand: Druck der Hand- und Fingerinnenfläche dorsal auf beide Füße, vor allem auf den linken Fuß. Die inneren Knöchel sollten dicht beisammen sein (Abb. 1-40). Hat der Patient keine aktive Bewegung unterhalb der Fußgelenke, kann die rechte Hand beide Fersen ergreifen, um die Rotation an den Hüften zu kontrollieren.

Linke Hand: Druck der Hand-, Finger- und Unterarminnenseite anterior auf beide Oberschenkel, proximal bis zum Kniegelenk. Die Knie des Patienten sollten dicht beisammen sein. Hat der Patient Schwierigkeiten, den Bewegungsweg für die Hüftbewegungen einzuleiten, kann die linke Hand posterior auf die Oberschenkel von proximal bis popliteal gelegt werden (Abb. 1-40).

Kommandos

Vorbereitungskommando: «Du drehst Deine Fersen von mir weg und ziehst Deine Füße hoch und über Deinen Körper hinüber. Laß Deine Knie gerade.» («Beuge Deine Knie», oder «Strecke Deine Knie durch.»)

Aktionskommando: «Ziehe! Ziehe Deine Füße hoch! Laß Deine Knie gerade!» («Beuge Deine Knie!» oder «Strecke Deine Knie durch!») «Ziehe sie hoch und weg von mir!»

55

Analyse des Bewegungsmusters

Untere Extremitäten: Bewegungskomponenten und Hauptmuskelkomponenten: Die gleichen wie beim Flexion–Abduktion–Innenrotationsmuster von links (Abb. 1-70 bis 1-72), und Flexion–Adduktion–Außenrotationsmuster von rechts (Abb. 1-64 bis 1-66).

Rotation des Beckens und LWS-Flexion mit Rotation nach links: Hauptmuskelkomponenten: M. obliquus abdominis externus li. und M. obliquus abdominis internus re., M. rectus abdominis (linker Anteil), M. quadratus lumborum.

Anmerkung: Die mit diesem am engsten verwandten Bewegungsmuster der oberen Extremitäten sind das Extension–Adduktion–Innenrotationsmuster von links und das Flexion–Adduktion–Außenrotationsmuster von rechts. Das Extension–Adduktion–Innenrotationsmuster von links trägt zur Flexionskomponente bei; das Flexion–Adduktion–Außenrotationsmuster von rechts wirkt an der Rotationskomponente mit. Die Flexion des oberen Rumpfes mit Rotation nach rechts erfordert den Einsatz der gleichen Bauchmuskeln, und die Flexion des oberen Rumpfes mit Rotation nach links erfordert den Einsatz aller Bauchmuskeln. Die Halsflexionsmuster mit Rotation nach rechts und nach links sind in gleicher Weise miteinander verwandt wie die Flexionsmuster des oberen Rumpfes.

Bewegungshemmende Faktoren

Anspannen oder Kontraktion aller Muskeln des Extensionsmusters des unteren Rumpfes mit Rotation nach rechts (Abb. 1-41 bis 1-43).

Unterer Rumpf (Unterer Abschnitt)

Extension mit Rotation nach rechts (D Ex, re)

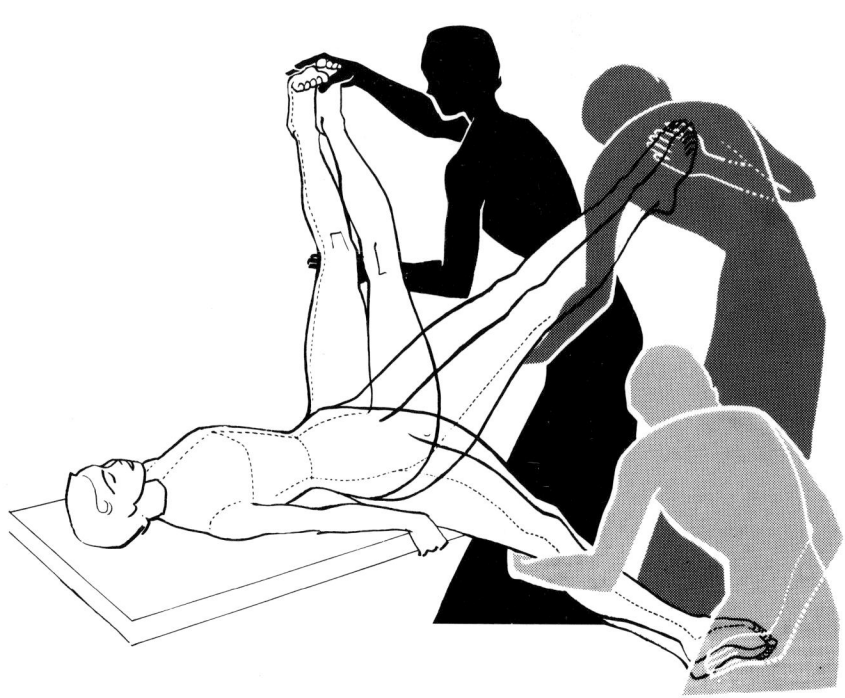

Abb. 1-41. Mit geraden Knien.

Antagonistisches Bewegungsmuster

Flexion des unteren Rumpfes mit Rotation nach links (Abb. 1-38 bis 1-40).

Bewegungskomponenten

Die unteren Extremitäten, dicht beisammen, strecken sich und rotieren nach rechts unter Nutzung des Extension–Abduktion–Innenrotationsmusters der rechten unteren Extremität und des Extension–Adduktion–Außenrotationsmusters der linken unteren Extremität einschließlich aller ihrer jeweiligen Bewegungskomponenten.

Die mittleren Gelenke können gerade bleiben, beugen oder sich strecken. Das Becken rotiert, der Beckenkamm bewegt sich hinunter und nach rechts. Die LWS, die eine konvexe Stellung nach rechts hatte, streckt sich mit Rotation und wird konvex nach links.

Normale Bewegungsfolge

Der Funktionsablauf verläuft von distal nach proximal, d. h., der Funktionsablauf beginnt von distal nach proximal an den unteren Extremitäten, Zehen, Füßen, Fußgelenken und Knien (wenn an den mittleren Gelenken Bewegung erwünscht ist), dann an den Hüften

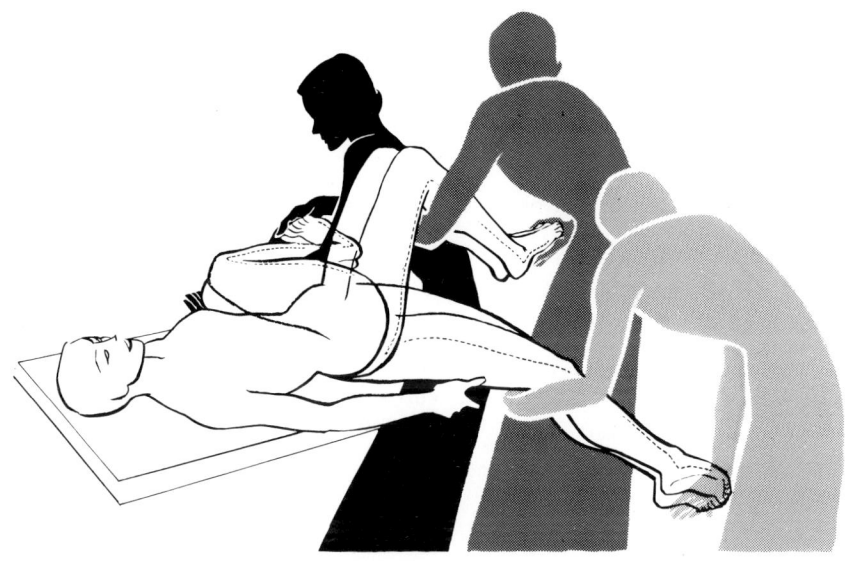

Abb. 1-42. Mit sich streckenden Knien.

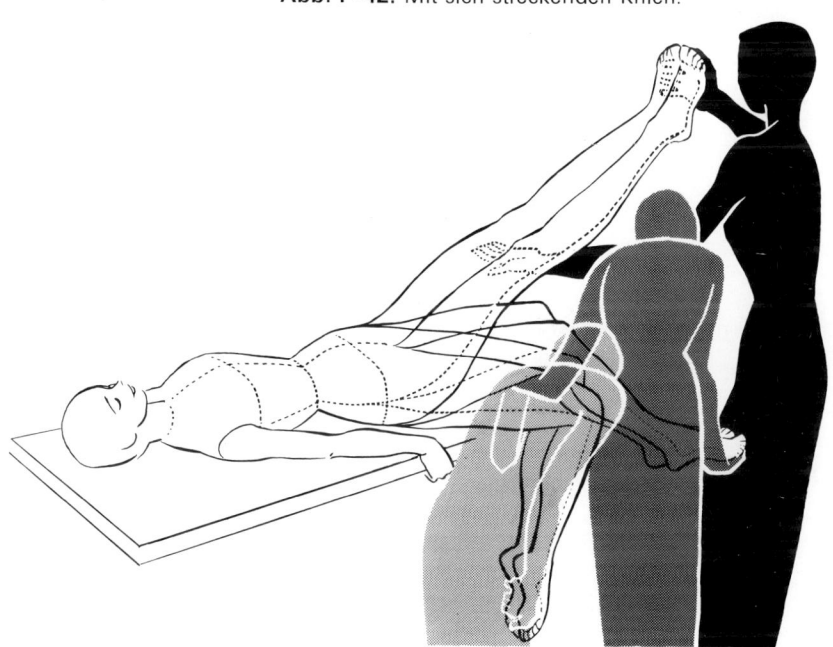

Abb. 1-43. Mit sich beugenden Knien.

eine Rotation des Beckens und LWS-Extension mit Rotation nach rechts.

Betonte Bewegungsfolge

Beginne mit Rotation an den Zehen, Fußgelenken, Knien und Hüften; der volle Bewegungsweg der unteren Extremitätenkomponenten darf jedoch nicht ausgenutzt werden, bis das Becken nach rechts rotiert und die LWS mit Rotation nach rechts zu strecken beginnt.

Anmerkung: Gibt es Funktionsabläufe an den mittleren Gelenken, d. h., Knieflexion oder -extension, wird die Rotation des Beckens und die LWS-Extension verzögert, da für die Funktionsabläufe an den mittleren Gelenken auch eine gewisse Zeit benötigt wird. Gib den stärkeren distalen Komponenten Widerstand, aber unterstütze die schwächeren distalen Komponenten in ihrem optimalen Bewegungsweg in Übereinstimmung mit der normalen Bewegungsfolge.

Manuelle Kontakte

Rechte Hand: Druck der Hand- und Fingerinnenfläche auf die plantare Seite beider Füße, vor allem auf den rechten Fuß. Die inneren Knöchel sollten dicht beisammen sein (Abb. 1-43). Hat der Patient keine aktive Bewegung unterhalb des Fußgelenkes, kann die rechte Hand beide Fersen ergreifen, um die Rotation an den Hüften zu kontrollieren.

Linke Hand: Druck der Hand-, Finger- und Unterarminnenseite posterior auf beide Oberschenkel, proximal

57

bis popliteal. Die Knie des Patienten sollten dicht beisammen sein (Abb. 1-43).

Kommandos

Vorbereitungskommando: «Du drehst Deine Fersen zu mir und drückst Deine Füße hinunter und zu mir hinüber. Laß Deine Knie gerade.» («Beuge Deine Knie» oder «Strecke Deine Knie durch.»)

Aktionskommando: «Drücke! Drehe Deine Fersen! Drücke Deine Füße hinunter! Drücke in meine Richtung! Laß Deine Knie gerade!» («Beuge Deine Knie!» oder «Strecke Deine Knie durch!»)

Analyse des Bewegungsmusters

Untere Extremitäten: Bewegungskomponenten und Hauptmuskelkomponenten: Die gleichen wie beim Extension–Abduktion–Innenrotationsmuster von rechts (Abb. 1-67 bis 1-69) und beim Extension–Adduktion–Außenrotationsmuster von links (Abb. 1-73 bis 1-75).

Rotation des Beckens und LWS-Extension mit Rotation nach rechts: Hauptmuskelkomponenten: M. sacrospinalis re., M. iliocostalis lumborum re., M. quadratus lumborum re., M. interspinalis re., Mm. intertransversarii re., M. longissimus re., M. spinalis thoracis re., M. multifidus li., Mm. rotatores li. Die rechten Dorsalextensoren und -rotatoren werden in die Bewegung miteinbezogen, wenn die Ausgangsstellung des Bewegungsmusters für eine ausreichende Aktivierung dieser Muskeln sorgt.

Anmerkung: Das Extensionsmuster des oberen Rumpfes mit Rotation nach rechts ist das mit diesem an engsten verwandte Bewegungsmuster des oberen Rumpfes. Das Extensionsmuster des Halses mit Rotation nach rechts ist das am engsten verwandte Halsmuster. Die mit diesem am engsten verwandten Extremitätenmuster sind das Flexion–Abduktion–Außenrotationsmuster der linken oberen Extremität, das die Extensionskomponente verstärkt, und das Extension–Abduktion–Innenrotationsmuster der rechten oberen Extremität, das die Rotationskomponente verstärkt.

Bewegungshemmender Faktor

Anspannen oder Kontraktion aller Muskeln des Flexionsmusters des unteren Rumpfes mit Rotation nach links (Abb. 1-38 bis 1-40).

Obere Extremität

Flexion–Adduktion–Außenrotation (D1 Fl)
mit geradem Ellenbogen

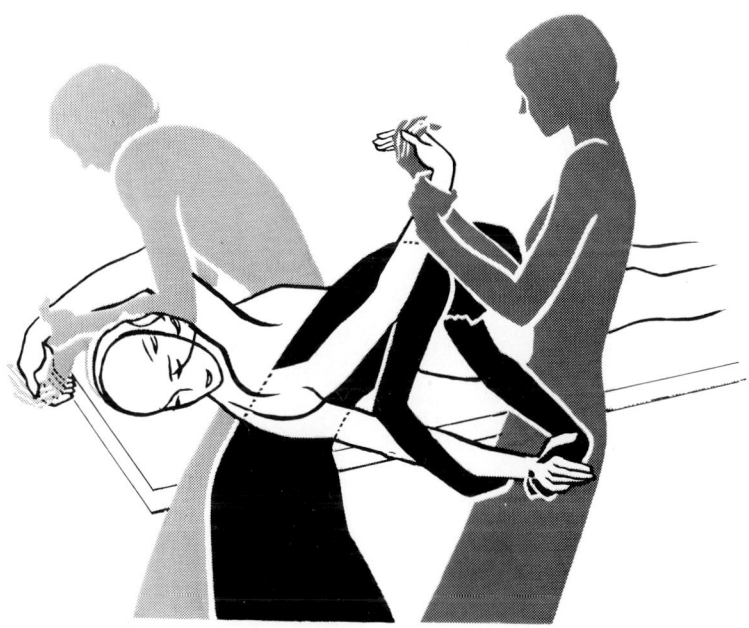

Abb. 1 - 44

Antagonistisches Bewegungsmuster

Extension–Abduktion–Innenrotationsmuster (mit Ellenbogen gerade), Abb. 1 - 47.

Bewegungskomponenten

Die Finger beugen und adduzieren zur radialen Seite
(die lateralen Finger mehr als die medialen); der
Daumen rotiert nach außen, beugt und adduziert zur
radialen Seite; im Handgelenk wird supiniert und zur
radialen Seite gebeugt; der Unterarm supiniert; der
Ellenbogen bleibt gerade; die Schulter beugt, adduziert
und rotiert nach außen mit Scapularotation, -abduk-
tion (Angulus caudalis) und -elevation (Acromion);
die Clavicula nähert sich dem Sternum mit Rotation
und Elevation nach anterior.

Normale Bewegungsfolge

Der Funktionsablauf verläuft von distal nach proximal,
d.h., der Funktionsablauf beginnt an den Fingern, dann
Daumen, Handgelenk und Unterarm, danach an der
Schulter, Scapula und Clavicula.

Betonte Bewegungsfolge

Scapula und Clavicula: Beginne mit Rotation an den
Fingern, Handgelenk, Unterarm und an der Schulter;
der volle Bewegungsweg der Fingerflexion mit Adduktion zur radialen Seite, der Handgelenkflexion zur
radialen Seite, der Unterarmsupination und der Schulterflexion–Adduktion–Außenrotation darf jedoch nicht

ausgenutzt werden, bis die Scapula zu rotieren, abduzieren und anterior elevieren beginnt.

Anmerkung: Wird die normale Bewegungsfolge durch übermäßigen Widerstand gegen die schwachen distalen Komponenten verhindert, kann der Funktionsablauf nicht proximal
erfolgen. Gib den stärkeren distalen Komponenten Widerstand, aber unterstütze die schwächeren distalen Komponenten in ihrem optimalen Bewegungsweg in Übereinstimmung
mit der normalen Bewegungsfolge.

Schulter: Beginne mit Rotation an den Fingern, Handgelenk, Unterarm und an der Schulter; der volle Bewegungsweg der Fingerflexion mit Adduktion zur radialen Seite, der Handgelenkflexion zur radialen Seite und
Unterarmsupination darf jedoch nicht ausgenutzt werden, bis die Schulter zu beugen und in Außenrotation
zu adduzieren beginnt.

Anmerkung: Gib den stärkeren proximalen und distalen
Komponenten Widerstand, aber unterstütze die schwächeren
distalen Komponenten in ihrem optimalen Bewegungsweg in
Übereinstimmung mit der normalen Bewegungsfolge.

Unterarm: Beginne mit Rotation an den Fingern, Daumen, Handgelenk, Unterarm und an der Schulter; der
volle Bewegungsweg der Fingerflexion mit Adduktion
zur radialen Seite, der Handgelenkflexion zur radialen
Seite und der Schulterflexion–Adduktion–Außenrotation darf jedoch nicht ausgenutzt werden, bis der
Unterarm zu supinieren beginnt.

Anmerkung: Gib den stärkeren proximalen und distalen
Komponenten Widerstand, aber unterstütze die schwächeren

D1 Fl, 1.W zum Schließen   **Umkehr: D1 Ex, 3.W zum Öffnen**

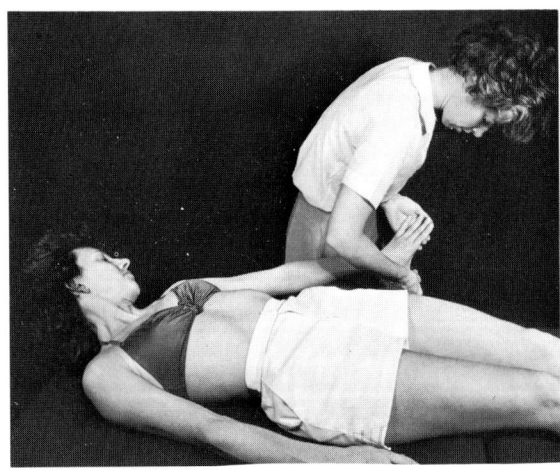

A. 1.W

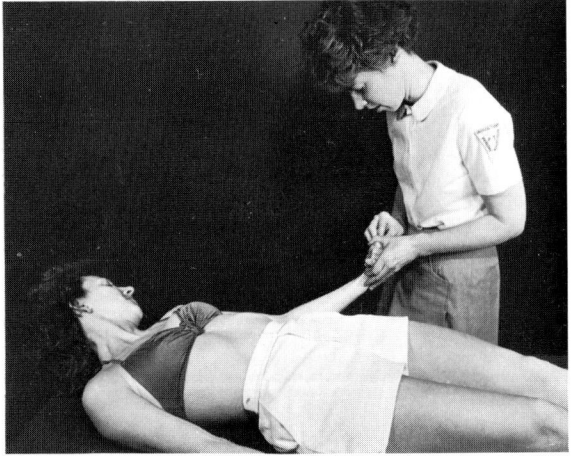

A. 1.W

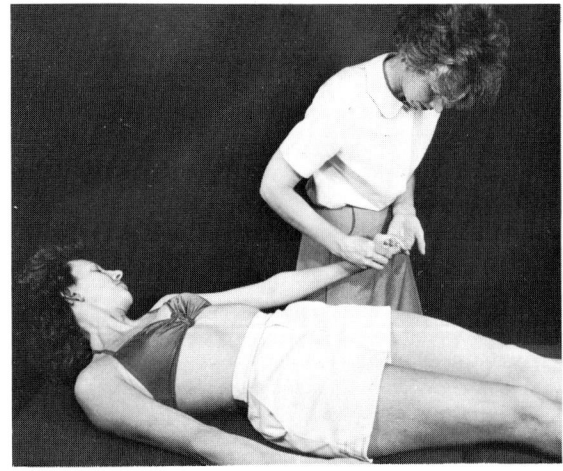

B. 2.W

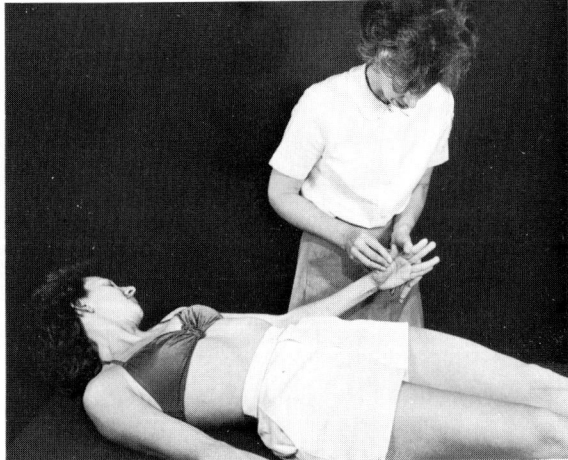

B. 2.W

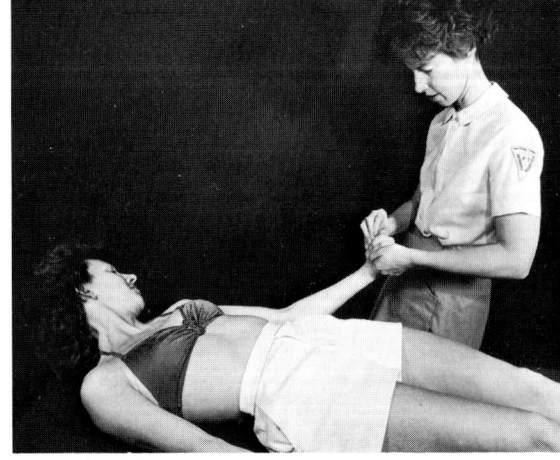

C. 3.W

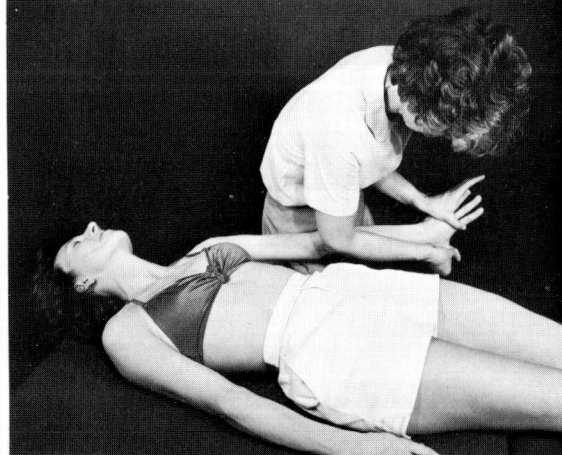

C. 3.W

Abb. 1 - 44, *fortgesetzt*

distalen Komponenten in ihrem optimalen Bewegungsweg in Übereinstimmung mit der normalen Bewegungsfolge.

Handgelenk: Beginne mit Rotation an den Fingern, Daumen, Handgelenk, Unterarm und an der Schulter; der volle Bewegungsweg der Fingerflexion zur radialen Seite, der Unterarmsupination und der Schulterflexion–Adduktion–Außenrotation darf jedoch nicht ausgenutzt werden, bis das Handgelenk zur radialen Seite zu beugen beginnt.

Anmerkung: Gib den stärkeren proximalen und distalen Komponenten Widerstand, aber unterstütze die schwächeren distalen Komponenten in ihrem optimalen Bewegungsweg in Übereinstimmung mit der normalen Bewegungsfolge.

Finger: Beginne mit Rotation an den Fingern, Daumen, Handgelenk, Unterarm und an der Schulter; der volle Bewegungsweg der Handgelenkflexion zur radialen Seite, der Unterarmsupination und der Schulterflexion–Adduktion–Außenrotation darf jedoch nicht ausgenutzt werden, bis die Finger zu beugen und zur radialen Seite zu adduzieren beginnen.

Anmerkung: Gib den stärkeren proximalen Komponenten Widerstand. Die Betonung kann auf den Fingergrundgelenken oder Mittelgelenken liegen oder auf einem bestimmten Gelenk eines einzelnen Fingers.

Daumen: Beginne mit Rotation an den Fingern, Handgelenk, Unterarm und an der Schulter; der volle Bewegungsweg der anderen Komponenten darf jedoch nicht ausgenutzt werden, bis der Daumen zu beugen und adduzieren beginnt. Nach Einleitung der Bewegung am Daumen müssen die Bewegungskomponenten der Finger und des Handgelenks den Bewegungsweg ausnützen können. In der verkürzten Stellung des Bewegungsmusters ist der Daumen gebeugt, adduziert und nach außen rotiert zum zweiten Metacarpal.

Anmerkung: Gib den stärkeren Finger-, Handgelenk- und proximalen Komponenten Widerstand.

Manuelle Kontakte

Linke Hand: Greift die rechte Hand des Patienten, so daß der Patient mit den Fingern und dem Daumen zugreift und mit dem Handgelenk nach radial beugen kann (Abb. 1-44).

Rechte Hand: Zur Betonung der distalen Gelenke: Greift mit Druck der Handinnenfläche distal-anterior den Unterarm zur Kontrolle der Supination und der proximalen Bewegungskomponenten (Abb. 1-44).

Zur Betonung der Schulter: Druck der Handinnenfläche anterior-medial auf den Arm des Patienten zur Kontrolle der Außenrotation und der proximalen Bewegungskomponenten.

Zur Betonung der Scapula: Druck der Handinnenfläche anterior auf die Schulter des Patienten, proximal zum Acromion.

Zum Gesamtschließen der Hand und zur Betonung der Daumenbewegung: Greift rechten Daumen des Patienten mit Daumen und Zeigefinger der linken Hand, dabei Kontakt von Daumen und Finger medial und lateral mit dem Grundgelenk des Daumens. Lege die Finger der rechten Hand auf die Fingerinnenfläche der rechten Hand des Patienten. Flexion aller Finger und Daumenflexion und -adduktion kann Widerstand gegeben werden. Die rechte Hand des Therapeuten verhindert den proximalen Bewegungsweg, bis die Finger beugen und adduzieren.

Kommandos

Vorbereitungskommando: «Du drückst meine Hand, drehst sie und ziehst sie hoch und über Dein Gesicht, laß Deinen Ellenbogen gerade.»

Aktionskommando: «Ziehe! Drücke meine Hand! Drehe sie! Ziehe hoch und über Dein Gesicht! Laß Deinen Ellenbogen gerade!»

Analyse des Bewegungsmusters

Scapula: Bewegungskomponenten: Rotation, Abduktion (Angulus caudalis), Elevation anterior (Acromion). *Hauptmuskelkomponenten:* M. serratus anterior.
Schulter: Bewegungskomponenten: Flexion, Adduktion, Außenrotation. *Hauptmuskelkomponenten:* M. pectoralis major (clavicularer Anteil), M. deltoideus (vorderer Anteil), M. coracobrachialis, M. biceps brachii (Schulterflexionskomponente).
Unterarm: Bewegungskomponenten: Supination. *Hauptmuskelkomponenten:* M. supinator.
Handgelenk: Bewegungskomponenten: Flexion zur radialen Seite. *Hauptmuskelkomponenten:* M. flexor carpi radialis, M. palmaris longus.
Finger: Bewegungskomponenten: Flexion, Adduktion zur radialen Seite. *Hauptmuskelkomponenten:* M. flexor digitorum superficialis, M. flexor digitorum profundus, M. flexor digiti minimi, M. opponens digiti quinti, Mm. interossei palmares und Mm. lumbricales.
Daumen: Bewegungskomponenten: Flexion, Adduktion mit Rotation zum zweiten Metacarpal. *Hauptmuskelkomponenten:* M. flexor pollicis longus, M. flexor pollicis brevis, M. adductor pollicis.

Bewegungshemmender Faktor

Anspannen oder Kontraktion aller Muskeln des Extension–Abduktion–Innenrotationsmuster (mit geradem Ellenbogen), Abb. 1-47.

Obere Extremität

Flexion–Adduktion–Außenrotation (D1 Fl)
mit Flexion des Ellenbogens

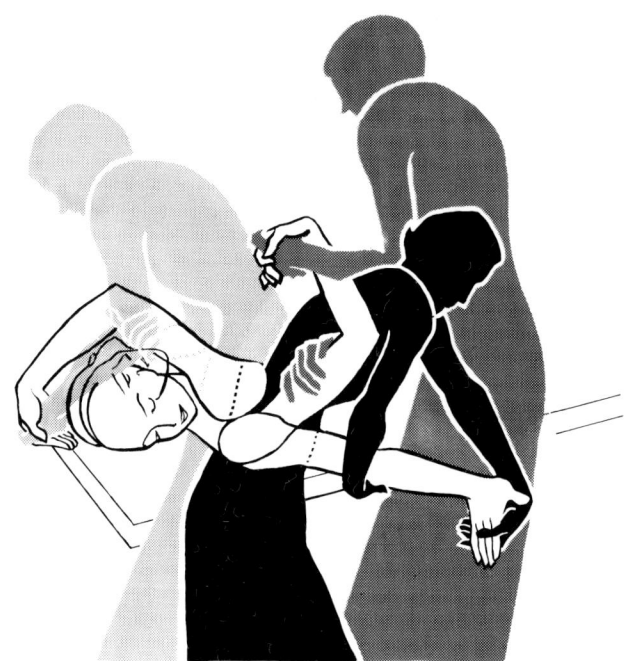

Abb. 1-45

Antagonistisches Bewegungsmuster

Extension–Abduktion–Innenrotationsmuster (mit Ellenbogenextension), Abb. 1-48.

Bewegungskomponenten

Die Finger beugen und adduzieren zur radialen Seite
(die lateralen Finger mehr als die medialen); der
Daumen rotiert nach außen, beugt und adduziert zur
radialen Seite; im Handgelenk wird supiniert und zur
radialen Seite gebeugt; der Unterarm supiniert; der
Ellenbogen beugt; die Schulter beugt, adduziert und
rotiert nach außen mit Scapularotation, -abduktion
(Angulus caudalis) und -elevation (Acromion); die
Clavicula nähert sich dem Sternum mit Rotation und
Elevation nach anterior.

Normale Bewegungsfolge

Der Funktionsablauf verläuft von distal nach proximal,
d.h., der Funktionsablauf beginnt an den Fingern,
dann Daumen, Handgelenk, Unterarm und Ellenbogen, danach an der Schulter, Scapula und Clavicula.

Betonte Bewegungsfolge

Scapula und Clavicula: Beginne mit Rotation an den
Fingern, Daumen, Handgelenk, Unterarm, Ellenbogen
und Schulter; der volle Bewegungsweg der Fingerflexion mit Adduktion zur radialen Seite, der Handgelenkflexion zur radialen Seite, der Unterarmsupination,
der Ellenbogenflexion und der Schulterflexion und
-adduktion darf jedoch nicht ausgenutzt werden, bis

die Scapula zu rotieren, abduzieren und anterior elevieren beginnt.

Anmerkung: Wird die normale Bewegungsfolge durch übermäßigen Widerstand gegen die schwachen distalen Komponenten verhindert, kann der Funktionsablauf nicht proximal
erfolgen. Gib den stärkeren Komponenten Widerstand, aber
unterstütze die schwächeren distalen Komponenten in ihrem
optimalen Bewegungsweg in Übereinstimmung mit der normalen Bewegungsfolge.

Schulter: Beginne mit Rotation an den Fingern, Daumen, Handgelenk, Unterarm, Ellenbogen und an der
Schulter; der volle Bewegungsweg der Fingerflexion
mit Adduktion zur radialen Seite, der Handgelenkflexion zur radialen Seite, der Unterarmsupination, der
Ellenbogenflexion und der Scapularotation darf jedoch nicht ausgenutzt werden, bis im Schultergelenk
zu beugen und in Außenrotation zu adduzieren begonnen wird.

Anmerkung: Gib den stärkeren proximalen und distalen
Komponenten Widerstand, aber unterstütze die schwächeren
distalen Komponenten in ihrem optimalen Bewegungsweg in
Übereinstimmung mit der normalen Bewegungsfolge.

Ellenbogen: Beginne mit Rotation an den Fingern,
Daumen, Handgelenk, Unterarm, Ellenbogen und an
der Schulter; der volle Bewegungsweg der Fingerflexion mit Adduktion zur radialen Seite, der Handgelenkflexion zur radialen Seite, der Unterarmsupination, der
Schulterflexion und -adduktion und der Scapularotation darf jedoch nicht ausgenutzt werden, bis der
Ellenbogen zu beugen beginnt.

Anmerkung: Gib den stärkeren distalen und proximalen Komponenten Widerstand, aber unterstütze die schwächeren distalen Komponenten in ihrem optimalen Bewegungsweg in Übereinstimmung mit der normalen Bewegungsfolge.

Unterarm: Beginne mit Rotation an den Fingern, Daumen, Handgelenk, Unterarm, Ellenbogen und an der Schulter; der volle Bewegungsweg der Fingerflexion mit Adduktion zur radialen Seite, der Handgelenkflexion zur radialen Seite, der Ellenbogenflexion und der Schulterflexion und -adduktion mit Scapularotation darf jedoch nicht ausgenutzt werden, bis der Unterarm zu supinieren beginnt.

Anmerkung: Gib den stärkeren proximalen und distalen Komponenten Widerstand, aber unterstütze die schwächeren Komponenten in ihrem optimalen Bewegungsweg in Übereinstimmung mit der normalen Bewegungsfolge.

Handgelenk: Beginne mit Rotation an den Fingern, Daumen, Handgelenk, Unterarm, Ellenbogen und an der Schulter; der volle Bewegungsweg der Fingerflexion mit Adduktion zur radialen Seite, der Unterarmsupination, der Ellenbogenflexion und der Schulterflexion und -adduktion mit Scapularotation darf jedoch nicht ausgenutzt werden, bis das Handgelenk zur radialen Seite zu beugen beginnt.

Anmerkung: Gib den stärkeren distalen und proximalen Komponenten Widerstand, aber unterstütze die schwächeren distalen Komponenten in ihrem optimalen Bewegungsweg in Übereinstimmung mit der normalen Bewegungsfolge.

Finger: Beginne mit Rotation an den Fingern, Daumen, Handgelenk, Unterarm, Ellenbogen und an der Schulter; der volle Bewegungsweg der Handflexion zur radialen Seite, der Unterarmsupination, der Ellenbogenflexion und der Schulterflexion und -adduktion darf jedoch nicht ausgenutzt werden, bis die Finger zu beugen und zur radialen Seite zu adduzieren beginnen.

Anmerkung: Gib den stärkeren proximalen Komponenten Widerstand. Die Betonung kann auf den Fingergrundgelenken oder Mittelgelenken liegen oder auf einem bestimmten Gelenk eines einzelnen Fingers.

Daumen: Beginne mit Rotation an den Fingern, Daumen, Hangelenk, Unterarm, Ellenbogen und an der Schulter; der volle Bewegungsweg der Fingerflexion mit Adduktion zur radialen Seite, der Handgelenkflexion zur radialen Seite, der Unterarmsupination, der Ellenbogenflexion und der Schulterflexion und -adduktion darf jedoch nicht ausgenutzt werden, bis der Daumen zu beugen und adduzieren beginnt. Die Komponenten der Finger und des Handgelenks müssen nach Einleitung der Bewegung am Daumen den Bewegungsweg ausnützen können. In verkürzter Stellung des Bewegungsmusters ist der Daumen gebeugt, nach außen adduziert, zum zweiten Metacarpal, rotiert.

Anmerkung: Gib den stärkeren Finger-, Handgelenk- und proximalen Komponenten Widerstand.

Manuelle Kontakte

Linke Hand: Greift die rechte Hand des Patienten, so daß der Patient mit den Fingern und dem Daumen zugreifen und mit dem Handgelenk nach radial beugen kann (Abb. 1-45).

Rechte Hand: Zur Betonung der distalen Gelenke: Greift mit Druck der Handinnenfläche distal-anterior den Unterarm zur Kontrolle der Supination und der proximalen Bewegungskomponente.

Zur Betonung des Ellenbogens: Druck der Handinnenfläche anterior-medial auf den Arm des Patienten zur Kontrolle der Außenrotation und der proximalen Bewegungskomponente (Abb. 1-45).

Zur Betonung der Schulter: Siehe zur Betonung des Ellenbogens.

Zur Betonung der Scapula: Druck der Handinnenfläche anterior auf die Schulter des Patienten, proximal zum Acromion.

Zum Gesamtschließen der Hand und zur Betonung der Daumenbewegung: Greift rechten Daumen des Patienten mit Daumen und Zeigefinger der linken Hand, dabei Kontakt von Daumen und Finger medial und lateral mit dem Grundgelenk des Daumens. Lege die Finger der rechten Hand auf die Fingerinnenfläche der rechten Hand des Patienten. Der Flexion aller Finger und der Daumenflexion und -adduktion kann Widerstand gegeben werden. Die rechte Hand des Therapeuten verhindert den proximalen Bewegungsweg, bis die Finger beugen und adduzieren.

Kommandos

Vorbereitungskommando: «Du drückst meine Hand, drehst sie und beugst deinen Ellenbogen, dann ziehe meine Hand hoch und über Dein Gesicht.»

Aktionskommando: «Ziehe! Drücke meine Hand! Drehe sie! Beuge Deinen Ellenbogen! Ziehe sie hoch, über mein Gesicht!»

Analyse des Bewegungsmusters

Scapula: Bewegungskomponenten: Rotation, Abduktion (Angulus caudalis), Elevation anterior (Acromion). *Hauptmuskelkomponenten:* M. serratus anterior.

Schulter: Bewegungskomponenten: Flexion, Adduktion, Außenrotation. *Hauptmuskelkomponenten:* M. pectoralis major (clavicularer Anteil), M. deltoideus (vorderer Anteil), M. coracobrachialis, M. biceps brachii (Schulterflexionskomponente).

Ellenbogen: Bewegungskomponenten: Flexion mit Unterarmsupination. *Hauptmuskelkomponenten:* M. biceps brachii longus, M. biceps brachii brevis, M. brachialis.

Unterarm: Bewegungskomponenten: Supination. *Hauptmuskelkomponenten:* M. supinator.

Handgelenk, Finger und Daumen: Siehe Flexion–Adduktion–Außenrotationsmuster (mit geradem Ellenbogen).

Bewegungshemmende Faktoren

Anspannung oder Kontraktion aller Muskeln des Extension–Adduktion–Innenrotationsmusters (mit Ellenbogenextension), Abb. 1-48.

Obere Extremität

Flexion–Adduktion–Außenrotation (D1 Fl)
mit Extension des Ellenbogens

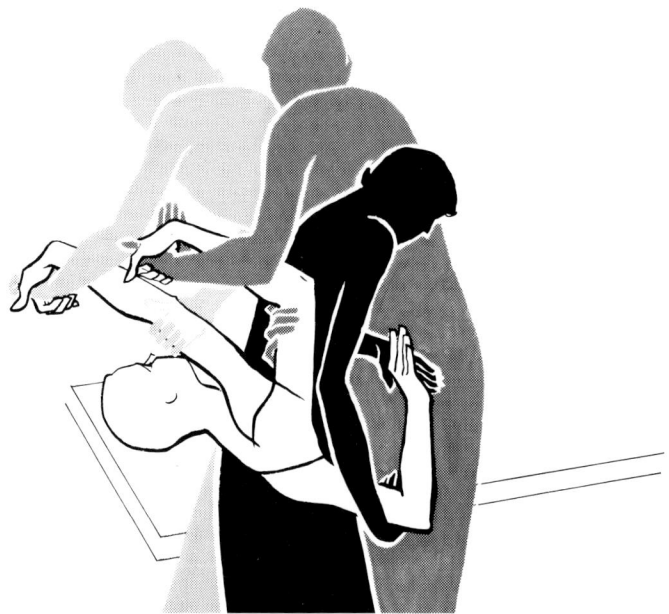

Abb. 1-46

Antagonistisches Bewegungsmuster

Extension–Abduktion–Innenrotationsmuster (mit Ellenbogenflexion), Abb. 1-49.

Bewegungskomponenten

Die Finger adduzieren zur radialen Seite (die lateralen mehr als die medialen); der Daumen rotiert nach außen, beugt und adduziert zur radialen Seite; im Handgelenk wird supiniert; der Ellenbogen streckt sich; die Schulter beugt, adduziert und rotiert nach außen mit Scapularotation, -abduktion (Angulus caudalis) und -elevation (Acromion); die Clavicula nähert sich dem Sternum mit Rotation und Elevation nach anterior.

Normale Bewegungsfolge

Der Funktionsablauf verläuft von distal nach proximal, d. h., der Funktionsablauf beginnt an den Fingern, Daumen, Handgelenk, Unterarm und Ellenbogen, dann an der Schulter, Scapula und Clavicula.

Betonte Bewegungsfolge

Scapula und Clavicula: Beginne mit Rotation an den Fingern, Daumen, Handgelenk, Unterarm, Ellenbogen und an der Schulter; der volle Bewegungsweg der Fingerflexion mit Adduktion zur radialen Seite, der Handgelenkflexion zur radialen Seite, der Unterarmsupination, der Ellenbogenextension und Schulterflexion und -adduktion darf jedoch nicht ausgenutzt werden, bis die Scapula zu rotieren, abduzieren und nach anterior zu elevieren beginnt.

Anmerkung: Wird die normale Bewegungsfolge durch übermäßigen Widerstand gegen die schwachen distalen Komponenten verhindert, kann der Funktionsablauf nicht proximal erfolgen. Gib den stärkeren distalen Komponenten Widerstand, aber unterstütze die schwächeren distalen Komponenten in ihrem optimalen Bewegungsweg in Übereinstimmung mit der normalen Bewegungsfolge.

Schulter: Beginne mit Rotation an den Fingern, Daumen, Handgelenk, Unterarm, Ellenbogen und an der Schulter; der volle Bewegungsweg der Fingerflexion mit Adduktion zur radialen Seite, der Handgelenkflexion zur radialen Seite, der Unterarmsupination, der Ellenbogenextension und der Scapularotation darf jedoch nicht ausgenutzt werden, bis die Schulter zu beugen und in Außenrotation zu adduzieren beginnt.

Anmerkung: Gib den stärkeren distalen Komponenten Widerstand, aber unterstütze die schwächeren distalen Komponenten in ihrem optimalen Bewegungsweg in Übereinstimmung mit der normalen Bewegungsfolge.

Ellenbogen: Beginne mit Rotation an den Fingern, Daumen, Handgelenk, Unterarm, Ellenbogen und an der Schulter; der volle Bewegungsweg der Fingerflexion mit Adduktion zur radialen Seite, der Handgelenkflexion zur radialen Seite, der Unterarmsupination und der Schulterflexion und -adduktion darf jedoch nicht ausgenutzt werden, bis der Ellenbogen zu strecken beginnt.

Anmerkung: Gib den stärkeren proximalen und distalen Komponenten Widerstand, aber unterstütze die schwächeren distalen Komponenten in ihrem optimalen Bewegungsweg in Übereinstimmung mit der normalen Bewegungsfolge.

Unterarm: Beginne mit Rotation an den Fingern, Daumen, Handgelenk, Unterarm, Ellenbogen und an der Schulter; der volle Bewegungsweg der Fingerflexion mit Adduktion zur radialen Seite, der Handgelenkflexion zur radialen Seite, der Ellenbogenextension und der Schulterflexion und -adduktion darf jedoch nicht ausgenutzt werden, bis der Unterarm zu supinieren beginnt.

Anmerkung: Gib den stärkeren proximalen und distalen Komponenten Widerstand, aber unterstütze die schwächeren distalen Komponenten in ihrem optimalen Bewegungsweg in Übereinstimmung der normalen Bewegungsfolge.

Handgelenk: Beginne mit Rotation an den Fingern, Daumen, Handgelenk, Unterarm, Ellenbogen und an der Schulter; der volle Bewegungsweg der Fingerflexion mit Adduktion zur radialen Seite, der Unterarmsupination, der Ellenbogenextension und der Schulterflexion und -adduktion darf jedoch nicht ausgenutzt werden, bis das Handgelenk zur radialen Seite zu beugen beginnt.

Anmerkung: Gib den stärkeren proximalen und distalen Komponenten Widerstand, aber unterstütze die schwächeren distalen Komponenten in ihrem optimalen Bewegungsweg in Übereinstimmung mit der normalen Bewegungsfolge.

Finger: Beginne mit Rotation an den Fingern, Daumen, Handgelenk, Unterarm, Ellenbogen und an der Schulter; der volle Bewegungsweg der Handgelenkflexion zur radialen Seite, der Unterarmsupination, der Ellenbogenextension und der Schulterflexion und -adduktion darf jedoch nicht ausgenutzt werden, bis die Finger zu beugen und zur rechten Seite zu adduzieren beginnen.

Anmerkung: Gib den stärkeren proximalen Komponenten Widerstand. Die Betonung kann auf den Fingergrundgelenken oder Mittelgelenken liegen oder auf einem bestimmten Gelenk eines einzelnen Fingers.

Daumen: Beginne mit Rotation an den Fingern, Daumen, Handgelenk, Unterarm, Ellenbogen und an der Schulter; der volle Bewegungsweg der Fingerflexion mit Adduktion zur radialen Seite, der Handgelenkflexion zur radialen Seite, der Unterarmsupination, der Ellenbogenextension und der Schulterflexion und -adduktion darf jedoch nicht ausgenutzt werden, bis der Daumen zu beugen und adduzieren beginnt. Die Komponenten der Finger und des Handgelenks müssen nach Einleitung der Bewegung am Daumen den Bewegungsgang ausnützen können. In der verkürzten Stellung des Bewegungsmusters ist der Daumen gebeugt, adduziert und nach außen, zum zweiten Metacarpal, rotiert.

Anmerkung: Gib den stärkeren Finger-, Handgelenk- und proximalen Komponenten Widerstand.

Manuelle Kontakte

Linke Hand: Greift die rechte Hand des Patienten, so daß der Patient mit den Fingern und dem Daumen zugreifen und mit dem Handgelenk nach radial beugen kann (Abb. 1-46).

Rechte Hand: Zur Betonung der distalen Gelenke: Greift mit Druck der Handinnenfläche distal-anterior den Unterarm zur Kontrolle zur Supination und der proximalen Bewegungskomponenten.

Zur Betonung des Ellenbogens: Druck der Handinnenfläche anteriormedial auf den Arm des Patienten zur Kontrolle der Außenrotation und der proximalen Bewegungskomponenten (Abb. 1-46).

Zur Betonung der Schulter: Siehe zur Betonung des Ellenbogens.

Zur Betonung der Scapula: Druck der Handinnenfläche anterior auf die Schulter des Patienten, proximal zum Acromion.

Zum Gesamtschließen der Hand und zur Betonung der Daumenbewegung: Greift rechten Daumen des Patienten mit Daumen und Zeigefinger der linken Hand, dabei Kontakt von Daumen und Finger medial und lateral mit dem Grundgelenk des Daumens. Lege die Finger der rechten Hand auf die Fingerinnenfläche der rechten Hand des Patienten. Flexion aller Finger und Daumenflexion und -adduktion kann Widerstand gegeben werden. Die rechte Hand des Therapeuten verhindert den proximalen Bewegungsweg, bis die Finger beugen und adduzieren.

Kommandos

Vorbereitungskommando: «Du drückst meine Hand, drehst sie und machst Deinen Ellenbogen gerade, während Du meine Hand hoch- und über Dein Gesicht ziehst.»

Aktionskommando: «Ziehe! Drücke meine Hand! Drehe sie! Mache Deinen Ellenbogen gerade! Ziehe sie hoch über Dein Gesicht!»

Analyse des Bewegungsmusters

Scapula: Bewegungskomponenten: Rotation, Abduktion (Angulus caudalis), Elevation (Acromion). *Hauptmuskelkomponenten:* M. serratus anterior.

Schulter: Bewegungskomponenten: Flexion, Adduktion, Außenrotation. *Hauptmuskelkomponenten:* Pectoralis major (clavicularer Anteil), M. deltoideus (vorderer Anteil), M. coracobrachialis.

Ellenbogen: Bewegungskomponenten: Extension mit Unterarmsupination. *Hauptmuskelkomponenten:* M. triceps (lateraler Anteil), M. anconeus.

Unterarm: Bewegungskomponenten: Supination. *Hauptmuskelkomponenten:* M. supinator.

Handgelenk, Finger und Daumen: Siehe Flexion–Adduktion–Außenrotationsmuster (mit geradem Ellenbogen).

Bewegungshemmende Faktoren

Anspannen oder Kontraktion aller Muskeln des Extension–Abduktion–Innenrotationsmusters (mit Ellenbogenflexion), Abb. 1-49.

Obere Extremität

Extension–Abduktion–Innenrotation (D1 Ex),
mit geradem Ellenbogen

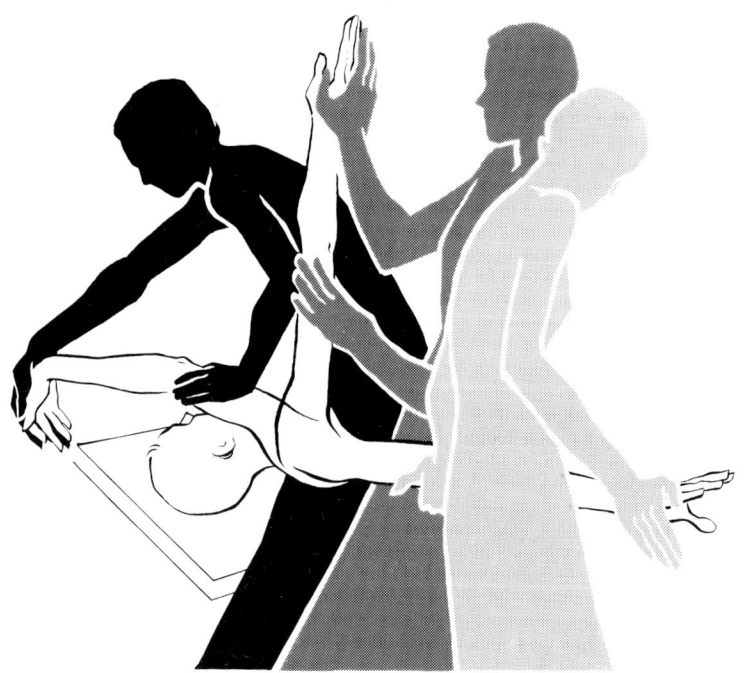

Abb. 1-47

Antagonistisches Bewegungsmuster

Flexion–Adduktion–Außenrotationsmuster (mit geradem Ellenbogen), Abb. 1-44.

Bewegungskomponenten

Die Finger strecken sich und abduzieren zur ulnaren Seite (die medialen Finger mehr als die lateralen); der Daumen streckt sich, abduziert und rotiert nach innen zur ulnaren Seite (palmare Abduktion); im Handgelenk wird proniert und zur ulnaren Seite gestreckt; der Unterarm proniert; der Ellenbogen bleibt gerade; die Schulter streckt, abduziert und rotiert nach innen mit Scapularotation, -adduktion (Angulus caudalis) und -depression (Acromion); die Clavicula rotiert und zieht nach anterior weg vom Sternum hinunter.

Normale Bewegungsfolge

Der Funktionsablauf verläuft von distal nach proximal, d. h., der Funktionsablauf beginnt an den Fingern, Daumen, Handgelenk und Unterarm, dann an der Scapula und Clavicula.

Betonte Bewegungsfolge

Scapula und Clavicula: Beginne mit Rotation an den Fingern, Daumen, Handgelenk, Unterarm und an der Schulter; der volle Bewegungsweg der Fingerextension mit Abduktion zur ulnaren Seite, der Handgelenkpronation und -extension zur ulnaren Seite, der Unter-

armpronation und der Schulterextension und -abduktion darf jedoch nicht ausgenutzt werden, bis die Scapula zu rotieren, adduzieren und nach posterior herunterzuziehen beginnt.

Anmerkung: Wird die normale Bewegungsfolge durch übermäßigen Widerstand gegen die schwachen Komponenten verhindert, kann der Funktionsablauf nicht proximal erfolgen. Gib den stärkeren distalen Komponenten Widerstand, aber unterstütze die schwächeren distalen Komponenten in ihrem optimalen Bewegungsweg in Übereinstimmung mit der normalen Bewegungsfolge.

Schulter: Beginne mit Rotation an den Fingern, Daumen, Handgelenk, Unterarm und an der Scapula; der volle Bewegungsweg der Fingerextension mit Abduktion zur ulnaren Seite, der Handgelenkpronation und -extension zur ulnaren Seite, der Unterarmpronation und der Scapularotation darf jedoch nicht ausgenutzt werden, bis die Schulter zu strecken und in Innenrotation zu abduzieren beginnt.

Anmerkung: Gib den stärkeren proximalen und distalen Komponenten Widerstand, aber unterstütze die schwächeren distalen Komponenten in ihrem optimalen Bewegungsablauf in Übereinstimmung mit der normalen Bewegungsfolge.

Unterarm: Beginne mit Rotation an den Fingern, Daumen, Handgelenk, Unterarm und an der Schulter; der volle Bewegungsweg der Fingerextension mit Abduktion zur ulnaren Seite und der Schulterextension und -abduk-

D1 Ex, 1. W zum Öffnen

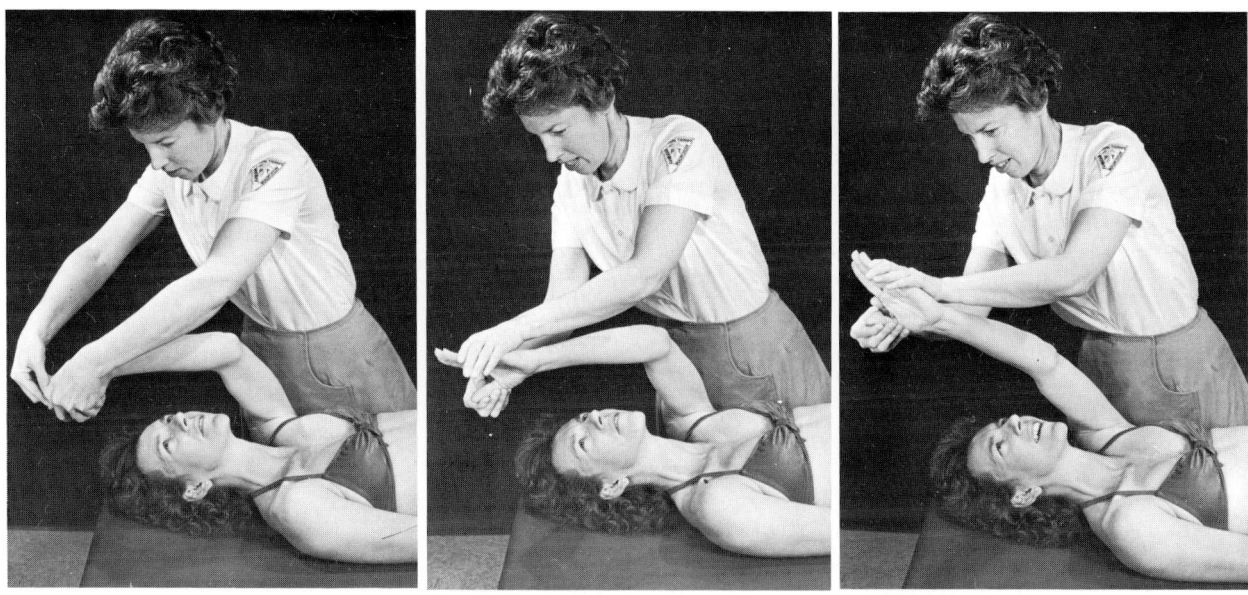

A. 1.W   B. 2.W   C. 3.W

Umkehr: D1 Fl, 3. W zum Schließen

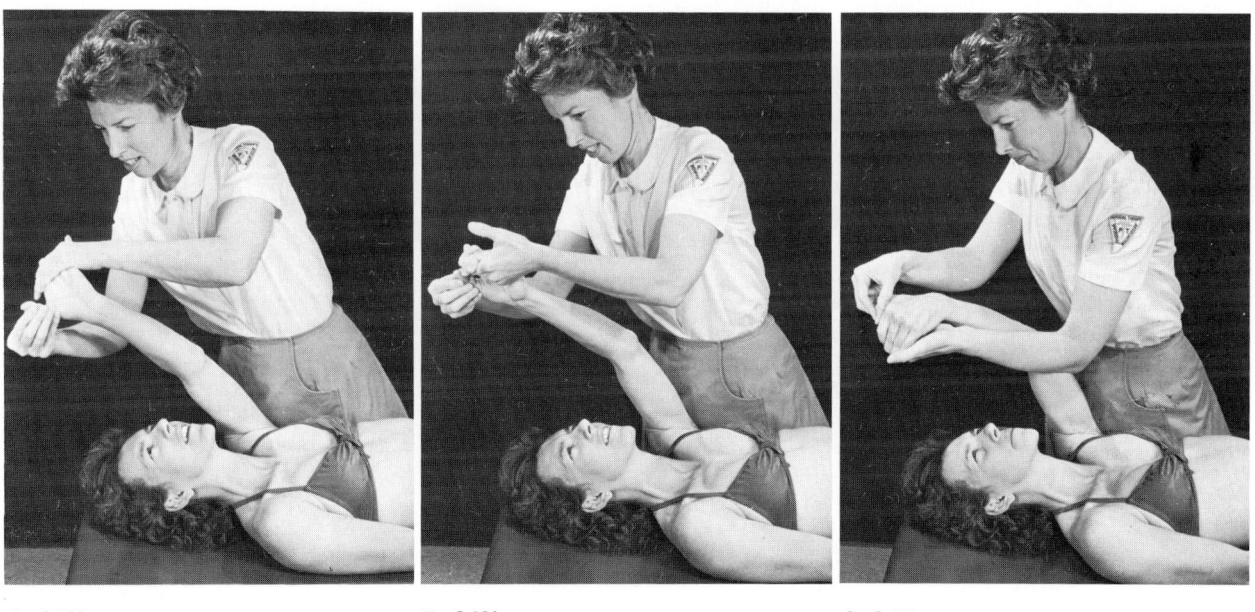

A. 1.W   B. 2.W   C. 3.W

Abb. 1-47, *fortgesetzt*

tion darf jedoch nicht ausgenutzt werden, bis der Unterarm zu pronieren beginnt.

Anmerkung: Gib den stärkeren proximalen und distalen Komponenten Widerstand, aber unterstütze die schwächeren distalen Komponenten in ihrem optimlen Bewegungsweg in Übereinstimmung mit der normalen Bewegungsfolge.

Handgelenk: Beginne mit Rotation an den Fingern, Daumen, Handgelenk, Unterarm und an der Schulter; der volle Bewegungsweg der Fingerextension mit Abduktion zur ulnaren Seite, der Unterarmpronation und der Schulterextension und -abduktion darf jedoch nicht ausgenutzt werden, bis das Handgelenk zu pronieren und zur ulnaren Seite zu strecken beginnt.

Anmerkung: Gib den stärkeren proximalen und distalen Komponenten Widerstand, aber unterstütze die schwächeren Komponenten in ihrem optimalen Bewegungsweg in Übereinstimmung mit der normalen Bewegungsfolge.

Finger: Beginne mit Rotation an den Fingern, Daumen, Handgelenk, Unterarm und an der Schulter; der volle Bewegungsweg der Handgelenkpronation mit Extension zur ulnaren Seite, der Unterarmpronation und der Schulterextension und -abduktion darf jedoch nicht ausgenutzt werden, bis die Finger zu strecken und zur ulnaren Seite zu abduzieren beginnen.

Anmerkung: Gib den stärkeren proximalen Komponenten Widerstand. Die Betonung kann auf den Fingergrundgelenken oder Mittelgelenken liegen oder auf einem bestimmten Gelenk eines einzelnen Fingers.

Daumen: Beginne mit Rotation an den Fingern, Daumen, Handgelenk, Unterarm und an der Schulter; der volle Bewegungsweg der Fingerextension mit Abduktion zur ulnaren Seite, der Handgelenkpronation mit Extension zur ulnaren Seite, der Unterarmpronation und der Schulterextension und -abduktion darf jedoch nicht ausgenutzt werden, bis der Daumen zu strecken und zur ulnaren Seite zu abduzieren beginnt. Die Komponenten der Finger und des Handgelenks müssen nach Einleitung der Bewegung am Daumen den Bewegungsweg ausnützen können. In der verkürzten Stellung des Bewegungsmusters ist der Daumen gestreckt, abduziert und nach innen, vom zweiten Metacarpal weg, rotiert.

Anmerkung: Gib den stärkeren Finger-, Handgelenk- und proximalen Komponenten Widerstand.

Manuelle Kontakte

Rechte Hand: Hand- und Fingerinnenfläche dorsal-ulnar über die Finger und das Handgelenk der rechten Hand des Patienten gewölbt (Abb. 1-47).
Linke Hand: Zur Betonung der distalen Gelenke: Greift mit Druck der Handfläche dorsal-ulnar den Unterarm zur Kontrolle der Pronation und der proximalen Bewegungskomponenten.
Zur Betonung der Schulter: Druck der Handfläche posterior-lateral auf den Arm zur Kontrolle der Innenrotation und der proximalen Bewegungskomponenten (Abb. 1-47).

Zur Betonung der Scapula: Druck der Handfläche auf die Scapula zwischen der Wirbelsäule und dem Angulus caudalis zur Kontrolle der Rotation und Adduktion.
Zum Gesamtöffnen der Hand und zur Betonung der Daumenbewegung: Greift den rechten Daumen des Patienten mit dem Daumen und Zeigefinger der linken Hand; dabei sollten der Daumen und der Zeigefinger des Therapeuten medial und lateral das Grundgelenk des Daumens des Patienten berühren, um sowohl die Rotations- als auch die Extensions- und Abduktionskomponenten des Daumens des Patienten zu kontrollieren. Die rechte Hand des Therapeuten soll dorsal und ulnar über die rechte Hand des Patienten gewölbt sein, um der Handgelenkextension zur ulnaren Seite und der Fingerextension und -abduktion zur ulnaren Seite Widerstand zu geben. Die rechte Hand des Therapeuten kontrolliert und gibt den proximalen Komponenten auch Widerstand.

Kommandos

Vorbereitungskommando: «Du öffnest Deine Hand, drehst sie und drückst sie hinunter und von deinem Gesicht weg.»
Aktionskommando: «Drücke! Öffne Deine Hand! Drehe sie! Drücke sie zu mir hinunter! Laß Deinen Ellenbogen gerade!»

Analyse des Bewegungsmusters

Scapula: Bewegungskomponenten: Rotation, Adduktion (Angulus caudalis), Depression nach posterior (Acromion). *Hauptmuskelkomponenten:* M. levator scapulae, M. rhomboides.
Schulter: Bewegungskomponenten: Extension, Abduktion, Innenrotation. *Hauptmuskelkomponenten:* M. teres major, M. latissimus dorsi, M. deltoideus (hinterer Anteil), M. triceps brachii (langer Kopf, Schulterextensionskomponente).
Unterarm: Bewegungskomponenten: Pronation. *Hauptmuskelkomponenten:* M. pronator quadratus.
Handgelenk: Bewegungskomponenten: Extension zur ulnaren Seite. *Hauptmuskelkomponenten:* M. extensor carpi ulnaris.
Finger: Bewegungskomponenten: Extension, Abduktion zur ulnaren Seite. *Hauptmuskelkomponenten:* M. extensor digitorum communis, M. extensor digiti minimi, M. abductor digiti minimi, M. interossei dorsales, Mm. lumbricales.
Daumen: Bewegungskomponenten: Extension mit Abduktion und Rotation zur ulnaren Seite (palmare Abduktion). *Hauptmuskelkomponenten:* M. abductor pollicis, M. extensor pollicis longus.

Bewegungshemmende Faktoren

Anspannen oder Kontraktion aller Muskeln des Flexion–Adduktion–Außenrotationsmusters (mit geradem Ellenbogen), Abb. 1-44.

Obere Extremität

Extension–Abduktion–Innenrotation (D1 Ex)
mit Extension des Ellenbogens

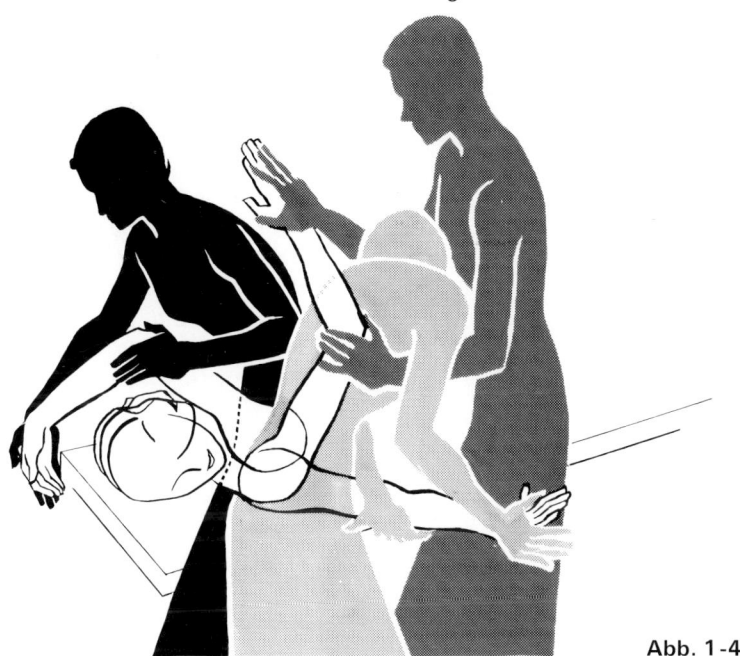

Abb. 1-48

Antagonistisches Bewegungsmuster

Flexion–Adduktion–Außenrotationsmuster (mit Ellenbogenflexion), Abb. 1-45.

Bewegungskomponenten

Die Finger strecken und abduzieren zur ulnaren Seite (die medialen Finger mehr als die lateralen); der Daumen streckt, abduziert und rotiert nach innen zur ulnaren Seite (palmare Abduktion); im Handgelenk wird proniert und zur ulnaren Seite gestreckt; der Unterarm proniert; der Ellenbogen streckt; die Schulter streckt, abduziert und rotiert nach innen mit Scapularotation, -adduktion (Angulus caudalis) und -depression nach posterior (Acromion); die Clavicula rotiert und zieht nach anterior, vom Sternum weg, hinunter.

Normale Bewegungsfolge

Der Funktionsablauf verläuft von distal nach proximal, d. h., der Funktionsablauf beginnt an den Fingern, Daumen, Handgelenk und am Unterarm, dann am Ellenbogen, Scapula, Schulter und Clavicula.

Betonte Bewegungsfolge

Scapula und Clavicula: Beginne mit Rotation an den Fingern, Daumen, Handgelenk, Unterarm, Ellenbogen und an der Schulter; der volle Bewegungsweg der Fingerextension mit Abduktion zur ulnaren Seite, der Handgelenkpronation mit Extension zur ulnaren Seite, der Unterarmpronation, der Ellenbogenextension und der Schulterextension und -abduktion darf jedoch nicht ausgenutzt werden, bis die Scapula zu rotieren, adduzieren und nach posterior hinunterzuziehen beginnt.

Anmerkung: Wird die normale Bewegungsfolge durch übermäßigen Widerstand gegen die schwachen distalen Komponenten verhindert, kann der Funktionsablauf nicht proximal erfolgen. Gib den stärkeren distalen Komponenten Widerstand, aber unterstütze die schwächeren distalen Komponenten in ihrem optimalen Bewegungsweg in Übereinstimmung mit der normalen Bewegungsfolge.

Schulter: Beginne mit Rotation an den Fingern, Daumen, Handgelenk, Ellenbogen, Schulter und an der Scapula; der volle Bewegungsweg der Fingerextension mit Abduktion zur ulnaren Seite, der Handgelenkpronation mit Extension zur ulnaren Seite, der Unterarmpronation, der Ellenbogenextension und der Scapularotation darf jedoch nicht ausgenutzt werden, bis die Schulter zu strecken und die Innenrotation zu abduzieren beginnt.

Anmerkung: Gib den stärkeren proximalen und distalen Komponenten Widerstand, aber unterstütze die schwächeren distalen Komponenten in ihrem optimalen Bewegungsweg in Übereinstimmung mit der normalen Bewegungsfolge.

Ellenbogen: Beginne mit Rotation an den Fingern, Daumen, Handgelenk, Unterarm, Ellenbogen und an der Schulter; der volle Bewegungsweg der Fingerextension mit Abduktion zur ulnaren Seite, der Handgelenkpronation mit Extension zur ulnaren Seite, der Unterarmpronation und der Schulterextension und -abduktion darf jedoch nicht ausgenutzt werden, bis der Ellenbogen zu strecken beginnt.

Anmerkung: Gib den stärkeren proximalen und distalen Komponenten Widerstand, aber unterstütze die schwächeren distalen Komponenten in ihrem optimalen Bewegungsweg in Übereinstimmung mit der normalen Bewegungsfolge.

Unterarm: Beginne mit Rotation an den Fingern, Daumen, Handgelenk, Unterarm, Ellenbogen und an der Schulter; der volle Bewegungsweg der Fingerextension mit Abduktion zur ulnaren Seite, der Handgelenkpronation mit Extension zur ulnaren Seite, der Ellenbogenextension und der Schulterextension und -abduktion darf jedoch nicht ausgenutzt werden, bis der Unterarm zu pronieren beginnt.

Anmerkung: Gib den stärkeren proximalen und distalen Komponenten Widerstand, aber unterstütze die schwächeren distalen Komponenten in ihrem optimalen Bewegungsweg in Übereinstimmung mit der normalen Bewegungsfolge.

Handgelenk: Beginne mit Rotation an den Fingern, Daumen, Handgelenk, Unterarm, Ellenbogen und an der Schulter; der volle Bewegungsweg der Fingerextension mit Abduktion zur ulnaren Seite, der Unterarmpronation, der Ellenbogenextension und der Schulterextension und -abduktion darf jedoch nicht ausgenutzt werden, bis das Handgelenk zu pronieren und zur ulnaren Seite zu strecken beginnt.

Anmerkung: Gib den stärkeren proximalen und distalen Komponenten Widerstand, aber unterstütze die schwächeren distalen Komponenten in ihrem optimalen Bewegungsweg in Übereinstimmung mit der normalen Bewegungsfolge.

Finger: Beginne mit der Rotation an den Fingern, Daumen, Handgelenk, Unterarm, Ellenbogen und an der Schulter; der volle Bewegungsweg der Handgelenkpronation mit Extension zur ulnaren Seite, der Unterarmpronation, der Ellenbogenextension und der Schulterextension und -abduktion darf jedoch nicht ausgenutzt werden, bis die Finger zu strecken beginnen.

Anmerkung: Gib den stärkeren proximalen Komponenten Widerstand. Die Betonung kann auf den Fingergrundgelenken oder Mittelgelenken liegen oder auf einem bestimmten Gelenk eines einzelnen Fingers.

Daumen: Beginne mit Rotation an den Fingern, Daumen, Handgelenk, Unterarm, Ellenbogen und an der Schulter; der volle Bewegungsweg der Fingerextension mit Abduktion zur ulnaren Seite, der Handgelenkpronation mit Extension zur ulnaren Seite, der Unterarmpronation, der Ellenbogenextension und der Schulterextension und -abduktion darf jedoch nicht ausgenutzt werden, bis der Daumen zu strecken und zur ulnaren Seite zu abduzieren beginnt. Die Komponenten der Finger und des Handgelenks müssen nach Einteilung der Bewegung am Daumen den Bewegungsweg ausnützen können. In der verkürzten Stellung des Bewegungsmusters ist der Daumen gestreckt, abduziert und nach innen, vom zweiten Metacarpal weg, rotiert.

Anmerkung: Gib den stärkeren Finger-, Handgelenk- und proximalen Komponenten Widerstand.

Manuelle Kontakte

Rechte Hand: Hand- und Fingerinnenfläche dorsal-ulnar über die Finger und das Handgelenk der rechten Hand des Patienten gewölbt (Abb. 1-48).
Linke Hand: Zur Betonung der distalen Gelenke: Greift mit Druck der Handfläche dorsal-ulnar den Unterarm zur Kontrolle der Pronation und der proximalen Bewegungskomponenten.
Zur Betonung der Schulter und des Ellenbogens: Gib Druck mit der Handfläche posterior-lateral auf den Arm zur Kontrolle der Innenrotation und der proximalen Bewegungskomponenten (Abb. 1-48).
Zur Betonung der Scapula: Gib Druck mit der Handfläche auf die Scapula zwischen der Wirbelsäule und dem Angulus caudalis zur Kontrolle der Rotation und Adduktion.
Zum Gesamtöffnen der Hand und zur Betonung der Daumenbewegung: Greift den rechten Daumen des Patienten mit dem Daumen und Zeigefinger der linken Hand; der Daumen und Zeigefinger des Therapeuten sollte medial und lateral das Grundgelenk des Daumens des Patienten berühren, um sowohl die Rotations- als auch die Extensions- und Abduktionskomponenten des Daumens des Patienten zu kontrollieren. Die rechte Hand des Therapeuten sollte dorsal und ulnar über die rechte Hand des Patienten gewölbt sein, um der Handgelenkextension zur ulnaren Seite und der Fingerextension -und abduktion zur ulnaren Seite Widerstand zu geben. Die rechte Hand des Therapeuten kontrolliert und gibt den proximalen Komponenten des Extension–Abduktion–Innenrotationsmusters auch Widerstand.

Kommandos

Vorbereitungskommando: «Du öffnest Deine Hand, drehst sie, drückst sie hinunter und von Deinem Gesicht weg, dann strecke Deinen Ellenbogen.»
Aktionskommando: «Drücke! Öffne Deine Hand! Drehe sie! Mache Deinen Ellenbogen gerade! Drücke ihn hinunter und zu mir raus!»

Analyse des Bewegungsmusters

Scapula: Bewegungskomponenten: Rotation, Adduktion (Angulus caudalis), Depression nach posterior (Acromion). *Hauptmuskelkomponenten:* M. levator scapulae, M. rhomboides.
Schulter: Bewegungskomponenten: Extension, Abduktion, Innenrotation. *Hauptmuskelkomponenten:* M. teres major, M. latissimus dorsi, M. deltoideus (hinterer Anteil), M. triceps brachii (langer Kopf, Schulterextensionskomponente).
Ellenbogen: Bewegungskomponente: Extension. *Hauptmuskelkomponenten:* M. triceps brachii, M. anconaeus.
Unterarm: Bewegungskomponente: Pronation. *Hauptmuskelkomponenten:* M. pronator quadratus.
Handgelenk, Finger und Daumen: siehe Extension-Abduktion-Innenrotationsmuster (mit geradem Ellenbogen).

Bewegungshemmende Faktoren

Anspannen oder Kontraktion aller Muskeln des Flexion–Adduktion–Außenrotationsmusters (mit Ellenbogenflexion), Abb. 1-45).

Obere Extremität

Extension–Abduktion–Innenrotation (D1 Ex)
mit Flexion des Ellenbogens

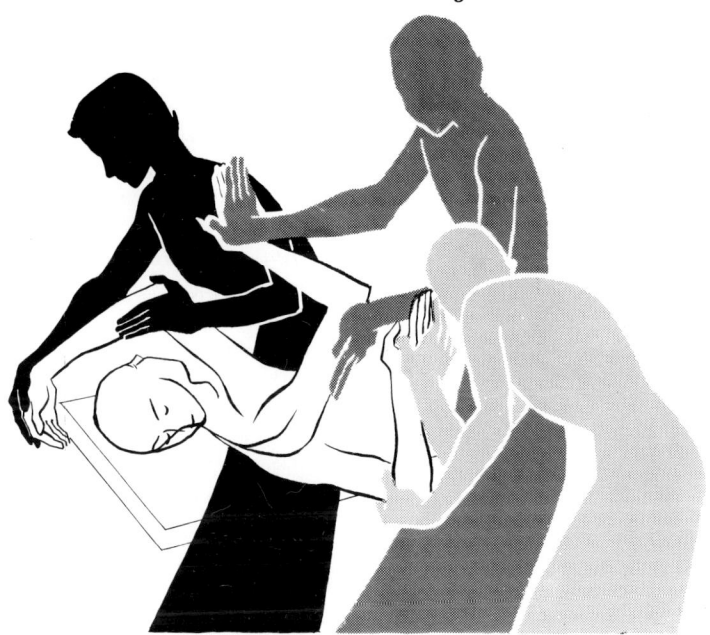

Abb. 1-49

Antagonistisches Bewegungsmuster

Flexion–Adduktion–Außenrotation (mit Ellenbogen-extension), Abb. 1-46.

Bewegungskomponenten

Die Finger strecken und adduzieren zur ulnaren Seite (die medialen Finger mehr als die lateralen); der Daumen streckt, abduziert und rotiert nach innen zur ulnaren Seite (palmare Abduktion); im Handgelenk wird proniert und zur ulnaren Seite gestreckt; der Unterarm proniert; der Ellenbogen beugt; die Schulter streckt, abduziert und rotiert nach innen mit Scapula-rotation, -adduktion (Angulus caudalis) und -depres-sion nach posterior (Acromion); die Clavicula rotiert und drückt nach anterior, vom Sternum weg, hinunter.

Normale Bewegungsfolge

Der Funktionsablauf verläuft von distal nach proximal, d. h., der Funktionsablauf beginnt an den Fingern, Daumen, Handgelenk und am Unterarm, dann am Ellenbogen, Scapula, Schulter und an der Clavicula.

Betonte Bewegungsfolge

Scapula und Clavicula: Beginne mit Rotation an den Fingern, Daumen, Handgelenk, Unterarm, Ellenbogen und an der Schulter; der volle Bewegungsweg der Fingerextension mit Abduktion zur ulnaren Seite, der Handgelenkpronation mit Extension zur ulnaren Seite, der Unterarmpronation, der Ellenbogenflexion und der Schulterextension und -abduktion darf jedoch nicht ausgenutzt werden, bis die Scapula zu rotieren, addu-zieren und nach posterior hinunterzuziehen beginnt.

Anmerkung: Wird die normale Bewegungsfolge durch über-mäßigen Widerstand gegen die schwachen distalen Kompo-nenten verhindert, kann der Funktionsablauf nicht proximal erfolgen. Gib den stärkeren distalen Komponenten Wider-stand, aber unterstütze die schwächeren distalen Komponen-ten in ihrem optimalen Bewegungsweg in Übereinstim-mung mit der normalen Bewegungsfolge.

Schulter: Beginne mit Rotation an den Fingern, Dau-men, Handgelenk, Unterarm, Ellenbogen, Schulter und an der Scapula; der volle Bewegungsweg der Finger-extension mit Abduktion zur ulnaren Seite, der Hand-gelenkpronation mit Extension zur ulnaren Seite, der Unterarmpronation, der Ellenbogenflexion und der Scapularotation darf jedoch nicht ausgenutzt werden, bis die Schulter zu strecken und die Innenrotation zu abduzieren beginnt.

Anmerkung: Gib den stärkeren proximalen und distalen Komponenten Widerstand, aber unterstütze die schwächeren distalen Komponenten in ihrem optimalen Bewegungsweg in Übereinstimmung mit der normalen Bewegungsfolge.

Ellenbogen: Beginne mit Rotation an den Fingern, Daumen, Handgelenk, Unterarm, Ellenbogen und an der Schulter; der volle Bewegungsweg der Finger-extension mit Abduktion zur ulnaren Seite, der Hand-gelenkpronation mit Extension zur ulnaren Seite, der Unterarmpronation und der Schulterextension und -abduktion darf jedoch nicht ausgenutzt werden, bis der Ellenbogen zu beugen beginnt.

Anmerkung: Gib den stärkeren proximalen und distalen Komponenten Widerstand, aber unterstütze die schwächeren distalen Komponenten in ihrem optimalen Bewegungsweg in Übereinstimmung mit der normalen Bewegungsfolge.

71

Unterarm: Beginne mit Rotation an den Fingern, Daumen, Handgelenk, Unterarm, Ellenbogen und an der Schulter; der volle Bewegungsweg der Fingerextension mit Abduktion zur ulnaren Seite, der Handgelenkextension mit Abduktion zur ulnaren Seite, der Handgelenkextension zur ulnaren Seite, der Ellenbogenflexion und der Schulterextension und -abduktion darf jedoch nicht ausgenutzt werden, bis der Unterarm zu pronieren beginnt.

Anmerkung: Gib den stärkeren proximalen und distalen Komponenten Widerstand, aber unterstütze die schwächeren distalen Komponenten in ihrem optimalen Bewegungsweg in Übereinstimmung mit der normalen Bewegungsfolge.

Handgelenk: Beginne mit Rotation an den Fingern, Daumen, Handgelenk, Unterarm, Ellenbogen und an der Schulter; der volle Bewegungsweg der Fingerextension mit Abduktion zur ulnaren Seite, der Unterarmpronation, der Ellenbogenflexion und der Schulterextension und -abduktion darf jedoch nicht ausgenutzt werden, bis das Handgelenk zu pronieren und zur ulnaren Seite zu strecken beginnt.

Anmerkung: Gib den stärkeren proximalen und distalen Komponenten Widerstand, aber unterstütze die schwächeren distalen Komponenten in ihrem optimalen Bewegungsweg in Übereinstimmung mit der normalen Bewegungsfolge.

Finger: Beginne mit Rotation an den Fingern, Daumen, Handgelenk, Unterarm, Ellenbogen und an der Schulter; der volle Bewegungsweg der Handgelenkpronation mit Extension zur ulnaren Seite, der Unterarmpronation, der Ellenbogenflexion und der Schulterextension und -abduktion darf jedoch nicht ausgenutzt werden, bis die Finger zu strecken und zur ulnaren Seite zu abduzieren beginnen.

Anmerkung: Gib den stärkeren proximalen Komponenten Widerstand. Die Betonung kann auf den Fingergrundgelenken oder Mittelgelenken liegen oder auf einem bestimmten Gelenk eines einzelnen Fingers.

Daumen: Beginne mit Rotation an den Fingern, Daumen, Handgelenk, Unterarm, Ellenbogen und an der Schulter; der volle Bewegungsweg der Fingerextension mit Abduktion zur ulnaren Seite, der Handgelenkpronation mit Extension zur ulnaren Seite, der Unterarmpronation, der Ellenbogenflexion und der Schulterextension und -abduktion darf jedoch nicht ausgenutzt werden, bis der Daumen zu strecken und zur ulnaren Seite zu abduzieren beginnt. Die Komponenten der Finger und des Handgelenks müssen nach Einleitung der Bewegung am Daumen den Bewegungsweg ausnützen können. In der verkürzten Stellung des Bewegungsmusters ist der Daumen gestreckt, abduziert und nach innen, vom zweiten Metacarpal weg, rotiert.

Anmerkung: Gib den stärkeren Finger-, Handgelenk- und proximalen Komponenten Widerstand.

Manuelle Kontakte

Rechte Hand: Wölbe die Hand- und Fingerinnenfläche dorsal-ulnar über die Finger und das Handgelenk der rechten Hand des Patienten (Abb. 1-49).

Linke Hand: Zur Betonung der distalen Gelenke: Greift mit Druck der Handfläche dorsal-ulnar den Unterarm zur Kontrolle der Pronation und der proximalen Bewegungskomponenten.

Zur Betonung der Schulter und des Ellenbogens: Gib Druck der Handinnenfläche posterior-lateral auf den Arm zur Kontrolle der Innenrotation und der proximalen Bewegungskomponenten (Abb. 1-49).

Zur Betonung der Scapula: Gib Druck der Handfläche auf die Scapula zwischen der Wirbelsäule und den Angulus caudalis zur Kontrolle der Rotation und Adduktion.

Zum Gesamtöffnen der Hand und der Betonung der Daumenbewegung: Greift den rechten Daumen des Patienten mit dem Daumen und Zeigefinger der linken Hand; der Daumen und Zeigefinger des Therapeuten sollte medial und lateral das Grundgelenk des Daumens des Patienten berühren, um sowohl die Rotations- als auch die Extensions- und Abduktionskomponenten des Daumens des Patienten zu kontrollieren. Die rechte Hand des Therapeuten sollte dorsal und ulnar über die rechte Hand des Patienten gewölbt sein, um der Handgelenkextension zur ulnaren Seite und der Fingerextension und -abduktion zur ulnaren Seite Widerstand geben. Die rechte Hand des Therapeuten kontrolliert und gibt den proximalen Komponenten des Extension–Abduktion–Innenrotationsmusters auch Widerstand.

Kommandos:

Vorbereitungskommando: «Du öffnest Deine Hand, drehst sie, drückst sie hinunter und von Deinem Gesicht weg, dann beuge Deinen Ellenbogen.»

Aktionskommando: «Drücke! Öffne Deine Hand! Drehe sie! Beuge Deinen Ellenbogen! Drücke sie zu mir!»

Analyse des Bewegungsmusters[*]

Scapula: Bewegungskomponenten: Rotation, Adduktion (Angulus caudalis), Depression nach posterior (Acromion). *Hauptmuskelkomponenten:* M. levator scapulae, M. rhomboides.

Schulter: Bewegungskomponenten: Extension, Abduktion, Innenrotation. *Hauptmuskelkomponenten:* M. teres major, M. latissimus dorsi, M. deltoideus (hinterer Anteil).

---

[*] Wird das Extension–Abduktion–Innenrotationsmuster nach posterior fortgesetzt, verbinden sich die Bewegungskomponenten mit denjenigen des Extension–Adduktion–Innenrotationsmusters. Die Finger und das Handgelenk beugen zur ulnaren Seite, der Ellenbogen kann gerade bleiben oder beugen; die Schulter streckt, adduziert und rotiert nach innen mit Scapularotation, -adduktion (Angulus caudalis) und -depression nach anterior (Acromion). Diese Bewegung ist wichtig für die vollständige Umschulung des latissimus dorsi in Betrachtnahme der Adduktionskomponente dieses Muskels.

Ellenbogen: Bewegungskomponente: Flexion. *Hauptmuskelkomponenten:* M. brachialis, M. biceps brachii (lateraler Anteil).
Unterarm: Bewegungskomponente: Pronation. *Hauptmuskelkomponente:* M. pronator quadratus.
Handgelenk, Finger und Daumen: Siehe Extension-Abduktion-Innenrotationsmuster (mit geradem Ellenbogen).

Bewegungshemmende Faktoren

Anspannen oder Kontraktion aller Muskeln des Flexion–Adduktion–Außenrotationsmusters (mit Ellenbogenextension), Abb. 1-46.

Obere Extremität

Flexion–Abduktion–Außenrotation (D2 Fl)
mit geradem Ellenbogen

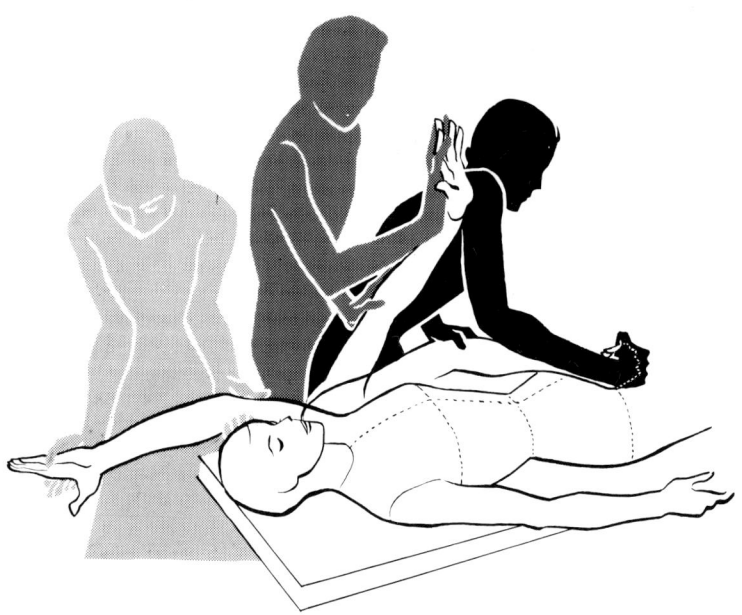

Abb. 1-50

Antagonistisches Bewegungsmuster

Extension–Adduktion–Innenrotationsmuster (mit geradem Ellenbogen), Abb. 1-53.

Bewegungskomponenten

Die Finger strecken und abduzieren zur radialen Seite (die lateralen Finger mehr als die medialen); der Daumen streckt, adduziert und rotiert nach außen zur radialen Seite; im Handgelenk wird supiniert und zur radialen Seite gestreckt; der Unterarm supiniert; der Ellenbogen bleibt gerade; die Schulter beugt, abduziert und rotiert nach außen mit Scapularotation, -adduktion (Angulus cranialis) und -elevation nach posterior (Acromion); die Clavicula rotiert und eleviert nach anterior, vom Sternum weg.

Normale Bewegungsfolge

Der Funktionsablauf verläuft von distal nach proximal, d. h., der Funktionsablauf beginnt an den Fingern, Daumen, Handgelenk und am Unterarm, dann an der Scapula, Schulter und der Clavicula.

Betonte Bewegungsfolge

Scapula und Clavicula: Beginne mit Rotation an den Fingern, Daumen, Handgelenk, Unterarm und an der Schulter; der volle Bewegungsweg der Fingerextension mit Abduktion zur radialen Seite, der Handgelenksupination mit Extension zur radialen Seite, der Unterarmsupination und der Schulterflexion und -abduktion darf jedoch nicht ausgenutzt werden, bis die Scapula zu rotieren, adduzieren und nach posterior zu elevieren beginnt.

Anmerkung: Wird die normale Bewegungsfolge durch übermäßigen Widerstand gegen die schwachen Komponenten verhindert, kann der Funktionsablauf nicht proximal erfolgen. Gib den stärkeren distalen Komponenten Widerstand, aber unterstütze die schwächeren distalen Komponenten in ihrem optimalen Bewegungsweg in Übereinstimmung mit der normalen Bewegungsfolge.

Schulter: Beginne mit Rotation an den Fingern, Daumen, Handgelenk, Unterarm, Schulter und an der Scapula; der volle Bewegungsweg der Fingerextension mit Abduktion zur radialen Seite, der Handgelenksupination mit Extension zur radialen Seite, der Unterarmsupination und der Scapularotation darf jedoch nicht ausgenutzt werden, bis die Schulter zu beugen und in Außenrotation zu abduzieren beginnt.

Anmerkung: Gib den stärkeren proximalen und distalen Komponenten Widerstand, aber unterstütze die schwächeren distalen Komponenten in ihrem optimalen Bewegungsweg in Übereinstimmung mit der normalen Bewegungsfolge.

Unterarm: Beginne mit Rotation an den Fingern, Daumen, Handgelenk, Unterarm und an der Schulter; der volle Bewegungsweg der Fingerextension mit Abduktion zur radialen Seite, der Handgelenksupination mit Extension zur radialen Seite und der Schulterflexion und -abduktion darf jedoch nicht ausgenutzt werden, bis der Unterarm zu supinieren beginnt.

D2 Fl, 1.W zum Öffnen **Umkehr: D2 Ex, 3.W zum Schließen**

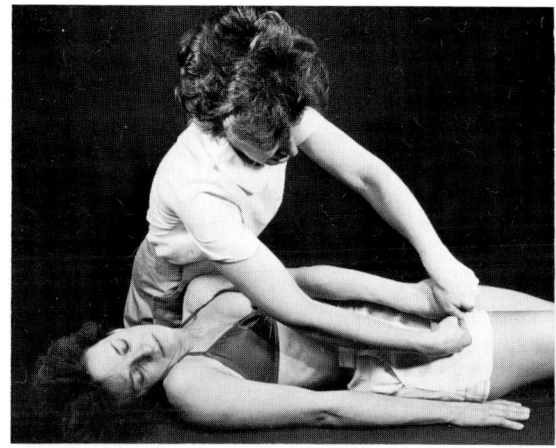 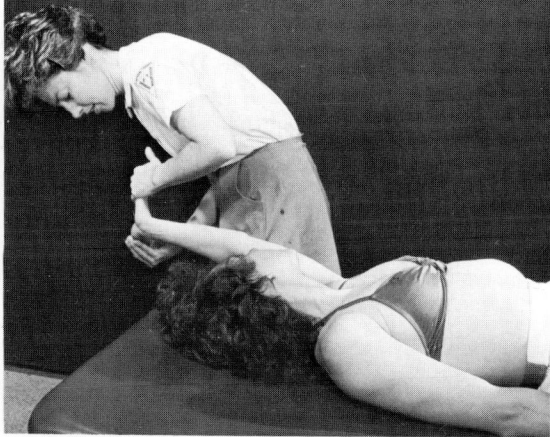

A. 1. W A. 1. W

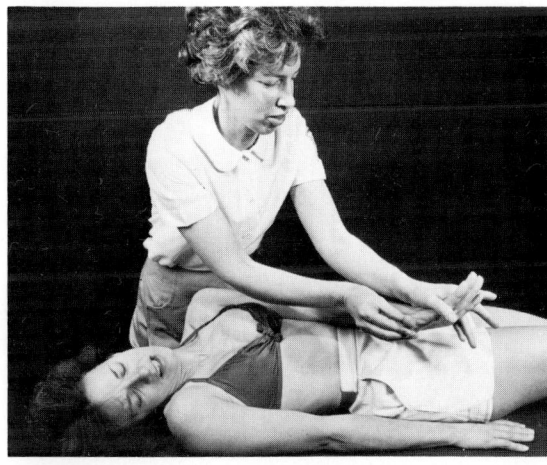 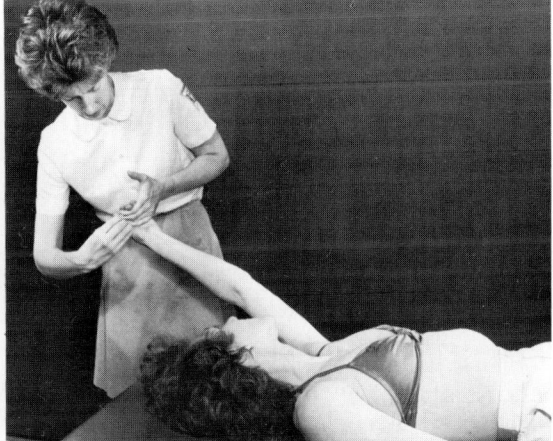

B. 2. W B. 2. W

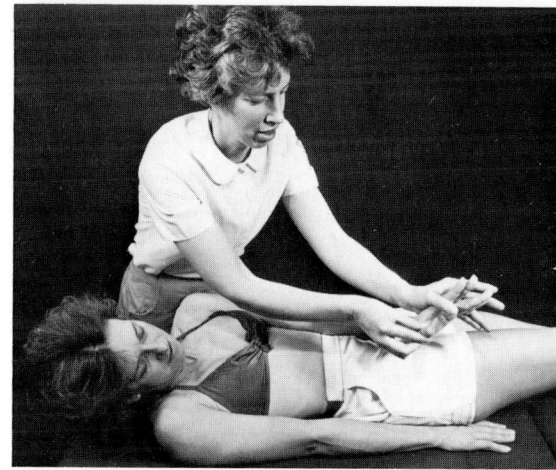 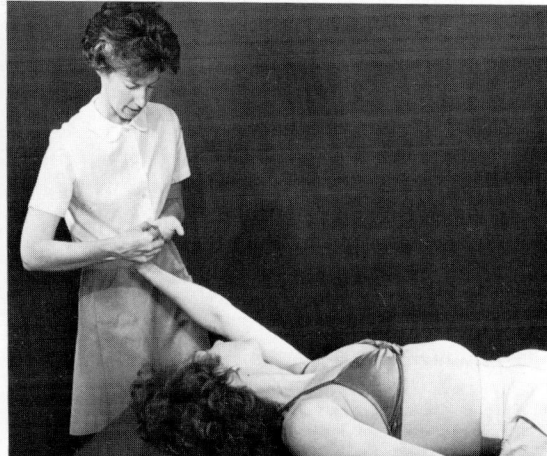

C. 3.W C. 3.W

Abb. 1 - 50, *fortgesetzt*

Anmerkung: Gib den stärkeren proximalen und distalen Komponenten Widerstand, aber unterstütze die schwächeren distalen Komponenten in ihrem optimalen Bewegungsweg in Übereinstimmung mit der normalen Bewegungsfolge.

Handgelenk: Beginne mit Rotation an den Fingern, Daumen, Handgelenk, Unterarm und an der Schulter; der volle Bewegungsweg der Fingerextension mit Abduktion zur radialen Seite, der Unterarmsupination und der Schulterflexion und -abduktion darf jedoch nicht ausgenutzt werden, bis das Handgelenk zu supinieren und zur radialen Seite zu strecken beginnt.

Anmerkung: Gib den stärkeren proximalen und distalen Komponenten Widerstand, aber unterstütze die schwächeren distalen Komponenten in ihrem optimalen Bewegungsweg in Übereinstimmung mit der normalen Bewegungsfolge.

Finger: Beginne mit Rotation an den Fingern, Daumen, Handgelenk, Unterarm und an der Schulter; der volle Bewegungsweg der Handgelenksupination mit Extension zur radialen Seite, der Unterarmsupination und der Schulterflexion und -abduktion darf jedoch nicht ausgenutzt werden, bis die Finger zu strecken und zur radialen Seite zu abduzieren beginnen.

Anmerkung: Gib den stärkeren proximalen Komponenten Widerstand. Die Betonung kann auf den Fingergrundgelenken oder Mittelgelenken liegen oder auf einem bestimmten Gelenk eines einzelnen Fingers.

Daumen: Beginne mit Rotation an den Fingern, Daumen, Handgelenk, Unterarm und an der Schulter; der volle Bewegungsweg der Fingerextension mit Abduktion, Handgelenksupination mit Extension zur radialen Seite, der Unterarmsupination und der Schulterflexion und -abduktion darf jedoch nicht ausgenutzt werden, bis der Daumen zu strecken und zur radialen Seite zu adduzieren beginnt. Die Komponenten der Finger und des Handgelenks müssen nach Einleitung der Bewegung am Daumen den Bewegungsweg ausnützen können. In der verkürzten Stellung des Bewegungsmusters ist der Daumen gestreckt, adduziert und nach außen rotiert, zum zweiten Metacarpal hin.

Anmerkung: Gib den stärkeren Finger-, Handgelenk- und proximalen Komponenten Widerstand.

Manuelle Kontakte

Rechte Hand: Hand- und Fingerinnenfläche dorsal-radial über die Finger und das Handgelenk der linken Hand des Patienten gewölbt (Abb. 1-50).

Linke Hand: Zur Betonung der distalen Gelenke: Greift mit Druck der Handfläche dorsal-radial den Unterarm zur Kontrolle der Supination und der proximalen Bewegungskomponenten.

Zur Betonung der Schulter: Gib Druck mit der Handfläche anterior-lateral auf den Arm des Patienten zur Kontrolle der Rotation und der proximalen Bewegungskomponenten (Abb. 1-50).

Zur Betonung der Scapula: Gib Druck mit der Handfläche auf die Scapula zur Kontrolle der Rotation und Adduktion.

Zum Gesamtöffnen der Hand und zur Betonung der Daumenbewegung: Greift den linken Daumen des Patienten mit dem Daumen und Zeigefinger der rechten Hand; der Daumen und Zeigefinger des Therapeuten sollte medial und lateral das Grundgelenk des Daumens des Patienten ergreifen, um sowohl die Rotations- als auch die Extensions- und Adduktionskomponente des Daumens des Patienten zu kontrollieren. Die linke Hand des Therapeuten sollte dorsal und radial über die linke Hand des Patienten gewölbt sein, um der Handgelenkextension zur radialen Seite und der Fingerextension mit Abduktion zur radialen Seite Widerstand zu geben. Die rechte Hand des Therapeuten kontrolliert und gibt den proximalen Komponenten des Flexion–Abduktion–Außenrotationsmusters Widerstand.

Kommandos

Vorbereitungskommando: «Du öffnest Deine Hand, drehst sie und hebst sie hoch und zu mir hinaus, dabei läßt Du Deinen Ellenbogen gerade.»

Aktionskommando: «Hochheben! Öffne Deine Hand! Drehe sie! Laß Deinen Ellenbogen gerade! Hebe sie zu mir hoch!»

Analyse des Bewegungsmusters

Scapula: Bewegungskomponenten: Rotation, Adduktion (Angulus cranialis), Elevation nach posterior (Acromion).
Hauptmuskelkomponenten: M. trapecius (alle drei Anteile).
Schulter: Bewegungskomponenten: Flexion, Abduktion, Außenrotation. *Hauptmuskelkomponenten:* M. teres minor, M. supraspinatus, M. infraspinatus, M. deltoideus (mittlerer Anteil).
Unterarm: Bewegungskomponente: Supination. *Hauptmuskelkomponenten:* M. brachioradialis.
Handgelenk: Bewegungskomponente: Extension zur radialen Seite. *Hauptmuskelkomponenten:* M. extensor radialis longus, M. extensor radialis brevis.
Finger: Bewegungskomponenten: Extension, Abduktion zur radialen Seite. *Hauptmuskelkomponenten:* M. extensor digitorum communis, M. extensor indicis proprius, Mm. interossei dorsales, Mm. lumbricales.
Daumen: Bewegungskomponenten: Extension mit Adduktion und Rotation zur radialen Seite. *Hauptmuskelkomponenten:* M. extensor pollicis longus, M. extensor pollicis brevis, M. abductor pollicis longus.

Bewegungshemmende Faktoren

Anspannen oder Kontraktion aller Muskeln des Extension–Adduktion–Innenrotationsmusters (mit geradem Ellenbogen), Abb. 1-53.

Obere Extremität

Flexion–Abduktion–Außenrotation (D2 Fl)
mit Extension des Ellenbogens

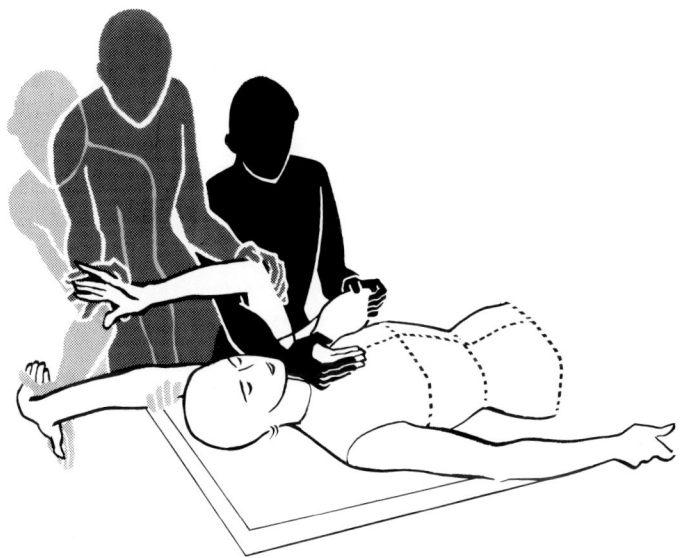

Abb. 1 - 52

Antagonistisches Bewegungsmuster

Extension–Adduktion–Innenrotationsmuster (mit Ellenbogenflexion), Abb. 1 - 55.

Bewegungskomponenten

Die Finger strecken und abduzieren zur radialen Seite (die lateralen Finger mehr als die medialen); der Daumen streckt, adduziert und rotiert nach außen zur radialen Seite; im Handgelenk wird supiniert und zur radialen Seite gestreckt; der Unterarm supiniert; der Ellenbogen streckt; die Schulter beugt, abduziert und rotiert nach außen mit Scapularotation, -adduktion (Angulus cranialis) und -elevation nach posterior (Acromion); die Clavicula rotiert und eleviert nach anterior, vom Sternum weg.

Normale Bewegungsfolge

Der Funktionsablauf verläuft von distal nach proximal, d. h., der Funktionsablauf beginnt an den Fingern, Daumen, Handgelenk und am Unterarm, dann an der Scapula, Schulter und der Clavicula.

Betonte Bewegungsfolge

Scapula und Clavicula: Beginne mit Rotation an den Fingern, Daumen, Handgelenk, Unterarm, Ellenbogen und an der Schulter; der volle Bewegungsweg der Fingerextension mit Abduktion zur radialen Seite, der Handgelenksupination mit Extension zur radialen Seite, der Unterarmsupination, der Ellenbogenextension und der Schulterflexion und -abduktion darf jedoch nicht ausgenutzt werden, bis die Scapula zu rotieren, adduzieren und nach posterior zu elevieren beginnt.

Anmerkung: Wird die normale Bewegungsfolge des Bewegungsmusters durch übermäßigen Widerstand gegen die schwachen Komponenten verhindert, kann der Funktionsablauf nicht proximal erfolgen. Gib den stärkeren distalen Komponenten Widerstand, aber unterstütze die schwächeren distalen Komponenten in ihrem optimalen Bewegungsweg in Übereinstimmung mit der normalen Bewegungsfolge.

Schulter: Beginne mit Rotation an den Fingern, Daumen, Handgelenk, Unterarm, Ellenbogen, Schulter und an der Scapula; der volle Bewegungsweg der Fingerextension mit Abduktion zur radialen Seite, der Handgelenksupination mit Extension zur radialen Seite, der Unterarmsupination, der Ellenbogenextension und der Scapularotation darf jedoch nicht ausgenutzt werden, bis die Schulter zu beugen und in Außenrotation zu abduzieren beginnt.

Anmerkung: Gib den stärkeren proximalen und distalen Komponenten Widerstand, aber unterstütze die schwächeren distalen Komponenten in ihrem optimalen Bewegungsweg in Übereinstimmung mit der normalen Bewegungsfolge.

Ellenbogen: Beginne mit Rotation an den Fingern, Daumen, Handgelenk, Unterarm, Ellenbogen und an der Schulter; der volle Bewegungsweg der Fingerextension mit Abduktion zur radialen Seite, der Handgelenksupination mit Extension zur radialen Seite, der Unterarmsupination und der Schulterflexion und -abduktion darf jedoch nicht ausgenutzt werden, bis der Ellenbogen zu strecken beginnt.

Anmerkung: Gib den stärkeren proximalen und distalen Komponenten Widerstand, aber unterstütze die schwächeren distalen Komponenten in ihrem optimalen Bewegungsweg in Übereinstimmung mit der normalen Bewegungsfolge.

Unterarm: Beginne mit Rotation an den Fingern, Daumen, Handgelenk, Unterarm, Ellenbogen und an der Schulter; der volle Bewegungsweg der Fingerextension mit Abduktion zur radialen Seite, der Handgelenksupination mit Extension zur radialen Seite, der Ellenbogenextension und der Schulterflexion und -abduktion darf jedoch nicht ausgenutzt werden, bis der Unterarm zu supinieren beginnt.

Anmerkung: Gib den stärkeren proximalen und distalen Komponenten Widerstand, aber unterstütze die schwächeren distalen Komponenten in ihrem optimalen Bewegungsweg in Übereinstimmung mit der normalen Bewegungsfolge.

Handgelenk: Beginne mit Rotation an den Fingern, Daumen, Handgelenk, Unterarm, Ellenbogen und an der Schulter; der volle Bewegungsweg der Fingerextension mit Abduktion zur radialen Seite, der Unterarmsupination, der Ellenbogenextension und der Schulterflexion und -abduktion darf jedoch nicht ausgenutzt werden, bis das Handgelenk zu supinieren und zur radialen Seite zu strecken beginnt.

Anmerkung: Gib den stärkeren proximalen und distalen Komponenten Widerstand, aber unterstütze die schwächeren Komponenten in ihrem optimalen Bewegungsweg in Übereinstimmung mit der normalen Bewegungsfolge.

Finger: Beginne mit Rotation an den Fingern, Daumen, Handgelenk, Unterarm, Ellenbogen und an der Schulter; der volle Bewegungsweg der Handgelenksupination mit Extension zur radialen Seite, der Unterarmsupination, der Ellenbogenextension und der Schulterflexion und -abduktion darf jedoch nicht ausgenutzt werden, bis die Finger zu strecken und zur radialen Seite zu abduzieren beginnen.

Anmerkung: Gib den stärkeren proximalen Komponenten Widerstand. Die Betonung kann auf den Fingergrundgelenken oder Mittelgelenken liegen oder auf einem bestimmten Gelenk eines einzelnen Fingers.

Daumen: Beginne mit Rotation an den Fingern, Daumen, Handgelenk, Unterarm, Ellenbogen und an der Schulter; der volle Bewegungsweg der Fingerextension mit Abduktion zur radialen Seite, der Handgelenksupination mit Extension zur radialen Seite, der Unterarmsupination, der Ellenbogenextension und der Schulterflexion und -abduktion darf jedoch nicht ausgenutzt werden, bis der Daumen zu strecken und zur radialen Seite zu adduzieren beginnt. Die Komponenten der Finger und des Handgelenks müssen nach Einleitung der Bewegung am Daumen den Bewegungsweg ausnützen können. In der verkürzten Stellung des Bewegungsmusters ist der Daumen gestreckt, adduziert und nach außen rotiert, zum zweiten Metacarpal hin.

Anmerkung: Gib den stärkeren Finger-, Handgelenk- und proximalen Komponenten Widerstand.

Manuelle Kontakte

Rechte Hand: Hand- und Fingerinnenfläche dorsal-radial über die Finger und das Handgelenk der linken Hand des Patienten gewölbt (Abb. 1-52).

Linke Hand: Zur Betonung der distalen Gelenke: Greift mit Druck der Handfläche dorsal-radial den Unterarm zur Kontrolle der Supination und der proximalen Bewegungskomponenten (Abb. 1-52).

Zur Betonung der Schulter und des Ellenbogens: Gib Druck mit der Handfläche anterior-lateral auf den Arm des Patienten zur Kontrolle der Rotations- und proximalen Bewegungskomponenten.

Zur Betonung der Scapula: Gib Druck mit der Handfläche auf die Scapula zur Kontrolle der Rotation und Adduktion.

Zum Gesamtöffnen der Hand und zur Betonung der Daumenbewegung: Greift den linken Daumen des Patienten mit dem Daumen und Zeigefinger der rechten Hand; der Daumen und Zeigefinger des Therapeuten sollte medial und lateral das Grundgelenk des Daumens des Patienten ergreifen, um sowohl die Rotations- als auch die Extensions- und Adduktionskomponenten des Daumens des Patienten zu kontrollieren. Die linke Hand des Therapeuten sollte dorsal und radial über die linke Hand des Patienten gewölbt sein, um der Handgelenkextension zur radialen Seite und der Fingerextension mit Abduktion zur radialen Seite Widerstand zu geben. Die rechte Hand des Therapeuten kontrolliert und gibt den proximalen Komponenten des Flexion—Abduktion—Außenrotationsmusters Widerstand.

Kommandos

Vorbereitungskommando: «Du öffnest Deine Hand, drehst sie und drückst sie hoch und zu mir nach außen, dabei mache Deinen Ellenbogen gerade.»

Aktionskommando: «Drücke! Öffne Deine Hand! Drehe sie! Drücke sie hoch und zu mir nach außen! Mache Deinen Ellenbogen gerade!»

Analyse des Bewegungsmusters

Scapula: Bewegungskomponenten: Rotation, Adduktion (Angulus cranialis), Elevation nach posterior (Acromion). *Hauptmuskelkomponenten:* M. trapecius (alle drei Anteile).

Schulter: Bewegungskomponenten: Flexion, Abduktion, Außenrotation. *Hauptmuskelkomponenten:* M. teres minor, M. supraspinatus, M. infraspinatus, M. deltoideus (mittlerer Anteil).

Ellenbogen: Bewegungskomponente: Extension. *Hauptmuskelkomponenten:* M. triceps brachii (lateraler Anteil), M. anconeus.

Unterarm: Bewegungskomponente: Supination. *Hauptmuskelkomponenten:* M. brachioradialis.

Handgelenk, Finger und Daumen: siehe Flexion—Abduktion—Außenrotationsmuster (mit geradem Ellenbogen.

Bewegungshemmende Faktoren

Anspannen oder Kontraktion aller Muskeln des Extension—Adduktion—Innenrotationsmusters (mit Ellenbogenflexion), Abb. 1-55.

Obere Extremität

*Extension–Adduktion–Innenrotation (D2 Ex),
mit geradem Ellenbogen*

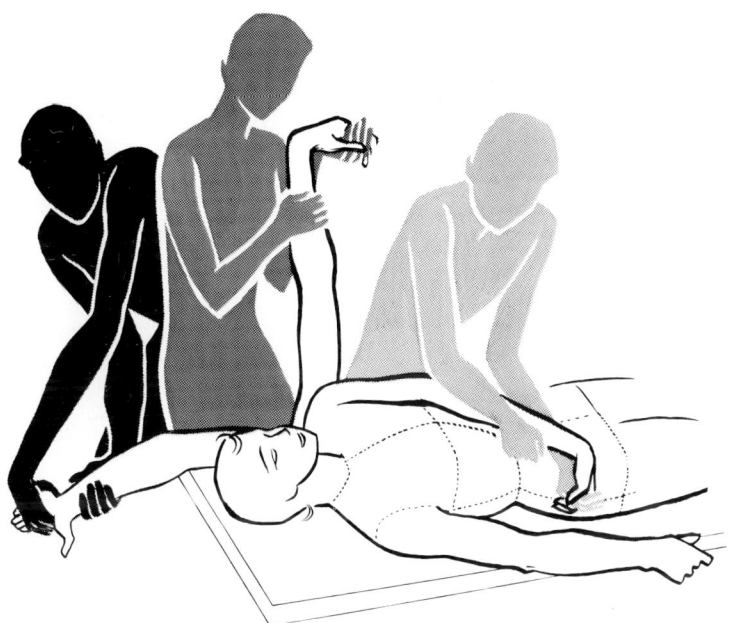

Abb. 1-53

Antagonistisches Bewegungsmuster

Flexion–Abduktion–Außenrotationsmuster (mit geradem Ellenbogen), Abb. 1-50.

Bewegungskomponenten

Die Finger beugen und adduzieren (die medialen Finger mehr als die lateralen) zur ulnaren Seite; der Daumen beugt, abduziert und rotiert nach innen zur ulnaren Seite (Opposition); im Handgelenk wird proniert und zur ulnaren Seite gebeugt; der Unterarm proniert; der Ellenbogen bleibt gerade; die Schulter streckt, adduziert und rotiert nach innen mit Scapularotation, -abduktion (Angulus cranialis) und -depression nach anterior (Acromion); die Clavicula rotiert und zieht nach anterior in Approximation mit dem Sternum hinunter.

Normale Bewegungsfolge

Der Funktionsablauf verläuft von distal nach proximal, d. h., der Funktionsablauf beginnt an den Fingern, Daumen, Handgelenk und am Unterarm, dann an der Scapula, Schulter und der Clavicula.

Betonte Bewegungsfolge

Scapula und Clavicula: Beginne mit Rotation an den Fingern, Daumen, Handgelenk, Unterarm und an der Schulter; der volle Bewegungsweg der Fingerflexion mit Adduktion zur ulnaren Seite, der Handgelenkpronation und -flexion zur ulnaren Seite, der Unterarm-pronation und der Schulterextension und -adduktion darf jedoch nicht ausgenutzt werden, bis die Scapula zu rotieren, abduzieren und nach anterior hinunterzuziehen beginnt.

Anmerkung: Wird die normale Bewegungsfolge des Bewegungsmusters durch übermäßigen Widerstand gegen die schwachen Komponenten verhindert, kann der Funktionsablauf nicht proximal erfolgen. Gib den stärkeren distalen Komponenten Widerstand, aber unterstütze die schwächeren distalen Komponenten in ihrem optimalen Bewegungsweg in Übereinstimmung mit der normalen Bewegungsfolge.

Schulter: Beginne mit Rotation an den Fingern, Daumen, Handgelenk, Unterarm und an der Schulter; der volle Bewegungsweg der Fingerflexion mit Adduktion zur ulnaren Seite, der Handgelenkpronation mit Flexion zur ulnaren Seite und der Unterarmpronation darf jedoch nicht ausgenutzt werden, bis die Schulter zu strecken und in Innenrotation zu adduzieren beginnt.

Anmerkung: Gib den stärkeren distalen Komponenten Widerstand, aber unterstütze die schwächeren Komponenten in ihrem optimalen Bewegungsweg in Übereinstimmung mit der normalen Bewegungsfolge.

Unterarm: Beginne mit Rotation an den Fingern, Daumen, Handgelenk, Unterarm und an der Schulter; der volle Bewegungsweg der Fingerflexion mit Adduktion zur ulnaren Seite, der Handgelenkpronation mit Flexion zur ulnaren Seite und der Schulterextension und -adduktion darf jedoch nicht ausgenutzt werden, bis der Unterarm zu pronieren beginnt.

D2 Ex, 1.W zum Schließen

Umkehr: D2 Fl, 3.W zum Öffnen

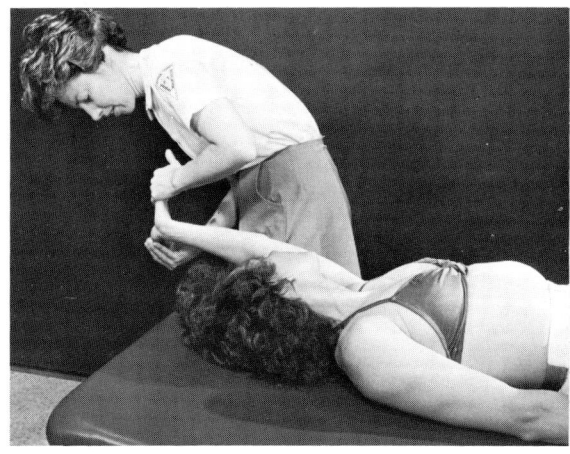 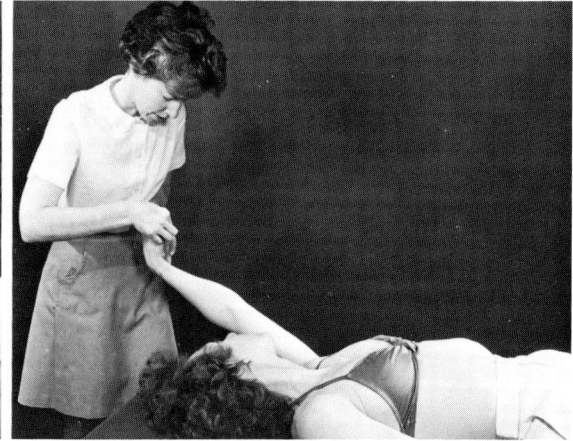

A. 1.W

A. 1.W

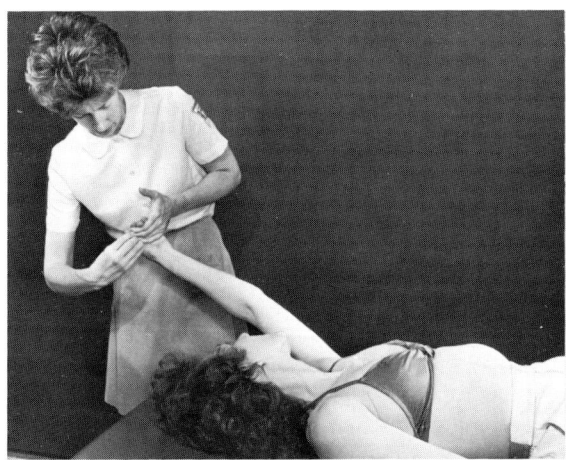 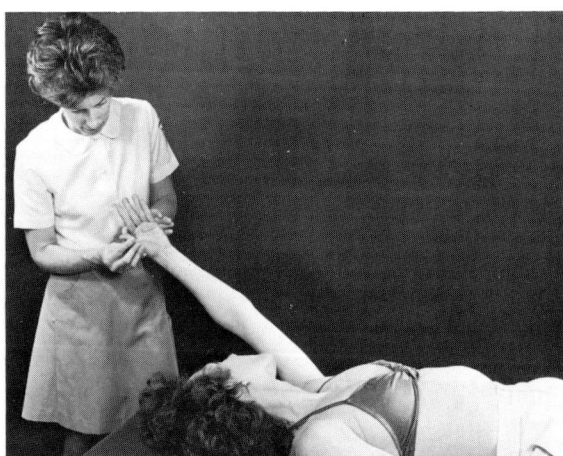

B. 2.W

B. 2.W

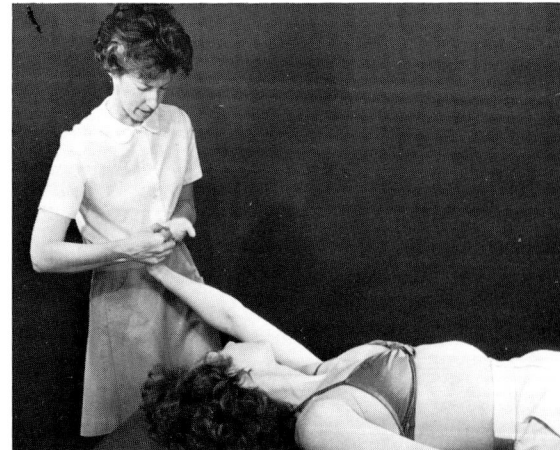 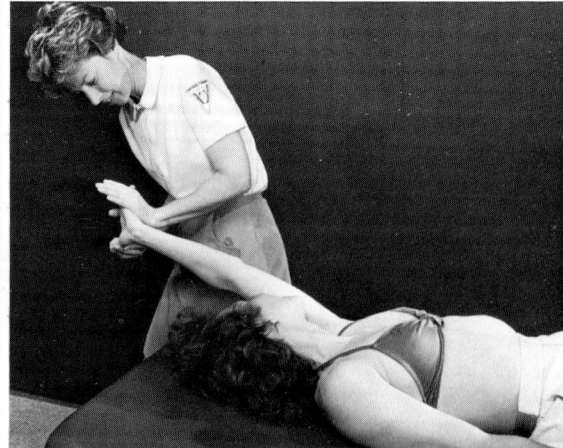

C. 3.W

C. 3.W

Abb. 1-53, *fortgesetzt*

Anmerkung: Gib den stärkeren proximalen und distalen Komponenten Widerstand, aber unterstütze die schwächeren distalen Komponenten in ihrem optimalen Bewegungsweg in Übereinstimmung mit der normalen Bewegungsfolge.

Handgelenk: Beginne mit Rotation an den Fingern, Daumen, Handgelenk, Unterarm und an der Schulter; der volle Bewegungsweg der Fingerflexion mit Adduktion zur ulnaren Seite, der Unterarmpronation und der Schulterextension und -adduktion darf jedoch nicht ausgenutzt werden, bis das Handgelenk zu pronieren und zur ulnaren Seite zu beugen beginnt.

Anmerkung: Gib den stärkeren proximalen und distalen Komponenten Widerstand, aber unterstütze die schwächeren distalen Komponenten in ihrem optimalen Bewegungsweg in Übereinstimmung mit der normalen Bewegungsfolge.

Finger: Beginne mit Rotation an den Fingern, Daumen, Handgelenk, Unterarm und an der Schulter; der volle Bewegungsweg der Handgelenkpronation mit Flexion zur ulnaren Seite, der Unterarmpronation und der Schulterextension und -adduktion darf jedoch nicht ausgenutzt werden, bis die Finger zu beugen und zur ulnaren Seite zu adduzieren beginnen.

Anmerkung: Gib den stärkeren proximalen Komponenten Widerstand. Die Betonung kann auf den Fingergrundgelenken oder Mittelgelenken liegen oder auf einem bestimmten Gelenk eines einzelnen Fingers.

Daumen: Beginne mit Rotation an den Fingern, Daumen, Handgelenk, Unterarm und an der Schulter; der volle Bewegungsweg der Fingerflexion mit Adduktion zur ulnaren Seite, der Handgelenkpronation mit Flexion zur ulnaren Seite, der Unterarmpronation und der Schulterextension und -adduktion darf jedoch nicht ausgenutzt werden, bis der Daumen zu beugen und zur ulnaren Seite zu abduzieren beginnt. Die Bewegungskomponenten der Finger und des Handgelenks müssen nach Einleitung der Bewegung am Daumen den Bewegungsweg ausnützen können. In der verkürzten Stellung des Bewegungsmusters ist der Daumen gebeugt, abduziert und nach innen rotiert, vom zweiten Metacarpal weg und zum fünften Metacarpal hin.

Anmerkung: Gib den stärkeren Komponenten der Finger und des Handgelenks und allen proximalen Komponenten Widerstand.

Manuelle Kontakte

Linke Hand: Greife die Handinnenfläche der linken Hand des Patienten so, daß der Patient mit den Fingern und dem Daumen zugreifen und im Handgelenk zur ulnaren Seite beugen kann (Abb. 1-53).

Rechte Hand: Zur Betonung der distalen Gelenke: Greife mit Druck der Handfläche anterior-ulnar den Unterarm des Patienten zur Kontrolle der Pronation und der proximalen Bewegungskomponente (Abb. 1-53).

Zur Betonung der Schulter: Gib Druck der Handfläche posterior-medial auf den Arm des Patienten zur Kontrolle der Innenrotation und der proximalen Bewegungskomponenten.

Zur Betonung der Scapula: Gib Druck der Handfläche anterior-medial auf die Achselhöhle und den Acromionfortsatz.

Zum Gesamtschließen der Hand und zur Betonung der Daumenbewegung: Greife den linken Daumen des Patienten mit Daumen und Zeigefinger der rechten Hand; der Daumen und Zeigefinger des Therapeuten sollte medial und lateral das Grundgelenk des Daumens des Patienten ergreifen, um sowohl die Rotations- als auch die Flexions- und Abduktionskomponenten des Daumens des Patienten zu kontrollieren. Die linke Hand des Therapeuten und die linke Hand des Patienten sollten mit Hand- und Fingerinnenfläche ineinandergelegt sein. Die linke Hand des Therapeuten sorgt für einen proximalen Bewegungsweg bis die Finger beugen und zur ulnaren Seite adduzieren. Der Flexion aller Finger und der Daumenflexion und -adduktion kann Widerstand gegeben werden.

Kommandos

Vorbereitungskommando: «Du drückst meine Hand, drehst sie und ziehst sie zu Deiner rechten Hüfte hinunter, dabei läßt Du Deinen Ellenbogen gerade.»
Aktionskommando: «Ziehe! Drücke meine Hand! Drehe sie! Lasse Deinen Ellenbogen gerade! Ziehe sie zu Deiner rechten Hüfte hinunter!»

Analyse des Bewegungsmusters

Scapula: Bewegungskomponenten: Rotation, Abduktion (Angulus cranialis), Depression nach anterior (Acromion). *Hauptmuskelkomponenten:* M. pectoralis minor, M. subclavius (wirkt auf Clavicula).
Schulter: Bewegungskomponenten: Extension, Adduktion, Innenrotation. *Hauptmuskelkomponenten:* M. subscapularis, M. pectoralis major (sternaler Anteil).
Unterarm: Bewegungskomponente: Pronation. *Hauptmuskelkomponenten:* M. pronator teres.
Handgelenk: Bewegungskomponenten: Pronation, Flexion zur ulnaren Seite. *Hauptmuskelkomponenten:* M. flexor carpi ulnaris, M. palmaris longus.
Finger: Bewegungskomponenten: Flexion, Adduktion zur ulnaren Seite. *Hauptmuskelkomponenten:* M. flexor digitorum superficialis, M. flexor digitorum profundus, Mm. interossei palmares, Mm. lumbricales.
Daumen: Bewegungskomponenten: Flexion, Abduktion, Rotation vom zweiten Metacarpal weg. *Hauptmuskelkomponenten:* M. flexor pollicis longus, M. flexor pollicis brevis, M. opponens pollicis, M. palmaris brevis.

Bewegungshemmende Faktoren

Anspannen oder Kontraktion aller Muskeln des Flexion–Abduktion–Außenrotationsmusters (mit geradem Ellenbogen, Abb. 1-50).

Obere Extremität

Extension–Adduktion–Innenrotation (D2 Ex)
mit Extension des Ellenbogens

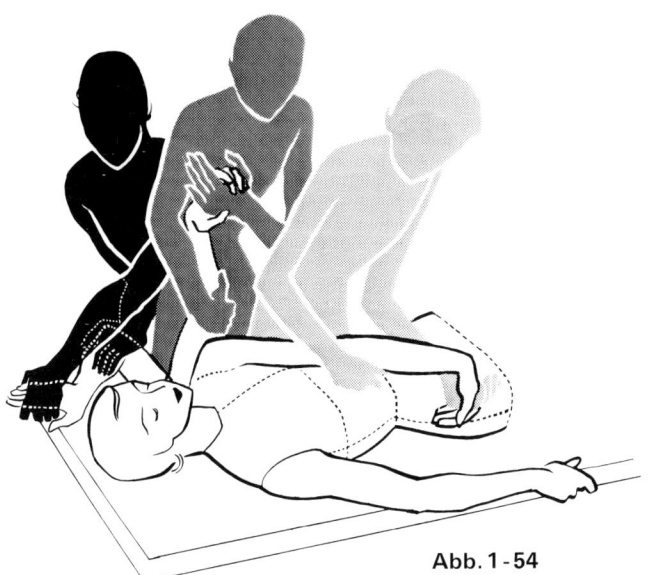

Abb. 1-54

Antagonistisches Bewegungsmuster

Flexion–Abduktion–Außenrotationsmuster (mit Ellenbogenflexion), Abb. 1-51.

Bewegungskomponenten

Die Finger beugen und adduzieren (die medialen Finger mehr als die lateralen) zur ulnaren Seite; der Daumen beugt, abduziert und rotiert nach innen zur ulnaren Seite (Opposition); im Handgelenk wird proniert und zur ulnaren Seite gebeugt; der Unterarm proniert; der Ellenbogen streckt; die Schulter streckt, adduziert und rotiert nach innen mit Scapularotation, -abduktion (Angulus cranialis) und -depression nach anterior (Acromion); die Clavicula rotiert und zieht nach anterior in Approximation mit dem Sternum hinunter.

Normale Bewegungsfolge

Der Funktionsablauf verläuft von distal nach proximal, d. h., der Funktionsablauf beginnt an den Fingern, Daumen, Handgelenk und am Unterarm, dann am Ellenbogen, Scapula, Schulter und der Clavicula.

Betonte Bewegungsfolge

Scapula und Clavicula: Beginne mit Rotation an den Fingern, Daumen, Handgelenk, Unterarm, Ellenbogen und an der Schulter; der volle Bewegungsweg der Fingerflexion mit Adduktion zur ulnaren Seite, der Handgelenkpronation und -flexion zur ulnaren Seite, der Unterarmpronation, der Ellenbogenextension und der Schulterextension und -adduktion darf jedoch nicht ausgenutzt werden, bis die Scapula zu rotieren, abduzieren und nach anterior hinunterzuziehen beginnt.

Anmerkung: Wird die normale Bewegungsfolge des Bewegungsmusters durch übermäßigen Widerstand gegen die schwachen Komponenten verhindert, kann der Funktionsablauf nicht proximal erfolgen. Gib den stärksten distalen Komponenten Widerstand, aber unterstütze die schwächeren distalen Komponenten in ihrem optimalen Bewegungsweg in Übereinstimmung mit der normalen Bewegungsfolge.

Schulter: Beginne mit Rotation an den Fingern, Daumen, Handgelenk, Unterarm, Ellenbogen und an der Schulter; der volle Bewegungsweg der Fingerflexion mit Adduktion zur ulnaren Seite, der Handgelenkpronation mit Flexion zur ulnaren Seite, der Unterarmpronation und der Ellenbogenextension darf jedoch nicht ausgenutzt werden, bis die Schulter zu strecken und in Innenrotation zu adduzieren beginnt.

Anmerkung: Gib den stärkeren distalen Komponenten Widerstand, aber unterstütze die schwächeren Komponenten in ihrem optimalen Bewegungsweg.

Ellenbogen: Beginne mit Rotation an den Fingern, Daumen, Handgelenk, Unterarm, Ellenbogen und an der Schulter; der volle Bewegungsweg der Fingerflexion mit Adduktion zur ulnaren Seite, der Handgelenkpronation mit Flexion zur ulnaren Seite, der Unterarmpronation und der Schulterextension und -adduktion darf jedoch nicht ausgenutzt werden, bis der Ellenbogen zu strecken beginnt.

Anmerkung: Gib den stärkeren proximalen und distalen Komponenten Widerstand, aber unterstütze die schwächeren distalen Komponenten in ihrem optimalen Bewegungsweg in Übereinstimmung mit der normalen Bewegungsfolge.

Unterarm: Beginne mit Rotation an den Fingern, Daumen, Handgelenk, Unterarm, Ellenbogen und an der Schulter; der volle Bewegungsweg der Fingerflexion mit Adduktion zur ulnaren Seite, der Handgelenkpronation mit Flexion zur ulnaren Seite, der Ellenbogenextension und der Schulterextension und -adduktion darf jedoch nicht ausgenutzt werden, bis der Unterarm zu pronieren beginnt.

Anmerkung: Gib den stärkeren proximalen und distalen Komponenten Widerstand, aber unterstütze die schwächeren distalen Komponenten in ihrem optimalen Bewegungsweg in Übereinstimmung mit der normalen Bewegungsfolge.

Handgelenk: Beginne mit Rotation an den Fingern, Daumen, Handgelenk, Unterarm, Ellenbogen und an der Schulter; der volle Bewegungsweg der Fingerflexion mit Adduktion zur ulnaren Seite, der Unterarmpronation, der Ellenbogenextension und der Schulterextension und -adduktion darf jedoch nicht ausgenutzt werden, bis das Handgelenk zu pronieren und zur ulnaren Seite zu beugen beginnt.

Anmerkung: Gib den stärkeren proximalen und distalen Komponenten Widerstand, aber unterstütze die schwächeren distalen Komponenten in ihrem optimalen Bewegungsweg in Übereinstimmung mit der normalen Bewegungsfolge.

Finger: Beginne mit Rotation an den Fingern, Daumen, Handgelenk, Unterarm, Ellenbogen und an der Schulter; der volle Bewegungsweg der Handgelenkpronation mit Flexion zur ulnaren Seite, der Unterarmpronation, der Ellenbogenextension und der Schulterextension und -adduktion darf jedoch nicht ausgenutzt werden, bis die Finger zu beugen und zur ulnaren Seite zu adduzieren beginnen.

Anmerkung: Gib den stärkeren proximalen Komponenten Widerstand. Die Betonung kann auf den Fingergrundgelenken oder Mittelgelenken liegen oder auf einem bestimmten Gelenk eines einzelnen Fingers.

Daumen: Beginne mit Rotation an den Fingern, Daumen, Handgelenk, Unterarm, Ellenbogen und an der Schulter; der volle Bewegungsweg der Fingerflexion mit Adduktion zur ulnaren Seite, der Handgelenkpronation mit Flexion zur ulnaren Seite, der Unterarmpronation, der Ellenbogenextension und der Schulterextension und -adduktion darf jedoch nicht ausgenutzt werden, bis der Daumen zu beugen und zur ulnaren Seite zu abduzieren beginnt. Die Bewegungskomponenten der Finger und des Handgelenks müssen nach Einleitung der Bewegung am Daumen den Bewegungsweg ausnützen können. In der verkürzten Stellung des Bewegungsmusters ist der Daumen gebeugt, abduziert und nach innen rotiert, vom zweiten Metacarpal weg und zum fünften Metacarpal hin.

Anmerkung: Gib den stärkeren Komponenten der Finger und des Handgelenks und allen proximalen Komponenten Widerstand.

Manuelle Kontakte

Linke Hand: Greife die Handinnenfläche der linken Hand des Patienten so, daß der Patient mit den Fingern und dem Daumen zugreifen und im Handgelenk zur ulnaren Seite gebeugt werden kann (Abb. 1-54).
Rechte Hand: Zur Betonung der distalen Gelenke: Greife mit Druck der Handfläche anterior-ulnar den

Unterarm des Patienten zur Kontrolle der Pronation und der proximalen Bewegungskomponenten (Abb. 1-54).
Zur Betonung der Schulter und des Ellenbogens: Gib Druck der Handfläche posterior-medial auf den Arm des Patienten zur Kontrolle der Innenrotation und der proximalen Bewegungskomponenten.
Zur Betonung der Scapula: Gib Druck der Handfläche anterior-medial auf die Achselhöhle und den Acromionfortsatz.
Zum Gesamtschließen der Hand und zur Betonung der Daumenbewegung: Greife den linken Daumen des Patienten mit Daumen und Zeigefinger der rechten Hand; der Daumen und Zeigefinger des Therapeuten sollte medial und lateral das Grundgelenk des Daumens des Patienten ergreifen, um sowohl die Rotations- als auch die Flexions- und Abduktionskomponenten des Daumens des Patienten zu kontrollieren. Die linke Hand des Therapeuten und die linke Hand des Patienten sollten mit Hand- und Fingerinnenfläche aneinandergelegt sein.
Die linke Hand des Therapeuten sorgt für einen proximalen Bewegungsweg bis die Finger beugen und zur ulnaren Seite adduzieren. Der Flexion aller Finger und der Daumenflexion und -adduktion kann Widerstand gegeben werden.

Kommandos

Vorbereitungskommando: «Du drückst meine Hand, drehst sie und ziehst sie zu Deiner rechten Hüfte hinunter, dabei machst Du Deinen Ellenbogen gerade.»
Aktionskommando: «Ziehe! Drücke meine Hand! Drehe sie! Mache Deinen Ellenbogen gerade! Ziehe sie zu Deiner rechten Hüfte hinunter!»

Analyse des Bewegungsmusters

Scapula: Bewegungskomponenten: Rotation, Abduktion (Angulus cranialis), Depression nach anterior (Acromion). *Hauptmuskelkomponenten:* M. pectoralis minor, M. subclavius (wirkt auf Clavicula).
Schulter: Bewegungskomponenten: Extension, Adduktion, Innenrotation. *Hauptmuskelkomponenten:* M. subscapularis, M. pectoralis major (sternaler Anteil), M. triceps brachii (langer Kopf: Schulterextensionskomponente).
Ellenbogen: Bewegungskomponente: Extension. *Hauptmuskelkomponenten:* M. triceps brachii, M. anconeus, M. subanconeus.
Unterarm: Bewegungskomponente: Pronation. *Hauptmuskelkomponente:* M. pronator teres.
Handgelenk, Finger und Daumen: siehe Extension–Adduktion–Innenrotationsmuster (mit geradem Ellenbogen).

Bewegungshemmende Faktoren

Anspannen oder Kontraktion aller Muskeln des Flexion–Abduktion–Außenrotationsmusters (mit Ellenbogenflexion), Abb. 1-51.

Obere Extremität

Extension–Adduktion–Innenrotation mit Flexion des Ellenbogens

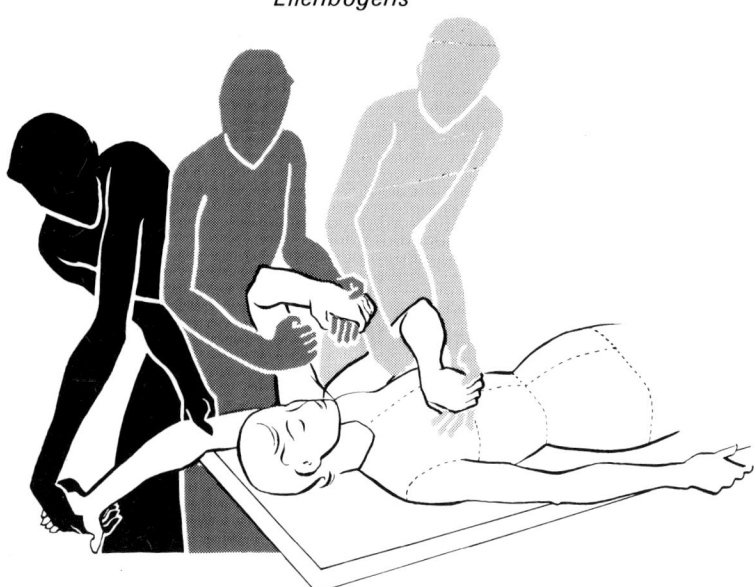

Abb. 1-55

Antagonistisches Bewegungsmuster

Flexion–Abduktion–Außenrotationsmuster (mit Ellenbogenextension), Abb. 1-52.

Bewegungskomponenten

Die Finger beugen und adduzieren (die medialen Finger mehr als die lateralen) zur ulnaren Seite; der Daumen beugt, abduziert und rotiert nach innen zur ulnaren Seite (Opposition); im Handgelenk wird proniert und zur ulnaren Seite gebeugt; der Unterarm proniert; der Ellenbogen beugt; die Schulter streckt, adduziert und rotiert nach innen mit Scapularotation, -abduktion (Angulus cranialis) und -depression nach anterior (Acromion); die Clavicula rotiert und zieht nach anterior in Approximation mit dem Sternum hinunter.

Normale Bewegungsfolge

Der Funktionsablauf verläuft von distal nach proximal, d. h., der Funktionsablauf beginnt an den Fingern, Daumen, Handgelenk und am Unterarm, dann am Ellenbogen, Scapula, Schulter und an der Clavicula.

Betonte Bewegungsfolge

Scapula und Clavicula: Beginne mit Rotation an den Fingern, Daumen, Handgelenk, Unterarm, Ellenbogen und an der Schulter; der volle Bewegungsweg der Fingerflexion mit Adduktion zur ulnaren Seite, der Handgelenkpronation und -flexion zur ulnaren Seite, der Unterarmpronation, der Ellenbogenflexion und der Schulterextension und -adduktion darf jedoch nicht ausgenutzt werden, bis die Scapula zu rotieren, abduzieren und nach anterior hinunterzuziehen beginnt.

Anmerkung: Wird die normale Bewegungsfolge des Bewegungsmusters durch übermäßigen Widerstand gegen die schwachen Komponenten verhindert, kann der Funktionsablauf nicht proximal erfolgen. Gib den stärkeren distalen Komponenten Widerstand, aber unterstütze die schwächeren distalen Komponenten in ihrem optimalen Bewegungsweg in Übereinstimmung mit der normalen Bewegungsfolge.

Schulter: Beginne mit Rotation an den Fingern, Daumen, Handgelenk, Unterarm, Ellenbogen und an der Schulter; der volle Bewegungsweg der Fingerflexion mit Adduktion zur ulnaren Seite, der Handgelenkpronation mit Flexion zur ulnaren Seite, der Unterarmpronation und der Ellenbogenflexion darf jedoch nicht ausgenutzt werden, bis die Schulter zu strecken und in Innenrotation zu adduzieren beginnt.

Anmerkung: Gib den stärkeren distalen Komponenten Widerstand, aber unterstütze die schwächeren Komponenten in ihrem optimalen Bewegungsweg in Übereinstimmung mit der normalen Bewegungsfolge.

Ellenbogen: Beginne mit Rotation an den Fingern, Daumen, Handgelenk, Unterarm, Ellenbogen und an der Schulter; der volle Bewegungsweg der Fingerflexion mit Adduktion zur ulnaren Seite, der Handgelenkpronation mit Flexion zur ulnaren Seite, der Unterarmpronation und der Schulterextension und -adduktion darf jedoch nicht ausgenutzt werden, bis der Ellenbogen zu beugen beginnt.

Anmerkung: Gib den stärkeren proximalen und distalen Komponenten Widerstand, aber unterstütze die schwächeren distalen Komponenten in ihrem optimalen Bewegungsweg in Übereinstimmung mit der normalen Bewegungsfolge.

Unterarm: Beginne mit Rotation an den Fingern, Daumen, Handgelenk, Unterarm, Ellenbogen und an der

Schulter; der volle Bewegungsweg der Fingerflexion mit Adduktion zur ulnaren Seite, der Handgelenkpronation mit Flexion zur ulnaren Seite, der Ellenbogenflexion und der Schulterextension und -adduktion darf nicht ausgenutzt werden, bis der Unterarm zu pronieren beginnt.

Anmerkung: Gib den stärkeren proximalen und distalen Komponenten Widerstand, aber unterstütze die schwächeren distalen Komponenten in ihrem optimalen Bewegungsweg in Übereinstimmung mit der normalen Bewegungsfolge.

Handgelenk: Beginne mit Rotation an den Fingern, Daumen, Handgelenk, Unterarm, Ellenbogen und an der Schulter; der volle Bewegungsweg der Fingerflexion mit Adduktion zur ulnaren Seite, der Unterarmpronation, der Ellenbogenflexion und der Schulterextension und -adduktion darf jedoch nicht ausgenutzt werden, bis das Handgelenk zu pronieren und zur ulnaren Seite zu beugen beginnt.

Anmerkung: Gib den stärkeren proximalen und distalen Komponenten Widerstand, aber unterstütze die schwächeren distalen Komponenten in ihrem optimalen Bewegungsweg in Übereinstimmung mit der normalen Bewegungsfolge.

Finger: Beginne mit Rotation an den Fingern, Daumen, Handgelenk, Unterarm, Ellenbogen und an der Schulter; der volle Bewegungsweg der Handgelenkpronation mit Flexion zur ulnaren Seite, der Unterarmpronation, der Ellenbogenflexion und der Schulterextension und -adduktion darf jedoch nicht ausgenutzt werden, bis die Finger zu beugen und zur ulnaren Seite zu adduzieren beginnen.

Anmerkung: Gib den stärkeren proximalen Komponenten Widerstand. Die Betonung kann auf den Fingergrundgelenken oder Mittelgelenken liegen oder auf einem bestimmten Gelenk eines einzelnen Fingers.

Daumen: Beginne mit Rotation an den Fingern, Daumen, Handgelenk, Unterarm, Ellenbogen und an der Schulter; der volle Bewegungsweg der Fingerflexion mit Adduktion zur ulnaren Seite, der Handgelenkpronation mit Flexion zur ulnaren Seite, der Unterarmpronation, der Ellenbogenflexion und der Schulterextension und -adduktion darf jedoch nicht ausgenutzt weden, bis der Daumen zu beugen und zur ulnaren Seite zu abduzieren beginnt. Die Bewegungskomponenten der Finger und des Handgelenks müssen nach Einleitung der Bewegung am Daumen den Bewegungsweg ausnützen können. In der verkürzten Stellung des Bewegungsmusters ist der Daumen gebeugt, abduziert und nach innen rotiert, vom zweiten Metacarpal weg und zum fünften Metacarpal hin.

Anmerkung: Gib den stärkeren Komponenten der Finger und des Handgelenks und allen proximalen Komponenten Widerstand.

Manuelle Kontakte

Linke Hand: Greife die Handinnenfläche der linken Hand des Patienten so, daß der Patient mit den Fingern und dem Daumen zugreifen und im Handgelenk zur ulnaren Seite gebeugt werden kann (Abb. 1-55).

Rechte Hand: Zur Betonung der distalen Gelenke: Greife mit Druck der Handfläche anterior-ulnar den Unterarm des Patienten zur Kontrolle der Pronation und der proximalen Bewegungskomponenten.

Zur Betonung der Schulter und des Ellenbogens: Gib Druck der Handfläche posterior-medial auf den Arm des Patienten zur Kontrolle der Innenrotation und der proximalen Bewegungskomponenten (Abb. 1-55).

Zur Betonung der Scapula: Der Druck der Handfläche anterior-medial auf die Achselhöhle und den Acromionfortsatz.

Zum Gesamtschließen der Hand und zur Betonung der Daumenbewegung: Greife den linken Daumen des Patienten mit Daumen und Zeigefinger der rechten Hand: der Daumen und Zeigefinger des Therapeuten sollte medial und lateral das Grundgelenk des Daumens des Patienten ergreifen, um sowohl die Rotations- als auch die Flexions- und Abduktionskomponenten des Daumens des Patienten zu kontrollieren. Die linke Hand des Therapeuten und die linke Hand des Patienten sollten mit Hand- und Fingerinnenfläche ineinandergelegt sein. Die linke Hand des Therapeuten sorgt für einen proximalen Bewegungsweg, bis die Finger beugen und zur ulnaren Seite adduzieren. Der Flexion aller Finger und der Daumenflexion und -adduktion kann Widerstand gegeben werden.

Kommandos

Vorbereitungskommando: «Du drückst meine Hand, drehst sie und ziehst sie zu Deiner Brust hinunter, dabei beugst Du Deinen Ellenbogen.»

Aktionskommando: «Ziehe! Drücke meine Hand! Drehe sie! Beuge Deinen Ellenbogen! Ziehe sie zu Deiner Brust hinunter!»

Analyse des Bewegungsmusters

Scapula: Bewegungskomponenten: Rotation, Abduktion (Angulus cranialis), Depression nach anterior (Acromion). *Hauptmuskelkomponenten:* M. pectoralis minor, M. subclavius (wirkt auf Clavicula).

Schulter: Bewegungskomponenten: Extension, Adduktion, Innenrotation. *Hauptmuskelkomponenten:* M. subscapularis, M. pectoralis major (sternaler Anteil).

Ellenbogen: Bewegungskomponente: Flexion. *Hauptmuskelkomponenten:* M. biceps brachii (kurzer Kopf), M. brachialis.

Unterarm: Bewegungskomponente: Pronation. *Hauptmuskelkomponente:* M. pronator teres.

Handgelenk, Finger und Daumen: siehe Extension—Adduktion—Innenrotationsmuster (mit geradem Ellenbogen).

Bewegungshemmende Faktoren

Anspannen oder Kontraktion aller Muskeln des Flexion—Abduktion—Außenrotationsmusters (mit Ellenbogenextension), Abb. 1-52.

Scapulamuster der oberen Extremität

Betonung auf Scapula mit Hilfe des
Bewegungsmusters mit geradem Ellenbogen

Flexion–Adduktion–Außenrotation
(D1 Fl)

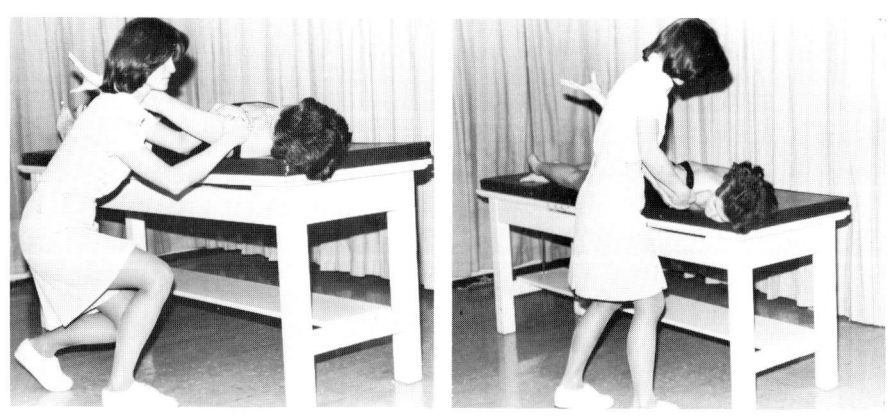

A   A

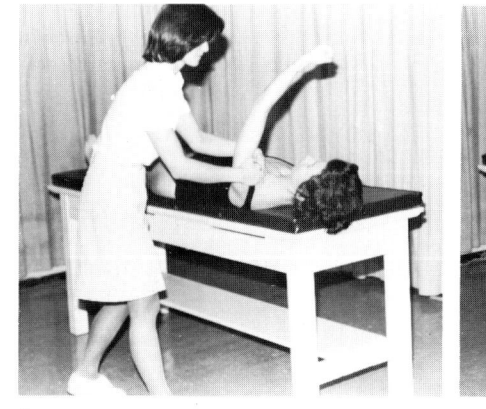   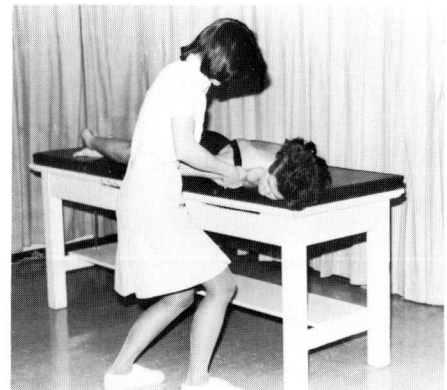

B   B

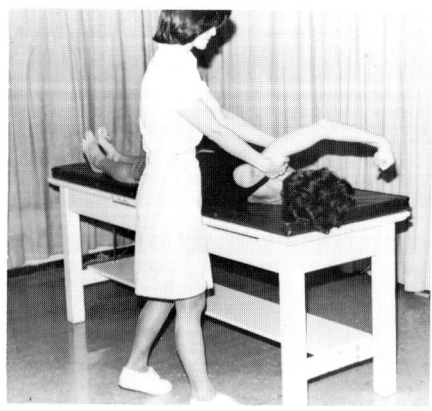   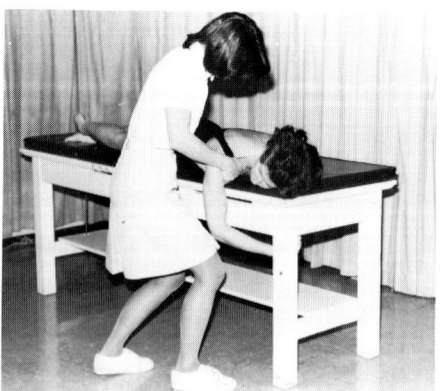

C   C

Rückenlage: linke Scapula   Bauchlage: rechte Scapula

Abb. 1-56

Antagonistisches Bewegungsmuster

Extension–Abduktion–Innenrotation (D1 Ex).

Bewegungskomponenten

Freie Bewegung: In Rückenlage mit Rotation des Kopfes nach links sind die Augen auf die Hand gerichtet *(A)*. Rotiert der Kopf nach rechts, folgen die Augen der Hand *(B)*, was eine Rotation des Kopfes und des Halses bewirkt *(C)*. Die Hand ist zur ulnaren Seite offen *(A)*. Die Hand schließt sich auf dem Weg zur radialen Seite, sobald im Handgelenk zur radialen Seite gebeugt wird *(B)*. Die Schulter beugt in Außenrotation und adduziert *(C)*. Gibt der Therapeut der Schulterflexion nach, rotiert der Kopf nach rechts.

In der Bauchlage ist der Kopf nach rechts in der verlängerten Stellung rotiert; die Hand ist offen und im Handgelenk wird zur ulnaren Seite gestreckt *(A)*. Die Hand schließt sich zur radialen Seite *(B)*. Der Ellenbogen beugt, sobald die Schulter in Außenrotation beugt und adduziert *(C)*. In der Rückenlage dreht der Kopf nach rechts, wenn die linke Extremität mit Unterstützung des asymmetrisch-tonischen Halsreflexes beugt (Manuelle Kontakte und Kommandos müssen der Bauchlage und der rechten Extremität entsprechend angepaßt werden.) Alternative Position: Sitz, Seitenlage.

Bewegung mit Widerstand: Die Scapula rotiert mit Abduktion des unteren Winkels und Elevation des Acromions nach anterior. Der Therapeut gibt der Scapula Widerstand *(A* und *B)* und wiederholt den Widerstand, indem er die Hüften und Knie beugt, dann streckt, während der Patient an der Schulter «hält» *(C)*.

Rückenlage

A. Verlängerte Stellung

Kommandos: Vorbereitungskommando: «Du schaust auf Deine linke Hand und hältst Deine Augen darauf gerichtet.» *Aktionskommando:* «Schließe Deine Hand, drehe sie!»
Vorschläge für Techniken: Dehnung und Widerstand.

B. Annäherung an Mittelstellung

Kommandos: «Ziehe hoch und hinüber! Halte! Jetzt ziehe! Jetzt ziehe! Halte!»
Vorschläge für Techniken: Widerstand, rhythmische Stabilisation und wiederholte Kontraktion zur Betonung.

C. Annäherung an verkürzte Stellung

Kommandos: «Ziehe durch! Laß Deinen Ellenbogen gerade! Halte! Jetzt ziehe! Jetzt ziehe! Öffne Deine Hand und drücke zu mir heraus. Drücke! Noch einmal! Halte! Jetzt ziehe hoch und hinüber! Und loslassen!»
Vorschläge für Techniken: Widerstand, wiederhole Kontraktionen zur Betonung; langsame Umkehr – Halten.

Verwandte Bewegungsmuster

Unilaterale Muster der oberen Extremität: Abb. 1-44: D1 Fl Betonung auf Schulter. *Abb. 1-47:* D1 Ex mit geradem Ellenbogen, antagonistisches Bewegungsmuster.

Gesamtmuster (Mattenprogramm): Abb. 1-154: Rollen: aus der Rückenlage in die Bauchlage. Kopf- und Halsrotation nach rechts. D1 Fl der oberen Extremität. (Übertrage manuelle Kontakte auf Scapula). *Abb. 1-170:* Gleichgewicht auf Händen und Knien. (Übertrage manuelle Kontakte auf Scapula). Der Therapeut wechselt die Position, um D1 Fl links im Bewegungweg Widerstand zu geben.

Scapulamuster der oberen Extremität

*Betonung auf Scapula mit Hilfe des
Bewegungsmusters mit geradem Ellenbogen*

Extension–Abduktion–Innenrotation
(D1 Ex)

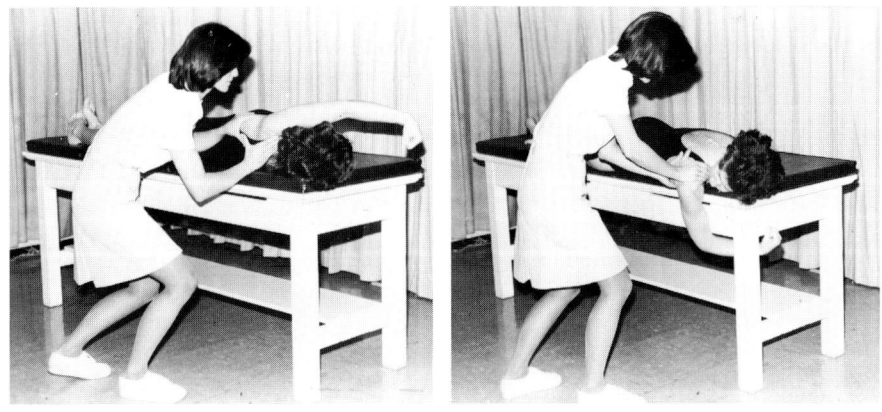

A   A

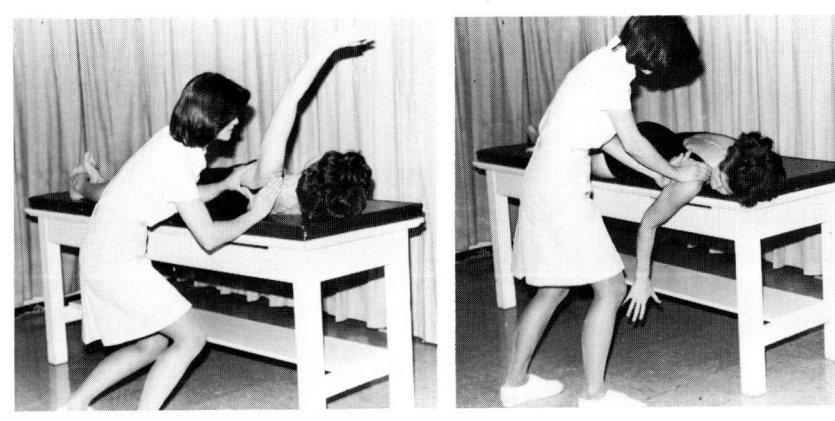

B   B

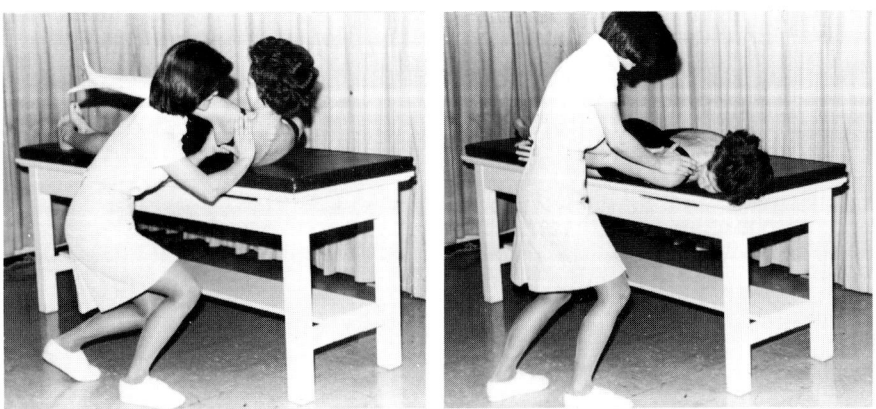

C   C

Rückenlage: linke Scapula   Bauchlage: rechte Scapula

Abb. 1-57

90

Antagonistisches Bewegungsmuster

Flexion–Adduktion–Außenrotation (D1 Fl).

Bewegungskomponenten

Freie Bewegung: In Rückenlage mit Rotation des Kopfes nach rechts sind die Augen auf die linke Hand gerichtet *(A)*. Rotiert der Kopf nach links, folgen die Augen der linken Hand *(B)*, was eine Flexion des Kopfes und des Halses bewirkt *(C)*. Die Hand ist zur radialen Seite geschlossen *(A)*. Die Hand öffnet sich zur ulnaren Seite, sobald im Handgelenk zur ulnaren Seite gestreckt wird *(B)*. Die linke Schulter streckt in Innenrotation und abduziert *(C)*. Gibt der Therapeut der Schulterextension nach, rotiert der Kopf nach links.

In der Bauchlage mit Rotation des Kopfes nach rechts in die verlängerte Stellung ist die Hand geschlossen und im Handgelenk wird zur radialen Seite gebeugt *(A)*. Die Hand öffnet sich zur ulnaren Seite und der Ellenbogen streckt sich *(B)*, sobald die Schulter in Innenrotation extendiert und abduziert *(C)*. In Rücken- und Bauchlage dreht der Kopf zur extendierenden Extremität mit Unterstützung des asymmetrisch-tonischen Halsreflexes. (Manuelle Kontakte und Kommandos müssen der Bauchlage und der rechten Extremität entsprechend angepaßt werden.) Alternative Positionen: Sitz, Seitenlage.

Bewegung mit Widerstand: Die Scapula rotiert mit Adduktion des unteren Winkels und Depression des Acromions nach posterior. Der Therapeut gibt der Scapula Widerstand *(A und B)* und wiederholt den Widerstand, indem er die Hüften und Knie beugt, dann streckt, während der Patient an der Schulter «hält» *(C)*.

Rückenlage

A. Verlängerte Stellung

Kommandos: Vorbereitungskommando: «Du schaust auf Deine geschlossene linke Hand und hältst Deine Augen darauf gerichtet, während Du sie zur Seite des kleinen Fingers hin öffnest. Jetzt drehe Deine offene Hand zu mir, der Daumen zeigt zum Fußboden, und lege Deinen Arm auf meine Schulter.» *Aktionskommando:* «Öffne Deine Hand, drehe sie!».
Vorschläge für Techniken: Dehnung und Widerstand.

B. Annäherung an Mittelstellung

Kommandos: «Drücke hinunter und zu mir heraus!».
Vorschläge für Techniken: Widerstand, rhythmische Stabilisation.

C. Annäherung an verkürzte Stellung

Kommandos: «Laß Deinen Arm auf meiner Schulter und drücke! Halte! Jetzt drücke! Noch einmal! Und entspanne.»
Vorschläge für Techniken: Wiederholte Kontraktionen zur Betonung, rhythmische Stabilisation, langsame Umkehr – Halten.

Verwandte Bewegungsmuster

Unilaterale Muster der Oberen Extremität: Abb. 1-47: D1 Ex Betonung auf Schulter. *Abb. 1-44:* D1 Fl mit geradem Ellenbogen, antagonistisches Bewegungsmuster.
Rotationsmuster des Oberen Rumpfes nach links: Abb. 1-35: Kopf und Hals, Rotation nach rechts. Übertrage die Bewegungskomponente für Rotation nach links.
Gesamtmuster (Mattenprogramm): Abb. 1-160: Rollen: aus der Bauchlage in die Rückenlage. Kopf- und Halsrotation nach links. D1 Ex der linken oberen Extremität. (Übertrage manuelle Kontakte auf Scapula.)
Abb. 1-161: siehe Abb. 1-160.

Scapulamuster der Oberen Extremität

Betonung auf Scapula mit Hilfe des
Bewegungsmuster mit geradem Ellenbogen

Flexion–Abduktion–Außenrotation
(D2 Fl)

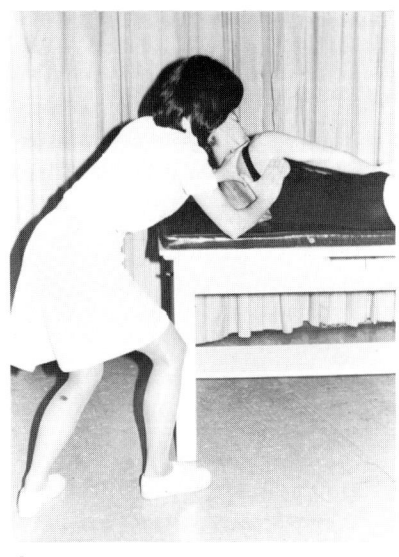 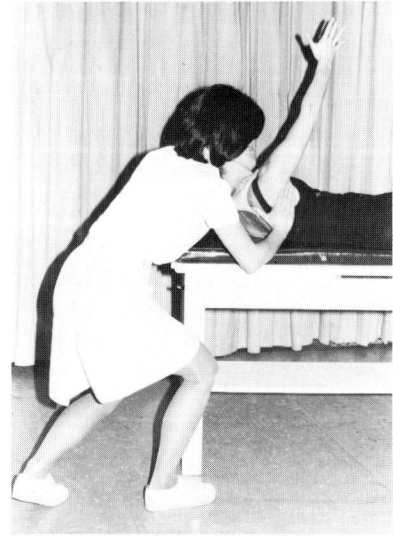 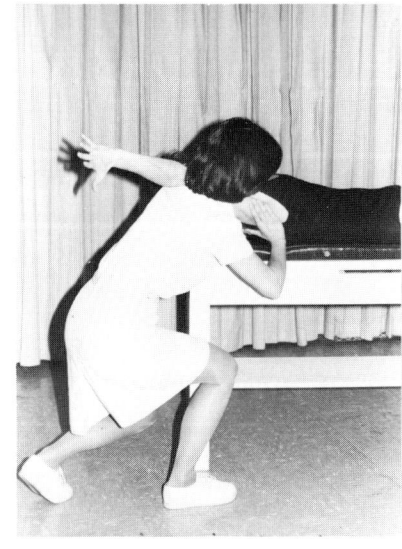

A B C

Bauchlage: rechte Scapula

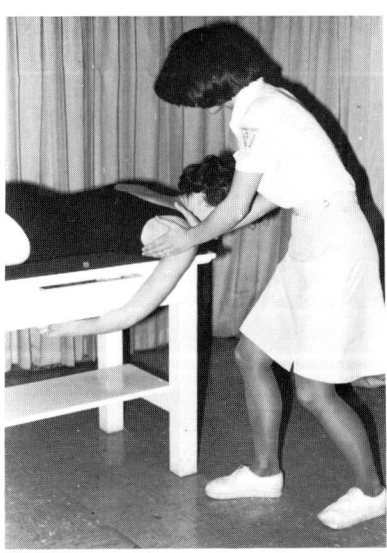 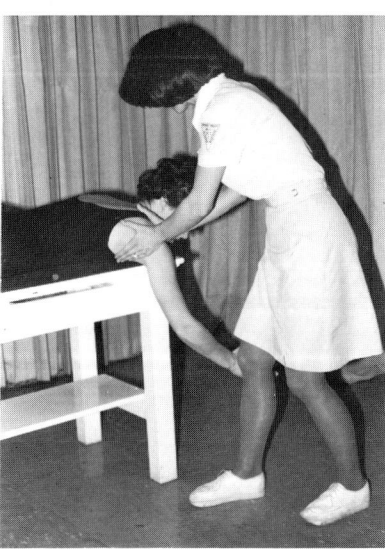 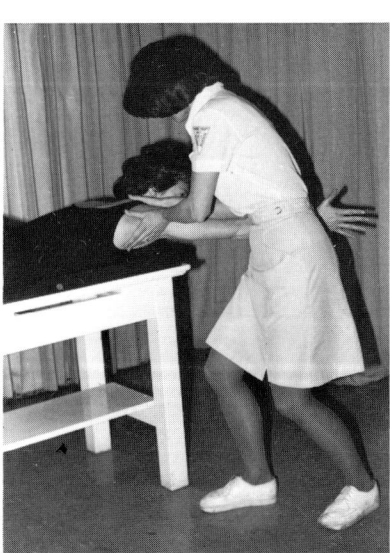

A B C

Rückenlage: rechte Scapula

Abb. 1-58

92

Antagonistisches Bewegungsmuster

Extension—Adduktion—Innenrotation (D2 Ex).

Bewegungskomponenten

Freie Bewegung: In Rückenlage mit Flexion des Kopfes und Rotation nach links sind die Augen auf die Hand gerichtet *(A)*. Der Kopf extendiert nach rechts, die Augen folgen der Hand *(B)*, was eine Kopf- und Handextension bewirkt *(C)*. Die Hand ist zur ulnaren Seite geschlossen *(A)*. Die Hand öffnet sich zur ulnaren Seite, sobald im Handgelenk zur radialen Seite gestreckt wird *(B)*. Die Schulter beugt in Außenrotation und abduziert *(C)*. Gibt der Therapeut der Schulterflexion nach, und folgen die Augen der Hand, extendiert der Kopf mit Rotation nach rechts.

In Bauchlage rotiert der Kopf nach rechts in die verlängerte Stellung *(A)*. Die Hand öffnet sich, und im Handgelenk wird zur radialen Seite gestreckt *(B)*. Der Ellenbogen extendiert, sobald die Schulter in Außenrotation beugt und abduziert *(C)*. In Rücken- und Bauchlage dreht der Kopf zur beugenden Extremität, wenn die Augen der Hand folgen. (Manuelle Kontakte und Kommandos müssen der Bauchlage und der rechten Extremität entsprechend angepaßt werden.) Alternative Position: Sitz, Seitenlage.

Bewegung mit Widerstand: Die Scapula rotiert mit Adduktion des mittleren Winkels und Elevation des Acromions nach posterior. Der Therapeut gibt der Scapula Widerstand *(A und B)* und wiederholt den Widerstand, indem er die Hüften und Knie beugt, dann streckt, während der Patient an der Schulter «hält» *(C)*.

Rückenlage

A. Verlängerte Stellung

Kommandos: Vorbereitungskommando: «Du schaust auf Deine geschlossene rechte Hand hinunter und hältst Deine Augen darauf gerichtet, während Du sie zur Seite des Daumens hin öffnest. Dann drehe Deine offene Hand zu mir, den Daumen voran, und hebe sie zu meiner Schulter hoch.» *Aktionskommando:* «Öffne Deine Hand, drehe sie! Hebe sie hoch und zu mir hinaus.»

Vorschläge für Techniken: Dehnung und Widerstand:

B. Annäherung an Mittelstellung

Kommandos: «Hebe sie hoch und zu mir hinaus! Halte! Halte! Jetzt hebe hoch! Noch einmal hochheben! Und hochheben! Halte!»

Vorschläge für Techniken: Widerstand, rhythmische Stabilisation, wiederholte Kontraktion zur Betonung.

C. Annäherung an verkürzte Stellung

Kommandos: «Hebe weiter hoch und hinaus! Halte! Und hebe hoch! Und hebe hoch! Und hebe hoch! Halte! Schließe Deine Hand und ziehe hinunter und zu Deiner linken Hüfte hinüber. Halte! Jetzt öffne Deine Hand und hebe sie hoch und hinaus. Halte! Und loslassen!»

Vorschläge für Techniken: Widerstand, wiederholte Kontraktionen zur Betonung, langsame Umkehr, langsame Umkehr — Halten, rhythmische Stabilisation.

Verwandte Bewegungsmuster

Unilaterale Muster der Oberen Extremität: Abb. 1-50: D2 Fl Betonung auf der Schulter. *Abb. 1-53:* D2 Ex mit geradem Ellenbogen, antagonistisches Bewegungsmuster.

Rotationsmuster des Oberen Rumpfes nach rechts: Abb. 1-37: Kopf- und Halsextension nach rechts. Übertrage manuelle Kontakte auf Scapula. Asymmetrische Flexion der oberen Extremitäten nach rechts.

Gesamtmuster (Mattenprogramm): Abb. 1-178: Extension des Oberen Rumpfes mit Rotation nach Rechts. Asymmetrische Flexion der oberen Extremitäten nach rechts (lifting). *Abb. 1-159:* Rollen aus der Bauchlage in die Rückenlage. Kopf und Hals: Extension mit Rotation, bilateral-asymmetrisches Muster der oberen Extremitäten. (Übertrage Manuelle Kontakte auf Scapula.)

Scapulamuster der Oberen Extremitäten

*Betonung auf Scapula mit Hilfe des
Bewegungsmusters mit geradem Ellenbogen*

Extension–Adduktion–Innenrotation
(D2 Ex)

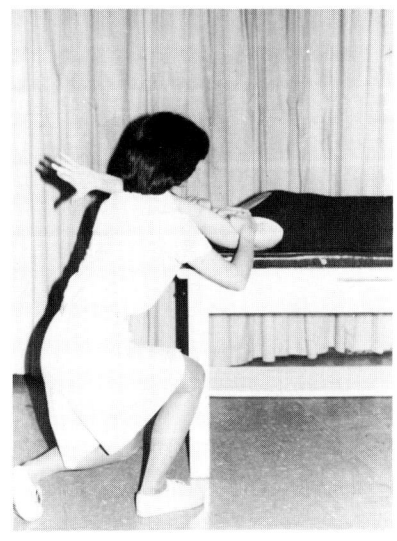
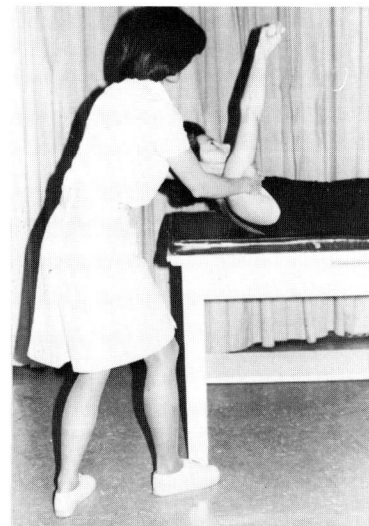
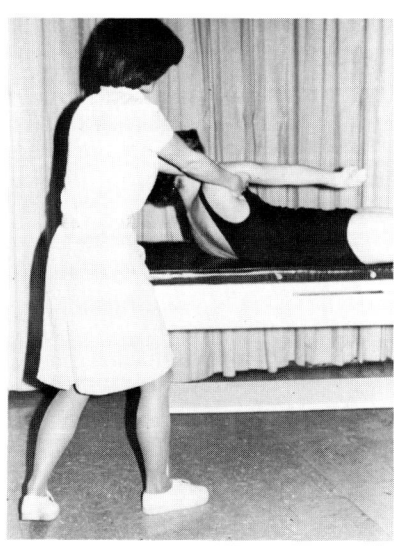

A   B   C

Rückenlage: rechte Scapula

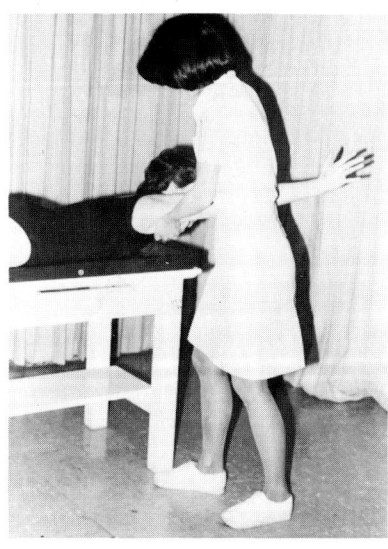
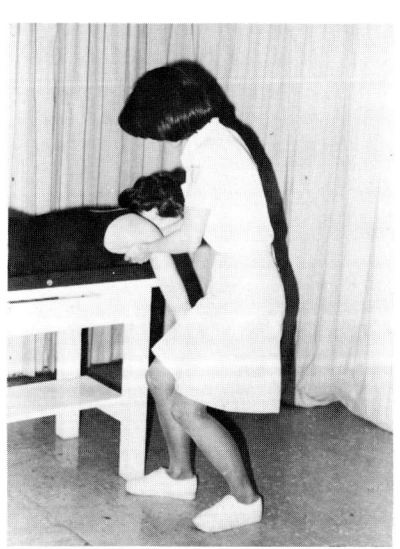
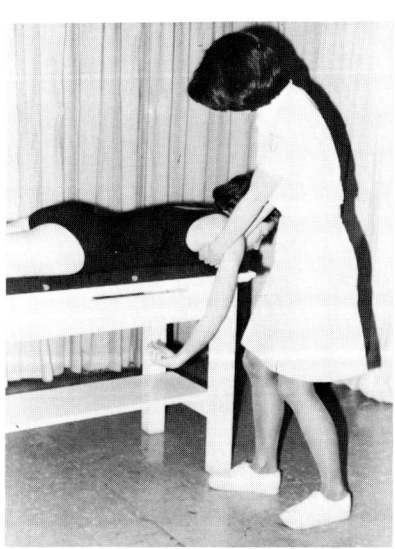

A   B   C

Bauchlage: rechte Scapula

Abb. 1-59

Antagonistisches Bewegungsmuster

Flexion–Abduktion–Außenrotation (D2 Fl).

Bewegungskomponenten

Freie Bewegung: In Rückenlage mit Rotation des Kopfes nach rechts sind die Augen auf die rechte Hand gerichtet *(A)*. Der Kopf rotiert nach links, die Augen folgen der Hand *(B)*, was eine Flexion des Kopfes und des Halses bewirkt *(C)*. Die Hand schließt sich zur ulnaren Seite, sobald im Handgelenk zur ulnaren Seite gebeugt wird *(B)*. Die Schulter extendiert in Innenrotation und adduziert *(C)*. Gibt der Therapeut der Schulterextension nach, rotiert der Kopf nach links.

In Bauchlage ist der Kopf nach rechts in die verlängerte Stellung extendiert *(A)*. Die Hand schließt sich, und im Handgelenk wird zur ulnaren Seite gebeugt, der rechte Unterarm und die Hand sind nicht zu sehen *(B)*. Die Schulter streckt in Innenrotation und adduziert zur linken Hüfte *(C)*. In Rücken- und Bauchlage dreht der Kopf zur extendierenden Extremität. (Manuelle Kontakte, Kommandos und die Position des Therapeuten müssen der Bauchlage und der rechten Extremität entsprechend angepaßt werden.) Alternative Positionen: Sitz, Seitenlage.

Bewegung mit Widerstand: Die Scapula rotiert mit Abduktion des mittleren Winkels und Depression des Acromions nach anterior. Der Therapeut gibt der Scapula *(A und B)* Widerstand und wiederholt den Widerstand, indem er die Hüften und Knie beugt, dann streckt, während der Patient an der Schulter «hält» *(C)*.

Rückenlage

A. Verlängerte Stellung

Kommandos: Vorbereitungskommando: «Du schaust auf Deine offene rechte Hand. Halte Deine Augen darauf gerichtet, während Du sie zur Seite des kleinen Fingers hin schließt. Dann ziehe Deine geschlossene Hand zu Deiner entgegengesetzten Hüfte hinüber.»
Aktionskommando: «Schließe Deine Hand! Drehe sie von Deinem Daumen weg! Drehe sie!»
Vorschläge für Techniken: Dehnung und Widerstand.

B. Annäherung an Mittelstellung

Kommandos: «Ziehe hinunter und zu Deiner entgegengesetzten Hüfte hinüber! Ziehe! Und ziehe!»
Vorschläge für Techniken: Widerstand.

C. Annäherung an Verkürzte Stellung

Kommandos: «Halte! Ziehe! Ziehe noch einmal! Halte! Halte! Halte! Ziehe noch einmal! Und ganz durchziehen! Loslassen!»
Vorschläge für Techniken: Widerstand, Approximation, Rhythmische Stabilisation, wiederholte Kontraktionen.

Verwandte Bewegungsmuster

Unilaterale Bewegungsmuster der Oberen Extremität: Abb. 1-50: D2 Ex Betonung auf Schulter. *Abb. 1-53:* D2 Fl mit geradem Ellenbogen, antagonistisches Bewegungsmuster.

Gesamtmuster (Mattenprogramm): Abb. 1-151: Rollen: aus der Rückenlage in die Bauchlage. Kopf- und Halsflexion mit Rotation nach rechts. D2 Ex der Oberen Extremität. (Übertrage Manuelle Kontakte auf Scapula; der Therapeut stellt sich in die Diagonale an der linken Schulter.)

Rollstuhl- und Transferprogramm: Abb. 1-196: Gebrauch der Handbremse, D2 Extension mit Ellenbogenextension der linken oberen Extremität (übertrage Manuelle Kontakte auf Scapula; der Therapeut stellt sich in die Diagonale hinter die linke Schulter.)

Verschiedene Thrust (Stoß)-bewegungen der oberen Extremität

Die Thrustmuster der oberen Extremität sind primitive Bewegungen und eng mit der Kriechbewegung verwandt, in der die Ellenbogen voll ausgestreckt sind und das Gewicht auf die Hände verlagert ist. Diese Bewegungen sind ein Teil des «Hochstoßens». Sie unterstützen auch die Bewegung des «Sich-nach-einem-Gegenstand-Streckens», wobei sich der Ellenbogen streckt und sich die Hand, zum Zugreifen bereit, öffnet. Wie bei allen Bewegungsmustern kann auch die Stoßbewegung in jeder beliebigen Stellung ausgeführt werden, die den erwünschten Bewegungsweg zuläßt. Die Thrustmuster können durch Zuhilfenahme des Dehnreflexes eingeleitet werden; die Reaktion ist eine schnelle und kraftvolle Bewegung. In der verkürzten Stellung kann Approximation mit manuellem Kontakt am Handteller angewandt werden. Das Kommando «Stoßen» wird immer scharf in dem Augenblick gegeben, wenn der Dehnreflex ausgelöst wird; wird in der verkürzten Stellung Approximation verwendet, kann das Kommando auch «Halten» lauten.

Die Thrustbewegung ist eine Variation der Bewegungsmuster der oberen Extremität. Während bei den typischen Fazilitationsmustern das Öffnen der Hand einhergeht mit der Abduktion der Schulter, ist es bei der Thrustbewegung die Adduktion. Bei den herkömmlichen Mustern verlaufen alle Rotationskomponenten in die gleiche Richtung; bei der Thrustbewegung sind die Rotation der Schulter und des Unterarmes entgegengesetzt. Die distalen Gelenke bewegen sich in Harmonie mit der Rotation des Unterarms. Das Handgelenk und der Ellenbogen sind immer extendiert. Die Scapula bewegt sich in Richtung der Thrustbewegung und ist folglich gedehnt. Der M. serratus anterior ist hauptverantwortlich für die Bewegung der Scapula. Die Mm. pectorales sind stark an der Schulterbewegung beteiligt. Die Thrustbewegungen können auch entgegengesetzt durchgeführt werden. Bei der Umkehr sind alle Bewegungskomponenten genau umgekehrt.

Thrustbewegung der ulnaren Extensoren (D1 Fl)

Die proximalen und mittleren Bewegungskomponenten stellen das Flexion–Adduktion–Außenrotationsmuster mit Ellenbogenextension. Die distalen Bewegungskomponenten sind die des Extension–Abduktion–Innenrotationsmusters. In der verlängerten Stellung, der Ausgangsposition, ist die Hand geschlossen und im Handgelenk wird nach radial gebeugt; der Unterarm ist supiniert; der Ellenbogen ist vollständig gebeugt; die Schulter ist in Abduktion extendiert. Durch die Thrustbewegung öffnet sich die Hand, und im Handgelenk wird zur ulnaren Seite extendiert, der Unterarm proniert, der Ellenbogen streckt sich, und die

Schulter beugt und adduziert, so daß die offene Hand hoch- und an der Nase und den Augen vorbeireicht.

Thrustbewegung der radialen Extensoren (D2 Ex)

Die proximalen und mittleren Bewegungskomponenten stellt das Extension–Adduktion–Innenrotationsmuster mit Ellenbogenextension. Die distalen Bewegungskomponenten sind die des Flexion–Abduktion–Außenrotationsmusters. In der verlängerten Stellung, der Ausgangsstellung, ist die Hand nach ulnar geschlossen; der Unterarm ist proniert; der Ellenbogen ist vollständig gebeugt; die Schulter ist in Abduktion flektiert. Durch die Thrustbewegung öffnet sich die Hand und im Handgelenk wird zur radialen Seite gestreckt, der Unterarm supiniert, der Ellenbogen extendiert, und die Schulter extendiert und adduziert, so daß die offene Hand hinunter- und am Körper vorbei zur entgegengesetzten Hüfte reicht.

Die Thrustbewegung kann in jeder beliebigen Stellung ausgeführt werden, die den erwünschten Bewegungsweg zuläßt. Durch das Setzen von Widerstand gegen die Thrustbewegung kann es zu einer besseren Armfunktion bei den Kriechübungen kommen. Es kann mit der einen Extremität geübt werden, während der Patient sich auf den Ellenbogen der anderen stützt. Oder es kann an beiden Extremitäten in wechselnden reziproken Bewegungen geübt werden. Bei der Bewegungsumkehr hilft dem Patienten der Widerstand, den Rumpf auf der Matte vorzuschieben.

Eine kraftvolle Thrustbewegung ist wie beim Boxen oder beim Schießen eine alles-oder-nichts-Bewegung. Auch die Umkehr der Thrustbewegung ist eine starke, flüssige Bewegung wie beim Erklimmen einer Bergwand oder beim Abreißen eines Astes.

Die Abbildungen zeigen drei Stellungen im Bewegungsweg. Die Mittelstellung mag überflüssig und als Unterbrechung erscheinen; bei einer Schwäche der Ellenbogenextensoren und -flexoren kann eine Betonung in der Mittelstellung jedoch nötig sein, um den Bewegungsweg zu vollenden.

Die Stellung des Therapeuten in Abb. 1-61 ist optimal. Der Patient bewegt sich auf den Therapeuten zu wie beim Von-sich-weg-Stoßen einer Person oder eines Gegenstandes, oder als ob man einen beladenen Karren den Hügel hinunterstößt oder einen Gegenstand ganz oben auf ein Regal schubst. Die Bewegungsumkehr kann an einen Bewegungsablauf erinnern, als ob man ein Kind von einem heißen oder brennenden Gegenstand wegzieht oder im Garten Unkraut jätet (siehe Begleittext der Abbildungen).

Die Position des Therapeuten in Abb. 1-62 und 1-63 ist weniger optimal. In einer bestimmten Umgebung, so zum Beispiel beim Arbeiten mit dem Patienten an der Bettkante, muß der Therapeut möglicherweise auf diese Stellung zurückgreifen. (Kommandos sind angegeben.)

Verschiedene Thrustbewegungen der oberen Extremität

*Betonung auf Thrustbewegung der ulnaren
Extensoren zur Ellenbogenextension*

*Flexion–Adduktion–Außenrotation
(D1 Fl), links*

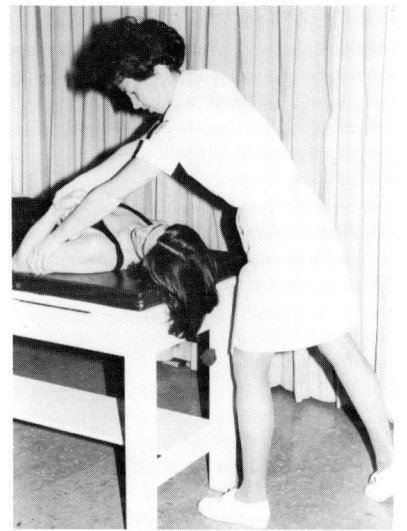 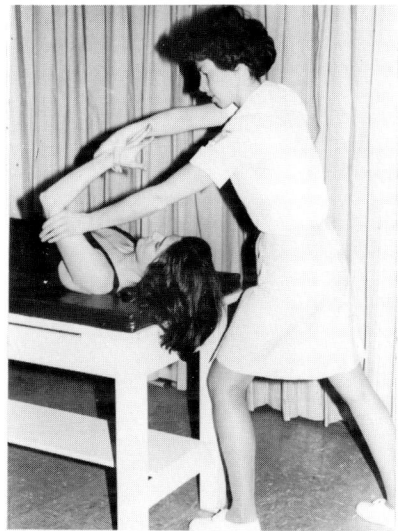 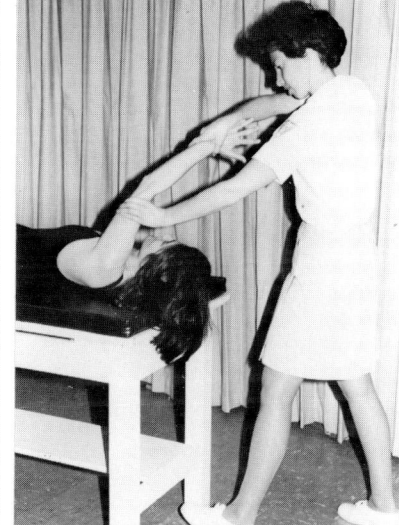

A   B   C

Thrustbewegung

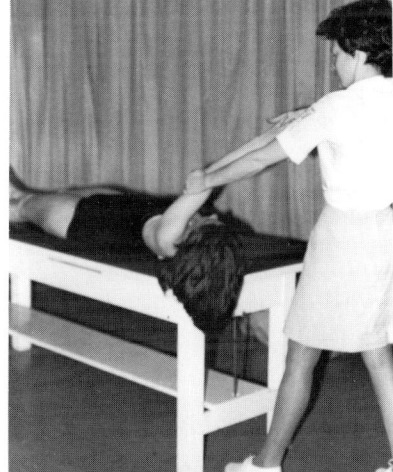 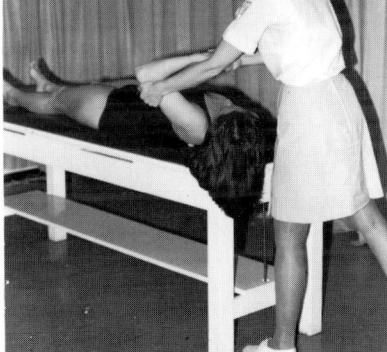 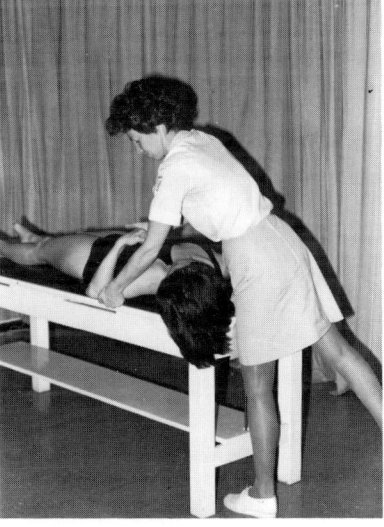

A   B   C

Umkehr   Abb. 1-60

Bewegungskomponenten

Freie Bewegung: Die Augen auf den Therapeuten gerichtet, der in der Nähe der rechten Schulter steht, rotieren Kopf und Hals etwas nach links. Die rechte Hand greift den Tischrand. Die alternative Position des Therapeuten, neben der Hüfte des Patienten zu stehen, ist nicht so optimal (siehe Abb. 1-62)

Bewegung mit Widerstand: Die Hand öffnet sich nach ulnar, während im Handgelenk nach ulnar extendiert wird und der Unterarm proniert; der Ellenbogen streckt sich, sobald die Schulter in Außenrotation flektiert und adduziert.

A. Verlängerte Stellung

Kommandos: Vorbereitungskommando: «Du öffnest Deine Hand und schiebst sie zu mir.» *Aktionskommando:* «Jetzt schiebe sie zu mir!»
Vorschläge für Techniken: schnelle Dehnung und Widerstand.

B. Mittelstellung

Kommandos: «Mache Deinen Ellenbogen gerade! Schiebe ihn hoch!»
Vorschläge für Techniken: andauernder Widerstand.

C. Verkürzte Stellung

Kommandos: «Schieben! Ganz durchschieben! Und halten!» («Loslassen!» oder «Umkehr!»)
Vorschläge für Techniken: Widerstand; Approximation beim Haltekommando; Umkehr; aktive Bewegung: Halten — Entspannen.

Umkehr der Thrustbewegung: Extension–Abduktion –Innenrotation (D1 Ex), links

Die Augen auf den Therapeuten gerichtet, der neben der rechten Schulter steht, rotiert der Kopf und Hals etwas nach rechts. Die rechte Hand greift den Tischrand.

Bewegung mit Widerstand: Die Hand schließt sich nach radial, während im Handgelenk nach radial gebeut wird und der Unterarm supiniert; der Ellenbogen flektiert, sobald die Schulter in Innenrotation extendiert und abduziert.

A. Verlängerte Stellung

Kommandos: Vorbereitungskommando: «Du schließt Deine Hand und ziehst Deinen Ellenbogen hinunter und von mir weg.» *Aktionskommando:* «Fertig! Schließe Deine Hand!»
Vorschläge für Techniken: Dehnung und Widerstand.

B. Mittelstellung

Kommandos: «Beuge Deinen Ellenbogen! Ziehe ihn hinunter und weg und halte! Halte! Jetzt ziehe! Jetzt ziehe!»
Vorschläge für Techniken: Widerstand, wiederholte Kontraktionen zur Betonung.

C. Verkürzte Stellung

Kommandos: «Ziehe! Ganz durchziehen! Halte!» (Loslassen!» oder «Umkehr!»)
Vorschläge für Techniken: Widerstand, Umkehr oder aktive Bewegung: Halten — Entspannen.

Verwandte Bewegungsmuster

Unilaterale Muster: Abb. 1-46: D1 Fl, Ellenbogenextension. Die Hand schließt sich zur radialen Seite. Bei der Thrustbewegung von D1 Fl ist die Hand zur radialen Seite geschlossen *(A)* und öffnet sich zur ulnaren Seite mit Unterarmpronation *(B). Abb. 1-172* und *1-173:* D1 Thrustbewegung und Umkehr können in Bauchlage mit aufgestützen Ellenbogen durchgeführt werden.

Verschiedene Thrustbewegungen der oberen Extremitäten

*Betonung auf Thrustbewegung des radialen
Extensors zur Ellenbogenextension*

*Extension–Adduktion–Innenrotation
(D2 Ex), links*

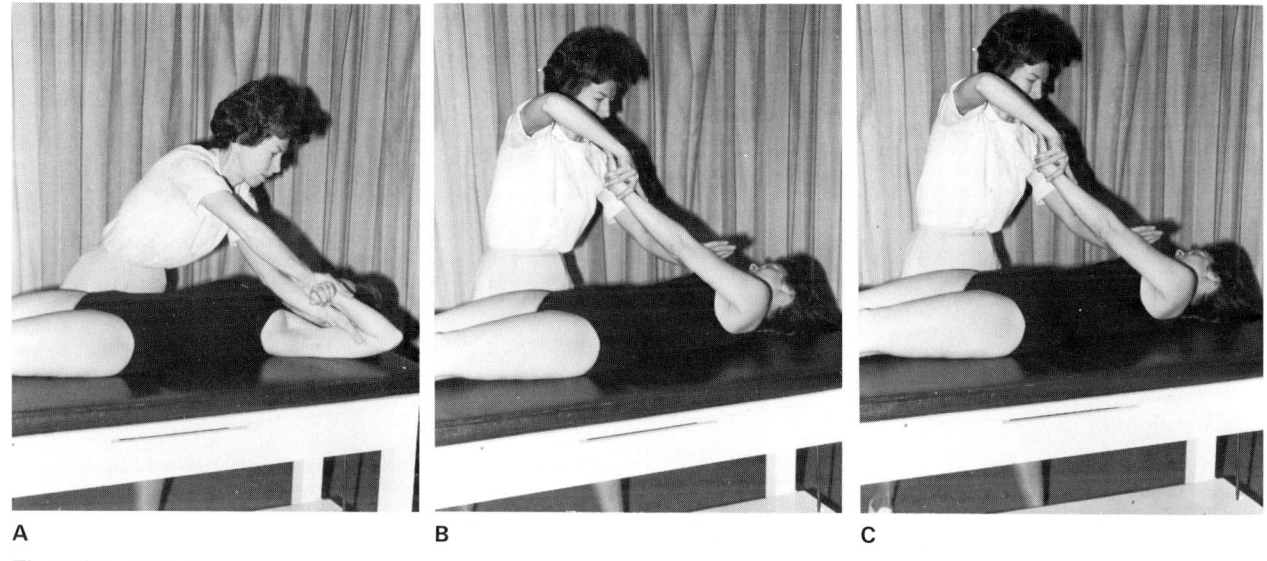

A   B   C

Thrustbewegung

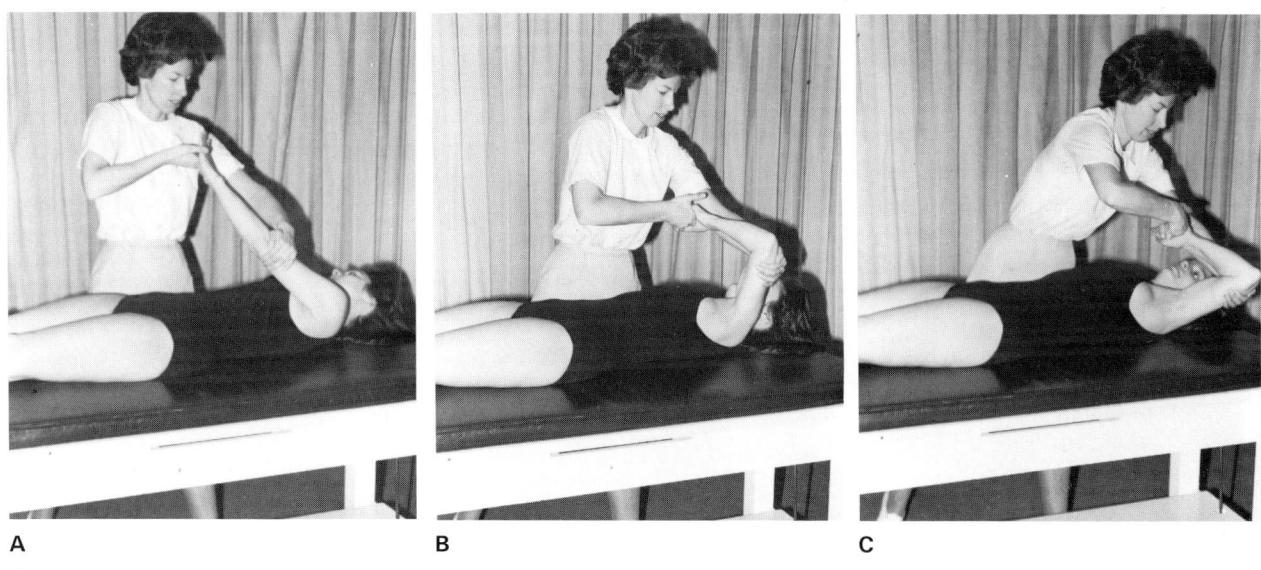

A   B   C

Umkehr

Abb. 1-61

Bewegungskomponenten

Freie Bewegung: Die Augen auf den Therapeuten gerichtet, der in der Nähe der rechten Hüfte des Patienten steht, rotieren Kopf und Hals etwas nach rechts. Die rechte Hand greift den Tischrand. Die alternative Position des Therapeuten, neben der linken Schulter des Patienten zu stehen, ist weniger optimal (siehe Abb. 1-63).

Bewegung mit Widerstand: Die Hand öffnet sich zur radialen Seite, während im Handgelenk nach radial extendiert wird und der Unterarm supiniert; der Ellenbogen streckt sich, sobald die Schulter in Innenrotation extendiert und adduziert.

A. Verlängerte Stellung

Kommandos: Vorbereitungskommando: «Du öffnest Deine Hand und schiebst sie hinunter und zu mir hinüber.» *Aktionskommando:* «Fertig! Öffne Deine Hand und schiebe sie weg.»
Vorschläge für Techniken: schnelle Dehnung und Widerstand.

B. Mittelstellung

Kommandos: «Mache Deine Ellenbogen gerade! Und schiebe.»
Vorschläge für Techniken: Andauernder Widerstand.

C. Verkürzte Stellung

Kommandos: «Schiebe! Ganz durchschieben! Halten!» («Loslassen!» oder «Umkehr!»)
Vorschläge für Techniken: Widerstand; Approximation beim Haltekommando; Umkehr; aktive Bewegung: Halten — Entspannen.

Umkehr der Thrustbewegung: Flexion–Abduktion–Außenrotation (D2 Fl), links

Die Augen auf den Therapeuten gerichtet, der in der Nähe der rechten Hüfte des Patienten steht, rotieren Kopf und Hals etwas nach rechts. Die rechte Hand greift den Tischrand.
Bewegung mit Widerstand: Die Hand schließt sich nach ulnar, während im Handgelenk zur ulnaren Seite gebeugt wird und der Unterarm proniert; der Ellenbogen beugt, sobald die Schulter in Außenrotation flektiert und abduziert.

A. Verlängerte Stellung

Kommandos: Vorbereitungskommando: «Du schließt Deine Hand und ziehst sie zu Deinem Ohr.» *Aktionskommando:* «Fertig! Schließe Deine Hand! Und ziehe!»
Vorschläge für Techniken: Dehnung und Widerstand.

B. Mittelstellung

Kommandos: «Hochziehen! Beuge Deinen Ellenbogen! Ganz durchziehen!»
Vorschläge für Techniken: Widerstand, wiederholte Kontraktionen zur Betonung.

C. Verkürzte Stellung

Kommando: «Ganz durchziehen!»
Vorschläge für Techniken: Widerstand.

Verwandte Bewegungsmuster

Unilaterale Muster der oberen Extremität: Abb. 1–54: D2 Ex, Ellenbogenextension. Die Hand schließt sich nach ulnar. Bei der Thrustbewegung von D2 Ex ist die Hand zur ulnaren Seite geschlossen *(A)* und öffnet sich nach radial *(B)*.
Flexionsmuster des oberen Rimpfes mit Rotation nach rechts: Abb. 1–36: D2 Ex von links, D1 Ex von rechts (der Therapeut kann dafür die linke Hand auf das rechte Handgelenk des Patienten und die rechte Hand auf das linke Handgelenk des Patienten legen). Zur Einleitung sind beide Ellenbogen flektiert. Als Reaktion wird der Patient dann unter Zuhilfenahme der Thrustbewegung der D2 Ex den rechten Arm zur Vervollständigung der Extension hinunterstoßen. Übertrage die Bewegungskomponenten für die Thrustbewegung auf die linke Seite.
Gesamtmuster (Mattenprogramm): Abb. 1–174: Rückwärtskriechen nach rechts. Mit dem Gewicht auf den Händen sich rückwärts zu bewegen, basiert auf der Thrustbewegung mit Gegenrotation der Schulter und des Unterarms.

Verschiedene Thrustbewegungen der oberen Extremität

Betonung auf Thrustbewegung des
Ellenbogenextensors und Umkehr
Position des Therapeuten: nicht optimal

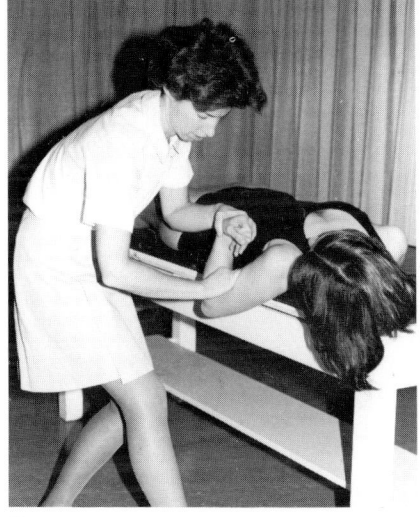 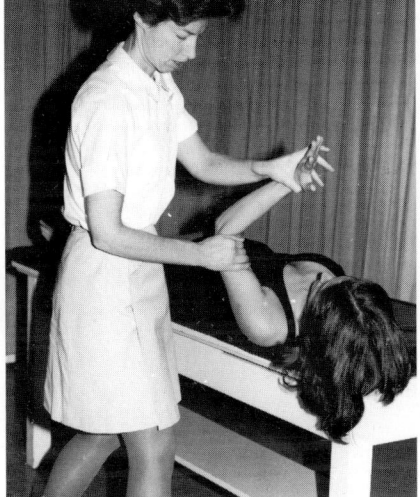 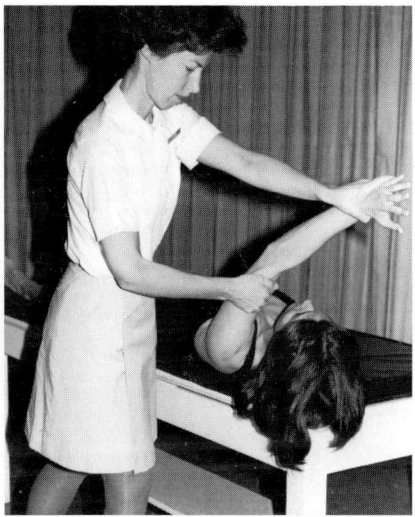

A   B   C

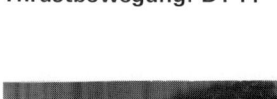

Thrustbewegung: D1 Fl

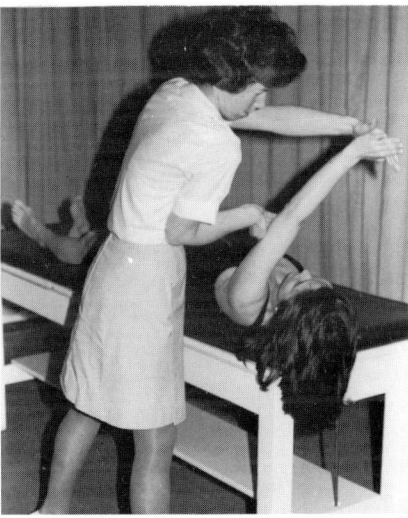 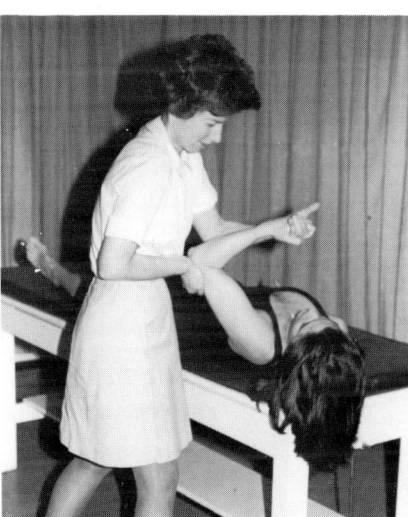 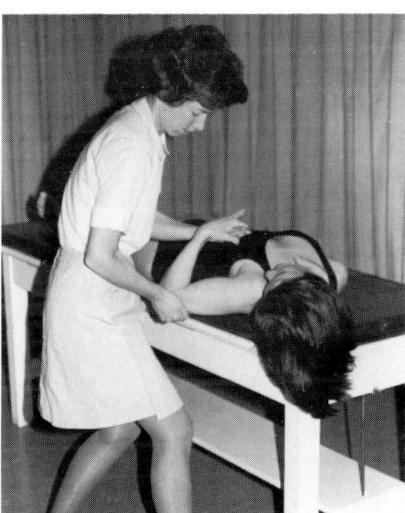

A   B   C

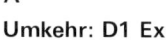

Umkehr: D1 Ex

Abb. 1-62: Thrustbewegung der ulnaren Extensoren und Umkehr.

Kommandos für die Thrustbewegung (D1 Fl):

A. «Fertig!»
B. «Öffne Deine Hand.»
C. «Schiebe sie an Deinem Gesicht vorbei nach oben!»

Kommandos für die Umkehr (D1 Ex):

A. «Fertig.»
B. «Drücke meine Hand und ziehe sie zu mir hinunter.»
C. «Beuge Deinen Ellenbogen.»

Obere Extremität

Betonung auf Thrustbewegung des
Ellenbogenextensors und Umkehr
Position des Therapeuten: nicht optimal

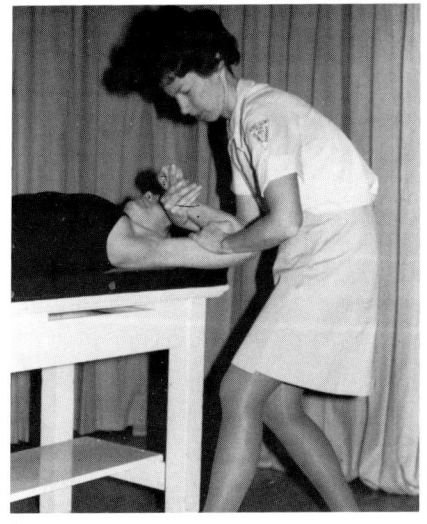 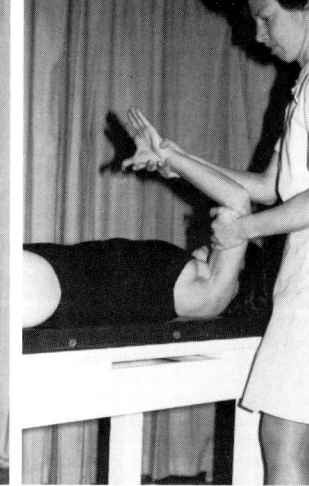 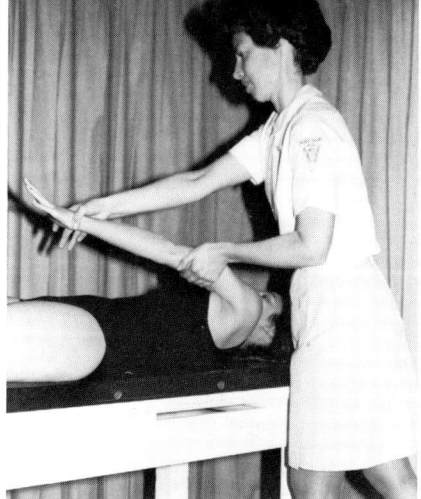

A.   **B.**   **C.**
1. W   **2. W**   **3. W**

Thrustbewegung: D2 Ex

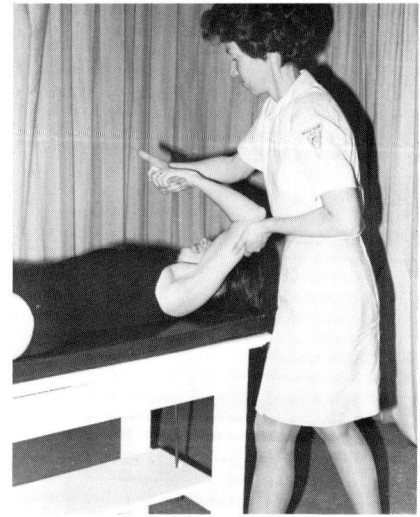 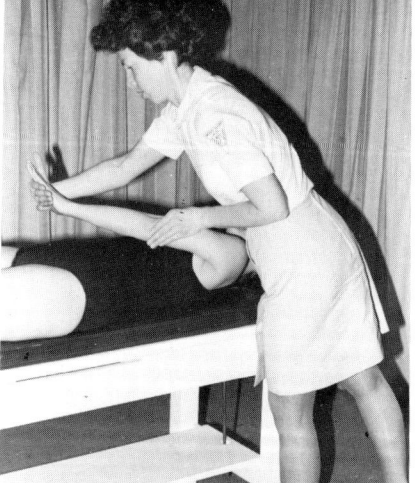 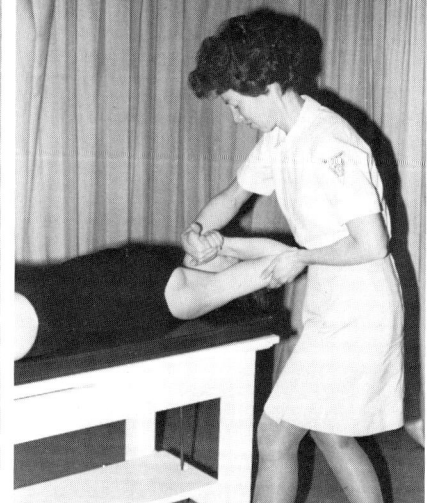

A.   **B.**   **C.**
1. W   **2. W**   **3. W**

Umkehr: D2 Fl

Abb. 1-63. Thrustbewegung der radialen Extensoren und Umkehr.

Kommandos für die Thrustbewegung (D2 Ex):

A. «Fertig.»
B. «Öffne Deine Hand.»
C. «Schiebe sie hinunter und zu Deiner rechten Hüfte hinüber!»

Kommandos für die Umkehr (D2 Fl):

A. «Fertig.»
B. «Drücke meine Hand und hebe sie zu mir hoch.»
C. «Beuge Deinen Ellenbogen.»

Untere Extremität

Flexion–Adduktion–Außenrotation (D1 Fl)

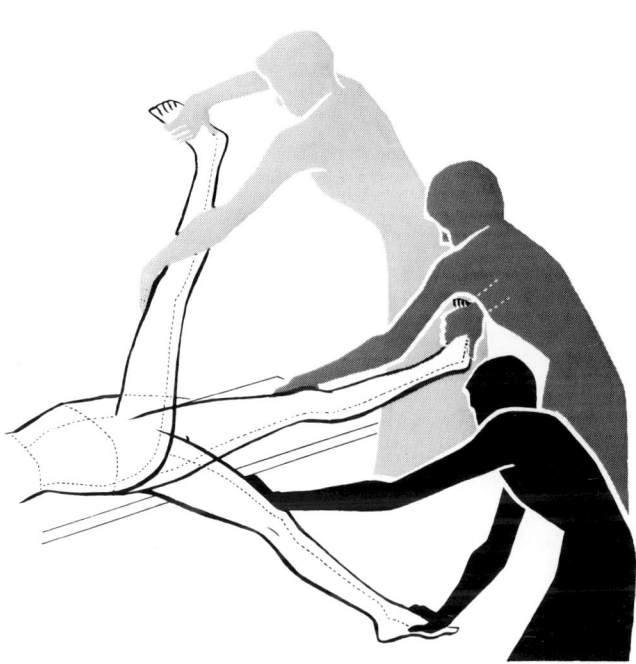

Abb. 1-64. Mit geradem Knie.

Antagonistisches Bewegungsmuster

Extension–Abduktion–Innenrotationsmuster (mit geradem Knie), Abb. 1-67.

Bewegungskomponenten

Die Zehen extendieren und abduzieren (die medialen Zehen mehr als die lateralen) zur tibialen Seite; Dorsalflexion des Fußes und des Fußgelenks mit Inversion; das Knie bleibt gerade; die Hüfte beugt, adduziert und rotiert nach außen.

Normale Bewegungsfolge

Der Funktionsablauf verläuft von distal nach proximal, d. h., der Funktionsablauf beginnt an den Zehen, dann am Fuß und Fußgelenk, dann an der Hüfte.

Betonte Bewegungsfolge:

Hüfte: Beginne mit Rotation an den Zehen, Fuß und Fußgelenk und an der Hüfte; der volle Bewegungsweg der Zehenextension mit Abduktion und der Fuß- und Fußgelenkdorsalflexion und -inversion darf jedoch nicht ausgenutzt werden, bis die Hüfte zu beugen und mit Außenrotation zu adduzieren beginnt.

Anmerkung: Wird die normale Bewegungsfolge durch übermäßigen Widerstand gegen die schwächeren distalen Komponenten verhindert, kann der Funktionsablauf nicht proximal erfolgen. Gib den stärkeren distalen Komponenten Widerstand, aber unterstütze die schwächeren distalen Komponenten in ihrem optimalen Bewegungsweg in Übereinstimmung mit der normalen Bewegungsfolge.

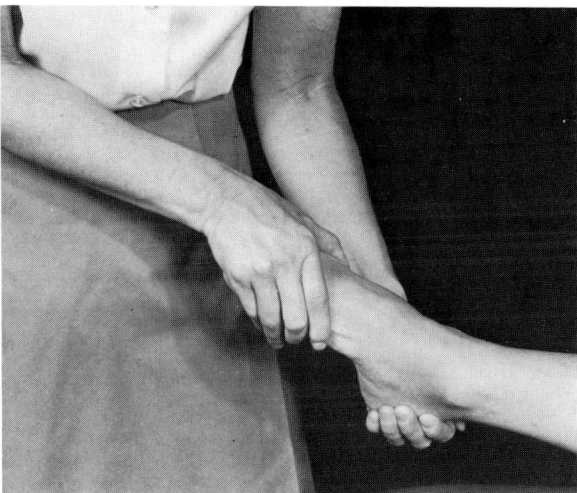

A. 1. W

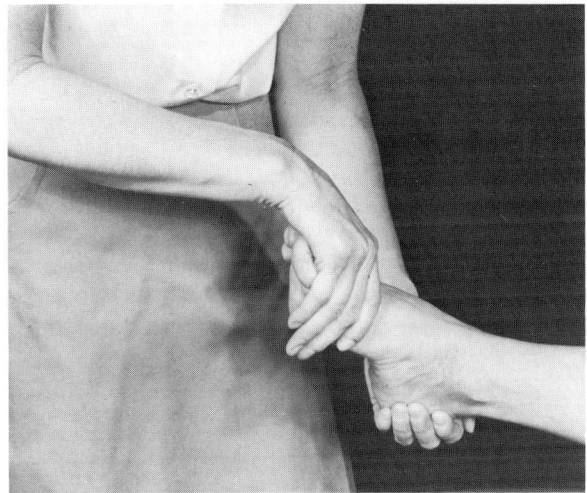

B. 2. W

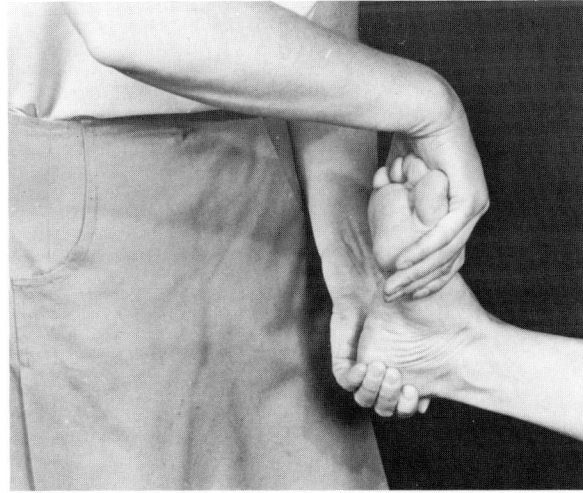

C. 3. W

Fuß und Fußgelenk (D1 Fl)

103

Fußgelenk und Fuß: Beginne mit Rotation an den Zehen, Fuß und Fußgelenk und an der Hüfte; der volle Bewegungsweg der Zehenextension mit Abduktion und der Hüftflexion und -adduktion darf jedoch nicht ausgenutzt werden, bis der Fuß und das Fußgelenk sich in die Dorsalflexion und Inversion bewegen.

Anmerkung: Gib den stärkeren proximalen und distalen Komponenten Widerstand, aber unterstütze die schwächeren distalen Komponenten in ihrem optimalen Bewegungsweg in Übereinstimmung mit der normalen Bewegungsfolge.

Zehen: Beginne mit Rotation an den Zehen, Fuß- und Fußgelenk und an der Hüfte; der volle Bewegungsweg der Fuß- und Fußgelenkdorsalflexion mit Inversion und der Hüftflexion und -adduktion darf jedoch nicht ausgenutzt werden, bis die Zehen zu extendieren und nach tibial zu adduzieren beginnen.

Anmerkung: Gib den stärkeren proximalen Komponenten Widerstand. Die Betonung kann auf den Zehengrundgelenken oder Mittelgelenken liegen, oder auf einem bestimmten Gelenk eines einzelnen Zehes liegen.

Manuelle Kontakte

Der Patient ist in der Lage, den vollen Bewegungsweg auszuführen: Rechte Hand: Druck der Handinnenfläche medial-dorsal auf den Fuß, dabei so weit dorsal, wie es ein fester Griff ermöglicht. Vermeide Druck auf die Fußsohle (Abb. 1-64). *Linke Hand:* Druck der Handinnenfläche oder der Finger in enger Approximation anterior-medial auf den Oberschenkel, proximal zur Patella (Abb. 1-64).
Der Patient hat Schwierigkeiten bei der Bewegungseinleitung: Rechte Hand: siehe oben.
Linke Hand: Druck der Handinnenfläche oder der Finger in enger Approximation posterior-medial auf den Oberschenkel, proximal zur Kniekehle; oder Druck der Finger in enger Approximation medial auf die rechte Ferse.

Kommandos

Vorbereitungskommando: «Du drehst Deine Ferse nach innen und ziehst Deinen Fuß hoch und über Deinen Körper.»
Aktionskommando: «Ziehe! Ziehe Deinen Fuß hinein und hoch! Ziehe ihn hoch und von mir weg!»

Analyse des Bewegungsmusters

Hüfte: Bewegungskomponenten: Flexion, Adduktion, Außenrotation. *Hauptmuskelkomponenten:* M. psoas minor, M. psoas major, M. iliacus, M. obturatus externus, M. pectineus, M. gracilis, M. adductor longus und M. adductor brevis, M. sartorius (Hüftflexionskomponente), M. rectus femoris (medialer Anteil, Hüftflexionskomponente).
Knie: gerade (keine Bewegung).
Fußgelenk, Fuß und Zehen: Bewegungskomponenten: Dorsalflexion, Inversion des Fußgelenks und des Fußes, Zehenextension mit Abduktion zur tibialen Seite. *Hauptmuskelkomponenten:* M. tibialis anterior, M. extensor digitorum longus und M. extensor digitorum brevis, M. extensor hallucis longus, M. abductor hallucis, Mm. interossei, Mm. lumbricales.

Bewegungshemmende Faktoren

Anspannen oder Kontraktion aller Muskeln des Extension—Abduktion—Innenrotationsmusters (mit geradem Knie), Abb. 1-67.

Untere Extremität

Flexion–Adduktion–Außenrotation (D1 Fl)

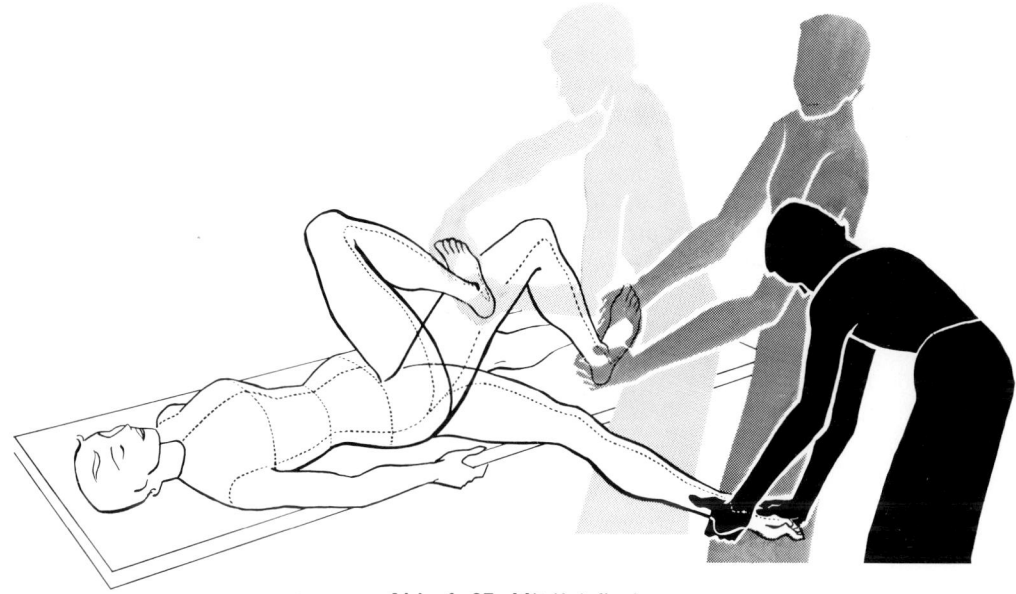

Abb. 1-65. Mit Knieflexion.

Antagonistisches Bewegungsmuster

Extension–Abduktion–Innenrotationsmuster (mit Knie-extension), Abb. 1-68.

Bewegungskomponenten

Die Zehen strecken und abduzieren (die medialen mehr als die lateralen) zur tibialen Seite; Dorsalflexion und Inversion des Fußes und des Fußgelenks; das Knie beugt mit Außenrotation der Tibia auf dem Femur; die Hüfte beugt, abduziert und rotiert nach außen.

Normale Bewegungsfolge

Der Funktionsablauf verläuft von distal nach proximal, d. h., der Funktionsablauf beginnt an den Zehen, dann am Fuß und Fußgelenk, dann am Knie und an den Hüften.

Betonte Bewegungsfolge

Hüfte: Beginne mit Rotation an den Zehen, Fuß und Fußgelenk, Knie und an der Hüfte; der volle Bewegungsweg der Zehenextension mit Abduktion, der Fuß- und Fußgelenkdorsalflexion mit Inversion und der Knieflexion darf jedoch nicht ausgenutzt werden, bis die Hüfte zu beugen und mit Außenrotation zu adduzieren beginnt.

Anmerkung: Wird die normale Bewegungsfolge durch über-mäßigen Widerstand gegen die schwächeren distalen Kom-ponenten verhindert, kann der Funktionsablauf nicht proximal erfolgen. Gib den stärkeren distalen Komponenten Wider-stand, aber unterstütze die schwächeren distalen Komponen-ten in ihrem optimalen Bewegungsweg in Übereinstimmung mit der normalen Bewegungsfolge.

Knie: Beginne mit Rotation an den Zehen, Fuß und Fußgelenk, Knie und an der Hüfte; der volle Bewe-gungsweg der Zehenextension mit Abduktion, der Fuß- und Fußgelenkdorsalflexion mit Inversion und der Hüftflexion und -adduktion darf jedoch nicht ausgenutzt werden, bis das Knie mit Außenrotation der Tibia auf dem Femur zu beugen beginnt.

Anmerkung: Gib den stärkeren proximalen und distalen Komponenten Widerstand, aber unterstütze die schwächeren distalen Komponenten in ihrem optimalen Bewegungsweg in Übereinstimmung mit der normalen Bewegungsfolge.

Fuß und Fußgelenk: Beginne mit Rotation an den Zehen, Fuß und Fußgelenk, Knie und an der Hüfte; der volle Bewegungsweg der Zehenextension mit Abduk-tion, der Knieflexion und der Hüftflexion und -adduk-tion darf jedoch nicht ausgenutzt werden, bis der Fuß und das Fußgelenk sich in Dorsalflexion und Inversion bewegen.

Anmerkung: Gib den stärkeren proximalen und distalen Komponenten Widerstand, aber unterstütze die schwächeren distalen Komponenten in ihrem optimalen Bewegungsweg in Übereinstimmung mit der normalen Bewegungsfolge.

Zehen: Beginne mit Rotation an den Zehen, Fuß und Fußgelenk, Knie und an der Hüfte; der volle Bewe-gungsweg der Zehenextension mit Abduktion, der Fuß- und Fußgelenkdorsalflexion mit Inversion, der Knieflexion und der Hüftflexion und -adduktion darf jedoch nicht ausgenutzt werden, bis die Zehen zu extendieren und zur tibialen Seite zu abduzieren be-ginnen.

Anmerkung: Gib den stärkeren proximalen Komponenten Widerstand. Die Betonung kann auf den Zehengrundgelenken oder Mittelgelenken liegen, oder auf einem bestimmten Gelenk eines einzelnen Zehes.

Manuelle Kontakte

Der Patient ist in der Lage, den vollen Bewegungsweg auszuführen. Rechte Hand: Gib Druck der Handinnenfläche medial-dorsal auf den Fuß, dabei so weit distal, wie es ein fester Griff zuläßt. Vermeide Druck auf die Fußsohle (Abb. 1-65). *Linke Hand:* Gib Druck der Handinnenfläche oder der Finger in enger Approximation anterior-medial auf den Oberschenkel, proximal zur Patella, oder Druck der Finger in enger Approximation medial auf die Ferse (Abb. 1-65).

Der Patient hat Schwierigkeiten bei der Bewegungseinleitung. Rechte Hand: siehe oben. *Linke Hand:* Gib Druck der Handinnenfläche oder der Finger in enger Approximation posterior-medial auf den Oberschenkel, proximal zur Kniekehle.

Kommandos

Vorbereitungskommando: «Du drehst Deine Ferse, ziehst Deinen Fuß hoch und über Deinen Körper und beugst Dein Knie.»

Aktionskommando: «Ziehe! Ziehe Deinen Fuß hinein und hoch! Beuge Dein Knie! Ziehe es hoch und von mir weg!»

Analyse des Bewegungsmusters

Hüfte: Bewegungskomponenten: Flexion, Adduktion, Außenrotation. *Hauptmuskelkomponenten:* M. psoas minor, M. psoas major, M. iliacus, M. obturator externus. M. pectineus, M. gracilis, M. adductor brevis, M. adductor longus, M. sartorius (Hüftflexionskomponente).

Knie: Bewegungskomponenten: Flexion mit Tibiarotation auf dem Femur nach außen. *Hauptmuskelkomponenten:* M. semitendinosus, M. membranosus, M. sartorius, M. gracilis (Knieflexionskomponente).

Fußgelenk, Fuß und Zehen: siehe Flexion–Adduktion–Außenrotationsmuster (mit geradem Knie), Abb. 1-64.

Bewegungshemmende Faktoren

Anspannen oder Kontraktion aller Muskeln des Extension–Abduktion–Innenrotationsmusters (mit Knieextension), Abb. 1-68.

Untere Extremität

Flexion–Adduktion–Außenrotation (D1 Fl)

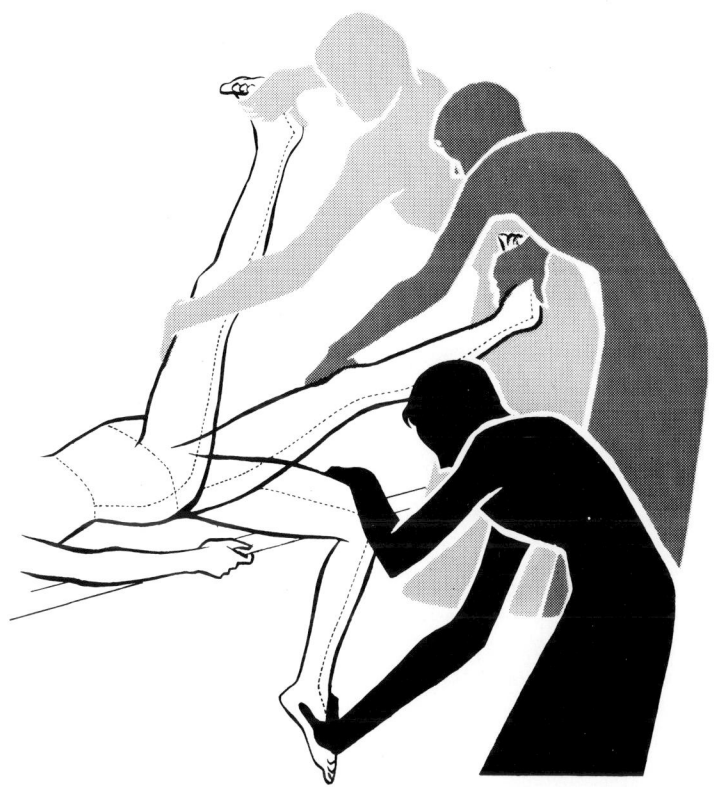

Abb. 1-66. Mit Knieextension.

Antagonistisches Bewegungsmuster

Extension–Abduktion–Innenrotation (mit Knieflexion), Abb. 1-69.

Bewegungskomponenten

Die Zehen strecken und abduzieren (die medialen mehr als die lateralen) zur tibialen Seite; Dorsalflexion und Inversion des Fußes und des Fußgelenks; das Knie extendiert mit Außenrotation der Tibia auf dem Femur; die Hüfte beugt, adduziert und rotiert nach außen.

Normale Bewegungsfolge

Der Funktionsablauf verläuft von distal nach proximal, d.h. der Funktionsablauf beginnt an den Zehen, dann am Fuß und Fußgelenk, dann am Knie und an den Hüften.

Betonte Bewegungsfolge

Hüfte: Beginne mit Rotation an den Zehen, Fuß und Fußgelenk, Knie und an der Hüfte; der volle Bewegungsweg der Zehenextension mit Abduktion, der Fuß- und Fußgelenkdorsalflexion mit Inversion und der Knieextension darf jedoch nicht ausgenutzt werden, bis die Hüfte zu beugen und mit Außenrotation zu adduzieren beginnt.

Anmerkung: Wird die normale Bewegungsfolge durch übermäßigen Widerstand gegen die schwächeren distalen Komponenten verhindert, kann der Funktionsablauf nicht proximal erfolgen. Gib den stärkeren distalen Komponenten Widerstand, aber unterstütze die schwächeren distalen Komponenten in ihrem optimalen Bewegungsweg in Übereinstimmung mit der normalen Bewegungsfolge.

Knie: Beginne mit Rotation an den Zehen, Fuß und Fußgelenk, Knie und an der Hüfte; der volle Bewegungsweg der Zehenextension mit Abduktion, der Fuß- und Fußgelenkdorsalflexion mit Inversion und der Hüftflexion und -adduktion darf jedoch nicht ausgenutzt werden, bis das Knie mit Außenrotation der Tibia auf dem Femur zu extendieren beginnt.

Anmerkung: Gib den stärkeren proximalen und distalen Komponenten Widerstand, aber unterstütze die schwächeren distalen Komponenten in ihrem optimalen Bewegungsweg in Übereinstimmung mit der normalen Bewegungsfolge.

Fuß und Fußgelenk: Beginne mit Rotation an den Zehen, Fuß und Fußgelenk, Knie und an der Hüfte; der volle Bewegungsweg der Zehenextension mit Abduktion, der Knieextension und der Hüftflexion und -adduktion darf jedoch nicht ausgenutzt werden, bis der Fuß und das Fußgelenk sich in Dorsalflexion und Inversion bewegen.

Anmerkung: Gib den stärkeren proximalen und distalen Komponenten Widerstand, aber unterstütze die schwächeren distalen Komponenten in ihrem optimalen Bewegungsweg in Übereinstimmung mit der normalen Bewegungsfolge.

Zehen: Beginne mit Rotation an den Zehen, Fuß und Fußgelenk, Knie und an der Hüfte; der volle Bewegungsweg der Fuß- und Fußgelenkdorsalflexion mit Inversion, der Knieextension und der Hüftflexion und -adduktion darf jedoch nicht ausgenutzt werden, bis die Zehen zu extendieren und zur tibialen Seite zu abduzieren beginnen.

Anmerkung: Gib den stärkeren proximalen Komponenten Widerstand. Die Betonung kann auf den Zehengrundgelenken oder Mittelgelenken liegen oder auf einem bestimmten Gelenk eines einzelnen Zehes.

Manuelle Kontakte

Der Patient ist in der Lage, den vollen Bewegungsweg auszuführen. Rechte Hand: Druck der Handinnenfläche medial-dorsal auf den Fuß, dabei so weit distal, wie es ein fester Griff zuläßt. Vermeide Druck auf die Fußsohle (Abb. 1-66). *Linke Hand:* Druck der Handinnenfläche oder der Finger in enger Approximation anterior-medial auf den Oberschenkel, proximal zur Patella. (Abb. 1-66).

Der Patient hat Schwierigkeiten bei der Bewegungseinleitung. Rechte Hand: siehe oben. *Linke Hand:* Druck der Handinnenfläche oder der Finger in enger Approximation posterior-medial auf den Oberschenkel, proximal zur Kniekehle oder Druck der Finger in enger Approximation medial auf die Ferse.

Kommandos

Vorbereitungskommando: «Du trittst Deinen Fuß hoch und herein, an Deinem Körper vorbei, dabei das Knie gerade machen.»
Aktionskommando: «Tritt!»

Analyse des Bewegungsmusters

Hüfte: Bewegungskomponenten: Flexion, Adduktion, Außenrotation. *Hauptmuskelkomponenten:* M. psoas minor, M. psoas major, M. iliacus, M. obturator externus, M. pectineus, M. gracilis, M. adductor brevis, M. adductor longus, M. rectus femoris (mittlerer Anteil, Hüftflexionskomponente).
Knie: Bewegungskomponenten: Extension mit Außenrotation der Tibia auf dem Femur. *Hauptmuskelkomponenten:* M. rectus femoris (mittlerer Anteil), M. vastus medialis, M. articularis genus.
Fußgelenk, Fuß und Zehen: Siehe Flexion–Adduktion–Außenrotationsmuster (mit geradem Knie), Abb. 1-64.

Bewegungshemmende Faktoren

Anspannen oder Kontraktion aller Muskeln des Extension–Abduktion–Innenrotationsmusters (mit Knieflexion), Abb. 1-69.

Untere Extremität

Extension – Abduktion – Innenrotation (D1 Ex)

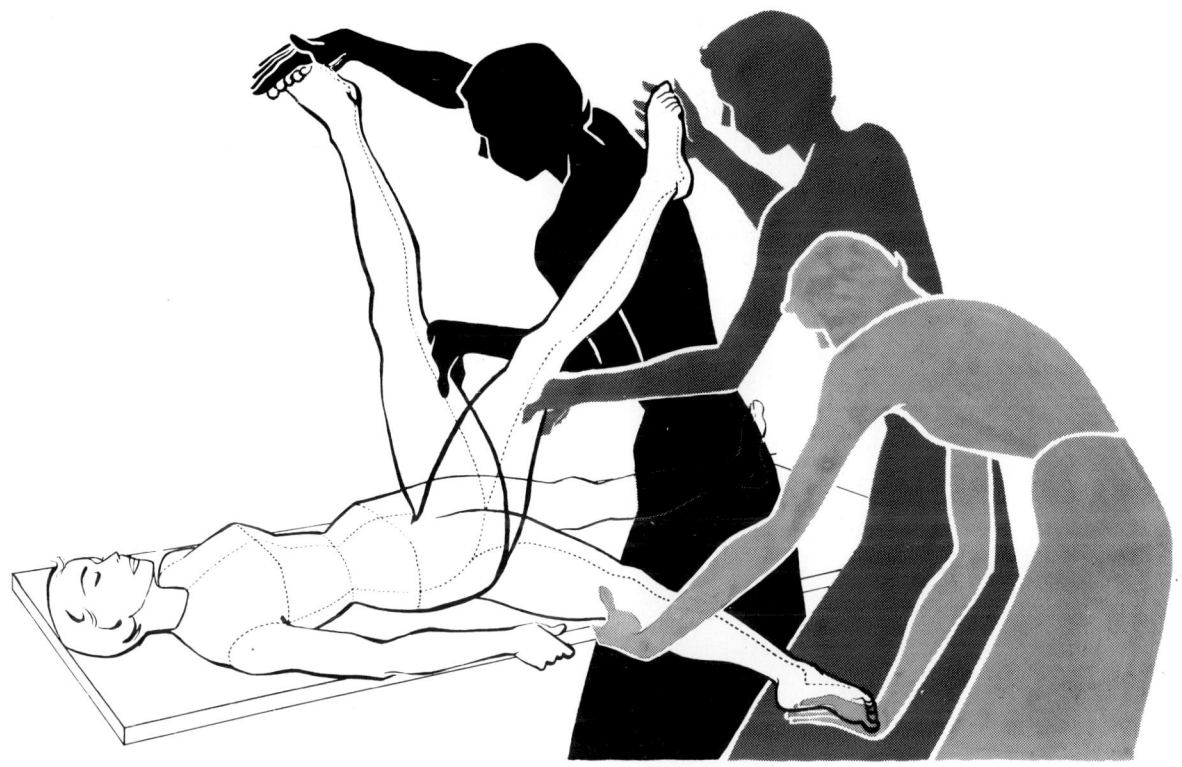

Abb. 1-67. Mit geradem Knie.

Antagonistisches Bewegungsmuster

Flexion–Adduktion–Außenrotationsmuster (mit geradem Knie), Abb. 1-64.

Bewegungskomponenten

Die Zehen beugen und adduzieren (die lateralen mehr als die medialen) zur fibularen Seite; der Fuß und das Fußgelenk beugen plantar mit Eversion; das Knie bleibt gerade; die Hüfte extendiert, abduziert und rotiert nach innen.

Normale Bewegungsfolge

Der Funktionsablauf verläuft von distal nach proximal, d.h. der Funktionsablauf beginnt an den Zehen, dann am Fuß und Fußgelenk, dann an der Hüfte.

Betonte Bewegungsfolge

Hüfte: Beginne mit Rotation an den Zehen, Fuß und Fußgelenk und an der Hüfte; der volle Bewegungsweg der Zehenflexion mit Adduktion und der plantaren Fuß- und Fußgelenkflexion mit Eversion darf jedoch nicht ausgenutzt werden, bis die Hüfte zu extendieren und mit Innenrotation zu abduzieren beginnt.

Anmerkung: Wird die normale Bewegungsfolge durch übermäßigen Widerstand gegen die schwächeren distalen Kom-

ponenten verhindert, kann der Funktionsablauf nicht proximal erfolgen. Gib den stärkeren distalen Komponenten Widerstand, aber unterstütze die schwächeren distalen Komponenten in ihrem optimalen Bewegungsweg in Übereinstimmung mit der normalen Bewegungsfolge.

Fuß und Fußgelenk: Beginne mit Rotation an den Zehen, Fuß und Fußgelenk und an der Hüfte; der volle Bewegungsweg der Zehenflexion mit Adduktion und der Hüftextension und -abduktion darf jedoch nicht ausgenutzt werden, bis der Fuß und das Fußgelenk plantar zu beugen und evertieren beginnen.

Anmerkung: Gib den stärkeren proximalen und distalen Komponenten Widerstand, aber unterstütze die schwächeren distalen Komponenten in ihrem optimalen Bewegungsweg in Übereinstimmung mit der normalen Bewegungsfolge.

Zehen: Beginne mit Rotation an den Zehen, Fuß und Fußgelenk und an der Hüfte; der volle Bewegungsweg der plantaren Flexion des Fußes und des Fußgelenks mit Eversion darf jedoch nicht ausgenutzt werden, bis die Zehen zu beugen und zur fibularen Seite zu adduzieren beginnen.

Anmerkung: Gib den stärkeren proximalen Komponenten Widerstand. Die Betonung kann auf den Zehengrundgelenken oder Mittelgelenken liegen oder auf einem bestimmten Gelenk eines einzelnen Zehes.

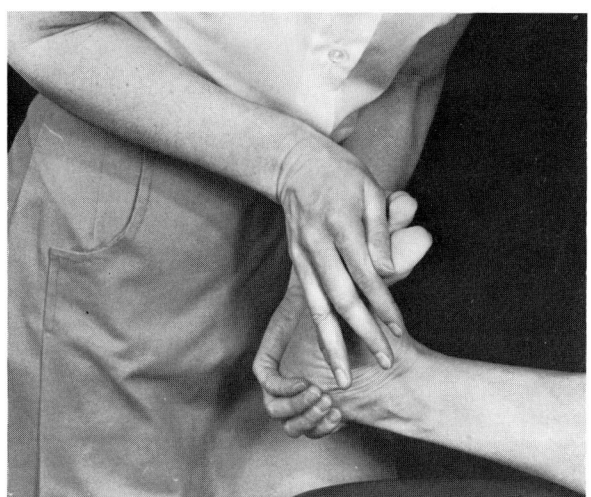

A. 1.W

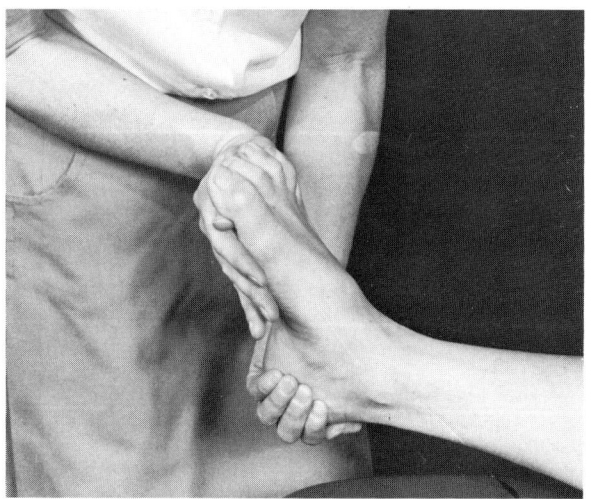

B. 2.W

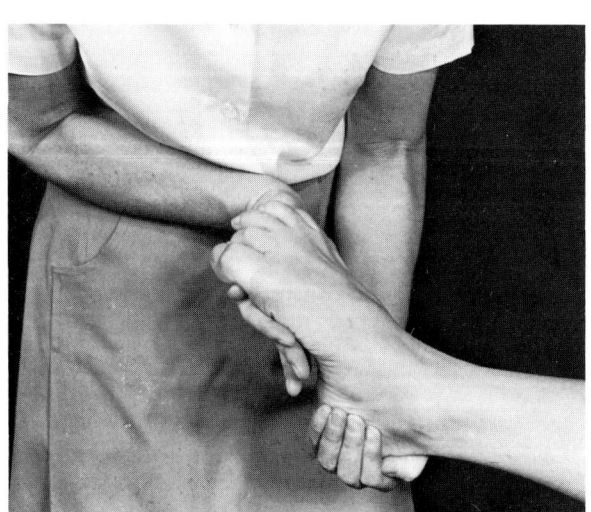

C. 3.W

Fuß und Fußgelenk (D1 Ex)

Abb. 1-67, *fortgesetzt*

Manuelle Kontakte

Der Patient ist in der Lage, den vollen Bewegungsweg auszuführen. Rechte Hand: Gib Druck der Hand- und Fingerinnenfläche lateral-plantar auf den Fuß und die Zehen (Abb. 1-67). *Linke Hand:* Gib Druck der Handfläche oder Finger in enger Approximation posterior-lateral auf den Oberschenkel, proximal zur Kniekehle (Abb. 1-67).

Der Patient hat Schwierigkeiten bei der Bewegungseinleitung. Rechte Hand: siehe oben. *Linke Hand:* siehe oben oder mit Druck der Handfläche und ohne Berührung der Finger lateral auf die Ferse.

Kommandos

Vorbereitungskommando: «Du drehst Deine Ferse und stößt Deinen Fuß hinunter und zu mir heraus.»

Aktionskommando: «Stoßen! Stoße Deinen Fuß hinunter und nach außen! Laß Deine Knie gerade. Von der Hüfte aus zu mir hinunterstoßen!»

Analyse des Bewegungsmusters

Hüfte: Bewegungskomponenten: Extension, Abduktion, Innenrotation. *Hauptmuskelkomponenten:* M. gluteus medius, M. gluteus minimus, M. biceps femoris (Hüftextensionskomponente).

Knie: gerade (keine Bewegung).

Fußgelenk, Fuß und Zehen: Bewegungskomponenten: Plantare Flexion, Eversion des Fußes und des Fußgelenks, Flexion mit Adduktion der Zehen zur fibularen Seite. *Hauptmuskelkomponenten:* M. gastrocnemius (lateraler Kopf), M soleus (lateraler Anteil), M. peroneus longus, M. flexor digitorum longus, M. flexor digitorum brevis, M. flexor hallucis brevis, M. adductor hallucis, M. flexor digiti quinti brevis, M. quadratus plantae, M. plantar interossei, Mm. lumbricales.

Bewegungshemmende Faktoren

Anspannen oder Kontraktion aller Muskeln des Flexion–Adduktion–Außenrotationsmusters (mit geradem Knie), Abb. 1-64.

Untere Extremität

Extension − Abduktion − Innenrotation (D1 Ex)

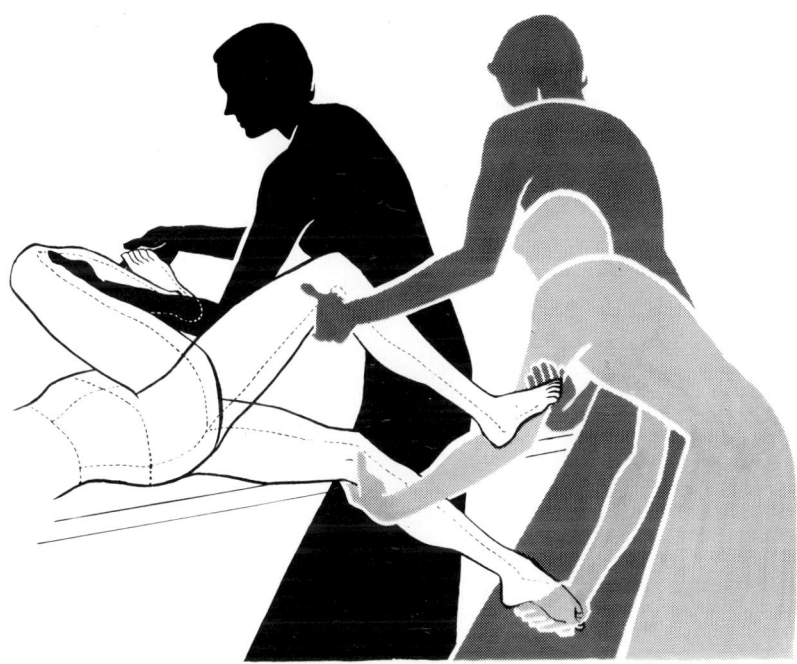

Abb. 1-68. Mit Knieextension.

Antagonistisches Bewegungsmuster

Flexion−Adduktion−Außenrotationsmuster (mit Knieflexion), Abb. 1-65.

Bewegungskomponenten

Die Zehen beugen und adduzieren (die lateralen Zehen mehr als die medialen) zur fibularen Seite; der Fuß und das Fußgelenk beugen plantar mit Eversion; das Knie extendiert mit Rotation der Tibia auf dem Femur nach innen; die Hüfte extendiert, abduziert und rotiert nach innen.

Normale Bewegungsfolge

Der Funktionsablauf verläuft von distal nach proximal, d.h., der Funktionsablauf beginnt an den Zehen, dann am Fuß und Fußgelenk, dann am Knie und an der Hüfte.

Betonte Bewegungsfolge

Hüfte: Beginne mit Rotation an den Zehen, Fuß und Fußgelenk, Knie und an der Hüfte; der volle Bewegungsweg der Zehenflexion mit Adduktion, der plantaren Fuß- und Fußgelenkflexion mit Eversion und der Knieextension darf jedoch nicht ausgenutzt werden, bis die Hüfte zu extendieren und mit Innenrotation zu abduzieren beginnt.

Anmerkung: Wird die normale Bewegungsfolge durch übermäßigen Widerstand gegen die schwächeren distalen Komponenten verhindert, kann der Funktionsablauf nicht proximal erfolgen. Gib den stärkeren distalen Komponenten Widerstand, aber unterstütze die schwächeren distalen Komponenten in ihrem optimalen Bewegungsweg in Übereinstimmung mit der normalen Bewegungsfolge.

Knie: Beginne mit Rotation an den Zehen, Fuß und Fußgelenk, Knie und an der Hüfte; der volle Bewegungsweg der Zehenflexion mit Adduktion, der plantaren Fuß- und Fußgelenkflexion mit Eversion und der Hüftextension und -abduktion darf jedoch nicht ausgenutzt werden, bis das Knie mit Innenrotation der Tibia auf dem Femur zu extendieren beginnt.

Anmerkung: Gib den stärkeren proximalen und distalen Komponenten Widerstand, aber unterstütze die schwächeren distalen Komponenten in ihrem optimalen Bewegungsweg in Übereinstimmung mit der normalen Bewegungsfolge.

Fußgelenk und Fuß: Beginne mit Rotation an den Zehen, Fuß und Fußgelenk, Knie und an der Hüfte; der volle Bewegungsweg der Zehenflexion mit Adduktion, der Knieextension und der Hüftextension und -abduktion darf jedoch nicht ausgenutzt werden, bis der Fuß und das Fußgelenk plantar zu beugen und evertieren beginnen.

Anmerkung: Gib den stärkeren proximalen und distalen Komponenten Widerstand, aber unterstütze die schwächeren distalen Komponenten in ihrem optimalen Bewegungsweg in Übereinstimmung mit der normalen Bewegungsfolge.

Zehen: Beginne mit Rotation an den Zehen, Fuß und Fußgelenk, Knie und an der Hüfte; der volle Bewegungsweg der plantaren Fuß- und Fußgelenkflexion mit Eversion, der Knieextension und der Hüftextension und -abduktion darf jedoch nicht ausgenutzt werden, bis die Zehen zu beugen und zur fibularen Seite zu adduzieren beginnen.

Anmerkung: Gib den stärkeren proximalen Komponenten Widerstand. Die Betonung kann auf den Grundgelenken oder Mittelgelenken oder auf einem bestimmten Gelenk eines einzelnen Zehes liegen.

Manuelle Kontakte

Der Patient ist in der Lage, den vollen Bewegungsweg auszuführen. Rechte Hand: Gib Druck der Hand- und Fingerinnenfläche lateral-plantar auf die Zehen und den Fuß (Abb. 1-68). *Linke Hand:* Gib Druck der Handfläche oder mit den Fingern in enger Approximation posterior-lateral auf den Oberschenkel, proximal zur Kniekehle (Abb. 1-68).
Der Patient hat Schwierigkeiten bei der Bewegungseinleitung. Rechte Hand: siehe oben. *Linke Hand:* siehe oben oder mit Druck der Handfläche ohne Berührung der Finger lateral auf die Ferse.

Kommandos

Vorbereitungskommando: «Du drehst Deine Ferse, stößt Deinen Fuß nach unten und zu mir heraus und machst Deine Knie gerade.»
Aktionskommando: «Stoßen! Stoße Deinen Fuß hinunter und raus! Von der Hüfte und dem Knie aus zu mir hinunterstoßen!»

Analyse des Bewegungsmusters

Hüfte: Bewegungskomponenten: Extension, Abduktion, Innenrotation. *Hauptmuskelkomponenten:* M. gluteus medius, M. gluteus minimus.
Knie: Bewegungskomponenten: Extension mit Innenrotation der Tibia auf dem Femur. *Hauptmuskelkomponenten:* M. vastus intermedius, M. vastus lateralis, M. articularis genus.
Fußgelenk, Fuß und Zehen: siehe Extension–Abduktion–Innenrotationsmuster (mit geradem Knie).

Bewegungshemmende Faktoren

Anspannen oder Kontraktion aller Muskeln des Flexion–Adduktion–Außenrotationsmusters (mit Knieflexion), Abb. 1-65.

Untere Extremität

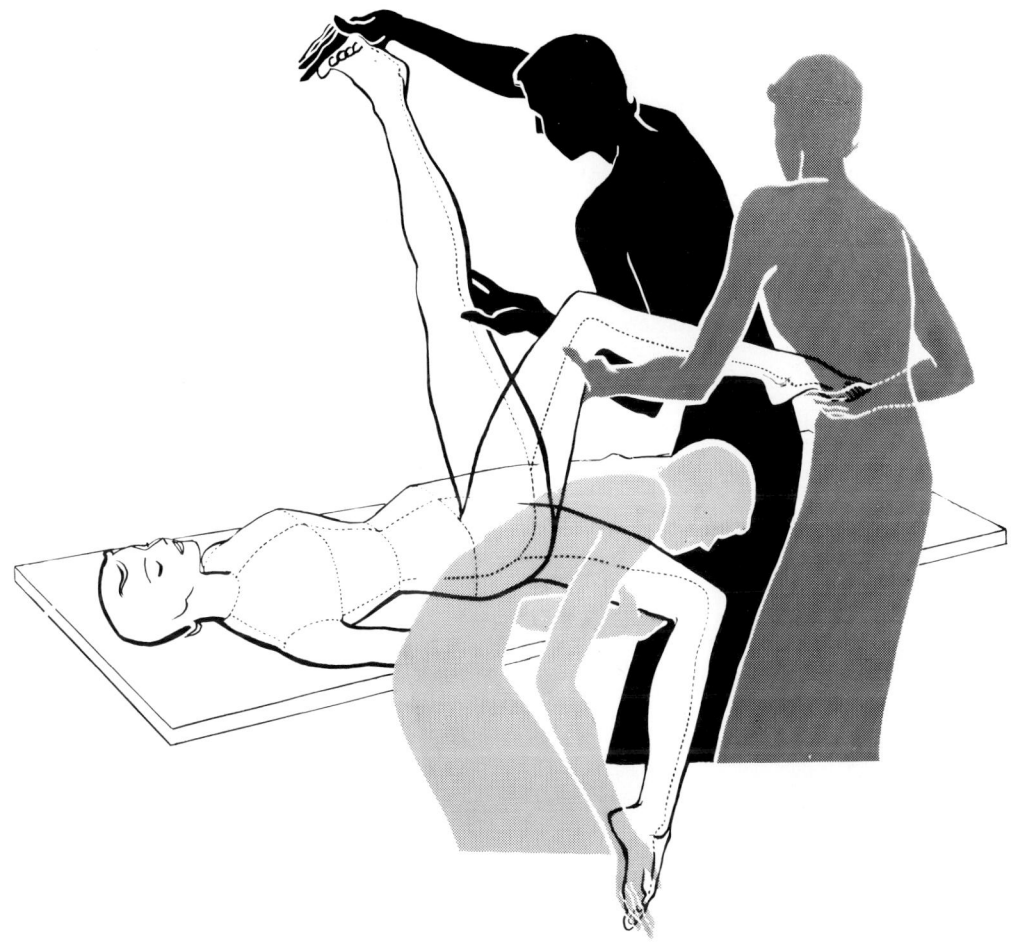

Abb. 1-69. Mit Knieflexion.

Antagonistisches Bewegungsmuster

Flexion–Adduktion–Außenrotationsmuster (mit Knieextension), Abb. 1-65.

Bewegungskomponenten

Die Zehen beugen und adduzieren (die lateralen Zehen
mehr als die medialen) zur fibularen Seite; der Fuß und
das Fußgelenk beugen plantar mit Eversion; das Knie
flektiert mit Rotation der Tibia auf dem Femur nach
innen; die Hüfte extendiert, abduziert und rotiert nach
innen.

Normale Bewegungsfolge

Der Funktionsablauf verläuft von distal nach proximal,
d.h. der Funktionsablauf beginnt an den Zehen, dann
am Fuß und Fußgelenk, dann am Knie und an der
Hüfte.

Betonte Bewegungsfolge

Hüfte: Beginne mit Rotation an den Zehen, Fuß und
Fußgelenk, Knie und an der Hüfte; der volle Bewegungsweg der Zehenflexion mit Adduktion, der plantaren Fuß- und Fußgelenkflexion mit Eversion und der
Knieflexion darf jedoch nicht ausgenutzt werden, bis
die Hüfte zu extendieren und mit Innenrotation zu
abduzieren beginnt,

Anmerkung: Wird die normale Bewegungsfolge durch übermäßigen Widerstand gegen die schwächeren distalen Komponenten verhindert, kann der Funktionsablauf nicht proximal
erfolgen. Gib den stärkeren distalen Komponenten Widerstand, aber unterstütze die schwächeren distalen Komponenten in ihrem optimalen Bewegungsweg in Übereinstimmung
mit der normalen Bewegungsfolge.

Knie: Beginne mit Rotation an den Zehen, Fuß und
Fußgelenk, Knie und an der Hüfte; der volle Bewe-

gungsweg der Zehenflexion mit Adduktion, der plantaren Fuß- und Fußgelenkflexion mit Eversion und der Hüftextension und -abduktion darf jedoch nicht ausgenutzt werden, bis das Knie mit Innenrotation der Tibia auf dem Femur zu beugen beginnt.

Anmerkung: Gib den stärkeren proximalen und distalen Komponenten Widerstand, aber unterstütze die schwächeren distalen Komponenten in ihrem optimalen Bewegungsweg in Übereinstimmung mit der normalen Bewegungsfolge.

Fußgelenk und Fuß: Beginne mit Rotation an den Zehen, Fuß und Fußgelenk, Knie und an der Hüfte; der volle Bewegungsweg der Zehenflexion mit Adduktion, der Knieflexion und der Hüftextension und -abduktion darf jedoch nicht ausgenutz werden, bis der Fuß und das Fußgelenk plantar zu beugen und evertieren beginnen.

Anmerkung: Gib den stärkeren proximalen und distalen Komponenten Widerstand, aber unterstütze die schwächeren distalen Komponenten in ihrem optimalen Bewegungsweg in Übereinstimmung mit der normalen Bewegungsfolge.

Zehen: Beginne mit Rotation an den Zehen, Fuß und Fußgelenk, Knie und an der Hüfte; der volle Bewegungsweg der plantaren Fuß- und Fußgelenkflexion mit Eversion, der Knieflexion und der Hüftextension und -abduktion darf jedoch nicht ausgenutzt werden, bis die Zehen zu beugen und zur fibularen Seite zu adduzieren beginnen.

Anmerkung: Gib den stärkeren distalen Komponenten Widerstand. Die Betonung kann auf den Grundgelenken oder Mittelgelenken oder auf einem bestimmten Gelenk eines einzelnen Zehes liegen.

Manuelle Kontakte

Der Patient ist in der Lage, den vollen Bewegungsweg auszuführen. Rechte Hand: Gib Druck der Hand- und Fingerinnenfläche lateral-plantar auf die Zehen und den Fuß (Abb. 1-69). *Linke Hand:* Gib Druck der Handfläche oder mit den Fingern in enger Approximation posterior-lateral auf den Oberschenkel, proximal zur Kniekehle (Abb. 1-69).
Der Patient hat Schwierigkeiten bei der Bewegungseinleitung. Rechte und linke Hand siehe oben.

Kommandos

Vorbereitungskommando: «Du drehst Deine Ferse, stößt Deinen Fuß hinunter und zu mir heraus und beugst Dein Knie.»
Aktionskommando: «Stoßen! Stoße Deine Zehen hinunter und heraus! Beuge Dein Knie! Von der Hüfte aus zu mir hinunterstoßen!»

Analyse des Bewegungsmusters

Hüfte: Bewegungskomponenten: Extension, Abduktion, Innenrotation. *Hauptmuskelkomponenten:* M. gluteus medius, M. gluteus minimus, M. biceps femoris (Hüftextensionskomponente).
Knie: Bewegungskomponenten: Flexion mit Innenrotation der Tibia auf dem Femur. *Hauptmuskelkomponenten:* M. biceps femoris, M. popliteus, M. gastrocnemius (lateraler Kopf).
Fußgelenk, Fuß und Zehen: siehe Extension–Abduktion–Innenrotationsmuster (mit geradem Knie).

Bewegungshemmende Faktoren

Anspannen oder Kontraktion aller Muskeln des Flexion–Adduktion–Außenrotationsmusters (mit Knieextension), Abb. 1-66.

Untere Extremität

Flexion–Abduktion–Innenrotation (D2 Fl)

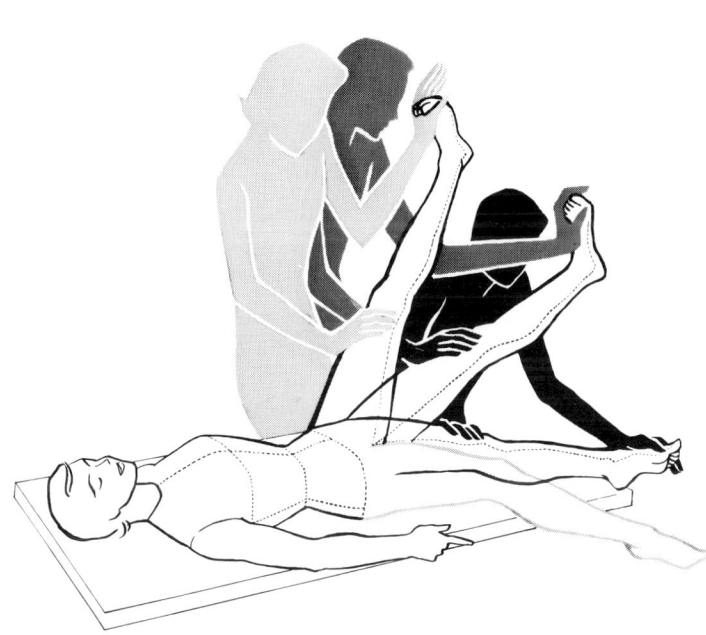

Abb. 1-70. Mit geradem Knie.

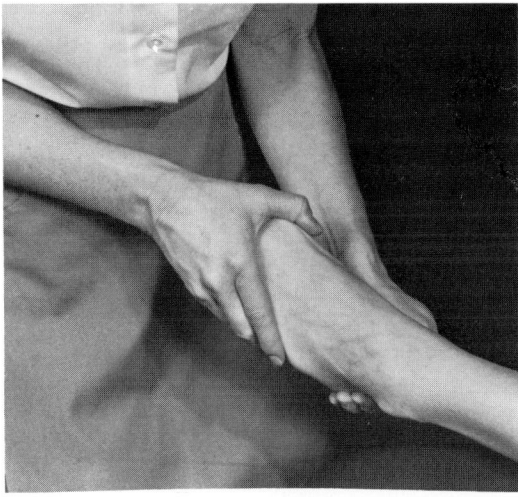

A. 1.W

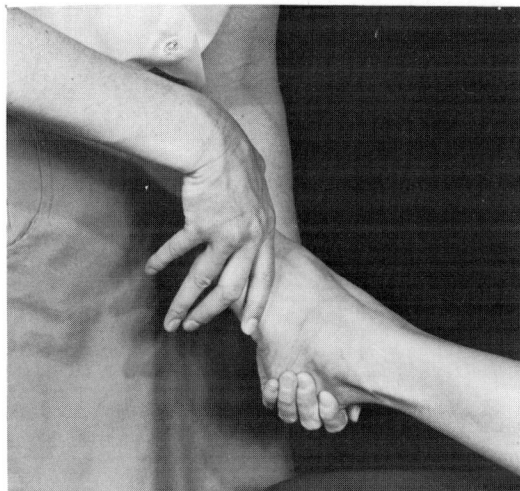

B. 2.W

Antagonistisches Bewegungsmuster

Extension–Adduktion–Außenrotationsmuster (mit geradem Knie), Abb. 1-73.

Bewegungskomponenten

Die Zehen strecken und abduzieren (die lateralen Zehen mehr als die medialen) zur fibularen Seite; Dorsalflexion mit Eversion des Fußes und des Fußgelenks; das Knie bleibt gerade; die Hüfte beugt, abduziert und rotiert nach innen.

Normale Bewegungsfolge

Der Funktionsablauf verläuft von distal nach proximal, d.h., der Funktionsablauf beginnt an den Zehen, dann am Fuß und Fußgelenk, dann an der Hüfte.

Betonte Bewegungsfolge

Hüfte: Beginne mit Rotation an den Zehen und am Fuß und Fußgelenk; der volle Bewegungsweg der Zehenextension mit Abduktion und der Fuß- und Fußgelenkdorsalflexion mit Eversion darf jedoch nicht ausgenutzt werden, bis die Hüfte zu beugen und mit Innenrotation zu abduzieren beginnt.

Anmerkung: Wird die normale Bewegungsfolge durch übermäßigen Widerstand gegen die schwächeren distalen Komponenten verhindert, kann der Funktionsablauf nicht proximal erfolgen. Gib den stärkeren distalen Komponenten Widerstand, aber unterstütze die schwächeren distalen Komponenten in ihrem optimalen Bewegungsweg in Übereinstimmung mit der normalen Bewegungsfolge.

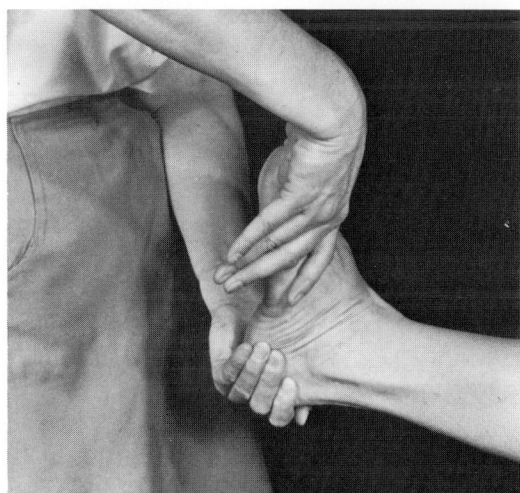

C. 3.W

Fuß und Fußgelenk (D2 Fl)

Fuß und Fußgelenk: Beginne mit Rotation an den Zehen, Fuß und Fußgelenk und an der Hüfte; der volle Bewegungsweg der Zehenextension mit Abduktion und der Hüftflexion und -abduktion darf jedoch nicht ausgenutzt werden, bis der Fuß und das Fußgelenk sich in Dorsalflexion und Eversion bewegen.

Anmerkung: Gib den stärkeren proximalen und distalen Komponenten Widerstand, aber unterstütze die schwächeren distalen Komponenten in ihrem optimalen Bewegungsweg in Übereinstimmung mit der normalen Bewegungsfolge.

Zehen: Beginne mit Rotation an den Zehen, Fuß und Fußgelenk und an der Hüfte; der volle Bewegungsweg der Fuß- und Fußgelenkdorsalflexion mit Eversion und der Hüftflexion und -abduktion darf jedoch nicht ausgenutzt werden, bis die Zehen zu extendieren und zur fibularen Seite zu abduzieren beginnen.

Anmerkung: Gib den stärkeren proximalen Komponenten Widerstand. Die Betonung kann auf den Grundgelenken oder Mittelgelenken oder auf einem bestimmten Gelenk eines einzelnen Zehes liegen.

Manuelle Kontakte

Der Patient ist in der Lage, den vollen Bewegungsweg auszuführen. Linke Hand: Gib Druck der Handinnenfläche lateral-dorsal auf den Fuß, so weit distal wie es ein fester Griff zuläßt. Vermeide Druck auf die Fußsohle (Abb. 1-70). *Rechte Hand:* Gib Druck der Handinnenfläche oder mit den Fingern in enger Approximation anterior-lateral auf den Oberschenkel, proximal zur Patella (Abb. 1-70).
*Der Patient hat Schwierigkeiten bei der Bewegungs-*einleitung. *Linke Hand:* siehe oben. *Rechte Hand:* Gib Druck der Handinnenfläche oder mit den Fingern in enger Approximation posterior-lateral auf den Oberschenkel, proximal zur Kniekehle; oder Druck der Handinnenfläche lateral auf die Ferse.

Kommandos

Vorbereitungskommando: «Du drehst Deine Ferse und ziehst Deinen Fuß hoch und so weit wie möglich nach außen.»
Aktionskommando: «Ziehen! Ziehe Deinen Fuß hoch und heraus! Hebe ihn zu mir hoch!»

Analyse des Bewegungsmusters

Hüfte: Bewegungskomponenten: Flexion, Abduktion, Innenrotation. *Hauptmuskelkomponenten:* M. tensor fasciae latae, M. rectus femoris (lateraler Anteil, Hüftflexionskomponente).
Knie: gerade (keine Bewegung).
Fußgelenk, Fuß und Zehen: Bewegungskomponenten: Dorsalflexion, Eversion des Fußgelenks und des Fußes, Zehenextension mit Abduktion zur fibularen Seite. *Hauptmuskelkomponenten:* M. extensor digitorum longus, M. extensor hallucis longus, M. peroneus brevis, M. peroneus tertius, M. extensor digitorum brevis, M. abductor digiti quinti, Mm. interossei, Mm. lumbricales.

Bewegungshemmende Faktoren

Anspannen oder Kontraktion aller Muskeln des Extension–Adduktion–Außenrotationsmusters (mit geradem Knie), Abb. 1-73.

Untere Extremität

Flexion–Abduktion–Innenrotation (D2 Fl)

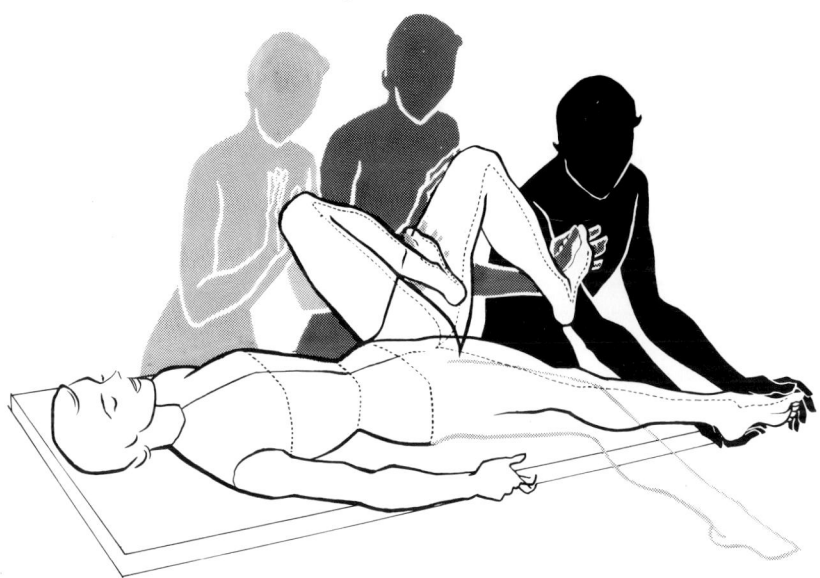

Abb. 1-71. Mit Knieflexion.

Antagonistisches Bewegungsmuster

Extension–Adduktion–Außenrotationsmuster (mit Knie-extension), Abb. 1-74.

Bewegungskomponenten

Die Zehen strecken und abduzieren (die lateralen mehr als die medialen) zur fibularen Seite; Dorsalflexion mit Eversion des Fußes und des Fußgelenks; das Knie beugt mit Innenrotation der Tibia auf dem Femur; die Hüfte beugt, abduziert und rotiert nach innen.

Normale Bewegungsfolge

Der Funktionsablauf verläuft von distal nach proximal, d. h., der Funktionsablauf beginnt an den Zehen, dann am Fuß und Fußgelenk, dann am Knie und an der Hüfte.

Betonte Bewegungsfolge

Hüfte: Beginne mit Rotation an den Zehen, Fuß und Fußgelenk, Knie und an der Hüfte; der volle Bewegungsweg der Zehenextension mit Abduktion, der Fuß- und Fußgelenkdorsalflexion mit Eversion und der Knieflexion darf jedoch nicht ausgenutzt werden, bis die Hüfte zu beugen und mit Innenrotation zu abduzieren beginnt.

Anmerkung: Wird die normale Bewegungsfolge durch übermäßigen Widerstand gegen die schwächeren distalen Komponenten verhindert, kann der Funktionsablauf nicht proximal erfolgen. Gib den stärkeren distalen Komponenten Widerstand, aber unterstütze die schwächeren distalen Komponenten in ihrem optimalen Bewegungsweg in Übereinstimmung mit der normalen Bewegungsfolge.

Knie: Beginne mit Rotation an den Zehen, Fuß und Fußgelenk, Knie und an der Hüfte; der volle Bewegungsweg der Zehenextension mit Abduktion, der Fuß- und Fußgelenkdorsalflexion mit Eversion und der Hüftflexion und -abduktion darf jedoch nicht ausgenutzt werden, bis das Knie mit Innenrotation der Tibia auf dem Femur zu beugen beginnt.

Anmerkung: Gib den stärkeren proximalen und distalen Komponenten Widerstand, aber unterstütze die schwächeren distalen Komponenten in ihrem optimalen Bewegungsweg in Übereinstimmung mit der normalen Bewegungsfolge.

Fußgelenk und Fuß: Beginne mit Rotation an den Zehen, Fuß und Fußgelenk und an der Hüfte; der volle Bewegungsweg der Zehenextension mit Abduktion, der Knieflexion und der Hüftflexion und -abduktion darf jedoch nicht ausgenutzt werden, bis der Fuß und das Fußgelenk sich in die Dorsalflexion und Eversion bewegen.

Anmerkung: Gib den stärkeren proximalen und distalen Komponenten Widerstand, aber unterstütze die schwächeren distalen Komponenten in ihrem optimalen Bewegungsweg in Übereinstimmung mit der normalen Bewegungsfolge.

Zehen: Beginne mit Rotation an den Zehen, Fuß und Fußgelenk, Knie und an der Hüfte; der volle Bewegungsweg der Fuß- und Fußgelenkdorsalflexion mit Eversion, der Knieflexion und der Hüftflexion und -abduktion darf jedoch nicht ausgenutzt werden, bis die Zehen zu extendieren und zur fibularen Seite zu abduzieren beginnen.

Anmerkung: Gib den stärkeren proximalen Komponenten Widerstand. Die Betonung kann auf den Grundgelenken oder

Mittelgelenken oder auf einem bestimmten Gelenk eines einzelnen Zehes liegen.

Manuelle Kontakte

Der Patient ist in der Lage, den vollen Bewegungsweg auszuführen. Linke Hand: Gib Druck der Handinnenfläche lateral-dorsal auf den Fuß, so weit distal wie es ein fester Griff zuläßt. Vermeide Druck auf die Fußsohle (Abb. 1-71). *Rechte Hand:* Gib Druck der Handinnenfläche oder mit den Fingern in enger Approximation anterior-lateral auf den Oberschenkel, proximal zur Patella (illustriert: Mittel- und verkürzte Stellung).

Der Patient hat Schwierigkeiten bei der Bewegungseinleitung. Linke Hand: siehe oben. *Rechte Hand:* Gib Druck der Handinnenfläche posterior-lateral auf den Oberschenkel, proximal zur Kniekehle oder Druck der Handfläche lateral auf die Ferse (Abb. 1-71, verlängerte Stellung).

Kommandos

Vorbereitungskommando: «Du drehst Deine Ferse, ziehst Deinen Fuß hoch und nach außen und beugst Dein Knie.»

Aktionskommando: «Ziehen! Ziehe Deinen Fuß hoch und nach außen! Beuge Dein Knie! Ziehe von der Hüfte aus zu mir hoch!»

Analyse des Bewegungsmusters

Hüfte: Bewegungskomponenten: Flexion, Abduktion, Innenrotation. *Hauptmuskelkomponenten:* M. tensor fasciae latae.

Knie: Bewegungskomponenten: Flexion mit Innenrotation der Tibia auf dem Femur. *Hauptmuskelkomponenten:* M. biceps femoris, M. popliteus.

Bewegungshemmende Faktoren

Anspannen oder Kontraktion aller Muskeln des Extension–Adduktion–Außenrotationsmusters (mit Knieextension), Abb. 1-74.

Untere Extremität

Flexion–Abduktion–Innenrotation (D2 FI)

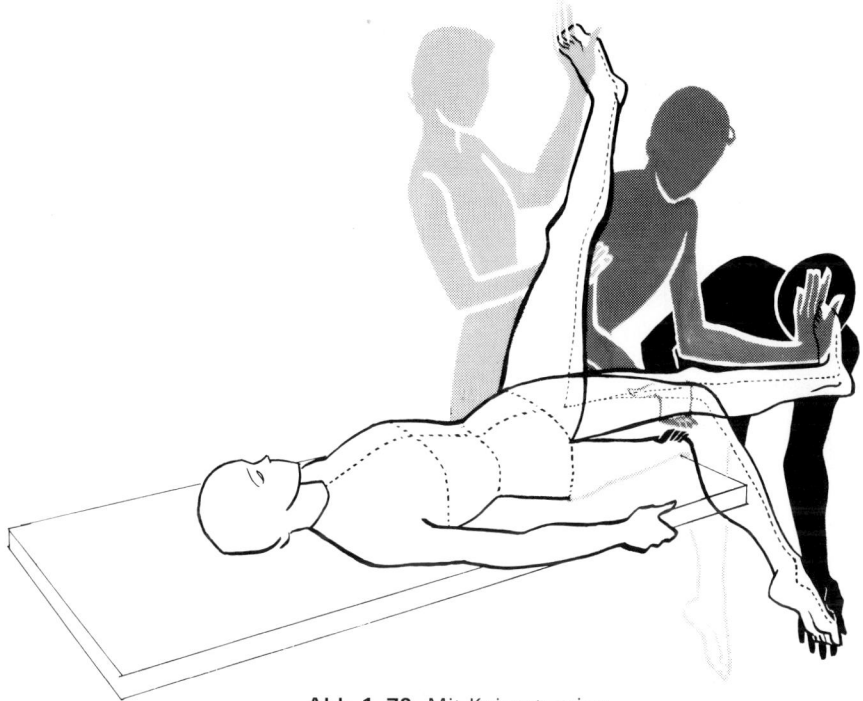

Abb. 1-72. Mit Knieextension.

Antagonistisches Bewegungsmuster

Extension–Adduktion–Außenrotationsmuster (mit Knieflexion), Abb. 1-75.

Bewegungskomponenten

Die Zehen strecken und abduzieren (die lateralen mehr als die medialen) zur fibularen Seite; Dorsalflexion mit Eversion des Fußes und des Fußgelenks; das Knie extendiert mit Innenrotation der Tibia auf dem Femur; die Hüfte beugt, abduziert und rotiert nach innen.

Normale Bewegungsfolge

Der Funktionsablauf verläuft von distal nach proximal, d. h., der Funktionsablauf beginnt an den Zehen, dann am Fuß und Fußgelenk, dann am Knie und an der Hüfte.

Betonte Bewegungsfolge

Hüfte: Beginne mit Rotation an den Zehen, Fuß und Fußgelenk, Knie und an der Hüfte; der volle Bewegungsweg der Zehenextension mit Abduktion, der Fuß- und Fußgelenkdorsalflexion mit Eversion und der Knieextension darf jedoch nicht ausgenutzt werden, bis die Hüfte zu beugen und mit Innenrotation zu abduzieren beginnt.

Anmerkung: Wird die normale Bewegungsfolge durch übermäßigen Widerstand gegen die schwächeren distalen Komponenten verhindert, kann der Funktionsablauf nicht proximal erfolgen. Gib den stärkeren distalen Komponenten Widerstand, aber unterstütze die schwächeren distalen Komponenten in ihrem optimalen Bewegungsweg in Übereinstimmung mit der normalen Bewegungsfolge.

Knie: Beginne mit Rotation an den Zehen, Fuß und Fußgelenk, Knie und an der Hüfte; der volle Bewegungsweg der Zehenextension mit Abduktion, der Fuß- und Fußgelenkdorsalflexion mit Eversion und der Hüftflexion und -abduktion darf jedoch nicht ausgenutzt werden, bis das Knie mit Innenrotation der Tibia auf dem Femur zu extendieren beginnt.

Anmerkung: Gib den stärkeren proximalen und distalen Komponenten Widerstand, aber unterstütze die schwächeren distalen Komponenten in ihrem optimalen Bewegungsweg in Übereinstimmung mit der normalen Bewegungsfolge.

Fußgelenk und Fuß: Beginne mit Rotation an den Zehen, Fuß und Fußgelenk, Knie und an der Hüfte; der volle Bewegungsweg der Zehenextension mit Abduktion, der Knieextension und der Hüftflexion und -abduktion darf jedoch nicht ausgenutzt werden, bis der Fuß und das Fußgelenk sich in die Dorsalflexion und Eversion bewegen.

Anmerkung: Gib den stärkeren proximalen und distalen Komponenten Widerstand, aber unterstütze die schwächeren distalen Komponenten in ihrem optimalen Bewegungsweg in Übereinstimmung mit der normalen Bewegungsfolge.

Zehen: Beginne mit Rotation an den Zehen, Fuß und Fußgelenk, Knie und an der Hüfte; der volle Bewegungsweg der Fuß- und Fußgelenkdorsalflexion mit

Eversion, der Knieextension und der Hüftflexion und -abduktion darf jedoch nicht ausgenutzt werden, bis die Zehen zu extendieren und zur fibularen Seite zu abduzieren beginnen.

Anmerkung: Gib den stärkeren proximalen Komponenten Widerstand. Die Betonung kann auf den Grundgelenken oder Mittelgelenken oder auf einem bestimmten Gelenk eines einzelnen Zehes liegen.

Manuelle Kontakte

Der Patient ist in der Lage, den vollen Bewegungsweg auszuführen. Linke Hand: Gib Druck der Handinnenfläche lateral-dorsal auf den Fuß, so weit distal wie es ein fester Griff zuläßt. Vermeide Druck auf die Fußsohle (Abb. 1-72). *Rechte Hand:* Gib Druck der Handinnenfläche oder mit Fingern in enger Approximation anterior-lateral auf den Oberschenkel, proximal zur Patella.

Der Patient hat Schwierigkeiten bei der Bewegungseinleitung. Linke Hand: siehe oben. Die Finger können den Fuß greifen, um die Bewegung zu leiten. *Rechte Hand:* Gib Druck der Handinnenfläche oder mit den Fingern in enger Approximation posterior-lateral auf den Oberschenkel, proximal zur Kniekehle (Abb. 1-72).

Kommandos

Vorbereitungskommando: «Du drehst Deine Ferse, stößt Deinen Fuß hoch und heraus und machst Dein Knie gerade.»
Aktionskommando: «Tritt! Ziehe Deinen Fuß hoch und hinaus! Tritt ihn hier nach oben! Ziehe von der Hüfte aus zu mir hoch!»

Analyse des Bewegungsmusters

Hüfte: Bewegungkomponenten: Flexion, Abduktion, Innenrotation. *Hauptmuskelkomponenten:* M. tensor fasciae latae, M. rectus femoris (lateraler Anteil, Hüftflexionkomponente).
Knie: Bewegungskomponenten: Extension mit Innenrotation des Schienbeins auf dem Oberschenkelknochen. *Hauptmuskelkomponenten:* M. vastus intermedius, M. vastus lateralis, M. rectus femoris (lateraler Anteil, M. articularis genus).
Fußgelenk, Fuß und Zehen: siehe Flexion–Abduktion–Innenrotationsmuster (mit geradem Knie).

Bewegungshemmende Faktoren

Anspannen oder Kontraktion aller Muskeln des Extension–Adduktion–Außenrotationsmusters (mit Knieflexion), Abb. 1-75.

Extension–Adduktion–Außenrotation (D2 Ex)

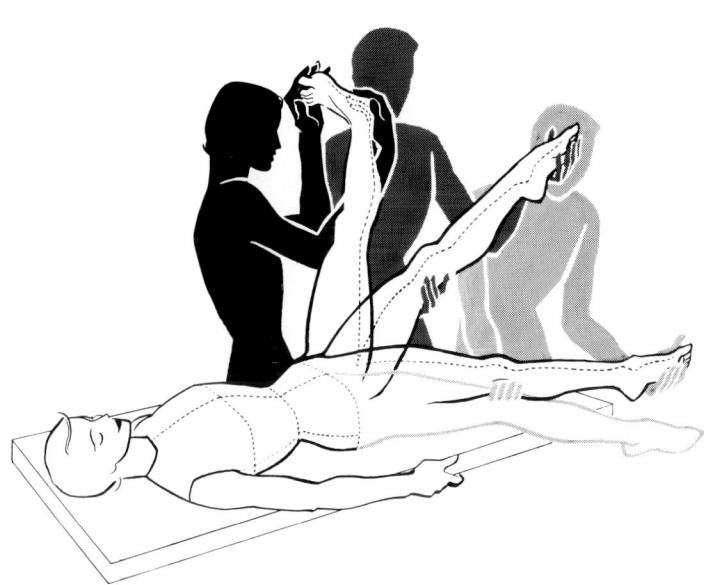

Abb. 1-73. Mit geradem Knie.

Antagonistisches Bewegungsmuster

Flexion–Abduktion–Innenrotationsmuster (mit geradem Knie), Abb. 1-70.

Bewegungskomponenten

Die Zehen beugen und adduzieren (die medialen mehr als die lateralen) zur tibialen Seite; der Fuß und das Fußgelenk flektieren plantar mit Inversion; das Knie bleibt gerade; die Hüfte extendiert, adduziert und rotiert nach außen.

Normale Bewegungsfolge

Der Funktionsablauf verläuft von distal nach proximal, d.h., der Funktionsablauf beginnt an den Zehen, dann am Fuß und Fußgelenk, dann an der Hüfte.

Betonte Bewegungsfolge

Hüfte: Beginne mit Rotation an den Zehen, Fuß und Fußgelenk, Knie und an der Hüfte; der volle Bewegungsweg der Zehenflexion mit Adduktion und plantaren Fuß- und Fußgelenkflexion mit Inversion darf jedoch nicht ausgenutzt werden, bis die Hüfte zu extendieren und mit Außenrotation zu adduzieren beginnt.

Anmerkung: Wird die normale Bewegungsfolge durch übermäßigen Widerstand gegen die schwächeren distalen Komponenten verhindert, kann der Funktionsablauf nicht proximal erfolgen. Gib den stärkeren distalen Komponenten Widerstand, aber unterstütze die schwächeren distalen Komponenten in ihrem optimalen Bewegungsweg in Übereinstimmung mit der normalen Bewegungsfolge.

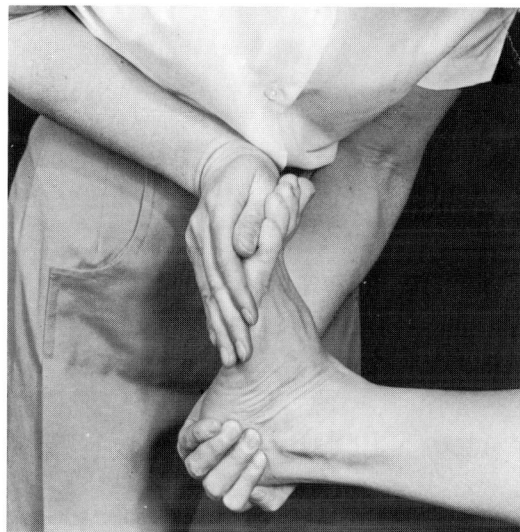

A. 1.W

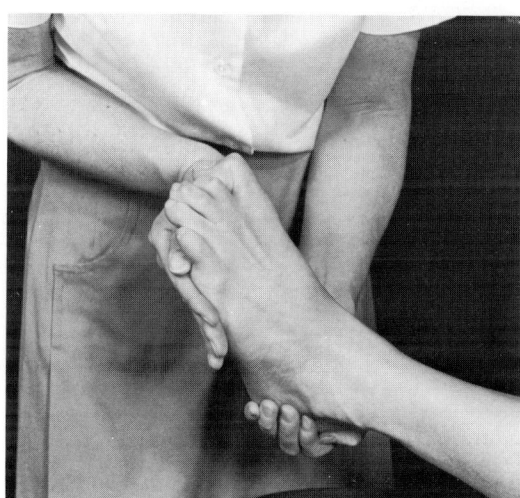

B. 2.W

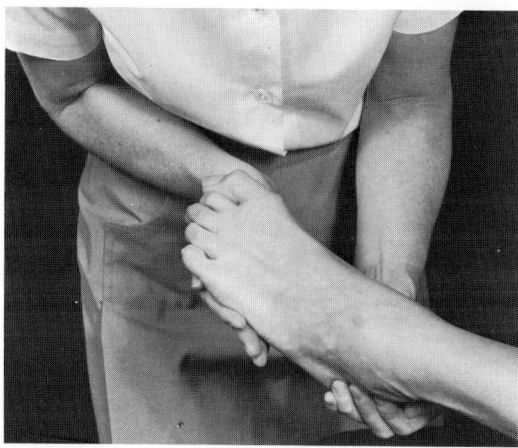

C. 3.W

Fuß und Fußgelenk (D2 Ex)

Fußgelenk und Fuß: Beginne mit Rotation an den Zehen, Fuß und Fußgelenk und an der Hüfte; der volle Bewegungsweg der Zehenflexion mit Adduktion und der Hüftextension und -adduktion darf jedoch nicht ausgenutzt werden, bis der Fuß und das Fußgelenk plantar zu beugen und invertieren beginnen.

Anmerkung: Gib den stärkeren proximalen und distalen Komponenten Widerstand, aber unterstütze die schwächeren distalen Komponenten in ihrem optimalen Bewegungsweg in Übereinstimmung mit der normalen Bewegungsfolge.

Zehen: Beginne mit Rotation an den Zehen, am Fuß und Fußgelenk und an der Hüfte; der volle Bewegungsweg der plantaren Fuß- und Fußgelenkflexion mit Inversion und der Hüftextension und -adduktion darf jedoch nicht ausgenutzt werden, bis die Zehen zu beugen und zur tibialen Seite zu adduzieren beginnen.

Anmerkung: Gib den stärkeren proximalen Komponenten Widerstand. Die Betonung kann auf den Mittel- und Grundgelenken oder auf einem bestimmten Gelenk eines einzelnen Zehes liegen.

Manuelle Kontakte

Der Patient ist in der Lage, den vollen Bewegungsweg auszuführen. Linke Hand: Gib Druck der Hand- und Fingerinnenfläche medial-plantar auf die Zehen und den Fuß (Abb. 1-73). *Rechte Hand:* Gib Druck der Handinnenfläche posterior-medial auf den Oberschenkel, proximal zur Kniekehle (Abb. 1-73, 2. + 3.W).
Der Patient hat Schwierigkeiten bei der Bewegungseinleitung. Linke Hand: siehe oben. *Rechte Hand:* siehe oben oder gib Druck der Finger in enger Approximation medial auf die Ferse. (Abb. 1-73, 1.W; A, B, C, linke Hand).

Kommandos

Vorbereitungskommando: «Du drehst Deine Ferse und stößt Deinen Fuß hinunter und herein, von mir weg.»
Aktionskommando: «Stoßen! Stoße Deinen Fuß hinunter und herein! Von der Hüfte aus nach unten drücken, von mir weg!»

Analyse des Bewegungsmuster

Hüfte: Bewegungskomponenten: Extension, Adduktion, Außenrotation. *Hauptmuskelkomponenten:* M. gluteus maximus, M. piriformis, M. gemellus superior, M. gemellus inferior, M. obturator internus, M. quadratus femoris, M. adductor magnus, M. semimembranosus, M. semitendinosus (Hüftextensionskomponente). *Knie:* gerade (keine Bewegung).
Fußgelenk, Fuß und Zehen: Bewegungskomponenten: plantare Flexion und Inversion des Fußgelenks und des Fußes, Flexion mit Adduktion der Zehen zur tibialen Seite. *Hauptmuskelkomponenten:* M. plantaris, M. gastrocnemius (medialer Kopf), M. soleus (medialer Anteil), M. tibialis posterior, M. flexor plantae, M. flexor digitorum brevis, M. flexor hallucis brevis, M. quadratus plantae, Mm. interossei und Mm. lumbricales.

Bewegungshemmende Faktoren

Anspannen oder Kontraktion aller Muskeln des Flexion–Abduktion–Innenrotationsmusters (mit geradem Knie), Abb. 1-70.

Untere Extremität

Extension–Adduktion–Außenrotation (D2 Ex)

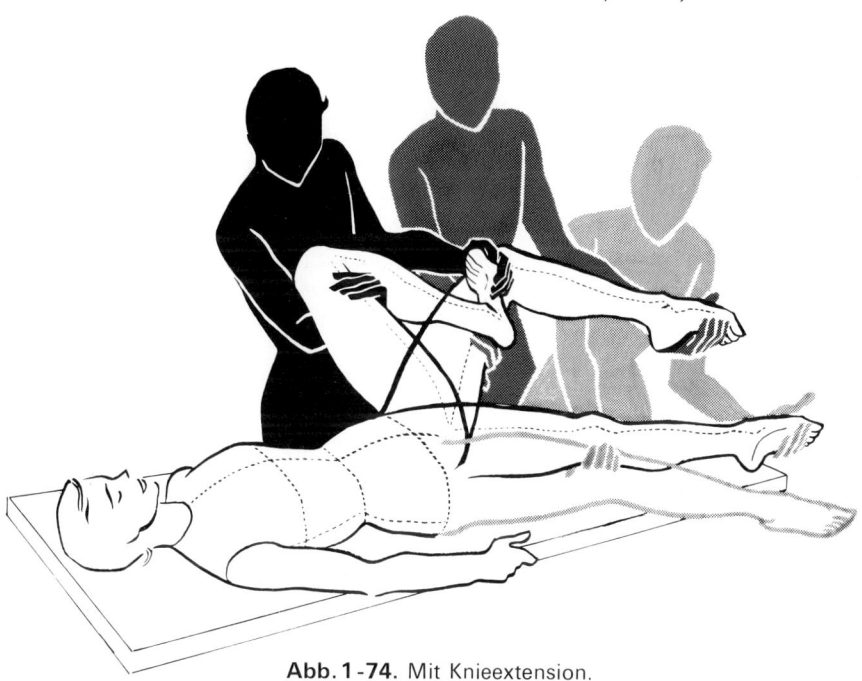

Abb. 1-74. Mit Knieextension.

Antagonistisches Bewegungsmuster

Flexion–Abduktion–Innenrotationsmuster (mit Knieflexion), Abb. 1-71.

Bewegungskomponenten

Die Zehen beugen und adduzieren (die medialen mehr als die lateralen) zur tibialen Seite; der Fuß und das Fußgelenk beugen plantar mit Inversion; das Knie extendiert mit Außenrotation der Tibia auf dem Femur; die Hüfte streckt, adduziert und rotiert nach außen.

Normale Bewegungsfolge

Der Funktionsablauf verläuft von distal nach proximal, d.h., der Funktionsablauf beginnt an den Zehen, dann am Fuß und Fußgelenk, dann am Knie und an der Hüfte.

Betonte Bewegungsfolge

Hüfte: Beginne mit Rotation an den Zehen, am Fuß und Fußgelenk, Knie und an der Hüfte; der volle Bewegungsweg der Zehenflexion mit Adduktion, der plantaren Fuß- und Fußgelenkflexion mit Inversion und der Knieextension darf jedoch nicht ausgenutzt werden, bis die Hüfte zu extendieren und mit Außenrotation zu adduzieren beginnt.

Anmerkung: Wird die normale Bewegungsfolge durch übermäßigen Widerstand gegen die schwächeren distalen Komponenten verhindert, kann der Funktionsablauf nicht proximal erfolgen. Gib den stärkeren distalen Komponenten Widerstand, aber unterstütze die schwächeren distalen Komponenten in ihrem optimalen Bewegungsweg in Übereinstimmung mit der normalen Bewegungsfolge.

Knie: Beginne mit Rotation an den Zehen, Fuß und Fußgelenk, Knie und an der Hüfte; der volle Bewegungsweg der Zehenflexion mit Adduktion, der plantaren Fuß- und Fußgelenkflexion mit Inversion und der Hüftextension und -adduktion darf jedoch nicht ausgenutzt werden, bis das Knie mit Außenrotation der Tibia auf dem Femur zu extendieren beginnt.

Anmerkung: Gib den stärkeren proximalen und distalen Komponenten Widerstand, aber unterstütze die schwächeren distalen Komponenten in ihrem optimalen Bewegungsweg in Übereinstimmung mit der normalen Bewegungsfolge.

Fuß und Fußgelenk: Beginne mit Rotation an den Zehen, Fuß und Fußgelenk, Knie und an der Hüfte; der volle Bewegungsweg der Zehenflexion mit Adduktion, der Knieextension und der Hüftextension und -adduktion darf jedoch nicht ausgenutzt werden, bis der Fuß und das Fußgelenk plantar zu beugen und invertieren beginnen.

Anmerkung: Gib den stärkeren proximalen und distalen Komponenten Widerstand, aber unterstütze die schwächeren distalen Komponenten in ihrem optimalen Bewegungsweg in Übereinstimmung mit der normalen Bewegungsfolge.

Zehen: Beginne mit Rotation an den Zehen, Fuß und Fußgelenk, Knie und an der Hüfte; der volle Bewegungsweg der plantaren Fuß- und Fußgelenkflexion mit Inversion, der Knieextension und der Hüftextension und -adduktion darf jedoch nicht ausgenutzt werden, bis die Zehen zu beugen und zur tibialen Seite zu adduzieren beginnen.

Anmerkung: Gib den stärkeren proximalen Komponenten Widerstand. Die Betonung kann auf den Grund- und Mittelgelenken oder auf einem bestimmten Gelenk eines einzelnen Zehes liegen.

Manuelle Kontakte

Der Patient ist in der Lage, den vollen Bewegungsweg auszuführen. Linke Hand: Gib Druck der Handfläche oder mit den Fingern in enger Approximation medial-plantar auf die Zehen und den Fuß (Abb. 1-74). *Rechte Hand:* Gib Druck der Handfläche oder mit den Fingern in enger Approximation posterior-medial auf den Oberschenkel, proximal zur Kniekehle (Abb. 1-74).
Der Patient hat Schwierigkeiten bei der Bewegungseinleitung. Linke Hand: siehe oben. *Rechte Hand:* siehe oben.

Kommandos

Vorbereitungskommando: «Du drehst Deine Ferse, stößt Deinen Fuß hinunter und herein und machst Dein Knie gerade».
Aktionskommando: «Stoßen! Stoße Deinen Fuß hin-unter und herein! Von der Hüfte und dem Knie aus hinunterstoßen, von mir weg!»

Analyse des Bewegungsmusters

Hüfte: Bewegungskomponenten: Extension, Adduktion, Außenrotation. *Hauptmuskelkomponenten:* M. gluteus maximus, M. piriformis, M. gemellus superior, M. gemellus inferior, M. obturator internus, M. quadratus femoris, M. adductor magnus.
Knie: Bewegungskomponenten: Extension mit Außenrotation der Tibia auf dem Femur. *Hauptmuskelkomponenten:* M. vastus medialis, M. articularis genus.
Fußgelenk, Fuß und Zehen: siehe Extension–Adduktion–Außenrotationsmuster (mit geradem Knie), Abb. 1-73.

Bewegungshemmende Faktoren

Anspannen oder Kontraktion aller Muskeln des Flexion–Abduktion–Innenrotationsmusters (mit Knieflexion), Abb. 1-71.

Untere Extremität

Extension–Adduktion–Außenrotation (D2 Ex)

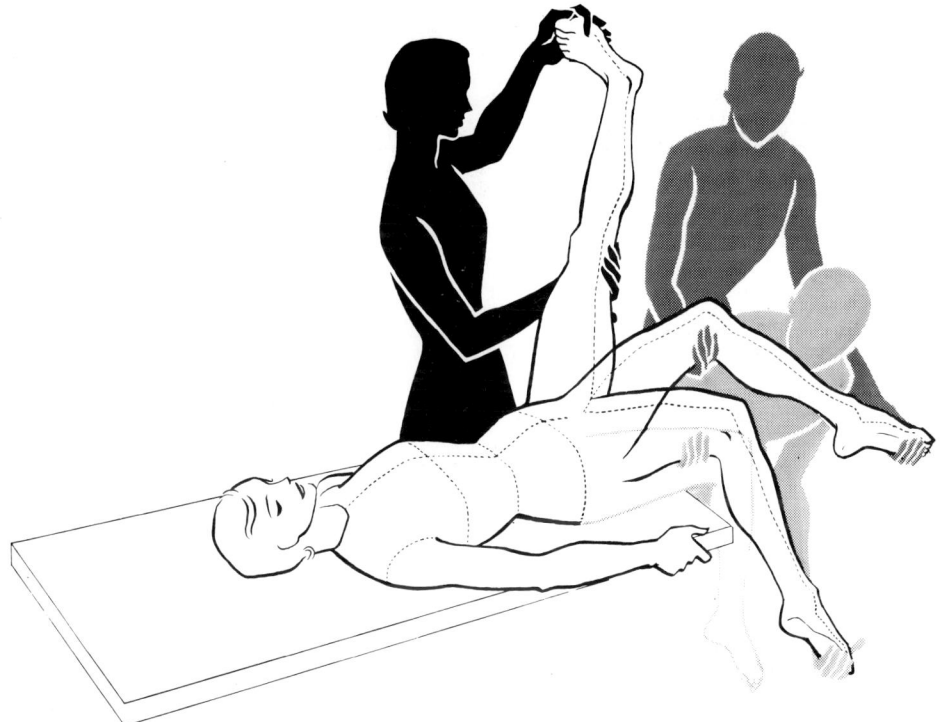

Abb. 1-75. Mit Knieflexion.

Antagonistisches Bewegungsmuster

Flexion–Abduktion–Innenrotationsmuster (mit Knie-extension), Abb. 1-72.

Bewegungskomponenten

Die Zehen beugen und adduzieren (die medialen mehr als die lateralen) zur tibialen Seite; der Fuß und das Fußgelenk beugen plantar mit Inversion; das Knie flektiert mit Außenrotation der Tibia auf dem Femur; die Hüfte streckt, adduziert und rotiert nach außen.

Normale Bewegungsfolge

Der Funktionsablauf verläuft von distal nach proximal, d.h., der Funktionsablauf beginnt an den Zehen, dann am Fuß und Fußgelenk, dann am Knie und an der Hüfte.

Betonte Bewegungsfolge

Hüfte: Beginne mit Rotation an den Zehen, am Fuß und Fußgelenk, Knie und an der Hüfte; der volle Bewegungsweg der Zehenflexion mit Adduktion, der plantaren Fuß- und Fußgelenkflexion mit Inversion und der Knieflexion darf jedoch nicht ausgenutzt werden, bis die Hüfte zu extendieren und mit Außenrotation zu adduzieren beginnt.

Anmerkung: Wird die normale Bewegungsfolge durch übermäßigen Widerstand gegen die schwächeren distalen Kom-

ponenten verhindert, kann der Funktionsablauf nicht proximal erfolgen. Gib den stärkeren distalen Komponenten Widerstand, aber unterstütze die schwächeren distalen Komponenten in ihrem optimalen Bewegungsweg in Übereinstimmung mit der normalen Bewegungsfolge.

Knie: Beginne mit Rotation an den Zehen, Fuß und Fußgelenk, Knie und an der Hüfte; der volle Bewegungsweg der Zehenflexion mit Adduktion, der plantaren Fuß- und Fußgelenkflexion mit Inversion und der Hüftextension und -adduktion darf jedoch nicht ausgenutzt werden, bis das Knie mit Außenrotation der Tibia auf dem Femur zu beugen beginnt.

Anmerkung: Gib den stärkeren proximalen und distalen Komponenten Widerstand, aber unterstütze die schwächeren distalen Komponenten in ihrem optimalen Bewegungsweg in Übereinstimmung mit der normalen Bewegungsfolge.

Fuß und Fußgelenke: Beginne mit Rotation an den Zehen, Fuß und Fußgelenk, Knie und an der Hüfte; der volle Bewegungsweg der Zehenflexion mit Adduktion, der Knieflexion und der Hüftextension und -adduktion darf jedoch nicht ausgenutzt werden, bis der Fuß und das Fußgelenk plantar zu beugen und invertieren beginnen.

Anmerkung: Gib den stärkeren proximalen Komponenten Widerstand. Die Betonung kann auf den Grund- und Mittelgelenken oder auf einem bestimmten Gelenk eines einzelnen Zehes liegen.

Manuelle Kontakte

Der Patient ist in der Lage, den vollen Bewegungsweg auszuführen. Linke Hand: Gib Druck der Handfläche oder mit den Fingern in enger Approximation medial-plantar auf die Zehen und den Fuß (Abb. 1-75). *Rechte Hand:* Gib Druck der Handfläche oder mit den Fingern in enger Approximation posterior-medial auf den Oberschenkel, proximal zur Kniekehle (Abb. 1-75).

Der Patient hat Schwierigkeiten bei der Bewegungseinleitung. Linke Hand: siehe oben oder mit Druck posterior-medial auf die Ferse. *Rechte Hand:* siehe oben.

Kommandos

Vorbereitungskommando: «Du drehst Deine Ferse, stößt Deinen Fuß hinunter und herein und beugst Dein Knie.»

Aktionskommando: «Stoßen! Stoße Deinen Fuß hinunter und herein! Von der Hüfte aus hinunterstoßen, von mir weg!»

Analyse des Bewegungsmusters

Hüfte: Bewegungskomponenten: Extension, Adduktion, Außenrotation. *Hauptmuskelkomponenten:* M. gluteus maximus, M. piriformis, M. gemellus superior, M. gemellus inferior, M. obturator internus, M. quadratus femoris, M. adductor magnus, M. semimembranosus und M. semitendinosus (Hüftextensionskomponenten).

Knie: Bewegungskomponenten: Flexion mit Außenrotation der Tibia auf dem Femur. *Hauptmuskelkomponenten:* M. semimembranosus, M. semitendinosus, M. gastrocnemius (medialer Kopf), M. plantaris.

Fußgelenk, Fuß und Zehen: siehe Extension–Adduktion–Außenrotationsmuster (mit geradem Knie), Abb. 1-73.

Bewegungshemmende Faktoren

Anspannen oder Kontraktion aller Muskeln des Flexion–Abduktion–Innenrotationsmusters (mit Knieextension), Abb. 1-72.

Variationen in der betonten Bewegungsfolge und im Bewegungsweg

Die betonte Bewegungsfolge an den verschiedenen Drehpunkten ist für jedes Fazilitationsmuster vorgestellt worden. Wird die betonte Bewegungsfolge als Technik angewandt, variiert der Bewegungsweg je nach Betonung des Drehpunktes. Liegt die Betonung auf einem proximalen Drehpunkt, so ist der volle Bewegungsweg dieses Drehpunktes erwünscht. Liegt die Betonung auf einem distalen Drehpunkt, so kann der Bewegungsweg im proximalen Gelenk durch Widerstand verhindert werden, um den distalen Drehpunkt anzuregen oder die Reaktion dort zu erhöhen.

Die Abbildungen 1-76 bis 1-81 zeigen Variationen im Bewegungsweg. Die Bewegungskomponenten und die Hauptmuskelkomponenten sind die gleichen wie bei Durchführung des vollen Bewegungsweges in allen Drehpunkten.

1.W = 1. Drittel (verlängerte Stellung)
2.W = 2. Drittel (Mittelstellung)
3.W = 3. Drittel (verkürzte Stellung)

Ausgewählte bilaterale Kombinationen zur Betonung

Die Abbildungslegenden beinhalten Drehpunkte oder Stellungen im Bewegungsweg, die betont werden sollen.

Obere Extremitäten
Schultern: Abb. 1-83, 1-84, 1-86, 1-88
Schultern und Ellenbogen: Abb. 1-94, 1-95, 1-96, 1-97
Ellenbogen: Abb. 1-99, 1-101, 1-102, 1-103
Hände und Handgelenke: Abb. 1-104, 1-105, 1-107, 1-108

Untere Extremitäten
Hüften: Abb. 1-110, 1-112, 1-113, 1-115
Hüften und Knie: Abb. 1-121, 1-123, 1-125, 1-126
Knie: Abb. 1-127, 1-128, 1-130, 1-133
Füße und Fußgelenke: Abb. 1-139, 1-142, 1-146, 1-147

(Fortsetzung des Textes auf S. 134)

Obere Extremität

Flexion—Abduktion—Außenrotation (D2 FI)

Mit vollständigem Öffnen der Hand

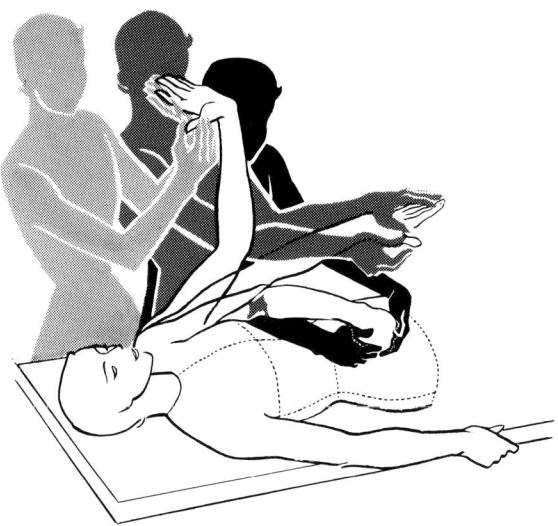

Abb. 1-76. Die Betonung der distalen Drehpunkte — Handgelenk und Finger — verhindert den vollen Bewegungsweg in der Schulter. Siehe auf Abb. 1-50, Flexion—Abduktion—Außenrotationsmuster (mit geradem Ellenbogen), den vollen Bewegungsweg.

D1. Betonung auf Schließen der Hand und Umkehr

D1 Fl, 1.W zum Schließen

Umkehr: D1 Ex, 3.W zum Öffnen

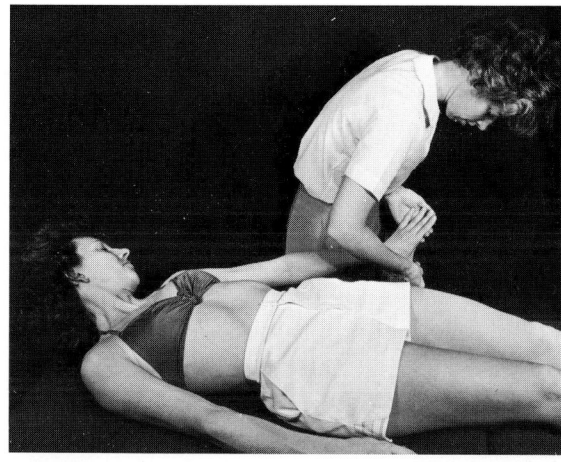

A. 1.W

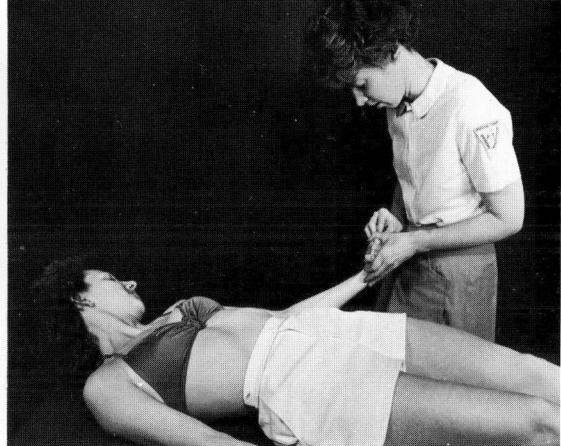

A. 1.W

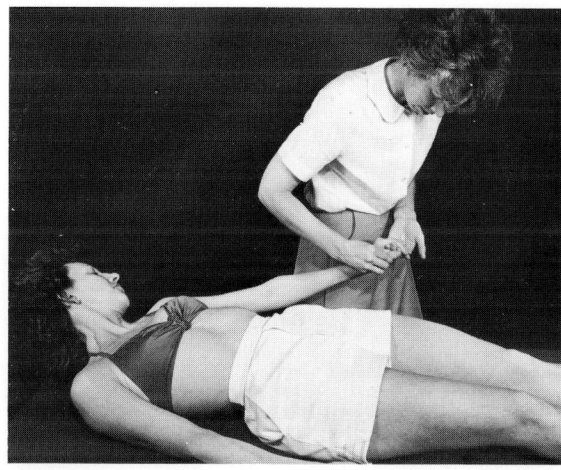

B. 2.W

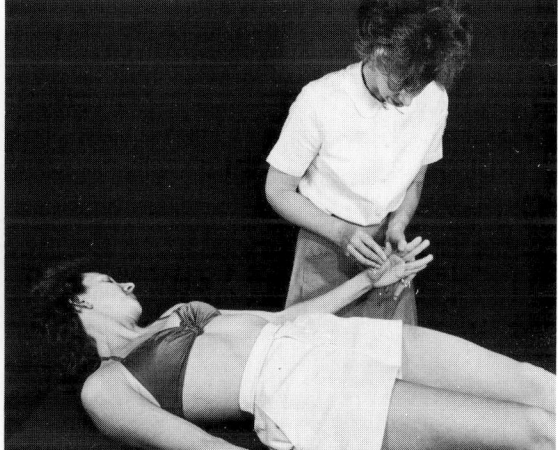

B. 2.W

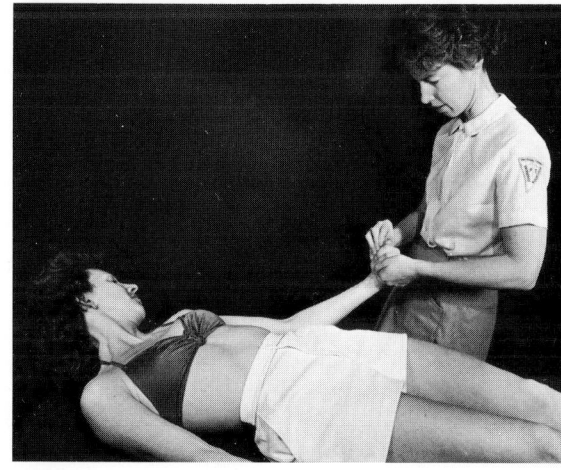

C. 3.W

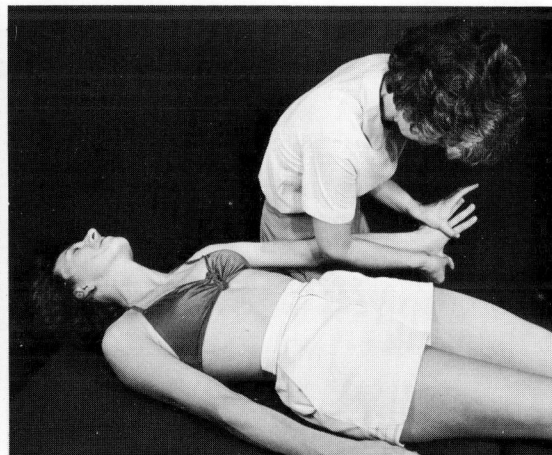

C. 3.W

Abb. 1-77

D1 Ex, 1.W zum Öffnen   **Umkehr: D1 Fl, 3.W zum Schließen**

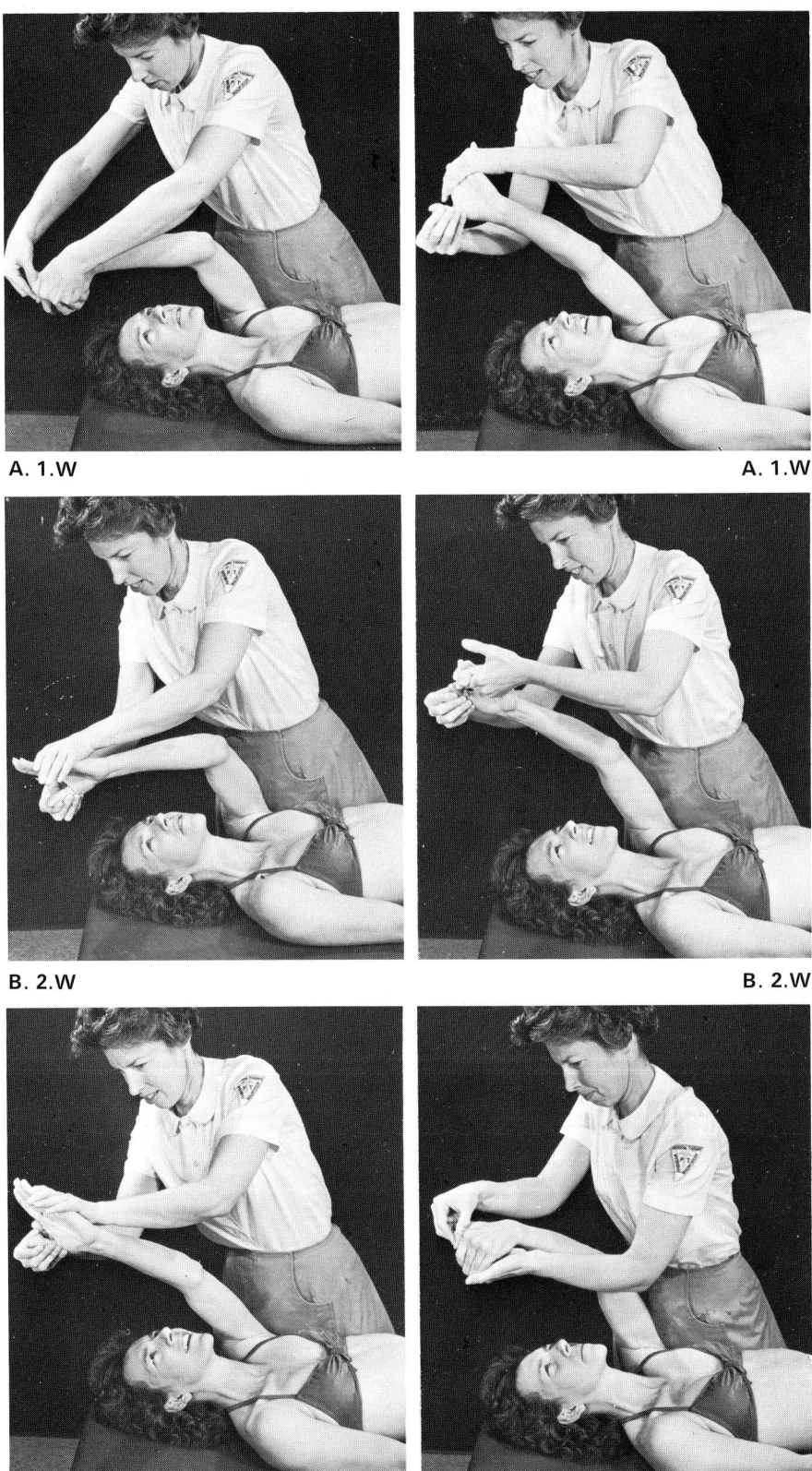

A. 1.W   A. 1.W

B. 2.W   B. 2.W

C. 3.W   C. 3.W

Abb. 1-78

D2. Betonung auf Öffnen der Hand und Umkehr

D2 Fl, 1.W zum Öffnen

Umkehr: D2 Ex, 1.W zum Schließen

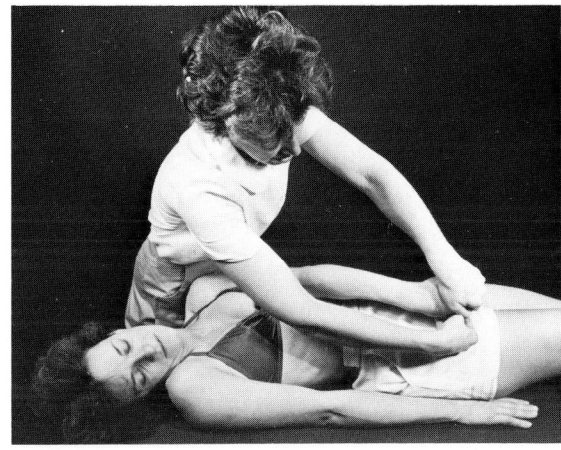 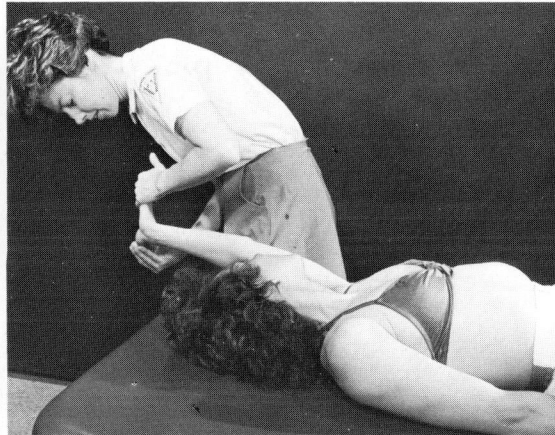

A. 1.W

A. 1.W

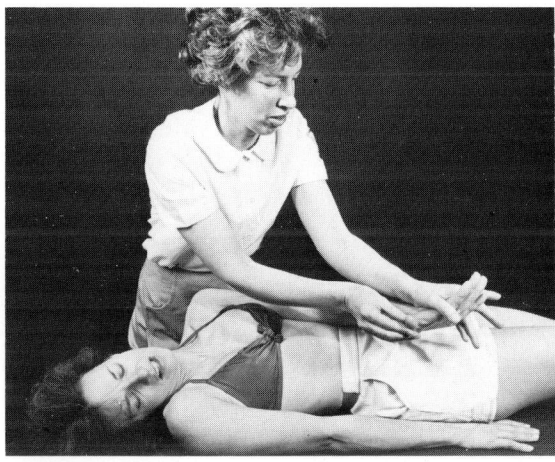 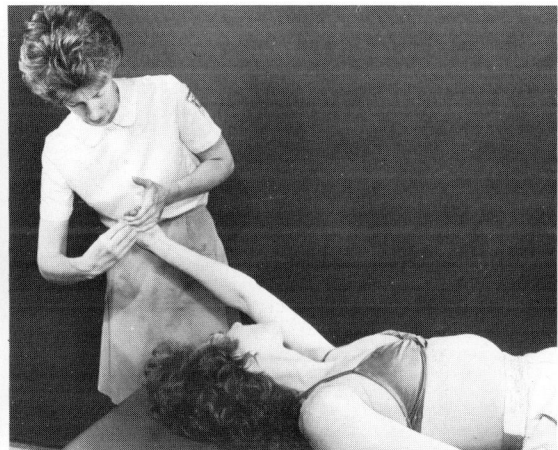

B. 2.W

B. 2.W

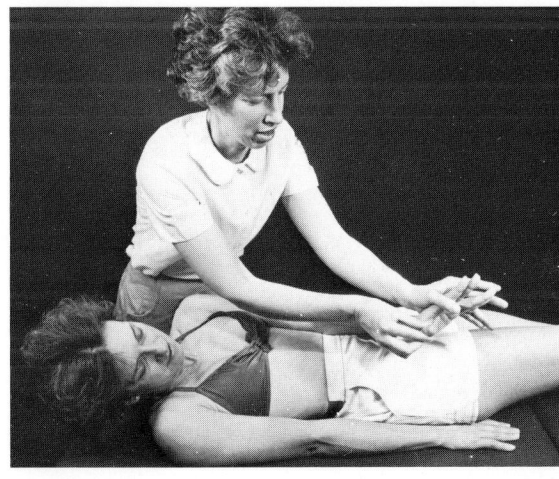 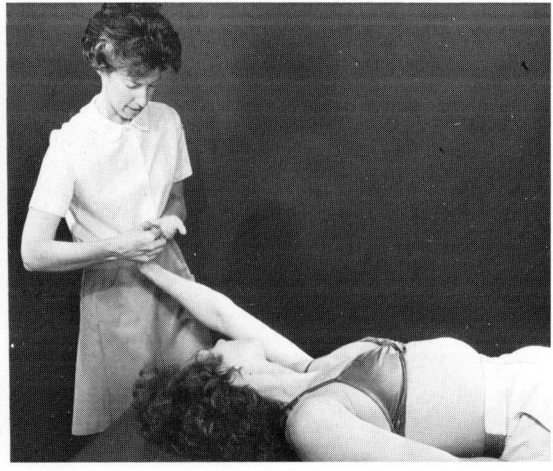

C. 3.W

C. 3.W

Abb. 1-79

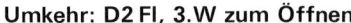

D2 Ex, 1.W zum Schließen   **Umkehr: D2 Fl, 3.W zum Öffnen**

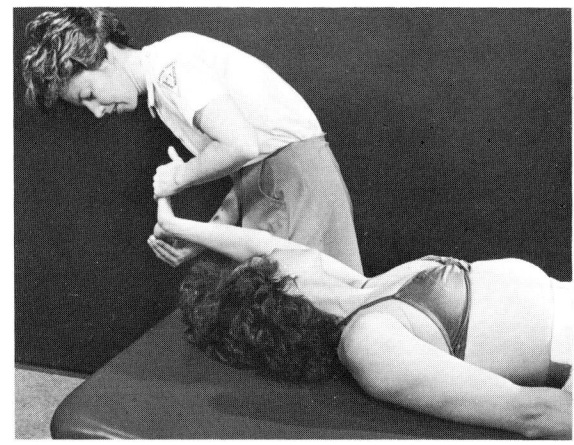

A. 1.W

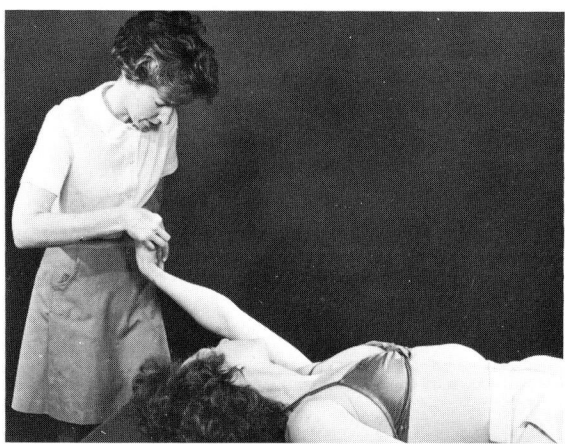

A. 1.W

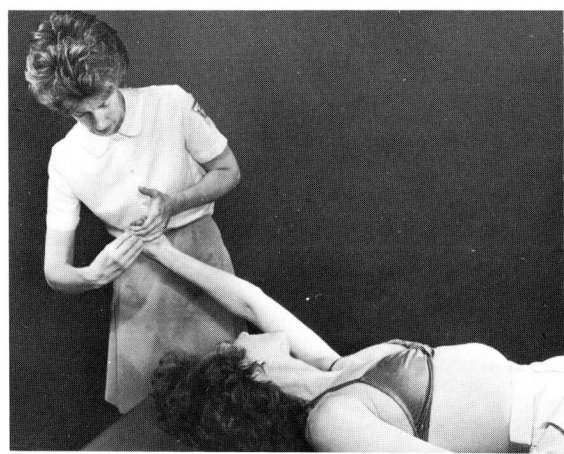

B. 2.W

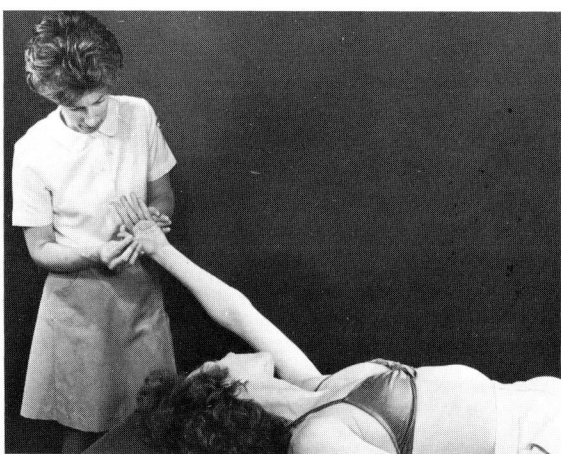

B. 2.W

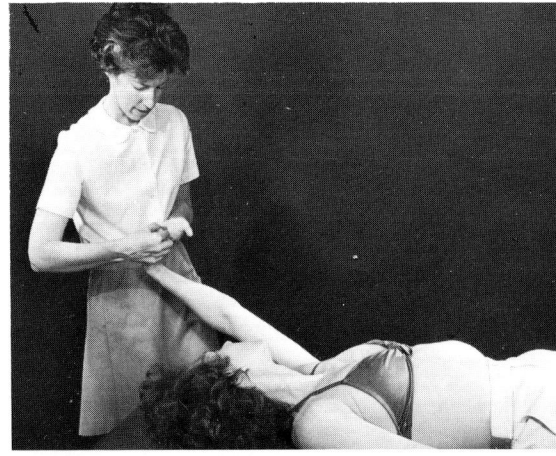

C. 3.W

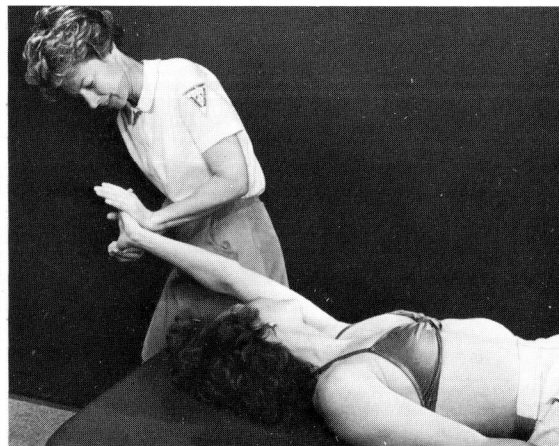

C. 3.W

Abb. 1-80

132

Untere Extremität

Flexion—Adduktion—Außenrotation (D1 Fl)

Mit Dorsalflexion und Inversion des Fußgelenks

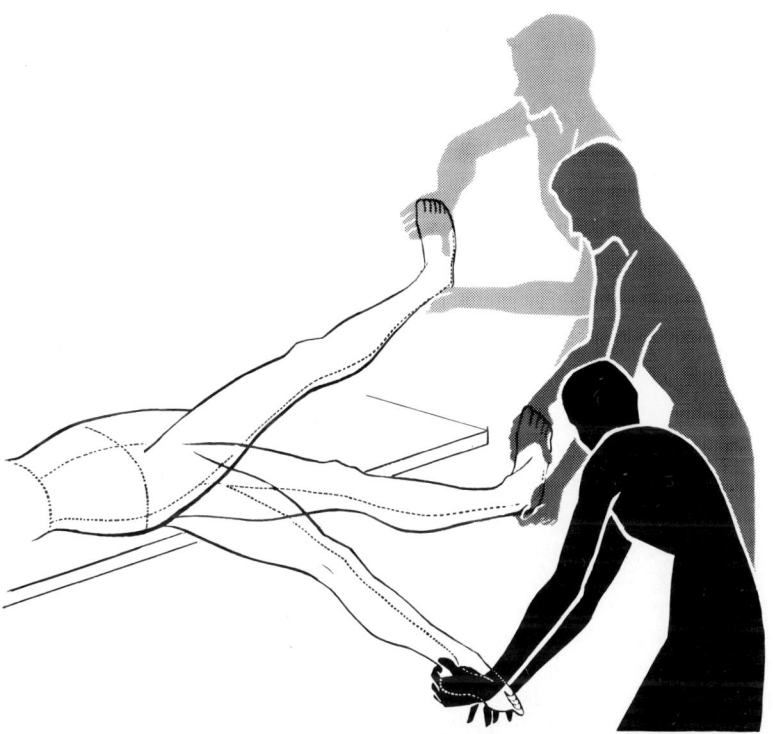

Abb. 1 - 81. Die Betonung der distalen Drehpunkte — Fuß und Fußgelenk — verhindert den vollen Bewegungsweg in der Hüfte. Siehe auf Abb. 1 - 64, Flexion—Adduktion—Außenrotationsmuster (mit geradem Knie), den vollen Bewegungsweg. Anmerkung: Manuelle Kontakte für Fuß und Fußgelenk siehe Abb. 1 - 64, 1 - 67, 1 - 70, 1 - 73.

Bilaterale Kombinationen von Bewegungsmustern zur Verstärkung

Die PNF-Methode verwendet Verstärkung und Irradiation, um die Größe der Reaktion zu steigern. Die Hauptmuskelkomponenten eines bestimmten Bewegungsmusters steigern und verstärken einander, damit die Bewegung vollendet werden kann. Die Verstärkung wirkt über das bestimmte Bewegungsmuster hinaus, wenn maximaler Widerstand gegeben wird (48). Ein Extremitätenmuster das gegen Widerstand durchgeführt wird, kann Unterstutzung von Hals, Rumpf und allen anderen Extremitäten erforderlich machen. Kombinationen von Bewegungsmustern gegen Widerstand ausgeführt täuschen Streßsituationen vor, die die grundliegenden Reflexe zur Verstärkung aktivieren.

Kombinationen von Bewegungsmustern

Normale motorische Aktivität erfordert unzählige Kombinationen von Bewegungsmustern. Die Körperabschnitte beeinflussen sich, einander ergänzend, gegenseitig, um eine koordinierte und gezielte Bewegung zu erreichen (siehe Tabelle 1-7). Dieses Zusammenarbeiten von verschiedenen Körperteilen wird «Verstärkung» genannt und ist notwendig für eine erforderliche Durchführung des Bewegungsmusters.

In Streßsituationen oder bei schwerer körperlicher Arbeit wie beim Sport wird dieser Verstärkungsmechanismus ohne weiteres sichtbar. Er tritt bei einem ausgewachsenen Menschen automatisch und in Übereinstimmung mit den situationsbedingten Forderungen in Erscheinung. Bei großen Anstrengungen kommt es zur Irradiation und zu einer Verbreitung von Muskelanspannungen im ganzen Körper zur Unterstützung der gewünschten Bewegung (17).

Dieses Verstärken von Bewegungen wird im Laufe des Entwicklungsprozesses und beim Erlernen funktioneller Fähigkeiten erworben. Es wird auf der reflektorischen Ebene angesiedelt und bezieht grundliegende Reflexe wie die tonischen Hals- und Labyrinthreflexe, die Gesamtbeuge- und -streckreflexe und die Haltungs- und Stellreflexe mit ein. Diese Reflexe spielen bei der unwillkürlichen Verstärkung in Streßsituationen eine Rolle.

Die Beziehungen zwischen Auge und Bewegung sind ein weiterer Schlüssel zur Verstärkung. Bei normalen Lebewesen ist das Sehen wichtig für die Wahrnehmung und Ausführung von Bewegungen (41). Werden die Bewegungsmuster von Kopf, Hals und oberem Rumpf durchgeführt, geht der Blick den Bewegungen voran. Wird der Patient aufgefordert, in die Bewegungsrichtung zu sehen, wie z.B. bei den Armbewegungen, so daß die Hand dem Blick folgen kann, so ist das ein wichtiger Beitrag zur Behandlung, besonders auch bei Kindern.

Normalerweise ist jeder Mensch in der Lage, alle Kombinationen der Fazilitationsmuster auszuführen, wobei die Möglichkeiten der Verstärkung mannigfaltig sind, je nach den Erfordernissen der Situation.

Die Halsmuster können die vom Rumpf verstärken oder auch umgekehrt. Der Hals und der Rumpf können die unilateralen oder bilateralen Muster der Extremitäten verstärken, oder die Extremitäten verstärken die Hals- und Rumpfbewegungen. Bei den unilateralen Mustern der oberen Extremitäten, die die Halsaktivitäten verstärken oder vom Hals verstärkt werden, folgen die Augen der Hand. Die Extremitäten können einander mit bilateral-symmetrischen, bilateral-asymmetrischen oder bilateral-reziproken Kombinationen verstärken. Eine Extremität kann seine ipsilaterale oder kontralaterale obere oder untere Extremität verstärken. Ein Beispiel für bilaterale Extremitätenmuster ist in Tabelle 1-4 aufgeführt.

Obwohl es viele Möglichkeiten der Verstärkung gibt, werden nur bestimmte Kombinationen der Hauptmuskelgruppen angewandt.

Flexions-, Extensions- oder Rotationsmuster vom Hals verstärken die entsprechenden Rumpfmuster. Flexion der oberen Extremitäten verstärkt die Extension des oberen Rumpfes. Extension der oberen Extremitäten verstärkt die Flexion des oberen Rumpfes. Flexion der unteren Extremitäten verstärkt die Flexion des unteren Rumpfes, und Extension der unteren Extremitäten verstärkt die Extension des unteren Rumpfes. Flexion oder Extension der einen Extremität verstärkt die Flexion oder Extension der anderen Extremität. Flexion einer unteren Extremität verstärkt die Adduktion einer

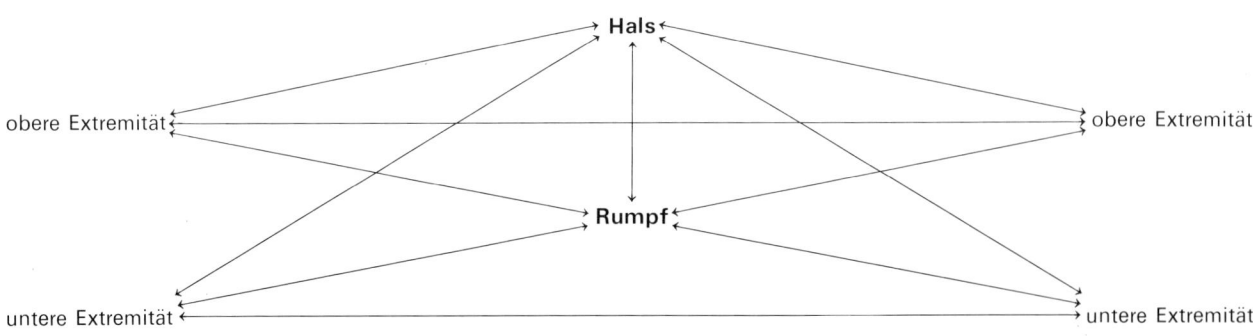

Tabelle 1-4. Beispiele für bilaterale Extremitätenmuster

Extremität und zu verstärkendes Bewegungsmuster	Bewegungsmuster der gegenüberliegenden Extremität zur Verstärkung eingesetzt			
			reziprok	
	symmetrisch	asymmetrisch	gleiche Diagonale	entgegengesetzte Diagonale
untere Extremität Flexion–Adduktion–Außenrotation	Flexion–Adduktion–Außenrotation	Flexion–Abduktion–Innenrotation	Extension–Abduktion–Innenrotation	Extension–Adduktion–Außenrotation

oberen Extremität. Extension einer unteren Extremität verstärkt die Abduktion einer oberen Extremität. Die Kombinationen von Bewegungsmustern zur Verstärkung sind im Anhang auf den Tabellen 1 bis 7 zu finden.

Der gestörte neuromuskuläre Mechanismus ist nicht in der Lage, den körperlichen Anforderungen des Lebens gerecht zu werden. Dies schließt aber eine Verstärkung von schwachen Bewegungsmustern durch stärkere nicht aus. Je kleiner die Störung, desto wirkungsvoller die Verstärkung. Je größer die Störung, desto größer die Notwendigkeit einer Verstärkung.

Bei der Auswahl der Kombinationen von Bewegungsmustern zur Verstärkung muß die Entwicklung des Patienten beachtet werden. Von einem Kind, das reziproke Bewegungen noch nicht kennt, kann keine Reaktion auf reziproke Bewegungsmuster erwartet werden. Die bilateral symmetrischen und asymmetrischen Bewegungsmuster müssen zuerst eingeübt sein, zusammen mit der Gesamtflexion und -extension des Halses, des Rumpfes und der Extremitäten.

Bei Erwachsenen mit erheblichen Schädigungen des neuromuskulären Systems muß die Wiederherstellung mit denselben primitiven Bewegungsmustern beginnen wie in der frühkindlichen Zeit. Durch Rollen, Krabbeln und Kriechen gegen Widerstand kann es sowohl beim Kind wie beim Erwachsenen zu einer Steigerung der Reaktionsfähigkeit kommen. Widerstand gegen das «Zum Sitzen-, Knien- und Stehenkommen» kann den Lernprozeß dieser Bewegungen beschleunigen. Gleichgewichtswiderstände im Sitzen, Knien und Stehen bringen die Halte- und Stellreflexe mit ins Spiel und vermehren die Stärke der Reaktion. Andere Fazilitationstechniken einschließlich der betonten Bewegungsfolge, der Bewegungsumkehrungen, der rhythmischen Stabilisation und der wiederholten Kontraktionen, können außerdem miteingeschaltet werden.

Während die Anwendung primitiver Bewegungsabläufe die Reaktionsfähigkeit des neuromuskulären Mechanismus steigert, hängt die Feinheit der Reaktion und der Funktion von den spezifischen Verstärkungen ab. Ist ein bestimmtes Bewegungsmuster unzulänglich, so wird es von einem ihm verwandten Muster unterstützt. Diese Zusammenhänge können funktionell oder topographisch bedingt sein. Funktionelle

Zusammengehörigkeit besteht zwischen den bilateralen Bewegungsmustern der oberen Extremitäten, wenn sie mit der oberen Rumpfflexion oder -extension gekoppelt werden, wie z. B. bei den Hack- und Hebebewegungen. Ein topographischer Zusammenhang besteht z. B. zwischen dem Flexion–Abduktion–Außenrotationsmuster der oberen Extremität und dem Halsextensionsmuster mit Rotation, wenn dieses Bewegungsmuster zur Seite der Extremität hin durchgeführt wird. Der M. trapezius sorgt für ihre topographische Zusammengehörigkeit.

Das zur Verstärkung bestimmte Muster muß im ganzen kräftiger sein als das zu verstärkende. Beispielsweise eignet sich das Extension–Abduktion–Innenrotationsmuster gut zur Verstärkung des Flexion–Adduktion–Außenrotationsmusters der anderen Seite.

Wird jedoch dadurch keine Reaktionszunahme der schwächeren Extremität erreicht, so muß ein anderes Bewegungsmuster gewählt werden.

Bei der Auswahl des günstigsten Verstärkungsmusters sollte man aber eine gleichzeitige Zunahme des gestörten Muskelgleichgewichtes vermeiden. Bei kluger Auswahl der richtigen Muster kann unter Umständen zweierlei erreicht werden: die Verstärkung der Reaktion des schwächeren Musters und gleichzeitig die besondere Betonung eines bestimmten Drehpunktes. Ist z. B. das Flexion–Adduktion–Außenrotationsmuster der linken oberen Extremität mangelhaft, so kann die gewünschte Verstärkung durch das Extension–Abduktion–Innenrotationsmuster der rechten oberen Extremität erlangt werden, auch wenn dieses Muster weniger kräftig als sein antagonistisches ist. In diesem Fall profitieren sowohl das zu verstärkende Muster wie das zur Verstärkung eingesetzte.

Da bei normalen Bewegungsabläufen viele Bewegungskombinationen gebraucht werden, ist die Verwendung von verschiedenen verwandten Bewegungsmustern zur Verstärkung eines mangelhaften Musters ratsam. Ein bestimmtes Bewegungsmuster sollte so geschult und trainiert werden, daß es in Kombination mit seinen verwandten Bewegungsmustern arbeiten kann. Dieser Prozeß hilft bei der Wiederherstellung der Automatik von verstärkenden Bewegungen.

Verstärkung ist vergleichsweise einfach. Es ist aber unbedingt notwendig, peinlich genau auf die Anwen-

135

dung von Manuellen Kontakten, Dehnung und Zug des zu verstärkenden Körperteiles zu achten, wobei maximaler Widerstand ebenso wichtig ist. Das kräftigere Muster, das zur Verstärkung herangezogen wird, braucht nicht ganz so exakt kontrolliert zu werden. Je geschickter bei großer Schwäche die beiden Bewegungsmuster gehandhabt werden, desto wirkungsvoller die Verstärkung. Beide Bewegungsmuster können aus der verlängerten Stellung heraus geübt werden. Während der Patient aufgefordert wird zu ziehen oder zu stoßen, muß der Therapeut den Bewegungsablauf dadurch unter seine Kontrolle bringen, daß er einen genügend starken Widerstand gegen das kräftigere, zuerst reagierende Bewegungsmuster setzt, um damit das schwächere in seiner Reaktion zu unterstützen. Der Patient will unbedingt die Bewegungen vollenden. Indem der stärkeren Bewegung Widerstand gegeben wird, wird die schwächere stimuliert.

Bewegungen mit Erholungsphasen

Unter Bewegungen mit Erholungsphasen versteht man eine neue Kombination von Bewegungen mit dem Ziel, eine Ermüdung, die durch wiederholte Bewegungen gegen Widerstand hervorgerufen wird, zu vermindern oder zu umgehen (19).

Ermüdung durch wiederholte oder anstrengende körperliche Tätigkeit ist eine wohlbekannte Erscheinung im normalen Leben. Der Gesunde kennt diesen Ermüdungsfaktor und versucht, alle physischen Anstrengungen zu umgehen. Er weiß, daß er lange nicht so schnell ermüdet, wenn er etwas gerne tut, als wenn er etwas tun muß, was er nicht mag. Er weiß auch durch Erfahrungen, daß er seine Ausdauer verbessern kann, wenn er bis zur Ermüdungsgrenze arbeitet, und daß er nicht so schnell ermüdet, wenn er seine Arbeitsweise wechselt oder für eine kurze Zeit unterbricht.

Betrachten wir z. B. einen Menschen, der ein Möbelstück polieren will. Er will von sich aus oder auf Wunsch eines anderen diese Aufgabe verrichten und hat so ein Motiv. Er fängt mit Eifer an und merkt sehr schnell, daß sein rechter Arm müde wird. Wechselt er über von kleinen Bewegungen zu größeren, so scheint die Ermüdung sofort nachzulassen. Betont er die ziehende Bewegung mehr als das Stoßen, kann er seine Ausdauer möglicherweise verlängern. Wechselt er seine Körperhaltung oder verstärkt seine Armbewegung durch seinen Rumpf oder mit dem anderen Arm, kann er seine Arbeitszeit möglicherweise wiederum verlängern. Dann kann er noch die rechte Hand und linke Hand abwechselnd gebrauchen und dadurch Erleichterung empfinden oder letzten Endes zur Erholung zu einer ganz anderen Tätigkeit übergehen und später das Polieren fortsetzen. Dann wird er merken, daß er die Arbeit wieder richtig ausführen kann.

Diese beschriebene Tätigkeit erfordert verschiedenste Bewegungskombinationen und betrifft viele Teile des Körpers. Wirkt eine bestimmte Bewegungskombination ermüdend, wechselt der gesunde Mensch über auf eine andere, mit der er die Arbeit beenden kann. Er verstärkt eine Bewegungskombination mit Hilfe einer anderen und variiert seine Arbeitsweise, um die Tätigkeit über einen längeren Zeitraum durchhalten zu können. Dieses Verlagern der Betonung auf andere Bewegungskombinationen führt bei gesunden Menschen zu den Bewegungen mit Erholung.

Die PNF-Techniken benutzen solche Erholungsbewegungen, um dem Ermüdungsfaktor entgegenzuwirken. Die Umkehr der antagonistischen Techniken und verschiedene Bewegungsmuster zur Verstärkung können als Bewegungen mit Erholung angewandt werden. Durch Erholungsbewegungen ist der Patient in der Lage, ein bestimmtes, betontes Bewegungsmuster über eine längere Zeit hin auszuführen und dadurch Kraft und Ausdauer zu gewinnen.

Ein Patient mit einer Schwäche in der Ellenbogenextension im Extension–Abduktion–Innenrotationsmuster der oberen Extremität ermüdet bei den wiederholten Kontraktionen mit betonter Ellenbogenextension schnell. Die Umkehr des Bewegungsmusters zur Flexion–Adduktion–Außenrotation mit Ellenbogenflexion kann dem Patienten ermöglichen, die Ellenbogenextension des Anfangsmusters zu wiederholen. Wurde die Ellenbogenextension unilateral ohne Verstärkung durch ein anderes stärkeres Bewegungsmuster durchgeführt, kann eine Durchführung der bilateralen Bewegungsmuster gegen Widerstand, symmetrisch, asymmetrisch oder reziprok, in der gleichen oder entgegengesetzten Diagonalen, oder das Einschalten der Halsrotation gegen Widerstand zur gleichen Seite die Wiederholung der Ellenbogenextension verbessern.

Eine weitere Erholung kann erreicht werden, indem auf Muster mit der Betonung auf Rumpf oder Extremitäten übergewechselt wird, und anschließend wiederum zu dem Anfangsmuster, das die Ellenbogenextension betonte.

Durch eine solche Anwendung der vielen Bewegungskombinationen zur Verstärkung ist es möglich, eine bestimmte gewünschte Bewegungskombination intensiv durchzuführen und den Ermüdungsfaktor zu umgehen.

Abbildungen (Abb. 1-82 bis 1-150)

Die bilateralen Kombinationen der Extremitätenmuster sind dem normalen Entwicklungsprozeß entsprechend angeordnet: symmetrisch, asymmetrisch und reziprok. Die mittleren Gelenke (Ellenbogen und Knie) sind gerade, beugend oder streckend dargestellt. Obwohl diese Serie aus 69 Abbildungen und 207 Photos besteht, ist sie in mancher Hinsicht nicht zufriedenstellend. Jede Abbildung zeigt die verlängerte Stellung (1.W), die Mittelstellung (2.W) und die verkürzte Stellung (3.W) wie bei den unilateralen und Gesamtbewegungsmustern. Die Techniken können in jedem Punkt des Bewegungsweges angewandt werden. Bei der Behandlung wird der stärkste Teil im

Bewegungsweg der Extremität zur Verstärkung der schwächeren Extremität an der entsprechenden Stelle des Bewegungsweges benutzt.

Im Allgemeinen folgen die Augen den Händen, oder der Blick führt, und die Hände folgen. Soweit möglich sollen die Augen bei den Bewegungsmustern der unteren Extremitäten den Bewegungen der Füße und der Fußgelenke folgen oder sie anführen. Die Augen und die Kopf- und Halsmuster können zur Verstärkung dienen. Ist der Widerstand jedoch so stark, daß der Patient sich trotz Kommandos nicht bewegen kann, kann ein anderes nicht verwandtes Bewegungsmuster zur Verstärkung verwendet werden. Befindet er sich in Rückenlage, kann er den Kopf und den Hals zur Verstärkung gegen den Tisch strecken.

Die Abbildungslegenden von Teil A, 1.W, beinhalten Kommandos entsprechend den vorgeschlagenen Techniken. Ein Überwechseln zur RS kann in Teil B erfolgen und eine Umkehr in C. Dabei gibt es viele Variationen. Eine Technik zur Betonung wie z. B. WK wird durch zwei oder drei Wiederholungen in den Legenden verdeutlicht. Bei der Behandlung hängt die Anzahl der Wiederholungen vom Ermüdungspunkt ab (siehe oben, Bewegung mit Erholungsphasen).

Die manuellen Kontakte sind einer der wichtigsten Schlüssel zur Fazilitation. In der bilateralen Bewegungsfolge liegt der Griff bei den oberen Extremitäten auf den Unterarmen in der Nähe der Handgelenke, um die Bewegungen und vor allem die Rotation während der Bewegungsmuster zu kontrollieren. Bei den unteren Extremitäten liegt der Griff an den Fersen mit geraden Knien (wieder zur Kontrolle) und auf dem Fußrücken, wenn die Kniebewegungen betont werden und den Fuß- und Fußgelenkmustern Widerstand gegeben wird. Kann eine merkliche Gleichgewichtsstörung an den proximalen Drehpunkten nicht mehr kontrolliert werden, korrigiert der Therapeut mit beiden Händen und unilateralen oder Gesamtbewegungsmustern die Gleichgewichtsstörung. Bilaterale Kombinationen von Bewegungsmustern können u. U. zu fortgeschritten sein.

Wo die Folge von Kombinationen unvollständig ist, wie bei den Händen und Handgelenken, wo nur BS und BA gezeigt werden, können BR-Thrustbewegungen nützlich sein (siehe Freie Aktive Bewegung). Die bilateralen Bewegungskombinationen können auch im Sitzen und in Rückenlage ausgeführt werden.

In einigen Fällen mögen die manuellen Kontakte auf den Photos unklar scheinen und nicht die diagonale Richtung wiedergeben. Es ist möglich, daß der Therapeut während des Photographierens seine Position zugunsten der Kamerastellung verändert hat und dadurch Unstimmigkeiten bei den manuellen Kontakten und der diagonalen Richtung geschaffen hat.

In den Abbildungslegenden sind das antagonistische Bewegungsmuster und meistens auch die verwandten unilateralen und Gesamtbewegungsmuster angegeben. Bei den Bewegungskombinationen mit geraden Ellenbogen und Knien muß aus der begrenzten Anzahl von Gesamtbewegungsmustern ausgewählt werden. In einigen Abbildungslegenden ist nur ein Bewegungsmuster der Kombination angegeben.

Obere Extremität

Betonung auf Schulter mit geradem Ellenbogen:
symmetrisch (BS)

Flexion–Adduktion–Außenrotation (D1 Fl), links
und rechts

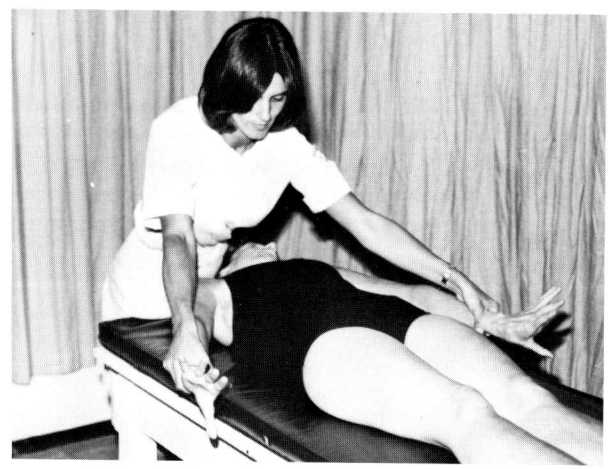

A

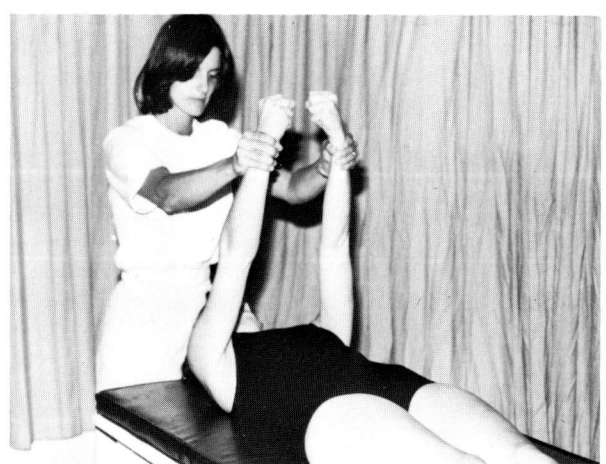

B

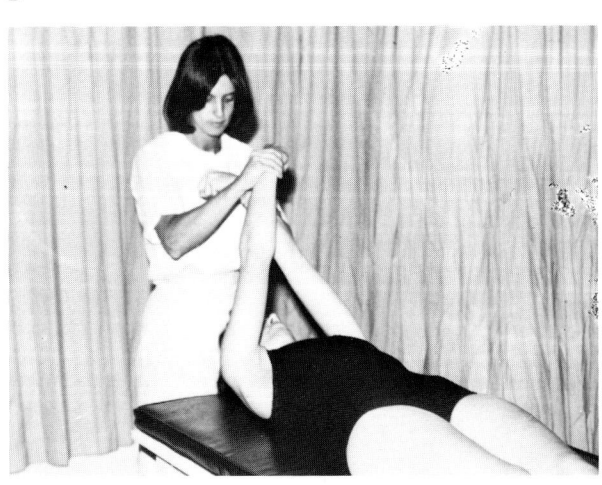

C

Abb. 1 - 82

Bewegungskomponenten

Freie Bewegung: Rückenlage, Kopf und Hals liegen auf der Mittellinie. Alternative Stellung: Sitz auf Bank oder Hocker; Stand.
Bewegung mit Widerstand: Die Hände schließen sich, die Handgelenke beugen nach radial und leiten die Schulterflexion, -adduktion und -außenrotation bilateral ein.

A. Verlängerte Stellung

Kommandos: Vorbereitungskommando: «Schließe und drehe beide Hände, während Du die Arme hoch- und zur Nase hebst. Laß Deine Ellenbogen gerade!»
Aktionskommando: «Schließe Deine Hände, drehe sie zum Gesicht, und ziehe die Arme hoch und hinüber. Weiter! Ellenbogen gerade!»
Vorschläge für Techniken: Traktion, Dehnung, Widerstand.

B. Mittelstellung

Kommandos: «Gut! Jetzt halten! Und halten! Bewege noch einmal beide Arme zur Nase. Halten und noch einmal bewegen! Und noch einmal. Ellenbogen gerade!»
Vorschläge für Techniken: Approximation, rhythmische Stabilisation gefolgt von wiederholten Kontraktionen zur Betonung.

C. Verkürzte Stellung

Kommandos: «Halte Deine Hände zur Seite des Daumens hin geschlossen. Jetzt halten! Und weiterhalten! Öffne Deine Hände, und drehe sie von Deinem Gesicht weg, stoße sie hinunter und nach außen. Halten! Und loslassen.» (siehe Abb. 1 - 83).
Vorschläge für Techniken: Rhythmische Stabilisation, langsame Umkehr, langsame Umkehr – Halten, wiederholte Kontraktionen.

Antagonistisches Bewegungsmuster

Extension–Abduktion–Innenrotation (D1 Ex), links und rechts (Abb. 1 - 83).

Verwandtes Bewegungsmuster

Unilaterales Bewegungsmuster der oberen Extremität D1 Fl mit geradem Ellenbogen (Abb. 1 - 44).

Obere Extremität

*Betonung auf Schulter mit geradem Ellenbogen:
symmetrisch (BS)*

*Extension–Abduktion–Innenrotation (D1 Ex),
links und rechts*

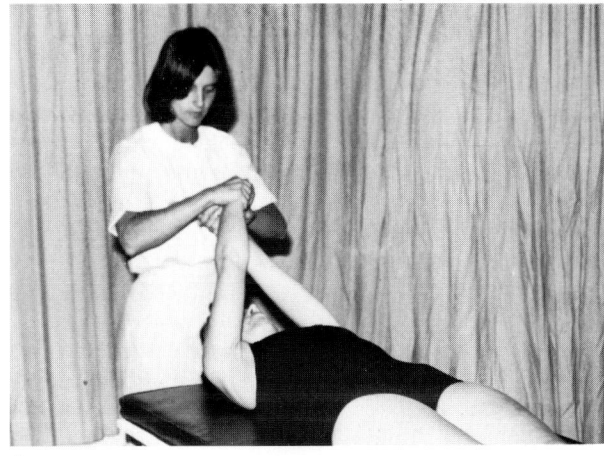

A

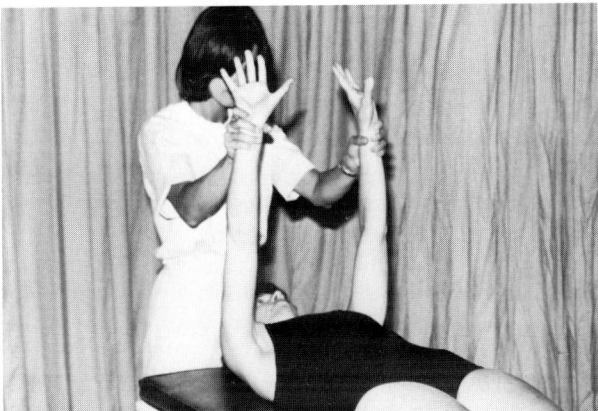

B

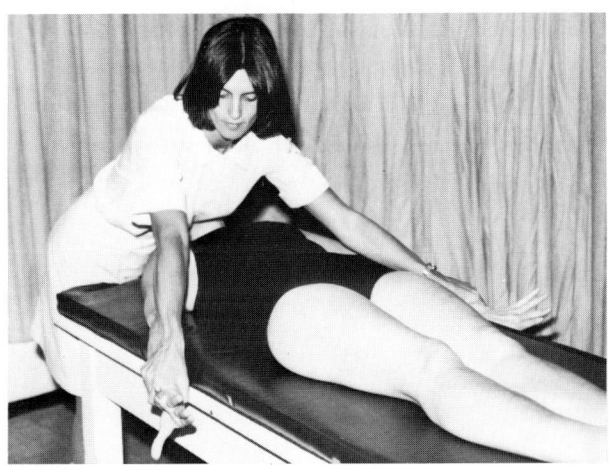

C

Abb. 1 - 83

Bewegungskomponenten

Freie Bewegung: Rückenlage, Kopf und Hals liegen
auf der Mittellinie. Alternative Stellungen: Sitz auf
Bank oder Hocker, Stand.
Bewegung mit Widerstand: Hände sind geöffnet, die
Handgelenke extendieren nach ulnar und leiten die
Schulterextension, -abduktion und -innenrotation bi-
lateral ein.

A. Verlängerte Stellung

Kommandos: Vorbereitungskommando: «Du öffnest
beide Hände und drehst sie (Daumen zeigen zum
Fußboden), während Du sie gleichzeitig hinunter- und
von Deinem Gesicht wegstößt. Laß die Ellenbogen
gerade!»
Aktionskommando: «Öffne Deine Hände, drehe und
stoße sie hinunter und weg. Bewegen! Ellenbogen
gerade!»
Vorschläge für Techniken: Dehnung, Widerstand.

B. Mittelstellung

Kommandos: «Gut. Jetzt halten! Und weiterhalten!
Noch einmal hinunter- und wegstoßen. Halten! Und
wieder hinunterdrücken. Laß die Ellenbogen gerade!»
Vorschläge für Techniken: Approximation, rhythmische
Stabilisation gefolgt von wiederholten Kontraktionen
zur Betonung.

C. Verkürzte Stellung

Kommandos: «Laß Deine Finger gerade, die Daumen
zeigen zum Fußboden, die Handgelenke hoch zur Seite
des kleinen Fingers hin. Jetzt halten! Und weiterhalten! Schließe Deine Hände und drehe sie, während Du
Deine Arme hoch- und an Deinem Gesicht vorbei-
hebst. Halten! Und loslassen!» (siehe Abb. 1 - 82).
Vorschläge für Techniken: Approximation, rhythmische
Stabilisation, wiederholte Kontraktionen, langsame
Umkehr, langsame Umkehr – Halten.

Antagonistisches Bewegungsmuster

Flexion–Adduktion–Außenrotation (D1 Fl), links und
rechts (Abb. 1-82).

Verwandtes unilaterales Bewegungsmuster

Obere Extremität D1 Ex mit geradem Ellenbogen
(Abb. 1 - 47).

Verwandte Gesamtbewegungsmuster
(Mattenarbeit)

Rotation des unteren Rumpfes, Rückenlage. Die oberen Extremitäten befinden sich in bilateral – symmetrischer D1 Ex mit geraden Ellenbogen (Abb. 1 -162).
Elevation des Beckens, Rückenlage. Die oberen Extremitäten befinden sich in bilateral–symmetrischer
D1 Ex mit geraden Ellenbogen. Bei Rotation des unteren Rumpfes passen sich die oberen Extremitäten
entsprechend an, bleiben aber in symmetrischer Haltung mit Elevation des Beckens, Rückenlage (Abb. 1 -
163).

Obere Extremität

*Betonung auf Schulter mit geraden Ellenbogen:
symmetrisch (BS)*

*Flexion – Abduktion – Außenrotation (D2 FI), links
und rechts*

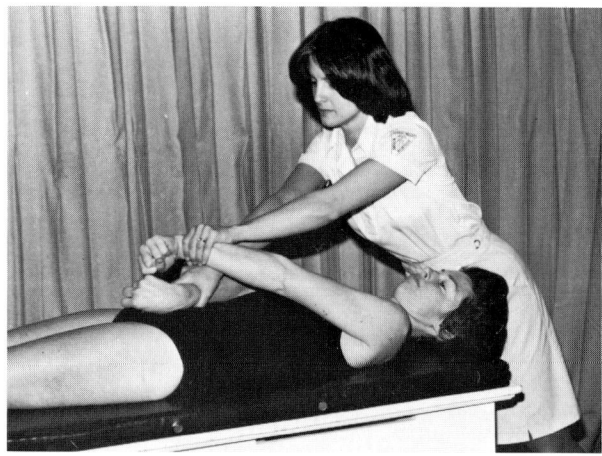

A

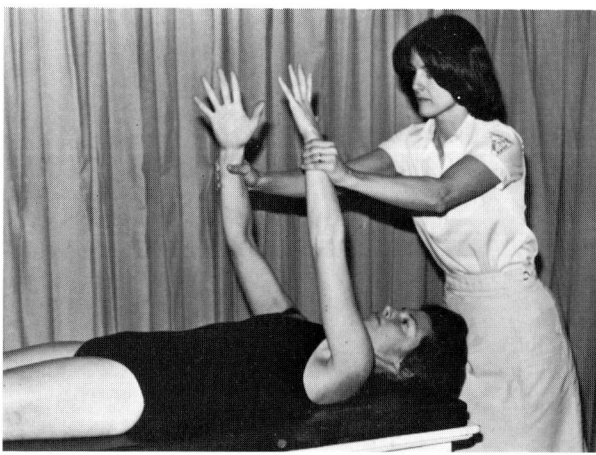

B

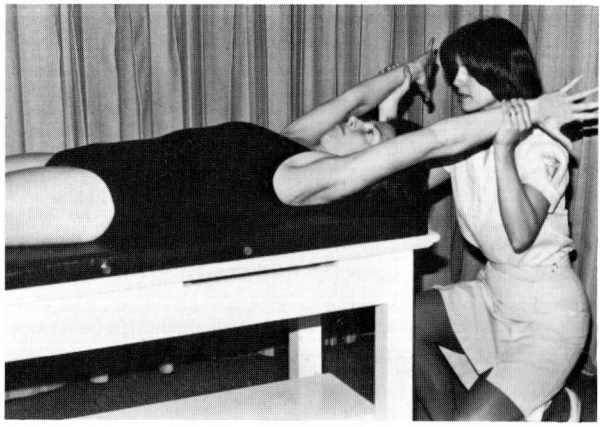

C

Abb. 1 - 84

Bewegungskomponenten

Freie Bewegung: Rückenlage, Kopf und Hals liegen
auf der Mittellinie. Kopf und Hals können extendieren,
sobald die oberen Extremitäten beugen. Alternative
Stellungen: Sitz auf Bank oder Hocker, Stand.
Bewegung mit Widerstand: linke und rechte Hand
geöffnet, Handgelenke extendieren nach radial und
leiten die Schulterflexion, -abduktion und -außenrota-
tion bilateral ein.

A. Verlängerte Stellung

Kommandos: Vorbereitungskommando: «Du öffnest
Deine Hände zur Seite des Daumens hin und drehst sie,
während Du die Arme hoch- und weghebst. Laß die
Ellenbogen gerade!»
Aktionskommando: «Öffne Deine Hände, drehe sie
und hebe Deine Arme hoch und weg. Bewegen!
Ellenbogen gerade!»
Vorschläge für Techniken: Traktion, Dehnung, Wider-
stand.

B. Mittelstellung

Kommandos: «Gut! Jetzt halten! Und weiterhalten!
Und weiter! Jetzt hoch- und wegheben! Halten! Und
noch einmal stoßen! Ellenbogen gerade!»
Vorschläge für Techniken: Approximation, rhythmische
Stabilisation gefolgt von wiederholten Kontraktionen.

C. Verkürzte Stellung

Kommandos: «Laß die Hände geöffnet, Daumen zeigen zum Fußboden. Jetzt halten! Und halten! Weiterhalten! Schließe die Hände und drücke sie zur entgegengesetzten Hüfte hinunter. Halten! Und loslassen!»
(siehe Abb. 1 - 85).
Vorschläge für Techniken: Approximation, rhythmische
Stabilisation, langsame Umkehr, langsame Umkehr –
Halten.

Antagonistisches Bewegungsmuster

Extension–Adduktion–Innenrotation (D2 Ex), links
und rechts (Abb. 1 - 85).

Verwandtes Bewegungsmuster

Unilaterales Bewegungsmuster der oberen Extremität
D2 FI mit geradem Ellenbogen (Abb. 1 - 50).

Obere Extremität

Betonung auf Schulter mit geraden Ellenbogen:
symmetrisch (BS)

Extension–Adduktion–Innenrotation (D2 Ex),
links und rechts

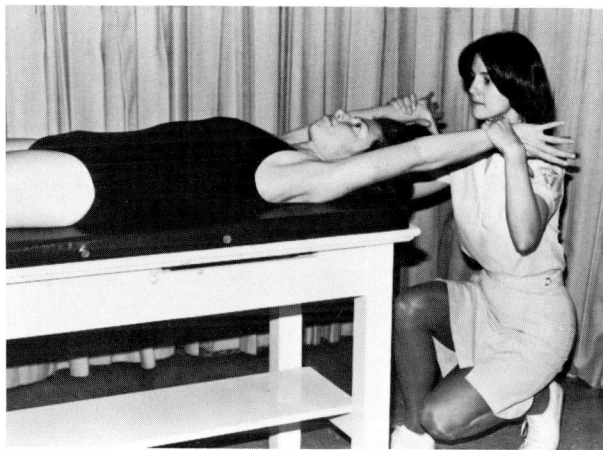

A

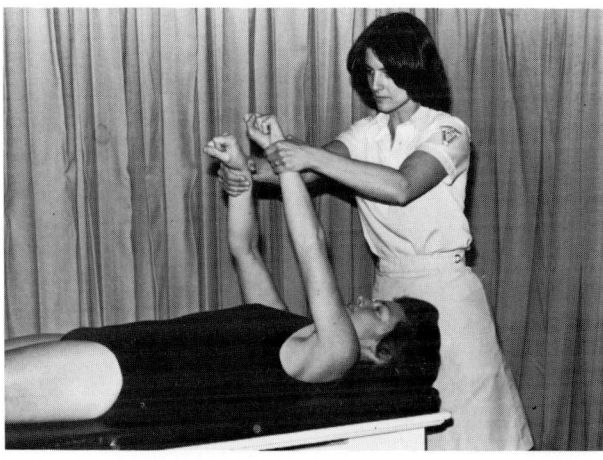

B

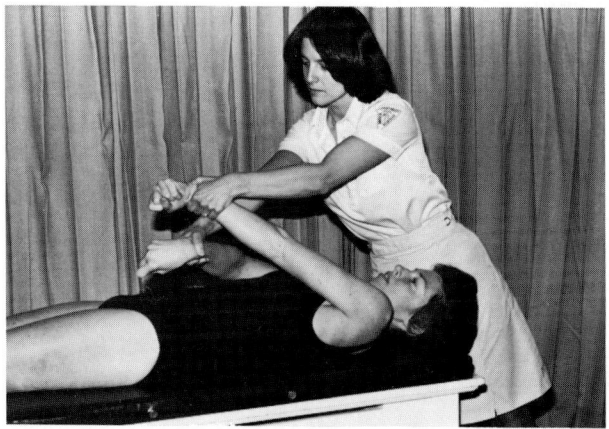

C

Abb. 1 - 85

Bewegungskomponenten

Freie Bewegung: Rückenlage, Kopf und Hals liegen auf der Mittellinie. Kopf und Hals können leicht beugen, bleiben aber auf der Mittellinie, während die Schultern extendieren.
Alternative Stellungen: Sitz auf Bank oder Hocker, Stand.
Bewegung mit Widerstand: linke und rechte Hand geschlossen, Daumen bewegen sich in die entgegengesetzte Richtung, Handgelenke beugen nach ulnar und leiten die Schulterextension, -adduktion und -innenrotation bilateral ein.

A. Verlängerte Stellung

Kommandos: Vorbereitungskommando: «Du schließt Deine Hände zur Seite des kleinen Fingers hin, während Du die Arme hinunter- und zu der entgegengesetzten Hüfte herüberziehst. Laß die Ellenbogen gerade.»
Aktionskommando: «Schließe Deine Hände und ziehe die Arme hinunter und zu den entgegengesetzten Hüften herüber. Bewegen! Ellenbogen gerade!»
Vorschläge für Techniken: Dehnung, Widerstand.

B. Mittelstellung

Kommandos: «Gut! Halten! Und halten! Weiterhalten! Jetzt bewege beide Arme nach unten und zur entgegengesetzten Hüfte hinüber. Halten! Und ziehen! Und noch einmal ziehen! Laß die Ellenbogen gerade!»
Vorschläge für Techniken: Approximation, rhythmische Stabilisation gefolgt von wiederholten Kontraktionen.

C. Verkürzte Stellung

Kommandos: «Laß die Hände geschlossen. Beuge die Handgelenke zur Seite des kleinen Fingers hin. Ellenbogen gerade! Jetzt halten! Und halten! Und weiterhalten! Öffne Deine Hände, hebe sie hoch und hinaus. Halten! Und loslassen!» (siehe Abb. 1 - 84).
Vorschläge für Techniken: Approximation, rhythmische Stabilisation, wiederholte Kontraktionen, langsame Umkehr, langsame Umkehr – Halten.

Antagonistisches Bewegungsmuster

Flexion–Abduktion–Außenrotation (D2 Fl), links und rechts (Abb. 1-84).

Verwandtes Bewegungsmuster

Unilaterales Bewegungsmuster der oberen Extremität D2 Ex mit geradem Ellenbogen (Abb. 1-53).

Obere Extremität

Betonung auf Schultern mit geradem Ellenbogen:
asymmetrisch (BA)

Flexion–Adduktion–Außenrotation (D1 Fl), links;
Flexion–Abduktion–Außenrotation (D2 Fl), rechts

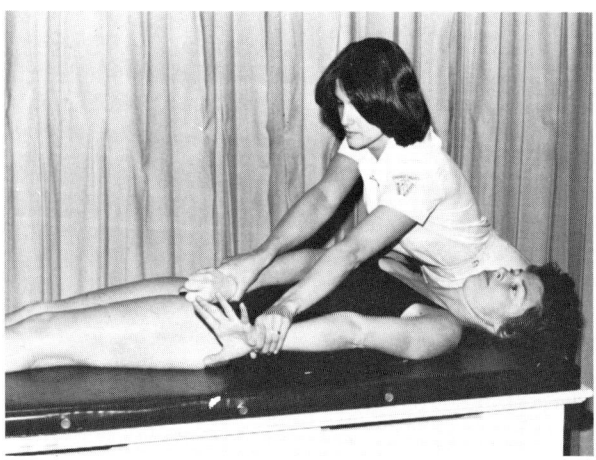

A

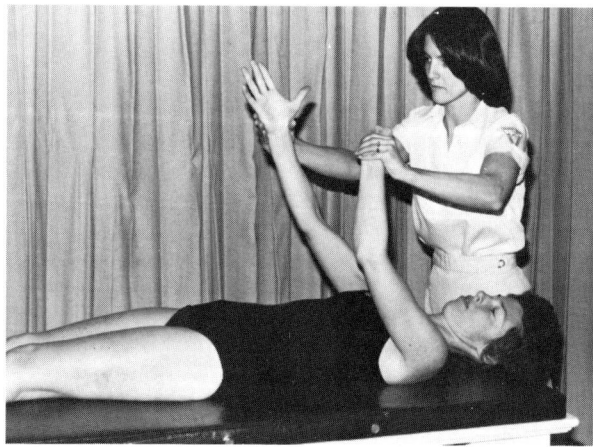

B

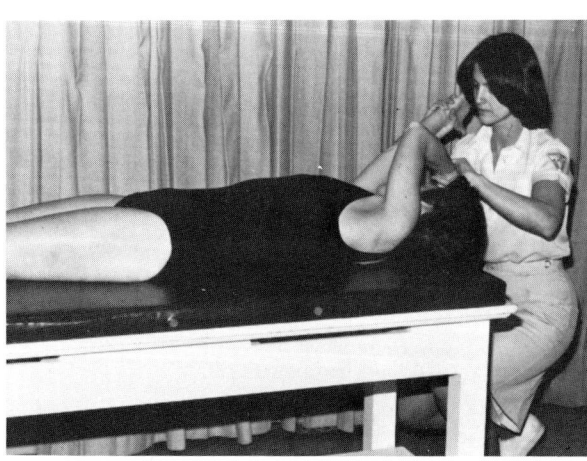

C

Abb. 1 - 86

Bewegungskomponenten

Freie Bewegung: Rückenlage, Kopf und Hals können leicht beugen mit Rotation nach links, wobei die Augen auf die Hände gerichtet sind. Kopf und Hals rotieren nach rechts *(C)*, übereinstimmend mit dem asymmetrischen tonischen Halsreflex (ATHR). Alternative Stellungen: Sitz auf Bank oder Hocker, Stand.
Bewegung mit Widerstand: Linke Hand schließt sich, Handgelenk beugt nach radial, während rechte Hand sich öffnet und im Handgelenk nach radial streckt; beide Hände leiten die Flexion der Extremitäten nach rechts ein.

A. Verlängerte Stellung

Kommandos: Vorbereitungskommando: «Du schließt Deine linke Hand (D1 Fl) und öffnest Deine rechte (D2 Fl). Hebe sie hoch und zu mir hinüber.»
Aktionskommando: «Schließe Deine linke, öffne Deine rechte Hand! Zu mir hochheben! Und hochheben!»
Vorschläge für Techniken: Traktion, Dehnung, Widerstand.

B. Mittelstellung

Kommandos: «Gut! Jetzt halten! Und halten! Und weiterhalten! Jetzt strecke Dich zu mir her, und strecken, und noch einmal zu mir herstrecken. Ellenbogen gerade!»
Vorschläge für Techniken: Approximation, rhythmische Stabilisation, wiederholte Kontraktion.

C. Verkürzte Stellung

Kommandos: «Laß Deine linke Hand geschlossen und die rechte geöffnet. Der rechte Daumen zeigt zum Fußboden! Jetzt halten! Und weiterhalten! Öffne Deine linke, schließe Deine rechte Hand. Ziehe die Hände hinunter und von mir weg. Halten! Und loslassen.» (siehe Abb. 1 - 87).
Vorschläge für Techniken: rhythmische Stabilisation, wiederholte Kontraktion, langsame Umkehr, langsame Umkehr – Halten, Halten – Entspannen – aktive Bewegung zur Betonung.

Antagonistisches Bewegungsmuster

(BA): D1 Ex, links; D2 Ex, rechts (Abb. 1 - 87).

Verwandte unilaterale Bewegungsmuster

Obere Extremität mit geraden Ellenbogen: D1 Fl, links (Abb. 1 - 44); D2 Fl, rechts (Abb. 1 - 50).
Extension des oberen Rumpfes mit Rotation nach rechts: siehe Abb. 1 - 37, Extension mit Rotation nach

links. D2 Fl, links; D1 Fl, rechts, mit Kontakt der Hände (Hebebewegung), Ellenbogen wenn möglich gerade. Wende entsprechend auch Bewegungsmuster nach rechts an.

Verwandte Gesamtbewegungsmuster (Mattenarbeit)

Rollen: aus Bauchlage in Rückenlage: siehe Abb. 1 - 159. Kopf und Hals strecken mit Rotation nach links, während D2 Fl von links und D1 Fl von rechts sich in asymmetrischer Flexion nach links bewegen (Hebebewegung). Wende entsprechend auch asymmetrische Flexion nach rechts an, ohne Kontakt der Hände. Hochkommen in den Sitz aus Hyperflexion: siehe Abb. 1 -178. Kopf und Hals strecken mit Rotation nach rechts. D1 Fl von links, D2 Fl von rechts.

Obere Extremität

Betonung auf Schultern mit geradem Ellenbogen:
asymmetrisch (BA)

Extension–Abduktion–Innenrotation (D1 Ex), links;
Extension–Adduktion–Innenrotation (D2 Ex), rechts

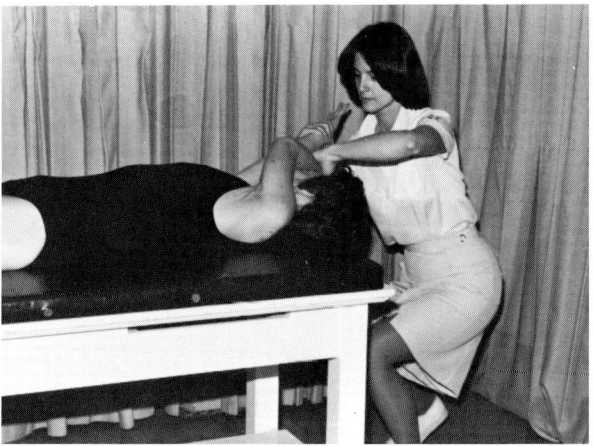

A

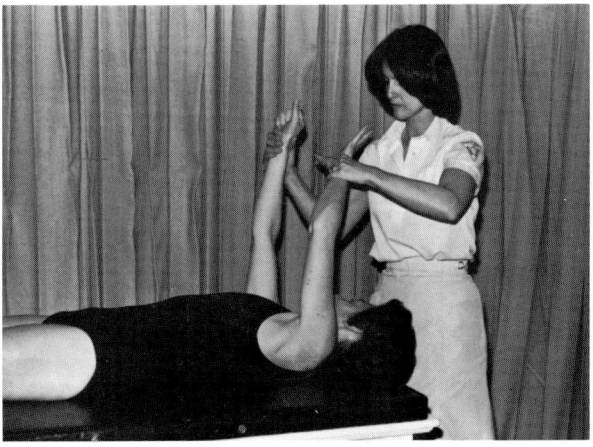

B

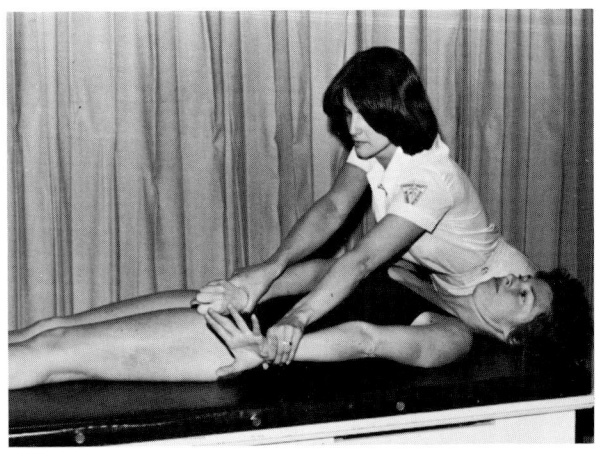

C

Abb. 1-87

Bewegungskomponenten

Freie Bewegung: Rückenlage, Kopf und Hals sind leicht extendiert mit Rotation nach rechts, wobei die Augen auf die Hände gerichtet sind. Kopf und Hals rotieren nach links, übereinstimmend mit dem asymmetrischen tonischen Reflex (ATHR). (Kopf und Hals: C, verkürzte Stellung. Kopf und Hals rotieren nach links, Augen folgen Händen und verstärken aktiv das asymmetrische Bewegungsmuster.) Alternative Stellungen: Sitz auf Bank oder Hocker, Stand.
Bewegung mit Widerstand: Linke Hand öffnet sich, im Handgelenk wird nach ulnar extendiert, während sich die rechte Hand schließt und im Handgelenk nach ulnar gebeugt wird; beide Hände leiten die Extension der Extremitäten nach links ein.

A. Verlängerte Stellung

Kommandos: Vorbereitungskommando: «Du öffnest Deine linke Hand (D1 Ex), während Du Deine rechte Hand schließt (D2 Ex) und sie hinunter- und von mir wegziehst.»
Aktionskommando: «Öffne Deine linke Hand, schließe Deine rechte, ziehe hinunter und weg. Los!»
Vorschläge für Techniken: Dehnung, Widerstand.

B. Mittelstellung

Kommandos: «Gut! Jetzt halten! Und weiterhalten! Und noch einmal! Jetzt hinunterziehen und weg, und weiterziehen. Ellenbogen gerade!»
Vorschläge für Techniken: Approximation, rhythmische Stabilisation, wiederholte Kontraktionen zur Betonung.

C. Verkürzte Stellung

Kommandos: «Laß Deine linke Hand geöffnet, Daumen zum Fußboden, die rechte geschlossen, Ellenbogen gerade. Jetzt halten! Und weiterhalten! Schließe Deine linke Hand, öffne Deine rechte, hebe die Arme zu mir hoch.» (siehe Abb. 1-86).
Vorschläge für Techniken: Rhythmische Stabilisation, wiederholte Kontraktionen, langsame Umkehr, langsame Umkehr – Halten.

Antagonistisches Bewegungsmuster

(BA): D1 Fl, links; D2 Fl, rechts (Abb. 1-86).

Verwandte unilaterale Bewegungsmuster

Obere Extremität mit geradem Ellenbogen: D1 Ex, links (Abb. 1-48); D2 Ex, rechts (Abb. 1-53).
Flexion des oberen Rumpfes mit Rotation nach links. Siehe Abb. 1-36, Flexion mit Rotation nach rechts.
D2 Ex, links; D1 Ex, rechts, mit Kontakt der Hände (Hackbewegung nach rechts). Wende entsprechend für Hackbewegung nach links an. Ellenbogen so gerade wie möglich.

Verwandte Gesamtbewegungsmuster (Mattenarbeit)

Rollen: aus Rückenlage in Bauchlage (Abb. 1-153). Kopf und Hals beugen mit Rotation nach rechts, während die linke (D2 Ex) und die rechte (D1 Ex) Extremität sich in asymmetrischer Extension nach rechts bewegt (Hackbewegung). Wende entsprechend für asymmetrische Extension nach links ohne Kontakt der Hände an.

Obere Extremität

Betonung auf Schultern mit geradem Ellenbogen:
reziprok (BR, GD)

Extension–Abduktion–Innenrotation (D1 Ex), links;
Flexion–Adduktion–Außenrotation (D1 Fl), rechts

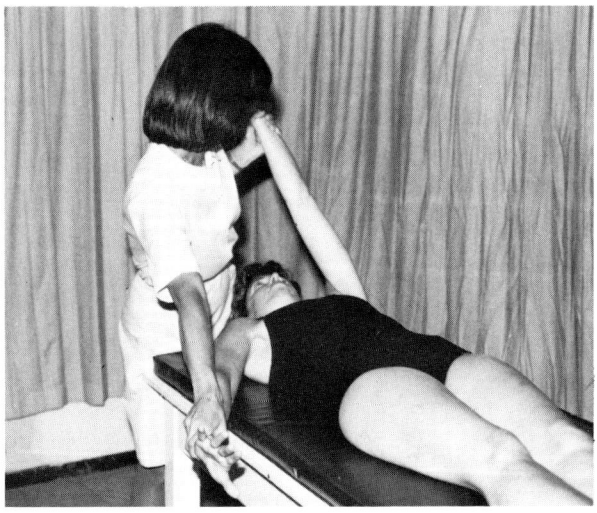

A

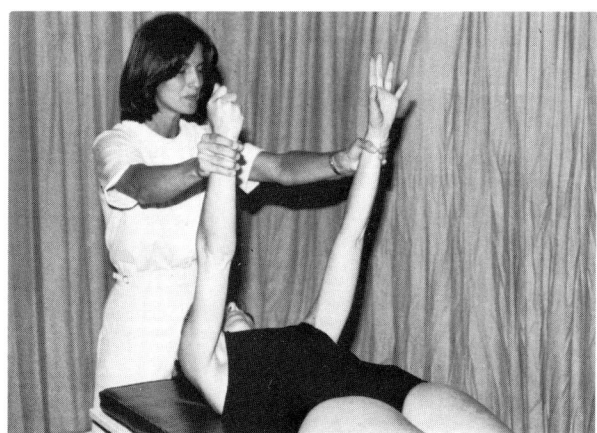

B

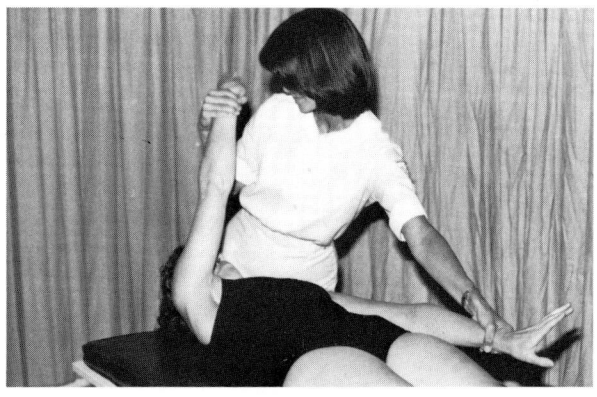

C

Abb. 1 - 88

Bewegungskomponenten

Freie Bewegung: Rückenlage, Kopf und Hals liegen auf der Mittellinie. Alternative Stellungen: Sitz auf Bank oder Hocker, Stand.

Bewegung mit Widerstand: Linke Hand öffnet sich; im Handgelenk wird nach ulnar extendiert und die Extension–Abduktion–Innenrotation der Schulter eingeleitet, während sich die rechte Hand schließt; im Handgelenk wird nach radial gebeugt und die Flexion–Adduktion–Außenrotation der Schulter eingeleitet.

A. Verlängerte Stellung

Kommandos: Vorbereitungskommando: «Du öffnest Deine linke Hand und stößt Deinen linken Arm hinunter und von Deinem Gesicht weg, während Du Deine rechte Hand schließt und Deinen rechten Arm hoch und an Deiner Nase vorbeiziehst. Laß die Ellenbogen gerade.»

Aktionskommando: Öffne Deine linke Hand und stoße Deinen linken Arm hinunter und weg. Schließe Deine rechte Hand, und ziehe sie hoch und an der Nase vorbei. Los! Ellenbogen gerade!»

Vorschläge für Techniken: Traktion und Dehnung auf der rechten Seite, Dehnung auf der linken, Widerstand.

B. Mittelstellung

Kommandos: «Gut! Jetzt halten! Und weiterhalten! Ellenbogen gerade. Jetzt drücke Deinen linken Arm hinunter und weg, während Du Deinen rechten Arm an Deiner Nase vorbei hochhebst.»

Vorschläge für Techniken: Approximation, rhythmische Stabilisation.

C. Verkürzte Stellung

Kommandos: «Laß Deine linke Hand geöffnet, Daumen zeigt zum Fußboden, während die rechte Hand geschlossen bleibt. Ellenbogen gerade! Jetzt schließe Deine linke Hand und ziehe sie hoch und an Deiner Nase vorbei, während Du die rechte Hand öffnest und hinunter- und wegziehst. Und wechseln! Immer wieder!» (siehe Abb. 1 - 89).

Vorschläge für Techniken: Dehnung, Widerstand, Traktion der beugenden Extremität, langsame Umkehr.

Antagonistisches Bewegungsmuster

(BR, GD): D1 Fl, links; D1 Ex, rechts (Abb. 1 - 89).

Verwandte unilaterale Bewegungsmuster

Obere Extremität mit geradem Ellenbogen: D1 Ex, links (Abb. 1 - 47); D1 Fl, rechts (Abb. 1 - 44).

Verwandte Gesamtbewegungsmuster (Mattenarbeit)

Gleichgewicht im Sitz (Abb. 1 - 180, C). Wende entsprechend für D1 Ex von links und D1 Fl von rechts an mit geraden Ellenbogen.

Obere Extremität

*Betonung auf Schultern mit geraden Ellenbogen:
reziprok (BR, GD)*

*Flexion–Adduktion–Außenrotation (D1 Fl), links;
Extension–Abduktion–Innenrotation (D1 Ex), rechts*

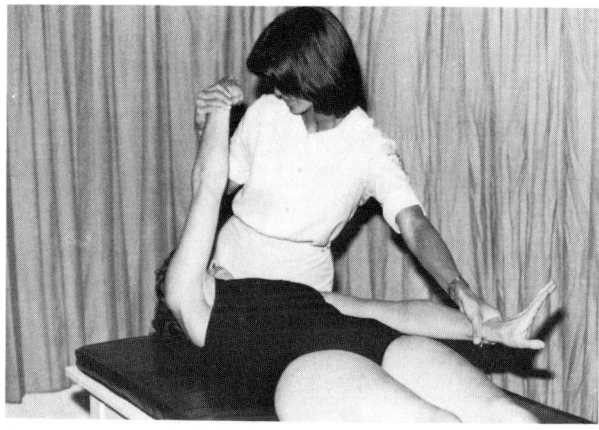

A

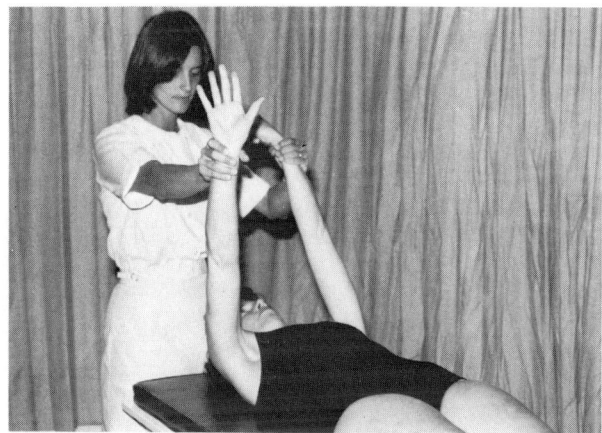

B

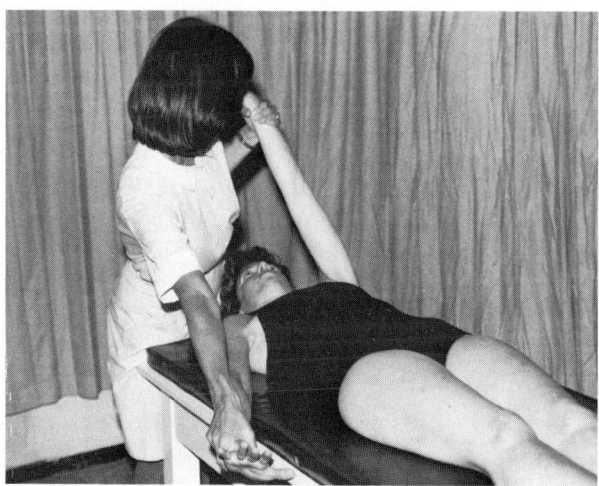

C

Abb. 1 - 89

Bewegungskomponenten

Freie Bewegung: Rückenlage, Kopf und Hals liegen auf der Mittellinie. Alternative Stellungen: Sitz auf Bank oder Hocker, Stand.

Bewegung mit Widerstand: Linke Hand schließt sich nach radial und leitet die Flexion–Adduktion–Außenrotation der Schulter ein, während sich die rechte Hand nach ulnar öffnet und die Extension–Abduktion–Innenrotation der Schulter einleitet.

A. Verlängerte Stellung

Kommandos: Vorbereitungskommando: «Du schließt Deine linke Hand, ziehst sie hoch und an Deiner Nase vorbei, während Du Deine rechte Hand öffnest und sie hinunter und von Deinem Gesicht wegziehst. Laß die Ellenbogen gerade.»

Aktionskommando: «Schließe Deine linke Hand, ziehe sie hoch und hinüber; öffne Deine rechte Hand, und drücke sie hinunter und weg. Los! Ellenbogen gerade!»

Vorschläge für Techniken: Dehnung auf der rechten Seite, Traktion und Dehnung auf der linken, Widerstand.

B. Mittelstellung

Kommandos: «Gut! Jetzt halten! Und weiterhalten! Laß die Ellenbogen gerade! Jetzt halte die linke oben, und drücke die rechte hinunter und weg. Und drücken! Noch einmal! Und loslassen»

Vorschläge für Techniken: Approximation, rhythmische Stabilisation, wiederholte Kontraktion zur Betonung.

C. Verkürzte Stellung

Kommandos: «Linke Hand geschlossen, rechte Hand geöffnet. Ellenbogen gerade. Rechter Daumen zeigt zum Fußboden! Jetzt öffne Deine linke, drücke sie hinunter und weg. Schließe Deine rechte, ziehe sie hoch und hinüber. Jetzt wechseln, und noch einmal!» (siehe Abb. 1 - 88).

Vorschläge für Techniken: Dehnung, Widerstand, Traktion und Dehnung der beugenden Extremität, langsame Umkehr.

Antagonistisches Bewegungsmuster

(BR, GD): D1 Ex, links; D1 Fl, rechts (Abb. 1 - 88).

Verwandte unilaterale Bewegungsmuster

Obere Extremität mit geradem Ellenbogen: D1 Fl, links (Abb. 1 - 44); D1 Ex, rechts (Abb. 1 - 47).

Verwandte Gesamtbewegungsmuster (Mattenarbeit)

Gleichgewicht im Sitz (Abb. 1 - 180, *C*). Reziprok (GD); links, Flexion; rechts, Extension mit geraden Ellenbogen.

Obere Extremität

Betonung auf Schulter mit geraden Ellenbogen:
reziprok (BR, GD)

Extension–Adduktion–Innenrotation (D2 Ex), links;
Flexion–Abduktion–Außenrotation (D2 Fl), rechts

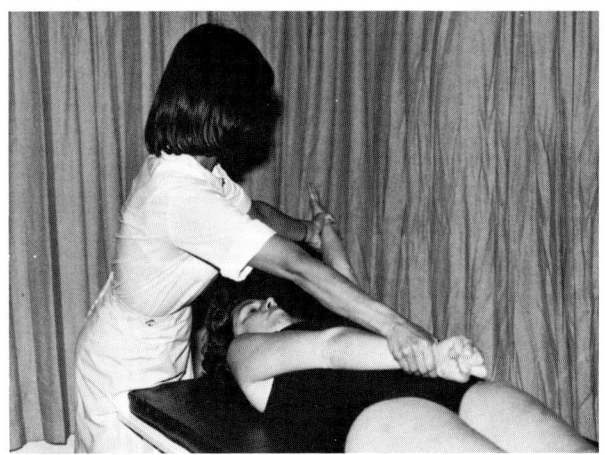

A

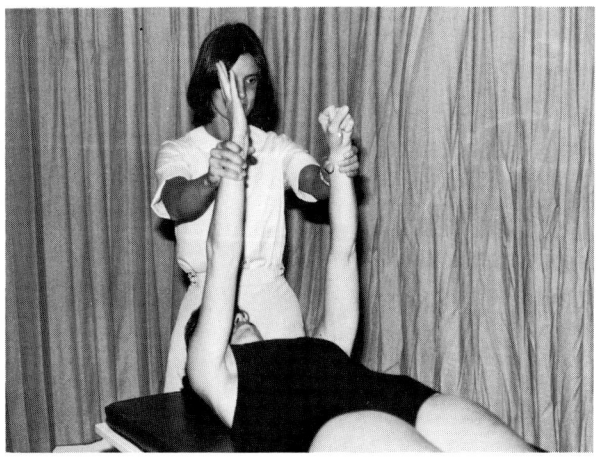

B

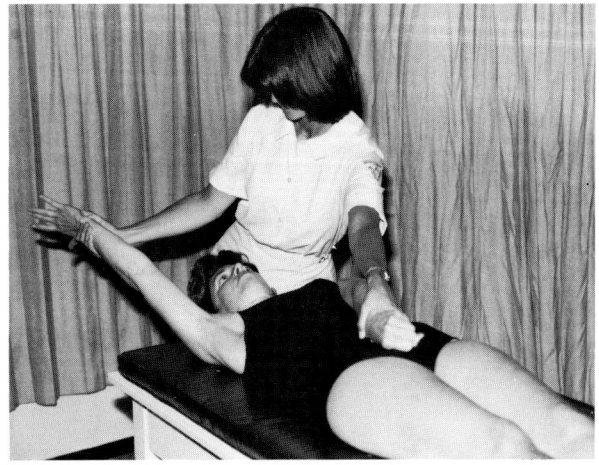

C

Abb. 1 -90

Bewegungskomponenten

Freie Bewegung: Rückenlage, Kopf und Hals liegen auf der Mittellinie. Alternative Stellungen: Sitz auf Bank oder Hocker, Stand.

Bewegung mit Widerstand: Linke Hand schließt sich nach ulnar und leitet die Extension–Adduktion–Innenrotation der Schulter ein, während sich die rechte Hand nach radial öffnet und die Flexion–Abduktion–Außenrotation der Schulter einleitet.

A. Verlängerte Stellung

Kommandos: Vorbereitungskommando: «Du schließt Deine linke Hand, ziehst sie hinunter und zu Deiner rechten Hüfte hinüber, während Du Deine rechte Hand öffnest und sie hoch und von Deinem Kopf weghebst. Laß die Ellenbogen gerade!»

Aktionskommando: «Schließe Deine linke Hand, ziehe sie hinunter und zu Deiner entgegengesetzten Hüfte hinüber. Öffne Deine rechte Hand, hebe sie hoch und weg. Los! Ellenbogen gerade!»

Vorschläge für Techniken: Traktion und Dehnung auf der rechten Seite, Dehnung auf der linken, Widerstand.

B. Mittelstellung

Kommandos: «Gut! Jetzt halten! Und weiterhalten! Ellenbogen gerade! Jetzt ziehe den linken Arm hinunter und zur rechten Hüfte hinüber, während Du den rechten Arm hoch- und weghebst.»

Vorschläge für Techniken: Approximation, rhythmische Stabilisation.

C. Verkürzte Stellung

Kommandos: «Linke Hand geschlossen, rechte Hand geöffnet. Ellenbogen gerade. Rechter Daumen zeigt zum Fußboden! Jetzt öffne Deine linke Hand, hebe sie hoch und weg. Schließe Deine rechte, ziehe sie hinunter und hinüber. Jetzt wechseln, und noch einmal wechseln.» (siehe Abb. 1 -91).

Vorschläge für Techniken: Dehnung, Widerstand, Traktion und Dehnung der beugenden Extremität, langsame Umkehr.

Antagonistisches Bewegungsmuster

(BR, GD): D2 Fl, links; D2 Ex, rechts (Abb. 1 -91).

Verwandte Bewegungsmuster

Unilaterale Bewegungsmuster der oberen Extremität mit geradem Ellenbogen: D2 Ex, links (Abb. 1 -53); D2 Fl, rechts (Abb. 1 -50).

Obere Extremität

Betonung auf Schulter mit geraden Ellenbogen:
reziprok (BR, GD)

Flexion–Abduktion–Außenrotation (D2 Fl), links;
Extension–Adduktion–Innenrotation (D2, Ex), rechts

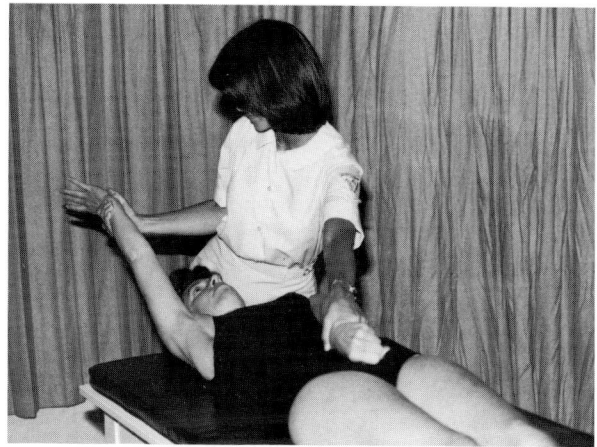

A

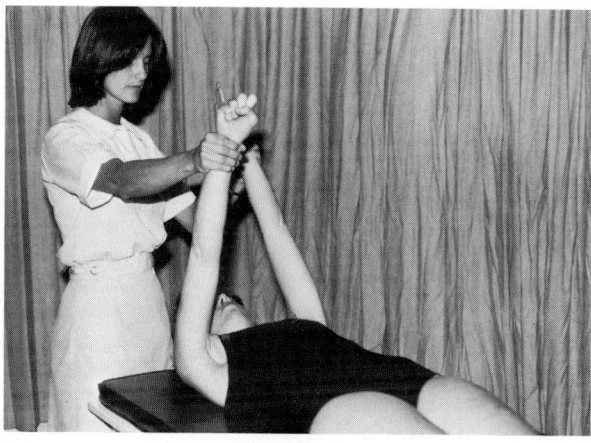

B

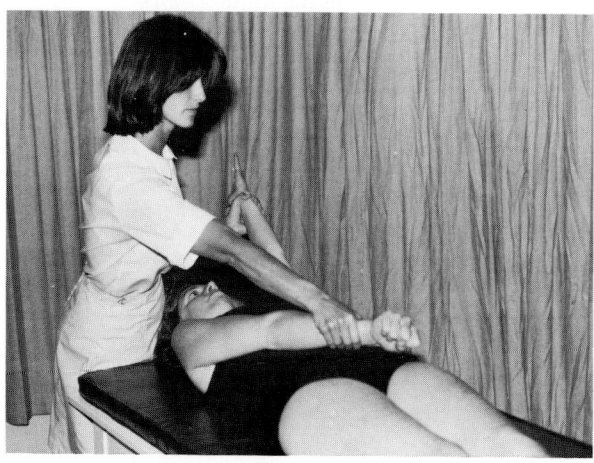

C

Abb. 1-91

Bewegungskomponenten

Freie Bewegung: Rückenlage, Kopf und Hals liegen auf der Mittellinie. Augen folgen dem hochgehenden Arm. Alternative Stellungen: Sitz auf Bank oder Hokker, Stand.

Bewegung mit Widerstand: Linke Hand öffnet sich nach radial und leitet die Flexion–Abduktion–Außenrotation der Schulter ein, während die rechte Hand sich nach ulnar schließt und die Extension–Adduktion–Innenrotation der Schulter einleitet.

A. Verlängerte Stellung

Kommandos: Vorbereitungskommando: «Du öffnest Deine linke Hand, hebst sie hoch und weg, während Du Deine rechte Hand schließt, hinunterziehst und zur entgegengesetzten Hüfte herüber. Laß die Ellenbogen gerade!» *Aktionskommando:* «Öffne die linke Hand, hebe sie hoch und weg. Schließe die rechte, ziehe sie hinunter und zur entgegengesetzten Hüfte herüber. Los! Ellenbogen gerade!»

Vorschläge für Techniken: Traktion und Dehnung auf der linken Seite, Dehnung auf der rechten, Widerstand.

B. Mittelstellung

Kommandos: «Gut! Jetzt halten! Und weiterhalten! Ellenbogen gerade! Jetzt hebe Deinen linken Arm hoch und weg, während Du Deinen rechten Arm hinunter und zur entgegengesetzten Hüfte herüberziehst.»

Vorschläge für Techniken: Approximation, rhythmische Stabilisation.

C. Verkürzte Stellung

Kommandos: «Linke Hand geöffnet, Daumen zeigt zum Fußboden, rechte Hand geschlossen. Jetzt schließe Deine linke Hand, ziehe sie hinunter und zur entgegengesetzten Hüfte herüber. Öffne Deine rechte, hebe sie hoch und weg. Jetzt wechseln, und noch einmal.» (siehe Abb. 1-90).

Vorschläge für Techniken: Dehnung, Widerstand, Traktion und Dehnung der hochgehenden Extremität, langsame Umkehr.

Antagonistisches Bewegungsmuster

(BR, GD): D2 Ex, links; D2 Fl, rechts (Abb. 1-92).

Verwandte Bewegungsmuster

Unilaterale Bewegungsmuster der oberen Extremität mit geradem Ellenbogen: D2 Fl, links (Abb. 1-50); D2 Ex, rechts (Abb. 1-53).

Obere Extremität

Betonung auf Schulter mit geraden Ellenbogen:
reziprok (BR, GD)

Extension–Adduktion–Innenrotation (D2 Ex), links;
Flexion–Adduktion–Außenrotation (D1 Fl), rechts

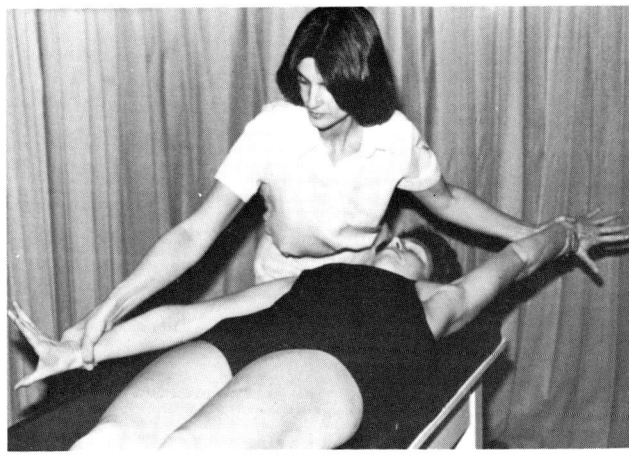

A

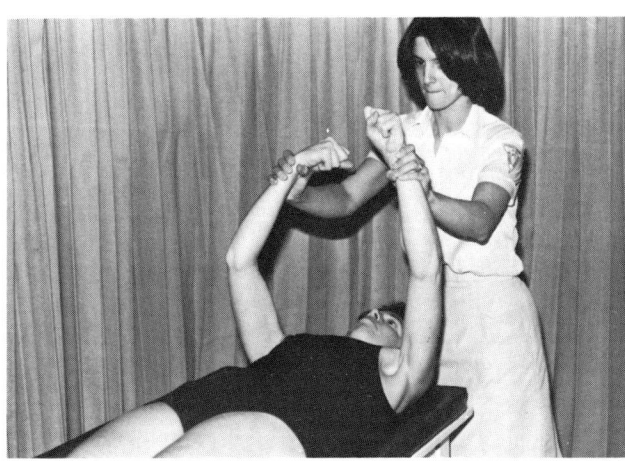

B

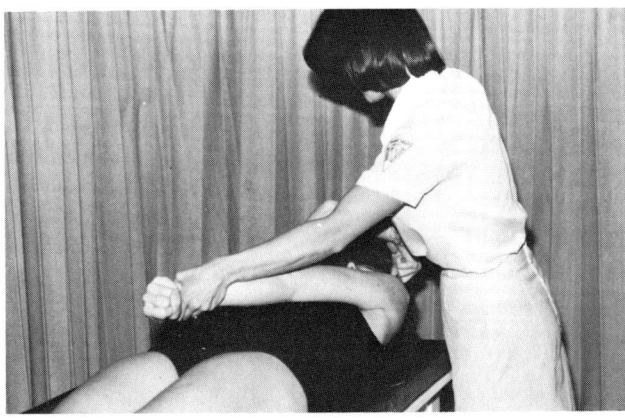

C

Abb. 1-92

Bewegungskomponenten

Freie Bewegung: Rückenlage, Kopf und Hals liegen auf der Mittellinie. Alternative Stellungen: Sitz auf Bank oder Hocker, Stand.
Bewegung mit Widerstand: Linke Hand schließt sich nach ulnar und leitet die Extension–Adduktion–Innenrotation der Schulter ein, während die rechte Hand sich nach radial schließt und die Flexion–Adduktion–Außenrotation der Schulter einleitet.

A. Verlängerte Stellung

Kommandos: Vorbereitungskommando: «Du schließt Deine Hände, ziehst Deine linke Hand hinunter und zur entgegengesetzten Hüfte herüber, während Du Deine rechte Hand hochhebst und an der Nase vorbeiführst. Laß die Ellenbogen gerade!» *Aktionskommando:* «Schließe Deine Hände, ziehe die linke hinunter und zur entgegengesetzten Hüfte herüber; hebe die rechte hoch und an Deiner Nase vorbei. Ellenbogen gerade!»
Vorschläge für Techniken: Traktion und Dehnung, rechts; Dehnung, links; Widerstand.

B. Mittelstellung

Kommandos: «Gut! Jetzt halten! Und weiterhalten! Laß die Ellenbogen gerade. Jetzt ziehe Deine linke Hand hinunter und herüber; hebe Deine rechte Hand hoch und herüber.»
Vorschläge für Techniken: Approximation, rhythmische Stabilisation.

C. Verkürzte Stellung

Kommandos: «Laß Deine Hände geschlossen und die Ellenbogen gerade. Jetzt halten! Und weiterhalten! Öffne Deine Hände! Hebe die linke hoch und weg, während Du die rechte hinunter und nach außen drückst. Und wechseln! Und noch einmal! Und loslassen» (siehe Abb. 1-93).
Vorschläge für Techniken: Approximation, rhythmische Stabilisation, langsame Umkehr, langsame Umkehr – Halten. Gib Traktion auf die hochgehende Extremität.

Antagonistisches Bewegungsmuster

(BR, KD): D2 Fl, links; D1 Ex, rechts (Abb. 1-91).

Verwandte Bewegungsmuster

Unilaterale Bewegungsmuster der oberen Extremität mit geradem Ellenbogen: D2 Ex, links (Abb. 1-53); D1 Fl, rechts (Abb. 1-44).

Obere Extremität

Betonung auf Schulter mit geraden Ellenbogen:
reziprok (BR, GD)

Flexion–Abduktion–Außenrotation (D2 Fl), links;
Extension–Abduktion–Innenrotation (D1 Ex), rechts

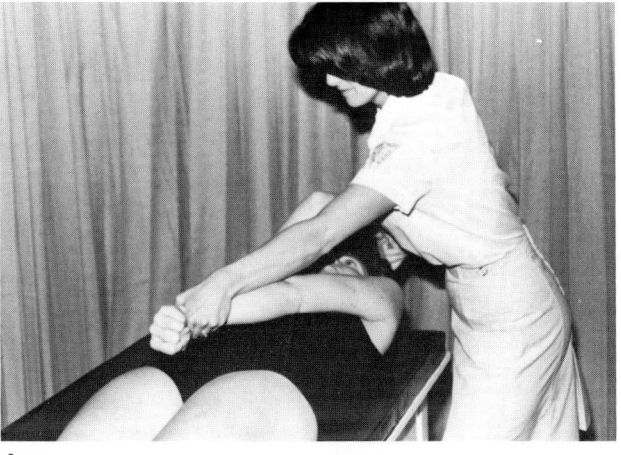

A

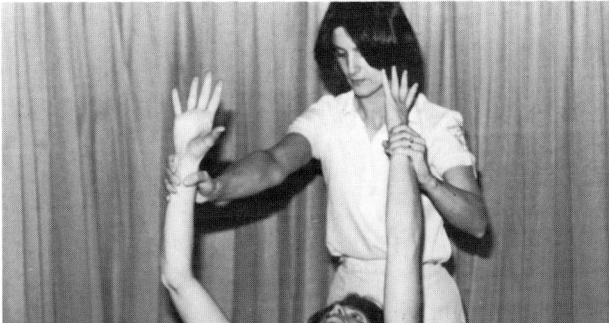

B

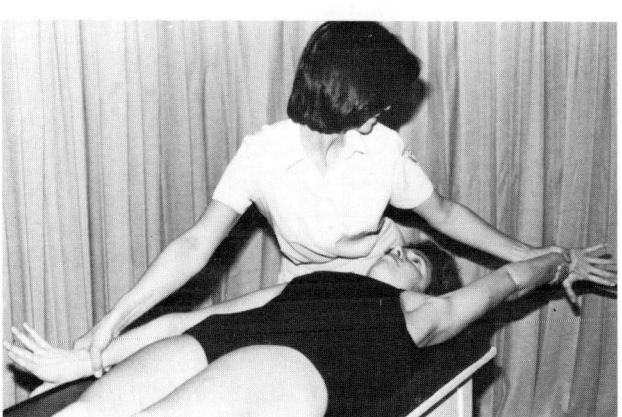

C

Abb. 1-93

Bewegungskomponenten

Freie Bewegung: Rückenlage, Kopf und Hals liegen auf der Mittellinie. Alternative Stellungen: Sitz auf Bank oder Hocker, Stand.

Bewegung mit Widerstand: Linke Hand öffnet sich nach radial und leitet die Flexion–Abduktion–Außenrotation der Schulter ein, während die rechte Hand sich nach ulnar öffnet und die Extension–Abduktion–Innenrotation der Schulter einleitet.

A. Verlängerte Stellung

Kommandos: Vorbereitungskommando: «Du öffnest Deine Hände, hebst die linke hoch und weg, während du die rechte hinunter und nach außen drückst. Laß die Ellenbogen gerade!» *Aktionskommando:* «Öffne Deine Hände, hebe die linke hoch und weg; drücke die rechte hinunter und nach außen. Ellenbogen gerade!»

Vorschläge für Techniken: Traktion und Dehnung, links; Dehnung, rechts; Widerstand.

B. Mittelstellung

Kommandos: «Gut! Jetzt halten! Und weiterhalten! Laß die Ellenbogen gerade. Jetzt hebe Deine linke hoch und drücke die rechte Hand hinunter.»

Vorschläge für Techniken: Approximation, rhythmische Stabilisation.

C. Verkürzte Stellung

Kommandos: «Laß Deine Hände geöffnet und die Ellenbogen gerade. Jetzt halten! Und weiterhalten! Schließe Deine Hände! Ziehe Deine linke hinunter und herüber, während Du Deine rechte hoch und herüberhebst. Und wechseln! Und noch einmal wechseln! Und loslassen!» (siehe Abb. 1-92).

Vorschläge für Techniken: Approximation, rhythmische Stabilisation, langsame Umkehr, langsame Umkehr – Halten. Gib Traktion für die hochgehende Extremität.

Antagonistisches Bewegungsmuster

(BR, KD): D2 Ex, links; D1 Fl, rechts (Abb. 1-92).

Verwandte Bewegungsmuster

Unilaterale Bewegungsmuster der oberen Extremität mit geradem Ellenbogen: D2 Fl, links (Abb. 1-50); D1 Ex, rechts (Abb. 1-47).

Obere Extremität

Betonung auf Schulter und Ellenbogen:
symmetrisch (BS)

Flexion–Adduktion–Außenrotation (D1 Fl)
mit Ellenbogenflexion, links und rechts

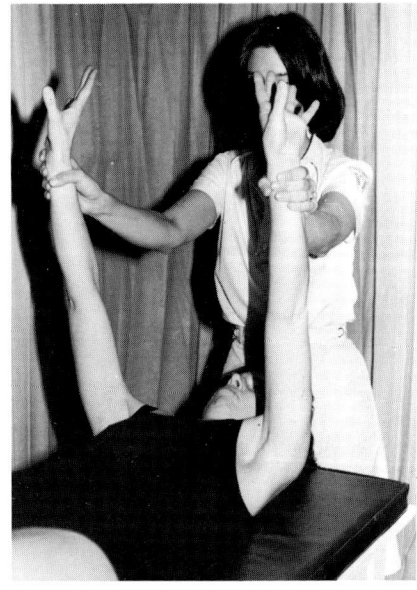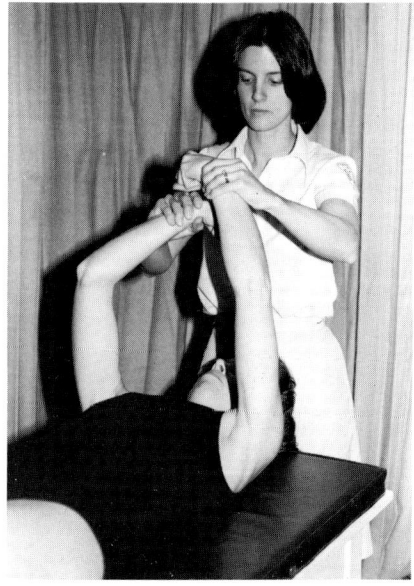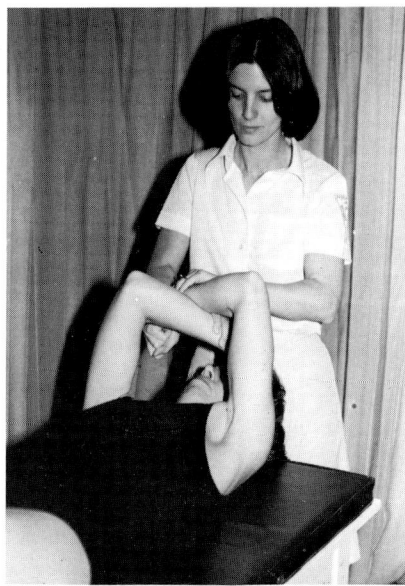

A B C

Abb. 1-94

Bewegungskomponenten

Freie Bewegung: Rückenlage, Kopf und Hals können leicht eleviert sein. Kopf liegt auf der Mittellinie. Augen folgen den Händen. Alternative Stellungen: Sitz auf Bank oder Hocker, Tischrand kann zur Betonung der Ellenbogenflexion dienen.

Bewegung mit Widerstand: Hände schließen mit Handgelenkflexion nach radial und leiten die Supination des Unterarms und die Außenrotation der Schultern ein, während die Ellenbogen beugen, und die Schultern beugen und adduzieren.

A. Verlängerte Stellung (Mittelstellung, Schulter)

Kommandos: Vorbereitungskommando: «Du schließt Deine Hände, beugst Deine Ellenbogen und reichst hinunter und an Augen und Nase vorbei.» *Aktionskommando:* «Schließe Deine Hände und drehe sie zum Gesicht! Halten! Und weiterhalten!»

Vorschläge für Techniken: Dehnung, Widerstand, Approximation, rhythmische Stabilisation.

B. Mittelstellung

Kommandos: «Beuge Deine Ellenbogen! Und halten! Jetzt ziehe sie zum Gesicht hinunter! Jetzt halte auf der linken Seite und beuge den rechten Ellenbogen! Und ziehen! Und ziehen! Und loslassen!»

Vorschläge für Techniken: Widerstand gegen Ellenbogenflexoren beim Haltekommando, gefolgt von Widerstand gegen Schulterflexion und -adduktion. Wiederholte Kontraktionen zur Betonung der Ellenbogenflexion: links «hält», während rechts beugt, danach «hält» rechts und links beugt.

C. Verkürzte Stellung

Kommandos: «Öffne Deine Hände und drücke sie hoch und weg. Jetzt schließe Deine Hände und beuge die Ellenbogen. Halten! Jetzt ziehe sie hinunter und hinüber! Und noch einmal! Und halten! Und ausruhen.»

Vorschläge für Techniken: langsame Umkehr, Dehnung und Widerstand, wiederholte Kontraktionen.

Antagonistisches Bewegungsmuster

Extension–Abduktion–Innenrotation (D1 Ex) mit Ellenbogenextension, links und rechts: Abb. 1-95.

Verwandte Bewegungsmuster

Unilaterale Bewegungsmuster der oberen Extremität D1 Fl mit Ellenbogenflexion, rechts (Abb. 1-45).

Gesamtbewegungsmuster (Mattenarbeit): Rollen: aus Rücken- in Bauchlage (Abb. 1-155): D1 Fl mit Ellenbogenflexion, links.

Obere Extremität

Betonung auf Schulter und Ellenbogen:
symmetrisch (BS)

Extension–Abduktion–Innenrotation (D1 Ex)
mit Ellenbogenextension, links und rechts

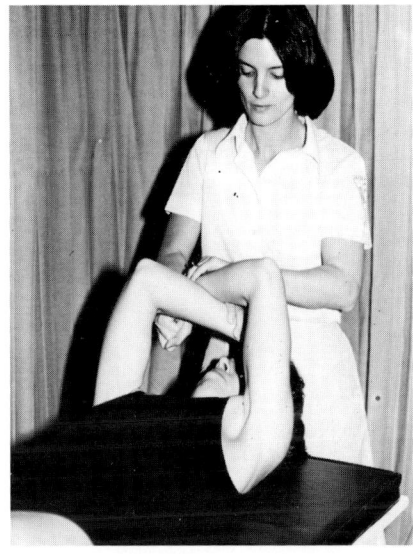 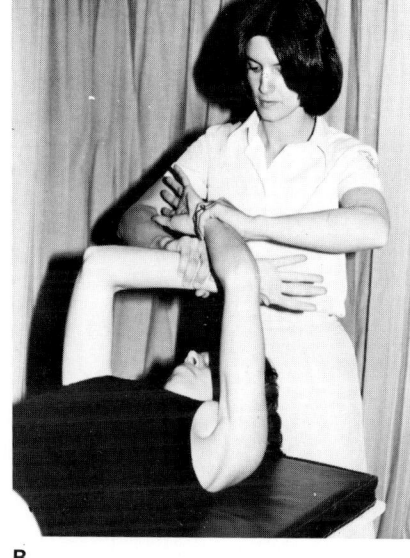 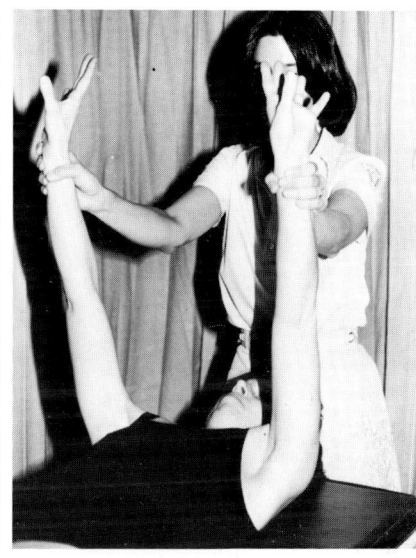

A   B   C

Abb. 1-95

Bewegungskomponenten

Freie Bewegung: Rückenlage, Kopf und Hals können leicht angehoben sein. Kopf liegt auf der Mittellinie. Die Augen sind auf die Hände gerichtet. Alternative Stellungen: Sitz auf Bank oder Hocker oder über den Rand eines Tisches zur Betonung der Ellenbogenextension.

Bewegung mit Widerstand: Hände öffnen sich mit Extension des Handgelenks zur ulnaren Seite und leiten die Unterarmpronation und die Innenrotation der Schultern ein, während sich die Ellenbogen strecken und die Schultern extendieren und abduzieren.

A. Verlängerte Stellung

Kommandos: Vorbereitungskommando: «Du öffnest Deine Hände, machst die Ellenbogen gerade und drückst sie hinunter und weg zum Fußboden.» *Aktionskommando:* «Öffne Deine Hände! Drehe sie vom Gesicht weg!»

Vorschläge für Techniken: Traktion, Dehnung, Widerstand.

B. Mittelstellung

Kommandos: «Mache Deine Ellenbogen gerade! Und halten! Jetzt halte rechts und mache nur den linken gerade! Und drücken! Und drücken! Halten! Jetzt halte links und mache den rechten gerade! Und drücken! Und drücken! Halten! Und loslassen!»

Vorschläge für Techniken: Widerstand für Ellenbogenextensoren beim Haltekommando, gefolgt von Widerstand für Schultern, Extension und Abduktion. Wieder-

holte Kontraktionen zur Betonung der Ellenbogenextension: rechts «hält», während links extendiert und umgekehrt.

C. Verkürzte Stellung (Mittelstellung, Schulter)

Kommandos: «Jetzt halten! Und halten! Und halten! Jetzt schließe Deine Hände und ziehe sie hinunter und am Gesicht vorbei! Halten! Und hinunter- und wegdrücken! Und noch einmal! Und halten! Loslassen.»

Vorschläge für Techniken: Approximation, rhythmische Stabilisation, Dehnung, langsame Umkehr, Widerstand, wiederholte Kontraktionen.

Antagonistisches Bewegungsmuster

Flexion–Adduktion–Außenrotation (D1 Fl) mit Ellenbogenflexion, links und rechts (Abb. 1-94).

Verwandtes unilaterales Bewegungsmuster

Obere Extremität D1 Ex mit Ellenbogenextension, rechts (Abb. 1-48).

Verwandte Gesamtbewegungsmuster (Mattenarbeit)

Rollen: aus der Bauch- in die Rückenlage: D1 Ex mit Ellenbogenextension, links (Abb. 1-158).

Hochkommen auf Hände und Knie aus der Bauchlage (Abb. 1-168).

Hochkommen in den Sitz aus der Bauchlage (Abb. 1-177).

Aus dem Stuhl zum Stand am Bett: D1 Ex mit Ellenbogenextension der rechten Seite zum Aufstehen (Abb. 1-199).

Obere Extremität

Betonung auf Schulter und Ellenbogen:
symmetrisch (BS)

Flexion–Abduktion–Außenrotation (D2 Fl)
mit Ellenbogenflexion, links und rechts

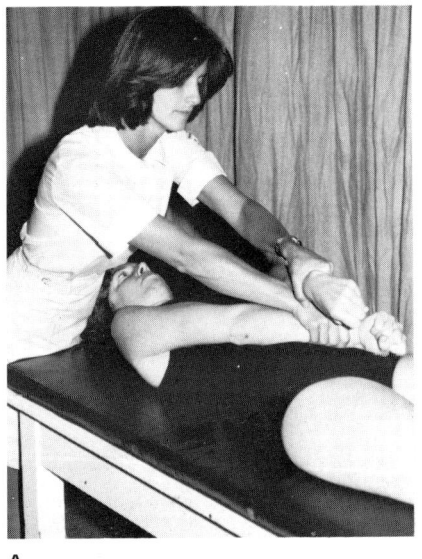 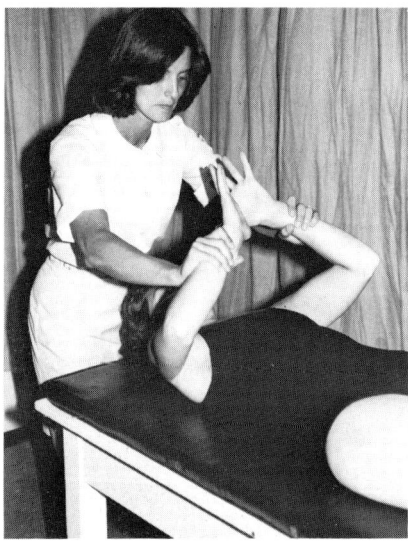 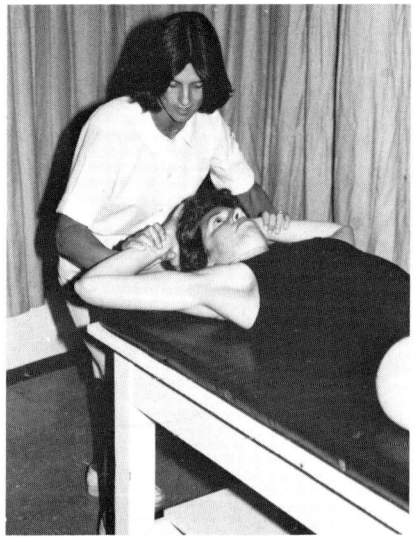

A   B   C

Abb. 1-96

Bewegungskomponenten

Freie Bewegung: Rückenlage, Kopf und Hals können leicht angehoben sein. Kopf liegt auf der Mittellinie. Die Augen sind auf die Hände gerichtet. Alternative Stellungen: Sitz auf Bank oder Hocker oder über den Rand eines Tisches zur Betonung der Ellenbogenflexion.

Bewegung mit Widerstand: Hände öffnen sich mit Handgelenkextension nach radial und leiten die Unterarmsupination und die Außenrotation der Schultern ein, während die Ellenbogen beugen, und die Schultern beugen und abduzieren.

A. Verlängerte Stellung

Kommandos: Vorbereitungskommando: «Du öffnest Deine Hände, beugst die Ellenbogen und ziehst sie hinauf und nach außen hinter Deine Ohren.» *Aktionskommando:* «Öffne Deine Hände! Daumen hoch!»
Vorschläge für Techniken: Traktion, Dehnung und Widerstand.

B. Mittelstellung

Kommandos: «Beuge Deine Ellenbogen! Und halten! Jetzt ziehe sie hinauf und zu Deinen Ohren! Jetzt halte rechts und beuge Deinen linken Ellenbogen! Und ziehen ! Und ziehen! Und loslassen.»
Vorschläge für Techniken: Widerstand für Ellenbogenflexoren beim Haltekommando, gefolgt von Widerstand für Schultern, Flexion und Abduktion. Wieder-

holte Kontraktionen zur Betonung der Ellenbogenflexion: links «hält», während rechts beugt und umgekehrt.

C. Verkürzte Stellung

Kommandos: «Schließe Deine Hände und drücke sie hinunter zur entgegengesetzten Hüfte hinüber *(A)*.» «Jetzt öffne Deine Hände und beuge die Ellenbogen *(B)*. Halten! Jetzt reiche zu den Ohren hin *(C)*. Noch einmal und halten! Und Ellenbogen zurück zum Tisch! Und ausruhen!»
Vorschläge für Techniken: langsame Umkehr, Dehnung und Widerstand, wiederholte Kontraktionen.

Antagonistisches Bewegungsmuster

Extension–Adduktion–Innenrotation (D2 Ex) mit Ellenbogenextension, links und rechts (Abb. 1-97).

Verwandte Bewegungsmuster

Unilaterale Muster der oberen Extremität D2 Fl mit Ellenbogenflexion (Abb. 1-51).
Gesamtbewegungsmuster (Mattenarbeit): Vorwärtskrabbeln auf den Ellenbogen (Abb. 1-164): D2 Fl mit Ellenbogenflexion, abwechselnd links und rechts.

Obere Extremität

Betonung auf Schulter und Ellenbogen:
symmetrisch (BS)

Extension – Adduktion – Innenrotation (D2 Ex)
mit Ellenbogenextension, links und rechts

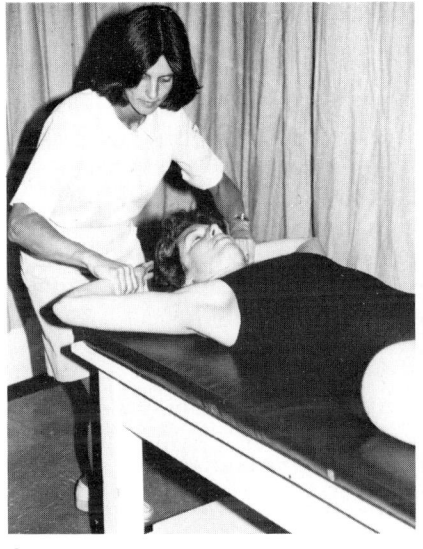 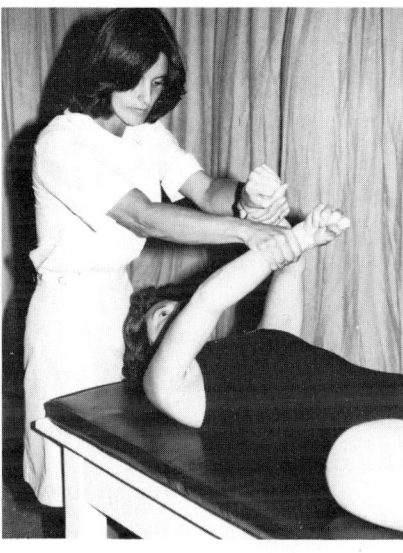 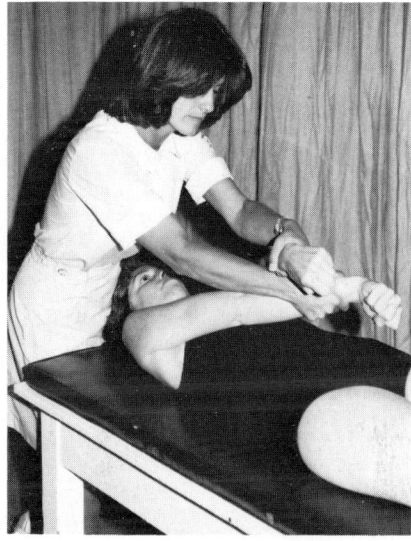

A   B   C

Abb. 1-97

Bewegungskomponenten

Freie Bewegung: Rückenlage, Kopf und Hals können leicht angehoben sein. Kopf liegt auf der Mittellinie. Die Augen sind auf die Hände gerichtet. Alternative Stellung: Sitz auf Bank oder Hocker, oder über den Rand eines Tisches zur Betonung der Ellenbogenextension.

Bewegung mit Widerstand: Hände schließen sich mit Handgelenkflexion nach ulnar und leiten die Unterarmpronation und die Innenrotation der Schultern ein, während die Ellenbogen extendieren, und die Schultern extendieren und adduzieren.

A. Verlängerte Stellung

Kommandos: Vorbereitungskommando: «Du schließt Deine Hände, machst Deine Ellenbogen gerade und reichst hinunter und zu Deinen Hüften herüber.»
Aktionskommando: «Schließe Deine Hände! Drehe sie vom Gesicht weg!»
Vorschläge für Techniken: Traktion, Dehnung und Widerstand.

B. Mittelstellung

Kommandos: «Mache Deine Ellenbogen gerade! Und halten! Jetzt drücke sie hinunter zu Deinen Hüften herüber! Links halten und den rechten Ellenbogen gerademachen! Und hinunterdrücken! Und drücken! Und loslassen!»
Vorschläge für Techniken: Widerstand für Ellenbogen-

extensoren beim Haltekommando, gefolgt von Widerstand für Schultern, Extension und Adduktion. Wiederholte Kontraktionen zur Betonung der Ellenbogenextension; links «hält», während rechts extendiert und umgekehrt.

C. Verkürzte Stellung

Kommandos: «Öffne Deine Hände und ziehe sie hinauf und zu den Ohren zurück. Jetzt schließe Deine Hände, und mache die Ellenbogen gerade. Halten! Jetzt reiche zu Deinen Hüften herüber! Und weiter! Und halten! Halten! Und loslassen.»
Vorschläge für Techniken: langsame Umkehr, Dehnung, Widerstand, wiederholte Kontraktionen, Approximation und rhythmische Stabilisation.

Antagonistisches Bewegungsmuster

Flexion–Abduktion–Außenrotation (D2 Fl) mit Ellenbogenflexion, links und rechts (Abb. 1-96).

Verwandte unilaterale Bewegungsmuster

Obere Extremität D2 Ex mit Ellenbogenextension (Abb. 1-54).

Verwandte Gesamtbewegungsmuster (Mattenarbeit)

Rollen: aus der Rücken- in die Bauchlage (Abb. 1-151 und 1-152): D2 Ex mit Ellenbogenextension, links. Gebrauch der Handbremse (Abb. 1-196): D2 Ex mit Ellenbogenextension, links.

Obere Extremität

Betonung auf Schulter und Ellenbogen:
symmetrisch (BS)

Flexion–Adduktion–Außenrotation (D1 Fl)
mit Ellenbogenextension, links und rechts

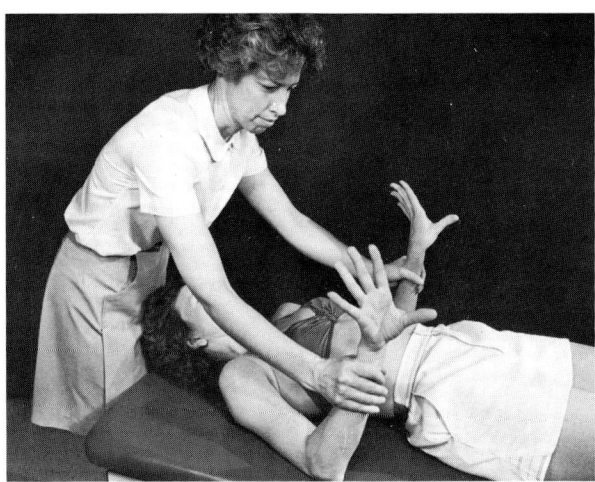

A

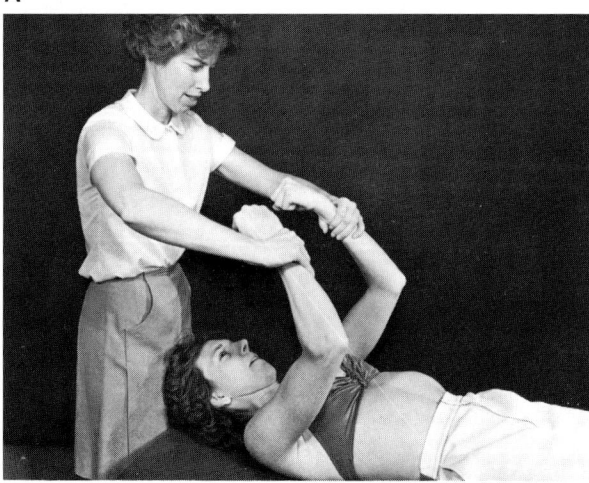

B

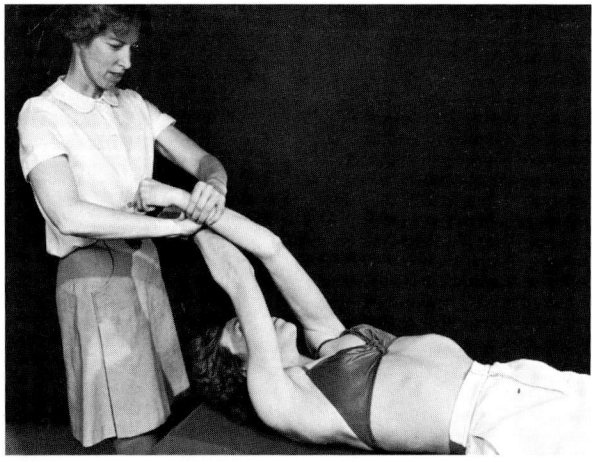

C

Abb. 1-98

Bewegungskomponenten

Freie Bewegung: Rückenlage, Kopf und Hals können leicht angehoben sein. Kopf liegt auf der Mittellinie. Hände folgen den Augen. Alternative Stellungen: Sitz auf Bank oder Hocker oder über den Rand eines Tisches zur Betonung der Ellenbogenextension.
Bewegung mit Widerstand: Hände schließen sich mit Handgelenkflexion nach radial und leiten die Unterarmsupination und Außenrotation der Schultern ein, während die Ellenbogen extendieren und die Schultern flektieren und adduzieren.

A. Verlängerte Stellung

Kommandos: Vorbereitungskommando: «Du schließt Deine Hände, machst die Ellenbogen gerade und ziehst Deine Arme hoch und über Kreuz.» *Aktionskommando:* «Schließe Deine Hände! Drehe sie zum Gesicht!»
Vorschläge für Techniken: Traktion, Dehnung und Widerstand.

B. Mittelstellung

Kommandos: «Mache Deine Ellenbogen gerade und ziehe Deine Arme hoch und über Kreuz! Und halten! Jetzt drücke sie gerade nach oben! Und drücken! Und halten! Und loslassen.»
Vorschläge für Techniken: Dehnung und Widerstand für die Ellenbogenextensoren gefolgt von Approximation und Widerstand für die Schultern, Flexion und Adduktion beim Haltekommando! Wiederholte Kontraktionen zur Betonung der Ellenbogenextension: bilateral symmetrisch.

C. Verkürzte Stellung

Kommandos: «Jetzt halten! Und halten! Und halten! Jetzt öffne Deine Hände und ziehe sie hinunter und weg. Schließe Deine Hände und drehe sie zum Gesicht. Und halten! Jetzt mache Deine Ellenbogen gerade! Und noch einmal! Und halten! Und ausruhen.»
Vorschläge für Techniken: Approximation, rhythmische Stabilisation, Dehnung, Widerstand, langsame Umkehr, wiederholte Kontraktionen.

Antagonistisches Bewegungsmuster

Extension–Abduktion–Innenrotation (D1 Ex) mit Ellenbogenflexion, links und rechts (Abb. 1-99).

Verwandte unilaterale Bewegungsmuster

Obere Extremität D1 Fl mit Ellenbogenextension (Abb. 1-46). Anziehen im Bett, Unterkörper (Abb. 1-202): D1 Fl mit Ellenbogenextension beim Ergreifen der Hosen auf dem Stuhl.

Obere Extremität

Betonung auf Schulter und Ellenbogen: symmetrisch (BS)

Extension–Abduktion–Innenrotation (D1 Ex) mit Ellenbogenflexion, links und rechts

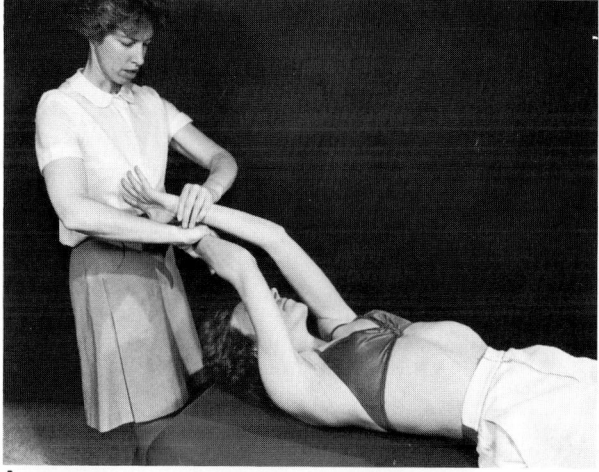

A

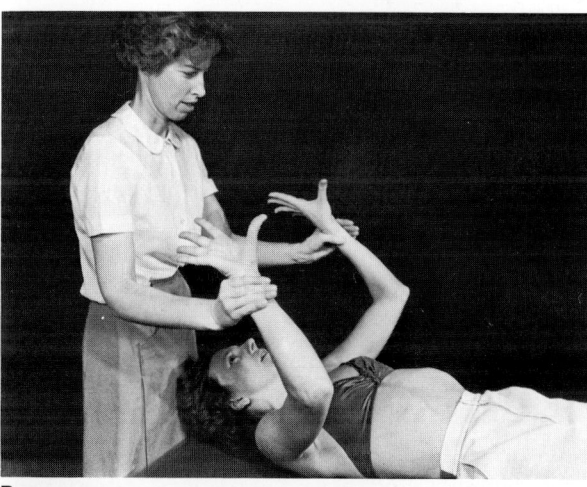

B

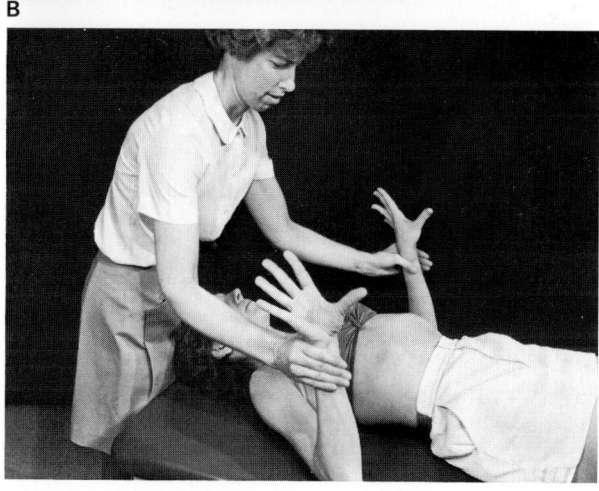

C

Abb. 1-99

Bewegungskomponenten

Freie Bewegung: Rückenlage, Kopf und Hals können leicht angehoben sein. Kopf liegt auf der Mittellinie. Augen sind auf die Hände gerichtet. Alternative Stellungen: Sitz auf Bank oder Hocker oder über den Rand eines Tisches zur Betonung der Ellenbogenflexion.
Bewegung mit Widerstand: Hände öffnen sich mit Handgelenkextension nach ulnar und leiten die Unterarmpronation und Innenrotation der Schultern ein, während die Ellenbogen beugen, und die Schultern extendieren und abduzieren.

A. Verlängerte Stellung

Kommandos: Vorbereitungskommando: «Du öffnest Deine Hände, beugst Deine Ellenbogen und ziehst Deine Arme hinunter und weg.» *Aktionskommando:* «Öffne Deine Hände! Drehe sie vom Gesicht weg!»
Vorschläge für Techniken: Traktion, Dehnung und Widerstand.

B. Mittelstellung

Kommandos: «Beuge Deine Ellenbogen! Und halten! Jetzt halte rechts, und ziehe den linken Arm hinunter und weg! Und ziehen! Und halten! Und ausruhen.»
Vorschläge für Techniken: Dehnung und Widerstand für Ellenbogenflexoren gefolgt von Widerstand für die Schultern, Extension und Abduktion. Wiederholte Kontraktionen zur Betonung der Ellenbogenflexion auf der linken Seite.

C. Verkürzte Stellung

Kommandos: «Jetzt schließe Deine Hände, und drücke Deine Arme hoch und über Kreuz. Öffne Deine Hände, und beuge die Ellenbogen. Und halten! Jetzt beugen! Und noch einmal! Und loslassen.»
Vorschläge für Techniken: langsame Umkehr, Dehnung, Widerstand, wiederholte Kontraktionen.

Antagonistisches Bewegungsmuster

Flexion–Adduktion–Außenrotation (D1 Fl) mit Extension, links und rechts (Abb. 1-98).

Verwandte unilaterale Bewegungsmuster

Obere Extremität D1 Ex mit Ellenbogenflexion (Abb. 1-49).

Verwandte Gesamtbewegungsmuster (Mattenarbeit)

An der Sprossenwand in den Stand hochziehen (Abb. 1-185): D1 Fl mit Ellenbogenflexion in Mittelstellung vom Hochkommen zum Stand.
Auf den Ellenbogen vorwärtskrabbeln (Abb. 1-164): Arme bewegen sich aus D2 Fl mit Ellenbogenflexion in D1 Ex mit Ellenbogenflexion, um die unteren Extremitäten vorwärtszuziehen.

Obere Extremität

Betonung auf Schulter und Ellenbogen:
symmetrisch (BS)

Flexion–Abduktion–Außenrotation (D2 Fl)
mit Ellenbogenextension, links und rechts

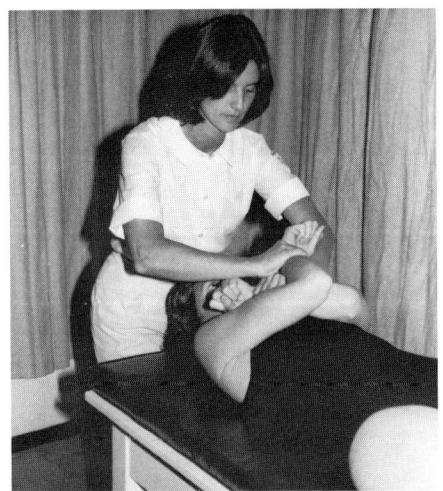

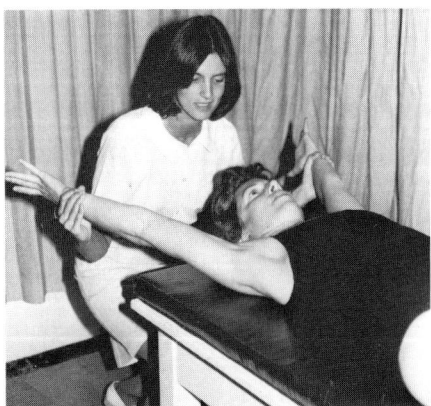

A

B

C

Abb. 1-100

Bewegungskomponenten

Freie Bewegung: Rückenlage, Kopf und Hals können leicht angehoben sein. Kopf liegt auf der Mittellinie. Alternative Stellungen: Sitz auf Bank, Hocker oder Stuhl ohne Armlehne.
Bewegung mit Widerstand: Hände öffnen sich mit Handgelenkextension nach radial und leiten die Unterarmsupination und Außenrotation der Schultern ein, während die Ellenbogen extendieren und die Schultern beugen und abduzieren.

A. Verlängerte Stellung

Kommandos: Vorbereitungskommando: «Du öffnest Deine Hände, machst Deine Ellenbogen gerade und ziehst Deine Arme hoch und weg.» *Aktionskommando:* «Öffne Deine Hände! Daumen zeigen nach hinten!»
Vorschläge für Techniken: Dehnung und Widerstand.

B. Mittelstellung

Kommandos: «Mache Deine Ellenbogen gerade! Und halten! Jetzt halte links, und drücke Deinen rechten Ellenbogen durch! Und drücken! Und halten! Und loslassen.»
Vorschläge für Techniken: Dehnung und Widerstand für Ellenbogenextensoren gefolgt von Widerstand für Schultern, Flexion und Abduktion. Wiederholte Kontraktionen zur Betonung der Ellenbogenextension auf der rechten Seite.

C. Verkürzte Stellung

Kommandos: «Schließe Deine Hände und ziehe Deine Arme hinunter und über Kreuz. Jetzt öffne Deine Hände, und mache Deine Ellenbogen gerade. Und halten! Und nach hinten drücken und hinaus! Und noch einmal! Und ausruhen.»
Vorschläge für Techniken: langsame Umkehr, Approximation, Widerstand, wiederholte Kontraktionen.

Antagonistisches Bewegungsmuster

Extension–Adduktion–Innenrotation (D2 Ex) mit Ellenbogenflexion, rechts und links (Abb. 1-101).

Verwandte Bewegungsmuster

Unilaterales Muster der oberen Extremität D2 Fl mit Ellenbogenextension (Abb. 1-52).

Obere Extremität

Betonung auf Schulter und Ellenbogen:
symmetrisch (BS)

Extension–Adduktion–Innenrotation (D2 Ex)
mit Ellenbogenflexion, links und rechts

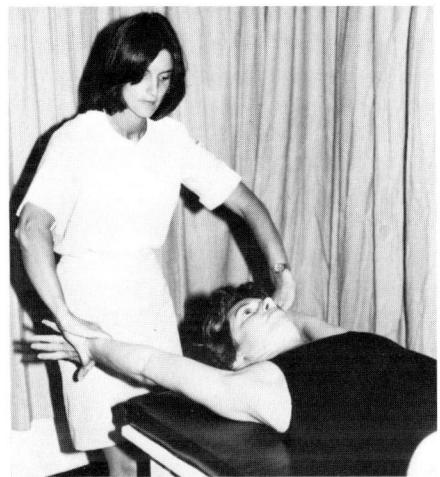

A

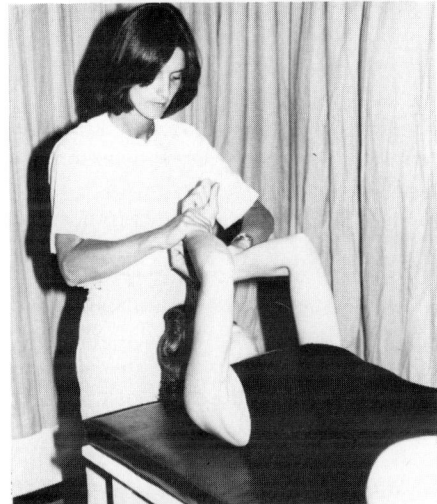

B

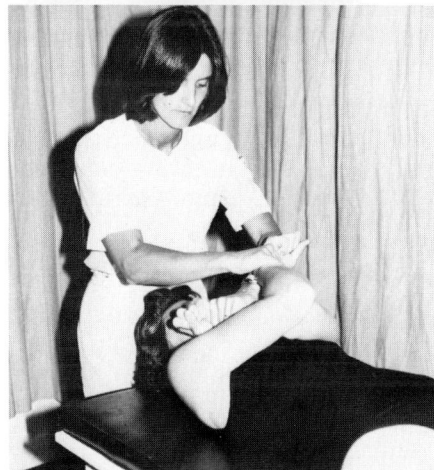

C

Abb. 1-101

Bewegungskomponenten

Freie Bewegung: Rückenlage, Kopf und Hals können leicht angehoben sein. Kopf liegt auf der Mittellinie. Alternative Stellungen: Sitz auf Bank, Hocker oder Stuhl ohne Armlehne.
Bewegung mit Widerstand: Hände schließen sich mit Handgelenkflexion nach ulnar und leiten die Unterarmpronation und Innenrotation der Schultern ein, während die Ellenbogen beugen und die Schultern extendieren und adduzieren.

A. Verlängerte Stellung

Kommandos: Vorbereitungskommando: «Du schließt Deine Hände, beugst Deine Ellenbogen und ziehst sie hinunter und über Kreuz.» *Aktionskommando:* «Schließe Deine Hände! Drehe Deine Hände vom Gesicht weg!»
Vorschläge für Techniken: Traktion, Dehnung und Widerstand.

B. Mittelstellung

Kommandos: «Halten! Laß Dich nicht von mir bewegen! Und halten! Und halten! Jetzt ziehe Deine linke Hand zu Deiner rechten Schulter hinunter! Und noch einmal! Jetzt halte links, und ziehe die rechte Hand hinunter und herüber! Und ziehen! Und ausruhen.»
Vorschläge für Techniken: rhythmische Stabilisation. Dehnung und Widerstand für Ellenbogenflexoren gefolgt von Widerstand für die Schulter, Extension und Adduktion. Wiederholte Kontraktionen zur Betonung der Ellenbogenflexion, abwechselnd links und rechts.

C. Verkürzte Stellung

Kommandos: «Öffne Deine Hände, und drehe sie zum Gesicht. Drücke Deine Arme hoch und hinaus. Und halten! Jetzt schließe Deine Hände! Drehe sie vom Gesicht weg! Und halten! Und ziehe sie zu den Schultern hinunter! Und ziehen! Und halten! Und loslassen.»
Vorschläge für Techniken: langsame Umkehr – Halten, Dehnung, Widerstand und wiederholte Kontraktionen.

Antagonistisches Bewegungsmuster

Flexion–Abduktion–Außenrotation (D2 Fl), Ellenbogenextension, links und rechts (Abb. 1-100).

Verwandtes Bewegungsmuster

Unilaterales Muster der oberen Extremität D2 Ex mit Ellenbogenflexion (Abb. 1-55).

Obere Extremität

Betonung auf Schulter und Ellenbogen: asymmetrisch (BA)

Flexion–Abduktion–Außenrotation (D2 Fl) mit Ellenbogenflexion, links; Flexion–Adduktion–Außenrotation (D1 Fl) mit Ellenbogenflexion, rechts

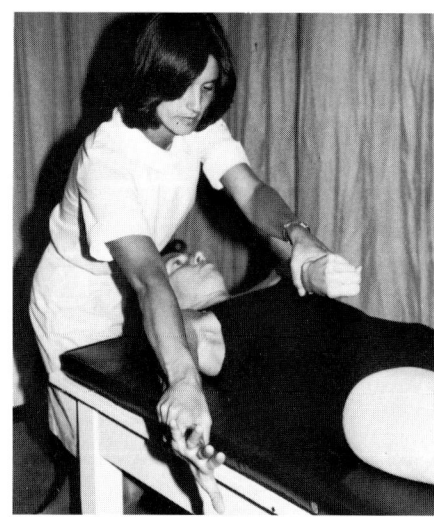

A

B

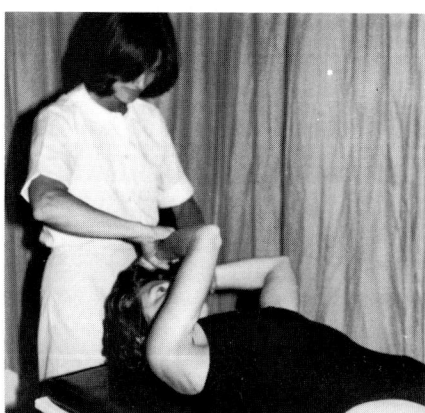

C

Abb. 1-102

Bewegungskomponenten

Freie Bewegung: Rückenlage, Kopf und Hals können leicht angehoben sein. Kopf liegt auf der Mittellinie, aber kann beim Blickkontakt von Augen mit Händen nach links rotieren. Alternative Stellungen: Sitz auf Bank, Hocker oder Stuhl ohne Armlehne.

Bewegung mit Widerstand: Linke Hand öffnet sich mit Handgelenkextension nach radial, während sich die rechte Hand mit Handgelenkflexion nach radial schließt. Beide leiten die Supination des Unterarms und die Außenrotation der Schultern ein. Die Ellenbogen und die Schultern beugen, wobei der linke abduziert, während der rechte adduziert.

A. Verlängerte Stellung

Kommandos: Vorbereitungskommando: «Du öffnest Deine linke Hand und schließt Deine rechte. Drehe Deine Hände zum Gesicht, und ziehe sie nach links hoch.» *Aktionskommando:* «Öffne Deine linke! Schließe Deine rechte! Drehe Deine Hände zum Gesicht!»

Vorschläge für Techniken: Traktion, Dehnung und Widerstand.

B. Mittelstellung

Kommandos: «Ziehe Deine Hände zu mir hoch! Halten! Jetzt halte rechts, und beuge Deinen linken Ellenbogen! Und noch ein bißchen mehr beugen! Jetzt halte links, und beuge Deinen rechten Ellenbogen! Und noch einmal! Und halten! Und loslassen.»

Vorschläge für Techniken: wiederholte Kontraktionen zur Betonung, abwechselnd links und rechts.

C. Verkürzte Stellung

Kommandos: «Öffne Deine rechte Hand, und schließe Deine linke! Ziehe sie hinunter und von mir weg! Und halten! Jetzt schließe Deine rechte, und öffne Deine linke! Drehe Deine Hände zum Gesicht, und ziehe sie zu mir her! Und halten! Jetzt beuge Deine Ellenbogen! Und noch einmal beugen! Und noch einmal! Und ausruhen.»

Vorschläge für Techniken: langsame Umkehr – Halten, Dehnung, Widerstand, wiederholte Kontraktionen.

Antagonistisches Bewegungsmuster

Extension–Adduktion–Innenrotation (D2 Ex) mit Ellenbogenextension, links; Extension–Abduktion–Innenrotation (D1 Ex) mit Ellenbogenextension, rechts (Abb. 1-103).

Verwandte Bewegungsmuster

Unilaterale Muster der oberen Extremität: D2 Fl mit Ellenbogenflexion, links (Abb. 1-51); D1 Fl mit Ellenbogenflexion, rechts (Abb. 1-45).

Obere Extremität

Betonung auf Schulter und Ellenbogen: asymmetrisch (BA)

Extension–Adduktion–Innenrotation (D2 Ex) mit Ellenbogenextension, links; Extension–Abduktion–Innenrotation (D1 Ex) mit Ellenbogenextension, rechts

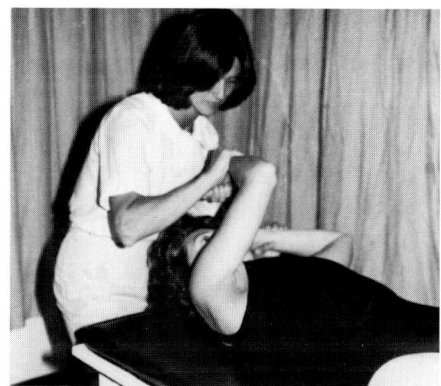

A

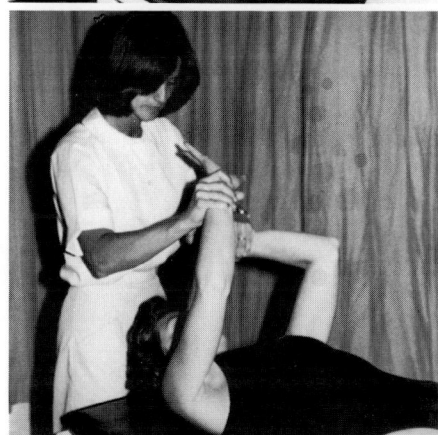

B

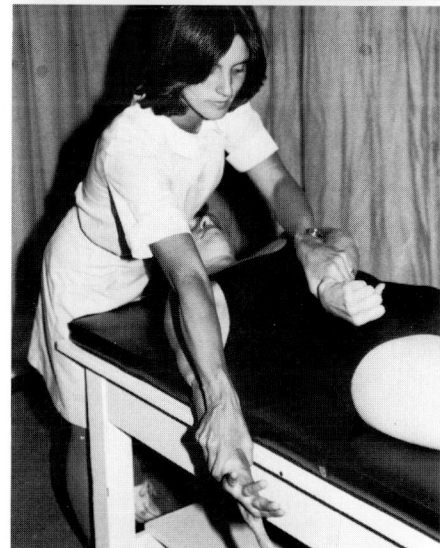

C

Abb. 1-103

Bewegungskomponenten

Freie Bewegung: Rückenlage, Kopf und Hals können leicht angehoben sein. Kopf liegt auf der Mittellinie, kann aber beim Blickkontakt von Augen mit Händen rotieren. Alternative Stellungen: Sitz auf Bank, Hocker oder Stuhl ohne Armlehne.

Bewegung mit Widerstand: Linke Hand schließt sich mit Handgelenkflexion nach ulnar, während sich die rechte Hand mit Handgelenkextension nach ulnar öffnet. Beide leiten die Pronation des Unterarms und die Innenrotation der Schultern ein. Die Ellenbogen und Schultern extendieren, wobei die linke Seite adduziert, während die rechte abduziert.

A. Verlängerte Stellung

Kommandos: Vorbereitungskommando: «Du schließt Deine linke Hand und öffnest Deine rechte. Drehe Deine Hände vom Gesicht weg, und drücke sie von mir weg.» *Aktionskommando:* «Schließe Deine linke Hand! Öffne Deine rechte! Drehe Deine Hände vom Gesicht weg!»

Vorschläge für Techniken: Dehnung und Widerstand.

B. Mittelstellung

Kommandos: «Mache Deine Arme gerade! Halten! Jetzt halte links, und mache den rechten gerade! Und drücken! Jetzt halte rechts, und mache den linken gerade! Und drücken! Und halten! Laß Dich nicht von mir bewegen! Und halten! Und halten! Und loslassen.»

Vorschläge für Techniken: Dehnung und Widerstand für Ellenbogenextension, gefolgt von wiederholten Kontraktionen, abwechselnd rechts und links. Rhythmische Stabilisation mit Ellenbogenextension, Schulter in Mittelstellung.

C. Verkürzte Stellung

Kommandos: «Öffne Deine linke Hand, und schließe die rechte! Drehe Deine Hände zu mir! Hebe Deine Hände nach links! Halten! Jetzt schließe die linke, und öffne die rechte, und drücke nach rechts hinunter! Halten! Und drücken! Und drücken! Und ausruhen.»

Vorschläge für Techniken: langsame Umkehr – Halten, Dehnung, Widerstand, wiederholte Kontraktionen.

Antagonistisches Bewegungsmuster

Flexion–Abduktion–Außenrotation (D2 Fl) mit Ellenbogenflexion, links; Flexion–Adduktion–Außenrotation (D1 Fl) mit Ellenbogenflexion, rechts (Abb. 1-102).

Verwandte Bewegungsmuster

Unilaterale Muster der oberen Extremität: D2 Ex mit Ellenbogenextension (Abb. 1-54); D1 Ex mit Ellenbogenextension (Abb. 1-48).

Gesamtbewegungsmuster (Mattenarbeit): Rollen: aus der Rücken- in die Bauchlage (Abb. 1-153): D2 Ex mit Ellenbogenextension, links; D1 Ex mit Ellenbogenextension, rechts. Die Arme berühren einander, wie bei der Umkehr vom Anheben, zur Betonung des Rumpfes.

Obere Extremität

Betonung auf Hand und Handgelenk:
symmetrisch (BS)

Extension–Abduktion–Innenrotation (D1 Ex),
Hände öffnen sich, links und rechts

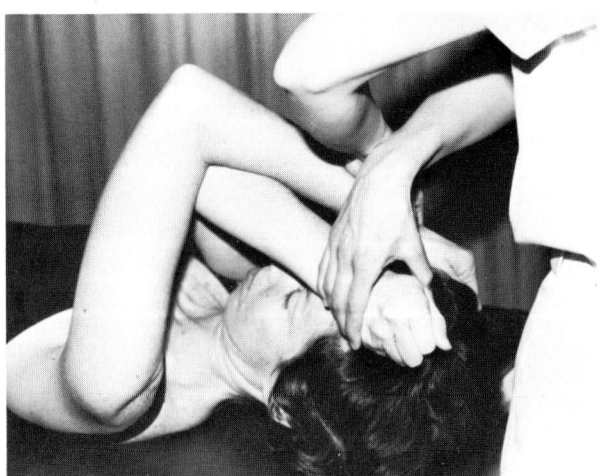

A

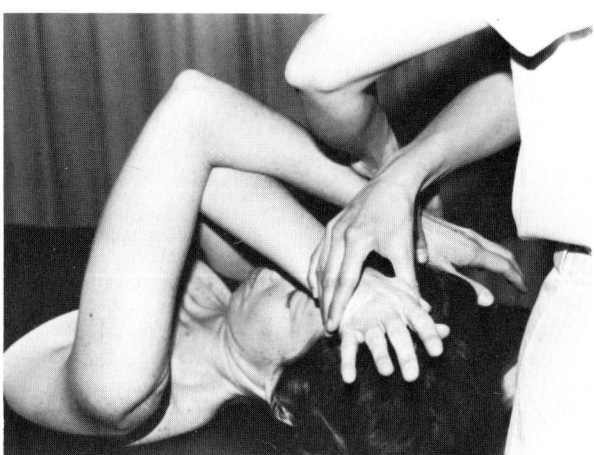

B

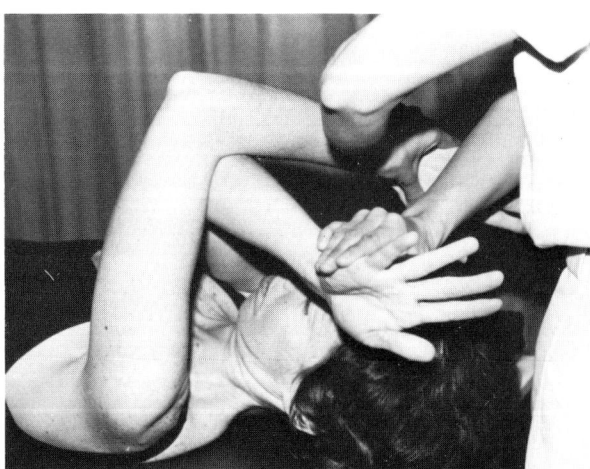

C

Abb. 1-104

Bewegungskomponenten

Freie Bewegung: Rückenlage, Kopf und Hals können leicht angehoben sein. Kopf liegt auf der Mittellinie. Alternative Stellungen: Sitz auf Bank, Hocker oder Stuhl ohne Armlehne.

Bewegung mit Widerstand: Hände öffnen sich mit Handgelenkextension nach ulnar und leiten die Unterarmpronation und die Innenrotation der Schultern ein, während die Ellenbogen extendieren.

A. Verlängerte Stellung

Kommandos: Vorbereitungskommando: «Du öffnest Deine Hände und drückst sie hinunter und vom Gesicht weg.» *Aktionskommando:* «Öffne Deine Hände! Daumen hinunter!»

Vorschläge für Techniken: Traktion, Dehnung und Widerstand.

B. Mittelstellung

Kommandos: «Alles so halten! Halte rechts! Drücke die linke Hand vom Gesicht weg! Und drücken! Jetzt halte links! Drücke die rechte weg! Und drücken! Und loslassen.»

Vorschläge für Techniken: Wiederholte Kontraktionen zur Betonung, abwechselnd links und rechts.

C. Verkürzte Stellung

Kommandos: «Schließe Deine Hände zum Gesicht hin! Und halten! Jetzt öffne Deine Hände! Drehe sie vom Gesicht weg! Und halten! Jetzt drücke die Handgelenke zurück! Noch etwas weiter zurück! Und loslassen.»

Vorschläge für Techniken: langsame Umkehr – Halten, Dehnung, Widerstand und wiederholte Kontraktionen mit Betonung auf der ulnaren Handgelenkextension.

Antagonistisches Bewegungsmuster

Flexion–Adduktion–Außenrotation (D1 Fl), Hände schließen sich, links und rechts (Abb. 1-105).

Verwandte Bewegungsmuster

Unilaterale Muster der oberen Extremität D1 Ex mit Ellenbogenextension, rechts (Abb. 1-48).

Obere Extremität

Betonung auf Hand und Handgelenk:
symmetrisch (BS)

Flexion–Adduktion–Außenrotation (D1 Fl),
Hände schließen sich, links und rechts

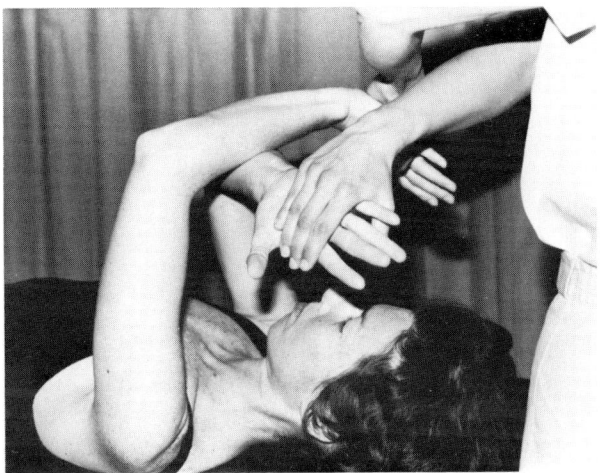

A

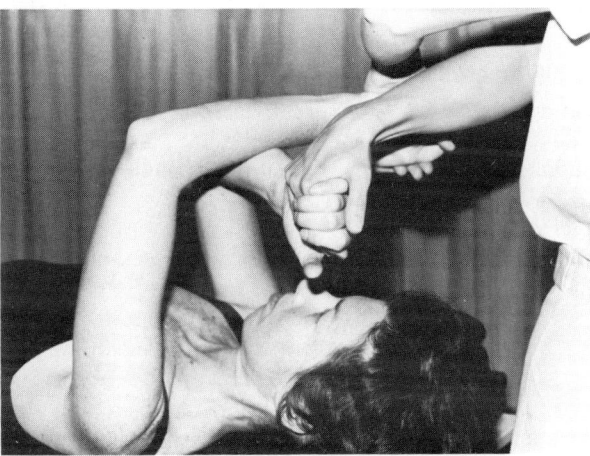

B

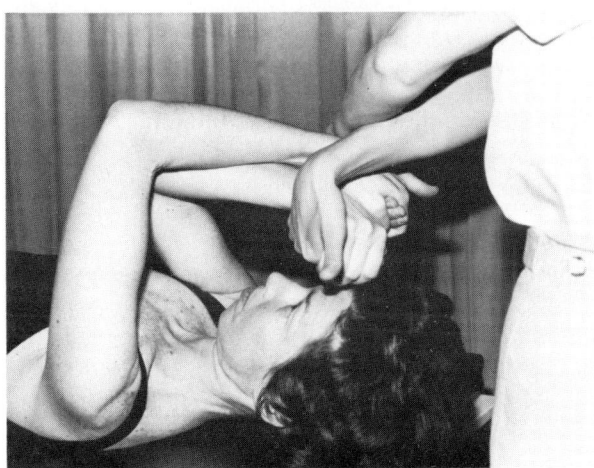

C

Abb. 1-105

Bewegungskomponenten

Freie Bewegung: Rückenlage, Kopf und Hals können leicht angehoben sein und auf der Mittellinie beugen. Augen sind auf die Hände gerichtet. Alternative Stellungen: Sitz auf Bank, Hocker oder Stuhl ohne Armlehne.
Bewegung mit Widerstand: Hände schließen sich mit Handgelenkflexion nach radial und leiten die Unterarmsupination und Außenrotation der Schultern ein, während die Ellenbogen beugen.

A. Verlängerte Stellung

Kommandos: Vorbereitungskommando: «Du schließt Deine Hände zum Gesicht hin.» *Aktionskommando:* «Schließe Deine Hände zum Gesicht hin!»
Vorschläge für Techniken: Dehnung und Widerstand.

B. Mittelstellung

Kommandos: «Alles so halten! Links halten! Drehe Deine rechte Hand zum Gesicht, und beuge Deine Handgelenke! Und noch etwas weiterdrehen! Jetzt halte rechts, und drehe die linke Hand! Und drehen! Und beuge Dein Handgelenk! Und ausruhen!»
Vorschläge für Techniken: wiederholte Kontraktionen zur Betonung, abwechselnd links und rechts.

C. Verkürzte Stellung

Kommandos: «Öffne Deine Hände vom Gesicht weg! (Der Therapeut muß nach dorsal umgreifen). Jetzt schließe Deine Hände wieder und zum Gesicht hin! Und halten! Jetzt ziehe sie hinunter und zu den Ohren heraus! Und ziehen! Und ziehen! Und loslassen.»
Vorschläge für Techniken: langsame Umkehr, Dehnung, Widerstand, wiederholte Kontraktionen.

Antagonistisches Bewegungsmuster

Extension–Abduktion–Innenrotation (D1 Ex), Hände öffnen sich, links und rechts (Abb. 1-104).

Verwandte Bewegungsmuster

Unilaterale Muster der oberen Extremität D1 Fl mit Ellenbogenflexion, rechts (Abb. 1-45).

Obere Extremität

*Betonung auf Hand und Handgelenk:
symmetrisch (BS)*

*Flexion–Abduktion–Außenrotation (D2 Fl),
Hände öffnen sich, links und rechts*

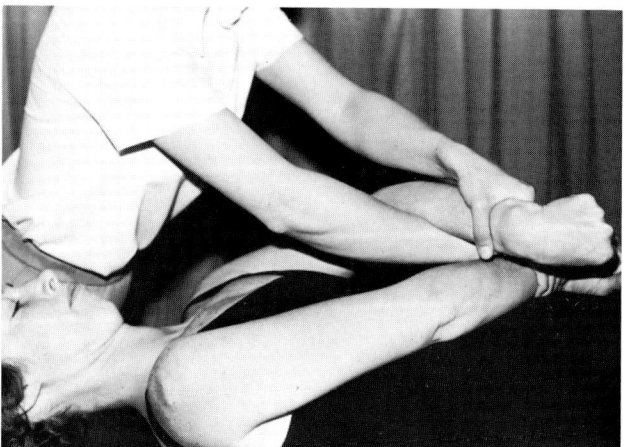

A

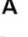

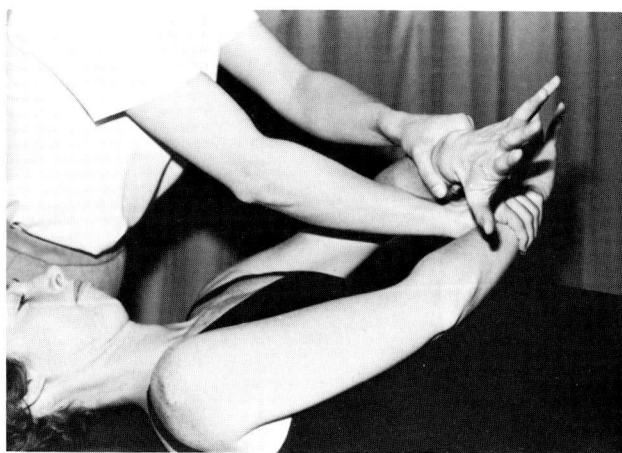

B

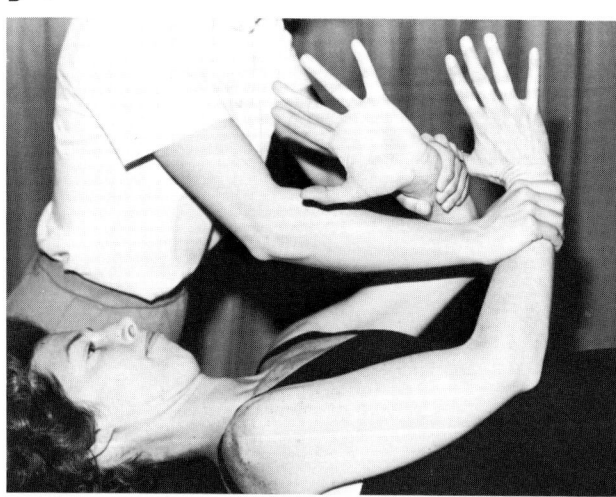

C

Abb. 1-106

Bewegungskomponenten

Freie Bewegung: Rückenlage, Kopf und Hals können leicht angehoben sein. Kopf liegt auf der Mittellinie. Augen sind auf die Hände gerichtet. Alternative Stellungen: Sitz auf Bank, Hocker oder Stuhl ohne Armlehne.

Bewegung mit Widerstand: Hände öffnen sich mit Handgelenkextension nach radial und leiten die Unterarmsupination und Außenrotation der Schultern ein, während die Ellenbogen beugen.

A. Verlängerte Stellung

Kommandos: Vorbereitungskommando: «Du öffnest Deine Hände und ziehst sie zum Gesicht.» *Aktionskommando:* «Öffne Deine Hände! Die Daumen zeigen zu mir!»

Vorschläge für Techniken: Traktion, Dehnung und Widerstand.

B. Mittelstellung

Kommandos: «Alles so halten! Rechts halten! Links hoch- und herausziehen! Und ziehen! Jetzt halte links! Rechts hoch- und herausziehen! Und ziehen! Und loslassen.»

Vorschläge für Techniken: wiederholte Kontraktionen zur Betonung, abwechselnd links und rechts.

C. Verkürzte Stellung

Kommandos: «Schließe Deine Hände und drücke sie hinunter und über Kreuz! Mache die Ellenbogen gerade! Jetzt öffne Deine Hände und ziehe sie hoch und hinaus! Und halten! Jetzt die Daumen zurück! Und noch einmal! Und noch einmal! Und loslassen.»

Vorschläge für Techniken: langsame Umkehr, Dehnung, Widerstand und wiederholte Kontraktionen mit Betonung auf der radialen Handgelenkextension.

Antagonistisches Bewegungsmuster

Extension – Adduktion – Innenrotation (D2 Ex), Hände schließen sich, links und rechts (Abb. 1-107).

Verwandte Bewegungsmuster

Unilaterale Muster der oberen Extremität D2 Fl mit Ellenbogenflexion, links (Abb. 1-51).

Gesamtbewegungsmuster (Mattenarbeit): Vorwärtskrabbeln auf den Ellenbogen (Abb. 1-164). Kontakt der offenen Hand mit dem Fußboden.

Obere Extremität

*Betonung auf Hand und Handgelenk: symmetrisch
(BS)*

*Extension–Adduktion–Innenrotation (D2 Ex),
Hände schließen sich links und rechts*

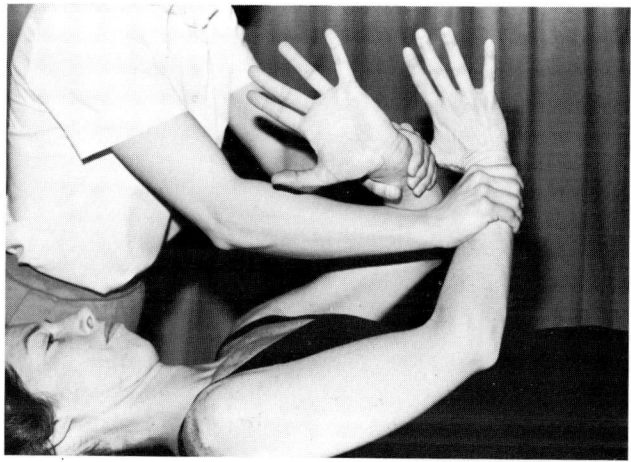

A

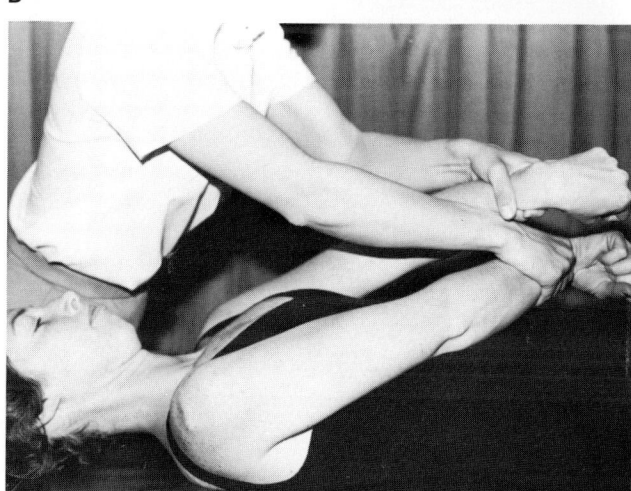

B

Bewegungskomponenten

Freie Bewegung: Rückenlage, Kopf und Hals können leicht angehoben sein. Kopf liegt auf der Mittellinie. Augen sind auf die Hände gerichtet. Alternative Stellungen: Sitz auf Bank, Hocker oder Stuhl ohne Armlehne.

Bewegung mit Widerstand: Hände schließen sich mit Handgelenkflexion nach ulnar und leiten die Unterarmposition und Innenrotation der Schultern ein, während die Ellenbogen extendieren.

A. Verlängerte Stellung

Kommandos: Vorbereitungskommando: «Du schließt Deine Hände und drückst sie hinunter über Kreuz zu Deinen Hüften.»

Aktionskommando: «Schließe Deine Hände! Drehe sie, und drücke sie über Kreuz!»

Vorschläge für Techniken: Dehnung und Widerstand.

B. Mittelstellung

Kommandos: «Alles so halten! Links halten! Rechts hinunterdrücken und über Kreuz! Und drücken! Jetzt halte rechts, und drücke links hinunter und über Kreuz! Und drücken! Und loslassen.»

Vorschläge für Techniken: wiederholte Kontraktionen zur Betonung, abwechselnd rechts und links.

C. Verkürzte Stellung

Kommandos: «Halten! Laß Dich nicht von mir bewegen! Und halten! Und halten! Jetzt kreuze Deine Arme, und drücke die Hände zu den Hüften! Und halten! Und loslassen.»

Vorschläge für Techniken: Approximation, rhythmische Stabilisation, Dehnung und Widerstand.

Antagonistisches Bewegungsmuster

Flexion–Abduktion–Außenrotation (D2 Fl), Hände öffnen sich, links und rechts (Abb. 1-106).

Verwandte unilaterale Bewegungsmuster

Obere Extremität D2 Ex mit Ellenbogenextension, links (Abb. 1-54).

C

Abb. 1-107

Obere Extremität

Betonung auf Hand und Handgelenk: asymmetrisch (BA)

*Flexion–Adduktion–Außenrotation (D1 Fl),
Hand schließt sich, rechts;
Flexion–Abduktion–Außenrotation (D2 Fl),
Hand öffnet sich, links*

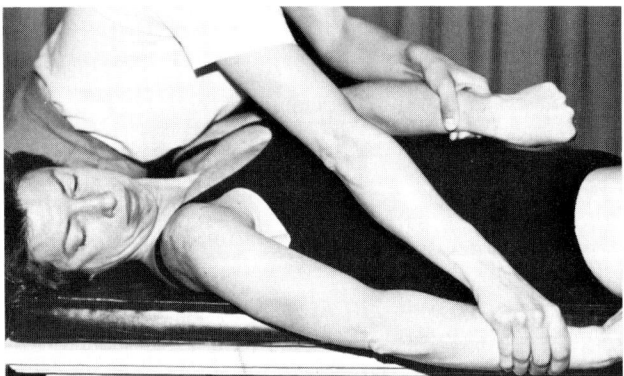

A

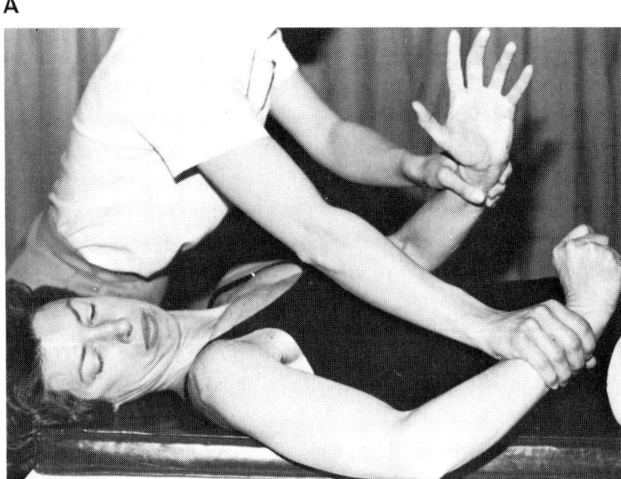

B

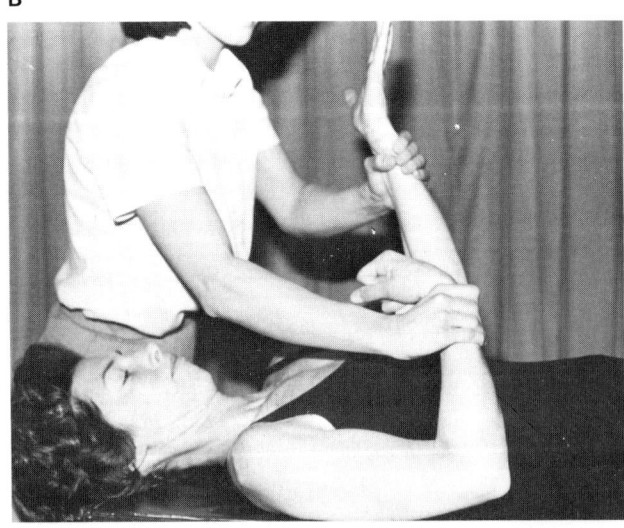

C

Abb. 1 -108

Bewegungskomponenten

Freie Bewegung: Rückenlage, Kopf und Hals können leicht angehoben sein. Augen sind auf die rechte Hand mit nach rechts gewandtem Kopf gerichtet. Anschließend folgen die Augen der Hand, und der Kopf nimmt die Position auf der Mittellinie ein. Alternative Stellungen: Sitz auf Bank, Hocker oder Stuhl ohne Armlehne.

Bewegung mit Widerstand: Linke Hand öffnet sich mit Handgelenkextension nach radial, während sich die rechte Hand mit Handgelenkflexion nach radial schließt. Beide leiten die Unterarmsupination und Außenrotation der Schultern ein, während die Ellenbogen beugen.

A. Verlängerte Stellung

Kommandos: Vorbereitungskommando: «Du öffnest Deine linke Hand (D2 Fl) und schließt Deine rechte (D1 Fl), dann ziehst Du sie hoch und zu mir heraus.»
Aktionskommando: «Öffne Deine linke Hand! Schließe die rechte! Ziehe sie hoch und zu mir heraus!»
Vorschläge für Techniken: Dehnung und Widerstand.

B. Mittelstellung

Kommandos: «Alles so halten! Rechts halten! Links hoch- und herausziehen! Und ziehen! Und ziehen! Jetzt links halten! Rechts hoch- und herüberziehen! Und ziehen! Und loslassen.»
Vorschläge für Techniken: wiederholte Kontraktionen zur Betonung, abwechselnd links und rechts.

C. Verkürzte Stellung

Kommandos: «Halte Deine Hände zu mir hoch! Drehe Dein linkes Handgelenk, und richte den Daumen auf mich! Halten! Laß es nicht von mir wegdrehen; Daumen zu mir! Loslassen.»
Vorschläge für Techniken: Geführter Widerstand für die Pronation, um übermäßige Supination des linken Unterarms zu verringern, wiederholte Kontraktionen.

Antagonistisches Bewegungsmuster

Extension–Adduktion–Innenrotation (D2 Ex), Hand schließt sich, links; Extension–Abduktion–Innenrotation (D1 Ex), Hand öffnet sich, rechts (Abb. 1-109).

Verwandte unilaterale Bewegungsmuster

Obere Extremität D2 Fl mit Ellenbogenflexion, links (Abb. 1-51); D1 Fl mit Ellenbogenflexion, rechts (Abb. 1-45).
Extension des oberen Rumpfes mit Rotation nach links (Abb. 1-37): D2 Fl von links, D1 Fl von rechts, Hände berühren einander (Hebebewegung). Betonung auf Rumpf, deswegen gerade Ellenbogen.

Verwandte Gesamtbewegungsmuster (Mattenarbeit)

Rollen: aus der Bauch- in die Rückenlage (Abb. 1-159): D2 Fl von links mit Ellenbogenextension, D1 Fl von rechts. Hände berühren einander wie bei der Hebebewegung. Kopf rotiert nach links.

Obere Extremität

Betonung auf Hand und Handgelenk: asymmetrisch (BA)

*Extension–Adduktion–Innenrotation (D2 Ex),
Hand schließt sich, links;
Extension–Abduktion–Innenrotation (D1 Ex),
Hand öffnet sich, rechts*

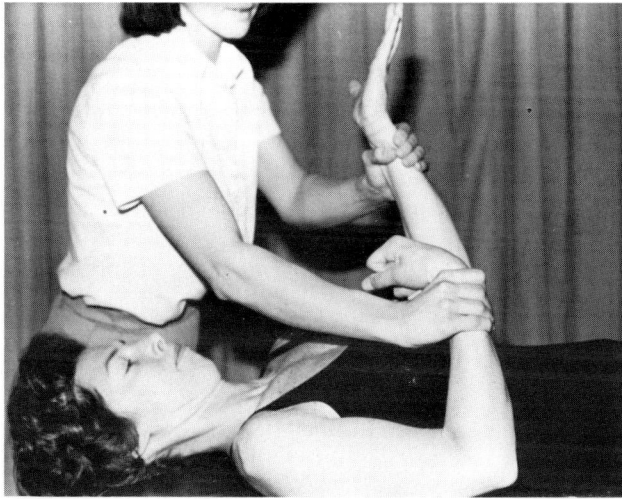

A

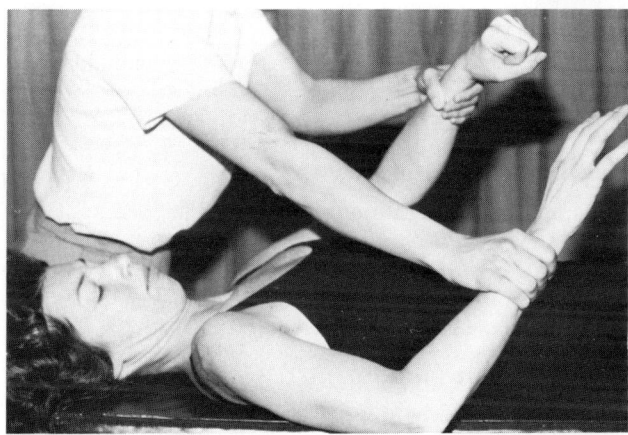

B

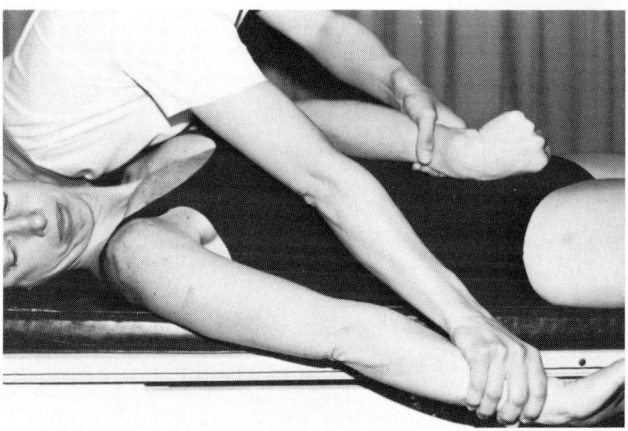

C

Abb. 1-109

Bewegungskomponenten

Freie Bewegung: Rückenlage, Kopf und Hals können leicht angehoben sein. Augen folgen den Händen. Kopf rotiert nach rechts. Alternative Stellungen: Sitz auf Bank, Hocker oder Stuhl ohne Armlehne.
Bewegung mit Widerstand: Linke Hand schließt sich nach ulnar, während sich die rechte Hand nach ulnar öffnet. Beide leiten die Unterarmpronation und Innenrotation der Schulter ein, während die Ellenbogen extendieren und die Schultern in verkürzter Stellung mit Adduktion auf der linken und Abduktion auf der rechten Seite extendieren.

A. Verlängerte Stellung

Kommandos: Vorbereitungskommando: «Du schließt Deine linke Hand (D2 Ex) und öffnest Deine rechte (D1 Ex), dann drückst Du sie hinunter und weg; die linke Hand zur rechten Hüfte, die rechte Hand zum Fußboden.»
Aktionskommando: «Schließe Deine linke Hand! Öffne die rechte! Drücke sie hinunter und weg!»
Vorschläge für Techniken: Dehnung und Widerstand.

B. Mittelstellung

Kommandos: «Alles so halten! Rechts halten! Mit der linken hinüberreichen! Und drücken! Jetzt halte links! Mit der rechten hinunterdrücken! Und drücken! Und loslassen.»
Vorschläge für Techniken: wiederholte Kontraktionen zur Betonung, abwechselnd links und rechts.

C. Verkürzte Stellung

Kommandos: «Halte die Arme hinunter und von mir weg! Drehe Dein rechtes Handgelenk; richte Deinen rechten Daumen zum Fußboden! Halten! Laß es nicht von mir drehen; Daumen hinunter! Loslassen.»
Vorschläge für Techniken: Betonung auf dem rechten Unterarm, Handgelenk und Hand mit wiederholten Kontraktionen.

Antagonistisches Bewegungsmuster

Flexion–Abduktion–Außenrotation (D2 Fl), Hand öffnet sich, links; Flexion–Adduktion–Außenrotation (D1 Fl), Hand schließt sich, rechts (Abb. 1-108).

Verwandte unilaterale Bewegungsmuster

Obere Extremität D2 Ex mit Ellenbogenextension, links (Abb. 1-54); D1 Ex mit Ellenbogenextension, rechts (Abb. 1-48).
Flexion des oberen Rumpfes mit Rotation nach rechts (Abb. 1-36): D2 Ex von links, D1 Ex von rechts, Hände berühren einander (Hackbewegung). Betonung auf Rumpf, deswegen gerade Ellenbogen.

Verwandte Gesamtbewegungsmuster (Mattenarbeit)

Rollen aus der Rücken- in die Bauchlage (Abb. 1-151): D2 Ex von links, Ellenbogen gerade; D1 Ex von rechts, die offene Hand berührt die Matte.

167

Untere Extremität

Betonung auf Hüfte mit geradem Knie: symmetrisch (BS)

Flexion–Adduktion–Außenrotation (D1 Fl), links und rechts

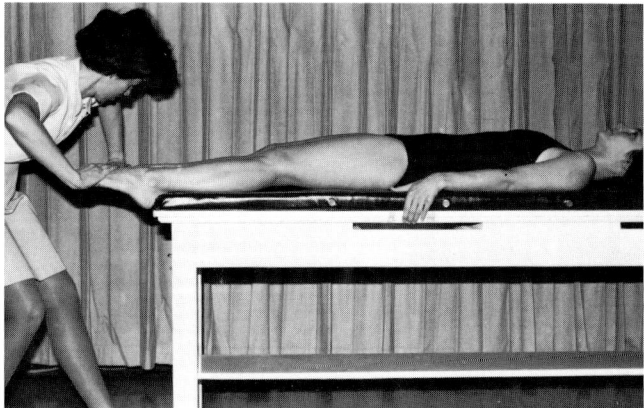

A

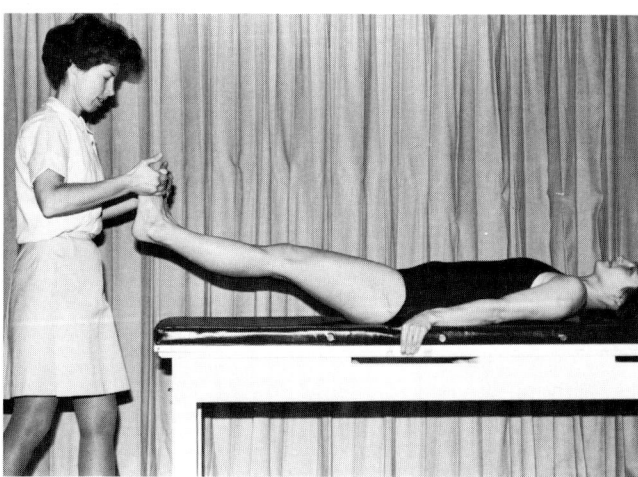

B

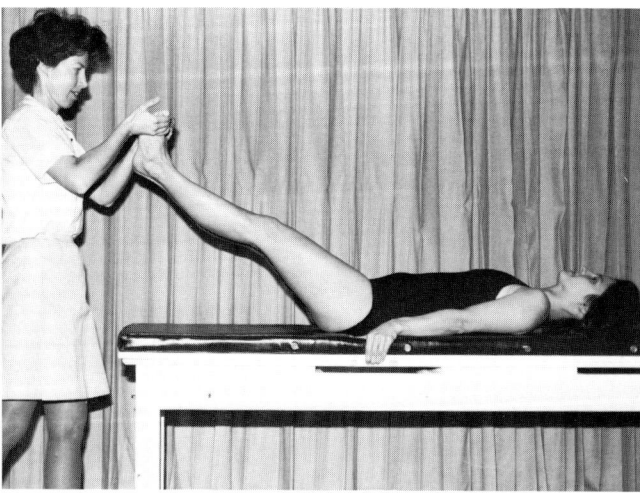

C

Abb. 1-110

Bewegungskomponenten

Freie Bewegung: Rückenlage, Kopf und Schultern des Patienten können leicht angehoben sein. Kopf bleibt auf der Mittellinie. Hände greifen Tischrand zur Stabilisation und Verstärkung. Alternative Stellungen: Bauchlage mit über das Tischende extendierten Hüften.

Bewegung mit Widerstand: Füße und Fußgelenke dorsalflektieren und invertieren und leiten so die Hüftflexion, -adduktion und -außenrotation bilateral ein.

A. Verlängerte Stellung

Kommandos: Vorbereitungskommando: «Du ziehst Deine Füße hoch und hinein. Zehen hoch! Drehe Deine Fersen nach innen, und hebe die Beine zusammen so weit wie möglich nach oben. Laß die Knie gerade.» (D1 Fl bilateral. Beine berühren einander nicht.)

Aktionskommando: «Jetzt ziehe Deine Zehen zur Nase! Füße hoch und hinein! Und hoch- und hineinheben!»

Vorschläge für Techniken: Traktion, Dehnung und Widerstand.

B. Mittelstellung

Kommandos: «Halten! Jetzt rechts halten und links anheben! Heben! Noch einmal! Und halten! Jetzt rechts anheben! Heben! Und noch einmal! Und loslassen.»

Vorschläge für Techniken: Halten mit maximalem Widerstand, gefolgt von wiederholten Kontraktionen zur Betonung. Erst linkes, dann rechtes Bein.

C. Verkürzte Stellung

Kommandos: «Jetzt halten! Halte beide Füße still! Und halten! Halten! Und loslassen.»

Vorschläge für Techniken: rhythmische Stabilisation, wiederholte Kontraktionen zur Betonung, langsame Umkehr, langsame Umkehr – Halten.

Antagonistisches Bewegungsmuster

D1 Ex mit geradem Knie, links und rechts (Abb. 1-111).

Verwandte unilaterale Bewegungsmuster

Untere Extremität D1 Fl mit geradem Knie (Abb. 1-64).

Flexion des unteren Rumpfes mit Rotation nach links (Abb. 1-38); D1 Fl mit geradem Knie, rechts. Beine berühren einander.

Verwandte Gesamtbewegungsmuster (Mattenarbeit)

Hochkommen auf Hände und Füße (Bärenstand) (Abb. 1-175, *C*): bilateral symmetrische Haltung.

Rückwärtsbewegen des unteren Rumpfes, Beine berühren einander, D1 Fl bilateral (Abb. 1-181, *B*).

Gleichgewicht der unteren Körperhälfte (Patient auf Stützen, Abb. 1-192).

Untere Extremität

Betonung auf Hüfte mit geradem Knie: symmetrisch (BS)

Extension–Abduktion–Innenrotation (D1 Ex) links und rechts

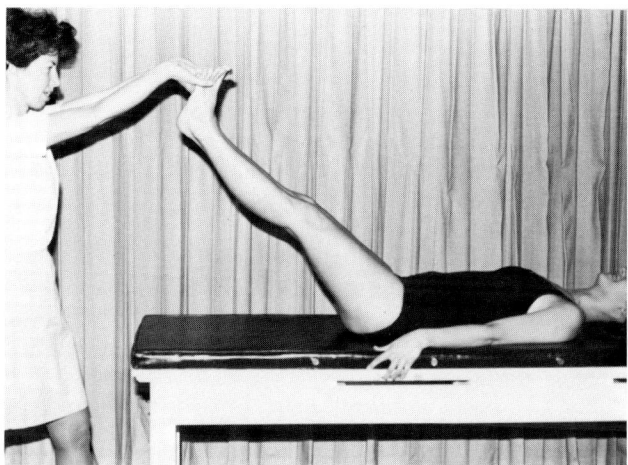

A

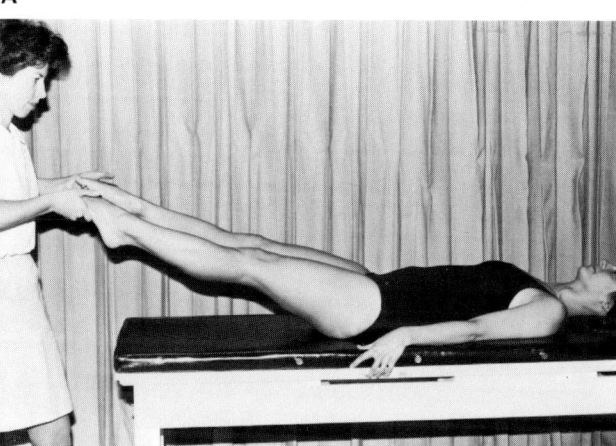

B

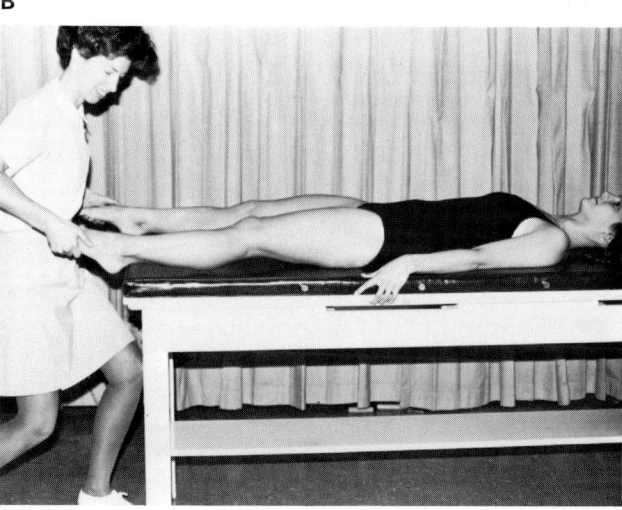

C

Abb. 1-111

Bewegungskomponenten

Freie Bewegung: Rückenlage, Kopf und Schultern können leicht angehoben sein. Kopf bleibt auf der Mittellinie. Hände greifen Tischrand zur Stabilisation und Verstärkung. Alternative Stellungen: Bauchlage mit über den Tischrand extendierten Hüften.

Bewegungen mit Widerstand: Füße und Fußgelenke beugen plantar und evertieren und leiten so die Hüftextension, -abduktion, und -innenrotation bilateral ein.

A. Verlängerte Stellung

Kommandos: Vorbereitungskommando: «Du drückst Deine Füße hinunter und heraus, drehst Deine Fersen nach außen und drückst Deine Beine hinunter und heraus. Laß die Knie gerade.» (D1 Ex bilateral).

Aktionskommando: «Zehen und Füße hinunter und heraus! Und hinunter- und herausdrücken!»

Vorschläge für Techniken: Approximation, Dehnung und Widerstand.

B. Mittelstellung

Kommandos: «Alles so halten! Jetzt rechts stillhalten und links hinunter- und herausdrücken! Noch einmal drücken! Drücken! Und halten! Jetzt links halten! Und rechts hinunter- und herausdrücken! Noch einmal drücken! Und ausruhen.»

Vorschläge für Techniken: maximales «Halten» mit einem Bein und wiederholte Kontraktionen zur Betonung des anderen.

C. Verkürzte Stellung

Kommandos: «Jetzt beide Füße stillhalten! Und halten! Halten! Und loslassen.»

Vorschläge für Techniken: rhythmische Stabilisation, wiederholte Kontraktionen zur Betonung, langsame Umkehr, langsame Umkehr – Halten.

Antagonistisches Bewegungsmuster

Flexion–Adduktion–Außenrotation (D1 Fl), links und rechts (Abb. 1-110).

Verwandte unilaterale Bewegungsmuster

Untere Extremität D1 Ex mit geradem Knie (Abb. 1-67).

Extension des unteren Rumpfes mit Rotation nach links (Abb. 1-41): D1 Ex mit geraden Knien, rechts. Beine berühren einander.

Verwandte Gesamtbewegungsmuster (Mattenarbeit)

Rollen in Bauchlage, Hüft- und Knieextension D1 Ex (Abb. 1-156).

Gleichgewicht der unteren Körperhälfte, Patient auf Stützen (Abb. 1-192, *B*).

Untere Extremität

Betonung auf Hüfte mit geradem Knie: symmetrisch (BS)

Flexion–Abduktion–Innenrotation (D2 Fl), links und rechts

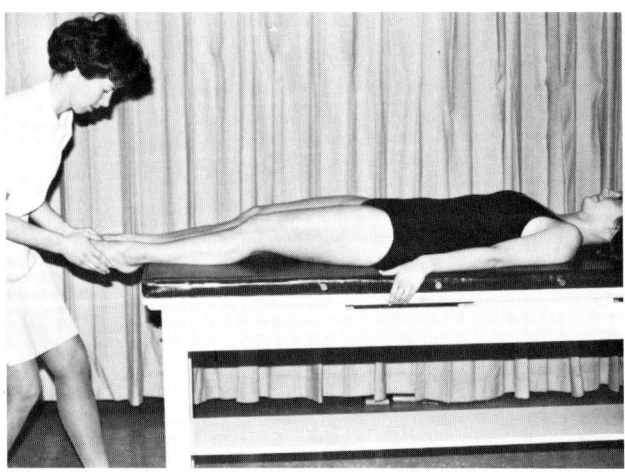

A

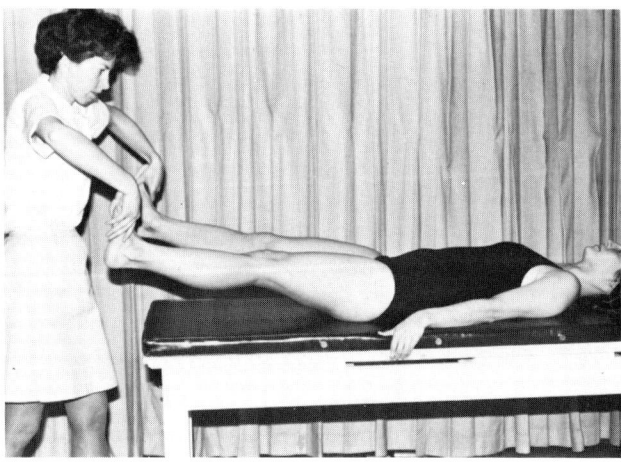

B

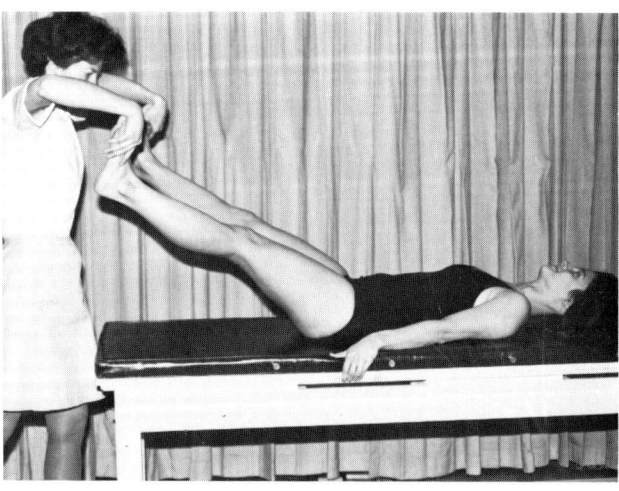

C

Abb. 1-112

Bewegungskomponenten

Freie Bewegung: Rückenlage, Kopf und Schultern können leicht angehoben sein. Kopf bleibt auf der Mittellinie. Hände greifen Tischrand zur Stabilisation und Verstärkung. Alternative Stellungen: Bauchlage mit über das Tischende flektierten Hüften.

Bewegung mit Widerstand: Füße und Fußgelenk dorsalflektieren und evertieren und leiten so die Hüftflexion, -abduktion und -innenrotation bilateral ein.

A. Verlängerte Stellung

Kommandos: Vorbereitungskommando: «Du ziehst Deine Füße hoch und hinaus, drehst Deine Fersen heraus, und hebst Deine Beine hoch und heraus. Laß die Knie gerade.» (D2 Fl bilateral).

Aktionskommando: «Ziehe Deine Zehen und Füße zu den Händen hoch! Ziehe Deine Beine hoch und heraus!»

Vorschläge für Techniken: Traktion, Dehnung und Widerstand.

B. Mittelstellung

Kommandos: «Halten! Jetzt halte rechts still! Hebe das linke Bein hoch und hinaus! Noch einmal anheben! Und halten! Jetzt halte das linke still! Und hebe das rechte an! Und noch einmal! Noch einmal! Und ausruhen.»

Vorschläge für Techniken: wiederholte Kontraktionen auf der linken Seite, während die rechte hält. Betone das linke Bein, dann halte das rechte still, und betone das rechte.

C. Verkürzte Stellung

Kommandos: «Jetzt halten! Halte beide Füße still! Und halten! Und halten! Und ausruhen.»

Vorschläge für Techniken: rhythmische Stabilisation, wiederholte Kontraktionen zur Betonung, langsame Umkehr, langsame Umkehr – Halten.

Antagonistisches Bewegungsmuster

BS, Extension–Adduktion–Außenrotation (D2 Ex), links und rechts (Abb. 1-113).

Verwandte unilaterale Bewegungsmuster

Untere Extremität D2 Fl mit geradem Knie (Abb. 1-70).

Flexion des unteren Rumpfes mit Rotation nach links (Abb. 1-38): D2 Fl mit geraden Knien, nach links. Beine berühren einander. Rechts wiederholen.

Verwandte Gesamtbewegungsmuster (Mattenarbeit)

Hochkommen auf Hände und Füße, bilateral-symmetrische Haltung (Abb. 1-175, C).

Gleichgewicht der unteren Körperhälfte, Patient auf Stützen (Abb. 1-192).

Untere Extremität

Betonung auf Hüfte mit geradem Knie: symmetrisch (BS)

Extension–Adduktion–Außenrotation (D2 Ex), links und rechts

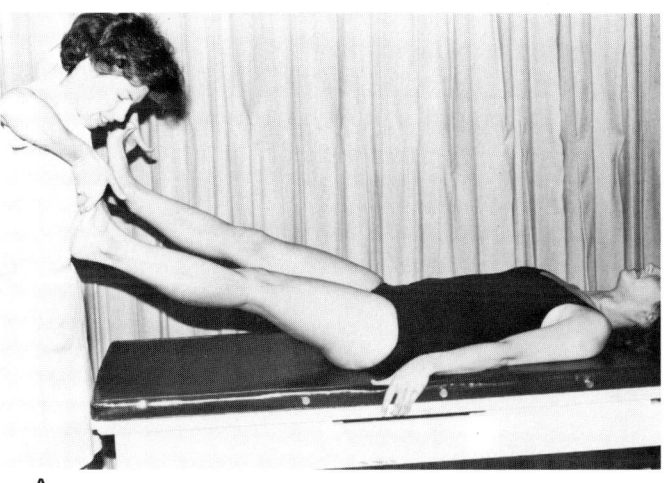

A

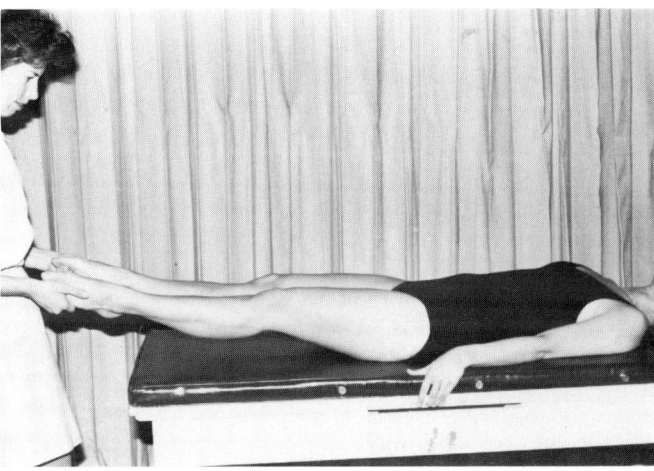

B

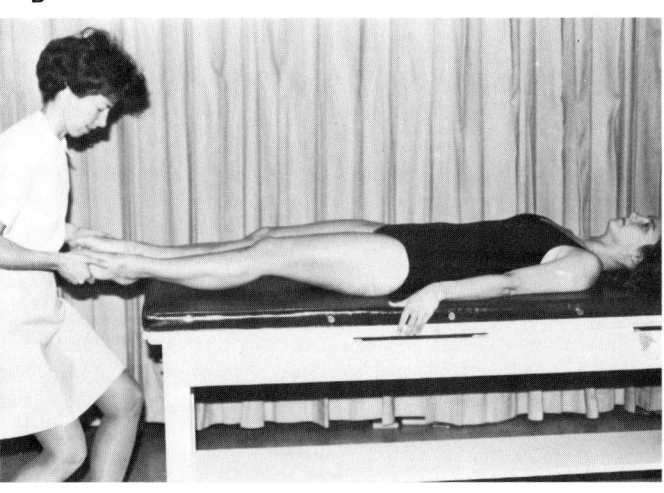

C

Abb. 1-113

Bewegungskomponenten

Freie Bewegung: Rückenlage, Kopf und Schultern können leicht angehoben sein. Kopf bleibt auf der Mittellinie. Hände greifen Tischrand zur Stabilisation und Verstärkung. Alternative Stellungen Bauchlage mit über den Tischrand flektierten Hüften.

Bewegung mit Widerstand: Füße und Fußgelenke beugen plantar und invertieren und leiten so die Hüftextension, -adduktion und -außenrotation bilateral ein.

A. Verlängerte Stellung

Kommandos: Vorbereitungskommando: «Du drückst Deine Füße hinunter und herein, drehst Deine Fersen nach innen und drückst Deine Beine hinunter und herein. Laß die Knie gerade.» (D2 Ex bilateral)

Aktionskommando: «Zehen und Füße hinunter und herein! Drücke sie hinunter und herein!»

Vorschläge für Techniken: Approximation, Dehnung, Widerstand.

B. Mittelstellung

Kommandos: «Halten! Jetzt rechts halten! Und links hinunter- und hereindrücken! Noch einmal! Und drücken! Und links stillhalten! Jetzt rechts hinunter- und hereindrücken! Und noch einmal! Drücken! Und ausruhen.»

Vorschläge für Techniken: wiederholte Kontraktionen auf der linken Seite, während rechts hält. Betone links, dann halte links, und betone rechts.

C. Verkürzte Stellung

Kommandos: «Jetzt halte beide Füße still! Halten! Und Halten! Und ausruhen.»

Vorschläge für Techniken: rhythmische Stabilisation, wiederholte Kontraktion zur Betonung, langsame Umkehr, langsame Umkehr – Halten.

Antagonistisches Bewegungsmuster

Flexion–Abduktion–Innenrotation (D2 Fl), links und rechts (Abb. 1-112).

Verwandte unilaterale Bewegungsmuster

Untere Extremität D2 Ex mit geradem Knie (Abb. 1-73). Extension des unteren Rumpfes mit Rotation nach links (Abb. 1-41): D2 Extension links, mit geraden Knien. Beine berühren einander. Rechts wiederholen.

Verwandte Gesamtbewegungsmuster (Mattenarbeit)

Gleichgewicht der unteren Körperhälfte, Patient auf Stützen (Abb. 1-192, *B*).

Untere Extremität

Betonung auf Hüfte mit geradem Knie:
asymmetrisch (BA)

Flexion nach rechts: Flexion–Abduktion–Innenrotation
(D2 Fl), rechts und Flexion–Adduktion–Außenrotation
(D1 Fl), links

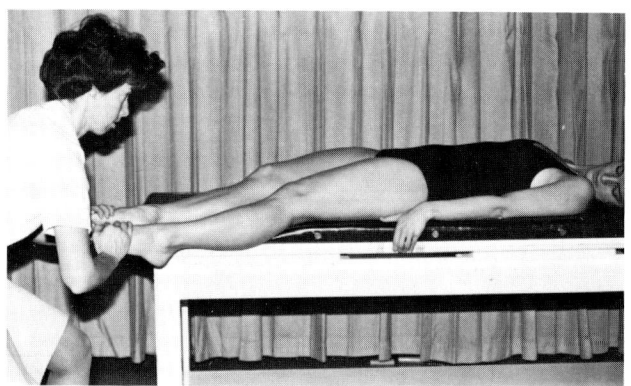

A

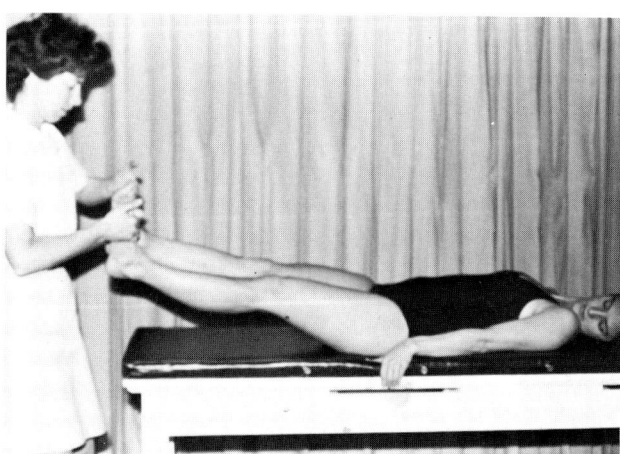

B

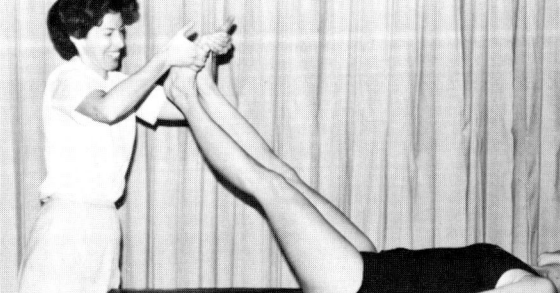

C

Abb. 1-114

Bewegungskomponenten

Freie Bewegung: Rückenlage, Kopf und Schulter des Patienten können leicht angehoben sein. Kopf rotiert nach links, dann nach rechts. Hände greifen den Tischrand zur Stabilisation und Verstärkung. Alternative Stellungen: Bauchlage mit über das Tischende flektierten Hüften.

Bewegung mit Widerstand: Rechter Fuß und Fußgelenk dorsalflektieren und evertieren, während der linke Fuß und Fußgelenk dorsalflektieren und invertieren zur Einleitung der BA Flexion (D2 und D1) nach rechts hinauf und heraus.

A. Verlängerte Stellung

Kommandos: Vorbereitungskommando: «Du hebst Deine Füße hoch und nach rechts hinaus, drehst Deine Fersen nach rechts hinaus, läßt Deine Knie gerade und hebst beide Beine zur rechten Seite hoch.»

Aktionskommando: «Hebe Deine Füße hoch und nach rechts hinaus! Zehen hoch! Hoch- und hinüberziehen!»

Vorschläge für Techniken: Dehnung, Traktion, Widerstand.

B. Mittelstellung

Kommandos: «Halten! Laß Deine Knie gerade! Hoch- und hinausheben! Heben! Und heben! Und ausruhen.»

Vorschläge für Techniken: wiederholte Kontraktionen.

C. Verkürzte Stellung

Kommandos: «Jetzt halten! Schaue auf Deine Füße! Halte sie ruhig! Halten! Halten! Und ausruhen.»

Vorschläge für Techniken: rhythmische Stabilisation, wiederholte Kontraktionen zur Betonung.

Antagonistisches Bewegungsmuster

BA Extension nach links: D2 Ex, rechts; D1 Ex, links (Abb. 1-115).

Verwandte unilaterale Bewegungsmuster

Untere Extremität D2 Fl, rechts (Abb. 1-70); D1 Fl, links (Abb. 1-64). Knie gerade.

Flexion des unteren Rumpfes mit Rotation nach rechts (Abb. 1-38): D2 Fl mit geraden Knien, rechts. Extremitäten berühren sich.

Anmerkung: Bedenke die Fähigkeiten und Bedürfnisse des Patienten vor der Auswahl dieses schwer durchzuführenden Bewegungsmusters.

Untere Extremität

*Betonung auf Hüfte mit geradem Knie:
asymmetrisch (BA)*

*Extension nach links: Extension–Abduktion–Innen-
rotation (D1 Ex), links; Extension–Adduktion–
Außenrotation (D2 Ex), rechts*

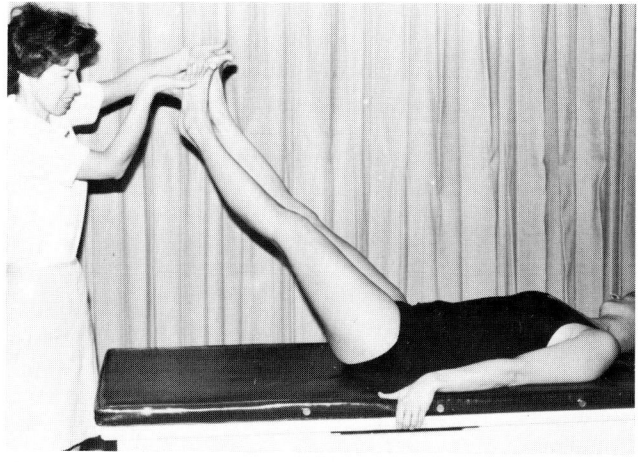

A

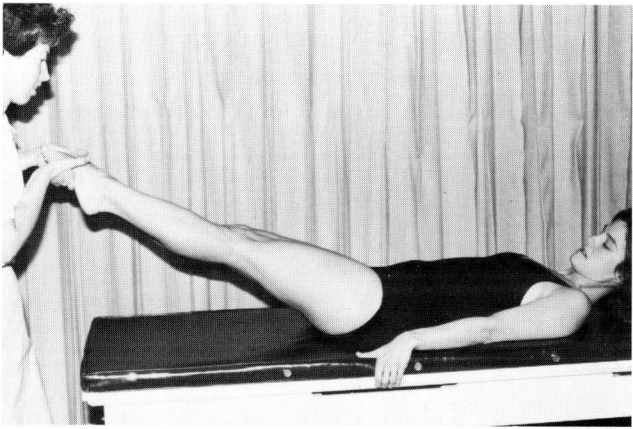

B

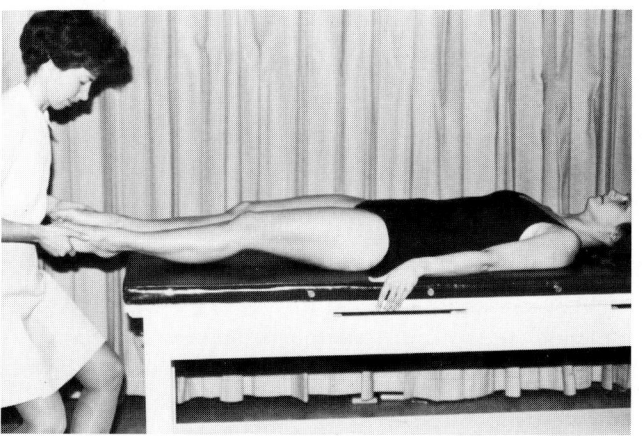

C

Abb. 1-115

Bewegungskomponenten

Freie Bewegung: Rückenlage, Kopf und Schultern
können leicht angehoben sein. Augen sind auf die
Füße gerichtet, Kopf und Hals beugen, nehmen dann
Stellung auf der Mittellinie ein. Hände greifen den
Tischrand zur Stabilisation und Verstärkung. Alternative Stellung: Bauchlage mit über das Tischende flektierten Hüften.
Bewegung mit Widerstand: Füße und Fußgelenke
beugen plantar mit Eversion von links und Inversion
von rechts zur Einleitung der Beinextension nach links
hinunter.

A. Verlängerte Stellung

Kommandos: Vorbereitungskommando: «Du drehst
Deine Fersen nach links und drückst Deine Füße
hinunter und nach außen zum Tischrand.» (D1 Ex,
links, D2 Ex, rechts).
Aktionskommando: «Drücke Deine Füße nach links
hinunter! Laß die Knie gerade! Die ganze Zeit lang!
Hinunter und nach links heraus!»
Vorschläge für Techniken: Approximation, Dehnung
und Widerstand.

B. Mittelstellung

Kommandos: «Halten! Laß Deine Knie gerade! Jetzt
drücken! Noch einmal drücken! Und ausruhen.»
Vorschläge für Techniken: Maximaler Widerstand beim
Haltekommando, wiederholte Kontraktionen zur Betonung.

C. Verkürzte Stellung

Kommandos: «Jetzt halten! Schaue auf Deine Füße!
Alles so ruhighalten! Halten! Noch einmal halten! Und
ausruhen.»
Vorschläge für Techniken: rhythmische Stabilisation,
wiederholte Kontraktionen zur Betonung.

Antagonistisches Bewegungsmuster

BA Flexion nach rechts: D1 Fl, links; D2 Fl, rechts
(Abb. 1-114).

Verwandte unilaterale Bewegungsmuster

Untere Extremität D1 Ex, links (Abb. 1-67), und D2 Ex
rechts (Abb. 1-73), Knie gerade.
Extension des unteren Rumpfes nach links (Abb. 1-
41): bilaterale Extension (D1, links und D2, rechts)
nach links. Extremitäten berühren einander.

Untere Extremität

Betonung auf Hüfte mit geradem Knie:
reziprok (BR, GD)

Flexion–Adduktion–Außenrotation (D1 Fl), links;
Extension–Abduktion–Innenrotation (D1 Ex), rechts

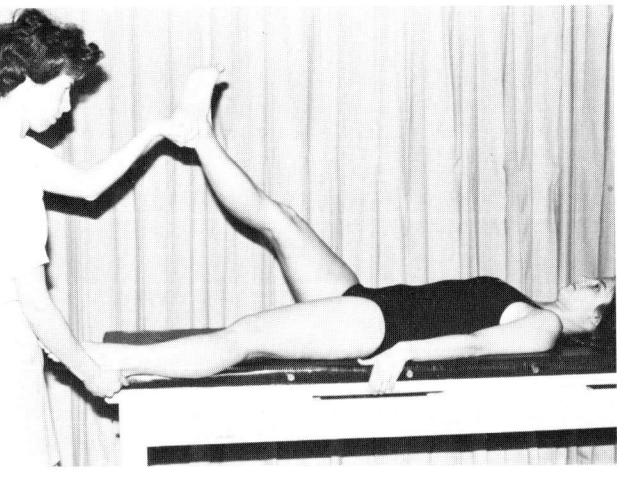

A

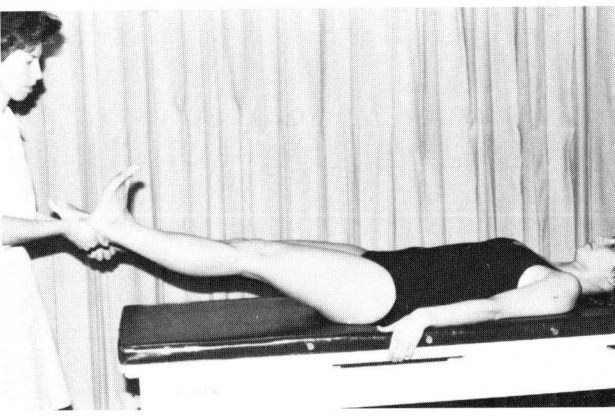

B

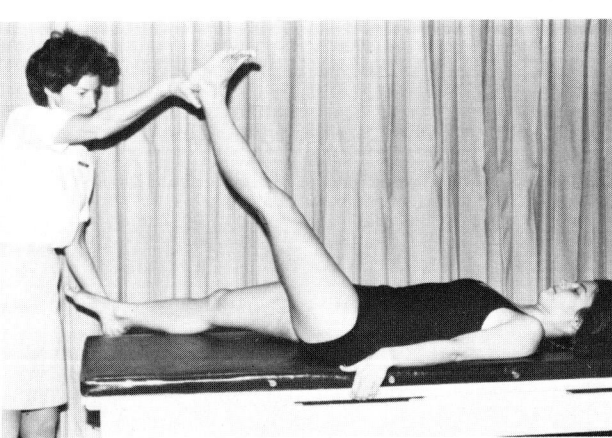

C

Abb. 1-116

Bewegungskomponenten

Freie Bewegung: Rückenlage, Kopf und Schultern können leicht angehoben sein. Augen sind auf den Fuß des beugenden Beines gerichtet. Hände greifen Tischrand zur Stabilisation und Verstärkung. (Die manuellen Kontakte liegen zur guten Kontrolle auf den Fersen. Die Zehen und der Fuß leiten aktiv die Beinbewegung ein.) Alternative Stellungen: Bauchlage mit über das Tischende flektierten Hüften.

Bewegung mit Widerstand: Linker Fuß und Fußgelenk dorsalflektieren und invertieren und leiten so die Hüftflexion, -adduktion und -außenrotation ein, während der rechte Fuß und Fußgelenk plantar beugt und evertiert und so die Hüftextension, -abduktion und -innenrotation einleitet.

A. Verlängerte Stellung

Kommandos: Vorbereitungskommando: «Du ziehst Deinen linken Fuß hoch und hinein und hebst Dein Bein hoch und hinein, dann stößt Du Deinen rechten Fuß und Bein hinunter und heraus.»

Aktionskommando: «Ziehe links hinein und herauf! Drücke rechts hinunter und nach außen! Alles so halten! Jetzt halte rechts und ziehe links hoch! Noch einmal ziehen! Ziehen! Und loslassen.»

Vorschläge für Techniken: Dehnung auf der rechten Seite, Traktion und Dehnung auf der linken; Widerstand.

B. Mittelstellung

Kommandos: «Alles so halten! Jetzt ziehe Dein linkes Bein zur rechten Schulter! Ziehen! Noch einmal ziehen! Und ausruhen!»

Vorschläge für Techniken: Maximaler Widerstand beim Haltekommando auf der rechten Seite; wiederholte Kontraktionen auf der linken zur Betonung. Langsame Umkehr – Halten, dann wiederholte Kontraktionen an verschiedenen Punkten des Bewegungsweges, A bis C.

C. Verkürzte Stellung

Kommandos: «Alles so halten! Jetzt halten! Und Halten! Und halten! Jetzt rechts hinunter- und herausdrücken! Noch einmal drücken! Und noch einmal! Und ausruhen.»

Vorschläge für Techniken: rhythmische Stabilisation; wiederholte Kontraktionen zur Betonung auf der rechten Seite. Langsame Umkehr- Halten in der Mittelstellung, dann in der verkürzten Stellung gefolgt von wiederholten Kontraktionen.

Antagonistisches Bewegungsmuster

(BR, GD): D1 Ex, links; D1 Fl, rechts (Abb. 1-117).

Verwandte unilaterale Bewegungsmuster

Untere Extremität D1 Fl mit Knieflexion (Abb. 1-65); D1 Ex mit Knieextension, antagonistisches Bewegungsmuster (Abb. 1-68).
Flexion des unteren Rumpfes und Extension: D1 Fl mit Knieflexion, links (Abb. 1-39); D1 Ex mit Knieextension, rechts (Abb. 1-41). Beine berühren einander.

Untere Extremität

*Betonung auf Hüfte mit geradem Knie:
reziprok (BR, GD)*

*Extension–Abduktion–Innenrotation (D1 Ex), links;
Flexion–Adduktion–Außenrotation (D1 Fl), rechts*

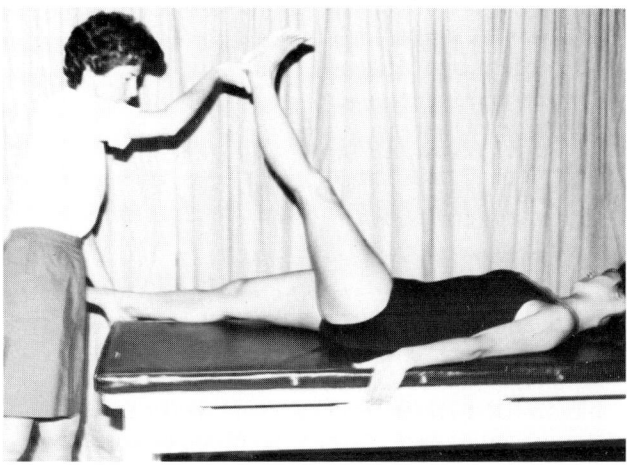

A

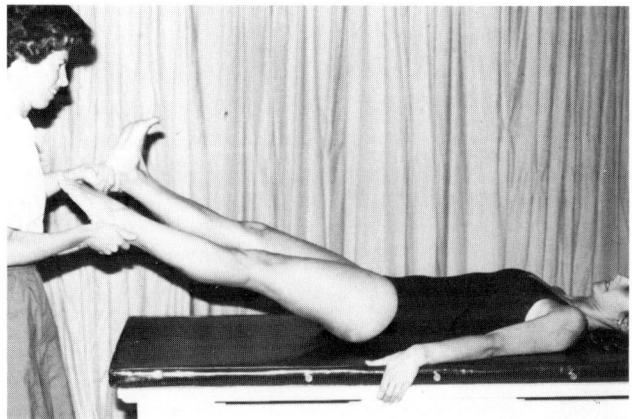

B

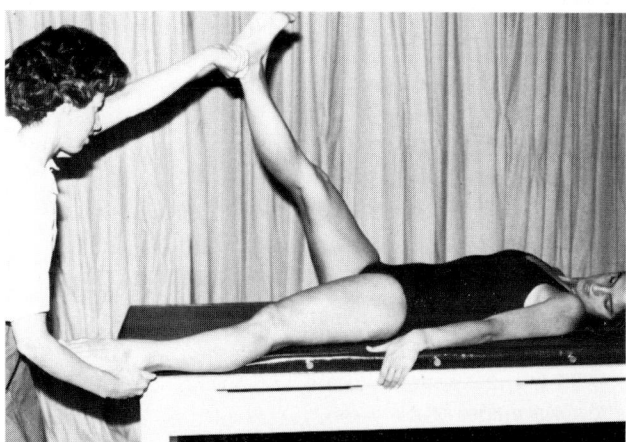

C

Abb. 1-117

Bewegungskomponenten

Freie Bewegung: Rückenlage, Kopf und Schultern
können leicht angehoben sein. Kopf rotiert, während
die Augen auf den Fuß des beugenden Beines gerichtet sind. Hände greifen Tischrand zur Stabilisation und
Verstärkung. (Die manuellen Kontakte liegen zur guten
Kontrolle auf den Fersen. Zehen und Fuß leiten aktiv
die Beinbewegung ein.) Alternative Stellungen: Bauchlage mit über das Tischende flektierten Hüften.
Bewegung mit Widerstand: Linker Fuß und Fußgelenk
beugen plantar und evertieren und leiten so die Hüftextension, -abduktion und -innenrotation ein, während
der rechte Fuß dorsalflektiert und invertiert und so die
Hüftflexion, -adduktion und -außenrotation einleitet.

A. Verlängerte Stellung

Kommandos: Vorbereitungskommando: «Du drückst
Deinen linken Fuß hinunter und heraus, drückst Dein
Bein hinunter und heraus, hebst Deinen rechten Fuß
hoch und hinein. Laß die Knie gerade.»
Aktionskommando: «Drücke Deinen linken Fuß und
Bein hinunter und heraus! Rechts hinein- und hochzie-
hen! Alles so halten! Jetzt links halten und rechts
hochziehen! Hinein- und hochziehen! Ziehen! Und
loslassen.»
Vorschläge für Techniken: Dehnung auf der linken
Seite, Traktion und Dehnung auf der rechten; Wider-
stand und wiederholte Kontraktionen.

B. Mittelstellung

Kommandos: «Alles so halten! Laß die Knie gerade!
Jetzt ziehe das rechte Bein hoch und hinein! Noch
einmal ziehen! Ziehen! Und ausruhen.»
Vorschläge für Techniken: maximaler Widerstand beim
Haltekommando auf der linken Seite, wiederholte
Kontraktionen zur Betonung der rechten Seite. Lang-
same Umkehr – Halten, dann wiederholte Kontraktio-
nen an verschiedenen Punkten des Bewegungsweges,
A bis *C*.

C. Verkürzte Stellung

Kommandos: «Alles so halten! Halten! Und halten!
Und halten! Jetzt links hinunter- und herausdrücken!
Und drücken! Und noch einmal! Und loslassen.»
Vorschläge für Techniken: rhythmische Stabilisation,
wiederholte Kontraktionen links zur Betonung. Langsame Umkehr – Halten in der Mittelstellung, dann in
der verkürzten Stellung gefolgt von wiederholten Kontraktionen auf der linken Seite.

Antagonistisches Bewegungsmuster

(BR, GD): D1 Fl, links; D1 Ex, rechts (Abb. 1-116).

Verwandte unilaterale Bewegungsmuster

Untere Extremitäten D1 Fl mit geradem Knie (Abb. 1-
64); D1 Ex mit geradem Knie, antagonistisches Bewegungsmuster (Abb. 1-67).
Flexion des unteren Rumpfes und Extension: D1 Ex mit
geradem Knie, links (Abb. 1-41); D1 Fl mit geradem
Knie, rechts (Abb. 1-38). Extremitäten berühren einander.

Untere Extremität

Betonung auf Hüfte mit geradem Knie:
reziprok (BR, GD)

Flexion–Abduktion–Innenrotation (D2 Fl), links;
Extension–Adduktion–Außenrotation (D2 Ex), rechts

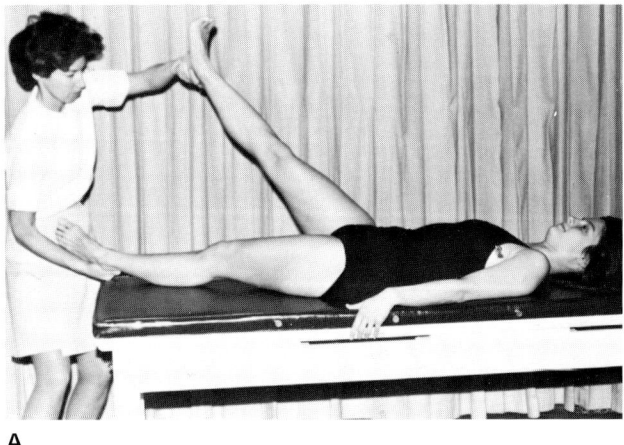

A

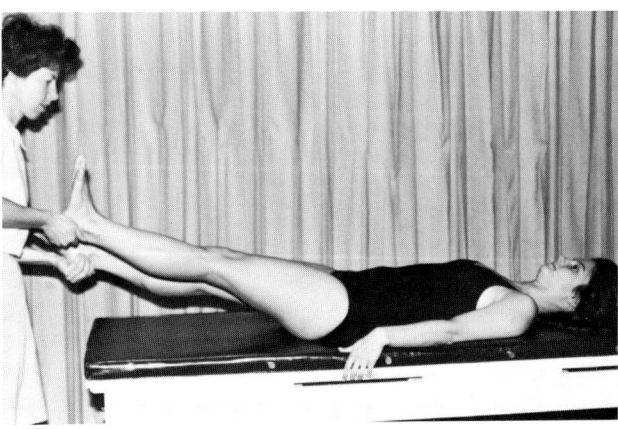

B

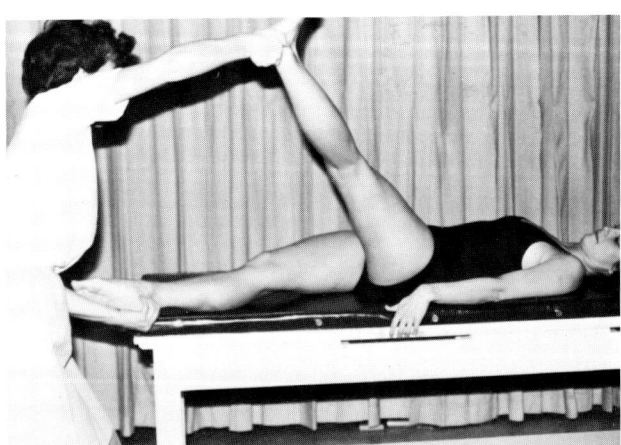

C

Abb. 1-118

Bewegungskomponenten

Freie Bewegung: Rückenlage, Kopf und Schultern können leicht angehoben sein. Kopf rotiert, während Augen auf Fuß des gebeugten Beines gerichtet sind. Hände greifen Tischrand zur Stabilisation und Verstärkung. (Manuelle Kontakte liegen auf den Fersen zur guten Kontrolle. Zehen und Fuß leiten aktiv die Beinbewegung ein.) Alternative Stellungen: Bauchlage mit über das Tischende flektierten Hüften.

Bewegung mit Widerstand: Linker Fuß und Fußgelenk dorsalflektieren und evertieren und leiten so die Hüftflexion, abduktion und -innenrotation ein, während der rechte Fuß und Fußgelenk plantar beugen und invertieren und so die Hüftextension, -adduktion und -außenrotation einleiten.

A. Verlängerte Stellung

Kommandos: Vorbereitungskommando: «Du hebst Deinen linken Fuß hoch und hinaus, ziehst Dein Bein hoch und hinaus (D2 Fl), drückst Deinen rechten Fuß hinunter und herein und drückst das Bein hinunter und herein (D2 Ex). Laß Deine Knie gerade.»

Aktionskommando: «Links hoch- und herausheben! Rechts hinunter- und hereinziehen! Alles so halten! Jetzt rechts halten und links hochziehen! Ziehen! Und noch einmal! Und loslassen.»

Vorschläge für Techniken: Dehnung auf der rechten Seite, Traktion und Dehnung auf der linken; Widerstand und wiederholte Kontraktionen.

B. Mittelstellung

Kommandos: «Alles so halten! Jetzt ziehe Dein linkes Bein hoch und hinaus! Noch einmal ziehen! Ziehen! Und ausruhen.»

Vorschläge für Techniken: maximaler Widerstand beim Haltekommando auf der rechten Seite, wiederholte Kontraktionen auf der linken Seite zur Betonung. Langsame Umkehr – Halten, dann wiederholte Kontraktionen an verschiedenen Punkten im Bewegungsweg, *A* bis *C*.

C. Verkürzte Stellung

Kommandos: «Alles so halten! Halten! Und halten, und halten! Links hoch- und herausziehen! Und ziehen! Ziehen! Und noch einmal! Und loslassen.»

Vorschläge für Techniken: rhythmische Stabilisation, wiederholte Kontraktionen zur Betonung auf der linken Seite. Langsame Umkehr – Halten in Mittelstellung, dann in verkürzter Stellung gefolgt von wiederholten Kontraktionen auf der linken Seite.

Antagonistisches Bewegungsmuster

(BR, GD): D2 Ex, links; D2 Fl, rechts (Abb. 1-119).

Verwandte Bewegungsmuster

Untere Extremität D2 Fl mit geradem Knie (Abb. 1-70); D2 Ex mit geradem Knie, antagonistisches Bewegungsmuster (Abb. 1-73).

Flexion und Extension des unteren Rumpfes: D2 Fl mit geradem Knie, links (Abb. 1-38); D2 Ex mit geradem Knie, links (Abb. 1-41). Extremitäten berühren sich.

Untere Extremität

Betonung auf Hüfte mit geradem Knie:
reziprok (BR, GD)

Extension–Adduktion–Außenrotation (D2 Ex), links;
Flexion–Abduktion–Innenrotation (D2 Fl), rechts

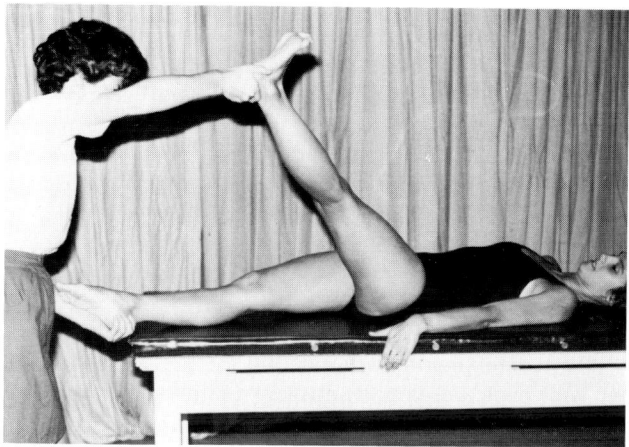

A

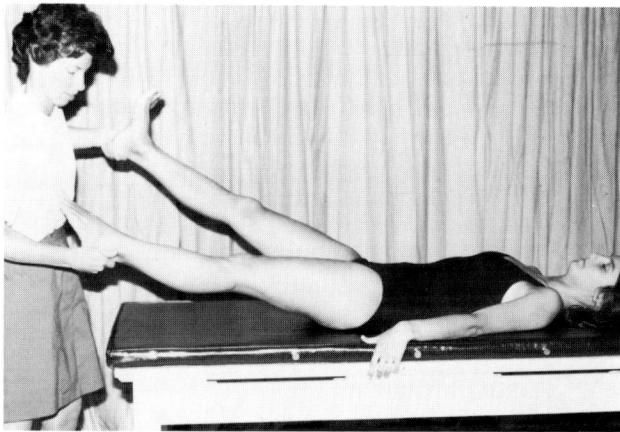

B

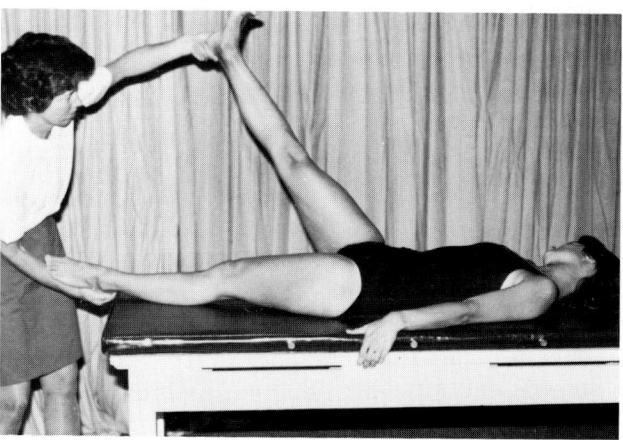

C

Abb. 1-119

Bewegungkomponenten

Freie Bewegung: Rückenlage, Kopf und Schultern können leicht angehoben sein. Kopf rotiert, während Augen auf Fuß des gebeugten Beines gerichtet sind. Hände greifen Tischrand zur Stabilisation und Verstärkung. (Die manuellen Kontakte liegen auf den Fersen zur guten Kontrolle. Zehen und Fuß leiten die Beinbewegung aktiv ein.) Alternative Stellungen: Bauchlage mit über das Tischende flektierten Hüften. Bewegungen mit Widerstand: Linker Fuß und Fußgelenk beugen plantar und invertieren und leiten so die Hüftextension, -adduktion und -außenrotation ein, während der rechte Fuß und Fußgelenk dorsalflektieren und evertieren und so die Hüftflexion, -abduktion und -innenrotation einleiten.

A. Verlängerte Stellung

Kommandos: Vorbereitungskommando: «Du drückst Deinen linken Fuß hinunter und herein, drückst Dein Bein hinunter und herein (D2 Ex) und ziehst Deinen rechten Fuß hoch und heraus, dann ziehst Du das Bein hoch und heraus (D2 Fl). Laß die Knie gerade.»
Aktionskommando: «Links hinunter- und hereindrücken! Rechts hoch- und herausziehen! Alles so halten! Jetzt halte links und ziehe rechts hoch und heraus! Ziehen! Noch einmal! Und loslassen.»
Vorschläge für Techniken: Dehnung auf der linken Seite, Dehnung und Traktion auf der rechten; Widerstand und wiederholte Kontraktionen.

B. Mittelstellung

Kommandos: «Alles so halten! Jetzt rechts hoch- und herausziehen! Noch einmal ziehen! Ziehen! Und ausruhen.»
Vorschlag für Techniken: maximaler Widerstand beim Halten auf der linken Seite; wiederholte Kontraktionen auf der rechten Seite zur Betonung. Langsame Umkehr – Halten, dann wiederholte Kontraktionen an verschiedenen Punkten des Bewegungsweges, A bis C.

C. Verkürzte Stellung

Kommandos: «Alles so halten! Jetzt halten! Und halten! Jetzt rechts hoch- und herausziehen! Und ziehen! Noch einmal! Und noch einmal! Und loslassen.»
Vorschläge für Techniken: rhythmische Stabilisation; wiederholte Kontraktionen zur Betonung auf der rechten Seite. Langsame Umkehr – Halten in Mittelstellung, dann in verkürzter Stellung, gefolgt von wiederholten Kontraktionen auf der linken Seite.

Antagonistisches Bewegungsmuster

(BR, GD): D2 Fl, links; D2 Ex, rechts (Abb. 1-118).

Verwandte unilaterale Bewegungsmuster

Untere Extremität D2 Fl mit geradem Knie (Abb. 1-70); D2 Ex mit geradem Knie, antagonistisches Bewegungsmuster (Abb. 1-73).
Flexion und Extension des unteren Rumpfes: D2 Fl mit geradem Knie, links (Abb. 1-38); D2 Ex mit geradem Knie, rechts (Abb. 1-41). Extremitäten berühren sich.

Untere Extremität

Betonung auf Hüfte mit geradem Knie:
reziprok (BR, KD)

Flexion–Abduktion–Innenrotation (D2 Fl), rechts;
Extension–Abduktion–Innenrotation (D1 Ex), links

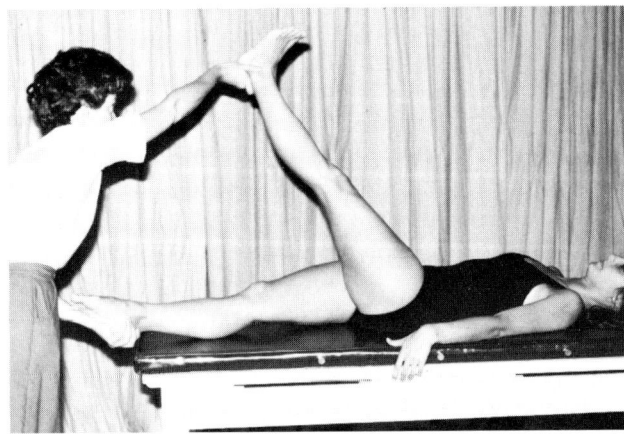

A

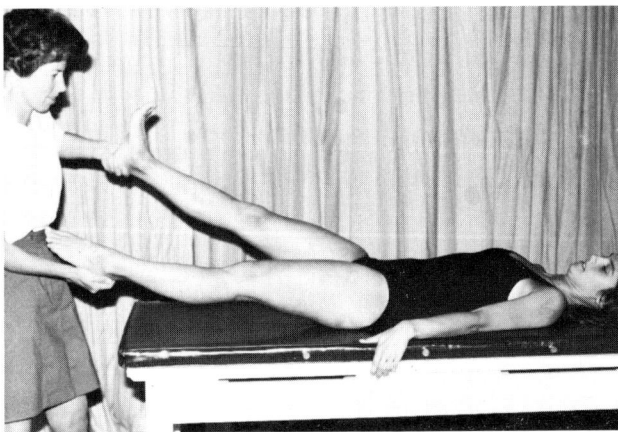

B

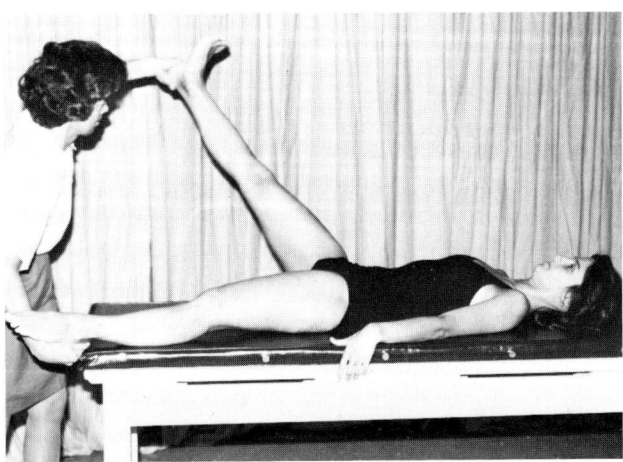

C

Abb. 1-120

Bewegungskomponenten

Freie Bewegung: Rückenlage, Kopf und Schultern können leicht angehoben sein. Kopf bleibt auf der Mittellinie. Hände greifen Tischrand zur Stabilisation und Verstärkung. (Die manuellen Kontakte liegen auf den Fersen zur Bewegungskontrolle. Zehen und Fuß leiten aktiv die Beinbewegung ein.) Alternative Stellungen: Bauchlage mit über das Tischende flektierten Hüften.

Bewegung mit Widerstand: Rechter Fuß und Fußgelenk bewegen sich nach oben und nach rechts außen und leiten so die Hüftflexion, -abduktion und -innenrotation ein. Gleichzeitig drücken der linke Fuß und das Fußgelenk hinunter und nach außen und leiten so die Hüftextension, -abduktion und -innenrotation ein.

A. Verlängerte Stellung

Kommandos: Vorbereitungskommando: «Du hebst Deinen rechten Fuß hoch und heraus, drehst Deine Ferse nach außen und hebst das Bein hoch und heraus; gleichzeitig drückst Du den linken Fuß hinunter und heraus, drehst Deine Ferse nach außen und drückst hinunter und heraus. Laß die Knie gerade.»

Aktionskommando: «Hebe Deinen rechten Fuß hoch und hinaus! Und hoch und hinausziehen! Und drücke Deinen linken Fuß hinunter und heraus! Hinunter- und herausdrücken! Los!»

Vorschläge für Techniken: Dehnung und Traktion, rechts, Dehnung, links; Widerstand.

B. Mittelstellung

Kommandos: «Und halten! Halte Dein rechtes Bein ruhig! Drücke das linke hinunter und heraus! Drücken! Noch einmal drücken! Und ausruhen.»

Vorschläge für Techniken: wiederholte Kontraktionen zur Betonung.

C. Verkürzte Stellung

Kommandos: «Und halten! Halte beide Beine ruhig! Und ausruhen.»

Vorschläge für Techniken: rhythmische Stabilisation, wiederholte Kontraktionen zur Betonung.

Antagonistisches Bewegungsmuster

(BR, KD): D2 Ex, rechts; D1 Fl, links.

Verwandte unilaterale Bewegungsmuster

Untere Extremität D2 Fl mit geradem Knie, rechts (Abb. 1-70). D1 Ex mit geradem Knie, links (Abb. 1-67).
Flexion und Extension des unteren Rumpfes mit Rotation: D2 Fl mit geradem Knie, rechts (Abb. 1-38); D1 Ex mit geradem Knie, links (Abb. 1-41). Extremitäten berühren einander.

Verwandte Gesamtbewegungsmuster (Mattenarbeit)

Vorwärtslaufen im Bärenstand nach rechts, D2 Fl, rechts; D1 Fl, links (Abb. 1-176).

Untere Extremität

*Betonung auf Hüfte und Knie:
reziprok (BR, GD)*

*Flexion–Adduktion–Außenrotation (D1 Fl),
mit Knieflexion, rechts;
Extension–Abduktion–Innenrotation (D1 Ex),
mit Knieextension, links*

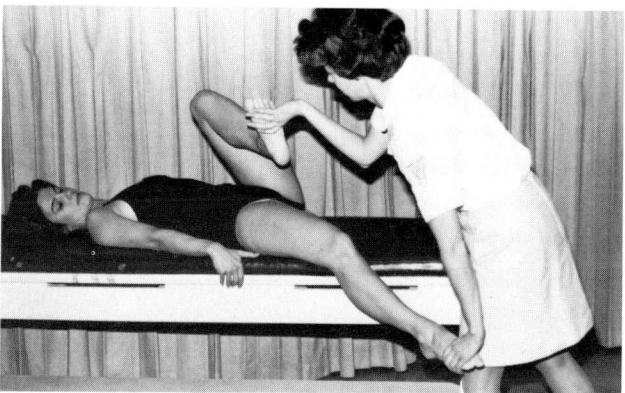

A

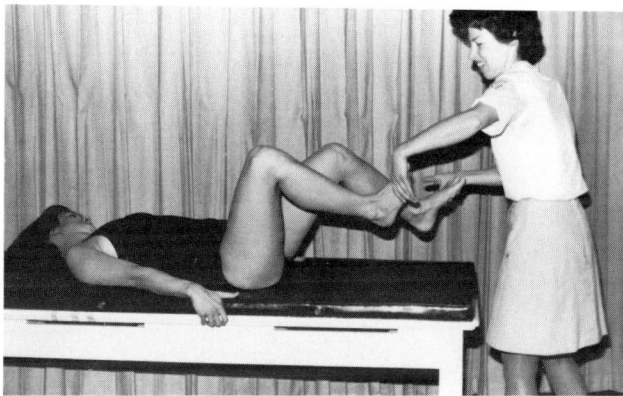

B

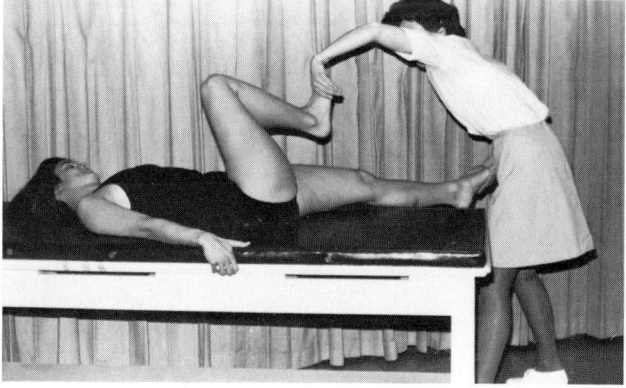

C   Abb. 1-121

Verwandte Gesamtbewegungsmuster (Mattenarbeit)

Rollen in Bauchlage, D1 Fl mit Hüft- und Knieflexion (Abb. 1-155).
Rollen in Bauchlage, D1 Ex mit Hüft- und Knieextension (Abb. 1-156).

Bewegungskomponenten

Freie Bewegung: Rückenlage, Kopf und Schultern können leicht angehoben sein. Augen folgen dem linken Fuß, dann dem rechten. Hände greifen Tischrand zur Stabilisation und Verstärkung. Alternative Stellungen: Bauchlage mit über das Tischende flektierten Hüften.
Bewegung mit Widerstand: Rechter Fuß und Fußgelenk dorsalflektieren und invertieren und leiten so die Hüftflexion, -adduktion und -außenrotation ein, während der linke Fuß und Fußgelenk plantar beugen und evertieren und so die Hüftextension, -abduktion und -innenrotation und Knieextension einleiten.

A. Verlängerte Stellung

Kommandos: Vorbereitungskommando: «Du ziehst Deinen rechten Fuß hoch und hinein, beugst Deine Hüfte und Knie (D1 Fl), drückst Deinen linken Fuß hinunter und heraus und machst Deine Hüfte und Knie gerade (D1 Ex).»
Aktionskommando: «Rechts hinein- und hochziehen! Links hinunter- und herausdrücken! Alles so halten! Jetzt links halten und rechts hochziehen! Loslassen.»
Vorschläge für Techniken: Dehnung auf der rechten Seite, Traktion und Dehnung auf der linken; Widerstand und wiederholte Kontraktionen.

B. Mittelstellung

Kommandos: «Alles so halten! Jetzt rechts ziehen! Ziehe Deine Knie zu Deiner linken Schulter! Noch einmal ziehen! Ziehen! Und ausruhen.»
Vorschläge für Techniken: maximaler Widerstand beim Haltekommando auf der linken Seite; wiederholte Kontraktionen auf der rechten Seite zur Betonung. Langsame Umkehr – Halten, dann wiederholte Kontraktionen an verschiedenen Punkten im Bewegungsweg, *A* bis *C*.

C. Verkürzte Stellung

Kommandos: «Alles so halten! Jetzt halten und weiterhalten! Rechts hoch- und hineinziehen! Und ziehen! Noch einmal und noch einmal! Ausruhen.»
Vorschläge für Techniken: rhythmische Stabilisation; wiederholte Kontraktionen zur Betonung auf der rechten Seite. Langsame Umkehr–Halten in Mittelstellung, dann in verkürzter Stellung, gefolgt von wiederholten Kontraktionen auf der rechten Seite.

Antagonistisches Bewegungsmuster

(BR, GD): D1 Fl mit Knieflexion, links; D1 Ex mit Knieextension, rechts (Abb. 1-122).

Verwandte unilaterale Bewegungsmuster

Untere Extremität D1 Fl mit Knieflexion, rechts (Abb. 1-65). D1 Ex mit Knieextension, antagonistisches Bewegungsmuster (Abb. 1-68).
Flexion und Extension des unteren Rumpfes: D1 Fl mit Knieflexion, rechts (Abb. 1-39); D1 Ex mit Knieextension, rechts (Abb. 1-42). Extremitäten berühren sich.

Untere Extremität

Betonung auf Hüfte und Knie: reziprok (BR, GD)

Flexion–Adduktion–Außenrotation (D1 Fl),
mit Knieflexion, links; Extension–Abduktion–
Innenrotation (D1 Ex), mit Knieextension, rechts

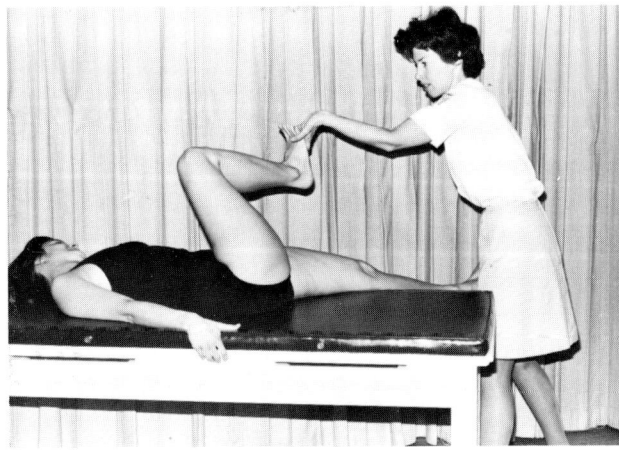

A

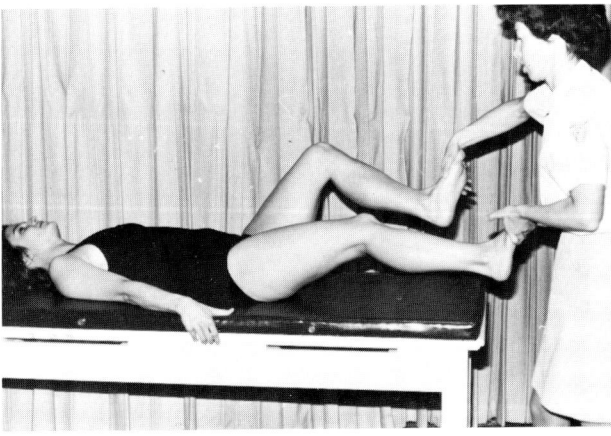

B

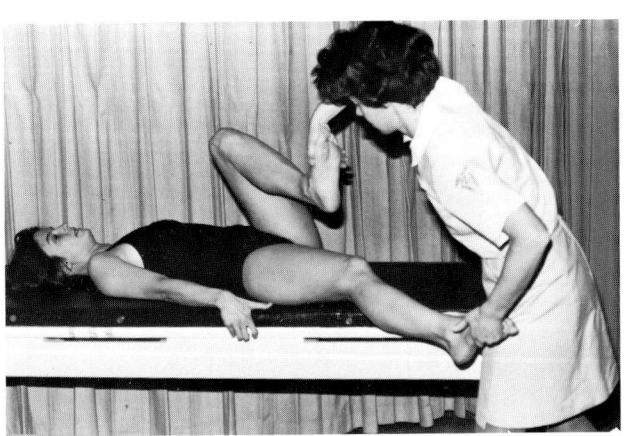

C

Abb. 1-122

Bewegungskomponenten

Freie Bewegung: Rückenlage, Kopf und Schultern können leicht angehoben sein. Augen sind auf rechten Fuß gerichtet, dann werden die Bewegungen nicht mehr beobachtet. Hände greifen Tischrand zur Stabilisation und Verstärkung. Alternative Stellungen: Bauchlage mit über das Tischende flektierten Hüften.
Bewegung mit Widerstand: Linker Fuß und Fußgelenk dorsalflektieren und invertieren und leiten so die Hüftflexion, -adduktion und -außenrotation und die Knieflexion ein, während der rechte Fuß und Fußgelenk plantar beugen und evertieren und so die Hüftextension, -abduktion und -innenrotation und die Knieextension einleiten.

A. Verlängerte Stellung

Kommandos: Vorbereitungskommando: «Du ziehst Deinen linken Fuß hoch und hinein, beugst Deine Hüfte und das Knie (D1 Fl), drückst Deinen rechten Fuß hinunter und heraus und machst Deine Hüfte und das Knie gerade (D1 Ex).»
Aktionskommando: «Links hoch- und hineinziehen! Rechts hinunter- und herausdrücken! Alles so halten! Jetzt rechts halten und links hoch- und hineinziehen! Ziehen! Noch einmal! Und loslassen.»
Vorschläge für Techniken: Dehnung auf der rechten Seite, Traktion und Dehnung auf der linken; Widerstand und wiederhole Kontraktionen.

B. Mittelstellung

Kommandos: «Alles so halten! Jetzt links ziehen! Ziehe Dein Knie zu Deiner rechten Schulter! Noch einmal ziehen! Und noch einmal und ausruhen.»
Vorschläge für Techniken: maximaler Widerstand beim Haltekommando auf der rechten Seite, wiederholte Kontraktionen auf der linken Seite zur Betonung. Langsame Umkehr – Halten, dann wiederholte Kontraktionen an verschiedenen Punkten im Bewegungsweg, *A* bis *C*.

C. Verkürzte Stellung

Kommandos: «Alles so halten! Jetzt halten! Und halten! Und halten! Links hinunter- und herausdrücken! Und drücken! Noch einmal und noch einmal. Ausruhen.» (siehe Abb. 1-121).
Vorschläge für Techniken: rhythmische Stabilisation, wiederholte Kontraktionen zur Betonung auf der linken Seite. Langsame Umkehr – Halten in Mittelstellung, dann in verkürzter Stellung, gefolgt von wiederholten Kontraktionen auf der rechten Seite.

Antagonistisches Bewegungsmuster

(BR, GD): D1 Fl mit Knieflexion, rechts; D1 Ex mit Knieextension, links (Abb. 1-121).

Verwandte unilaterale Bewegungsmuster

Untere Extremität D1 Fl mit Knieflexion (Abb. 1-65); D1 Ex mit Knieextension, antagonistisches Bewegungsmuster (Abb. 1-68).

Flexion und Extension des unteren Rumpfes: D1 Fl mit Knieflexion, links (Abb. 1-39); D1 Ex mit Knieextension, rechts (Abb. 1-42): Extremitäten berühren einander.

Verwandte Gesamtbewegungsmuster (Mattenarbeit)

Rollen in Bauchlage, D1 Fl mit Hüft- und Knieflexion (Abb. 1-155); und D1 Ex mit Hüft- und Knieextension (Abb. 1-156).

Untere Extremität

Betonung auf Hüfte und Knie: reziprok (BR, GD)

Flexion–Abduktion–Innenrotation (D2 Fl),
mit Knieflexion, rechts;
Extension–Adduktion–Außenrotation (D2 Ex),
mit Knieextension, links

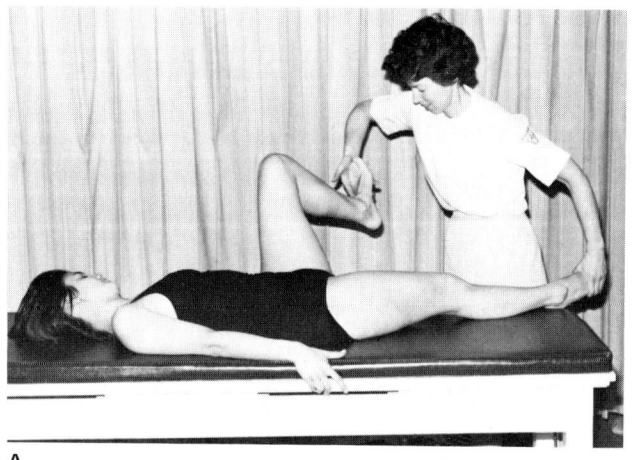

A

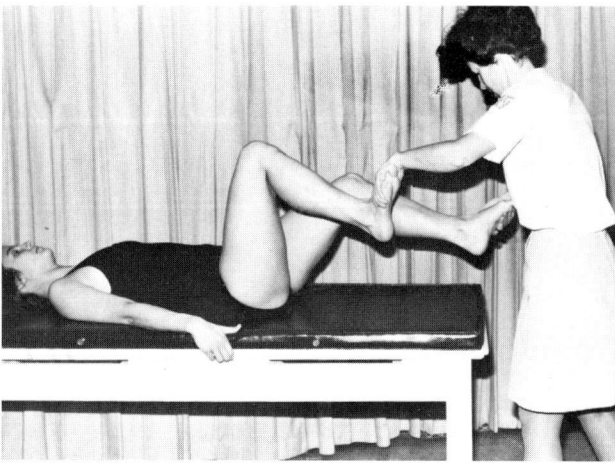

B

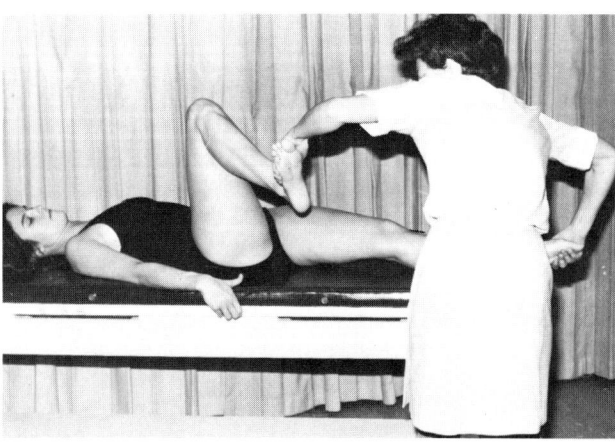

C

Abb. 1-123

Bewegungskomponenten

Freie Bewegung: Rückenlage, Kopf und Schultern können leicht angehoben sein. Augen sind auf linken Fuß gerichtet, anschließend nimmt der Kopf Position auf der Mittellinie ein. Hände greifen Tischrand zur Stabilisation und Verstärkung. Alternative Stellungen: Bauchlage mit über das Tischende flektierten Hüften.
Bewegung mit Widerstand: Rechter Fuß und Fußgelenk dorsalflektieren und evertieren und leiten Hüftflexion, -abduktion und -innenrotation und Knieflexion ein, während der linke Fuß und Fußgelenk plantar beugen und invertieren und so die Hüftextension, -adduktion und -außenrotation und die Knieextension einleiten.

A. Verlängerte Stellung

Kommandos: Vorbereitungskommando: «Du ziehst Deinen rechten Fuß hoch und heraus, beugst Deine Hüfte und Knie (D2 Fl), drückst Deinen linken Fuß hinunter und herein und machst Deine Hüfte und Knie (D2 Ex) gerade.»
Aktionskommando: «Rechts hoch- und herausziehen! Links hinunter- und hereindrücken! Alles so halten! Jetzt halte links und ziehe rechts hoch! Ziehen! Und noch einmal! Und ausruhen.»
Vorschläge für Techniken: Dehnung auf der linken Seite, Traktion und Dehnung auf der rechten; Widerstand und wiederholte Kontraktionen.

B. Mittelstellung

Kommandos: «Alles so halten! Jetzt ziehe Dein rechtes Knie hoch und heraus! Noch einmal ziehen! Ziehen! Und ausruhen.»
Vorschläge für Techniken: maximaler Widerstand beim Haltekommando auf der linken Seite, wiederholte Kontraktionen auf der rechten Seite zur Betonung. Langsame Umkehr – Halten, dann wiederholte Kontraktionen an verschiedenen Punkten im Bewegungsweg, *A* bis *C*.

C. Verkürzte Stellung

Kommandos: «Alles so halten! Jetzt halten, und halten, und halten! Rechts hinunter- und hereindrücken! Und loslassen.»
Vorschläge für Techniken: rhythmische Stabilisation und wiederholte Kontraktionen zur Betonung auf der rechten Seite. Langsame Umkehr – Halten in Mittelstellung, dann in verkürzter Stellung gefolgt von wiederholten Kontraktionen auf der rechten Seite.

Antagonistisches Bewegungsmuster

(BR, GD): D2 Fl mit Knieflexion, links; D2 Ex mit Knieextension, rechts (Abb. 1-124).

Verwandte unilaterale Bewegungsmuster

Untere Extremität D2 Fl mit Knieflexion (Abb. 1-71); D2 Ex mit Knieextension, antagonistisches Bewegungsmuster (Abb. 1-74).

Flexion und Extension des unteren Rumpfes: D2 mit Knieflexion, links (Abb. 1-39); D2 Ex mit Knieextension, rechts (Abb. 1-42): Extremitäten berühren einander.

Verwandte Gesamtbewegungsmuster (Mattenarbeit)

Vorwärtskrabbeln auf den Ellenbogen, D2 mit Hüft- und Knieflexion (Abb. 1-164).

Untere Extremität

Betonung auf Hüfte und Knie: reziprok (BR, GD)

*Flexion–Abduktion–Innenrotation (D2 Fl),
mit Knieflexion, links;
Extension–Adduktion–Außenrotation (D2 Ex),
mit Knieextension, rechts*

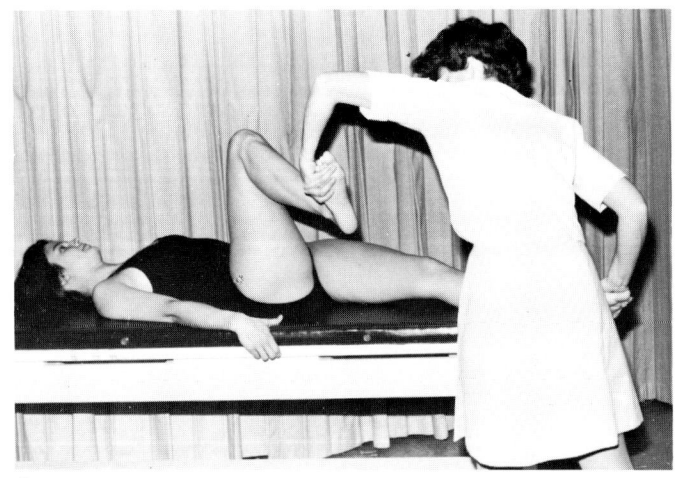

A

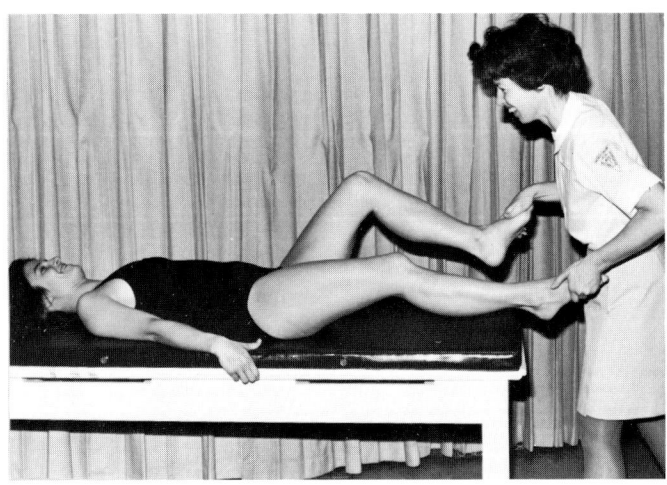

B

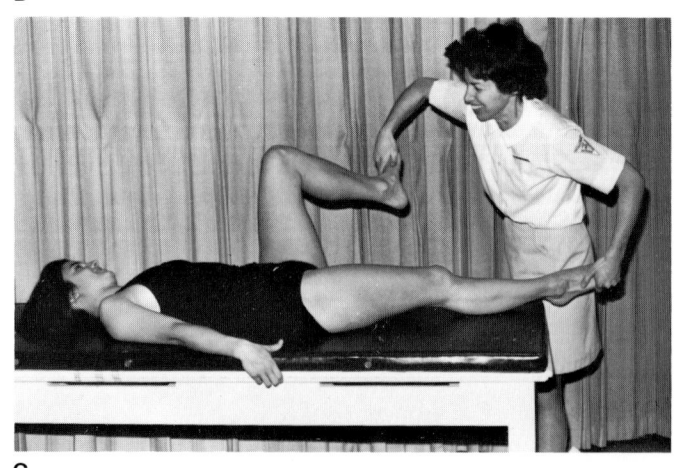

C

Abb. 1-124

Bewegungskomponenten

Freie Bewegung: Rückenlage, Kopf und Schultern können leicht angehoben sein. Kopf bleibt auf der Mittellinie. Hände greifen Tischrand zur Stabilisation und Verstärkung. Alternative Stellungen: Bauchlage mit über das Tischende flektierten Hüften.

Bewegung mit Widerstand: Linker Fuß und Fußgelenk dorsalflektieren und evertieren und leiten so die Hüftflexion, -abduktion und -innenrotation und die Knieflexion ein, während der rechte Fuß und Fußgelenk plantar beugen und invertieren und die Hüftextension, -adduktion und -außenrotation und die Knieextension einleiten.

A. Verlängerte Stellung

Kommandos: Vorbereitungskommando: «Du ziehst Deinen linken Fuß hoch und hinaus, beugst Deine Hüfte und Knie (D2 Fl), drückst Deinen rechten Fuß hinunter und herein und machst Deine Hüfte und Knie (D2 Ex) gerade.»

Aktionskommando: «Links hoch- und herausziehen! Und rechts hinunter- und hereindrücken! Alles so halten! Jetzt rechts halten und links hoch- und hinausziehen! Ziehen! Und ziehen! Und loslassen.»

Vorschläge für Techniken: Dehnung auf der rechten Seite, Traktion und Dehnung auf der linken; Widerstand und wiederholte Kontraktionen.

B. Mittelstellung

Kommandos: «Alles so halten! Jetzt ziehe Dein linkes Knie hoch und hinaus! Noch einmal ziehen! Ziehen! Und ausruhen.»

Vorschläge für Techniken: maximaler Widerstand beim Haltekommando auf der rechten Seite; wiederholte Kontraktionen auf der linken Seite zur Betonung. Langsame Umkehr – Halten, dann wiederholte Kontraktionen an verschieden Punkten im Bewegungsweg, *A* bis *C.*

C. Verkürzte Stellung

Kommandos: «Alles so halten! Jetzt halten! Und halten! Jetzt links hinunter- und hereindrücken! Und drücken! Drücken! Und loslassen.»

Vorschläge für Techniken: rhythmische Stabilisation und wiederholte Kontraktionen zur Betonung auf der linken Seite. Langsame Umkehr – Halten in Mittelstellung, dann in verkürzter Stellung gefolgt von wiederholten Kontraktionen auf der linken Seite.

Antagonistisches Bewegungsmuster

(BR, GD): D2 Fl mit Knieflexion, rechts; D2 Ex mit Knieextension, links (Abb. 1-123).

Verwandte unilaterale Bewegungsmuster

Untere Extremität D2 Fl mit Knieflexion (Abb. 1-71); D2 Ex mit Knieextension, antagonistisches Bewegungsmuster (Abb. 1-74).
Flexion und Extension des unteren Rumpfes: D2 Fl mit Knieflexion (Abb. 1-39); D2 Ex mit Knieextension (Abb. 1-42): Beine berühren einander.

Verwandte Gesamtbewegungsmuster (Mattenarbeit)

Vorwärtskrabbeln auf den Ellenbogen, Hüft- und Knieflexion (D2). (siehe Abb. 1-164.)

Untere Extremität

Betonung auf Hüfte und Knie: reziprok (BR, KD)

Extension–Adduktion–Außenrotation (D2 Ex),
mit Knieextension, rechts;
Flexion–Adduktion–Außenrotation (D1 Fl),
mit Knieflexion, links

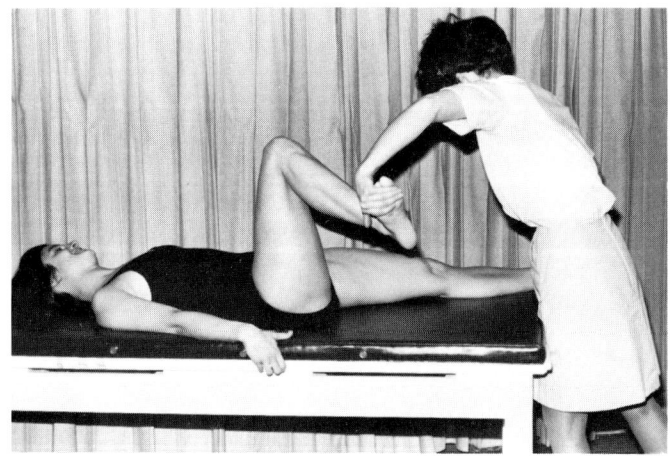

A

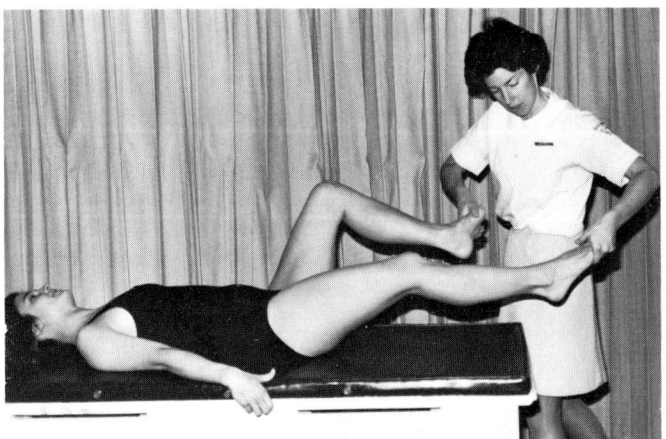

B

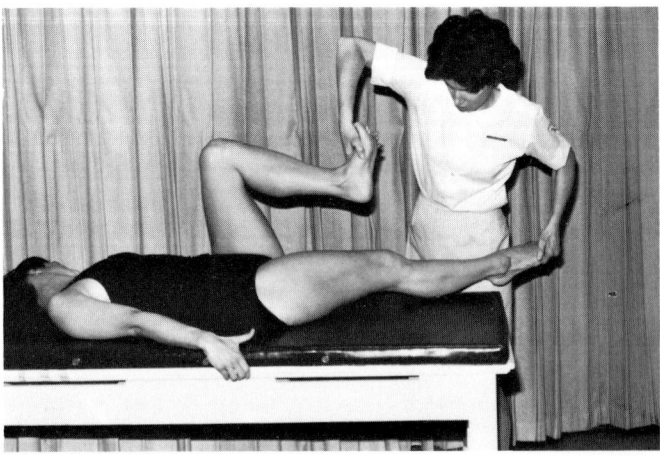

C

Abb. 1-125

Bewegungskomponenten

Freie Bewegung: Rückenlage, Kopf und Schultern können leicht angehoben sein. Kopf liegt auf der Mittellinie, rotiert anschließend nach links. Hände greifen Tischrand zur Stabilisation und Verstärkung. Alternative Stellungen: Bauchlage mit über das Tischende flektierten Hüften.

Bewegung mit Widerstand: Rechter Fuß und Fußgelenk beugen plantar und invertieren und leiten so Hüftextension, -adduktion und -außenrotation und Knieextension ein, während der linke Fuß und Fußgelenk dorsalflektieren und invertieren und so die Hüftflexion, -adduktion und -außenrotation und die Knieflexion einleiten.

A. Verlängerte Stellung

Kommandos: Vorbereitungskommando: «Du drückst Deinen rechten Fuß hinunter und herein, machst Deine Hüfte und Knie gerade (D2 Ex), ziehst Deinen linken Fuß hoch und hinein und beugst die Hüfte und das Knie (D1 Fl).»

Aktionskommando: «Rechts hinunter- und hereindrücken! Und links hoch- und hineinziehen! Alles so halten! Jetzt rechts halten! Und links hoch- und hineinziehen! Ziehen! Noch einmal ziehen! Und loslassen.»

Vorschläge für Techniken: Dehnung auf der rechten Seite, Traktion und Dehnung auf der linken; Widerstand und wiederholte Kontraktionen.

B. Mittelstellung

Kommandos: «Alles so halten! Jetzt ziehe Dein linkes Knie zu Deiner rechten Schulter! Noch einmal ziehen! Stärker ziehen! Und ausruhen.»

Vorschläge für Techniken: maximaler Widerstand beim Haltekommando auf der rechten Seite, wiederholte Kontraktionen auf der linken Seite zur Betonung. Langsame Umkehr — Halten, dann wiederholte Kontraktionen an verschiedenen Punkten im Bewegungsweg, *A* bis *C*.

C. Verkürzte Stellung

Kommandos: «Alles so halten! Jetzt halten! Und halten! Halten! Jetzt links hoch- und hineinziehen! Und ziehen! Ziehen! Noch einmal ziehen! Und ausruhen.»

Vorschläge für Techniken: rhythmische Stabilisation, wiederholte Kontraktionen zur Betonung. Langsame Umkehr — Halten in Mittelstellung, dann in verkürzter Stellung gefolgt von wiederholten Kontraktionen auf der linken Seite.

Antagonistisches Bewegungsmuster

(BR, KD): D2 Fl mit Knieflexion, rechts; D1 Ex mit Knieextension, links (Abb. 1-126).

Verwandte unilaterale Bewegungsmuster

Untere Extremität D2 Ex mit Knieextension (Abb. 1-74); D2 Fl mit Knieflexion, antagonistisches Bewegungsmuster (Abb. 1-71); D1 Fl mit Hüft- und Knieflexion (Abb. 1-65).

Flexion und Extension des unteren Rumpfes: D2 Ex mit Knieextension, rechts (Abb. 1-42); D1 Fl mit Knieflexion, rechts (Abb. 1-39): Extremitäten berühren einander.

Verwandte Gesamtbewegungsmuster (Mattenarbeit)

Rollen in Bauchlage, D1 Fl mit Hüft- und Knieflexion (Abb. 1-155).

Vorwärtskriechen nach rechts, D1 Fl mit Hüft- und Knieflexion, links (Abb. 1-172).

Rückwärtskriechen nach links, D2 Ex mit Hüft- und Knieextension, rechts (Abb. 1-174).

Vorwärtsgehen im Bärenstand nach rechts, D1 Fl, links (Abb. 1-176); Rückwärtsgehen im Bärenstand nach links, D2 Ex, rechts.

Untere Extremität

Betonung auf Hüfte und Knie: reziprok (BR, KD)

Flexion–Abduktion–Innenrotation (D2 FI),
mit Knieflexion, rechts;
Extension–Abduktion–Innenrotation (D1 Ex),
mit Knieextension, links

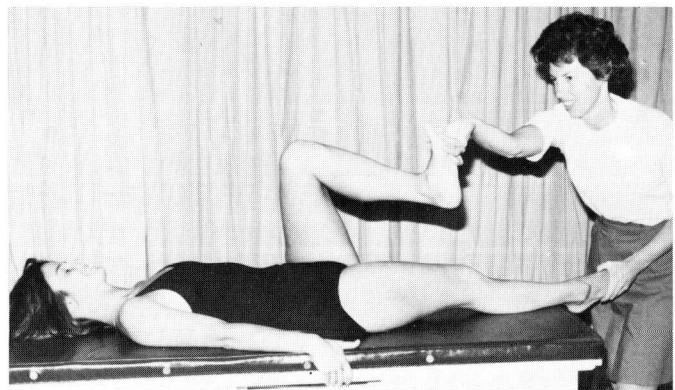

A

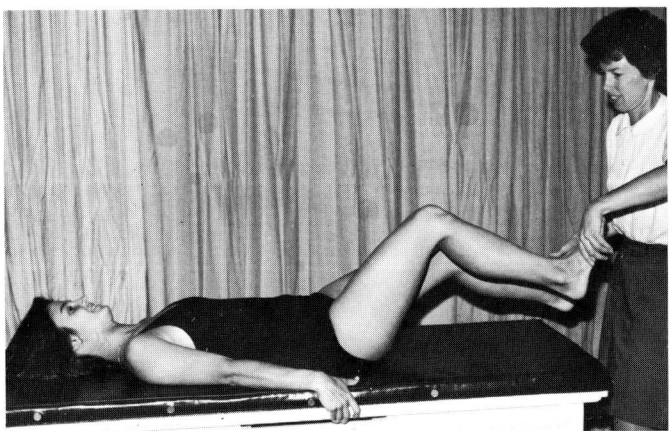

B

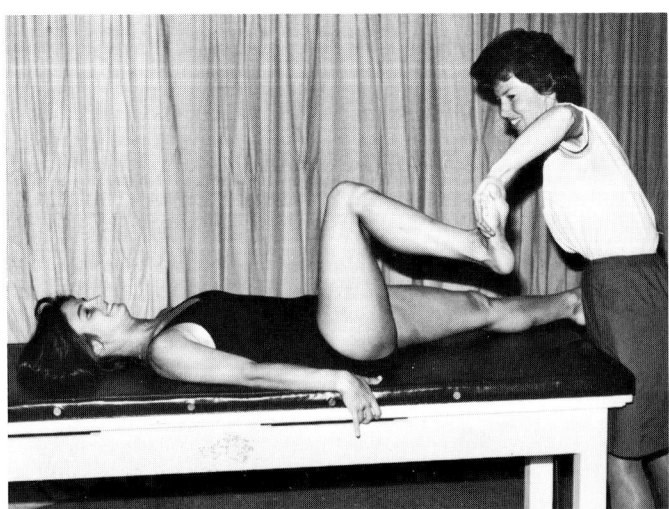

C

Abb. 1-126

Bewegungskomponenten

Freie Bewegung: Rückenlage, Kopf und Schultern können leicht angehoben sein. Kopf bleibt auf der Mittellinie. Hände greifen Tischrand zur Stabilisation und Verstärkung. Alternative Stellungen: Bauchlage mit über das Tischende flektierten Hüften.

Bewegung mit Widerstand: Rechter Fuß und Fußgelenk dorsalflektieren und evertieren und leiten so die Hüftflexion, -abduktion und -innenrotation und die Knieflexion ein, während der linke Fuß plantar beugt und evertiert und die Hüftextension, -abduktion und -innenrotation und die Knieextension einleitet.

A. Verlängerte Stellung

Kommandos: Vorbereitungskommando: «Du ziehst Deinen rechten Fuß hoch hinaus, drehst Deine Ferse nach außen, beugst Deine Hüfte und Knie (D2 Fl), drückst Deinen linken Fuß hinunter und heraus, drehst Deine Ferse nach außen und machst Deine Hüfte und Knie gerade (D1 Ex).»

Aktionskommando: «Rechts hoch- und hinausziehen! Links hinunter- und herausdrücken! Alles so halten! Jetzt links halten! Und rechts hoch- und herausziehen! Ziehen! Und ziehen! Und loslassen.»

Vorschläge für Techniken: Dehnung auf der linken Seite, Traktion und Dehnung auf der rechten; Widerstand und wiederholte Kontraktionen.

B. Mittelstellung

Kommandos: «Alles so halten! Jetzt ziehe Dein rechtes Knie hoch und heraus! Noch einmal ziehen! Ziehen! Und ausruhen.»

Vorschläge für Techniken: maximaler Widerstand beim Haltekommando auf der linken Seite, wiederholte Kontraktionen zur Betonung auf der rechten Seite. Langsame Umkehr – Halten, dann wiederholte Kontraktionen an verschiedenen Punkten im Bewegungsweg, *A* bis *C*.

C. Verkürzte Stellung

Kommandos: «Alles so halten! Jetzt halten! Und halten! Und halten! Jetzt rechts hoch- und hinausziehen! Und ziehen! Ziehen! Noch einmal ziehen! Und loslassen.»

Vorschläge für Techniken: rhythmische Stabilisation, wiederholte Kontraktionen zur Betonung auf der rechten Seite. Langsame Umkehr – Halten in Mittelstellung, dann in verkürzter Stellung, gefolgt von wiederholten Kontraktionen auf der rechten Seite. Exzentrische Kontraktionen.

Antagonistisches Bewegungsmuster

(BR, KD): D2 Ex mit Knieextension, rechts; D1 Fl mit Knieflexion, links (Abb. 1-125).

Verwandte unilaterale Bewegungsmuster

Untere Extremität D2 mit Knieflexion (Abb. 1-71); D1 Ex mit Knieextension (Abb. 1-68).
Flexion und Extension des unteren Rumpfes: D2 Fl mit Knieflexion, rechts (Abb. 1-39); D1 Ex mit Knieextension, links (Abb. 1-42): Extremitäten berühren einander.

Verwandte Gesamtbewegungsmuster (Mattenarbeit)

Vorwärtskriechen nach rechts, D2 Fl mit Hüft- und Knieflexion, rechts (Abb. 1-172).
Rückwärtskriechen nach links, D1 Ex mit Hüft- und Knieextension, links (Abb. 1-174).
Vorwärtsgehen im Bärenstand nach rechts, D2 mit Hüft- und Knieflexion, rechts (Abb. 1-176).

Untere Extremität

Betonung auf Knie: symmetrisch (BS)

Flexion–Adduktion–Außenrotation (D1 Fl),
mit Knieextension, links und rechts

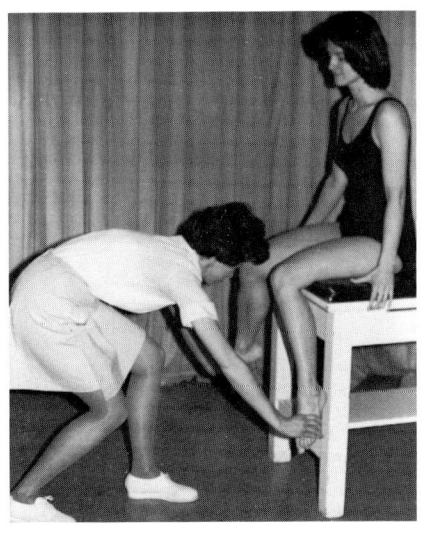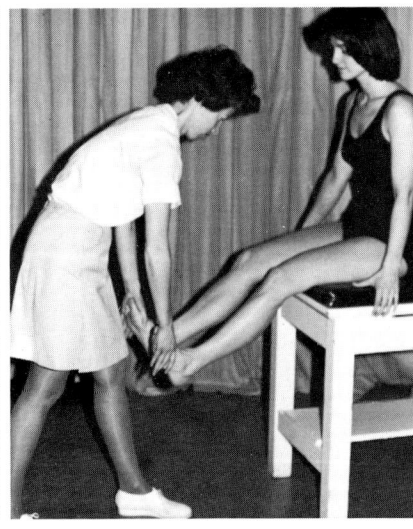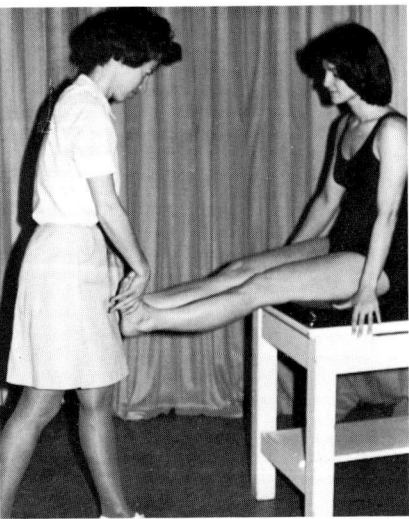

A   B   C

Abb. 1-127

Bewegungskomponenten

Freie Bewegung: Sitz, Augen sind auf Fuß- und Fußgelenkbewegungen gerichtet. Kopf, Hals und Rumpf sind leicht gebeugt, die Hände ergreifen den Tischrand zur Stabilisation und Verstärkung. Alternative Stellungen: Rückenlage, Knie sind über den Tischrand gebeugt.

Bewegung mit Widerstand: Linker und rechter Fuß und Fußgelenke dorsalflektieren, invertieren und leiten die Knieextension mit Außenrotation ein.

A. Verlängerte Stellung

Kommandos: Vorbereitungskommando: «Du stößt Deine Füße hoch und hinein, während Du Deine Knie gerademachst und die Fersen zusammenbringst (D1 Fl).»

Aktionskommando: «Hebe Deine Zehen! Stoße die Füße hinein und hoch! Mache die Knie gerade!»

Vorschläge für Techniken: Traktion, Dehnung und Widerstand.

B. Mittelstellung

Kommandos: «Rechts halten! Und das linke Knie gerademachen! Weiter! Noch einmal! Und noch einmal! Und loslassen.»

Vorschläge für Techniken: maximaler Widerstand beim Haltekommando auf der rechten Seite; wiederholte Kontraktionen auf der linken. Auf wiederholte Kontrak-

tionen kann rhythmische Stabilisation folgen. Langsame Umkehr kann nach oben genannter Folge von Techniken an verschiedenen Punkten im Bewegungsweg, *A* bis *C*, durchgeführt werden.

C. Verkürzte Stellung

Kommandos: «Halten! Laß Dich nicht von mir bewegen! Und halten! Und loslassen.»

Vorschläge für Techniken: rhythmische Stabilisation gefolgt von Entspannung.

Antagonistisches Bewegungsmuster

BS: D1 Ex, mit Knieflexion, links und rechts (Abb. 1-128).

Verwandte unilaterale Bewegungsmuster

Untere Extremität D1 Fl mit Knieextension (Abb. 1-72).

Flexion des unteren Rumpfes mit Rotation nach links: D1 Fl mit Knieextension, rechts (Abb. 1-40).

Verwandte Gesamtbewegungsmuster (Mattenarbeit)

Sitz: Schaukelbewegung des unteren Rumpfes, rückwärts (Abb. 1-181, *A* und *B*): D1 Fl in Knieextension.

Gleichgewicht auf Händen und Knien (Abb. 1-170): symmetrische Position für rhythmische Stabilisation.

Untere Extremität

Betonung auf Knie: symmetrisch (BS)

*Extension–Abduktion–Innenrotation (D1 Ex),
mit Knieflexion, links und recht*

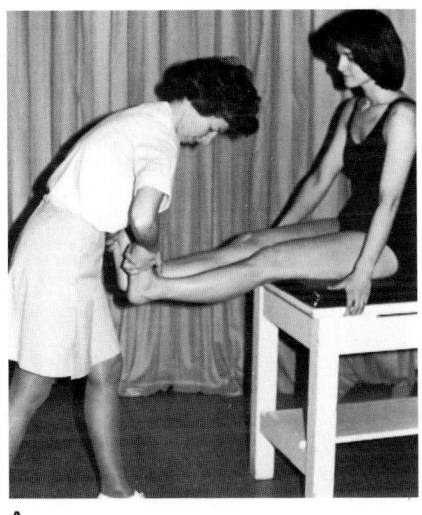 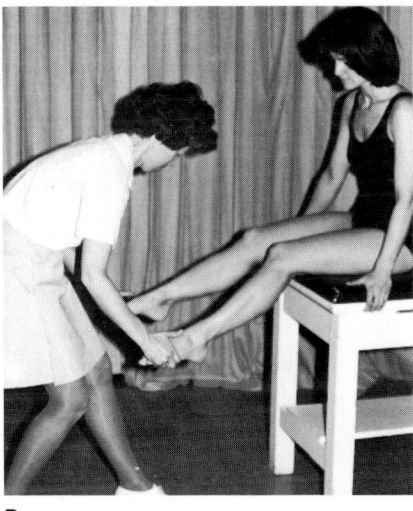 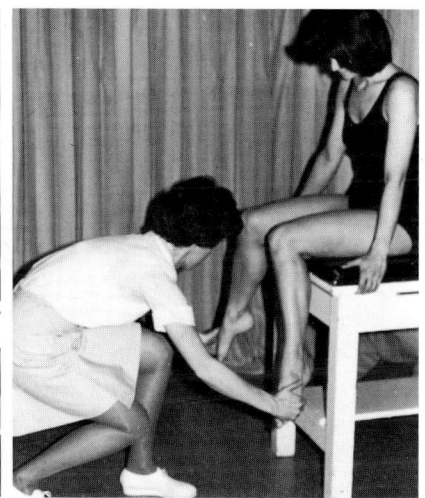

A   B   C

Abb. 1-128

Bewegungskomponenten

Freie Bewegung: Sitz, Augen sind auf Fuß- und Fußgelenkbewegungen gerichtet. Kopf, Hals und Rumpf sind leicht gebeugt, die Hände greifen den Tischrand zur Stabilisation und Verstärkung. Alternative Stellungen: Rückenlage, Knie sind über das Tischende flektiert.

Bewegung mit Widerstand: Linker und rechter Fuß und Fußgelenke beugen plantar, evertieren und leiten die Knieflexion mit Innenrotation ein.

A. Verlängerte Stellung

Kommandos: Vorbereitungskommando: «Du drückst Deine Füße hinunter und heraus und beugst Deine Knie (D1 Ex).»

Aktionskommando: «Beuge Deine Zehen, drehe Deine Füße hinunter und heraus. Jetzt ziehe Deine Fersen hinunter und heraus!»

Vorschläge für Techniken: Dehnung und Widerstand; langsame Umkehr.

B. Mittelstellung

Kommandos: «Halten! Laß Dich nicht von mir bewegen! Und halten, halten und weiterhalten! Und jetzt hinunter- und herausziehen.»

Vorschläge für Techniken: rhythmische Stabilisation gefolgt von Dehnung und Widerstand in verkürzter

Stellung. Sinnvolle Kombinationen von Techniken beinhalten wiederholte Kontraktionen und langsame Umkehr.

C. Verkürzte Stellung

Kommandos: «Jetzt rechts halten; beuge Dein linkes Knie! Mehr! Noch einmal! Und noch einmal! Und loslassen.»

Vorschläge für Techniken: maximaler Widerstand beim Haltekommando auf der rechten Seite; wiederholte Kontraktionen auf der linken. Andere geeignete Techniken sind rhythmische Stabilisation und langsame Umkehr – Halten.

Antagonistisches Bewegungsmuster

BS: D1 Fl, mit Knieextension, links und rechts (Abb. 1-127).

Verwandte Bewegungsmuster

Untere Extremität D1 Ex mit Knieflexion (Abb. 1-69).
Flexion und Extension des unteren Rumpfes: D1 Ex mit Knieflexion, rechts (Abb. 1-43).

Verwandte Gesamtbewegungsmuster (Mattenarbeit)

Elevation des Beckens, Rückenlage (Abb. 1-163): D1 Ex mit voneinander getrennt aufgesetzten Fersen.

Untere Extremität

Betonung auf Knie: symmetrisch (BS)

Flexion–Abduktion–Innenrotation (D2 Fl),
mit Knieextension, links und rechts

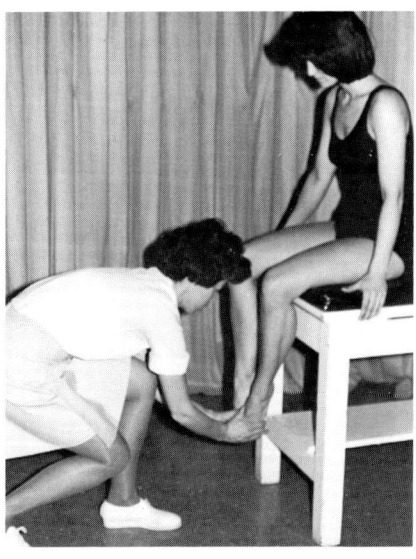 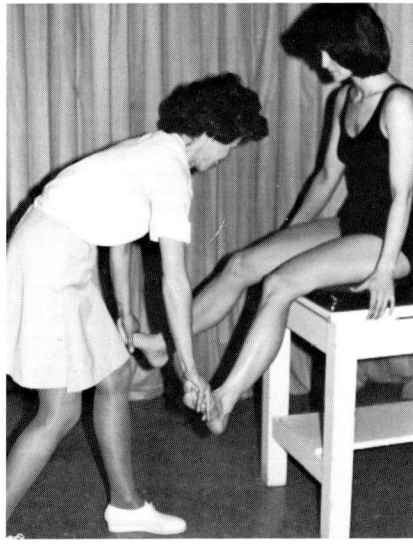 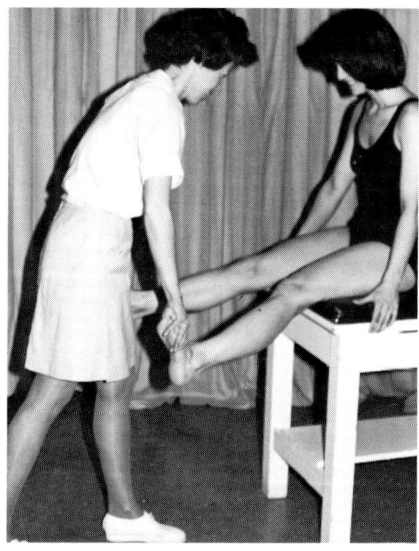

A   B   C

Abb. 1-129

Bewegungskomponenten

Freie Bewegung: Sitz, Augen sind auf Fuß- und Fußgelenkbewegungen gerichtet. Kopf, Hals und Rumpf sind leicht gebeugt, Hände greifen Tischrand zur Stabilisation und Verstärkung. Alternative Stellungen: Rückenlage, Knie sind über das Tischende flektiert.

Bewegung mit Widerstand: Füße und Fußgelenke dorsalflektieren, evertieren und leiten die Knieextension mit Innenrotation ein.

A. Verlängerte Stellung

Kommandos: Vorbereitungskommando: «Du hebst Deine Füße hoch hinaus und während Du die Knie gerademachst, drehe die Fersen nach außen (D2 Fl).»

Aktionskommando: «Hebe die Zehen hoch und hinaus! Stoße die Fersen nach oben und heraus! Mache die Knie gerade!»

Vorschläge für Techniken: Traktion, Dehnung und Widerstand.

B. Mittelstellung

Kommandos: «Halten! Und halten und halten! Jetzt hochstoßen, zu mir heraus!»

Vorschläge für Techniken: rhythmische Stabilisation gefolgt von Dehnung, dann aktiver Widerstand in verkürzter Stellung.

C. Verkürzte Stellung

Kommandos: «Halten! (Am Ende des Bewegungswegs nach plantar umgreifen. Siehe antagonistisches Bewegungsmuster.) Jetzt ziehe die Fersen hinunter und herein! Halten! (Ändere die Stellung der Hand wie in A). Jetzt stoße Deine Fersen hoch und hinaus! Halten! Und loslassen.»

Vorschläge für Techniken: langsame Umkehr – Halten (siehe antagonistisches Bewegungsmuster).

Antagonistisches Bewegungsmuster

BS: D2 Ex mit Knieflexion, links und rechts (Abb. 1-130).

Verwandte unilaterale Bewegungsmuster

Untere Extremität D2 Fl mit Knieextension (Abb. 1-72).

Flexion und Extension des unteren Rumpfes: D2 Fl mit Knieextension, links (Abb. 1-40).

Verwandte Gesamtbewegungsmuster (Mattenarbeit)

Hochkommen auf Hände und Füße (Abb. 1-75, C); Füße befinden sich in leichter Innenrotation, BS, D2 Fl, Knieextension kann durch Gleichgewichtsübungen, durch Vor- und Zurückbewegen des Rumpfes und durch rhythmische Stabilisation erreicht werden.

Untere Extremität

Betonung auf Knie: symmetrisch (BS)

Extension–Adduktion–Außenrotation (D2 Ex),
mit Knieflexion, links und rechts

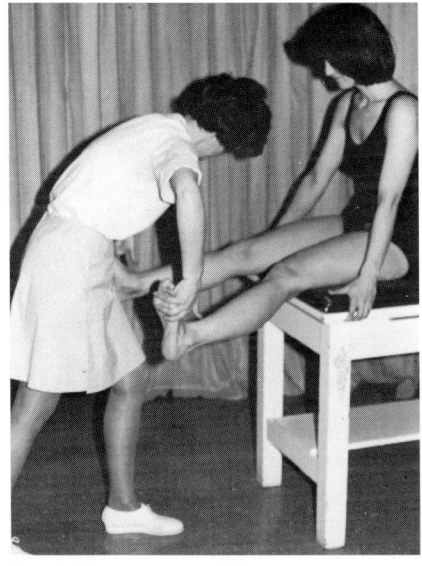 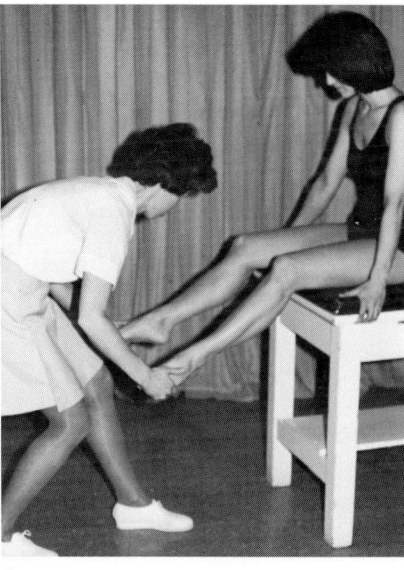 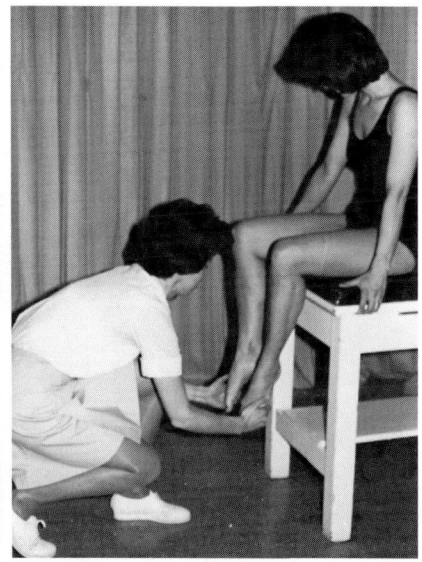

A   B   C

Abb. 1-130

Bewegungskomponenten

Freie Bewegung: Sitz, Augen sind auf Fuß- und Fußgelenkbewegungen gerichtet. Kopf, Hals und Rumpf sind leicht flektiert, Hände greifen Tischrand zur Stabilisation und Verstärkung. Alternative Stellungen: Rückenlage, Knie sind über das Tischende flektiert.
Bewegung mit Widerstand: Füße und Fußgelenke beugen plantar, invertieren und leiten die Knieflexion mit Außenrotation bilateral ein.

A. Verlängerte Stellung

Kommandos: Vorbereitungskommando: «Du drückst Deine Füße hinunter und herein, bringe die Fersen zusammen, während Du die Knie beugst (D2 Ex).»
Aktionskommando: «Beuge Deine Zehen! Drücke Deine Füße hinunter und herein! Beuge Deine Knie!»
Vorschläge für Techniken: Dehnung und Widerstand.

B. Mittelstellung

Kommandos: «Alles so halten! Jetzt rechts weiterhalten, während Du den linken Fuß hinunter- und hereinziehst! Weiter! Noch einmal! Und noch einmal! Und loslassen.»
Vorschläge für Techniken: wiederholte Kontraktionen auf der linken Seite verstärkt durch das Halten auf der rechten.

C. Verkürzte Stellung

Kommandos: «Halten! Jetzt laß Deine Füße nicht von mir bewegen! Laß sie nicht von mir bewegen! Halten! Jetzt rechts halten und den linken nicht zurückdrücken lassen! Halten! Und jetzt loslassen.»
Vorschläge für Techniken: rhythmische Stabilisation gefolgt von einem isometrischen Halten auf der rechten Seite und einem Halten – Entspannen auf der linken.

Antagonistisches Bewegungsmuster

BS: D2 Fl, mit Knieextension, links und rechts (Abb. 1-129).

Verwandte unilaterale Bewegungsmuster

Untere Extremität D2 Ex mit Knieflexion (Abb. 1-75).
Flexion und Extension des unteren Rumpfes: D2 Ex mit Knieflexion, links (Abb. 1-43).

Verwandte Gesamtbewegungsmuster (Mattenarbeit)

Elevation des Beckens, Rückenlage (Abb. 1-163): D2 Ex, wenn Fersen nebeneinander aufgesetzt sind.
Gleichgewicht im Kniestand (Abb. 1-183): Hüften sind extendiert, Knie flektiert.

Untere Extremität

*Betonung auf Knie: asymmetrisch (BA),
Flexion nach links*

*Flexion–Adduktion–Außenrotation (D1 Fl),
mit Knieextension, rechts;
Flexion–Abduktion–Innenrotation (D2 Fl),
mit Knieextension, links*

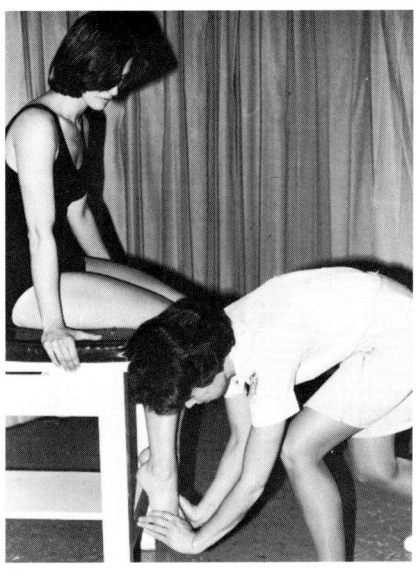 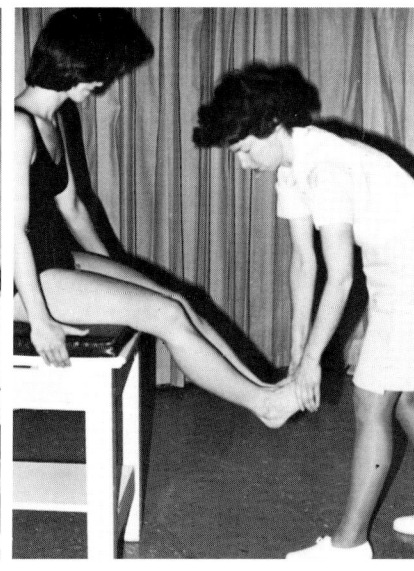 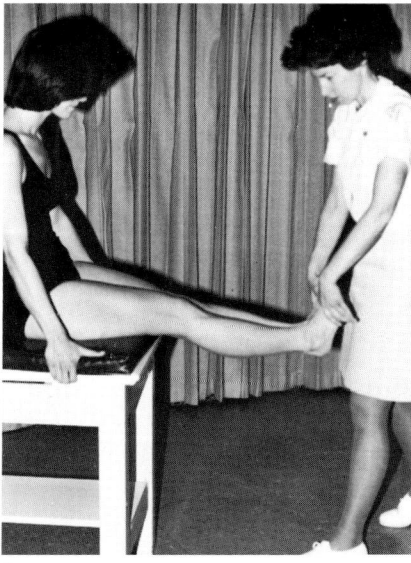

A B C

Abb. 1-131

Bewegungskomponenten

Freie Bewegung: Sitz, Augen sind auf Fuß- und Fußgelenkbewegungen gerichtet. Kopf, Hals und Rumpf sind leicht gebeugt, Hände greifen Tischrand zur Stabilisation und Verstärkung. Alternative Stellungen: Rückenlage, Knie sind über das Tischende flektiert.

Bewegung mit Widerstand: Rechter Fuß und Fußgelenk dorsalflektieren und invertieren und leiten so die Knieextension mit Außenrotation ein, während der linke Fuß und Fußgelenk dorsalflektieren und evertieren und so die Knieextension mit Innenrotation einleiten.

A. Verlängerte Stellung

Kommandos: Vorbereitungskommando: «Du hebst Deine Füße hoch und nach links und während Du die Knie gerademachst, drehst Du die Fersen nach links.»
Aktionskommando: «Hebe die Zehen hoch! Stoße die Fersen hoch und zu mir heraus! Mache die Knie gerade!»
Vorschläge für Techniken: Traktion, Dehnung und Widerstand.

B. Mittelstellung

Kommandos: «Halten! Jetzt zu mir hochstoßen! Noch einmal! Weiter! Noch einmal! Und noch einmal!»
Vorschläge für Techniken: Wiederholte Kontraktionen.

C. Verkürzte Stellung

Kommandos: «Hoch- und hinausstoßen! Hinunter- und hereinziehen! Hochstoßen! Hinunterziehen! Und hochstoßen! Halten! Und loslassen.»
Vorschläge für Techniken: Schnelle Umkehr von diesem und seinem antagonistischen Muster, am Ende ein Halten zur Betonung der Knieextension.

Antagonistisches Bewegungsmuster

BA Extension nach rechts: D1 Ex, mit Knieflexion, rechts und D2 Ex, mit Knieflexion, links (Abb. 1-132).

Verwandte unilaterale Bewegungsmuster

Untere Extremität D1 Fl mit Knieextension (Abb. 1-66). D2 Fl mit Knieextension (Abb. 1-72).
Flexion und Extension des unteren Rumpfes: D1 Fl mit Knieextension, rechts und D2 Fl mit Knieextension, links (Abb. 1-40).

Verwandte Gesamtbewegungsmuster (Mattenarbeit)

Schaukelbewegung auf Händen und Füßen (Abb. 1-169). Rückwärtsschaukeln nach rechts würde eine bilateral-asymmetrische Flexion der unteren Extremitäten nach links hervorrufen.

Untere Extremität

Betonung auf Knie: asymmetrisch (BA),
Extension nach rechts

Extension–Abduktion–Innenrotation (D1 Ex),
mit Knieflexion, rechts;
Extension–Adduktion–Außenrotation (D2 Ex),
mit Knieflexion, links

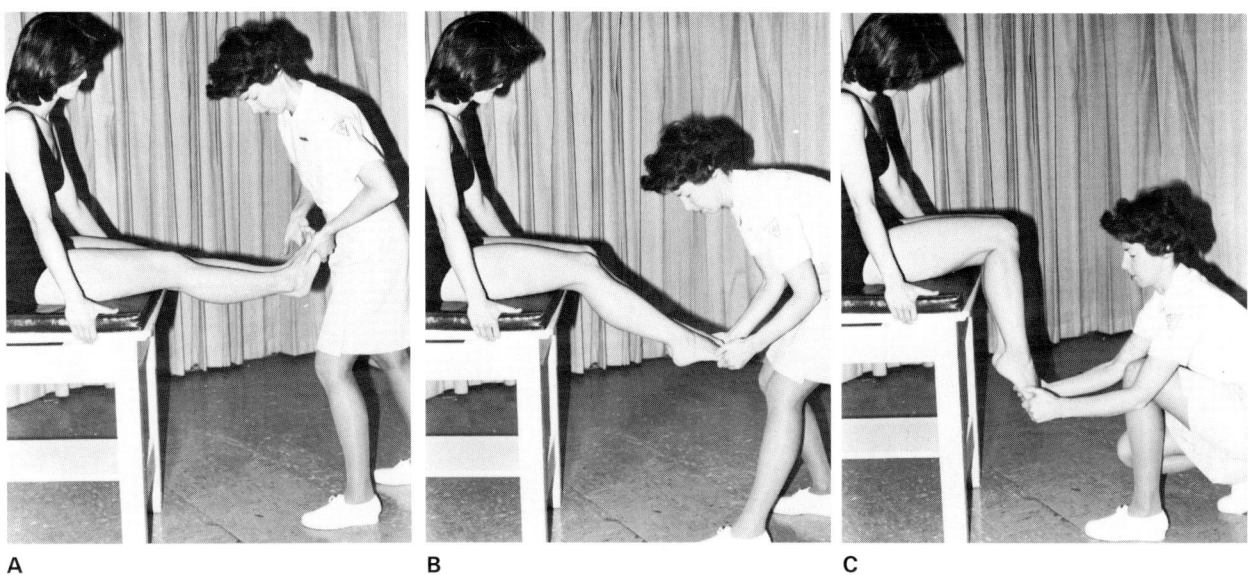

A   B   C

Abb. 1-132

Bewegungskomponenten

Freie Bewegung: Sitz, Augen sind auf Fuß- und Fußgelenkbewegungen gerichtet. Kopf, Hals und Rumpf sind leicht flektiert, Hände greifen Tischrand zur Stabilisation und Verstärkung. Alternative Stellungen: Rückenlage, Knie sind über das Tischende flektiert.

Bewegung mit Widerstand: Füße und Fußgelenk beugen plantar mit Eversion von rechts und Inversion von links zur Einleitung der bilateralen Knieflexion nach rechts.

A. Verlängerte Stellung

Kommandos: Vorbereitungskommando: «Du drückst Deine Füße hinunter und nach rechts und während Du die Knie beugst, drehst Du die Fersen nach rechts.

Aktionskommando: «Beuge Deine Zehen! Ziehe die Fersen hinunter und nach rechts.»

Vorschläge für Techniken: Dehnung und Widerstand.

B. Mittelstellung

Kommandos: «Halten! Und halten, weiterhalten! Jetzt umgekehrt! Stoße die Fersen hoch und zu mir heraus!» In der verlängerten Stellung: «Noch einmal halten und halten! Und loslassen.»

Vorschläge für Techniken: rhythmische Stabilisation gefolgt von einer Umkehr und rhythmischer Stabilisation in der verlängerten Stellung.

C. Verkürzte Stellung

Kommandos: «Jetzt halten! Beide Füße ruhighalten und halten! Und loslassen.»

Vorschläge für Techniken: rhythmische Stabilisation. Auf rhythmische Stabilisation können wirkungsvoll wiederholte Kontraktionen und weiterführend mehrere Folgen der langsamen Umkehr in diesem und seinem antagonistischen Bewegungsmuster folgen.

Antagonistisches Bewegungsmuster

BA Flexion nach links: D1 Fl, mit Knieextension, rechts, und D2 Fl, mit Knieextension, links (Abb. 1-131).

Verwandte unilaterale Bewegungsmuster

Untere Extremität D1 Ex mit Knieflexion (Abb. 1-69); D2 Ex mit Knieflexion (Abb. 1-75).

Flexion und Extension des unteren Rumpfes: D1 Ex mit Knieflexion, rechts und D2 Ex mit Knieflexion, links (Abb. 1-43).

Verwandte Gesamtbewegungsmuster (Mattenarbeit)

Schaukelbewegung auf Händen und Knien (Abb. 1-169). Vorwärtsschaukeln nach rechts (*A* und *C*) verursacht eine bilateral-asymmetrische Extension der unteren Extremität nach links. Nach links zum Kniestand hochkommen (Abb. 1-182) führt zu einer bilateral-asymmetrischen Extension nach rechts.

195

Untere Extremität

Betonung auf Knie: reziprok (BR, GD)

Extension–Abduktion–Innenrotation (D1 Ex),
mit Knieflexion, links;
Flexion–Adduktion–Außenrotation (D1 Fl),
mit Knieextension, rechts

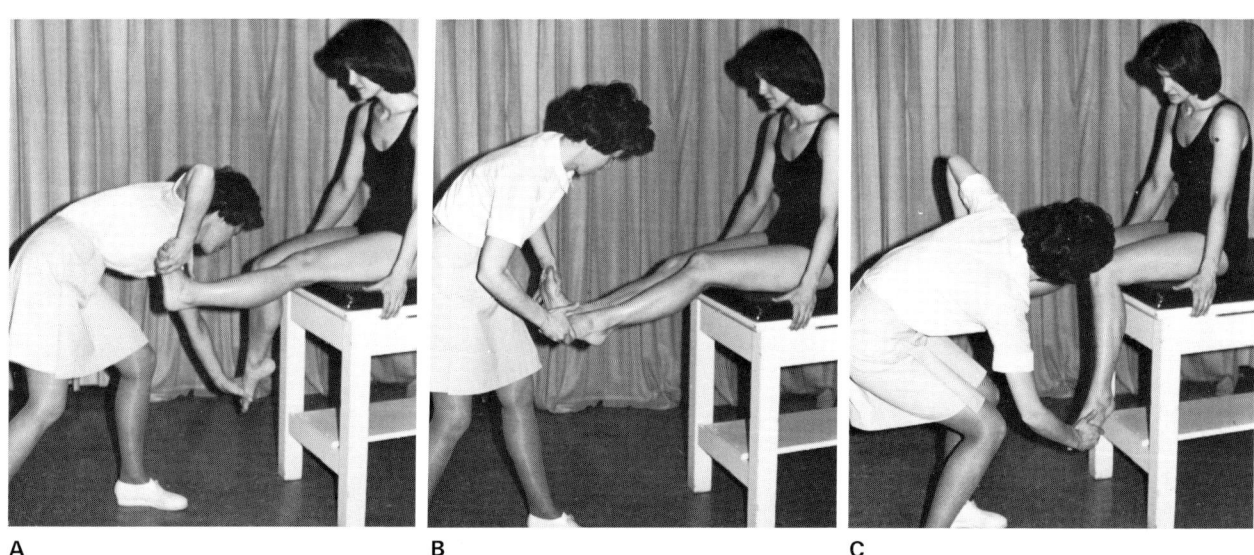

A   B   C

Abb. 1-133

Bewegungskomponenten

Freie Bewegung: Sitz, Augen sind auf Fuß- und Fußgelenkbewegungen gerichtet. Kopf, Hals und Rumpf sind leicht gebeugt, Hände greifen Tischrand zur Stabilisation und Verstärkung. Alternative Stellungen: Rückenlage, Knie sind über das Tischende gebeugt.

Bewegung mit Widerstand: Linker Fuß und Fußgelenk beugen plantar, evertieren und leiten die Knieflexion mit Innenrotation ein, während der rechte Fuß und Fußgelenk dorsalflektieren, invertieren und die Knieextension mit Außenrotation einleiten.

A. Verlängerte Stellung

Kommandos: Vorbereitungskommando: «Du stößt Deinen rechten Fuß hoch und hinein, machst Dein Knie gerade (D1 Fl), stößt Deinen linken Fuß hinunter und nach außen und beugst Dein Knie (D1 Ex).»
Aktionskommando: «Rechts hoch- und hineinstoßen! Mache das Knie gerade! Links hinunterdrücken! Beuge das Knie! Und loslassen.»
Vorschläge für Techniken: Dehnung und Widerstand; langsame Umkehr.

B. Mittelstellung

Links nahe der verlängerten, rechts nahe der verkürzten Stellung.
Kommandos: «Rechts halten! Beuge das linke Knie! Weiter! Noch einmal! Und noch einmal! Und loslassen.»

Vorschläge für Techniken: maximaler Widerstand beim Haltekommando auf der rechten Seite; wiederholte Kontraktionen auf der linken Seite; rhythmische Stabilisation gefolgt von wiederholten Kontraktionen auf der linken Seite. Kehre die Folge um und wiederhole sie an verschiedenen Punkten im Bewegungsweg, *A* bis *C.*

C. Verkürzte Stellung

Kommandos: «Alles so halten! Und halten und halten! Jetzt umgekehrt! Links hochstoßen und das rechte Knie beugen!» In der Mittelstellung: «Noch einmal halten und halten! Und loslassen.»
Vorschläge für Techniken: rhythmische Stabilisation gefolgt von Umkehr und Stabilisation in der Mittelstellung.

Antagonistisches Bewegungsmuster

BR: D1 Fl, mit Knieextension, links; D1 Ex, mit Knieflexion, rechts (Abb. 1-134).

Verwandte unilaterale Bewegungsmuster

Untere Extremität D1 Fl mit Knieextension (Abb. 1-66); D1 Ex mit Knieflexion (Abb. 1-69).
Flexion und Extension des unteren Rumpfes: D1 Fl mit Knieextension, rechts (Abb. 1-40); D1 Ex mit Knieflexion, rechts (Abb. 1-43).

Untere Extremität

Betonung auf Knie: reziprok (BR, GD)

Flexion–Adduktion–Außenrotation (D1 Fl),
mit Knieextension, links;
Extension–Abduktion–Innenrotation (D1 Ex),
mit Knieflexion, rechts

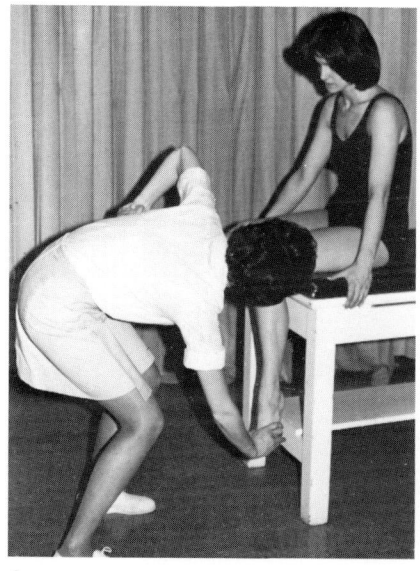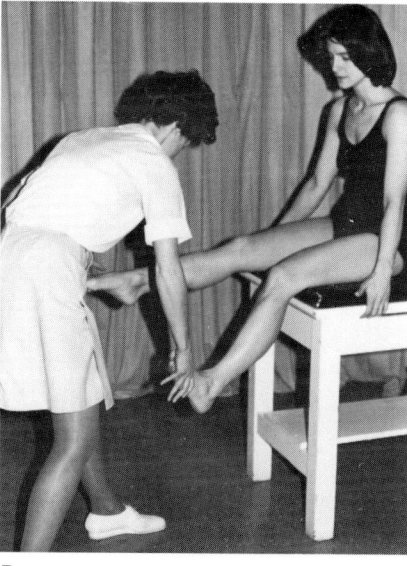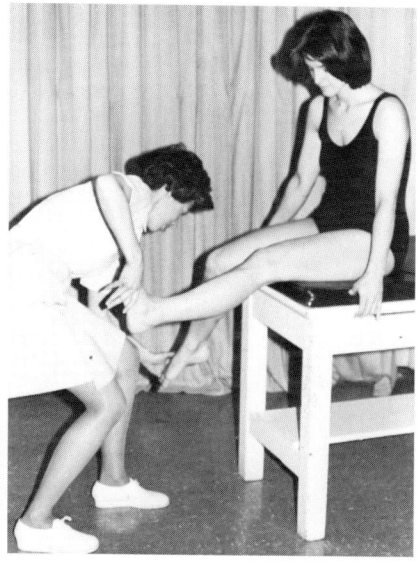

A B C

Abb. 1-134

Bewegungskomponenten

Freie Bewegung: Sitz, Augen sind auf Fuß- und Fußgelenkbewegungen gerichtet. Kopf, Hals und Rumpf sind leicht gebeugt, Hände greifen Tischrand zur Stabilisation und Verstärkung. Alternative Stellungen: Rückenlage, Knie sind über das Tischende flektiert.

Bewegung mit Widerstand: Linker Fuß und Fußgelenk dorsalflektieren, invertieren und leiten die Knieextension mit Außenrotation ein, während der rechte Fuß und das Fußgelenk plantar beugen, evertieren und die Knieflexion mit Innenrotation einleiten.

A. Verlängerte Stellung

Kommandos: Vorbereitungskommando: «Du stößt Deinen linken Fuß hinein und hoch, während Du Dein Knie gerademachst (D1 Fl), dann drücke Deinen rechten Fuß hinunter und heraus, während Du das Knie beugst (D1 Ex). Ferse nach innen beim Hochstoßen; Ferse nach außen beim Hinunterziehen.»

Aktionskommando: «Hebe die Zehen hoch! Links hinein- und hochstoßen! Zehen beugen! Den rechten Fuß hinunter- und herausziehen! Das linke Knie gerademachen! Das rechte beugen!»

Vorschläge für Techniken: Dehnung und Widerstand.

B. Mittelstellung

Kommandos: «Alles so halten! Jetzt rechts weiterhalten! Das linke Knie gerademachen! Loslassen.»

Vorschläge für Techniken: maximaler Widerstand beim

Haltekommando auf der rechten Seite, um die wiederholten Kontraktionen und Extensoren des linken Knies von der Mittelstellung bis zur verkürzten Stellung zu erleichtern. Rhythmische Stabilisation unterstützt dies wirkungsvoll.

C. Verkürzte Stellung

Kommandos: «Halten! Jetzt umgekehrt; stoße Deinen rechten Fuß hoch und hinein und den linken Fuß hinunter und heraus! Halten! Jetzt wieder umgekehrt; rechten hinunter und heraus, den linken hoch und hinein! Halten! Wieder wechseln! Halten! Und loslassen.»

Vorschläge für Techniken: Langsame Umkehr – halten, *A* bis *C*, gefolgt von wiederholten Kontraktionen auf Extension des linken Knies in verkürzter Stellung, zum Schluß rhythmische Stabilisation.

Antagonistisches Bewegungsmuster

BR: D1 Ex, mit Knieflexion, links; D1 Fl, mit Knieextension, rechts (Abb. 1-133).

Verwandte unilaterale Bewegungsmuster

Untere Extremität D1 Fl mit Knieextension (Abb. 1-66); D1 Ex mit Knieflexion (Abb. 1-69).

Flexion und Extension des unteren Rumpfes: D1 Fl mit Knieextension, rechts (Abb. 1-40); D1 Ex mit Knieflexion, rechts (Abb. 1-43).

Untere Extremität

Betonung auf Knie: reziprok (BR, GD)

Flexion–Abduktion–Innenrotation (D2 Fl),
mit Knieextension, links;
Extension–Adduktion–Außenrotation (D2 Ex),
mit Knieflexion, rechts

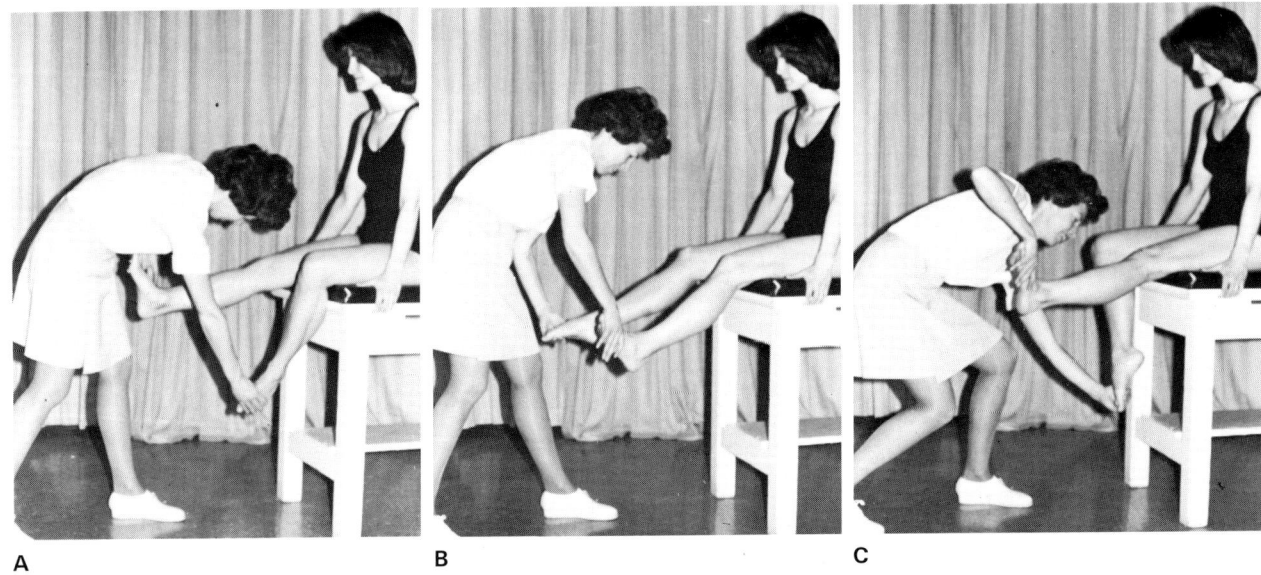

A   B   C

Abb. 1-135

Bewegungskomponenten

Freie Bewegung: Sitz, Augen sind auf Fuß- und Fußgelenkbewegungen gerichtet. Kopf, Hals und Rumpf sind leicht gebeugt, Hände greifen Tischrand zur Stabilisation und Verstärkung. Alternative Stellungen: Rückenlage, Knie sind über das Tischende gebeugt.

Bewegung mit Widerstand: Linker Fuß und Fußgelenk dorsalflektieren, evertieren und leiten die Knieextension mit Innenrotation ein, während der rechte Fuß und Fußgelenk plantar beugen, invertieren und die Knieflexion mit Außenrotation einleiten.

A. Verlängerte Stellung

Kommandos: Vorbereitungskommando: «Du stößt Deinen linken Fuß hoch und heraus, während Du Dein Knie gerademachst (D2 Fl); ziehe Deinen rechten Fuß hinunter und herein, während Du Deine Knie beugst (D2 Ex). Fersen nach außen beim Hochziehen, Fersen nach innen beim Hinunterziehen!»

Aktionskommando: «Hebe Deine Zehen, und drehe Deine linke Ferse nach außen! Und mache das Knie gerade! Beuge die Zehen, und ziehe Deine rechte Ferse hinunter und herein! Beuge Dein linkes Knie!»

Vorschläge für Techniken: Dehnung und Widerstand.

B. Mittelstellung

Kommandos: «Alles so halten! Und halten! Und halten! Und halten! Und loslassen.»

Vorschläge für Techniken: rhythmische Stabilisation an verschiedenen Punkten im zweiten Drittel des Bewegungsweges.

C. Verkürzte Stellung

Kommandos: «Alles so halten! Und halten! Und halten! Jetzt links weiterhalten und rechts hoch- und hinausstoßen! Los, versuche es! Auf der rechten Seite entspannen! Jetzt hinunter- und hereinziehen! Noch einmal! Und noch einmal! Und loslassen.»

Vorschläge für Techniken: rhythmische Stabilisation, gefolgt von Anspannen – Entspannen für verstärkte Flexion des rechten Knies, dann wiederholte Kontraktionen der Flektoren des rechten Knies.

Antagonistisches Bewegungsmuster

BR, GD: D2 Ex, mit Knieflexion, links und D2 Fl, mit Knieextension, rechts (Abb. 1-136).

Verwandte unilaterale Bewegungsmuster

Untere Extremität D2 Fl mit Knieextension (Abb. 1-72); D2 Ex mit Knieflexion (Abb. 1-75).

Flexion und Extension des unteren Rumpfes: D2 Fl mit Knieextension, links (Abb. 1-40); D2 Ex mit Knieflexion, links (Abb. 1-43).

Untere Extremität

Betonung auf Knie: reziprok (BR, GD)

Extension–Adduktion–Außenrotation (D2 Ex),
mit Knieflexion, links;
Flexion–Abduktion–Innenrotation (D2 Fl),
mit Knieextension, rechts

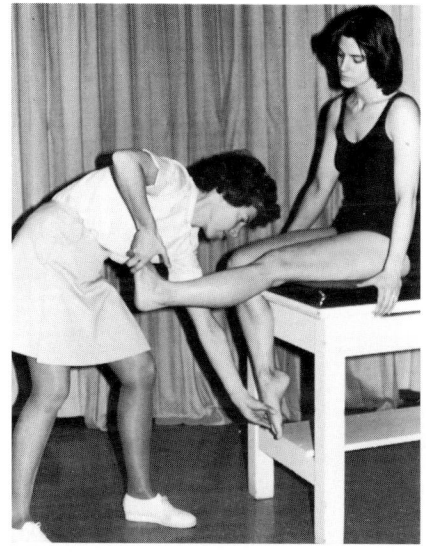 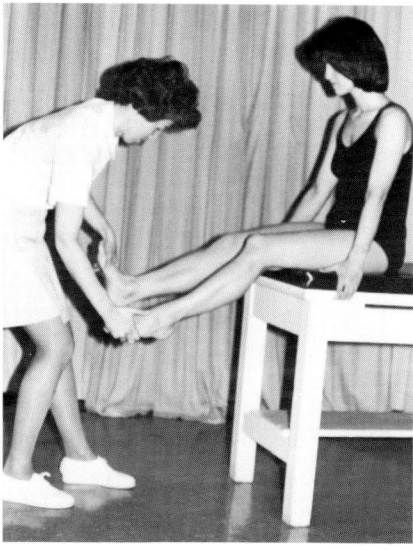 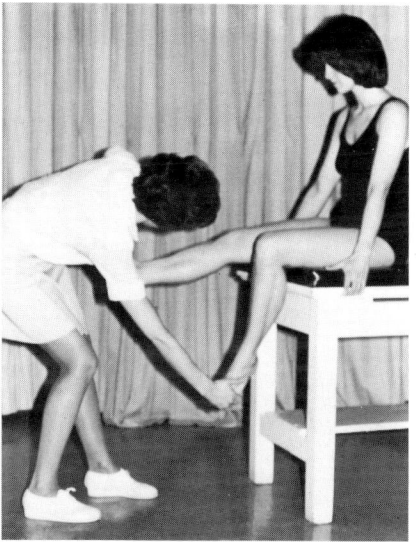

A   B   C

Abb. 1-136

Bewegungskomponenten

Freie Bewegung: Sitz, Augen sind auf Fuß- und Fußgelenkbewegungen gerichtet. Kopf, Hals und Rumpf sind leicht gebeugt, Hände greifen Tischrand zur Stabilisation und Verstärkung. Alternative Stellungen: Rückenlage, Knie sind über das Tischende flektiert.

Bewegung mit Widerstand: Linker Fuß und Fußgelenk beugen plantar, invertieren und leiten die Knieflexion mit Außenrotation ein, während der rechte Fuß und Fußgelenk dorsalflektieren, evertieren und die Knieextension mit Innenrotation einleiten.

A. Verlängerte Stellung

Kommandos: Vorbereitungskommando: «Du ziehst Deinen linken Fuß hinunter und herein, während Du das Knie beugst (D2 Ex), dann stößt Du Deinen rechten Fuß hoch und heraus, während Du das Knie gerademachst (D2 Fl). Beim Hochziehen Fersen nach außen, beim Hinunterziehen nach innen.»

Aktionskommando: «Beuge Deine Zehen und ziehe Deine linke Ferse hinunter und herein! Beuge Dein linkes Knie! Hebe die Zehen, und drehe Deine rechte Ferse nach außen! Und mache Dein rechtes Knie gerade!»

Vorschläge für Techniken: Dehnung und Widerstand.

B. Mittelstellung

Kommandos: «Halten! Jetzt links hoch- und herausstoßen und rechts hinunter- und hereinziehen. Halten!

Und umgekehrt! Halten! Und wechseln! Halten! Wechseln! Halten! Und loslassen.»

Vorschläge für Techniken: Langsame Umkehr – Halten an verschiedenen Punkten im zweiten Drittel des Bewegungswegs.

C. Verkürzte Stellung

Kommandos: «Jetzt links halten! Laß es nicht von mir bewegen! Den rechten Fuß hoch- und herausstoßen! Jetzt halten! Den linken Fuß hinunter- und hereinziehen! Alles so halten! Jetzt links hoch- und herausstoßen und rechts hinunter und herein! Halten Und loslassen.»

Vorschläge für Techniken: wiederholte Kontraktionen für Knieextension auf der rechten Seite mit Halten auf der linken Seite, gefolgt von wiederholten Kontraktionen für Knieflexion auf der linken mit Halten auf der rechten Seite, schließlich zum Ende der Folge langsame Umkehr – Halten.

Antagonistisches Bewegungsmuster

(BR, GD): D2 Fl, mit Knieextension, links und D2 Ex, mit Knieflexion, rechts (Abb. 1-135).

Verwandte unilaterale Bewegungsmuster

Untere Extremität D2 Fl mit Knieextension (Abb. 1-72); D2 Ex mit Knieflexion (Abb. 1-75).

Flexion und Extension des unteren Rumpfes; D2 Fl mit Knieextension, links (Abb. 1-40); D2 Ex mit Knieflexion, links (Abb. 1-43).

Untere Extremität

Betonung auf Knie, reziprok, über Kreuz diagonal
(BR, KD)

Extension–Abduktion–Innenrotation (D1 Ex), mit Knieflexion, links;
Flexion–Abduktion–Innenrotation (D2 Fl), mit Knieextension, rechts

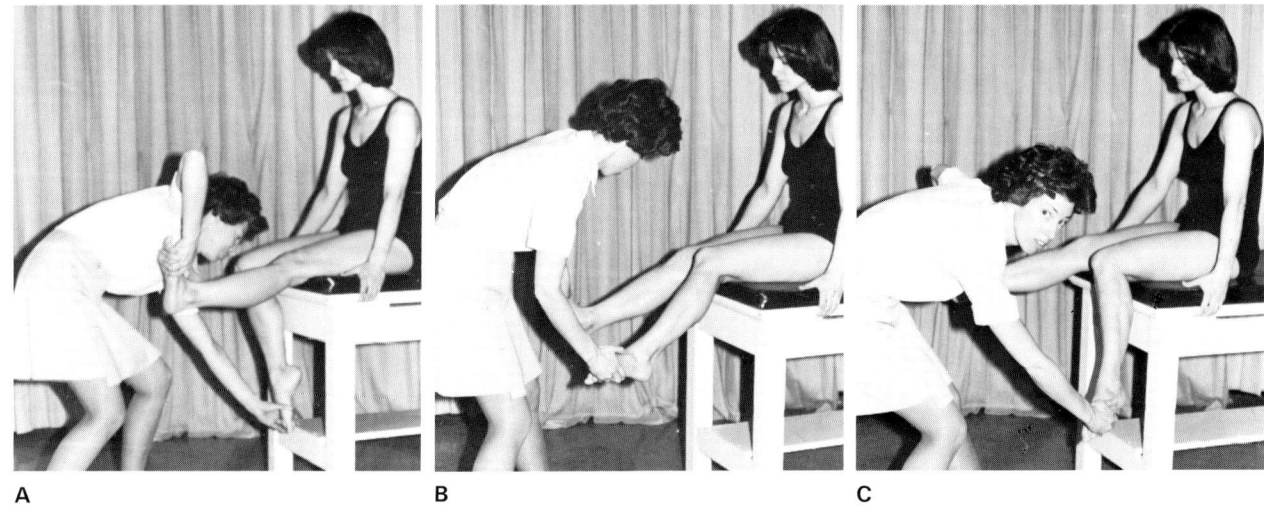

A   B   C

Abb. 1-137

Bewegungskomponenten:

Freie Bewegung: Sitz, Augen sind auf Fuß- und Fußgelenkbewegungen gerichtet. Kopf, Hals und Rumpf sind leicht gebeugt, Hände greifen Tischrand zur Stabilisation und Verstärkung. Alternative Stellungen: Rückenlage, Knie sind über das Tischende flektiert.

Bewegung mit Widerstand: Linker Fuß und Fußgelenk beugen plantar, evertieren und leiten Knieflexion mit Innenrotation ein, während der rechte Fuß und Fußgelenk dorsalflektieren, evertieren und die Knieextension mit Innenrotation einleiten.

A. Verlängerte Stellung

Kommandos: Vorbereitungskommando: «Du drückst Deinen linken Fuß hinunter und heraus, während Du Dein Knie beugst (D1 Ex), dann stößt Du Deinen rechten Fuß hoch und heraus, während Du Dein Knie gerademachst (D2 Fl).»

Aktionskommando: «Beuge Deine Zehen! Ziehe den linken Fuß hinunter und heraus! Beuge das Knie. Hebe Deine Zehen, und drehe Deine rechte Ferse heraus! Mache Dein Knie gerade!»

Vorschläge für Techniken: Dehnung und Widerstand.

B. Mittelstellung

Kommandos: «Halten! Jetzt rechts halten und links hinunterziehen! Noch einmal! Und ziehen! Und halten! Jetzt rechts nach außen stoßen! Und noch einmal! Links halten! Rechts gerademachen! Und ausruhen.»

Vorschläge für Techniken: wiederholte Kontraktionen

links, während rechts hält. Betone links, dann halte links, und betone rechts.

C. Verkürzte Stellung

Kommandos: «Jetzt halten! Halte beide Füße ruhig, und halten! Und loslassen.»

Vorschläge für Techniken: rhythmische Stabilisation. Es können wiederholte Kontraktionen zur Betonung, langsame Umkehr, langsame Umkehr–Halten folgen.

Antagonistisches Bewegungsmuster

(BR, KD): D1 Fl, mit Knieextension, links und D2 Ex mit Knieflexion, rechts.

Verwandte unilaterale Bewegungsmuster

Untere Extremität D1 Ex mit Knieflexion (Abb. 1-69); D2 Fl mit Knieextension (Abb. 1-72). Flexion und Extension des unteren Rumpfes: D1 Ex mit Knieflexion, rechts (Abb. 1-43); D2 Fl mit Knieextension, links (Abb. 1-40).

Verwandte Gesamtbewegungsmuster (Mattenarbeit):

Vorwärtsgehen nach rechts (Abb. 1-188):* Schwung des rechten Beines in D2 Fl, mit Knieflexion übergehend in Extension; linkes Standbein in D1 Ex; Übergehen von Knieflexion in Extension.

---

* Die Bewegungsmuster der unteren Extremitäten können geändert werden, in dem die Richtung des diagonalen Gehens geändert wird. Die Flexions- und Extensionsphasen können umgekehrt werden, indem die Bewegungsrichtung umgekehrt wird.

Untere Extremität

Betonung auf Knie, reziprok, über Kreuz diagonal
(BR, KD)

Flexion–Abduktion–Innenrotation (D2 Fl), mit Knieextension, links;
Extension–Abduktion–Innenrotation (D1 Ex), mit Knieflexion, rechts

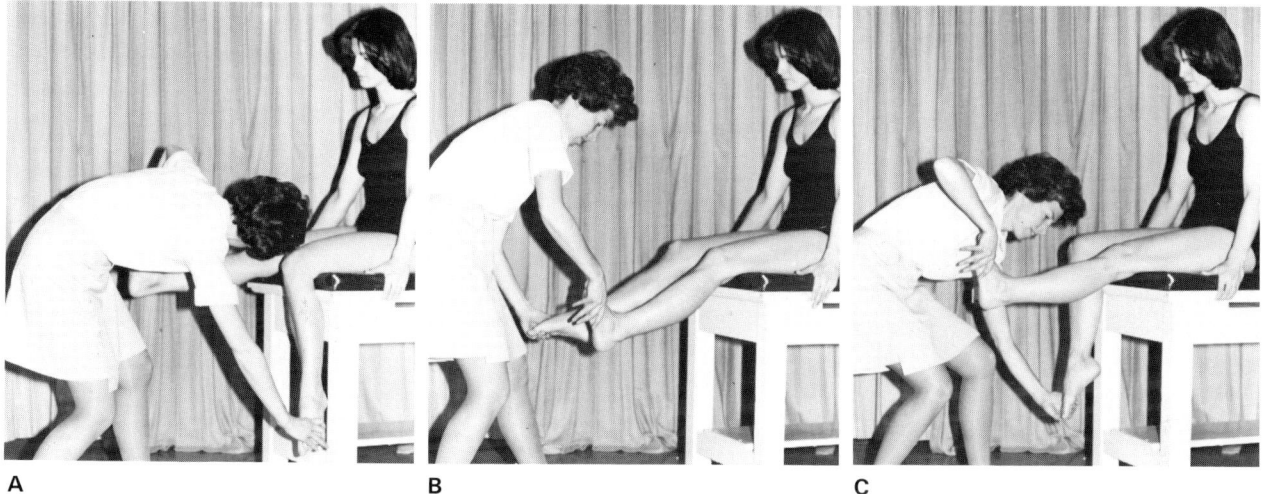

A   B   C

Abb. 1-138

Bewegungskomponenten:

Freie Bewegung: Sitz, Augen sind auf Fuß- und Fußgelenkbewegungen gerichtet. Kopf, Hals und Rumpf sind leicht flektiert, Hände greifen Tischrand zur Stabilisation und Verstärkung. Alternative Stellungen: Rückenlage, Knie sind über das Tischende gebeugt.
Bewegung mit Widerstand: Linker Fuß und Fußgelenk dorsalflektieren, evertieren und leiten die Knieextension mit Innenrotation ein, während der rechte Fuß und Fußgelenk plantar beugen, evertieren und die Knieflexion mit Innenrotation einleiten.

A. Verlängerte Stellung

Kommandos: Vorbereitungskommando: «Stoße den linken Fuß hoch und hinaus, während Du Dein Knie gerademachst (D2 Fl); dann drückst Du Deinen rechten Fuß hinunter und heraus, während Du Dein Knie beugst (D1 Ex). Drehe die Fersen voneinander weg.»
Aktionskommando: «Hebe Deine Zehen! Stoße Deinen Fuß hoch und hinaus, während Du Deine Knie gerademachst! Beuge die Zehen! Ziehe den rechten Fuß hinunter und heraus! Beuge das Knie!»
Vorschläge für Techniken: Dehnung und Widerstand.

B. Mittelstellung

Kommandos: «Rechts halten! Und das linke Knie gerademachen! Noch einmal Und loslassen.»
Vorschläge für Techniken: maximaler Widerstand beim Haltekommando auf der rechten Seite; wiederholte Kontraktionen für die Extension des linken Knies. Wiederholten Kontraktionen kann rhythmische Stabilisation vorausgehen oder folgen. Langsame Umkehr folgt auf diese Folge von Techniken, die an verschiedenen Punkten im Bewegungsweg durchgeführt wird.

C. Verkürzte Stellung

Kommandos: «Halten! Jetzt links weiterhalten, laß Dein rechts Knie nicht von mir bewegen! Los, halten! Rechts entspannen. Jetzt ziehe es hinunter und herein! Und loslassen.»
Vorschläge für Techniken: rhythmische Stabilisation, gefolgt von Halten–Entspannen für verstärkte Flexion des rechten Knies, gefolgt von wiederholten Kontraktionen für die Flexion des rechten Knies.

Antagonistisches Bewegungsmuster

(BR, KD): D2 Ex, mit Knieflexion, links und D1 Fl, mit Knieextension, rechts.

Verwandte unilaterale Bewegungsmuster

Untere Extremität D1 Ex mit Knieflexion (Abb. 1-69); D2 Fl mit Knieextension (Abb. 1-72).
Flexion und Extension des unteren Rumpfes: D1 Ex mit Knieflexion, rechts (Abb. 1-43); D2 Fl mit Knieextension, links (Abb. 1-40).

Verwandte Gesamtbewegungsmuster (Mattenarbeit)

Vorwärtslaufen im Bärenstand nach links (Abb. 1-176):* Schwung des linken Beins in D2 Fl, mit Knieflexion übergehend in Extension; rechtes Standbein in D1 Ex, Übergehen aus Knieflexion in Extension.

---

* Die Bewegungsmuster der unteren Extremitäten können geändert werden, indem die Richtung des diagonalen Fortschreitens geändert wird. Die Flexions- und Extensionsphasen können umgekehrt werden, indem die Bewegungsrichtung umgekehrt wird.

Untere Extremität

Betonung auf Fuß und Fußgelenk: symmetrisch (BS)

Flexion–Adduktion–Außenrotation (D1 Fl), links und rechts

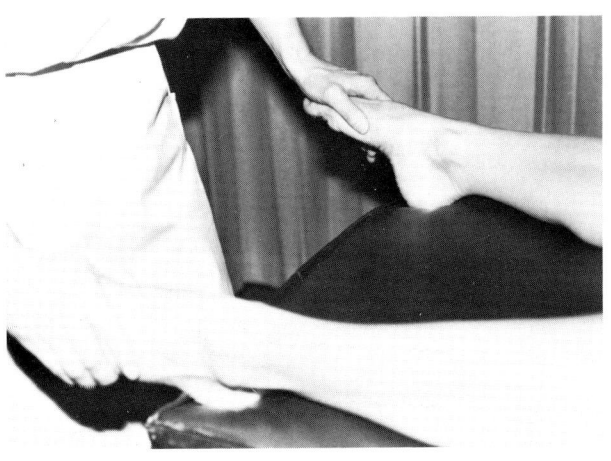

A

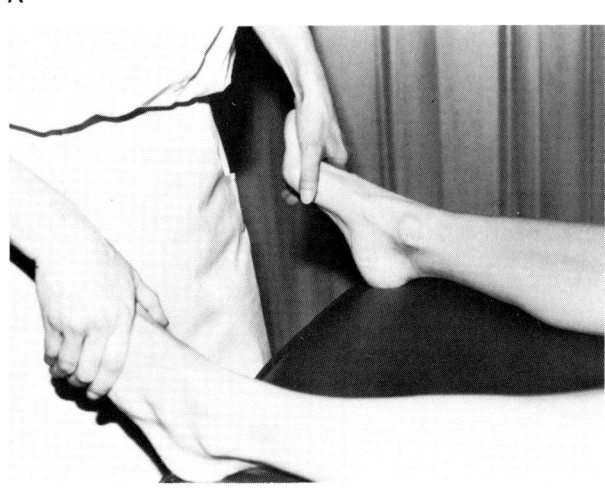

B

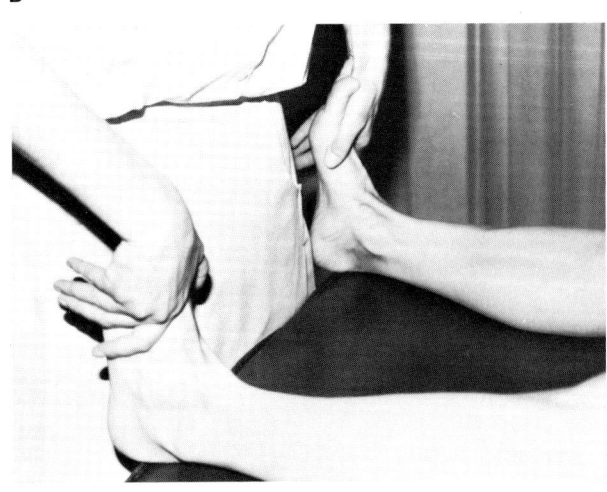

C

Abb. 1-139

Bewegungskomponenten

Freie Bewegung: Rückenlage, Kopf und Schultern können leicht angehoben sein, so daß Augen den Fuß- und Fußgelenkbewegungen folgen können. Hände können den Tischrand zur Stabilisation und Verstärkung greifen. Alternative Stellungen: Rückenlage oder Sitz, Knie sind über den Tischrand gebeugt.

Bewegung mit Widerstand: Füße und Fußgelenke dorsalflektieren und invertieren mit starker Außenrotation.

A. Verlängerte Stellung

Kommandos: Vorbereitungskommando: «Du ziehst Deine Füße hinein und herauf, während Du Deine Fersen zueinander drehst (D1 Fl).»

Aktionskommando: «Die Zehen anheben! Ziehe die Füße hinein und hoch!»

Vorschläge für Techniken: Traktion, Dehnung und Widerstand; langsame Umkehr.

B. Mittelstellung

Kommandos: «Halten! Laß Dich nicht von mir bewegen! Und halten und weiterhalten! Und jetzt hinein- und hochziehen.»

Vorschläge für Techniken: ryhthmische Stabilisation gefolgt von Dehnung und Widerstand im verkürzten Bewegungsweg. Eine sinnvolle Folge von Techniken beinhaltet Kombinationen von wiederholten Kontraktionen und langsamen Umkehrungen.

C. Verkürzte Stellung

Kommandos: «Jetzt rechts halten; und links hoch und hineinziehen! Weiter! Noch einmal! Und noch einmal! Und loslassen.»

Vorschläge für Techniken: maximaler Widerstand beim Haltekommando auf der rechten Seite; wiederholte Kontraktionen auf der linken. Andere sinnvolle Folgen von Techniken beinhalten rhythmische Stabilisation und langsame Umkehr–Halten.

Antagonistisches Bewegungsmuster

(BS): D1 Ex, links und rechts (Abb. 1-140).

Verwandte unilaterale Bewegungsmuster

Untere Extremität D1 Fl mit geradem Knie (Abb. 1-64). Flexion und Extension des unteren Rumpfes: D1 Fl vom rechten Fuß und Fußgelenk (Abb. 1-38, 1-39 und 1-40).

Verwandte Gesamtbewegungsmuster (Mattenarbeit):

Rollen: aus Rücken- in Bauchlage (Abb. 1-151 bis 1-155): linker Fuß und Fußgelenk D1 Fl.

Sitz: Schaukelbewegung des unteren Rumpfes (Abb. 1-181, A und B). BS, D1 Fl von Fuß und Fußgelenk wird gefördert.

Untere Extremität

Betonung auf Fuß und Fußgelenk: symmetrisch (BS)

Extension–Abduktion–Innenrotation (D1 Ex), links und rechts

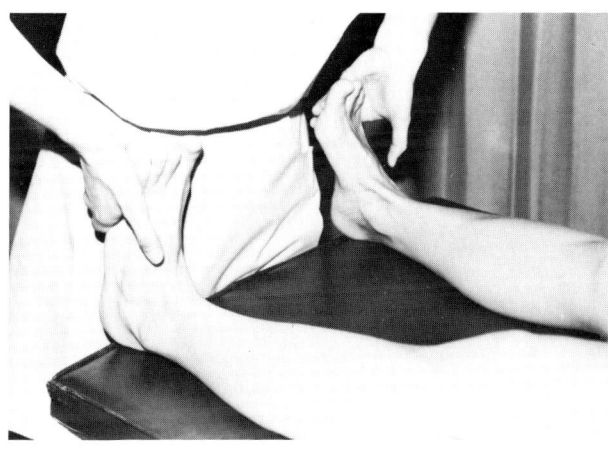

A

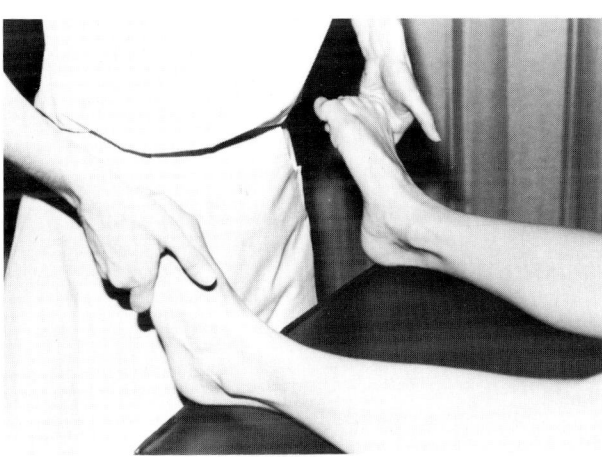

B

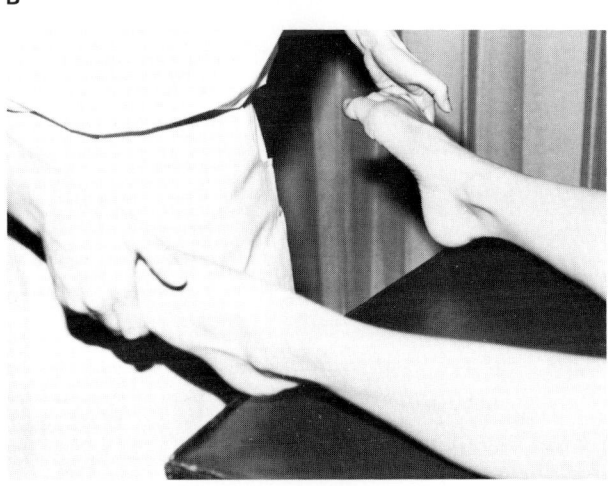

C

Abb. 1-140

Bewegungskomponenten

Freie Bewegung: Rückenlage, Kopf und Schultern können leicht angehoben sein, so daß Augen den Fuß- und Fußgelenkbewegungen folgen können. Hände greifen Tischrand zur Stabilisation und Verstärkung. Alternative Stellungen: Rückenlage oder Sitz, Knie sind über den Tischrand flektiert.

Bewegung mit Widerstand: Füße und Fußgelenke beugen plantar und evertieren mit starker Innenrotation.

A. Verlängerte Stellung

Kommandos: Vorbereitungskommando: «Du drückst Deine Füße hinunter und heraus (D1 Ex).»
Aktionskommando: «Beuge Deine Zehen, drücke die Füße hinunter und heraus!»
Vorschläge für Techniken: Dehnung und Widerstand; langsame Umkehr.

B. Mittelstellung

Kommandos: «Alles so halten! Jetzt rechts weiterhalten, während Du den linken Fuß hinunter- und herausdrückst! Weiter! Noch einmal! Und noch einmal! Und loslassen.»
Vorschläge für Techniken: wiederholte Kontraktionen auf der linken Seite mit Fazilitation durch ein isometrisches Halten auf der rechten Seite.

C. Verkürzte Stellung

Kommandos: «Halten! Laß Deine Füße jetzt nicht von mir nach oben und innen bewegen! Laß sie nicht von mir nach unten und außen bewegen! Halten, nicht von mir bewegen lassen! Und halten! Jetzt rechts halten, und links nicht von mir bewegen lassen! Halten! Und jetzt loslassen.»
Vorschläge für Techniken: rhythmische Stabilisation gefolgt von einem isometrischen Halten auf der rechten Seite und einem Halten–Entspannen auf der linken.

Antagonistisches Bewegungsmuster

(BS): D1 Fl, links und rechts (Abb. 1-139).

Verwandte unilaterale Bewegungsmuster

Untere Extremität D1 Ex mit geradem Knie (Abb. 1-67). Flexion und Extension des unteren Rumpfes: D1 Ex vom rechten Fuß und Fußgelenk (Abb. 1-41, 1-42 und 1-43).

Verwandte Gesamtbewegungsmuster (Mattenarbeit)

Rollen: aus Bauch- in Rückenlage (Abb. 1-158 bis 1-161): linker Fuß und Fußgelenk D1 Ex.
Sitz: Schaukelbewegung des unteren Rumpfes (Abb. 1-181, C). BS, D1 Ex von Fuß und Fußgelenk wird gefördert.

Untere Extremität

Betonung auf Fuß und Fußgelenk: symmetrisch
(BS)

Flexion–Abduktion–Innenrotation (D2 Fl), links und
rechts

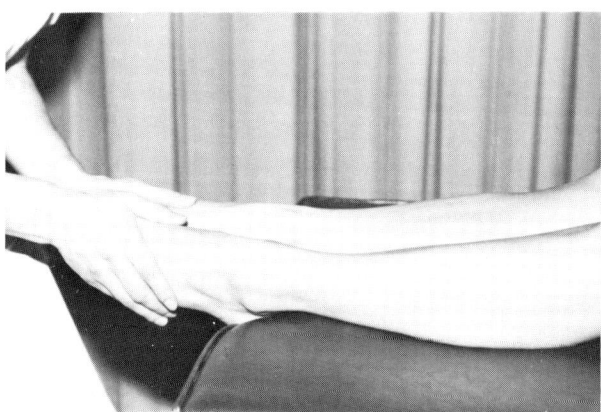

A

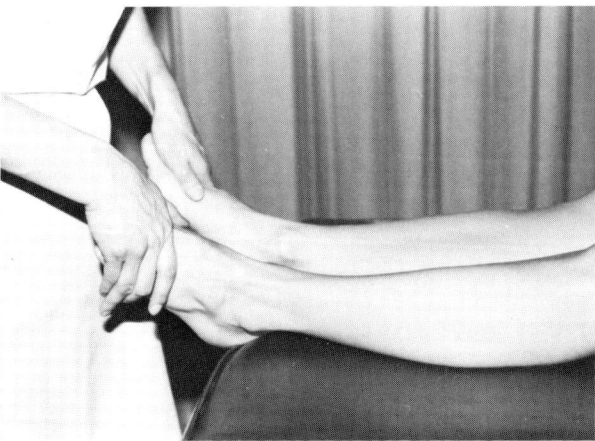

B

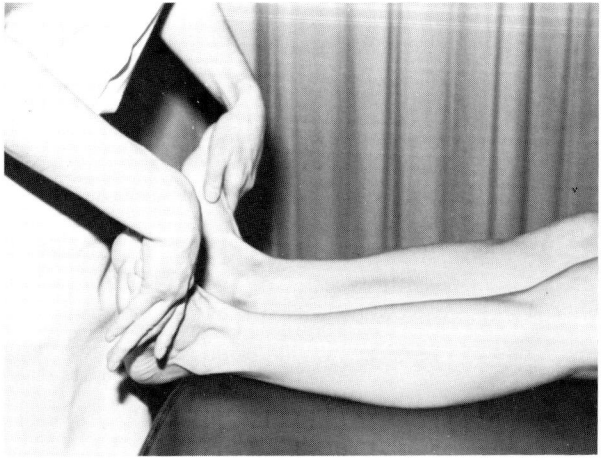

C

Abb. 1-141

Bewegungskomponenten

Freie Bewegung: Rückenlage, Kopf und Schultern können leicht angehoben sein, so daß Augen den Fuß- und Fußgelenkbewegungen folgen können. Hände greifen Tischrand zur Stabilisation und Verstärkung. Alternative Stellungen: Rückenlage oder Sitz, Knie sind über Tischrand flektiert.
Bewegung mit Widerstand: Füße und Fußgelenke dorsalflektieren und evertieren mit starker Innenrotation.

A. Verlängerte Stellung

Kommandos: Vorbereitungskommando: «Du hebst Deine Füße hoch und hinaus und drehst Deine Fersen voneinander weg (D2 Fl).»
Aktionskommando: «Hebe Deine Zehen hoch und hinaus!»
Vorschläge für Techniken: Dehnung und Widerstand, langsame Umkehr.

B. Mittelstellung

Kommandos: «Halten! Und halten und halten und halten! Jetzt durchziehen, hoch und hinaus!»
Vorschläge für Techniken: rhythmische Stabilisation gefolgt von Dehnung, dann aktiver Widerstand für die Bewegung im dritten Drittel des Bewegungswegs.

C. Verkürzte Stellung

Kommandos: «Halten! (Am Ende des Bewegungswegs ändere die manuellen Kontakte für das antagonistische Bewegungsmuster.) Jetzt hinunter- und hereindrücken! Halten! (Wechsle die Handstellung um.) Jetzt hoch- und herausziehen! Halten! Und loslassen.»
Vorschläge für Techniken: Langsame Umkehr–Halten.

Antagonistisches Bewegungsmuster

(BS): D2 Ex, links und rechts (Abb. 1-142).

Verwandte unilaterale Bewegungsmuster

Untere Extremität D2 Fl mit geradem Knie (Abb. 1-70).
Flexion und Extension des unteren Rumpfes: D2 Fl vom linken Fuß und Fußgelenk (Abb. 1-38, 1-39 und 1-40).

Verwandte Gesamtbewegungsmuster (Mattenarbeit)

Vorwärtskrabbeln auf den Ellenbogen (Abb. 1-164). Manuelle Kontakte auf Fußrücken, D2 Fl von Fuß und Fußgelenk wird betont.

Untere Extremität

Betonung auf Fuß und Fußgelenk: symmetrisch
(BS)

Extension–Adduktion–Außenrotation (D2 Ex), links
und rechts

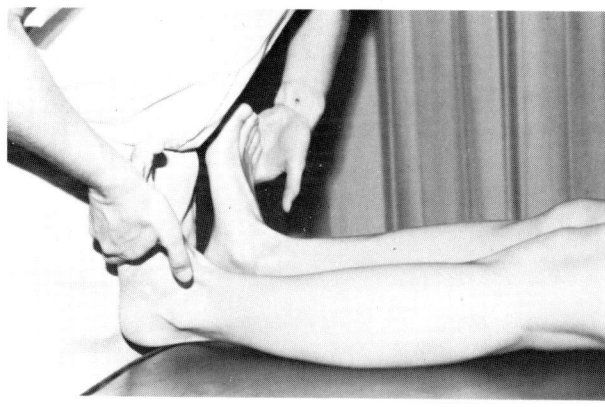

A

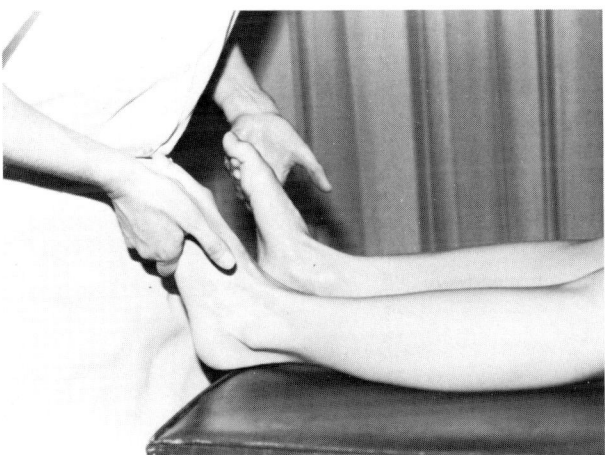

B

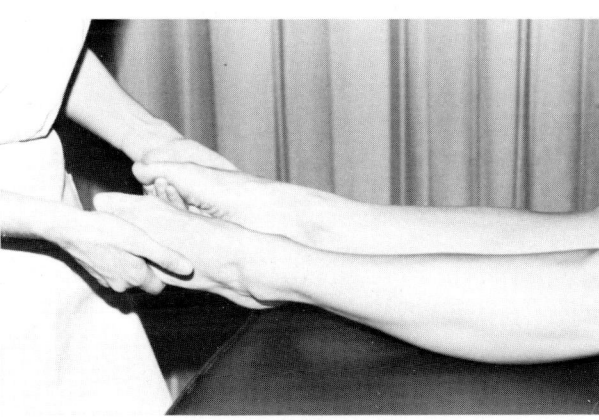

C

Abb. 1-142

Bewegungskomponenten

Freie Bewegung: Rückenlage, Kopf und Schultern können leicht angehoben sein, so daß Augen den Fuß- und Fußgelenkbewegungen folgen können. Hände greifen Tischrand zur Stabilisation und Verstärkung. Alternative Stellungen: Rückenlage oder Sitz, Knie sind über Tischrand flektiert.
Bewegung mit Widerstand: Füße und Fußgelenke beugen plantar und invertieren mit starker Außenrotation.

A. Verlängerte Stellung

Kommandos: Vorbereitungskommando: «Du drückst Deine Füße hinunter und herein, während Du Deine Fersen zueinanderdrehst (D2 Ex).»
Aktionskommando: «Beuge Deine Zehen! Drücke die Füße hinunter und herein!»
Vorschläge für Techniken: Dehnung und Widerstand; langsame Umkehr.

B. Mittelstellung

Kommandos: «Rechts halten! Links hinunter- und hereindrücken! Weiter! Noch einmal! Und noch einmal! Und loslassen.»
Vorschläge für Techniken: maximaler Widerstand beim Haltekommando auf der rechten Seite; wiederholte Kontraktionen auf der linken. Wiederholten Kontraktionen kann rhythmische Stabilisation vorausgehen oder folgen.

C. Verkürzte Stellung

Kommandos: «Halten! Laß Dich nicht von mir bewegen. Und halten und halten und halten! Und loslassen.»
Vorschläge für Techniken: rhythmische Stabilisation gefolgt von Entspannung.

Antagonistisches Bewegungsmuster

(BS): D2 Fl, links und rechts (Abb. 1-141).

Verwandte unilaterale Bewegungsmuster

Untere Extremität D2 Ex mit geradem Knie (Abb. 1-73).
Flexion und Extension des unteren Rumpfes: D2 Ex vom linken Fuß und Fußgelenk (Abb. 1-41, 1-42 und 1-43).

Verwandte Gesamtbewegungsmuster (Mattenarbeit)

Rückwärtskrabbeln auf den Ellenbogen (Abb. 1-165): Manuelle Kontakte plantar am Fuß. D2 Ex von Fuß und Fußgelenk wird betont.

Untere Extremität

Betonung auf Fuß und Fußgelenk; asymmetrisch (BA) Flexion, links

Flexion–Abduktion–Innenrotation (D2 Fl), links; Flexion–Adduktion–Außenrotation (D1 Fl), rechts

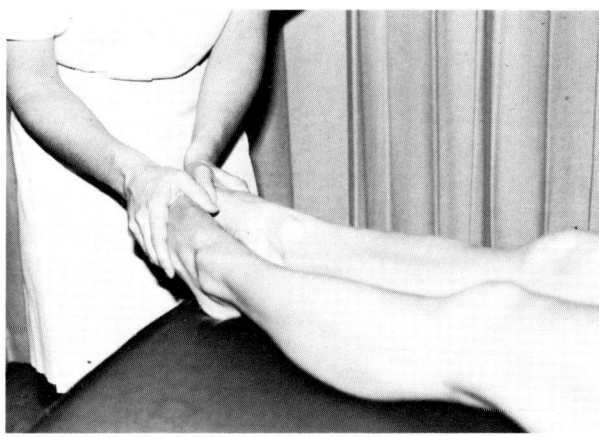

A

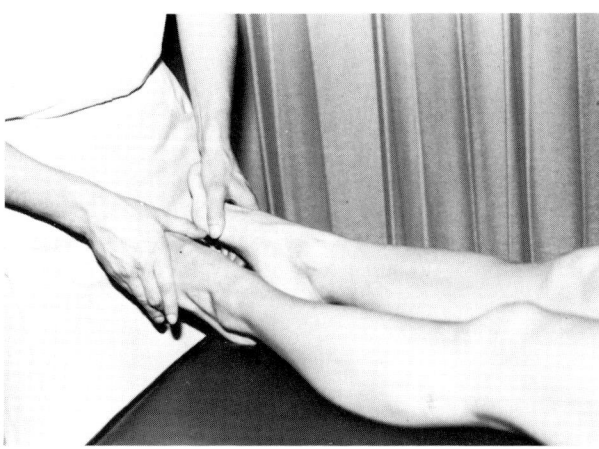

B

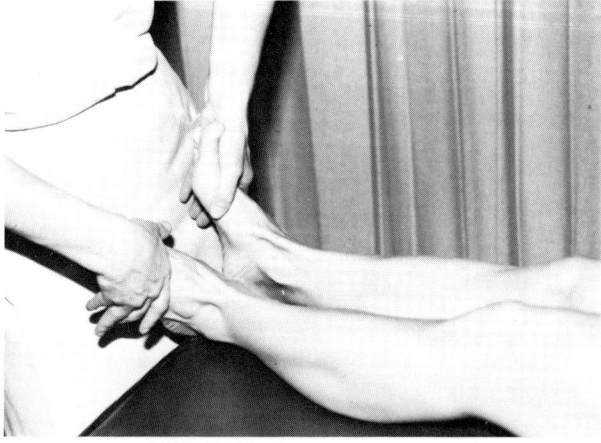

C

Abb. 1-143

Bewegungskomponenten

Freie Bewegung: Rückenlage, Kopf und Schultern können leicht angehoben sein, so daß Augen den Fuß- und Fußgelenkbewegungen folgen können. Hände greifen Tischrand zur Stabilisation und Verstärkung. Alternative Stellungen: Rückenlage oder Sitz, Knie sind über Tischrand flektiert.

Bewegung mit Widerstand: Füße und Fußgelenke dorsalflektieren, invertieren links und evertieren rechts.

A. Verlängerte Stellung

Kommandos: Vorbereitungskommando: «Du ziehst Deine Füße hoch und nach links, während Du Deine Fersen nach links drehst.»

Aktionskommando: «Hebe die Zehen! Ziehe Deine Füße hoch und nach links!»

Vorschläge für Techniken: Traktion, Dehnung und Widerstand; langsame Umkehr.

B. Mittelstellung

Kommandos: «Halten! Jetzt hebe Deine Füße hoch und nach links! Noch einmal! Weiter! Noch einmal! Und noch einmal!»

Vorschläge für Techniken: wiederholte Kontraktionen.

C. Verkürzte Stellung

Kommandos: «Hebe Deine Zehen hoch und nach links! Hinunter- und nach rechts drücken! Hochheben! Hinunterdrücken! Und hochheben! Halten! Und loslassen.»

Vorschläge für Techniken: Schnelle Umkehrungen von diesem und seinem antagonistischen Bewegungsmuster, zum Schluß ein isometrisches Halten zur Betonung der Fuß- und Fußgelenkdorsalflexion.

Antagonistisches Bewegungsmuster

(BA): D2 Ex, links und D1 Ex, rechts (Abb. 1-144).

Verwandte unilaterale Bewegungsmuster

Untere Extremität D1 Fl mit geradem Knie (Abb. 1-64); D2 Fl mit geradem Knie (Abb. 1-70).

Flexion und Extension des unteren Rumpfes: D1 Fl vom rechten Fuß und Fußgelenk, D2 Fl vom linken Fuß und Fußgelenk (Abb. 1-38, 1-39 und 1-40).

Verwandte Gesamtbewegungsmuster (Mattenarbeit)

Hochkommen auf Hände und Füße (Abb. 1-175, C). Stehbalance, kompensatorische Bewegungen (Abb. 1-187). Bilateral-asymmetrische Flexion von Fuß und Fußgelenk nach links kann gefördert werden, indem der Patient nach hinten und nach rechts leicht aus dem Gleichgewicht gestoßen wird; links D2 Fl, rechts D1 Fl.

Untere Extremität

*Betonung auf Fuß und Fußgelenk: asymmetrisch
(BA) Extension, rechts*

*Extension–Abduktion–Innenrotation (D1 Ex), rechts;
Extension–Adduktion–Außenrotation (D2 Ex), links*

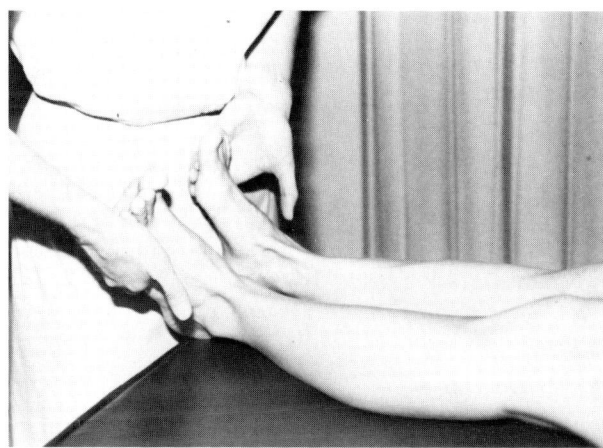

A

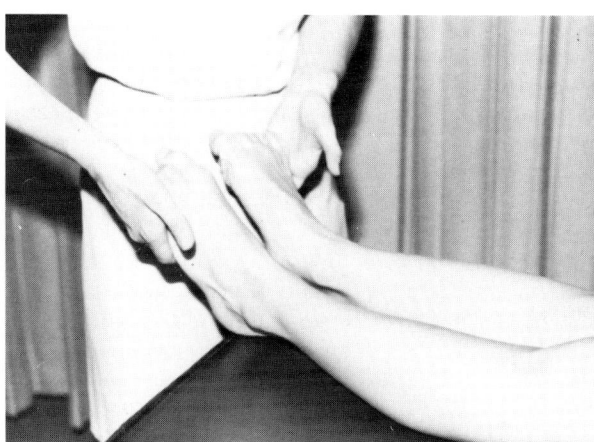

B

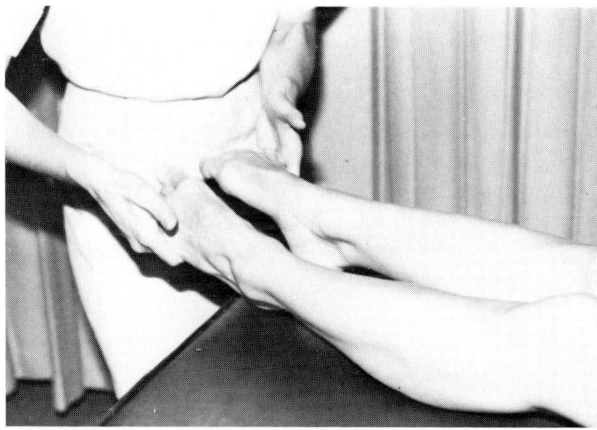

C

Abb. 1-144

Bewegungskomponenten

Freie Bewegung: Rückenlage, Kopf und Schultern
können leicht angehoben sein, so daß Augen den Fuß-
und Fußgelenkbewegungen folgen können. Hände
greifen Tischrand zur Stabilisation und Verstärkung.
Alternative Stellungen: Rückenlage oder Sitz, Knie
sind über Tischrand gebeugt.
Bewegung mit Widerstand: Füße und Fußgelenke
beugen plantar mit Eversion von rechts und Inversion
von links.

A. Verlängerte Stellung

Kommandos: Vorbereitungskommando: «Du drückst
Deine Füße hinunter und nach rechts, drehst Deine
Fersen nach rechts.»
Aktionskommando: «Beuge Deine Zehen! Drücke Dei-
ne Füße zu mir herunter!»
Vorschläge für Techniken: Dehnung und Widerstand.

B. Mittelstellung

Kommandos: «Halten! Und halten und halten und
halten! Jetzt umgekehrt! Zehen hochheben und nach
links!» In der verlängerten Stellung: «Noch einmal halten! Und halten! Und loslassen.»
Vorschläge für Techniken: rhythmische Stabilisation
gefolgt von einer Umkehr im ersten Drittel des Bewegungswegs und schließlich einer rhythmischen Stabilisation in der verlängerten Stellung.

C. Verkürzte Stellung

Kommandos: «Jetzt halten! Beide Füße ruhighalten
und halten! Und loslassen.»
Vorschläge für Techniken: rhythmische Stabilisation,
wirkungsvoll gefolgt von wiederholten Kontraktionen
übergehend in langsame Umkehrungen in diesem und
seinem antagonistischen Bewegungsmuster.

Antagonistisches Bewegungsmuster

(BA): D1 Fl, rechts und D2 Fl, links (Abb. 1-143).

Verwandte unilaterale Bewegungsmuster

Untere Extremität D1 Ex mit geradem Knie (Abb.
1-67); D2 Ex mit geradem Knie (Abb. 1-73).
Flexion und Extension des unteren Rumpfes: D1 Ex
vom rechten Fuß und Fußgelenk; D2 Ex vom linken
Fuß und Fußgelenk (Abb. 1-41, 1-42 und 1-43).

Verwandte Gesamtbewegungsmuster
(Mattenarbeit)

Elevation des Beckens nach links mit linkem Fuß in
D2 Ex und rechtem Fuß in D1 Ex (Abb. 1-163). Elevation nach rechts bringt rechten Fuß in D2 Ex und den
linken in D1 Ex.
Hochkommen auf Hände und Füße (Abb. 1-175, C).
Stehbalance, kompensatorische Bewegungen (Abb.
1-187). Bilateral-asymmetrische Extension nach
rechts: Fuß und Fußgelenkreaktionen können gefördert werden, indem der Patient leicht nach vorne und
nach links aus dem Gleichgewicht gezogen wird;
rechtes Fußgelenk: D1 Ex; linkes Fußgelenk: D2 Ex.

Untere Extremität

Betonung auf Fuß und Fußgelenk: reziprok (Br, GD)

Extension–Abduktion–Innenrotation (D1 Ex), links;
Flexion–Adduktion–Außenrotation (D1 Fl), rechts

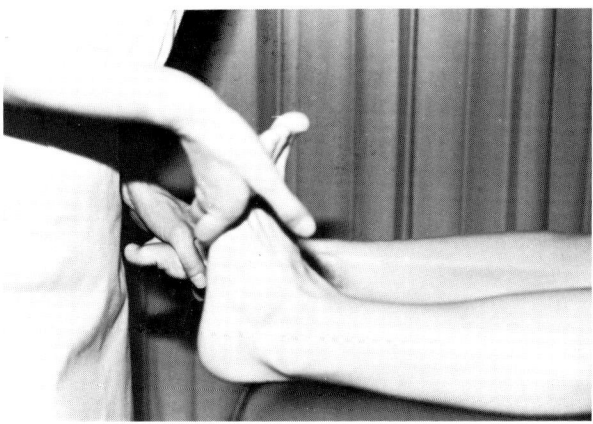

A

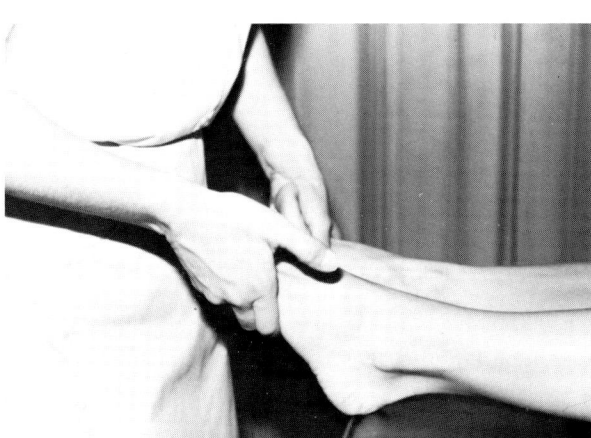

B

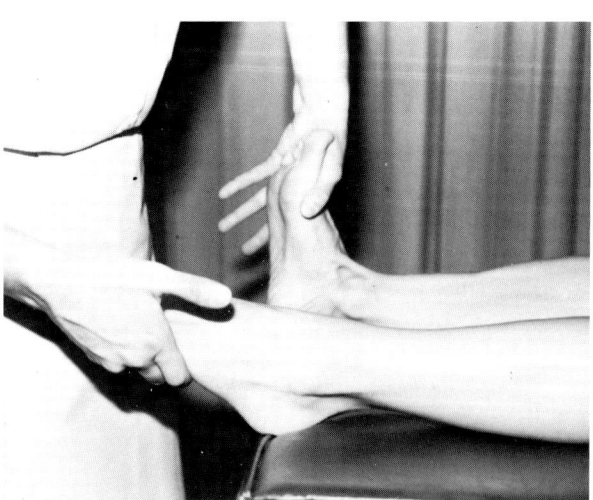

C

Abb. 1-145

Bewegungskomponenten

Freie Bewegung: Rückenlage, Kopf und Schultern können leicht angehoben sein, so daß Augen den Fuß- und Fußgelenkbewegungen folgen können. Hände greifen Tischrand zur Stabilisation und Verstärkung. Alternative Stellungen: Rückenlage oder Sitz, Knie sind über Tischrand flektiert.
Bewegung mit Widerstand: Linker Fuß und Fußgelenk beugen plantar und evertieren mit starker Innenrotation, während der rechte Fuß und Fußgelenk dorsalflektieren und mit starker Außenrotation invertieren.

A. Verlängerte Stellung

Kommandos: Vorbereitungskommando: «Du drückst Deinen linken Fuß hinunter und heraus (D1 Ex) und ziehst Deinen rechten Fuß hinein und hoch (D1 Fl).»
Aktionskommando: «Links hinunter- und herausdrücken! Rechts hinein- und hochziehen!»
Vorschläge für Techniken: Dehnung und Widerstand, langsame Umkehr.

B. Mittelstellung

Kommandos: «Rechts halten! Links hinunter- und herausdrücken! Weiter! Noch einmal! Und noch einmal! Und ausruhen.»
Vorschläge für Techniken: maximaler Widerstand beim Haltekommando auf der rechten Seite; wiederholte Kontraktionen auf der linken; rhythmische Stabilisation gefolgt von wiederholten Kontraktionen auf der linken Seite. Wiederhole die Umkehrfolge an verschiedenen Punkten im Bewegungsweg, *A* bis *C*.

C. Verkürzte Stellung

Kommandos: «Alles so halten! Und halten und halten und halten! Jetzt wechseln! Rechts hinunter- und herausdrücken; links hinein- und hochziehen!» In der Mittelstellung: «Noch einmal halten und halten! Und loslassen.»
Vorschläge für Techniken: rhythmische Stabilisation gefolgt von Umkehr im zweiten Drittel des Bewegungswegs, gefolgt von Stabilisation.

Antagonistisches Bewegungsmuster

(BR, GD): D1 Fl, links und D1 Ex, rechts (Abb. 1-146).

Verwandte unilaterale Bewegungsmuster

Untere Extremität D1 Fl mit geradem Knie (Abb. 1-64); D1 Ex mit geradem Knie (Abb. 1-67).
Flexion und Extension des unteren Rumpfes: D1 Fl vom rechten Fuß und Fußgelenk (Abb. 1-38, 1-39 und 1-40); D1 Ex vom rechten Fuß und Fußgelenk (Abb. 1-41, 1-42 und 1-43).

Untere Extremität

Betonung auf Fuß und Fußgelenk: reziprok (BR, GD)

Flexion–Adduktion–Außenrotation (D1 Fl), links;
Extension–Abduktion–Innenrotation (D1 Ex), rechts

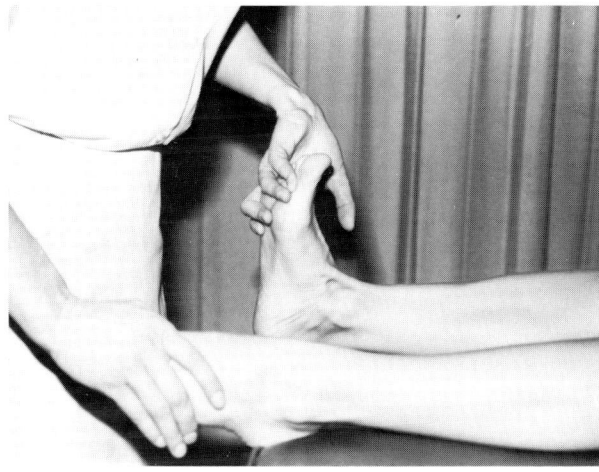

A

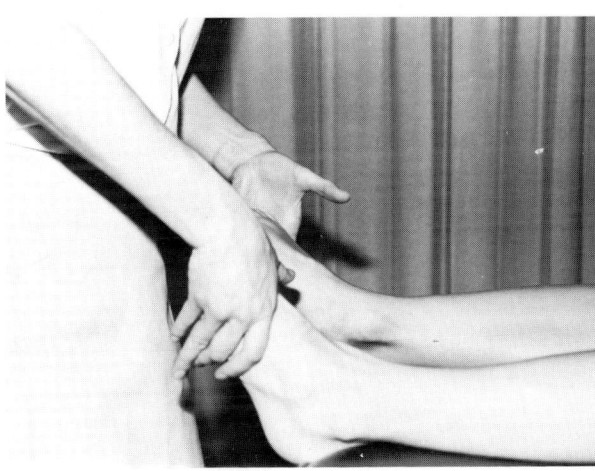

B

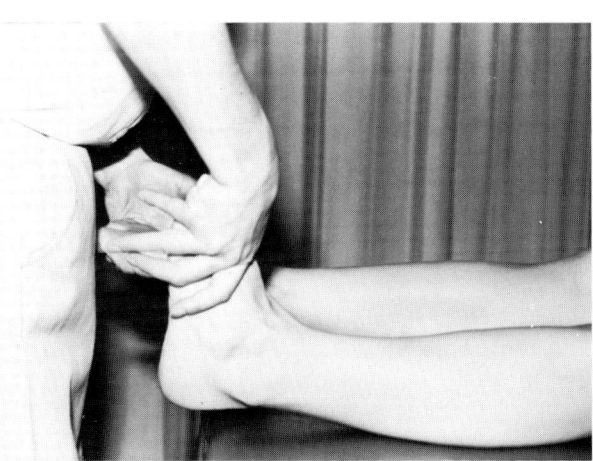

C

Abb. 1-146

Bewegungskomponenten

Freie Bewegung: Rückenlage, Kopf und Schultern können leicht angehoben sein, so daß Augen den Fuß- und Fußgelenkbewegungen folgen können. Hände greifen Tischrand zur Stabilisation und Verstärkung. Alternative Stellungen: Rückenlage oder Sitz, Knie sind über Tischrand gebeugt.

Bewegung mit Widerstand: Linker Fuß und Fußgelenk dorsalflektieren und invertieren mit starker Außenrotation, während der rechte Fuß und Fußgelenk plantar beugen und mit starker Innenrotation evertieren.

A. Verlängerte Stellung

Kommandos: Vorbereitungskommando: «Du ziehst Deinen linken Fuß hinein und hoch (D1 Fl) und drückst Deinen rechten Fuß hinunter und heraus (D1 Ex).»

Aktionskommando: «Links hinein- und hochziehen! Rechts hinunter- und herausziehen!»

Vorschläge für Techniken: Dehnung und Widerstand; langsame Umkehr.

B. Mittelstellung

Kommandos: «Alles so halten! Jetzt rechts weiterhalten! Links hinein- und hochziehen! Weiter! Noch einmal! Und noch einmal! Und loslassen.»

Vorschläge für Techniken: maximaler Widerstand beim Haltekommando auf der rechten Seite zur Erleichterung der wiederholten Kontraktionen der linken Seite von der Mittelstellung bis zur verkürzten Stellung. Rhythmische Stabilisation kann wirkungsvoll angeschlossen werden.

C. Verkürzte Stellung

Kommandos: «Halten! Jetzt wechseln; rechts hinein- und hochziehen, links hinunter- und herausdrücken! Halten! Jetzt umgekehrt; rechts hinunter und heraus, links hinein und hoch. So halten! Jetzt wechseln! Halten! Und wechseln! Halten! Jetzt rechts halten und links hinein- und hochziehen! Noch einmal! Und noch einmal! Und noch einmal! Halten! Und halten! Und loslassen.»

Vorschläge für Techniken: Langsame Umkehr – Halten, A bis C, gefolgt von wiederholten Kontraktionen auf der linken Seite, schließlich rhythmische Stabilisation.

Antagonistisches Bewegungsmuster

(BR, GD): D1 Ex, links und D1 Fl, rechts (Abb. 1-145).

Verwandte unilaterale Bewegungsmuster

Untere Extremität D1 Fl mit geradem Knie (Abb. 1-64); D1 Ex mit geradem Knie (Abb. 1-67).
Flexion und Extension des unteren Rumpfes: D1 Fl vom rechten Fuß und Fußgelenk (Abb. 1-38, 1-39 und 1-40); D1 Ex vom rechten Fuß und Fußgelenk (Abb. 1-41, 1-42 und 1-43).

Untere Extremität

Betonung auf Fuß und Fußgelenk: reziprok (BR, GD)

Flexion–Abduktion–Innenrotation (D2 Fl), links;
Extension–Adduktion–Außenrotation (D2 Ex), rechts

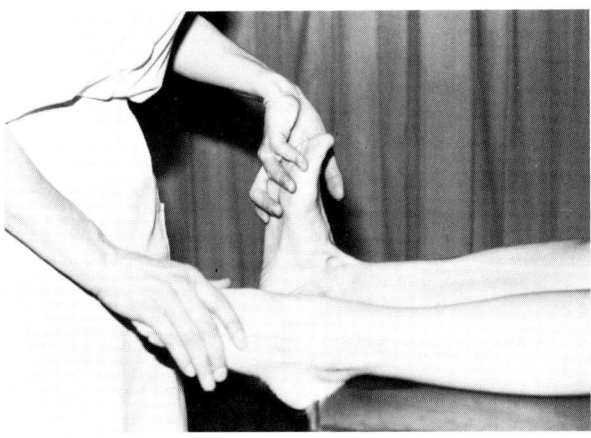

A

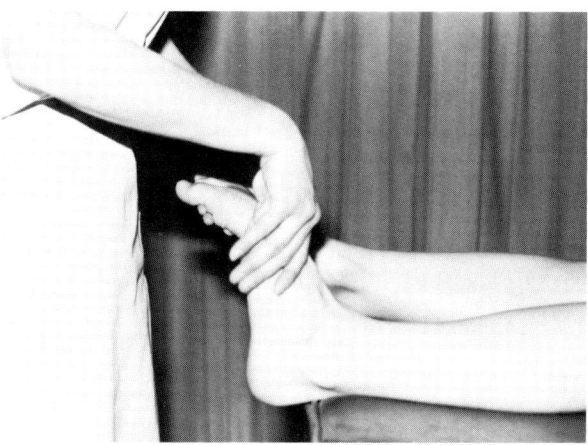

B

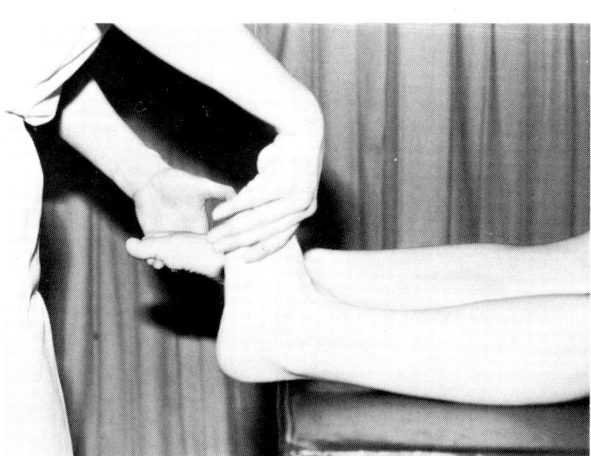

C

Abb. 1-147

Bewegungskomponenten

Freie Bewegung: Rückenlage, Kopf und Schultern können leicht angehoben sein, so daß Augen den Fuß- und Fußgelenkbewegungen folgen können. Hände können Tischrand zur Stabilisation und Verstärkung greifen. Alternative Stellungen: Rückenlage oder Sitz, Knie sind über Tischrand flektiert.

Bewegung mit Widerstand: Linker Fuß und Fußgelenk dorsalflektieren und evertieren mit starker Innenrotation, während der rechte Fuß und Fußgelenk plantar beugen und mit starker Außenrotation invertieren.

A. Verlängerte Stellung

Kommandos: Vorbereitungskommando: «Du ziehst Deinen linken Fuß hoch und nach außen (D2 Fl) und drückst Deinen rechten Fuß hinunter und herein (D2 Ex).»

Aktionskommando: «Die Zehen anheben, den linken Fuß hoch- und hinauszuziehen! Beuge Deine Zehen, und drücke Deinen rechten Fuß hinunter und herein!»

Vorschläge für Techniken: Dehnung und Widerstand, langsame Umkehr.

B. Mittelstellung

Kommandos: «Jetzt halten! Und halten! Und halten! Jetzt rechts halten, und links hoch- und hinausziehen. Und noch einmal und loslassen.»

Vorschläge für Techniken: rhythmische Stabilisation, wiederholte Kontraktionen.

C. Verkürzte Stellung

Kommandos: Wechsle manuelle Kontakte: «Den rechten Fuß hoch- und herausziehen, den linken hinunter und herein.» Plaziere die Hände wie in A: «Links hoch- ziehen, rechts hinunterdrücken! Halten! Jetzt rechts drücken. Links weiterhalten! Und rechts drücken. Links weiterhalten! Und mit rechts drücken! Und noch einmal! Noch ein letztes Mal! Und loslassen.»

Vorschläge für Techniken: Dehnung, Widerstand; wiederholte Kontraktionen rechts mit Verstärkung durch Halten auf der linken Seite.

Antagonistisches Bewegungsmuster

(BR, GD): D2 Ex, links und D2 Fl, rechts (Abb. 1-148).

Verwandte unilaterale Bewegungsmuster

Untere Extremität D2 Fl mit geradem Knie (Abb. 1-70); D2 Ex mit geradem Knie (Abb. 1-73).

Verwandte Gesamtbewegungsmuster (Mattenarbeit)

Vorwärtskrabbeln auf den Ellenbogen (Abb. 1-164). Rückwärtskrabbeln auf den Ellenbogen (Abb. 1-165). Reziproke Bewegungen der unteren Extremitäten: gebeugte Extremität bewirkt D2 Fl, extendierte Extremität D2 Ex.

Untere Extremität

Betonung auf Fuß und Fußgelenk: reziprok (BR, GD)

Extension–Adduktion–Außenrotation (D2 Ex), links;
Flexion–Abduktion–Innenrotation (D2 Fl), rechts

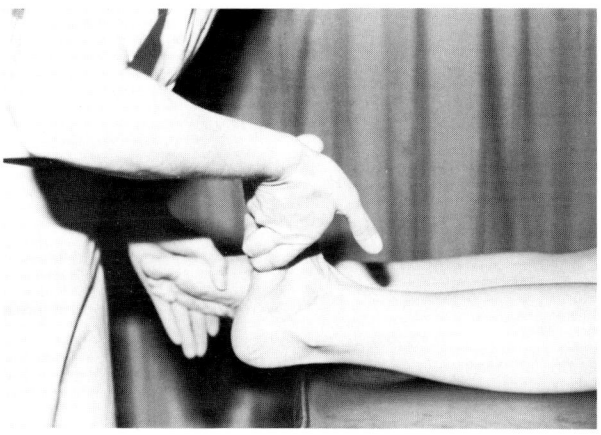

A

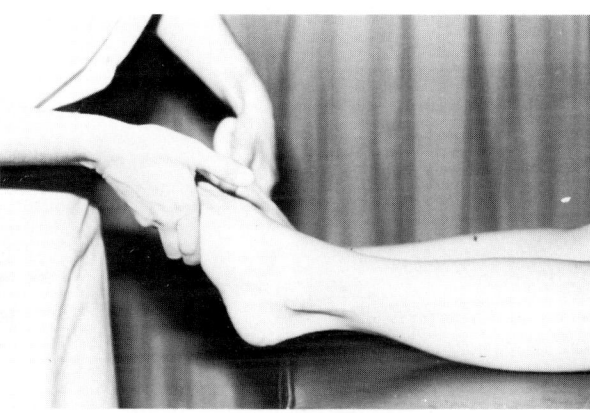

B

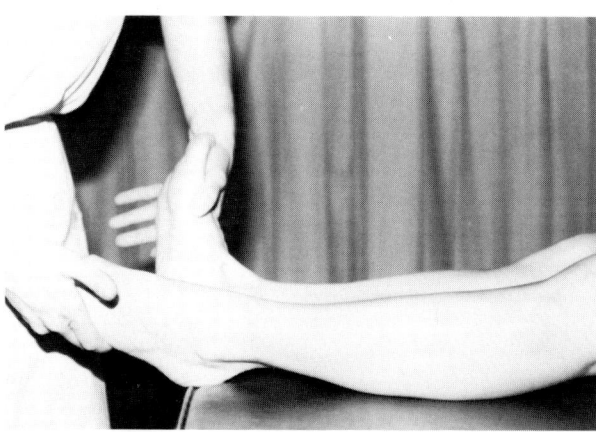

C

Abb. 1-148

Bewegungskomponenten

Freie Bewegung: Rückenlage, Kopf und Schultern können leicht angehoben sein, so daß Augen den Fuß- und Fußgelenkbewegungen folgen können. Hände können Tischrand zur Stabilisation und Verstärkung greifen. Alternative Stellungen: Rückenlage oder Sitz, Knie sind über Tischrand gebeugt.

Bewegung mit Widerstand: Linker Fuß und Fußgelenk beugen plantar und evertieren mit extremer Außenrotation, während der rechte Fuß und Fußgelenk dorsalflektieren und mit extremer Innenrotation evertieren.

A. Verlängerte Stellung

Kommandos: Vorbereitungskommando: «Du drückst Deinen linken Fuß hinunter und herein (D2 Ex) und ziehst Deinen rechten Fuß hoch und heraus (D2 Fl).»
Aktionskommando: «Beuge Deine Zehen, drücke Deinen linken Fuß hinunter und herein! Hebe Deine Zehen, ziehe Deinen rechten Fuß hoch und hinaus!»
Vorschläge für Techniken: Dehnung und Widerstand; langsame Umkehr.

B. Mittelstellung

Kommandos: «Halten! Jetzt links hoch- und hinausziehen und rechts hinunter- und hereindrücken. Halten! Und wechseln! Halten! Wechseln! Halten! Wechseln! Halten! Und loslassen.»
Vorschläge für Techniken: Langsame Umkehr – Halten an verschiedenen Punkten im zweiten Drittel des Bewegungswegs.

C. Verkürzte Stellung

Kommandos: «Jetzt den linken Fuß halten! Laß ihn nicht von mir bewegen! Den rechten Fuß hoch- und herausziehen! Ziehe ihn hoch! Noch einmal! Und noch einmal! Jetzt halten! Drücke den linken Fuß hinunter und herein! Drücke ihn hinunter! Noch einmal! Und noch einmal! Alles so halten! Jetzt links hoch- und herausziehen und rechts hinunter und herein. Halten! Wechseln! Halten! Und loslassen.»
Vorschläge für Techniken: wiederholte Kontraktionen auf der rechten Seite mit Halten auf der linken, gefolgt von wiederholten Kontraktionen auf der linken mit Halten auf der rechten Seite, schließlich zum Ende der Folge langsame Umkehr – Halten.

Antagonistisches Bewegungsmuster

(BR, GD): D2 Fl, links und D2 Ex, rechts (Abb. 1-147).

Verwandte unilaterale Bewegungsmuster

Untere Extremität D2 Fl mit geradem Knie (Abb. 1-70); D2 Ex mit geradem Knie (Abb. 1-73).

Verwandte Gesamtbewegungsmuster (Mattenarbeit)

Vorwärtskrabbeln auf den Ellenbogen (Abb. 1-164). Rückwärtskrabbeln auf den Ellenbogen (Abb. 1-165). Reziproke Bewegungen der unteren Extremitäten: gebeugte Extremität bewirkt D2 Fl; extendierte Extremität D2 Ex.

211

Untere Extremität

*Betonung auf Fuß und Fußgelenk: reziprok, über
Kreuz diagonal (BR, KD)*

*Flexion—Abduktion—Innenrotation (D2 Fl), links;
Extension—Abduktion—Innenrotation (D1 Ex), rechts*

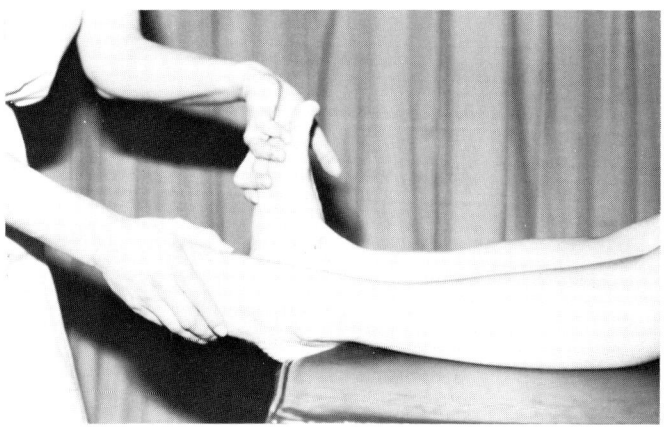

A

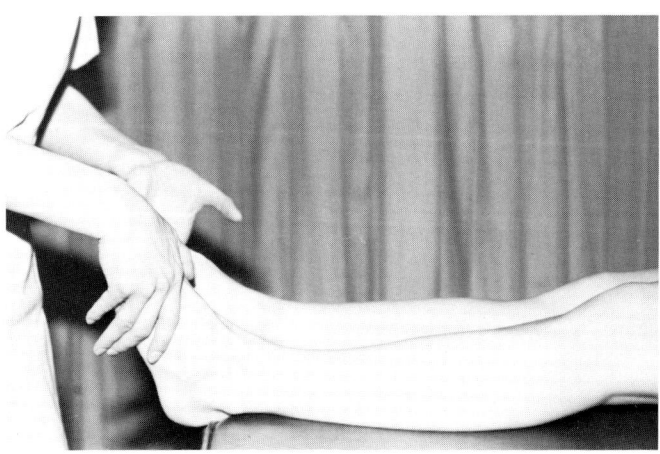

B

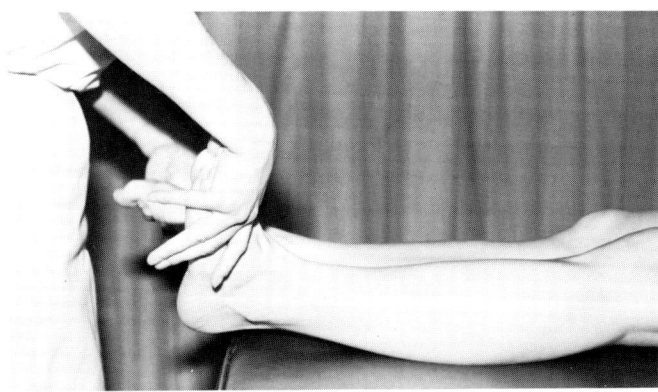

C

Abb. 1-149

Bewegungskomponenten

Freie Bewegung: Rückenlage, Kopf und Schultern können leicht angehoben sein, so daß Augen den Fuß- und Fußgelenkbewegungen folgen können. Hände greifen Tischrand zur Stabilisation und Verstärkung. Alternative Stellungen: Rückenlage oder Sitz, Knie sind über Tischrand flektiert.

Bewegung mit Widerstand: Linker Fuß und Fußgelenk dorsalflektieren und evertieren mit starker Innenrotation, während der rechte Fuß und Fußgelenk plantar beugen und mit starker Innenrotation evertieren.

A. Verlängerte Stellung

Kommandos: Vorbereitungskommando: «Du ziehst Deinen linken Fuß hoch und heraus (D2 Fl), während Du Deinen rechten Fuß hinunter und herausdrückst (D1 Ex).»

Aktionskommando: «Zehen anheben! Den linken Fuß hoch und herausziehen. Beuge die Zehen! Drücke den rechten Fuß hinunter und heraus!»

Vorschläge für Techniken: Dehnung und Widerstand; langsame Umkehr

B. Mittelstellung

Kommandos: «Rechts halten! Und links hoch- und herausziehen! Weiter! Noch einmal! Und noch einmal! Und loslassen.»

Vorschläge für Techniken: maximaler Widerstand beim Haltekommando auf der rechten Seite; wiederholte Kontraktionen auf der linken. Wiederholten Kontraktionen kann rhythmische Stabilisation vorausgehen oder folgen. Langsame Umkehrungen können bei dieser Folge von Techniken an verschiedenen Punkten im Bewegungsweg durchgeführt folgen.

C. Verkürzte Stellung

Kommandos: «Halten! Und halten! Und halten! Jetzt links weiterhalten und laß Deinen rechten Fuß nicht von mir bewegen! Los, halten! Rechts entspannen! Jetzt drücke ihn hinunter und heraus! Noch einmal! Und noch einmal! Und loslassen.»

Vorschläge für Techniken: rhythmische Stabilisation gefolgt von Halten – Entspannen für verstärkte plantare Flexion der rechten Seite gefolgt von wiederholten Kontraktionen der plantaren Flexion von rechts.

Antagonistisches Bewegungsmuster

(BR, KD): D2 Ex, links und D1 Fl, rechts (Abb. 1-150).

Verwandte unilaterale Bewegungsmuster

Untere Extremität D1 Ex mit geradem Knie (Abb. 1-67); D2 Fl mit geradem Knie (Abb. 1-70).
Flexion und Extension des unteren Rumpfes: D1 Ex vom rechten Fuß und Fußgelenk (Abb. 1-41, 1-42 und 1-43); D2 Ex vom linken Fuß und Fußgelenk (Abb. 1-38, 1-39 und 1-40).

Verwandte Gesamtbewegungsmuster (Mattenarbeit)

Vorwärtskrabbeln nach links (Abb. 1-171, 1-172 und 1-173).*

Reziproke Bewegungen der unteren Extremitäten: linkes Bein gebraucht Fuß und Fußgelenk D2 Fl in der Schwungphase und D2 Ex in der Standphase, während das rechte Bein Fuß und Fußgelenk D1 Ex in der Standphase und D1 Fl in der Schwungphase gebraucht.

---

* Die Bewegungsmuster der unteren Extremitäten können geändert werden, indem die Richtung des diagonalen Fortschreitens geändert wird. Das Überwiegen von Flexion bzw. Extension kann umgekehrt werden, indem die Vorwärts- bzw. Rückwärtsbewegung umgekehrt wird.

Untere Extremität

Betonung auf Fuß und Fußgelenk: reziprok, über Kreuz diagonal (BR, KD)

Extension–Adduktion–Außenrotation (D2 Ex), links; Flexion–Adduktion–Außenrotation (D1 Fl), rechts

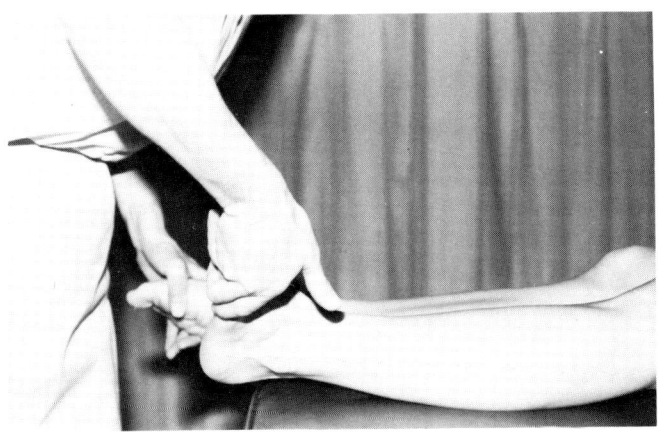

A

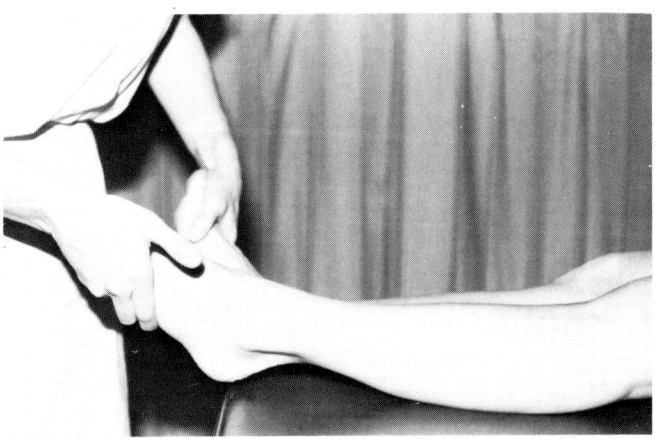

B

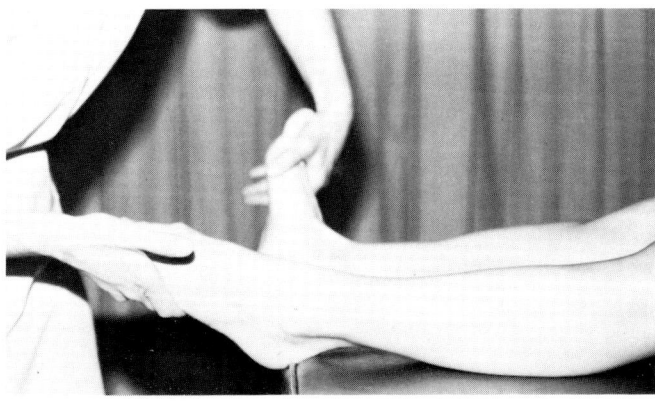

C

Abb. 1-150

214

Bewegungskomponenten

Freie Bewegung: Rückenlage, Kopf und Schultern können leicht angehoben sein, so daß Augen den Fuß- und Fußgelenkbewegungen folgen können. Hände können Tischrand zur Stabilisation und Verstärkung greifen. Alternative Stellungen: Rückenlage oder Sitz, Knie sind über Tischrand gebeugt.

Bewegung mit Widerstand: Linker Fuß und Fußgelenk beugen plantar und invertieren mit starker Außenrotation, während der rechte Fuß und Fußgelenk dorsalflektieren und mit starker Außenrotation invertieren.

A. Verlängerte Stellung

Kommandos: Vorbereitungskommando: «Du drückst Deinen linken Fuß hinunter und herein (D2 Ex), während Du Deinen rechten hinein- und hochziehst (D1 Fl). Drehe die Fersen zueinander.».
Aktionskommando: «Beuge Deine Zehen! Drücke Deinen linken Fuß hinunter und herein! Hebe die Zehen! Ziehe den rechten Fuß hoch und hinein!»
Vorschläge für Techniken: Dehnung und Widerstand; langsame Umkehr.

B. Mittelstellung

Kommandos: «Halten! Jetzt rechts weiterhalten, und links hinunter- und hereindrücken! Noch einmal! Und drücken! Und links halten! Jetzt rechts hinein- und hochziehen! Und noch einmal! Links halten! Rechts hinein und hoch! Und ausruhen.»
Vorschläge für Techniken: wiederholte Kontraktionen auf der linken Seite, während rechts hält. Betone die linke Seite, dann halte links und betone die rechte.

C. Verkürzte Stellung

Kommandos: «Jetzt halten! Beide Füße halten! Und halten! Und ausruhen.»
Vorschläge für Techniken: rhythmische Stabilisation. Auf diese können wiederholte Kontraktionen zur Betonung, langsame Umkehr oder langsame Umkehr – Halten folgen.

Antagonistisches Bewegungsmuster

(BR, KD): D2 Fl, links und D1 Ex, rechts (Abb. 1-149).

Verwandte unilaterale Bewegungsmuster

Untere Extremität D1 Fl mit geradem Knie (Abb. 1-64); D2 Ex mit geradem Knie (Abb. 1-73).
Flexion und Extension des unteren Rumpfes: D1 Fl vom rechten Fuß und Fußgelenk (Abb. 1-38, 1-39 und 1-40); D2 Ex vom linken Fuß und Fußgelenk (Abb. 1-41, 1-42 und 1-43).

Verwandte Gesamtbewegungsmuster (Mattenarbeit)

Vorwärtsgehen nach rechts (Abb. 1-188).*
Reziproke Bewegungen der unteren Extremitäten: rechtes Bein gebraucht Fuß und Fußgelenk D2 Fl in der Schwungphase und D2 Ex in der Standphase, während das linke Bein Fuß und Fußgelenk D1 Ex in der Standphase und D1 Fl in der Schwungphase gebraucht.

* Die Bewegungsmuster der unteren Extremitäten können geändert werden, indem die Richtung des diagonalen Fortschreitens geändert wird. Das Überwiegen von Flexion bzw. Extension kann umgekehrt werden, indem die Vorwärts- bzw. Rückwärtsbewegung umgekehrt wird.

Verwandte Aspekte motorischen Verhaltens

Die Entwicklung motorischen Verhaltens drückt sich in Bewegungsmustern aus. Eine geordnete Sequenz von Bewegungsabläufen zeigt sich im normalen Wachstumsprozeß. Die offensichtlichen Manifestationen vom Wachstum und Entwicklung zwingen zu einer Analyse. Hooker beobachtete frühe fötale Bewegungen, und Humphrey identifizierte die entsprechenden anatomischen Bewegungsmuster (23, 24). Gesell und seine Mitarbeiter und McGraw berichten von ihren Beobachtungen über die immer wechselnden und ineinander verflochtenen Bewegungen, die sich abzeichnen, entsprechend der Entwicklung und dem Wachstum des motorischen Verhaltens nach der Geburt (11, 35). Die Beobachtungen dieses Personenkreises sind in gewissem Sinne «klinische» Beobachtungen. Das, was man sehen konnte, wurde vermerkt. Die Gesamtbewegung des Körpers ist sichtbar, die Entwicklung der Bewegungsmuster kann registriert werden, und die einzelnen Bewegungskomponenten der Gesamtbewegungsmuster können analysiert werden.

Motorische Entwicklung

Massenbewegungen – Einzelbewegungen

Man hat bei der motorischen Entwicklung gewisse Elemente und Charakteristika festgestellt. Hooker entdeckte bei seinen Studien der frühen fötalen Bewegung, daß Reaktionen zuerst auf sensorische Stimulation um den Mund herum auftreten und daß die Reaktion umfassend ist; alle Segmente, die reagieren, nehmen an einer Massenbewegung teil (23). Kopf und Hals beugen nach lateral. Dann folgt eine Flexion vom Rumpf nach lateral mit Extension der Arme. Im späteren Verlauf der Entwicklung kann ein einzelnes Segment gereizt werden und wird in einer bestimmten Weise reagieren, ohne diese umfassende Massenreaktion. Fötale Bewegungen sind reflexbedingt und können beim Menschen als primitiv bezeichnet werden. Sie sind jedoch die Vorläufer sinnvoller Bewegungen.

Von proximal-distal nach distal-proximal

Die Entwicklung motorischer Funktion beim Fötus ist richtungsgebunden (23). Die Richtung weist vom Kopf zu den Füßen, kranial-kaudal bzw. superior-inferior. Außerdem geht die Richtung von proximal nach distal; d. h. erst bewegen sich Hals und Schultern, bevor Bewegungen an der Hand zu sehen sind. Gesell hat kurz zusammengefaßt: «Die Verhaltensentwicklung beginnt lange vor der Geburt, und die allgemeine Entwicklungsrichtung verläuft vom Kopf zu den Füßen und von den proximalen zu den distalen Segmenten. Der Lippen- und Zungenbewegung folgen die Augenmuskeln, dann Hals, Schultern, Arme, Hände, Finger, Rumpf, Beine, Füße (11).» Auch die sensorische Entwicklung verläuft von kranial nach kaudel. Wenn sich aber die Empfindung an Händen und Füßen entwickelt hat, kommt es bei der Reizung eines Segments zu einer Bewegungssequenz, und zwar von distal nach proximal. D. h., wenn die Handinnenfläche gereizt wird, beugen sich die Finger und das Handgelenk (23). Dies ist der Anfang von zeitlich abgestimmten, koordinierten Bewegungen.

Reflektorisches Verhalten   Bewußtes Verhalten

Nach der Geburt, während sich der Entwicklungsprozeß weiter in kranial-kaudaler und proximal-distaler Richtung fortsetzt, sind die ersten Bewegungen und Stellungen, wie von McGraw, Gesell und seinen Mitarbeitern beschrieben, reflexbedingt (11, 35). Die Reaktion auf einen plötzlichen Schreckreiz (Mororeflex) ist eine Gesamtbewegung des Körpers. Der asymmetrische tonische Halsreflex löst eine Körperstellung von totalem Charakter aus. Diese Reflexe beinhalten Bewegungskomponenten, die später für die Rollbewegungen vom Rücken auf den Bauch benutzt werden. Beim Neugeborenen sind das Kopfdrehen, die Augenbewegungen, das Greifen mit den Fingern, schnelle Strampelbewegungen mit den Beinen und Schrittbewegungen reflektorische Reaktionen, die als Vorläufer für funktionelle Bewegungen zu deuten sind. Während der Wachstumsprozeß fortschreitet und die Bewegungsmöglichkeiten sich vergrößern, werden die Bewegungen automatisch; das Kind übt allem Anschein nach eine neu erworbene Bewegung, wie z. B. das Rollen vom Rücken auf den Bauch (35). Es wiederholt das Rollen, lange bevor es die Bewegung benutzt, um eine sitzende Stellung einzunehmen. In der weiteren Entwicklung werden die Rollbewegungen überlegter und werden einbezogen in funktionelle Bewegungen. Es rollt vom Rücken auf den Bauch, um zum Sitzen zu kommen, und als Vorbereitung für die Fortbewegung. Bei der gesamten Entwicklung des motorischen Verhaltens bahnen primitive Reaktionen den Weg für kontrollierte Bewegungen und Stellungen, was automatisch oder bewußt erfolgen kann (35). Siehe Tabelle 1-5, Gleichgewichtsreaktionen (kompensatorische Bewegungen).

Spontanbewegung – Stabilität

Ein weiteres Charakteristikum bei der Entwicklung motorischen Verhaltens ist die Tatsache, daß Bewegungen dem Halten von Stellungen vorangehen. Wird

Tabelle 1-5: Gleichgewichtsreaktionen (kompensatorische Bewegungen)

Reize		*Grad des Reizes*	*Reaktion*
experimentelle Anwendung*	**natürliche Anwendung**		
schiefe Lage der unter-stützenden Fläche	«Folge dem Anführer»: Laufen über ein Brett, das über einen Strom gelegt wurde; Stehen im Bus: plötzlicher Stoß oder Halt oder Schaukeln beim Um-die-Ecke-fahren	schnelle plötzliche Störung	schnelle Reaktion durch Reizung des Innenohres
schiefe Lage des Körpers im Raum	In einer Menschenmenge einge-schlossen werden. Fußballspielen (Sport mit Körperkontakt).	langsame oder allmähliche Störung	langsame oder allmähliche Reaktion durch Reizung der Propriozeptoren

* Nach Weisz S: Studies in equilibrium reaction. J. Nerv Ment Dis 88: 150, 1938 (Cites Magnus, Rademaker, Schaltenbrand, Hoff und Schilder und andere)

der Fötus gereizt, verschwinden die daraus resultieren-den Bewegungen wieder. Nach der Geburt ist die Beweglichkeit ein eindrucksvolles Charakteristikum eines Neugeborenen (35). Das Neugeborene bewegt seine Extremitäten schnell, aber außer wenn es schreit, werden diese Bewegungen selten als ein Dauerzu-stand gesehen. Die Halte- und Stellreflexe werden durch Bewegungen hervorgerufen, durch Veränderung der Stellung des Kopfes im Raum, zum Körper und zu den Extremitäten, oder durch Veränderung der Stellung des Körpers und der Extremitäten zum Kopf (40). Auch hier wieder sind die Stellreaktionen zusammengesetzt aus Reflexen, die sich in der kranial-kaudalen Richtung entwickelt haben (35). Um eine ruhende Stellung, wie Rücken-, Seit- oder Bauchlage, zu verändern, ist eine Bewegung nötig. In dieser Hinsicht kann die Bewe-gung als primitiver angesehen werden als das Halten einer Stellung. Jedoch je mehr das motorische Verhal-ten ausreift, ist die Stabilität der Haltefunktion nötig, um zweckmäßige Bewegungen auszuführen.

Überlappung – Integration

Die motorische Entwicklung verläuft in Sequenzen, und diejenigen, die früh erscheinen, überlappen die später entwickelten und wirken mit. Diese typische Entwicklung kann bei gesunden Kindern beobachtet werden. Komponenten von Bewegungsmustern und Stellungen sind ineinander verwoben. Eine Bewegung bereitet den Weg für die nächste. Z. B. das Rollen ist ein Teil der menschlichen Stellreaktion mit dem Ziel der aufrechten Haltung (35). Somit führt die Fähigkeit, rollen zu können, dazu, die sitzende Stellung einzu-nehmen und zu halten. Dieses wiederum führt dazu, sich hinstellen zu können und die Stellung zu halten. Das Rollen vom Rücken auf den Bauch und zurück bereitet das Kriechen vor. Die Fähigkeit, zu rollen und zu kriechen, ist wegbereitend für das Gehen. Dieses ist ein fortlaufender Prozeß. In diese Sequenz ineinander-greifender Bewegungen wird das motorische Verhal-ten integriert, und es kommt zu koordinierten ausge-wählten und geschickten funktionellen Bewegungen.

Komplexe Bewegungen – Selektive Bewegungen

So wie bei der Entwicklung der Bewegungsmuster die einzelnen Abschnitte ineinandergreifen und sich über-lappen, so wird das Zusammenspiel zwischen Körper-segmenten und Hals- und Rumpfbewegungen kon-trollierter und mannigfaltiger in bezug auf die Bewe-gungsbreite und damit komplexer. Zunächst wird der volle Bewegungsweg ausgeführt, maximale Beugung, maximale Streckung. Später, wenn es zu einer kontrol-lierten Haltung kommt und Bewegungen nach Bedarf einsetzen, sind Richtung und Bewegungsausmaß dem totalen Bewegungsmuster untergeordnet. Siehe Tabelle 1-6, Gegenspieler in bezug auf Richtung. Ein zweckmäßiges Gesamtbewegungsmuster, wie z. B. das Gehen, kann bewußt in einer bestimmten Richtung fortgesetzt werden, kann unterbrochen werden oder kann umgekehrt werden. Gegenbewegungen finden sich innerhalb eines Gesamtbewegungsmusters, wie z. B. die reziproke Bewegung der Extremitäten beim

Tabelle 1-6. Gegenspieler in bezug auf Richtung

Richtung	*Gesamt-bewegungsmuster*	*anatomische Ebenen*
vertikal	vorwärts/rückwärts (hinauf/hinunter)	Flexion/Extension
horizontal	seitwärts, li/re	Abduktion/Adduktion
kreisförmig	mit dem Uhrzeiger-sinn/entgegen dem Uhrzeigersinn	Außen-/Innen-rotation
schräg/diagonal	vorwärts nach li/re rückwärts nach re/li	diagonale Flexion, li/re; diagonale Ex-tension, re/li

Gesell beobachtete und berichtete, daß der Entwicklungsprozeß bezüglich der Richtung von vertikal über horizontal und kreisförmig bis zur schrägen Lage verläuft (10). Die obengenannten richtungsbezo-genen Gegenspieler werden mit Hilfe von Gesamtbewegungsmustern und Haltungen ausgedrückt.

217

Tabelle 1-7. Wechselwirkung von Segmenten

Kombinierte Bewegungen von Extremitätenpaaren

symmetrisch: gleichzeitig Bewegungen durchführen.
asymmetrisch: gleichzeitig Bewegungen zu einer Seite durchführen.
reziprok: Bewegungen gleichzeitig in entgegengesetzter Richtung durchführen.

Kombinierte Bewegungen der oberen und unteren Extremitäten

ipsilateral: Extremitäten der gleichen Seite gleichzeitig in die gleiche Richtung bewegen.
kontralateral: Extremitäten der entgegengesetzten Seiten gleichzeitig in die gleiche Richtung bewegen.
diagonal-reziprok: kontralaterale Extremitäten gleichzeitig in die gleiche Richtung bewegen, während entgegengesetzte kontralaterale Extremitäten sich in die entgegengesetzte Richtung bewegen.

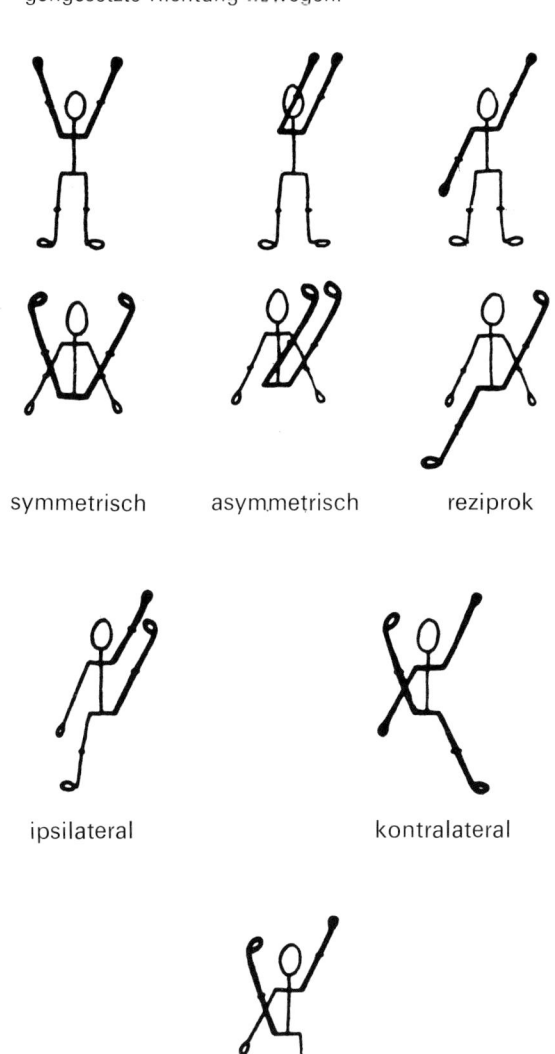

symmetrisch	asymmetrisch	reziprok

ipsilateral	kontralateral

diagonal reziprok

Gehen. Während das Gesamtbewegungsmuster vom Laufen eine Vorwärtsbewegung hat, wird die Vorwärtsrichtung durch die Umkehr der Bewegung erreicht; d. h. es besteht ein Bewegungswechsel zwischen entgegengesetzten Bewegungsmustern, z. B. Dorsalflexion, dann plantare Flexion von Fuß und Fußgelenk. Folglich finden Bewegungswechsel und Bewegungsumkehr zwischen zusammengesetzten und innerhalb von Bewegungsmustern statt, und Gesamtbewegungsmuster können umgekehrt werden.

Ist es zu einem Ausreifen der motorischen Fähigkeiten gekommen, können unzählige Bewegungskombinationen von Kopf und Hals, Rumpf und oberen und unteren Extremitäten durchgeführt werden. Es kommt zu einem Auswählen und Verbinden von Bewegungsmustern. Siehe Tabelle 1-7, Wechselwirkung von Segmenten.

Die Extremitäten ergänzen das Gesamtbewegungsmuster durch zusammengesetzte Bewegungsmuster auf die verschiedenste Art und Weise. Zuerst neigen die Bewegungen der oberen und unteren Extremitäten bei Rückenlage dazu, symmetrisch zu sein (gleichzeitige Bewegungen der oberen und unteren Extremitäten), obgleich asymmetrische (gleichzeitige Bewegungen der oberen und unteren Extremitäten zu einer Seite) und Wechselbewegungen auch vorkommen (11). Während das Kind lernt, zu rollen, kommt es zu ipsilateralen Bewegungen (Arm und Bein derselben Seite). In Bauchlage treten sowohl ipsilaterale oder symmetrische Bewegungen sowie Wechselbewegungen von Armen und Beinen auf (35). Ist die Fortbewegung in Bauchlage erreicht, wirken gleichzeitige Bewegungen von einer oberen Extremität und der kontralateralen (entgegengesetzten) unteren Extremität in reziproker Weise mit beim Kriechen und Krabbeln.

Beim Fötus wie beim Neugeborenen überwiegt eindeutig die Flexion (35). Obgleich Flexion und Extension auch weiterhin die wichtigsten Bewegungskomponenten sind, kommt es bei einer Erweiterung der Bewegungsmöglichkeiten des Kindes zunehmend zu einer Kombination mit der Adduktions- und Abduktionskomponente und der Innen- und Außenrotation. Das Kind ist nicht auf eine Bewegungsrichtung beschränkt. Es nutzt Kombinationen von Bewegungskomponenten aus, indem es sich nach vorwärts, seitwärts, rückwärts bewegt, im Kreis geht und in diagonaler Richtung. Alle zusammengesetzten Bewegungsmuster innerhalb des Gesamtbewegungsmusters dienen auf verschiedenartige Weise und zu unterschiedlicher Zeit dem Bedürfnis des Kindes. Im Sitzen kann das Kind ungehindert mit beiden Armen symmetrische oder asymmetrische Bewegungen durchführen, ein Bein oder einen Arm bewegen oder reziproke Bewegungen ausführen (gleichzeitige entgegengesetzte Bewegungen der entgegengesetzten Extremitäten). Beim Gehen sind reziproke Bewegungen sowohl von den Armen wie von den Beinen nötig. Es springt mit bilateralen Bewegungen und hüpft mit unilateraler Bewegung. Sowohl für das Springen wie für das

Hüpfen werden reziproke Bewegungen der Extremitäten benötigt.

Unkoordinierte Bewegung – Koordinierte Bewegung

Während der Zeit, in der das Kind seine neuromotorischen Fähigkeiten erwirbt, reifen auch seine Sinne (35). Die Entwicklung des Sehens dient der Bewegung, und die Bewegung dient dem Sehen. Gewisse Grundlagen für die Hand-Augenkoordination werden im tonischen Halsreflexmuster gelegt (11). Das Kind in der Entwicklung sieht nach dem Gegenstand, zu dem es hinreicht, um ihn zu ergreifen. Bewegungen von Hand und Arm (und vom Kopf, Hals, Rumpf und anderen Segmenten, so wie erforderlich) können dem Blick folgen, andererseits kann aber auch der Blick der Bewegung der Hand folgen. Ist ein Gegenstand innerhalb der Reichweite, kann das Kind ihn vor oder nach dem Greifen betrachten. Fortbewegung in Bauchlage, wobei Hände und Arme vorgreifen oder das Gewicht abstützen, trägt zur Entwicklung der Geschicklichkeit im Greifen und Handhaben bei. Liegt das Kind in Bauchlage, strecken sich Finger und Ellenbogen, und es stützt sich auf die Hände. Nimmt es das Gewicht von dem einen Arm, so daß es vorwärts reichen kann, können die Finger sich beugen und an der Unterlage ziehen (35). Diese Art von Fingerextension und -flexion bahnt und fördert das funktionelle Greifen und Loslassen eines Gegenstandes. Die Entwicklung der Hörreaktion spielt auch in der Entwicklung des motorischen Verhaltens eine wichtige Rolle. Sowie das Kind gelernt hat, ein Geräusch zu lokalisieren, dreht es den Kopf in die entsprechende Richtung (11). Geräusche stimulieren die Bewegung. Sowie das Kind Geräusche und Sprache versteht, beginnt es zu reagieren und sich danach zu bewegen.

Koordinierte Bewegung

Das eindrucksvolle Merkmal einer ausgereiften Bewegung ist dadurch gekennzeichnet, daß sie koordiniert abläuft. Andere Merkmale, wie Kraft, Ausdauer, Bewegungsausmaß, wodurch die Koordination unterstützt wird, entwickeln sich, bevor es zu sinnvollen funktionellen Bewegungen kommt. Das Kind zeigt Kraft, wenn es greift, und Kraft der gesamten Muskulatur, wenn es schreit. Es zeigt Ausdauer, um Bewegungen zu wiederholen. Es bewegt seine Extremitäten rhythmisch und schnell oder langsam, wenn auch in einer planlosen Art und Weise. Jedoch außer den lebenswichtigen Bewegungen, wie Atmung, Saugen, Schlucken, Peristaltik etc., sind die Bewegungen des Neugeborenen nicht zielgerichtet. Im Laufe der Entwicklung, während der sich das motorische Verhalten organisiert, nimmt auch die Koordination der Bewegungen zu, und zwar in gleicher Richtung von kranial nach kaudal. An den Armen zeigen sich koordinierte Bewegungen, wie z. B. das zielsichere Greifen, noch bevor die Beine voll für ein unabhängiges Laufen entwickelt sind (11).

Zeitliches Zusammenspiel

Eine koordinierte Bewegung setzt abgestufte Bewegungsfolgen innerhalb der Segmente voraus. Diese Sequenz und der zeitliche Ablauf einer Bewegung führen zu einem ökonomischen Verhalten innerhalb einer Bewegung und erlauben eine mühelose Bewegung. Es besteht ein ausgewogenes Gleichgewicht und Gegenspiel zwischen den antagonistischen Bewegungskomponenten; z. B. beim Rollen von der Rückenlage in Bauchlage über die linke Seite dreht der Kopf nach links, und der Hals geht in Extension. Bei der Drehung von Kopf und Hals und Extension der Wirbelsäule übernimmt der rechte Arm die Führung, während der rechte Fuß sich vom Boden abstoßen kann, um das Becken zu heben; dann werden der rechte Arm und das rechte Bein herübergezogen zur linken Seite in Richtung Kinn. Üblicherweise führt der Arm die Rollbewegung an, doch können Abweichungen auftreten. In einer späteren Entwicklungsphase kann das Bein zuerst angehoben werden, und dann folgt der Arm (35). Immerhin, die Bewegung ist koordiniert und zeigt eine zeitlich abgestimmte Sequenz von zusammengesetzten Bewegungsmustern der Extremitäten in Verbindung mit Kopf, Hals und Rumpf. Ist diese zeitlich abgestimmte Sequenz eingefahren, ist sie jederzeit wiederholbar.

Bei koordinierten, ausgereiften Bewegungen verläuft die Sequenz innerhalb der Extremitäten von distal nach proximal. Wie z. B. beim Rollen bewegt sich die führende Hand und der Arm vor der völligen Elevation des Schultergürtels. Würde die Schulter zuerst bewegt, wirkte die Bewegung von Hand und Arm wie ein «Nachgedanke». Würde das Becken völlig angehoben und rotiert werden, bevor der Fuß gegen die Unterlage drückt, würde das Rollen durch das Bein eher gestoppt als unterstützt werden.

Muskelaktionsfolge

Koordinierte Bewegungen, bei denen sich verschiedene Körperteile mitbewegen, schließen eine entsprechende Anspannung der Muskeln ein. Die Muskeln, die nötig sind, eine Bewegung durchzuführen, werden in der nötigen Folge reagieren, und zwar in distalproximaler Richtung, obgleich die Entwicklung von proximal nach distal verläuft (12). Wie z. B. beim Rollen, wenn der Fuß auf die Unterlage gedrückt wird, kommt es zu einer Plantarflexion mit Eversion des Fußes mit Hilfe von Zehenbeugung unter Einsatz des M. peronaeus longus und M. gastrocnemeus. Danach wird durch den Fuß das Heben des Beines eingeleitet, indem der Fuß in Dorsalflexion mit Inversion gezogen wird mit Hilfe der Zehenstrecker und des M. tibialis anterior in Richtung auf die Körpermittellinie. Wird jedoch das Bein ohne ein Abstoßen angehoben, geht der Fuß gleich in die Dorsalflexion. Plantarflexion mit Eversion des Fußes ohne das Abstoßen würde die Vorwärtsbewegung des Beines stören, da es sich um ein antagonistisches Bewegungsmuster handelt. Die Sequenz der Muskelaktion im Gesamtbewegungsmuster wäre gestört und damit die Koordination der Bewegung.

Zusammenfassung

Zusammenfassend kann gesagt werden, daß die Entwicklung des motorischen Verhaltens in geordneten Sequenzen motorischer Bewegungsmuster verläuft. Die Entwicklung der sensorisch-motorischen Fähigkeiten verläuft von kranial nach kaudal und von proximal nach distal; die koordinierte Bewegung dagegen verläuft von distal nach proximal. Primitive, reflexbedingte Bewegungen verändern sich im Verlauf der Entwicklung zu automatischen Bewegungen und werden dann willkürlich und zielbewußt. Nach Ausreifung können koordinierte, funktionelle Bewegungen beides aufweisen, sowohl einen automatischen wie einen dem Willen unterworfenen Aspekt.

Die Bewegung geht der Kontrolle der Körperhaltung voraus; die Bewegung ist nötig, um eine Stellung oder eine Haltung zu wechseln; die Körperhaltung ist nötig, um sinnvolle Bewegungen ausführen zu können. Die zusammengesetzten Bewegungsmuster, die eine bestimmte Bewegung hervorrufen, findet man wieder in den Bestandteilen höherentwickelter Bewegungsabläufe. Die sensorische und die motorische Entwicklung gehen Hand in Hand und sind nicht voneinander zu trennen. Das Endergebnis dieses Entwicklungsprozesses ist eine ungeheure Vielfalt von koordinierten Bewegungen wie von Bewegungskombinationen.

Schlußfolgerung

Die entwicklungsbedingten fundamentalen motorischen Bewegungsabläufe sind ineinander verwoben und universal. Jeder Mensch, der in der Lage ist, eine normale Bewegung auszuführen und sich auszubalancieren, hat gelernt, vom Rücken auf den Bauch und zurück zu rollen, sich in Bauchlage fortzubewegen, eine sitzende Stellung einzunehmen, sich aufrecht hinzustellen und zu gehen, laufen, hüpfen, etc. Individuelle Abweichungen bei der Durchführung wie gelegentlich auch bei der Bewegungsfolge treten auf.

Laut McGraw ist der Impuls zur Weiterentwicklung «einigermaßen spezifisch und könnte auf jede Art von Körperstellung zu der Zeit, wo der Drang zur Weiterentwicklung manifest ist, aufgepfropft werden (35)».

Sind die motorischen Fähigkeiten des Kindes voll entwickelt, ist es in der Lage, alle motorischen Bewegungsfolgen in einer koordinierten Weise durchzuführen. Primitive Bewegungsmuster werden während des Wachstums verändert; ausgereifte Willkürbewegungen dominieren, behalten aber automatische und reflexbedingte Aspekte. Der normale Erwachsene kann in Streßsituationen in primitivere Reaktionen zurück-

fallen. Liegt z. B. ein Mensch unter freiem Himmel und spürt eine Gefahr auf sich zukommen (eine Schlange kriecht vorbei, ein Mann mit einem schweren Gegenstand kommt auf ihn zu, etc.), ist es möglich, daß er sich automatisch von der Gefahr wegrollt. Dieser Akt des Wegrollens dient ihm in dieser Situation am besten. Er kann dann aus der Bauchlage oder sitzenden Stellung auf seine Füße kommen und weggehen oder -laufen, ganz wie die Situation es erfordert. Er hat automatisch eine entwicklungsbedingte Bewegungsfolge benutzt, die ihren Ursprung vor der Geburt hat, die innerhalb der ersten Lebensjahre ausreift und die möglicherweise in dieser Folge seit einer Reihe von Jahren nicht benutzt wurde, aber sofort bei Bedarf zur Verfügung steht. Die Bestandteile, auf denen normale Bewegungen basieren, das Auftauchen spezifischer Bewegungsmuster von Gesamtbewegungsmustern, die primitiven und reflexbedingten Aspekte, die den kontrollierten Stellungen und Bewegungen zugrunde liegen, die Richtung der Entwicklung vom Kopf zu den Füßen, die distal-proximale Richtung der koordinierten Bewegungen, die Verfeinerung der Bewegung, indem sie kleiner und spezifischer wird, alles sind Charakteristika des Entwicklungsprozesses. Dieser stellt eine Grundlage dar für die Entwicklung oder Wiederherstellung motorischer Funktionen bei Menschen, die sich nicht normal bewegen oder halten können (25). Für diese Menschen ist eine Wiederholung der entwicklungsbedingten Bewegungsfolgen wichtig, mit dem Ziel, sich selbst zu versorgen und zu pflegen, zu gehen und um eine produktive Arbeit zu verrichten.

Prinzipien

Gewisse Prinzipien sind bei der Anwendung entwicklungsbedingter Bewegungen zu beachten, wenn Bewegungsmuster und Techniken von PNF zu Hilfe genommen werden.

Entwicklungsbedingte Bewegungen sind als Grundlage der Behandlung bei Patienten jeden Alters nützlich. Das chronologische Alter und das Entwicklungsstadium müssen beachtet werden. Altern ist ein normaler Prozeß der menschlichen Entwicklung, in dessen Verlauf es zu Veränderungen in der Art der Körperstellung und der Bewegung kommt (7).

Der Reflexmechanismus, der normalen Bewegungen zugrunde liegt, ist von großer Bedeutung bei der Beeinflussung von Bewegung und Haltung (21). Bei einem normalen Wachstums- und Entwicklungsprozeß werden die Halte- und Stellreflexe durch die Sequenz entwicklungsbedingter Bewegungen aktiviert. Die Koordination des visuell-motorischen Mechanismus und des akustisch-motorischen Mechanismus wird durch Training gelehrt und entwickelt.

Die Entwicklung oder Wiederherstellung motorischer Fähigkeiten einschließlich Selbsthilfe und Gehen sind

Begleiterscheinungen der Bewegungsschulung. Beim Einsatz der Bewegungsmuster und Techniken von PNF kann es zu einem schnelleren Erfolg in der Bewegungsschulung kommen, wenn entsprechende sensorische Hilfen vermittelt werden. Die Auswahl der sensorischen Hilfen ist die Aufgabe des Behandelnden (16).

Die Wiederholung koordinierter Bewegungen soll Kraft und Ausdauer verbessern und das Maß der Bewegung entsprechend anpassen (18). Dabei wird der Widerstand den Bedürfnissen und Fähigkeiten des Patienten entsprechend abgestuft.

Während des Entwicklungsprozesses verläuft die Bewegungsentwicklung von proximal nach distal, und die Gesamtbewegungsmuster werden aufgeteilt (23). Bei der Anwendung der Entwicklungssequenzen, wobei die Betonung zuerst auf Kopf-, Hals- und Rumpfmustern liegt, wird die Proximal-Distalverbindung beachtet und die Entwicklung vom Gesamtbewegungsmuster in einzelne Bewegungskomponenten zugrunde gelegt.

Die koordinierte Bewegung verläuft von distal nach proximal. Die Beachtung dieser Tatsache ist wichtig für die Entwicklung oder Verbesserung motorischer Fähigkeiten (23). Bei der Anwendung von Mustern und Techniken von PNF werden zeitlich abgestimmte Bewegungssequenzen von distal nach proximal angewandt.

Bei den entwicklungsbedingten Bewegungen handelt es sich um Gesamtbewegungsmuster und Stellungen, bei denen die Muster und Techniken von PNF in präziser Weise angewandt werden. Die einzelnen Bestandteile eines Musters innerhalb des Gesamtbewegungsmusters können leicht in ein diagonal-spiralförmiges Fazilitationsmuster umgewandelt werden, um somit eine maximale selektive Reaktion zu bekommen. Techniken, die auf isotonischen Muskelkontraktionen fußen, fördern die Bewegung; isometrische Kontraktionen fördern die Stabilität und Beibehaltung der Körperstellung.

Für die optimale Entwicklung motorischer Funktionen sollte der Patient in der Wiederholung der Entwicklungsabläufe soweit wie möglich unterstützt werden. Jede Phase ist hierbei wichtig und legt das Fundament für eine fortgeschrittenere Bewegung. Wird eine Phase ausgelassen, kann sich die Funktion ungünstig verändern, und gewisse Unzulänglichkeiten können unnötigerweise zurückbleiben. Die Bewegungsabläufe, die zu einer Körperstellung führen, sind erforderlich, um das Gleichgewicht derselben zu bewahren.

Die kräftigeren Bewegungskomponenten innerhalb des Gesamtbewegungsmusters und die stärkeren Aktionsdrehpunkte innerhalb einer Bewegungskomponente werden zur Verstärkung der schwächeren Bewegungskomponenten eingesetzt. Eine Bewegung innerhalb der entwicklungsbedingten Bewegungsabläufe kann leichter erlernt werden, wenn die Kraft des Patienten ausgenutzt wird zur Überwindung seiner Schwächen.

Der Fortschritt des Patienten wird eher durch eine zufriedenstellende Durchführung eines einzigen Bewegungsablaufes herbeigeführt als durch unzureichende Durchführung einer Anzahl von Bewegungen. Erst sollten primitive Bewegungen soweit wie möglich vermittelt werden, bevor versucht wird, komplexere Bewegungsabläufe zu üben, die absolut jenseits der Fähigkeiten des Patienten liegen.

Die Behandelnde wird Teil der Gesamtbewegung des Patienten. Die Stellung des Therapeuten zum Patienten muß für beide günstig sein. Bei Bewegungsmustern in diagonaler Richtung muß sich der Behandelnde darauf einstellen und sich im gleichen Sinne wie der Patient bewegen. Dieses Prinzip gilt überall da, wo Übungsbehandlungen durchgeführt werden: auf der Gymnastikmatte, auf dem Behandlungstisch, auf dem Bett oder im Freien während der Gangschule.

Das Programm der Bewegungsschulung wird den Bedürfnissen und den Möglichkeiten des Patienten angepaßt. Ziele für die nähere und weitere Zukunft müssen abgesteckt werden. Alle Bewegungsaufgaben müssen auf diese Ziele ausgerichtet sein. Somit beinhaltet die gesamte PNF-Methode sowohl die Gesamtbewegungsmuster wie spezifische Fazilitationsmuster zur Förderung der Gesamtbewegungsmuster und Techniken, die das Erlernen motorischer Fähigkeiten beschleunigen.

Die Anwendung entwicklungsbedingter Bewegungsfolgen

Die entwicklungsbedingte Bewegungsfolge ist auf die Bewegungen beschränkt, die besonders typisch für die menschliche Entwicklung sind. McGraws Hinweis auf die lange Entwicklungsgeschichte der menschlichen Gattung dient als Richtschnur für die Auswahl primitiver Bewegungen (35). Jeder Mensch, der sich mit der Entwicklung oder Wiederherstellung motorischer Fähigkeiten bei anderen befaßt, kann die Bewegungsfolge leicht erlernen und anwenden.

Laut McGraw und Gesell sorgt die entwicklungsbedingte Sequenz für eine Weiterentwicklung der primitiven Bewegungen und Stellungen zu komplexeren und fortgeschritteneren Bewegungsabläufen und Haltungen (11, 35). Kurz gesagt, die Sequenz von Gesamtbewegungsmustern mit ihren Zwischen- und Endpositionen und Körperhaltungen geht wie folgt vor sich: Vor- und Zurückrollen vom Rücken in die Bauchlage und zurück; Vorwärtsbewegen in Bauchlage, wie Kriechen und Krabbeln und im Bärenstand laufen; Aufsitzen; Knien und Kniegang; zum Stand kommen und auf beiden Füßen laufen; Auf- und Absteigen von Treppen und Rampen; Laufen; Hüpfen; Hopsen; Springen. Tabelle 1-8, «Fortlaufende Übungsfolgen» gibt den Fortschritt elementarer Bewegungen in der Sequenz wieder. Innerhalb der Sequenz wird durch die Bewegung

221

die Stellung und Körperhaltung verändert. Die Bewegung wird verstärkt durch das Mitwirken der Hände, die dem Blick folgen; oder die Augen folgen der Handbewegung. Bewegung und Haltung inclusive Augen-Handkoordination sind ineinander verwoben. In der Sequenz, die für die Gesamtbewegungsmuster vorgesehen ist, woran Kopf, Hals, Rumpf und die vier Extremitäten teilhaben, können Bewegungen auf die verschiedenste Weise durchgeführt werden: ipsilateral, bilateral-symmetrisch, bilateral-asymmetrisch und reziprok. Innerhalb eines Gesamtbewegungsmusters können bestimmte Körperabschnitte bewegt werden, während andere sich auf die Bewegung einstellen. Bei Änderung der Körperstellung wird zunächst ein neues Gleichgewicht gesucht, bevor eine neue Bewegung eingeleitet wird. Zum Beispiel: Ist die Hand- und Kniestellung zum Kriechen erreicht, geht das Gleichgewicht in dieser Position der Kriechbewegung voran. Das Gleichgewicht ist nicht auf eine einzige Stellung der Extremitäten beschränkt; es sollte in den verschiedensten Stellungen geübt und reziproke Bewegungen sollten eingeschaltet werden.

Es besteht eine Flexions- und Extensionsdominanz in der Bewegung. So wird z. B. die sitzende Stellung erreicht, indem zuerst vom Rücken auf den Bauch gerollt wird (Flexionsdominanz) und dann aus der Bauchlage hochgestemmt wird (Extensionsdominanz). Auch wenn das Gleichgewicht in einer bestimmten Stellung aufrechterhalten werden muß, ist ein Wechselspiel zwischen Flexions- und Extensionskomponenten erforderlich. Dieses Wechselspiel tritt ein, wenn das Gleichgewicht erst in einer anterior-posterioren Richtung und dann von posterior nach anterior gestört wird. Ein Patient versucht z. B., sich in Seitlage zu halten. Besteht eine Flexionsdominanz, ist das Gleichgewicht in Richtung Rückenlage gestört, und bei Extensionsdominanz ist das Gleichgewicht in Richtung Bauchlage gestört. Beim Krabbeln wechselt die Dominanz, wird die Richtung von vorwärts (Flexionsdominanz) nach rückwärts (Extensionsdominanz) gewechselt. Wie aus Tabelle 1-8 ersichtlich, wird die Dominanz beeinflußt durch die Richtung und durch Durchführung der Bewegungsmuster gegen Widerstand.

Die entwicklungsbedingte Bewegungsfolge fördert die Fähigkeit, isotonische Muskelkontraktionen verwandter Gruppen während der Bewegung durchzuführen und isometrische Kontraktionen bei Gleichgewichtsübungen. Außerdem besteht ein Übergang von der isometrischen zur isotonischen Kontraktion. Sherrington weist darauf hin, daß «selbstverständlich der Unterschied zwischen Haltereflexen (Körperhaltung) und Bewegungsreflexen nicht in jedem Fall scharf umrissen und abrupt ist. Zwischen einem kurz andauernden Halten und einer langsamen Fortbewegung besteht kaum ein Unterschied. Jeder Körperstellung geht eine einleitende Bewegung voraus, und nach jeder Abweichung aus dieser Stellung wird bei Wiedereinnahme derselben aus dieser einleitenden eine kompensatorische Bewegung. Der Haltungskomplex

umfaßt also nicht nur statische Momente durch Aufrechterhaltung tonischer Muskelkontraktion, sondern auch verstärkende und ausgleichende Bewegungen (44).» Ist das Gleichgewicht gestört, so daß die Körperstellung wiedererlangt werden muß, so geschieht das durch isotonische Kontraktionen. Während der Bewegung muß die Stabilität der unterstützenden Körperabschnitte durch isometrische Kontraktionen aufrechterhalten werden, während ein Körperabschnitt bewegt wird durch isotonische Kontraktionen der entsprechenden Muskelgruppen. Jedoch sind die Arten der Muskelkontraktionen vermischt und nicht scharf voneinander zu trennen.

Schließlich trägt die Anwendung entwicklungsbedingter Bewegungen auch mit dazu bei, eine Unabhängigkeit in der Selbsthilfe und im Gang zu erreichen. So weisen z. B. die Rollbewegungen eine enge Beziehung auf zu dem Umdrehen im Bett, dem Hochkommen und auf der Bettkante sitzen, dem Anziehen in Rückenlage; bei den oberen Extremitäten sind die Hand-Gesichtsbewegungen nötig zum Essen und anderen Tätigkeiten. Die Fortbewegung in der Bauchlage und das Hochkommen zum Stand sind die Vorbereitung für den Gang auf beiden Füßen. Die Leistungsfähigkeit eines Patienten kann durch pathologische Gegebenheiten beschränkt sein, aber so weit wie möglich sollte die Durchführung der entwicklungsbedingten Bewegungsfolgen eine optimale Wiederherstellung sinnvoller Bewegungen unterstützen.

Mattenarbeit

Für die praktische Anwendung der PNF-Prinzipien für entwicklungsbedingte Bewegungen in der Behandlung sind richtige Behandlungsmöglichkeiten erforderlich. Die Gymnastikmatte sollte fest, glatt und eben genug sein, so daß es für den Patienten bequem ist und er vor Verletzungen und unnötiger Unsicherheit bewahrt bleibt, falls er das Gleichgewicht verlieren sollte. Eine glatte Oberfläche ohne Nähte, die leicht gesäubert werden kann, ist am günstigsten.

Die Matte sollte groß genug sein, so daß sowohl der Patient wie die Therapeutin Platz darauf haben für Krabbel- und Gehübungen mit verschiedenen Bewegungswiederholungen, bevor die Richtung gewechselt wird. Eine gebräuchliche Größe für Erwachsene ist 180 × 240 cm, für Kinder 120 × 180 cm. Sehr wünschenswert ist eine erhöhte Plattform in der Höhe eines normalen Rollstuhlsitzes, so daß das Überwechseln vom Rollstuhl auf die Matte genutzt werden kann als eine Übung zur Selbsthilfe. Liegt die Matte auf dem Fußboden, können einige Patienten durch eine schmale Rampe mit Handschienen vom Stuhl auf die Matte kommen, und auch zurück in den Stuhl mit nur geringer Hilfe und Führung. Für die Arbeit mit einem Patienten ist eine Matte von entsprechender Größe ausreichend. Hat man jedoch mehrere Matten, kann eine Reihe von Patienten beaufsichtigt werden, die die Übungen selbständig durchführen können.

Bewegungsübungen auf einer Gymnastikmatte haben gewisse Vorteile. Die Patienten, die Angst vor dem Fallen haben, fühlen sich sicher. Gesamtbewegungsmuster können ohne die Einschränkung durchgeführt werden, die bei der Behandlung auf dem Tisch besteht. Halte- und Stellreflexe können wirkungsvoller ausgelöst werden, weil verschiedene Positionen und Körperhaltungen zur Anwendung kommen können und der Patient, sollte er das Gleichgewicht verlieren, keine Angst vor dem Herunterfallen haben muß. Die Übungen fürs Bett können auf der Matte nachgeahmt und sicher durchgeführt werden, nur muß die Bewegungsfolge auf die Übungen für die Selbsthilfe abgestimmt sein. Werden außerdem die Bodenübungen in einem großen Raum durchgeführt, wo die Patienten sich gegenseitig beobachten können, kommt es zu einer indirekten Beeinflussung. Die Patienten lernen voneinander, es kommt zu einem gewissen Konkurrenzverhalten, es ist gesellig; all das kann die Leistungen verbessern. Die Anwendung der PNF-Bewegungsmuster und -Techniken muß genau sein und den Fähigkeiten und Bedürfnissen des einzelnen Patienten entsprechen. Während das Fortschreiten von Bewegungen in Form von Gesamtbewegungsmustern und ähnlichen Stellungen von ausbalancierter Haltung umrissen ist, ist bei genauer Anwendung eine weitere Zergliederung einer Gesamtbewegung und Stellung nötig. Die Bestandteile der Bewegungsmuster innerhalb der Gesamtbewegung oder Stellung müssen analysiert werden, und zwar vom Hals und Rumpf bis zu den Extremitäten. Dadurch können einzelne Bewegungsabläufe innerhalb eines Musters ausgenutzt werden, um die Bemühungen des Patienten bei der Durchführung des Gesamtmusters zu steigern, weil alle Bewegungen in dieselbe Richtung verlaufen.

Ein Gesamtbewegungsmuster und jede Musterkomponente hat einen Anfangspunkt, einen Bewegungsweg und einen Endpunkt. Der Anfangspunkt wird als verlängerte Stellung bezeichnet, die Mitte innerhalb des Bewegungswegs als Mittelstellung und der Endpunkt ist die verkürzte Stellung. Ein Gesamtbewegungsmuster oder eine Musterkomponente kann durch eine isotonische Kontraktion der entsprechenden Muskelgruppen in der verlängerten Stellung eingeleitet werden. Die Bewegung kann auch in der verkürzten Stellung oder in der Mittelstellung mit isometrischen Kontraktionen gefolgt von wiederholten isotonischen Kontraktionen, ausgelöst werden. Wird die Bewegung in der verlängerten Stellung eingeleitet, verläuft sie in Richtung Mittelstellung und wenn möglich bis zur verkürzten Stellung. Wird die Bewegung in der Mittelstellung oder in der verkürzten Stellung eingeleitet, geht die Bewegung trotzdem in Richtung verkürzter Stellung zum Endpunkt. In diesem Fall jedoch wird der Bewegungsweg innerhalb der Übungen durch wiederholte Anstrengungen des Patienten vergrößert. Dieses ist nötig zur Entwicklung des vollen Bewegungsweges; als Technik werden die wiederholten Kontraktionen angewandt. (siehe Tabelle 1 - 8).

Eine Gesamtbewegung kann in verschiedenen Richtungen ablaufen: vorwärts, rückwärts, seitwärts oder im Kreis. Entsprechend dem Richtungswechsel wechseln die einzelnen Muster und Bewegungen. Die Flexionsdominanz einer Bewegung kann zu einer Extensionsdominanz werden, wenn die Bewegungsrichtung von vorwärts nach rückwärts geändert wird. Seitwärtsbewegungen können zur einen (Abduktion) und zur anderen Seite (Adduktion) ausgeführt werden, indem die Richtung gewechselt wird. Im Kreis gehen und die Richtung wechseln bedeuten Abduktionsoder Adduktionsbewegungen der kontralateralen oberen und unteren Extremität. Diagonalbewegungen kombinieren die Flexions- oder Extensionskomponente mit der Abduktions- oder Adduktionskomponente. Diagonalbewegungen sind vielseitiger als Vorwärtsoder Rückwärtsbewegungen.

Der Behandelnde steht bei den Übungen in der Bewegungsrichtung des Patienten. PNF-Techniken können innerhalb eines jeden Gesamtbewegungsmusters angewandt werden. Durch maximalen Widerstand können stärkere Musterkomponenten die Reaktion schwächerer Komponenten vergrößern. Ist das Ziel die *Bewegung*, muß man den Patienten sich auch bewegen lassen; jedoch muß ein kräftiger Widerstand gegen die stärkeren Muster gegeben werden. Um eine schwächere Musterkomponente durch eine kräftigere zu verstärken, wird die Technik der betonten Bewegungsfolge angewandt. Der Patient wird aufgefordert, zu bewegen. Während er bewegt, wird in der stärksten Bewegungsphase ein Haltewiderstand gesetzt mit isometrischen Kontraktionen, dann werden wiederholte isotonische Kontraktionen des schwächeren Musters verlangt und angesagt.

Ist das Ziel, das *Gleichgewicht* in einer bestimmten Stellung oder Haltung aufrechtzuerhalten, wird ein stärkerer Körperabschnitt oder ein bestimmtes Muster innerhalb eines Abschnittes eingesetzt, um die Funktion des schwächeren Segmentes zu verbessern und somit die Stellung halten zu können. Der Patient wird aufgefordert, die Stellung zu halten, und dabei wird die Technik der rhythmischen Stabilisation verbunden mit Approximation bei den gewichttragenden Segmenten angewandt. Zuerst wird für die stärkeren Muster oder Körperabschnitte ein Widerstand gegen die isometrischen Kontraktionen (Halten) gegeben, um dann auch für die schwächeren Anteile allmählich eine isometrische Kontraktion zu entwickeln. Wird ein manueller Gegendruck sowohl von vorn wie auch von hinten gleichzeitig ausgeübt, werden maximale Stabilität und Sicherheit gefördert. Wird der Patient aus dem Gleichgewicht gebracht, um die kompensatorischen Bewegungen zu fördern, können beide Hände vorn oder hinten liegen, je nach Bedarf. Gegen die kompensatorischen Bewegungen wird Widerstand geleistet. Das Gleichgewicht kann durch plötzliche kurze Stöße und

Tabelle 1-8. Fortlaufende Übungsfolgen

Gesamtbewegungsmuster	*Gleichgewichtsstellung*

Rollen aus Rücken- in Bauchlage: Flexorendominanz (FD)

lateral (Seitlage)

Rollen aus Bauch- in Rückenlage: Extensorendominanz (ED)

lateral (Seitlage)

Drehen aus Bauchlage: abwechselnd FD und ED

Bauchlage auf Ellenbogen und Becken

Hochkommen auf Ellenbogen und Knie aus Bauchlage: ED

Bauchlage auf Ellenbogen und Knien

Aufsetzen aus Rückenlage: FD

Sitzen mit vorgestreckten Armen

Aufsetzen aus Hyperflexion: ED

Sitzen mit vorn aufgestützten Armen

Krabbeln auf Ellenbogen und Knien: vorwärts FD;
rückwärts, ED

Bauchlage mit Ellenbogen und Knien in unterschiedlichen Positionen

Hochkommen auf Hände und Knie aus der Bauchlage:
ED

Bauchlage mit Händen und Knien in unterschiedlichen
Positionen

Schaukeln auf Händen und Knien: vorwärts ED;
rückwärts FD

Bauchlage auf Händen und Knien vorgeschaukelt
und zurückgeschaukelt

Kriechen auf Händen und Knien: vorwärts: FD;
rückwärts ED

Bauchlage auf Händen, einem Knie und einem Fuß

Aufsetzen aus Bauchlage: ED

Sitzen mit und ohne hinten aufgestützte Hände

Aufsetzen aus Rückenlage: FD

Sitzen mit und ohne vorne aufgestützte Hände

Aufstehen aus Bauchlage: ED

aufrecht, Hände und Füße abwechselnd ipsilateral

Aufrechtes Gehen: vorwärts FD; rückwärts ED

aufrecht diagonal-reziprok mit einer Extremität frei
von Unterstützung

Zum Stand hochziehen von Händen und Knien
(Sprossenwand): FD

aufrecht zum Klettern mit Handen frei zum Greifen
und Unterstützung von einem Knie und einem Fuß

Hinauf- und Hinunterklettern (Sprossenwand):
hinauf FD; hinunter ED

reziprokes Klettern

Hochkommen in den Kniestand aus Fersensitz: FD

Kniestand auf beiden Knien

Hochkommen in den Kniestand aus Bauchlage: ED

halber Kniestand, ein Knie und ein Fuß

Laufen auf Knien: vorwärts FD; rückwärts ED

diagonal-reziproker Kniestand

Hochziehen zum Stehen aus Hocke oder Sitzen: FD

Stehen mit Händen und Füßen in paralleler Stellung

Schaukeln auf Füßen mit Unterstützung der Hände:
vorwärts ED, rückwärts FD

Stehen in ipsilateraler Stellung mit und ohne Unterstützung der Hände

Tabelle 1-8. Fortsetzung

Gesamtbewegungsmuster	Gleichgewichtsstellung
Niederknien in die Hocke oder zum Sitzen: FD	fast hockende und fast sitzende Stellung mit und ohne Unterstützung der Hände
Hochkommen zum Stehen aus Bauchlage: ED	reziprokes Stehen mit und ohne Unterstützung der Hände
Hochkommen zum Stehen aus Rückenlage: FD	reziprokes Stehen mit Unterstützung der Hände und einem Fuß frei
Abheben und aufstampfen des Fußes: abwechselnd FD und ED	reziprokes Stehen mit einer Hand und einem Fuß frei von Unterstützung
beidfüßiges Gehen: vorwärts FD; rückwärts ED	reziprokes Stehen auf Zehenspitzen mit beiden Händen und einem Fuß frei
Hinauf- und Hinuntersteigen einer Rampe auf Händen und Füßen: Aufstieg vorwärts FD; Abstieg rückwärts ED	aufrecht reziprok mit einer Extremität frei
Aufrechtes Hinauf- und Hinuntersteigen einer Rampe: Aufstieg vorwärts FD; Abstieg vorwärts FD; Aufstieg rückwärts ED; Abstieg rückwärts ED	Stehen mit Unterstützung beider Hände, mit einer Hand frei, mit einer Hand und einem Fuß frei, mit beiden Händen und einem Fuß frei
Hinauf- und Hinunterklettern von Treppen auf Händen und Füßen: Aufstieg vorwärts FD; Abstieg rückwärts ED	aufrecht reziprok in bilateraler Stellung
Aufrechtes Hinaufsteigen von Treppen (wechselseitiges Vorsetzen der Füße, einseitiges Vorsetzen eines Fußes): Aufstieg vorwärts FD; Abstieg rückwärts ED	Stehen mit Unterstützung beider Hände und Füße, mit einer Hand frei und beiden Händen frei
Aufrechtes Hinuntersteigen von Treppen (einen Fuß vorsetzen, wechselseitiges Vorsetzen): Abstieg vorwärts FD; Aufstieg rückwärts ED	Stehen mit Unterstützung beider Hände und Füße, mit einer Hand frei, mit einer Hand und einem Fuß frei, mit beiden Händen frei
Laufen, Springen, Hopsen und Hüpfen	

Anmerkung: Die zeitliche Folge blieb unbeachtet. Die Übungsfolge wird den Bedürfnissen des Patienten entsprechend angewandt; sein Alter ist ein wichtiger Faktor bei der Entwicklung des Behandlungsprogrammes und der Behandlung.
Die durchgezogenen Pfeile bezeichnen die fortlaufende Übungsfolge von Einnahme einer Stellung, Erlangen des Gleichgewichts in dieser Stellung bis zu einer höher entwickelten Form der Bewegung. Die gestrichelten Pfeile weisen auf Beziehungen zwischen Stellungen in Bauchlage und Bewegung hin.
Die Dominanz wird von Richtung und dem gesetzten manuellen Widerstand beeinflußt.

durch ebenso plötzliche Druckentlastung gestört werden. Die manuellen Kontakte müssen so gewählt werden, daß es zu den gewünschten Bewegungsmustern kommt. Wird das Gleichgewicht auf diese Weise gestört, kommt es zu einer schnellen Reaktion, und es wird kein Widerstand geleistet.
Während die verschiedenen Techniken benutzt werden können, ist die Anwendung der betonten Bewegungsfolge, der Verstärkungstechnik, des maximalen Widerstandes, der antagonistischen Umkehr einschließlich

rhythmischer Stabilisation und wiederholten Kontraktionen, Dehnung, Traktion und Approximation sehr nützlich. Ist die Fähigkeit, sich zu bewegen, unzureichend, sollten die Techniken ausgewählt werden, bei denen isotonische Muskelkontraktionen verlangt werden. Ist die Stabilität vermindert, sollten isometrische Kontraktionen geübt werden. Wie immer, muß die nötige Beachtung der Verminderung und Korrektur des gestörten Gleichgewichts innerhalb der antagonistischen Reflexe, der Fazilitationsmuster, der Muskel-

225

gruppen und Bewegungskomponenten gegeben werden. Siehe Tabelle 1-9, Unterstützung durch Halte- und Stellreflexe.

Abbildungen (Abb. 1-151 bis 1-202)

Die Abbildungen im Text zeigen die Anwendung selektiver Bewegungen der entwicklungsbedingten Folge. Jedoch entspricht die Folge der Abbildungen nicht dem Entwicklungsprozeß. Vielmehr erscheinen zueinandergehörende Bewegungen in Serien; die Rollbewegungen sind zusammengefaßt (Abb. 1-151 bis 1-161), sowie die Bewegungen in Bauchlage und Bärenstand (1-164 bis 1-176). Tabelle 1-8 «Fortlaufende Übungsfolgen» soll als Richtlinie benutzt werden für ein sinnvolles Ineinandergreifen von Bewegungen in verschiedenen Stellungen. Beschreibungen des Gleichgewichts im Stehen und Gehen (siehe Abb. 1-189 bis 1-195) werden dargestellt als Gehübungen und sollten im Zusammenhang mit den entsprechenden Abbildungen für Bodenübungen gelesen werden.
Um alle Übungen ausreichend darzustellen, alle Variationen in der Körperhaltung und in der Stellung des Behandelnden zum Patienten während der Übung, würde Hunderte von Abbildungen erfordern. Diese Serie ist ein Musterbeispiel. Einige der wichtigsten Gesichtspunkte, die bei den Bodenübungen, Gangschule, Selbsthilfe, etc. beachtet werden sollten, sind:

Reaktion der Füße: Das Modell wird barfuß gezeigt, um die Reaktion der Füße klarer zu sehen; (Während der Bodenübungen trägt weder der Patient noch der Behandelnde Schuhe. Bei der Gangschule und den Transferübungen werden Schuhe getragen.)
Bewegungen, die zu einer Stellung führen, die eingenommene Stellung und die Art der Fortbewegung, die aus der Haltung resultiert;
die Koordination oder Verbindung von Musterkomponenten in einem Gesamtbewegungsmuster, in dem Auge, Kopf und Hals führen und die Richtung angeben;
die Musterkomponenten, gegen die Widerstand gegeben wird, Musterkomponenten innerhalb einzelner Körperabschnitte, die frei bewegt werden, aber nicht unbedingt ohne Widerstand, oder welche sich mit einer kompensatorischen Bewegung anpassen, wenn das Gleichgewicht gestört wird;
drei Phasen eines Gesamtbewegungsmusters oder einer Musterkomponente: erstes, zweites und drittes Drittel des Bewegungsweges (in einigen Fällen wird der volle Bewegungsweg geübt, und in anderen Fällen, wo der Bewegungsweg unvollständig ist, werden Bezeichnungen wie «Annäherung an das zweite oder dritte Drittel des Bewegungswegs» gebraucht) oder drei Variationen bei einem Gesamtbewegungsmuster der Haltung während der Gleichgewichtsübungen;
die Stellung des Behandelnden zum Patienten, so daß die zu erwartende Bewegung ausgeführt werden kann;

Tabelle 1-9. Unterstützung durch Halte- und Stellreflexe

Haltung oder Stellung	unterstützende Reflexe
Rückenlage: günstig für schwache Extensoren	Tonischer Labyrinthreflex (TLR): erhöhter Extensorentonus
Bauchlage: günstig für schwache Flexoren	TLR: verringerter Extensorentonus
Seitlage (obere Extremitäten flektiert, untere extendiert): günstig für schwache Rumpfflexoren (zum Bauch hin) und -extensoren (zum Rücken hin)	TLR: asymmetrischer tonischer Halsreflex (ATHR); Kopf dreht nach links oder rechts, Kiefer flektiert, Schädel extendiert
Bauchlage mit aufgestützten Ellenbogen: günstig für Kopf- und Halsstabilität und Schultergürtel	Stellen des Labyrinths auf Kopf wirkend; optisches Stellen
Knie – Brust und Ellenbogen – Knie: günstig für Becken- und Schultergürtelstabilität	Stellen des Labyrinths; optisches Stellen
Hände und Knie: günstig für Schaukeln in alle Richtungen	
Kopfhaltung:	symmetrischer tonischer Halsreflex (STHR)
ventroflektiert (nach unten)	Kopf nach unten: obere Extremitäten beugen, untere Extremitäten extendieren.
dorsalflektiert (nach oben)	Kopf nach oben: obere Extremitäten extendieren, untere Extremitäten beugen
rotiert (nach links oder rechts)	ATHR: Schädel beugt; Kiefer extendiert
Seitlicher Sitz: Gegenrotation, Schultergürtel (oberer Rumpf) und Beckengürtel (unterer Rumpf), sorgt für Stabilität	Körper auf Körper – Stellen (asymmetrischer Kontakt, Körper richtet sich auf)
Langer Sitz: günstig für schwache Extensoren, verlängerte Stellung und schwache Flexoren, verkürzte Stellung; fördert Verlängerung der posterioren Muskelstrukturen	Stellen des Labyrinths auf Kopf wirkend; optisches Stellen
Sitz auf dem Tisch, über den Tischrand: günstig für schwache Flexoren, verkürzte Stellung und für schwache Extensoren, verlängerte Stellung	Stellen des Labyrinths auf Kopf wirkend; optisches Stellen

Jede Grundhaltung wird von Reflexen unterstützt. Patienten kann bei aktiver und passiver Einnahme einer Stellung besser Hilfestellung geleistet werden, wenn der durch Halte- und Stellreflexe erhöhte oder verringerte Tonus in Betracht gezogen wird. Diese Reflexe verstärken außerdem den freiwilligen Wunsch, eine bestimmte Stellung beizuhalten. Der Dehnungsreflex kann dabei helfen, die Bewegung zur Wiedererlangung des Gleichgewichts einzuleiten.
Siehe Tabelle 1-8, Fortlaufende Übungsfolgen. Achte auf Flexorendominanz (FD) und Extensorendominanz (ED).

die verschiedensten manuellen Kontakte die umgestellt werden müssen für die Übungen zur entgegengesetzten Seite, genau wie sich die Stellung des Behandelnden entsprechend verändern muß;

Kommandos, die einige vorbereitende Erklärungen beinhalten, die Übungskommandos und in einigen Fällen Kommandos entsprechend den vorgeschlagenen Techniken (Kommandos für spezielle Techniken sollten im Text für diese Technik nachgelesen werden; dieses nur als Richtlinie);

vorgeschlagene Techniken, die noch hinzugenommen werden können (viele andere Techniken können in Erwägung gezogen werden; die hier vorgeschlagenen sollten als Lernhilfe angesehen werden);

antagonistische Bewegungsmuster, von denen einige abgebildet sind und andere nicht (Übungen antagonistischer Muster erfordern eine Anpassung der Stellung des Behandelnden und der manuellen Kontakte; wird z. B. ein Rollstuhl benutzt, muß die Stellung nach Bedarf verändert werden);

Vervollständigung eines Gesamtbewegungsmusters oder einer Körperstellung durch Musterkomponenten, durch den Einsatz eines Gesamtbewegungsmusters zur Verbesserung einer Musterkomponente (Verstärkung durch Halte- und Stellreflexe ist bei vielen der Abbildungen sichtbar);

Anmerkungen, welche Erläuterungen zu den Übungen von Therapeut und Patient einschließen, zusätzliche Übungsvorschläge, und in einigen Fällen Hinweise auf vorbereitende und ähnliche Bewegungen.

Innerhalb der Bewegungssequenzen, wie sie in Tabelle 1 - 8 gezeigt sind, kommt es zu einem Ineinandergreifen von Bodenübungen und Gangschule. Die fortgeschrittenste Übung, als Bodenübung abgebildet, ist das «Gehen» (Abb. 1 -188). Im allgemeinen werden Übungen in Bauchlage, Bärenstand, Kniestand und in der Fortbewegung am besten auf der Matte ausgeführt. Gehübungen in der aufrechten Stellung, für die eine flache Unterlage erforderlich ist, können ebenfalls auf der Matte durchgeführt werden. Beim Barfußgehen auf der Matte wird die Reaktion der Füße nicht durch eng sitzende Schuhe gestört, und die Bewegung der Füße kann besser angeregt und beobachtet werden.

Ist der ganze Körper betroffen, werden die Gesamtbewegungsmuster der entwicklungsbedingten Bewegungen angewandt, um das Erlernen der Gesamtbewegungsmuster zu beschleunigen. Ist nur ein Körperabschnitt gestört, und der Rest des Körpers ist intakt, vermitteln Gesamtbewegungsmuster ein Optimum an Verstärkung für den geschädigten Abschnitt. Jede Kontraindikation bei Belastung muß beachtet werden. Sind unversehrte Gelenke und ein gesundes Skelettsystem vorhanden, unterstützt die Anwendung von Gesamtbewegungsmustern die Vergrößerung des Bewegungsausmaßes und die Entwicklung der richtigen Wechselwirkung innerhalb der antagonistischen Bewegungskomponenten und der Segmente.

Mattenarbeit

Rollen: aus der Rücken- in die Bauchlage

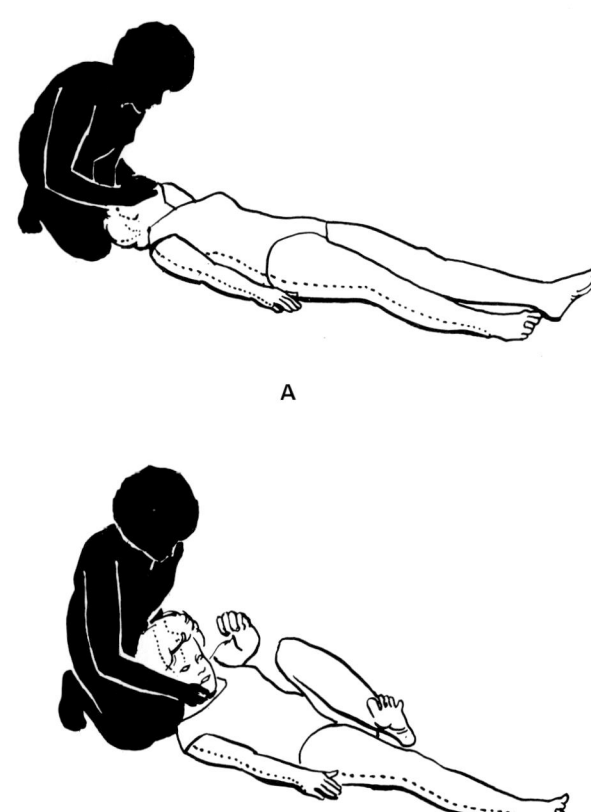

A

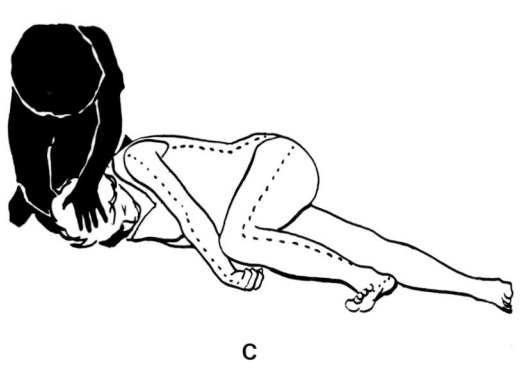

B

C

Abb. 1-151. Kopf und Hals: Flexion mit Rotation.

Bestandteile der Bewegungsmuster

Bewegung mit Widerstand: Kopf und Hals, Flexion mit Rotation nach rechts.

Freie Bewegung: Linke obere Extremität, Extension–Adduktion–Innenrotation; linke untere Extremität, Flexion–Adduktion–Außenrotation; die rechten Extremitäten passen sich in Extension und Adduktion an.

A. Verlängerte Stellung

Kommandos: «Hebe Deinen Kopf, schaue auf Deine rechte Hüfte und rolle! Ziehe Deinen linken Arm hinunter und herüber! Ziehe Deinen linken Fuß hoch und herüber! Rollen!»

Vorschläge für Techniken: Traktion, Stretch und Widerstand.

B. Annäherung an Mittelstellung

Kommandos: Ziehe Dein Kinn noch etwas weiter hinunter! Hinüberrollen!»

Vorschläge für Techniken: wiederholte Kontraktionen oder, wenn der Patient nicht vollständig rollen kann, langsame Umkehr gefolgt von wiederholten Kontraktionen.

C. Annäherung an Verkürzte Stellung

Kommandos: «So halten! Laß Dich nicht von mir zurückziehen!»

Vorschläge für Techniken: wiederholte Kontraktionen, rhythmische Stabilisation (siehe Abb. 1-157), langsame Umkehr, langsame Umkehr – Halten.

Antagonistisches Bewegungsmuster.

Rollen aus Bauch- in Rückenlage: Kopf und Halsextension mit Rotation nach links (Abb. 1-58). Linke Extremitäten bewegen sich in antagonistischen Bewegungsmustern (siehe Abb. 1-158, Anmerkung).

Anmerkung: Die mittleren Gelenke, Ellenbogen und Knie, der sich bewegenden Extremitäten können beugen, extendieren oder gerade bleiben.

Mattenarbeit

Rollen: aus der Rücken- in die Bauchlage

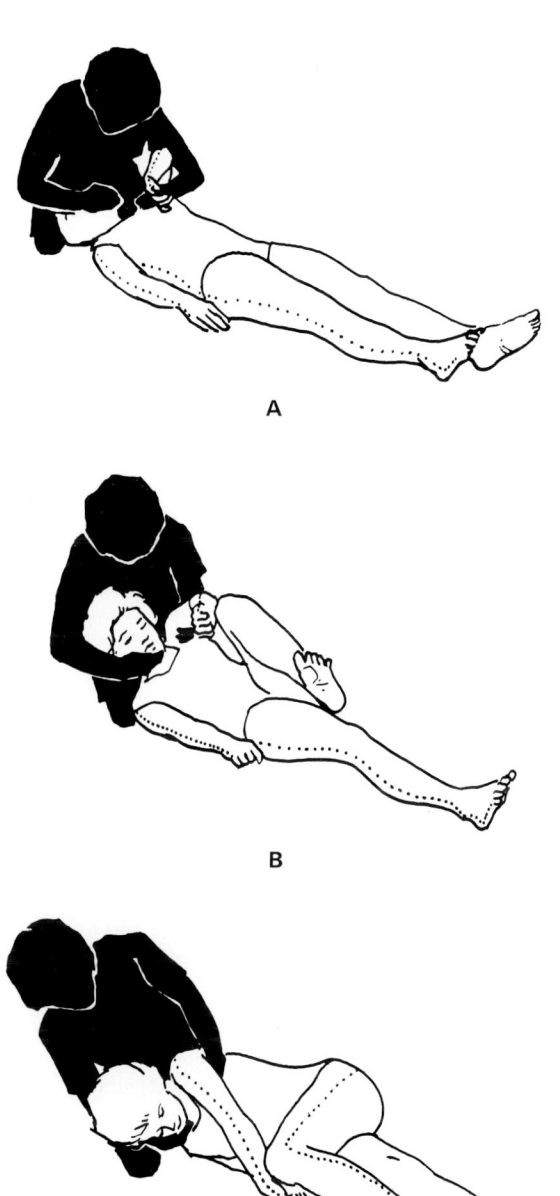

A

B

C

Abb. 1-152. Kopf und Hals: Flexion mit Rotation, kontralateral von der Scapula.

Bestandteile der Bewegungsmuster

Bewegung mit Widerstand: Kopf und Hals, Flexion mit Rotation nach rechts; linke obere Extremität, Extension–Adduktion–Innenrotation, Skapula zieht nach anterior hinunter.

Freie Bewegung: linke untere Extremität, Flexion–Adduktion–Außenrotation; rechte Extremitäten passen sich in Extension und Adduktion an.

A. Verlängerte Stellung

Kommandos: «Ziehe Dein Kinn zur Brust, ziehe Deinen Arm hinunter und herüber, und rolle hinüber! Ziehe Deinen linken Fuß hoch und herüber! Rollen!»
Vorschläge für Techniken: Stretch und Widerstand.

B. Annäherung an Mittelstellung

Kommandos: «Greife nach Deiner rechten Hüfte! Den ganzen Weg lang!»
Vorschläge für Techniken: wiederholte Dehnung, wiederholte Kontraktionen, oder langsame Umkehr gefolgt von erneuter Anstrengung zu rollen.

C. Annäherung an Verkürzte Stellung

Kommandos: «So halten! Noch einmal ziehen!»
Vorschläge für Techniken: wiederholte Kontraktionen, rhythmische Stabilisation (siehe Abb. 1-157), langsame Umkehr, langsame Umkehr – Halten.

Antagonistisches Bewegungsmuster

Rollen aus der Bauch- in die Rückenlage: Kopf und Halsextension mit Rotation nach links. Linke obere Extremität Flexion–Abduktion–Außenrotation, Skapula eleviert nach posterior. Linke untere Extremität bewegt sich im antagonistischen Bewegungsmuster.

Anmerkung: Die mittleren Gelenke, Ellenbogen und Knie, der sich bewegenden Extremitäten können flektieren, extendieren oder gerade bleiben.

Mattenarbeit

Rollen: aus der Rücken- in die Bauchlage

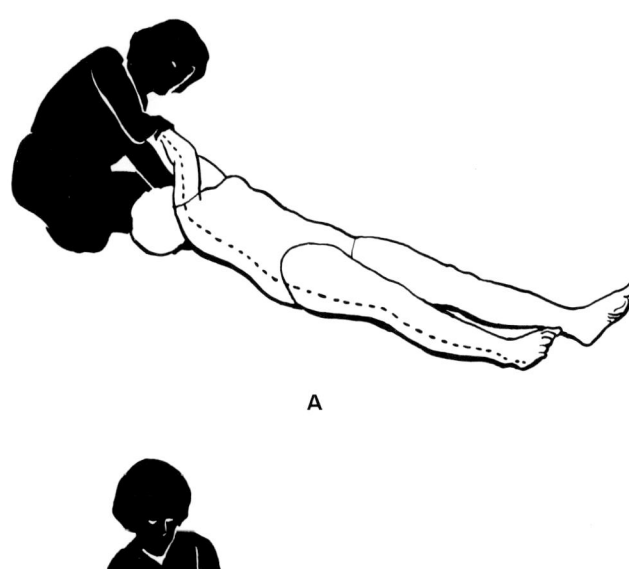

A

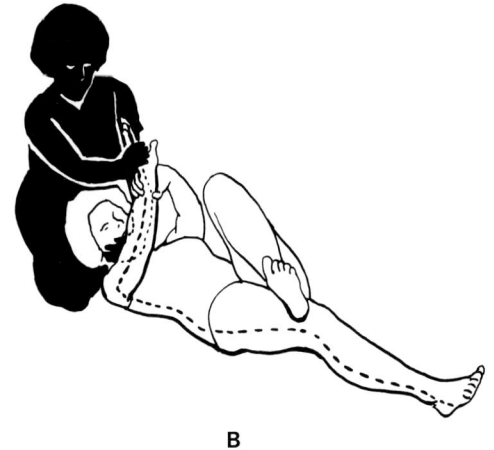

B

Bestandteile der Bewegungsmuster

Bewegung mit Widerstand: Kopf und Hals, Flexion mit Rotation nach rechts; obere Extremitäten, asymmetrische Extension (Hackbewegung ≙ chopping) nach rechts.

Freie Bewegung: Linke untere Extremität, Flexion–Adduktion–Außenrotation; rechte untere Extremität paßt sich in Extension und Adduktion an.

A. Verlängerte Stellung

Kommandos: «Ziehe Deine Arme hinunter zu Deiner rechten Hüfte, hebe Deinen Kopf und rolle hinüber! Ziehe Deinen linken Fuß hoch und hinüber! Rollen!»

Vorschläge für Techniken: Traktion auf die oberen Extremitäten, Stretch und Widerstand.

B. Annäherung an Mittelstellung

Kommandos: Ziehe Deine Arme hinunter! Rollen! Ziehe Deine Knie hinüber! Rollen!»

Vorschläge für Techniken: wiederholte Dehnung, wiederholte Kontraktionen.

C. Annäherung an Verkürzte Stellung

Kommandos: Halten! Laß Dich von mir nicht zurückziehen!»

Vorschläge für Techniken: Langsame Umkehr gefolgt von wiederholten Kontraktionen, rhythmische Stabilisation.

Antagonistisches Bewegungsmuster

Rollen aus Bauch- in Rückenlage: Kopf und Halsextension mit Rotation nach links. Bilateral-asymmetrische Flexion der oberen Extremitäten (Hebebewegung ≙ lifting) nach links (Abb. 1-159). Linke untere Extremität bewegt sich im antagonistischen Bewegungsmuster.

Anmerkung: Die mittleren Gelenke, Ellenbogen und Knie, der sich bewegenden Extremitäten können beugen, extendieren oder gerade bleiben.

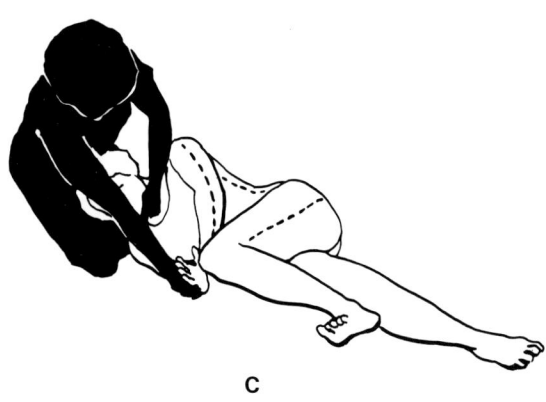

C

Abb. 1-153. Kopf und Hals: Flexion mit Rotation, bilateral-asymmetrisch obere Extremitäten.

Mattenarbeit

Rollen: aus der Rücken- in die Bauchlage

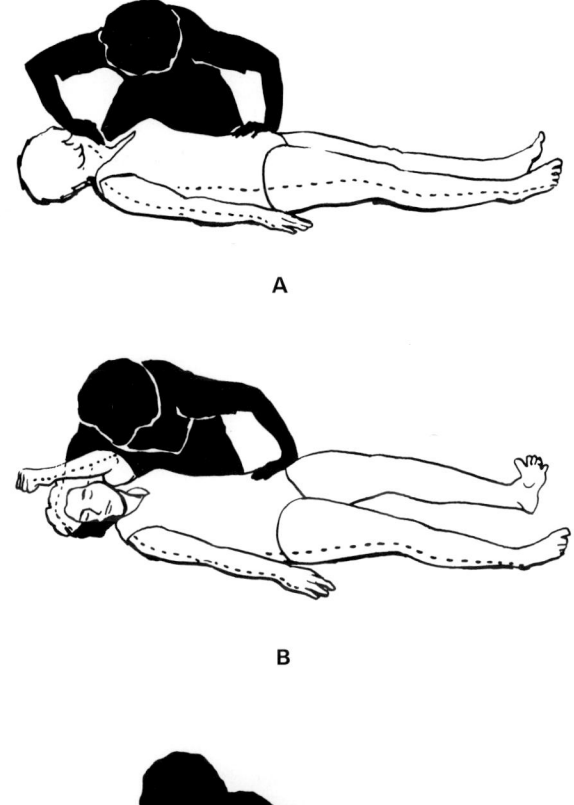

A

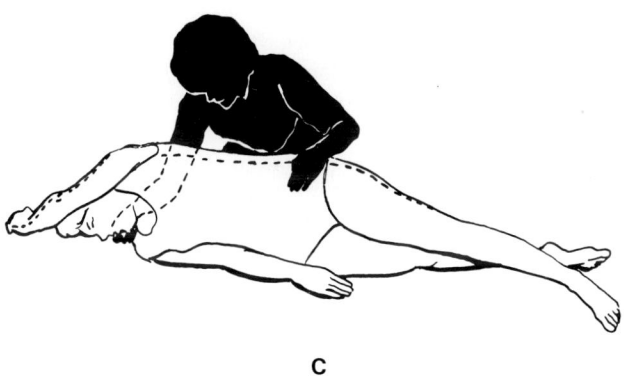

B

C

Abb. 1-154. Kopf und Hals: Rotation.

Bestandteile des Bewegungsmusters

Bewegung mit Widerstand: Kopf und Hals, Rotation nach rechts; unterer Rumpf, Rotation nach rechts.
Freie Bewegung: Linke obere Extremität, Flexion–Adduktion–Außenrotation; linke untere Extremität, Flexion–Adduktion–Außenrotation, rechte Extremitäten passen sich in Extension und Adduktion an.

A. Verlängerte Stellung

Kommandos: «Drehe Deinen Kopf zur rechten Schulter, ziehe Deine Hand an Deinem Gesicht vorbei und rollen! Hebe Deinen linken Fuß hoch und hinüber! Hinüberrollen!»
Vorschläge für Techniken: Stretch und Widerstand.

B. Annäherung an Mittelstellung

Kommandos: «Öffne Deine Hand jetzt, und greife nach der Matte! Ziehe Deinen linken Fuß hinüber! Rollen!»
Vorschläge für Techniken: wiederholte Dehnung, wiederholte Kontraktionen.

C. Annäherung an Verkürzte Stellung

Kommandos: «Ziehe Deine linke Hüfte hinunter auf die Matte! So halten! Laß Dich nicht von mir zurückziehen!»
Vorschläge für Techniken: wiederholte Kontraktionen, rhythmische Stabilisation (siehe Abb. 1-157).

Antagonistisches Bewegungsmuster

Rollen aus der Bauch- in die Rückenlage: Kopf und Halsrotation nach links, untere Rumpfrotation nach links. Untere Extremitäten bewegen sich in den antagonistischen Bewegungsmustern (siehe Abb. 1-160 und 1-161).

Anmerkung: Kopf und Halsrotation aktivieren wie alle Kopf- und Halsmuster die verwandten Rumpfmuster. In diesem Gesamtbewegungsmuster vom Rollen rotieren der obere und untere Rumpf aus lateraler Extension auf der linken Seite in laterale Extension auf der rechten Seite, genauso wie Kopf und Hals.
Die linke obere Extremität kann eine Thrustbewegung mit Handöffnung nach ulnar und mit Ellenbogenextension, vorher -flexion, machen. Die Knie können flektieren oder extendieren.

Mattenarbeit

Rollen: aus der Rücken- in die Bauchlage

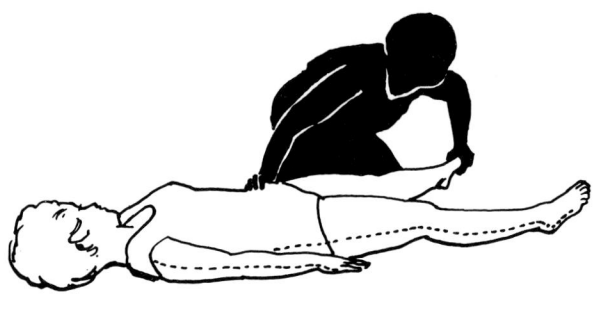

A

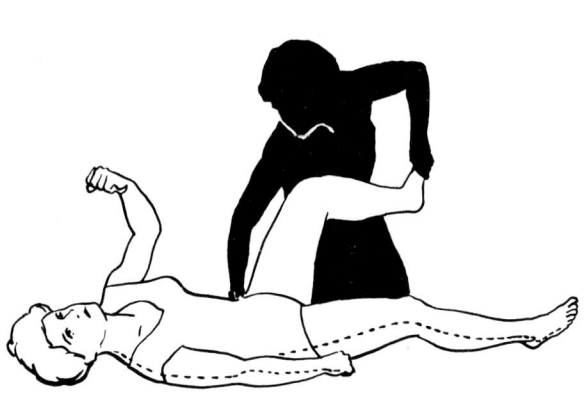

B

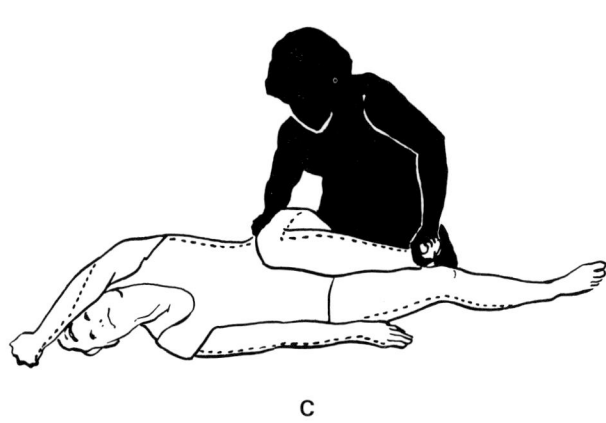

C

Abb. 1-155. Kopf und Hals: Extension mit Rotation, kontralateral Flexion der unteren Extremität.

Bestandteile der Bewegungsmuster

Bewegung mit Widerstand: Linke untere Extremität, Flexion–Adduktion–Außenrotation.
Freie Bewegung: Kopf und Hals, Extension mit Rotation nach rechts; linke obere Extremität, Flexion–Adduktion–Außenrotation; rechte Extremitäten passen sich in Extension und Adduktion an.

A. Verlängerte Stellung

Kommandos: «Schaue über Deine rechte Schulter, ziehe Deinen Fuß hoch, und beuge Dein Knie, und rollen! Greife mit der Hand hoch und an Deinem Gesicht vorbei! Rollen!»
Vorschläge für Techniken: Traktion, Stretch und Widerstand.

B. Annäherung an Mittelstellung

Kommandos: «Beuge Dein Knie und ziehe es herüber! Greife nach der Matte, drehe den Kopf! Rollen!»
Vorschläge für Techniken: langsame Umkehr gefolgt von erneuter Bemühung zu rollen.

C. Annäherung an Verkürzte Stellung

Kommandos: «Ziehe Dein Knie hinunter auf die Matte und halte es da!»
Vorschläge für Techniken: wiederholte Kontraktionen, langsame Umkehr, langsame Umkehr – Halten.

Antagonistisches Bewegungsmuster

Rollen aus Bauch- in Rückenlage: linke untere Extremität, Extension–Abduktion–Innenrotation; Kopf und Halsflexion mit Rotation nach links. Linke obere Extremität bewegt sich im antagonistischen Bewegungsmuster (siehe Anmerkung, Abb. 1-156).

Anmerkung: In *A*, könnte der Patient vor Einleitung der Kopf- und Halsextension mit Rotation nach rechts aufgefordert werden, den Kopf zu heben und auf den linken Fuß zu schauen. Die linke obere Extremität kann eine Thrustbewegung in Flexion–Adduktion–Außenrotation machen (siehe Anmerkung, Abb. 1-154). Achte darauf, daß die Flexion–Adduktion–Außenrotationsmuster der linken Extremitäten mit Kopf- und Halsextension mit Rotation und mit Kopf- und Halsrotationsmustern kombiniert wurden (siehe Abb. 1-154).

Mattenarbeit

Rollen: aus der Rücken- in die Bauchlage

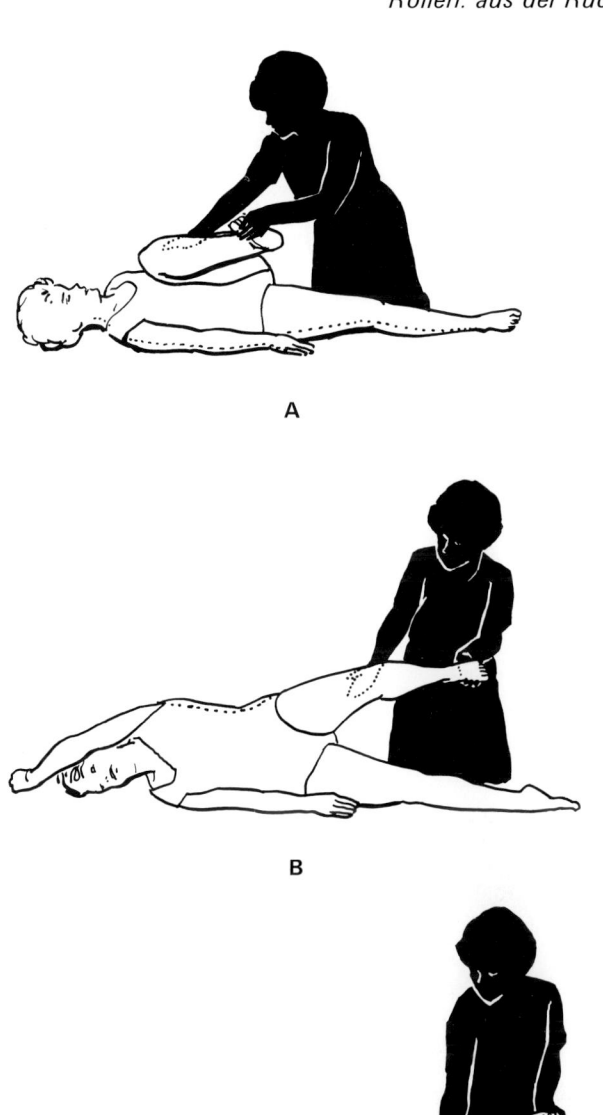

A

B

C

Abb. 1-156. Kopf und Hals: Extension mit Rotation, kontralateral Extension der unteren Extremität.

Bestandteile der Bewegungsmuster

Bewegung mit Widerstand: Linke untere Extremität, Extension–Abduktion–Innenrotation.
Freie Bewegung: Kopf und Hals, Extension mit Rotation nach rechts; linke obere Extremität, Flexion–Adduktion–Außenrotation; rechte Extremitäten passen sich in Extension und Adduktion an.

A. Verlängerte Stellung

Kommandos: «Schaue nach rechts hoch, drücke Deinen linken Fuß zu mir, und rolle hinüber! Drehe Deinen Kopf, schaue nach oben und drücke!»
Vorschläge für Techniken: Stretch und Widerstand.

B. Annäherung an Mittelstellung

Kommandos: «Zu mir her drücken! Hinüberrollen!»
Vorschläge für Techniken: wiederholter Stretch.

C. Annäherung an Verkürzte Stellung

Kommandos: «Mache Dein Knie gerade!»
Vorschläge für Techniken: siehe Anmerkung.

Anmerkung: Die Extension der unteren Extremität in einem Stoßmuster wurde angewandt, um das Rollen in Richtung Bauchlage einzuleiten. Das normale Kind kann das Rollen durch Stoßen gegen die Unterlage einleiten.
In diesem Fall könnte der Übende gegen die Hand des Therapeuten stoßen. Oder wie beim Kind, kann der Übende gegen die Unterlage stoßen, während der Behandelnde gegen andere Musterkomponenten Widerstand gibt.
Das Extension–Abduktion–Innenrotationsmuster kann eingesetzt werden, um das Rollen von der Bauchlage auf den Rücken einzuleiten. Dieses kann man sich vorstellen, indem die Stellung der linken unteren Extremität, wie in *A* gezeigt, gekoppelt wird mit der Stellung von Kopf und Hals, wie in *C* gezeigt. In Abb. 1-158 bis 1-161 wird das Extension–Abduktion–Innenrotationsmuster der unteren Extremität konsequent zum Rollen vom Bauch auf den Rücken gebraucht, während in Abb. 1-151 bis 1-155 das Flexion–Adduktion–Außenrotationsmuster der unteren Extremitäten konsequent zum Rollen vom Rücken in Richtung Bauchlage gebraucht wird. Das entgegengesetzte diagonale Bewegungsmuster der unteren Extremität wird nicht gebraucht zur Förderung des Rollens.

Mattenarbeit

Rollen: aus der Rücken- in die Bauchlage

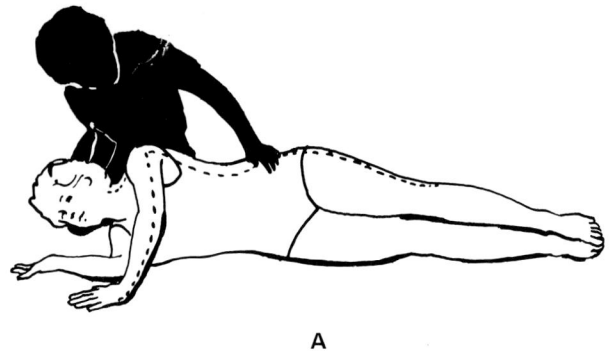

A

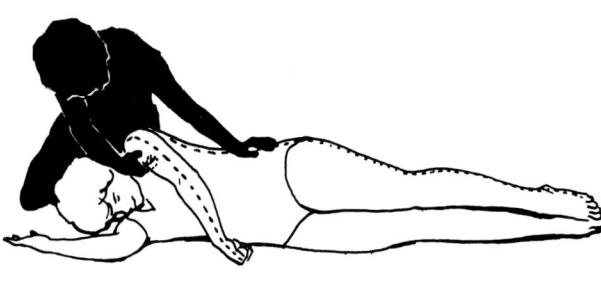

B

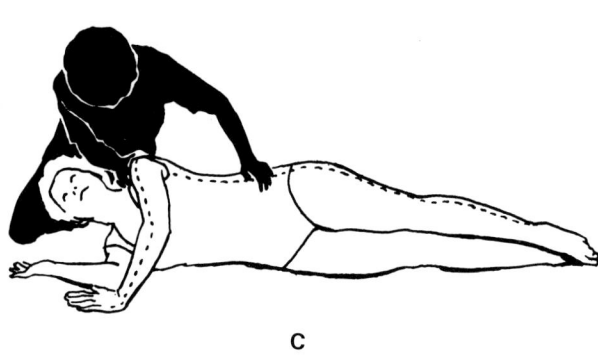

C

Abb. 1-157. Gleichgewicht in Seitlage.

Bestandteile der Bewegungsmuster

A. Bewegung mit Widerstand: Kopf und Hals, Extension mit Rotation nach rechts; unterer Rumpf, Rotation.

Freie Bewegung: Linke obere Extremität stabilisiert in der Diagonalen des Flexion–Adduktion–Außenrotations- und des Extension–Abduktion–Innenrotationsmusters. Rechte obere Extremität stabilisiert durch Druck gegen die Unterlage, so wie nötig. Die unteren Extremitäten werden eng zusammengehalten.

B. Bewegung mit Widerstand: Linke obere Extremität, Extension–Adduktion–Innenrotation, Scapula zieht nach anterior hinunter; unterer Rumpf, Rotation.

Freie Bewegung: Kopf und Hals, Flexion mit Rotation nach rechts; die unteren Extremitäten sind in enger Approximation.

C. Bewegung mit Widerstand: Linke obere Extremität, Flexion–Adduktion–Außenrotation, Skapula eleviert nach anterior; unterer Rumpf, Rotation.

Kommandos

A und B: «Halten, laß Dich von mir in keine Richtung bewegen.» *C:* «Halten, laß Dich nicht von mir zurückziehen!»

Vorschläge für Techniken

A und B: rhythmische Stabilisation der Flexions- und Extensionskomponenten zur gleichen Zeit. *C:* rhythmische Stabilisation erst der Flexions-, dann der Extensionskomponenten.

Anmerkung: Gleichgewicht, Erhaltung einer Lage oder Körperstellung, erfordert Stabilität. Gleichgewicht gegen Widerstand fördert die Stabilität, speziell wenn gegen die antagonistischen Muster zur gleichen Zeit Widerstand gegeben wird, so wie in *A* und *B.* So wie in *C* ist die Stabilität gefährdet, so daß die Balance durch isotonische Kontraktionen mit kompensatorischen Bewegungen wiedererlangt werden muß. Die Seitlage kann eingenommen werden, um das Rollen in Richtung Rücken- oder Bauchlage einzuleiten, wenn der Patient nicht in der Lage ist, aus Rücken oder Bauchlage die Rollbewegung gegen Widerstand zu beginnen. In Seitlage unterstützt die Schwerkraft die Bewegung in jede Richtung. Gegen schwache Bewegungsmuster kann Widerstand gegeben werden.

Mattenarbeit

Rollen: aus der Bauch- in die Rückenlage

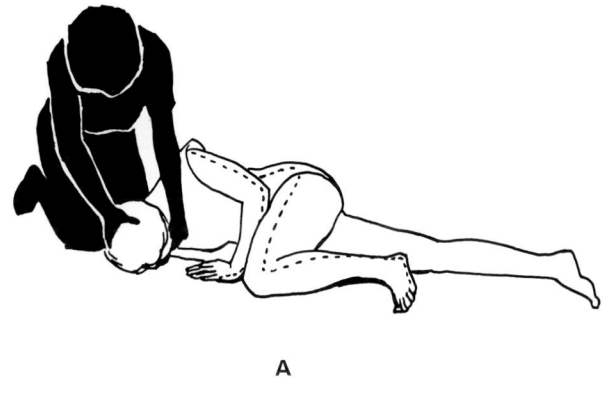

A

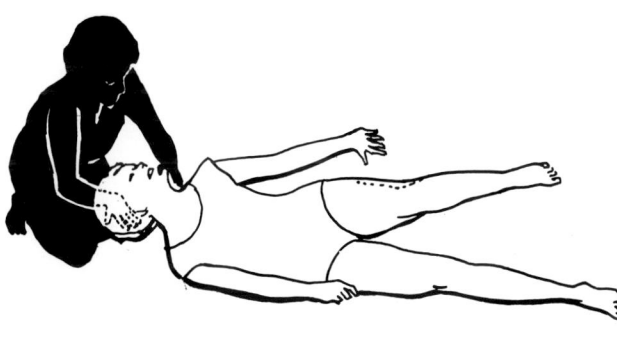

B

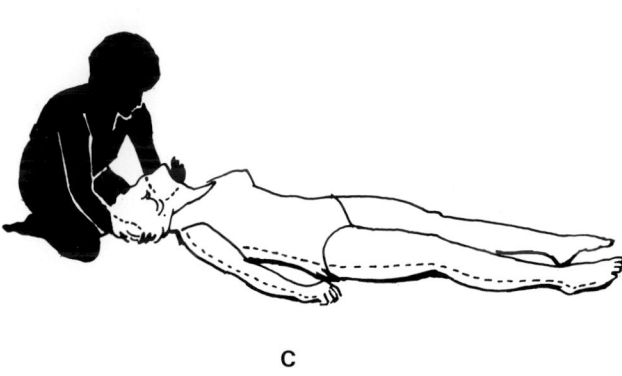

C

Abb. 1-158. Kopf und Hals: Extension mit Rotation.

Bestandteile der Bewegungsmuster

Bewegung mit Widerstand: Kopf und Hals, Extension mit Rotation nach links.
Freie Bewegung: Linke obere Extremität, Extension–Abduktion–Innenrotation; linke untere Extremität, Extension–Abduktion–Innenrotation; rechte Extremitäten passen sich in Extension und Abduktion an.

A. Verlängerte Stellung

Kommandos: «Schaue auf mich, hebe Deinen Kopf zu mir zurück, und rolle! Stoße Dich mit der linken Hand ab! Hebe Dein Bein nach hinten! Rollen!»
Vorschläge für Techniken: Stretch und Widerstand.

B. Mittelstellung

Kommandos: «Zur Matte hinunterdrücken! Hierher zurückschauen!»
Vorschläge für Techniken: langsame Umkehr, wiederholte Kontraktionen.

C. Verkürzte Stellung

Kommandos: «So halten! Laß Dich nicht von mir von der Matte hochheben!»
Vorschläge für Techniken: langsame Umkehr.

Antagonistisches Bewegungsmuster

Rollen aus der Rücken- in die Bauchlage: Kopf und Hals, Flexion mit Rotation. Rechte obere Extremität bewegt sich im Extension–Adduktion–Innenrotationsmuster (Abb. 1-151). Linke untere Extremität bewegt sich im antagonistischen Bewegungsmuster.

Anmerkung: Die mittleren Gelenke, Ellenbogen und Knie, der sich bewegenden Extremität extendieren oder bleiben gerade.
In diesem Fall hat der Übende durch die Stellung des Therapeuten die linke obere Extremität lieber im Extension–Abduktion–Innenrotationsmuster gebraucht als in dem näher verwandten Flexion–Adduktion–Außenrotationsmuster, kombiniert in der «Hebebewegung» wie in Abb. 1-159. Daher sind die Kombinationen, die in Abb. 1-151 und 1-158 gezeigt werden, nicht direkt antagonistisch für die linke obere Extremität.

Mattenarbeit

Rollen: aus der Bauch- in die Rückenlage

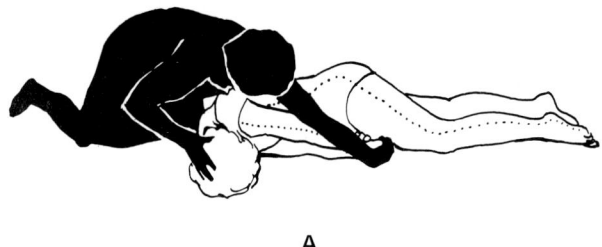

A

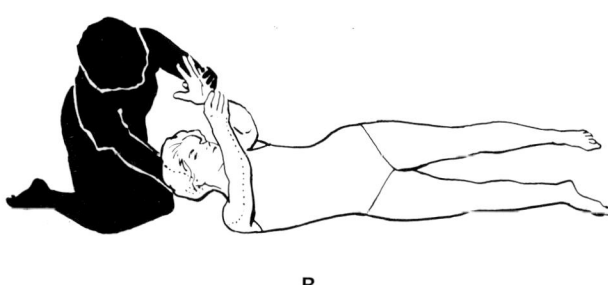

B

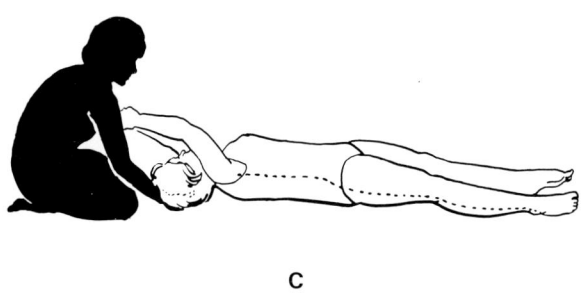

C

Abb. 1-159. Kopf und Hals: Extension mit Rotation, bilateral-asymmetrisch, obere Extremitäten.

A. Verlängerte Stellung

Kommandos: «Schaue auf mich, hebe Deinen Kopf und Deine Hände zu mir hoch, und rolle! Hebe Dein Bein nach hinten! Rollen!»
Vorschläge für Techniken: Traktion auf die oberen Extremitäten, Stretch und Widerstand.

B. Mittelstellung

Kommandos: «Schaue zu mir zurück! Hebe Deine Arme!»
Vorschläge für Techniken: rhythmische Stabilisation, wiederholte Kontraktionen, langsame Umkehr, langsame Umkehr – Halten.

C. Verkürzte Stellung

Kommandos: «Halten! Laß Dich nicht von mir hochheben!»
Vorschläge für Techniken: Approximation der oberen Extremitäten, wiederholte Kontraktionen.

Antagonistisches Bewegungsmuster

Rollen aus der Rücken- in die Bauchlage: Kopf- und Halsflexion mit Rotation nach rechts; bilateral-asymmetrische Extension der oberen Extremitäten (Hackbewegung) nach rechts (Abb. 1-153). Linke untere Extremität bewegt sich im antagonistischen Bewegungsmuster.

Anmerkung: Die mittleren Gelenke der oberen Extremitäten können beugen, extendieren oder gerade bleiben. Approximation wird bei extendierenden oder gestreckten Ellenbogen angewandt.
Wird die Stellung von Kopf und oberen Extremitäten, wie in *A* gezeigt, gekoppelt mit der Rückenlage in *C*, kann man sich vorstellen, wie diese Kombination verwandt werden kann, um die Rollbewegung nach links vom Rücken in Richtung Bauchlage einzuleiten. Jedoch kann die Extension mit Rotation von Kopf und Hals eingesetzt werden zur Förderung der Rollbewegung sowohl in Richtung Bauchlage wie in Rückenlage.

Mattenarbeit

Rollen: aus Bauch- in Rückenlage

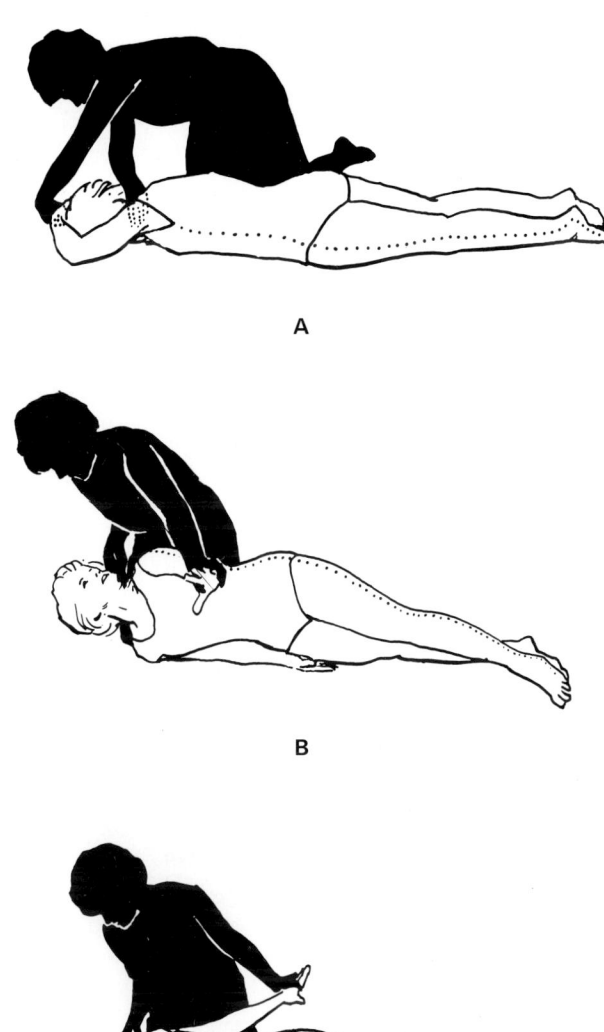

A

B

C

Abb. 1-160. Kopf und Hals: Rotation, ipsilateral obere Extremität.

Bestandteile des Bewegungsmusters

Bewegung mit Widerstand: Kopf und Hals, Rotation nach links; linke obere Extremität, Extension–Abduktion–Innenrotation.

Freie Bewegung: Linke untere Extremität, Extension–Abduktion–Innenrotation. Rechte Extremitäten passen sich in Extension und Abduktion an.

A. Verlängerte Stellung

Kommandos: «Öffne Deine Hand, drehe Deinen Kopf, und rolle zu mir! Hebe Dein linkes Bein zur Matte zurück! Rollen!»

Vorschläge für Techniken: Stretch und Widerstand.

B. Annäherung an Mittelstellung

Kommandos: «Halten! Jetzt hierher zurückdrücken! Hebe den Fuß nach hier hinten zurück!»

Vorschläge für Techniken: wiederholte Kontraktionen, rhythmische Stabilisation (siehe Abb. 1-157).

C. Annäherung an Verkürzte Stellung

Kommandos: «Etwas weiterdrücken! So halten! Noch einmal drücken!»

Vorschläge für Techniken: Approximation auf die linke obere Extremität gefolgt von wiederholten Kontraktionen, langsame Umkehr, langsame Umkehr – Halten.

Antagonistisches Bewegungsmuster

Rollen aus der Rücken- in die Bauchlage: Kopf- und Halsrotation nach rechts. Linke Extremitäten bewegen sich in antagonistischen Bewegungsmustern (Abb. 1-154).

Anmerkung: Die mittleren Gelenke, Ellenbogen und Knie, der sich bewegenden Extremitäten extendieren oder bleiben gerade. Soll der Übende bei Annäherung an die Mittelstellung wie in *B* das Knie beugen, kann der Fuß die Matte berühren, um eine Stoßbewegung im Extension–Abduktion–Innenrotationsmuster auszuführen (siehe Anmerkung, Abb. 1-156).

Mattenarbeit

Rollen: aus der Bauch- in die Rückenlage

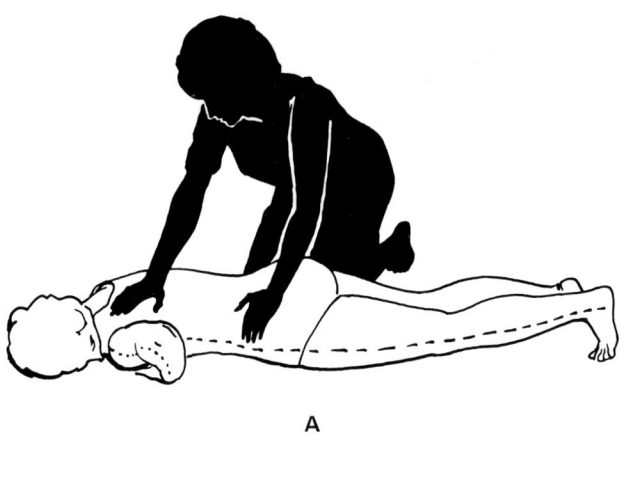

A

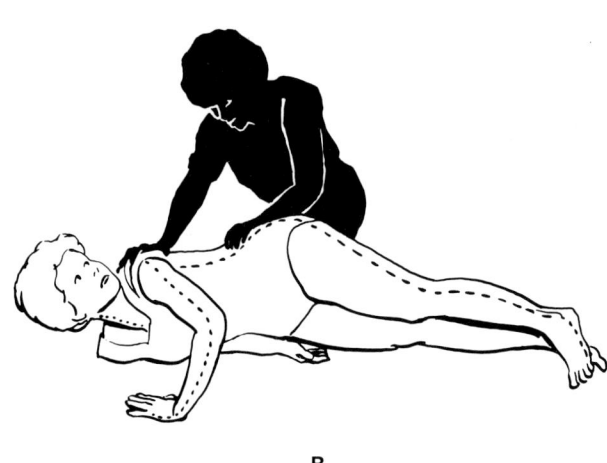

B

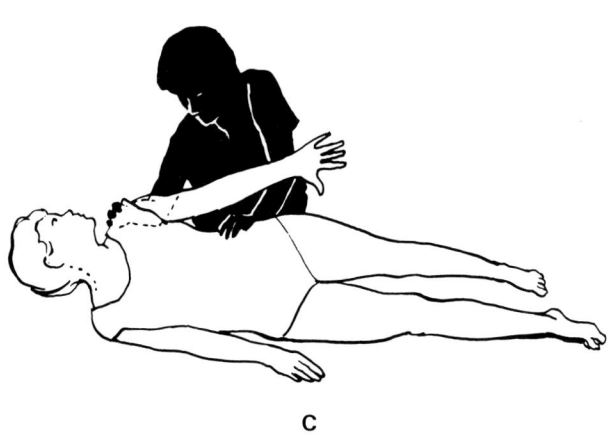

C

Bestandteile der Bewegungsmuster

Bewegung mit Widerstand: Linke obere Extremität, Extension–Abduktion–Innenrotation, Skapula zieht nach posterior hinunter; Rotation des unteren Rumpfes nach links.

Freie Bewegung: Kopf und Hals, Rotation; linke untere Extremität, Extension–Abduktion–Innenrotation; rechte Extremitäten passen sich in Extension und Abduktion an.

A. Verlängerte Stellung

Kommandos: «Drehe Deinen Kopf zu mir, stoße Dich mit der linken Hand ab und rolle! Hebe Dein linkes Bein zu mir zurück! Rollen!»

Vorschläge für Techniken: Stretch und Widerstand.

B. Annäherung an Mittelstellung

Kommandos: «Drücken! Hierher zurückrollen!»

Vorschläge für Techniken: Approximation auf die linke obere Extremität, wiederholte Kontraktionen, langsame Umkehr, langsame Umkehr – Halten.

C. Annäherung an Verkürzte Stellung

Kommandos: «Und zurück! Den ganzen Weg drehen!»

Vorschläge für Techniken: Rhythmische Stabilisation (siehe Abb. 1-157), wiederholte Kontraktionen, langsame Umkehr, langsame Umkehr – Halten.

Antagonistisches Bewegungsmuster

Rollen aus der Rücken- in die Bauchlage: Kopf- und Halsrotation nach rechts; Rotation des unteren Rumpfes nach rechts. Linke Extremitäten bewegen sich in antagonistischen Mustern (Abb. 1-154).

Anmerkung: Die mittleren Gelenke, Ellenbogen und Knie, der sich bewegenden Extremitäten extendieren oder bleiben gerade.

In *A* hätte der Übende die Hand in Stirnnähe aufstellen können, um spezifischer das Extension–Abduktion–Innenrotationsmuster der linken oberen Extremität zu aktivieren.

Abb. 1-161. Kopf und Hals: Rotation, ipsilateral Scapula und Pelvis.

Mattenarbeit

Unterer Rumpf (untere Körperhälfte)

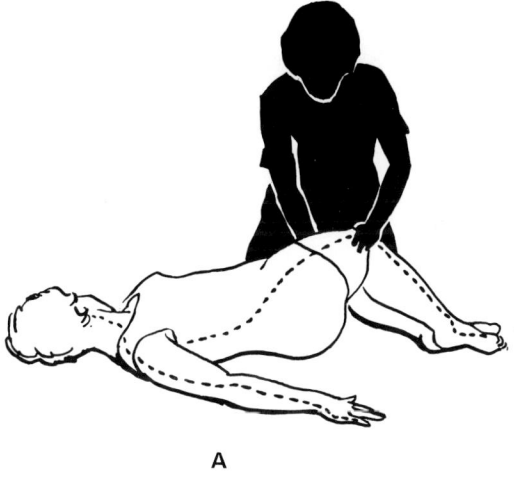

A

Bestandteile der Bewegungsmuster

Bewegung mit Widerstand: Unterer Rumpf, Rotation (mit gebeugten Knien und Hüften) nach rechts.
Freie Bewegung: Kopf und Hals, Rotation; obere Extremitäten passen sich in Extension und Abduktion an.

A. Verlängerte Stellung

Kommandos: Drehe Deinen Kopf und Knie nach rechts! Von mir wegziehen!»
Vorschläge für Techniken: Stretch und Widerstand.

B. Mittelstellung

Kommandos: «Drehe Deinen Kopf, und ziehe Deine Knie herüber!»
Vorschläge für Techniken: rhythmische Stabilisation gefolgt von wiederholten Kontraktionen.

C. Verkürzte Stellung

Kommandos: «Halten! Laß Dich nicht von mir zurückziehen!»
Vorschläge für Techniken: wiederholte Kontraktionen, langsame Umkehr, langsame Umkehr – Halten.

Antagonistisches Bewegungsmuster

Rotation des unteren Rumpfes nach links.

Anmerkung: Wenn nötig, kann die untere Rumpfrotation mit gebeugten Beinen benutzt werden, um das Rollen vom Rücken zur Bauchlage einzuleiten. Zur Vervollständigung des Rollens sollte die linke obere Extremität ins Flexion–Adduktion–Außenrotationsmuster ziehen (Abb. 1-154). Wird der Kopf nach links gedreht und der Rumpf nach rechts, kommt es durch diese Gegenbewegungen zu einer Stabilisierung des Rumpfes.
So wie bei der Kopf- und Halsrotation, verläuft die untere Rumpfrotation von seitlicher Extension links über die Flexion zur seitlichen Extension rechts. In *B* hat der Übende Kopf und Hals gebeugt während der Flexionsphase für den unteren Rumpf. Üblicherweise werden Kopf und Hals ohne Abheben von der Unterlage rotiert. Untere Rumpfrotation in Rückenlage aktiviert die Extensoren, in Bauchlage (Hüften gestreckt, Knie gebeugt) die Flexoren.

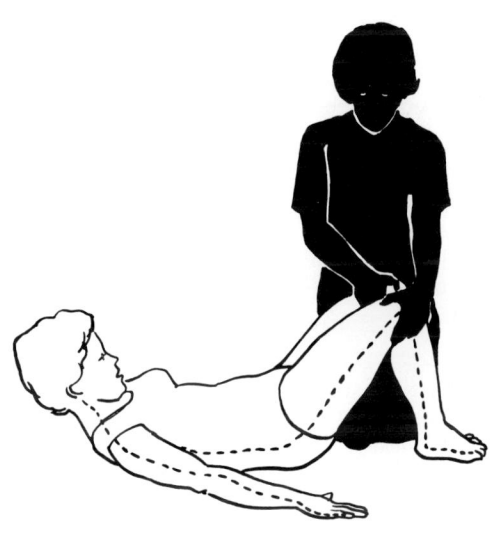

B

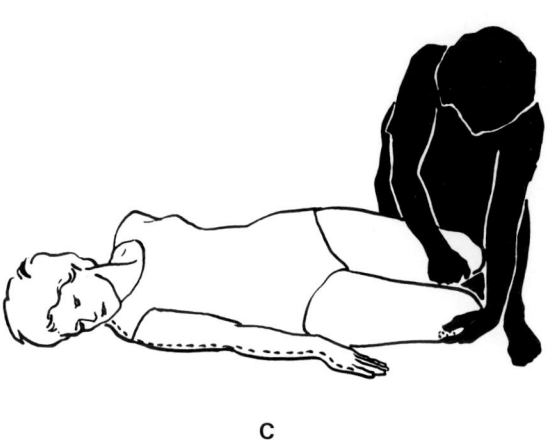

C

Abb. 1-162. Unterer Rumpf: Rotation, Rückenlage.

Mattenarbeit

Unterer Rumpf (untere Körperhälfte)

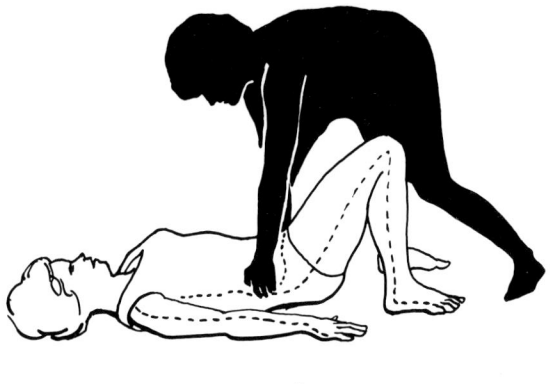

A

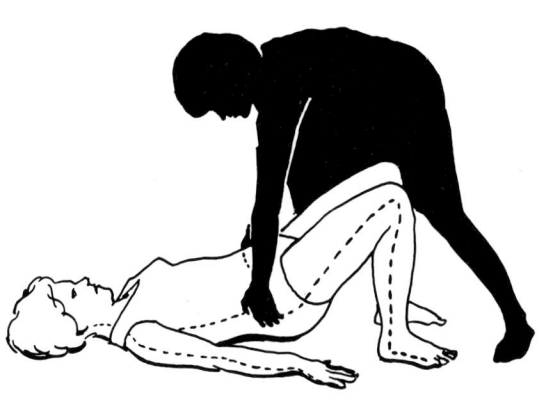

B

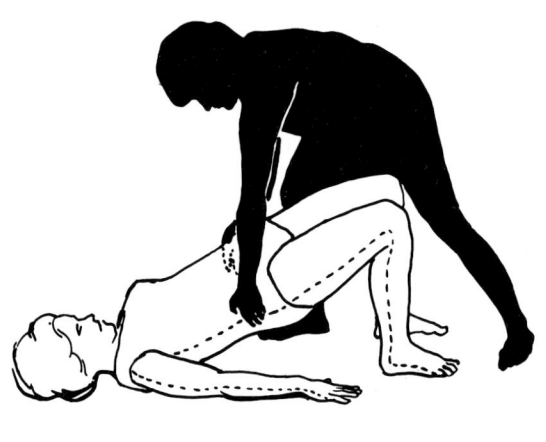

C

Abb. 1-163. Elevation des Beckens, Rückenlage.

Bestandteile der Bewegungsmuster

Bewegung mit Widerstand: Elevation des Beckens mit Extension des unteren Rumpfes (Brückenbewegung).

Freie Bewegung: Kopf und Hals passen sich in Mittelstellung an; die oberen Extremitäten passen sich in Extension und Abduktion an.

A. Verlängerte Stellung

Kommandos: «Drücke Dich mit Kopf und Füßen ab, und hebe Deine Hüften hoch!»
Vorschläge für Techniken: Stretch und Widerstand.

B. Mittelstellung

Kommandos: «Weiter hochdrücken! So halten! Weiter drücken!»
Vorschläge für Techniken: wiederholte Kontraktionen, rhythmische Stabilisation, langsame Umkehr.

C. Verkürzte Stellung

Kommandos: «So halten! Laß Dich nicht von mir hinunterdrücken!»
Vorschläge für Techniken: rhythmische Stabilisation, langsame Umkehr.

Antagonistisches Bewegungsmuster

Umkehr zur Rückenlage mit flektierten Hüften und Knien.

Anmerkung: Gegen diese Übung wird ein diagonaler Widerstand gegeben, indem der Übende aufgefordert wird, zu einer Seite zu drücken. Der Widerstand wird so dosiert, daß der Bewegungsweg zu der Seite gefördert wird.
Dreht man die Bilder um 90°, kann man sehen, daß diese Übung mit dem Kniestand verwandt ist (siehe Abb. 1-182). Das Gesamtbewegungsmuster würde sein: Hochkommen aus dem Fersensitz zum Kniestand mit plantarflektierten Füßen.

Mattenarbeit

Fortbewegung in Bauchlage: Krabbeln

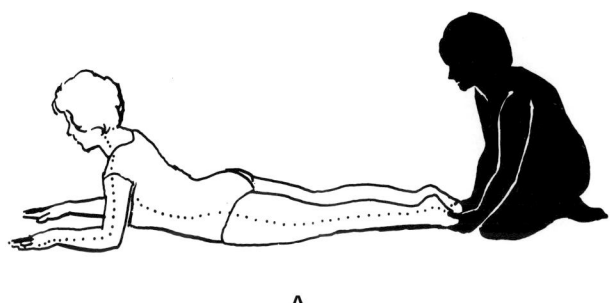

A

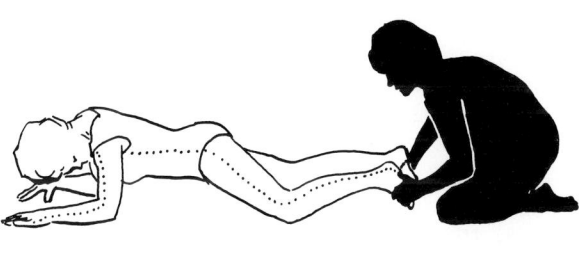

B

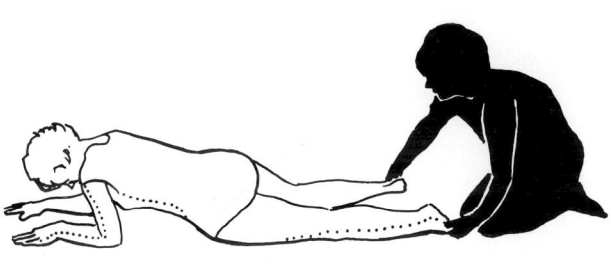

C

Abb. 1-164. Vorwärtskrabbeln auf den Ellenbogen.

Bestandteile der Bewegungsmuster

Bewegung mit Widerstand: untere Extremitäten, Flexion–Abduktion–Innenrotation, abwechselnd.

Freie Bewegung: Kopf und Hals, Flexion mit Rotation nach links, während linke untere Extremität mit Abduktion nach rechts beugt und die rechte untere Extremität sich nach vorne bewegt. Die oberen Extremitäten passen sich abwechselnd zwischen Flexion mit Abduktion und Extension mit Adduktion an. Die untere Extremität, die gebeugt ist, geht in die Extension–Adduktion–Außenrotation, während die gegenüberliegende Extremität gebeugt wird.

A. Verlängerte Stellung, links

Kommandos: «Ziehe Deinen linken Fuß und Dein Knie hoch und hinaus, und ziehe Dich selbst nach vorne!»
Vorschläge für Techniken: Traktion, Stretch und Widerstand.

B. Annäherung an Mittelstellung, links

Kommandos: «Ziehe Dein Knie nach vorne!»
Vorschläge für Techniken: wiederholte Kontraktionen.

C. Annäherung an Verkürzte Stellung, rechts

Kommandos: «Ziehe Dich nach vorne! Gebrauche Deine Hände!»
Vorschläge für Techniken: langsame Umkehrungen abwechselnd der rechten und linken Extremitäten.

Antagonistisches Bewegungsmuster

Rückwärtskrabbeln auf den Ellenbogen (Abb. 1-165).

Anmerkung: Durch die Stärke des gegebenen Widerstandes wird die Kopf- und Halsbewegung beeinflußt. Bei weniger Widerstand würde der Übende geneigt sein, Kopf und Hals in Extension zu halten.

Bei den meisten primitiven Formen wird Kopf und Hals nicht hochgehalten, so daß es zu einer Rotation von der einen zur anderen Seite kommt. Der Kopf dreht nach links, die linke obere und untere Extremität in Flexion–Abduktion wird vorgezogen. Dieses ist eine Bewegungskombination derselben Seite. Andere Bewegungskombinationen enthalten: wechselnde reziproke Bewegungen der oberen, dann der unteren Extremitäten; und diagonal reziproke Bewegungen, indem die obere und die gegenüberliegende untere Extremität zur gleichen Zeit vorgesetzt werden.

Mattenarbeit

Fortbewegung in Bauchlage: Krabbeln

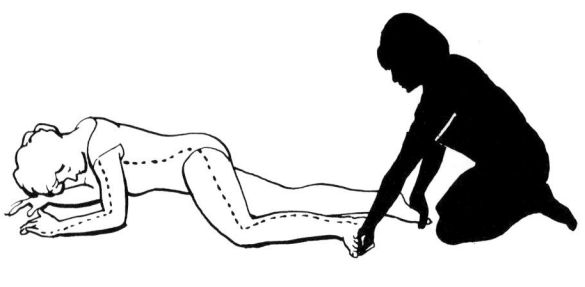

A

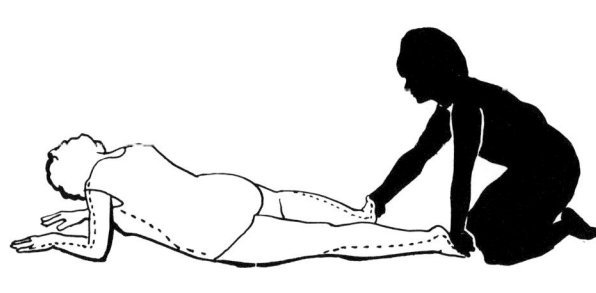

B

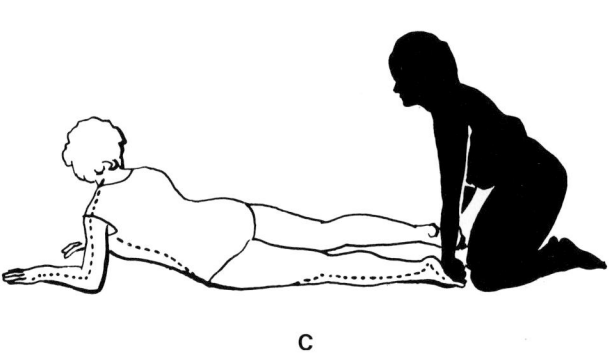

C

Abb. 1-165. Rückwärtskrabbeln auf den Ellenbogen.

Bestandteile der Bewegungsmuster

Bewegung mit Widerstand: untere Extremitäten, Extension–Adduktion–Außenrotation, abwechselnd.
Freie Bewegung: Kopf und Hals, Extension mit Rotation nach links, während die linke untere Extremität mit Adduktion nach rechts extendiert und die rechte untere Extremität mit Adduktion extendiert. Die oberen Extremitäten passen sich abwechselnd zwischen Extension und Adduktion und Flexion mit Abduktion an. Die untere Extremität, die gestreckt wurde, geht in die Beugung, wenn die entgegengesetzte Seite gestreckt wird.

A. Mittelstellung, links

Kommandos: «Stoße Dich mit den Händen ab, und stoße den linken Fuß zu mir zurück!»
Vorschläge für Techniken: Stretch und Widerstand.

B. Verlängerte Stellung, rechts

Kommandos: «Jetzt! Stoße Deinen rechten Fuß zurück und stoße Dich mit den Händen ab!»
Vorschläge für Techniken: Stretch und Widerstand.

C. Annäherung an Verkürzte Stellung, rechts

Kommandos: «Bis zum Ende stoßen!»
Vorschläge für Techniken: langsame Umkehrungen abwechselnd der linken und rechten Extremitäten.

Antagonistisches Bewegungsmuster

Vorwärtskrabbeln auf den Ellenbogen, (Abb. 1-164).

Anmerkung: siehe Anmerkung, Abb. 1-164.
Vorwärts- und Rückwärtskrabbeln auf den Ellenbogen erfordert eine Elevation der oberen Körperhälfte, Kopf, Hals und Oberkörper. Ein Anheben der oberen Körperhälfte ist Voraussetzung, wie in Abb. 1-166, *A* gezeigt ist. Rhythmische Stabilisation kann angewandt werden, um die Stabilität des Schultergürtels und die Kontrolle des Kopfes zu fördern.
Wird eine diagonale Richtung verfolgt, ähnelt das Gesamtbewegungsmuster einer Kreisbewegung (Bauchlage). Diese Kreisbewegung sollte erst ohne Elevation der oberen Körperhälfte durchgeführt werden, so daß der ganze Körper in Kontakt mit der Unterlage ist.

Mattenarbeit

Fortbewegung in Bauchlage: auf Ellenbogen und Knien

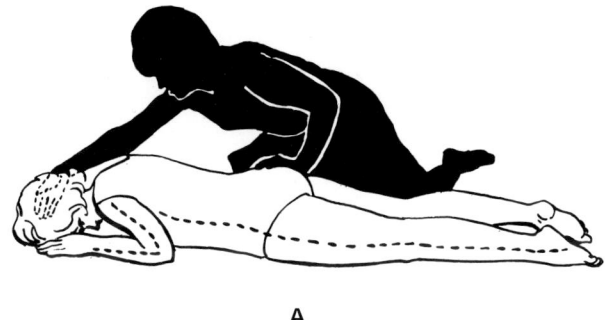

A

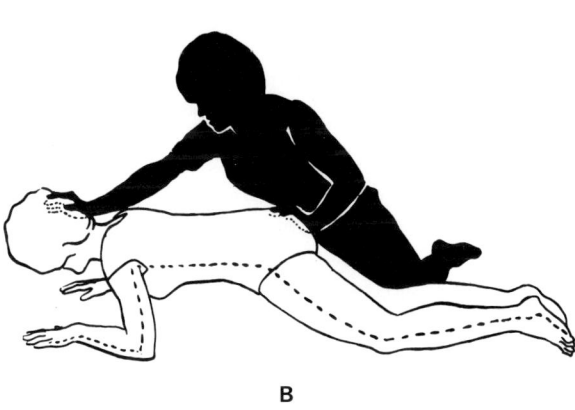

B

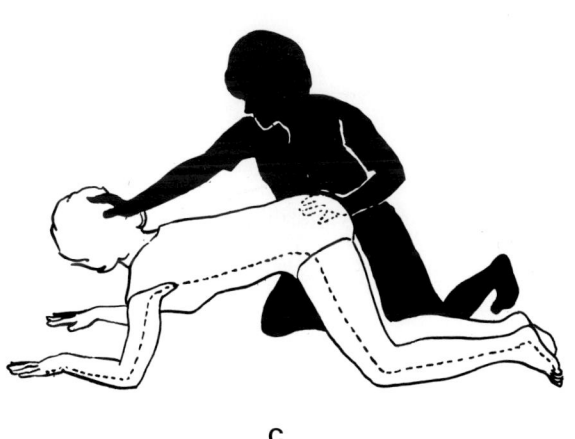

C

Abb. 1-166. Hochkommen auf Ellenbogen und Knie.

Bestandteile der Bewegungsmuster

Bewegung mit Widerstand: Kopf und Hals, Extension mit Rotation nach rechts; unterer Rumpf, Flexion mit Rotation nach rechts.

Freie Bewegung: Die oberen Extremitäten passen sich mit bilateral-asymmetrischer Flexion nach links an. Die unteren Extremitäten passen sich mit Flexion nach rechts an.

A. Verlängerte Stellung

Kommandos: «Zu mir hochheben! Kopf hoch! Und die Hüften!»

Vorschläge für Techniken: Stretch und Widerstand.

B. Mittelstellung

Kommandos: «So halten! Jetzt etwas weiterdrücken!»

Vorschläge für Techniken: wiederholte Kontraktionen.

C. Annäherung an Verkürzte Stellung

Kommandos: «Bringe den linken Arm ein wenig nach hinten. Jetzt den rechten. Jetzt schiebe die Hüften zurück!»

Vorschläge für Techniken: Widerstand.

Antagonistisches Bewegungsmuster

Umkehr von vornübergeneigter Stellung.

Anmerkung: Die diagonale Richtung fördert die Ellenbogenextension links bei Verlagerung der gesamten Bewegung nach rechts rückwärts. Vor- und Zurückschaukeln und diagonal entwickelt die Aufrechterhaltung des Gleichgewichtes im Rumpf ohne Unterstützung der Unterlage.

Wenn nötig, kann eine Zwischenübung eingeschaltet werden, indem der Brustkorb noch aufliegt, während der untere Rumpf unterstützt oder Widerstand gegeben wird, so daß es zu einer Knie-Brustkorbstellung kommt. Schaukelbewegungen in alle Richtungen von unterem Rumpf und Hüfte und rhythmische Stabilisation können geübt werden, um die Stabilität zu fördern.

Mattenarbeit

Fortbewegung in Bauchlage: auf Ellenbogen und Knien

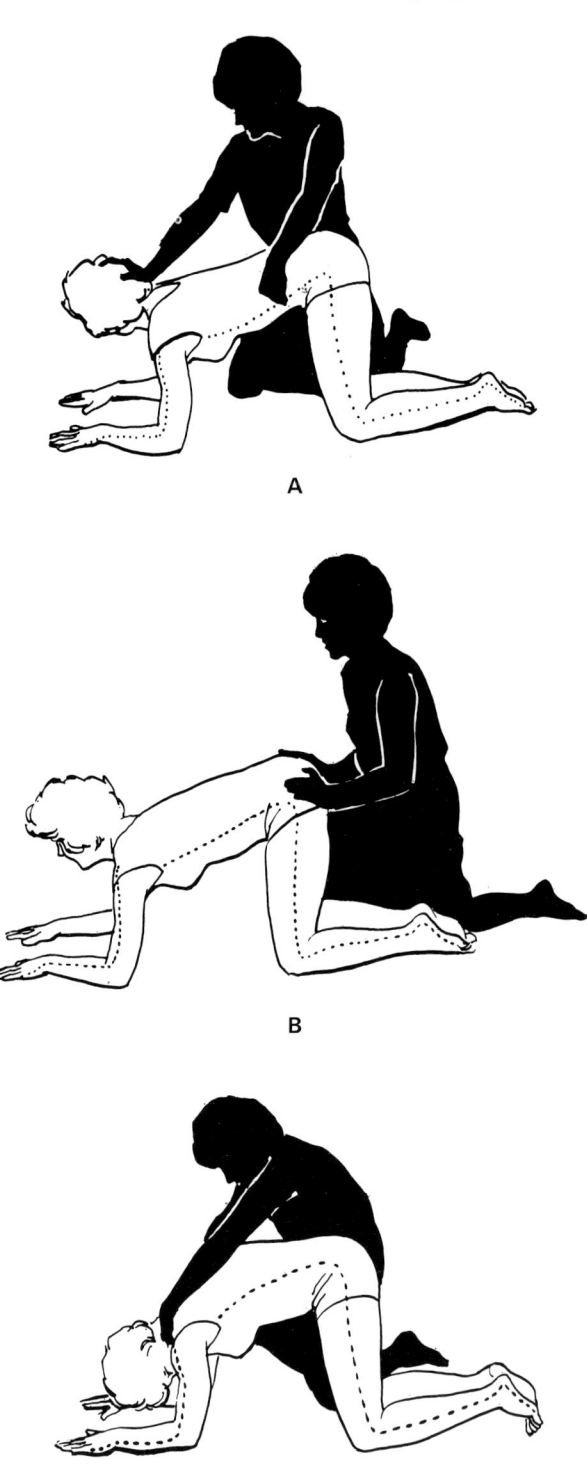

A

B

C

Abb. 1-167. Gleichgewicht auf Ellenbogen und Knien.

Bestandteile der Bewegungsmuster

A. Bewegung mit Widerstand: Kopf und Hals, Extension mit Rotation nach rechts; unterer Rumpf, Rotation nach links.

Freie Bewegung: Die oberen Extremitäten passen sich mit asymmetrischer Flexion nach links an. Die unteren Extremitäten passen sich mit asymmetrischer Flexion nach links an.

B. Bewegung mit Widerstand: unterer Rumpf, Flexion mit Rotation nach rechts.

Freie Bewegung: Kopf und Hals, Extension mit Rotation nach rechts. Die oberen Extremitäten passen sich mit asymmetrischer Flexion nach links an. Die unteren Extremitäten passen sich mit asymmetrischer Flexion nach links an.

C. Bewegung mit Widerstand: unterer Rumpf, Extension mit Rotation nach links.

Freie Bewegung: Kopf und Hals, Flexion mit Rotation nach links. Die oberen Extremitäten passen sich mit asymmetrischer Extension nach rechts an. Die unteren Extremitäten passen sich mit asymmetrischer Extension nach links an.

Kommandos

A. «Halten! Laß Deinen Kopf nicht von mir hinunterdrücken! Laß Deine Hüften nicht von mir zu mir herziehen! Bleibe da!»

B. «Laß Dich nicht von mir nach vorne drücken! Ruhig halten!»

C. «Laß Dich nicht von mir nach hinten ziehen! Halten!

Vorschläge für Techniken

A: Rhythmische Stabilisation des oberen und unteren Rumpfes.

B: In Extension vorwärtsschaukeln und rückwärts in Flexion, dann rhythmische Stabilisation.

C: Abwechselnd mit den Hüftextensoren, dann mit den -flexoren halten.

Anmerkung: Bei *A* wird gegen die Rotationskomponente mit Extension des oberen Rumpfes und Flexion des unteren Rumpfes zur selben Zeit Widerstand gegeben, die Stabilität wird gefördert. Bei *B* ist eine Flexion des unteren Rumpfes nötig, zur Aufrechterhaltung der Stellung. Wird das Becken von dem Behandelnden in Richtung Fersen gezogen, kann gegen die Extension des unteren Rumpfes Widerstand gegeben werden. Bei *C* ist eine Extension des unteren Rumpfes nötig zur Aufrechterhaltung der Stellung. Schiebt der Therapeut den Patienten mit dem Schultergriff nach vorn, wird der Patient den Kopf heben, und der untere Rumpf wird gebeugt. Bei *B* und *C* wird die Standsicherheit geübt; wird das Gleichgewicht gestört, kommt es zu kompensatorischen Bewegungen mit isotonischen Kontraktionen von Muskelgruppen, um die Stellung zurückzugewinnen. Beachte Abb 1-170 für weitere Kombinationen von manuellen Kontakten.

Mattenarbeit

Fortbewegung in Bauchlage: auf Händen und Knien

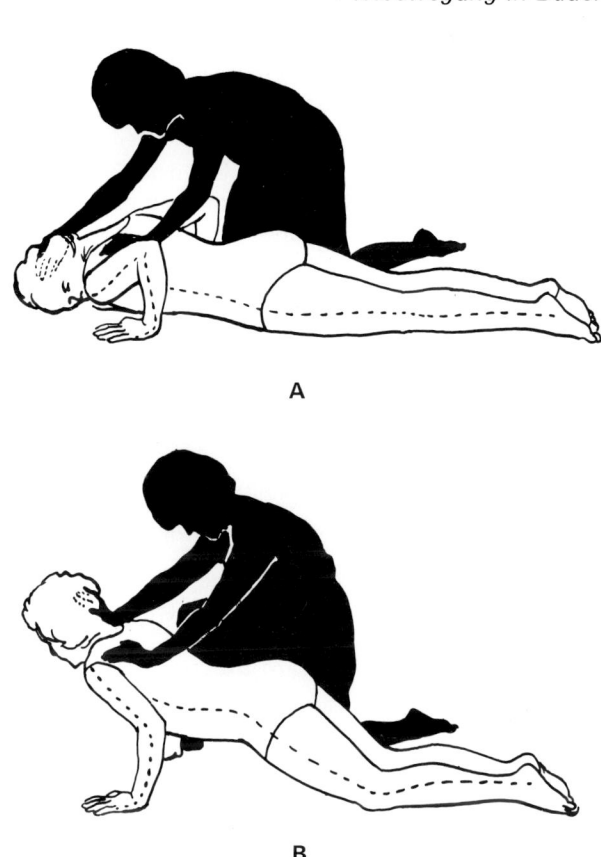

A

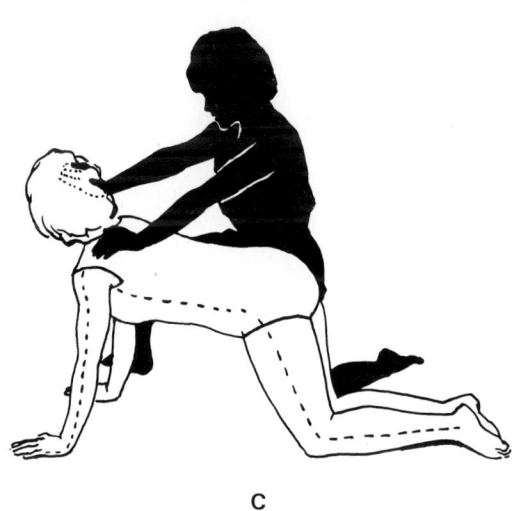

B

C

Abb. 1-168. Hochkommen auf Hände und Knie.

Bestandteile der Bewegungsmuster

Bewegung mit Widerstand: Kopf- und Halsextension mit Rotation nach rechts; linke obere Extremität, Flexion–Abduktion–Außenrotation.
Freie Bewegung: rechte obere Extremität, Flexion–Abduktion–Außenrotation. Unterer Rumpf, Flexion mit Rotation nach links. Die unteren Extremitäten passen sich mit Flexion nach links an.

A. Verlängerte Stellung

Kommandos: «Hebe Deinen Kopf zu mir hoch, stoße Dich mit den Händen ab, und drücke zu mir nach hinten!»
Vorschläge für Techniken: Stretch und Widerstand.

B. Mittelstellung

Kommandos: «Los hochkommen, auf die Hände und Knie!»
Vorschläge für Techniken: wiederholte Kontraktionen, langsame Umkehr.

C. Verkürzte Stellung

Kommandos: «Halten! Mache die Ellenbogen gerade!»
Vorschläge für Techniken: Approximation auf die linke obere Extremität, rhythmische Stabilisation.

Antagonistisches Bewegungsmuster

Umkehr von vornübergeneigter Stellung.

Anmerkung: Betonung liegt auf der Extension der Ellenbogen. Patient könnte zuerst die Knie- und Ellenbogenstellung einnehmen (siehe Abb. 1-166, C) und dann auf Hände und Knie kommen, indem er erst einen Ellenbogen streckt und dann den anderen.
Zur Erreichung der vertikalen Stellung von Oberschenkeln und Armen müssen die Arme durchgestreckt werden. Durch Hin- und Herschaukeln von einer Seite auf die andere kommt der Patient in die richtige Stellung. Siehe Abb. 1-167 bis 1-170 für ähnliche Gleichgewichtsübungen und verschiedene manuelle Kontakte.

Mattenarbeit

Fortbewegung in Bauchlage: auf Händen und Knien

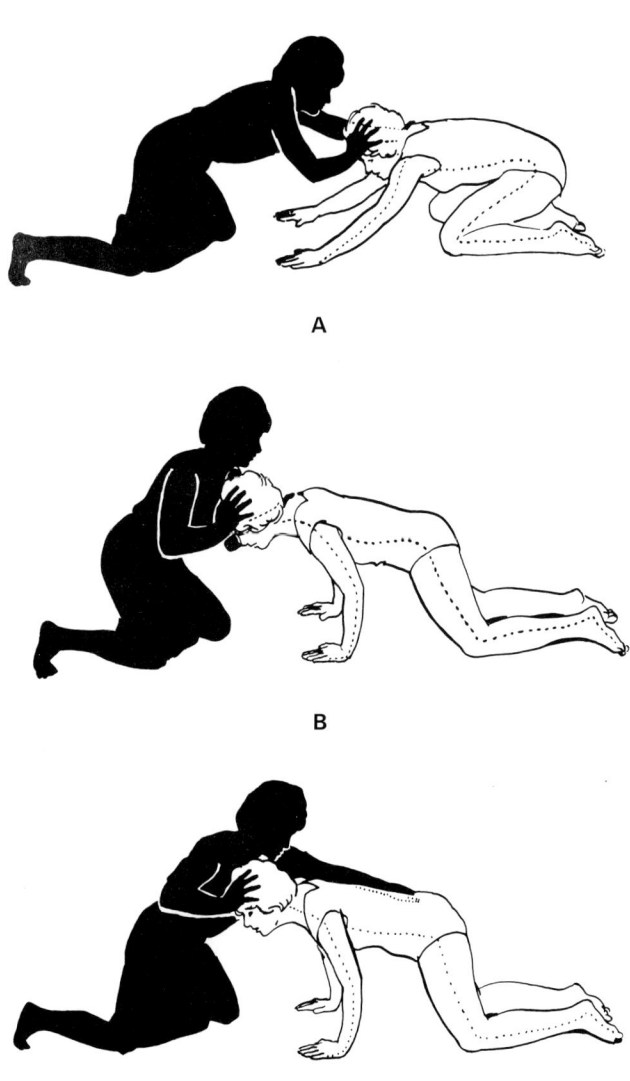

A

B

C

Abb. 1-169. Schaukeln auf Händen und Knien.

Bestandteile der Bewegungsmuster

Bewegung mit Widerstand: Kopf und Hals, Extension mit Rotation nach links.
Freie Bewegung: Unterer Rumpf, Extension mit Rotation nach rechts. Die oberen Extremitäten passen sich mit asymmetrischer Extension nach rechts an. Die unteren Extremitäten passen sich, mit Extension nach rechts an.

A. Verlängerte Stellung

Kommandos: «Drücke Dich zu mir her nach vorne!»
Vorschläge für Techniken: Approximation des Rumpfes, Stretch und Widerstand.

B. Annäherung an Mittelstellung

Kommandos: «Halten! Ich drücke Dich jetzt nach hinten!»
Vorschläge für Techniken: langsame Umkehr, langsame Umkehr — Halten.

C. Annäherung an Verkürzte Stellung

Kommandos: «Mache die Ellenbogen gerade, und halten!»
Vorschläge für Techniken: rhythmische Stabilisation, langsame Umkehr (vorwärts und rückwärts).

Antagonistisches Bewegungsmuster

Das Vorwärtsschaukeln ist antagonistisch zum Rückwärtsschaukeln und umgekehrt.

Anmerkung: In *A* befindet sich der Kopf eher in Mittelstellung als in der verlängerten Stellung zur Anwendung von Approximation und Dehnung der Hüftextensoren.
Die Schaukelbewegung kann im vollem Bewegungsweg ausgeführt werden von Pos. *A* vorwärts und über die Stellung in *B* hinaus oder auch in kurzen Abweichungen vom Bewegungsweg. Die Technik «Langsame Bewegungsumkehr — Halten» in Mittelstellung fördert das Gleichgewicht in Mittelstellung.
Die Stellung unter *A* gezeigt kann zur Vorübung der Vorwärtsbewegung durchgeführt werden, während die in Abb. 1-168 gezeigte für die Rückwärtsbewegung verwandt werden kann.
Vorübungen wie das Rollen in Seitlage, Aufsitzen, Hochkommen auf Hände und Knie verbessern die Fähigkeit, eine Stellung zu halten. Schaukelbewegungen in alle Richtungen tragen dazu bei, den Punkt des Gleichgewichts zu finden und wieder ins Gleichgewicht zu kommen, wenn es gestört wurde.

Mattenarbeit

Fortbewegung in Bauchlage: auf Händen und Knien

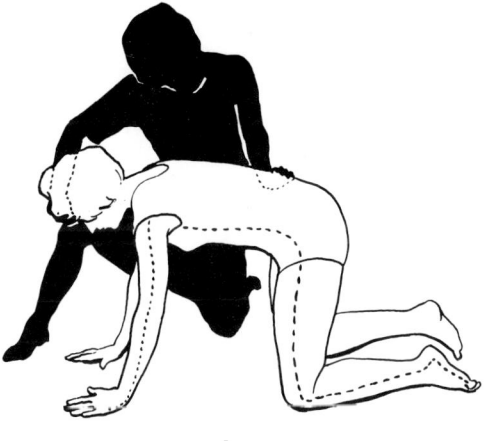

A

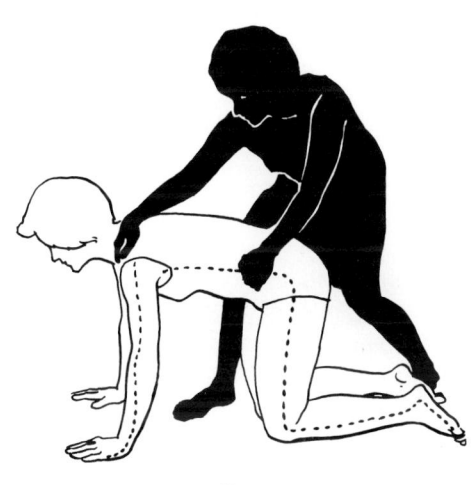

B

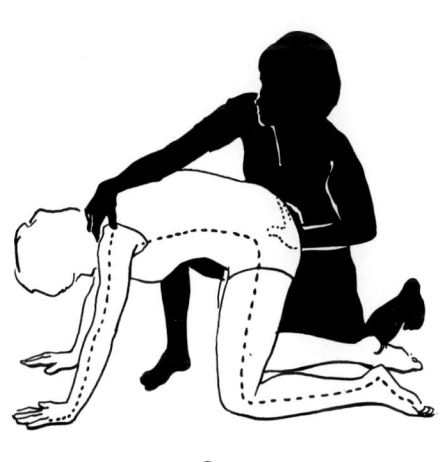

C

Abb. 1-170. Gleichgewicht auf Händen und Knien.

Bestandteile der Bewegungsmuster

A. Bewegung mit Widerstand: Kopf und Hals, Flexion mit Rotation nach links. Unterer Rumpf, Extension mit Rotation nach rechts.
Freie Bewegung: Obere Extremitäten passen sich asymmetrischer Extension nach links an.
B. Bewegung mit Widerstand: Linke obere Extremität, Flexion–Abduktion–Außenrotation. Unterer Rumpf, Rotation nach rechts.
Freie Bewegung: Kopf und Hals passen sich in Extension nach links an. Rechte obere Extremität paßt sich mit Flexion–Adduktion–Außenrotation an. Die unteren Extremitäten passen sich mit asymmetrischer Flexion nach rechts an.
C. Bewegung mit Widerstand: Linke obere Extremität, Flexion–Abduktion–Außenrotation. Unterer Rumpf, Flexion mit Rotation nach rechts.
Freie Bewegung: Kopf und Hals, Flexion mit Rotation nach links. Rechte obere Extremität, Flexion–Adduktion–Außenrotation. Die unteren Extremitäten passen sich mit Flexion nach rechts an.

Kommandos

A: «Halten! Laß Dich nicht von mir hochheben! Jetzt mit dem Rücken wegstoßen!»
B: «Halten und mit der linken Hand und Knie auf der Matte bleiben.»
C: «Laß Deine Hüften nicht von mir nach links drücken!»

Vorschläge für Techniken

A: Rhythmische Stabilisation.
B: Stretch, so ausgeführt, daß der Patient gezwungen wird, zur Matte zu greifen.
C: Approximation des Rumpfes, um das Anheben des Kopfes zu fördern.

Anmerkung: In *A* und *B* kann das Gleichgewicht so stark gefährdet werden, daß das Reichen zur Matte mit geöffneter Hand und dem Knie gefördert wird. Für die Stabilität ist es nötig, daß das Tragen des Körpergewichtes wahrgenommen wird. In *C* wird das Gleichgewicht des oberen Körperabschnittes von links nach rechts gefährdet und des unteren von rechts nach links. Gegendruck in unterschiedlichen Richtungen verbessert die Stabilität (siehe Abb. 1-167 und 1-169 für andere entsprechende manuelle Kontakte.)

Mattenarbeit

Fortbewegung in Bauchlage: auf Händen und Knien

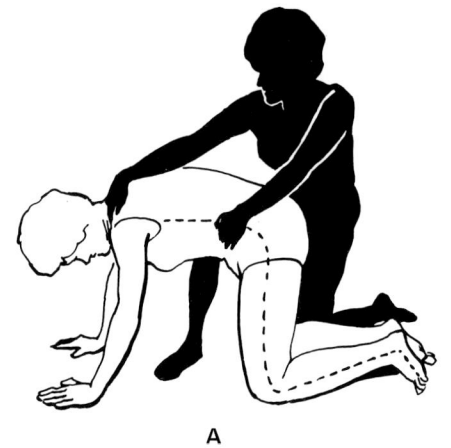

A

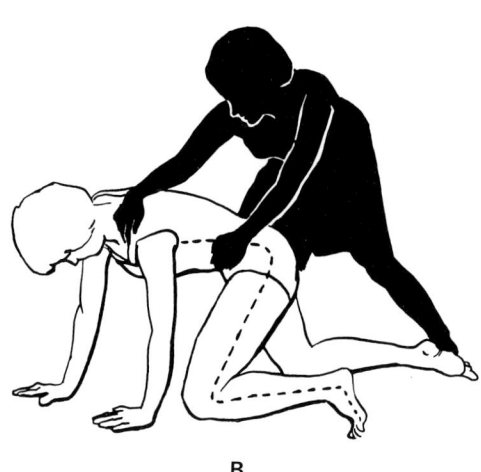

B

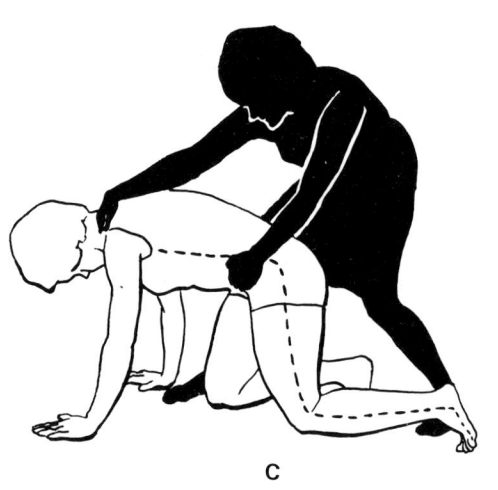

C

Abb. 1-171. Vorwärtskriechen nach links, ipsilateral Scapula und Pelvis.

Bestandteile der Bewegungsmuster

Bewegung mit Widerstand: Linke obere Extremität, Flexion–Abduktion–Außenrotation; linke untere Extremität, Flexion–Abduktion–Innenrotation.
Freie Bewegung: Rechte obere Extremität, Flexion–Adduktion–Außenrotation; rechte untere Extremität, Flexion–Adduktion–Außenrotation; Kopf und Hals passen sich wie erforderlich an.

A. Ausgangsstellung

Kommandos: «Setze Deinen rechten Arm nach links vor.»
Vorschläge für Techniken: Vorbereitung, um gegen die Bewegung nach links vorn Widerstand zu geben.

B. Verkürzte Stellung, linke untere Extremität

Kommandos: «Ziehe Deinen linken Fuß und Knie nach links vorn! Jetzt setze Deinen linken Arm nach vorn und zur Seite!»
Vorschläge für Techniken: Widerstand, rhythmische Stabilisation.

C. Verkürzte Stellung, rechte untere Extremität

Kommandos: «Ziehe Dein rechtes Knie zur linken Schulter!»
Vorschläge für Techniken: Abnehmender Widerstand am Becken, so daß der Patient mehr Gewicht auf dem linken Knie trägt.

Antagonistisches Bewegungsmuster

Rückwärtskriechen nach rechts (Abb. 1-174).

Anmerkung: Patient hebt nicht den Kopf, um in die Bewegungsrichtung zu sehen, weil der Therapeut diagonal nach hinten zieht, und zwar so, daß der Patient von der Unterlage weggezogen wird, so daß die Rumpfbeuger aktiviert werden. Kopf und Hals passen sich dementsprechend an. Manuelle Kontakte, die Flexion–Abduktionsmuster der linken oberen und unteren Extremitäten fördern, müssen folgen, wenn es zur Fortbewegung kommen soll. Im selben Augenblick ist der Patient geneigt, die rechte Hüfte und das Knie zu strecken.
Die Sequenz ist die diagonale reziproke Bewegung: rechte obere, linke untere, linke obere, rechte untere Extremitäten. Andere, weniger fortgeschrittene Kombinationen können geübt werden: ipsilaterales Vorstellen des linken Armes, dann des linken Beines oder gleichzeitiges Vorsetzen der linken Extremitäten, bilateral-asymmetrisches Setzen der oberen Extremitäten gefolgt von reziprokem Wechsel der unteren Extremitäten erst links, dann rechts; oder abwechselnd reziprokes Setzen der oberen Extremitäten, gefolgt von reziprokem Wechsel der unteren Extremitäten.

Mattenarbeit

Fortbewegung in Bauchlage: auf Händen und Knien

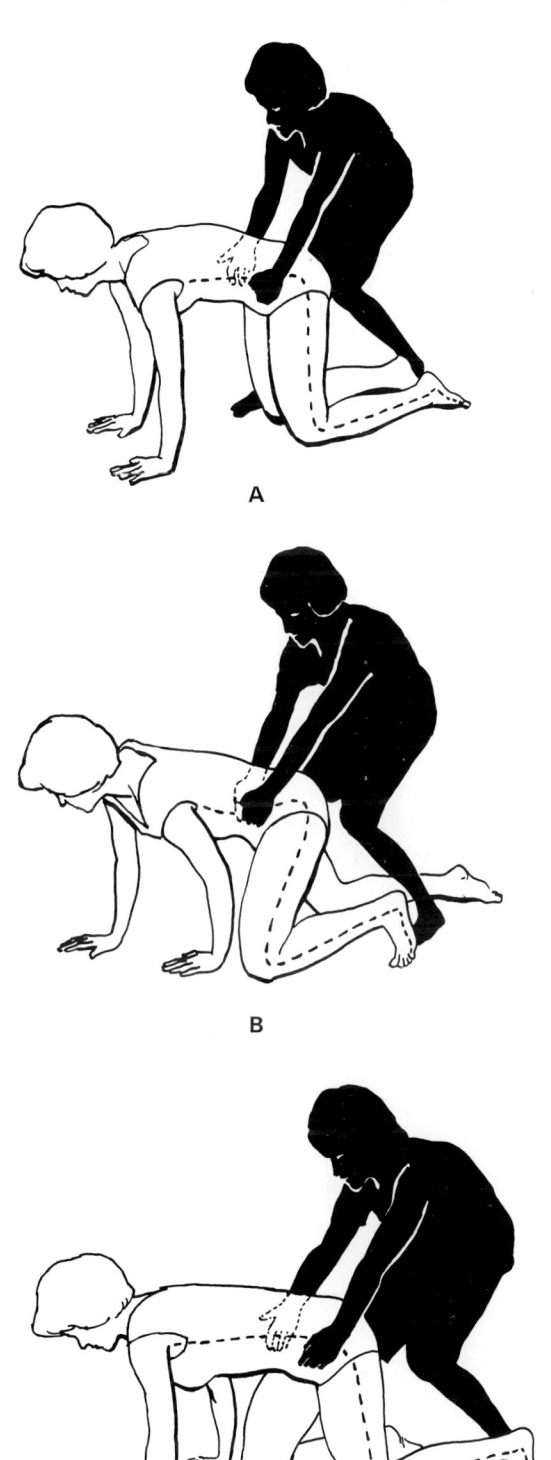

Bestandteile der Bewegungsmuster

Bewegung mit Widerstand: Linke untere Extremität, Flexion–Abduktion–Innenrotation; rechte untere Extremität, Flexion–Adduktion–Außenrotation.
Freie Bewegung: Kopf und Hals passen sich in Extension an; rechte obere Extremität, Flexion–Adduktion–Außenrotation; linke obere Extremität, Flexion–Abduktion–Außenrotation.

A. Ausgangsstellung

Kommandos: «Halten! Jetzt setze Deinen rechten Arm nach links vorn.»
Vorschläge für Techniken: rhythmische Stabilisation auf Rotation des Beckens.

B. Verkürzte Stellung, linke untere Extremität

Kommandos: «Verlagere Dein Gewicht auf das linke Knie, und setze Deinen rechten Arm nach links vorn.»
Vorschläge für Techniken: Widerstand.

C. Verkürzte Stellung, rechte untere Extremität

Kommandos: «Ziehe Dein rechtes Knie zur linken Schulter!»
Vorschläge für Techniken: wachsender Widerstand auf der rechten Seite, hoch- und zurückziehen.

Antagonistisches Bewegungsmuster

Rückwärtskriechen nach rechts (Abb. 1-174).

Anmerkung: Verglichen mit Abb. 1-171 weniger Aktivierung der Rumpfflexoren, Kopf und Hals sind extendiert.
Andere Kombinationen für Extremitätenbewegungen siehe in Anmerkung, Abb. 1-171. Andere mögliche manuelle Kontakte sind Widerstand an Kopf und Hals für die Extension bei diagonalem Vorwärts- und Rückwärtskriechen und für die Flexion beim Rückwärtskriechen. An beiden Schultern kann Widerstand gegeben werden oder an Kopf und Schulter wie in Abb. 1-169, *A* und *B*; oder an Kopf und Becken wie in *C*.
Alle manuellen Kontakte können der Kriechbewegung in jeder Richtung angepaßt werden – diagonal rückwärts – seitwärts oder im Kreis, Kopf, Kopf und Schulter, Schulter, Schulter und Becken und Becken.

Abb. 1-172. Vorwärtskriechen nach links, Becken.

249

Mattenarbeit

Fortbewegung in Bauchlage: auf Händen und Knien

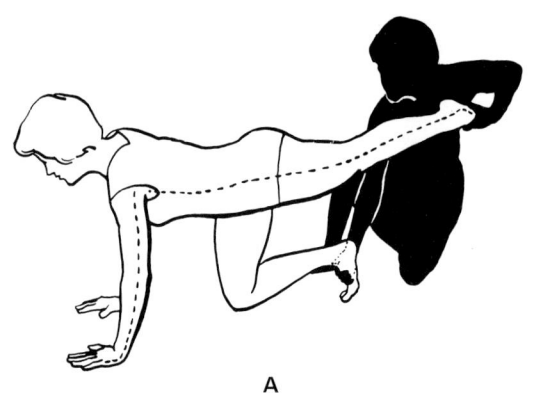

A

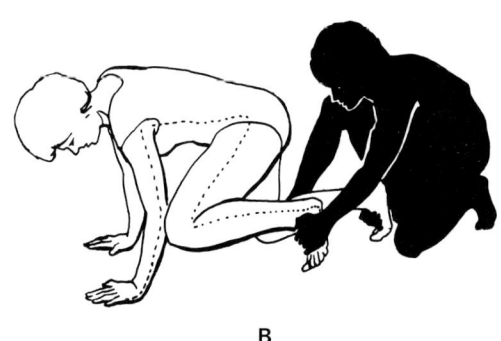

B

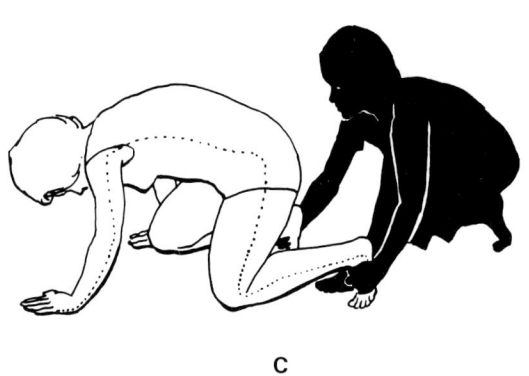

C

Abb. 1-173. Vorwärtskriechen nach links, untere Extremitäten.

Bestandteile der Bewegungsmuster

Bewegung mit Widerstand: Linke untere Extremität, Flexion–Abduktion–Innenrotation; rechte untere Extremität, Flexion–Adduktion–Außenrotation.
Freie Bewegung: Kopf und Hals passen sich von Extension in Flexion an. Die oberen Extremitäten stabilisieren und passen sich an die Bewegung der unteren Extremitäten an.

A. Verlängerte Stellung, linke untere Extremität

Kommandos: «Ziehe Deinen linken Fuß und Knie nach links vorn! Ziehen! Beuge Dein Knie!»
Vorschläge für Techniken: Traktion, Stretch und Widerstand.

B. Verkürzte Stellung, linke untere Extremität

Kommandos: «So halten! Und überlasse mir Dein rechtes Bein.»
Vorschläge für Techniken: Stretch und Widerstand für die rechte untere Extremität.

C. Verkürzte Stellung, untere Extremitäten

Kommandos: «Rechts halten und überlasse mir das linke Bein.»
Vorschläge für Techniken: wiederhole die Flexionsmuster der unteren Extremitäten.

Antagonistisches Bewegungsmuster

Rückwärtskriechen nach rechts (Abb. 1-174).

Anmerkung: Patient hat nur mit den Füßen Bodenkontakt; die Knie aufzustellen würde weniger schwierig sein, jedoch wäre der Bewegungsweg der Flexionsmuster kürzer.
In dieser Stellung kann die Kriechbewegung der Beine betont werden, obgleich es nicht zu einer Vorwärtsbewegung dabei kommt. Das Extensionsmuster kann in ähnlicher Weise betont werden bei entsprechenden manuellen Kontakten. Techniken der Bewegungsumkehr können angewandt werden. Um eine bessere Kontrolle zu haben, kann der Therapeut beide Hände für eine Extremität nehmen, während die andere Extremität mit Kontakt von Knie und Unterlage ruhiggehalten wird. Siehe Abb. 1-174 für manuelle Kontakte für Extensionsmuster.

Mattenarbeit

Fortbewegung in Bauchlage: auf Händen und Knien

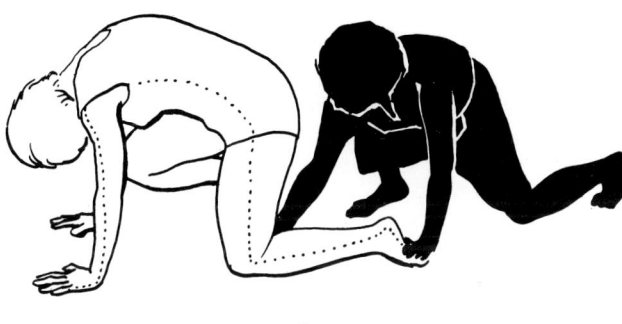

A

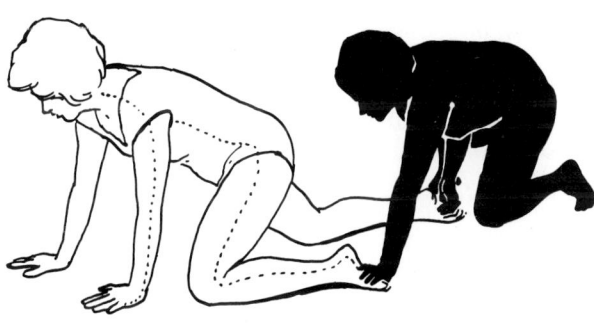

B

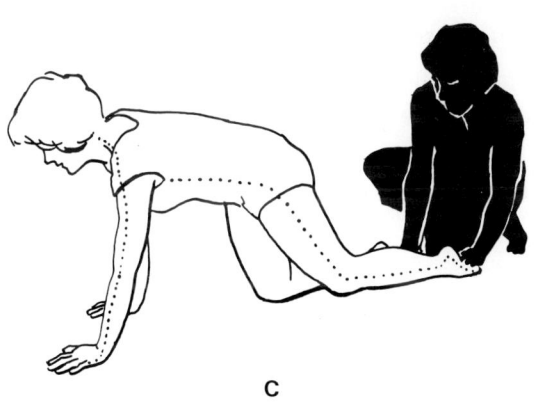

C

Abb. 1-174. Rückwärtskriechen nach rechts.

Bestandteile des Bewegungsmusters

Bewegung mit Widerstand: rechte untere Extremität, Extension–Abduktion–Innenrotation; linke untere Extremität, Extension–Adduktion–Außenrotation.
Freie Bewegung: Kopf und Hals passen sich von Flexion in Extension ziehend an; linke obere Extremität, Extension–Adduktion–Innenrotation; rechte obere Extremität, Extension–Abduktion–Innenrotation.

A. Verlängerte Stellung, rechte untere Extremität

Kommandos: «Drücke Deinen rechten Fuß zu mir nach hinten! Setze Deinen linken Arm zurück!»
Vorschläge für Techniken: Stretch und Widerstand.

B. Annäherung an Mittelstellung, linke untere Extremität

Kommandos: «Jetzt drücke Deinen linken Fuß nach hinten, dann Deinen rechten Arm.»
Vorschläge für Techniken: Widerstand.

C. Verkürzte Stellung, linke untere Extremität

Kommandos: «Bringe mehr Gewicht auf Dein linkes Knie. Setze Deinen linken Arm nach rechts zurück, und drücke Deinen rechten Fuß zu mir nach hinten.»
Vorschläge für Techniken: Vorbereitung, um der rechten unteren Extremität Widerstand zu geben.

Antagonistisches Bewegungsmuster

Vorwärtskriechen nach links (Abb. 1-171 bis 1-173).

Anmerkung: Die Sequenz ist die der diagonalen Gegenbewegung. Andere Kombinationen siehe Abb. 1-171. Extensionsmuster können wie Flexionsmuster in Abb. 1-181 betont werden.
Für die vollständige Entwicklung eines Gesamtbewegungsmusters sollte die Kriechbewegung in alle Richtungen durchgeführt werden, vorwärts und rückwärts diagonal nach links und rechts, seitwärts nach links und rechts und kreisförmig nach links und rechts. Kriechen fördert die Massenflexion und -extension der unteren Extremitäten. Das Gehen auf Händen und Füßen fördert fortgeschrittenere Muster, weil Hüftflexion kombiniert ist mit der Knieextension und Hüftextension mit Knieflexion, Abb. 1-176.

Mattenarbeit

Fortbewegung in Bauchlage: auf Händen und Füßen

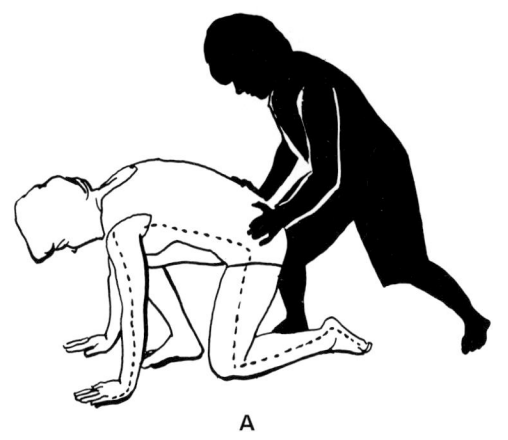

A

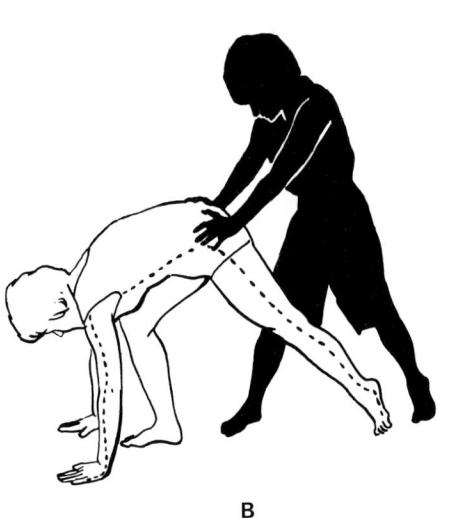

B

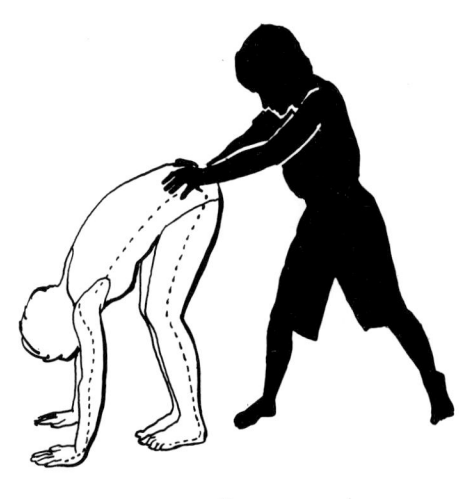

C

Bestandteile der Bewegungsmuster

Bewegung mit Widerstand: Elevation des Beckens; rechte untere Extremität, Extension–Adduktion–Außenrotation.

Freie Bewegung: Kopf und Hals passen sich in Extension an; die oberen Extremitäten stabilisieren und passen sich wie erforderlich an. Die linke untere Extremität, Flexion–Adduktion–Außenrotation.

A. Ausgangsstellung, halber Kniestand, Hände abgestützt

Kommandos: «Drücke Dich mit Deinem rechten Fuß ab, und mache das Knie gerade.»
Vorschläge für Techniken: Stretch und Widerstand.

B. Mittelstellung

Kommandos: «Drücke Dich mit Deinem rechten Fuß ab, und ziehe Dein linkes Bein nach vorn!»
Vorschläge für Techniken: wiederholte Kontraktionen, langsame Umkehr.

C. Verkürzte Stellung

Kommandos: «So halten! Jetzt weiterdrücken! Mache die Knie gerade!»
Vorschläge für Techniken: Approximation, rhythmische Stabilisation für Beckenrotation.

Antagonistisches Bewegungsmuster

Umkehr vom halben Kniestand.

Anmerkung: Patient hat fast eine vollständige Extension der Knie erreicht. Viele gesunde Menschen können die Knie nicht strecken, wenn die Hüften gebeugt sind, wie in *B*, oder können die Hüften nicht beugen, wenn die Knie gestreckt sind, so daß beide Beine die Stellung des linken Beines in *B* einnehmen. Um den ganzen Fuß aufstellen zu können, muß dem Patienten erlaubt werden, Hüften und Knie zu beugen. Durch Approximation kann versucht werden, eine weitere Streckung der Knie zu erreichen (s. Schrittstellung in Abb. 1-176).
Der Bärenstand kann durch Extension beider Beine aus der Kriechstellung eingenommen werden (Abb. 1-173, *C*).
Schaukelbewegungen und Gleichgewichtsübungen sollten geübt werden. Sowohl die Hockstellung wie das aufrechte Stehen können aus dieser Stellung erarbeitet werden.

Abb. 1-175. Hochkommen auf Hände und Füße (Bärenstand).

Mattenarbeit

Fortbewegung in Bauchlage: auf Händen und Füßen

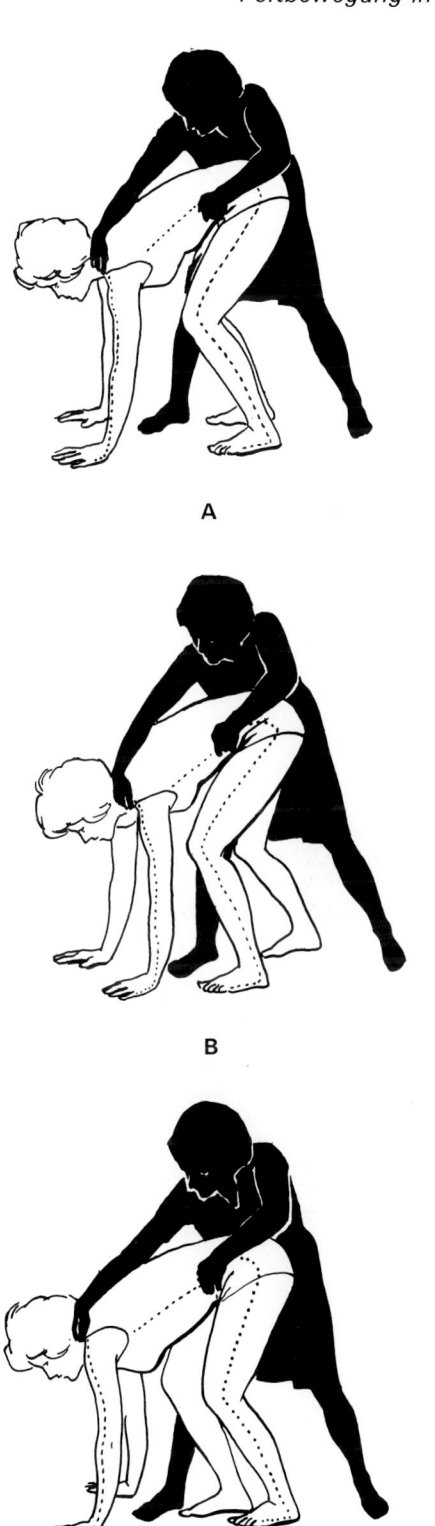

A

B

C

Abb. 1-176. Vorwärtsgehen auf Händen und Füßen nach links (Bärenstand).

Bestandteile der Bewegungsmuster

Bewegung mit Widerstand: linke obere Extremität, Flexion–Abduktion–Außenrotation; linke untere Extremität, Flexion–Abduktion–Innenrotation.

Freie Bewegung: Kopf und Hals passen sich in Extension an; rechte obere Extremität, Flexion–Adduktion–Außenrotation; rechte untere Extremität, Flexion–Adduktion–Außenrotation.

A. Ausgangsstellung

Kommandos: «Setze Deinen rechten Arm nach links vorn, und mache mit dem linken Fuß einen Schritt.»
Vorschläge für Techniken: Widerstand.

B. Verkürzte Stellung, linke untere Extremität

Kommandos: «Setze Deinen linken Arm nach vorn außen, drücke Dich mit Deinem rechten Fuß ab, dann ziehe ihn zum linken nach vorn.»
Vorschläge für Techniken: abnehmender Widerstand am Becken, so daß der Patient das Gewicht links trägt.

C. Annäherung an Verkürzte Stellung, rechte untere Extremität

Kommandos: «Drücke Dich mit Deinem linken Fuß ab, und ziehe Deinen rechten Fuß zur linken Schulter.»
Vorschläge für Techniken: Approximation für linke untere Extremität zur verstärkten Extension.

Antagonistisches Bewegungsmuster

Rückwärtsgehen nach rechts auf Händen und Füßen.

Anmerkung: Während der Widerstand auf der linken Seite gegeben wird, wird die Vorwärtsbewegung der linken Extremität begünstigt.
Während wie in *B* die Therapeutin das Becken zurück nach rechts zieht, wird das Gewicht auf den rechten Fuß gelegt, so daß das linke Bein vorgesetzt werden kann. Therapeutin kann auch beide Hände am Becken anlegen oder vor den Patienten gehen und an Kopf und Schulter Widerstand geben wie in 1-172 beschrieben. *Anmerkung*, Abb. 1-172. Für kombinierte Bewegungen der Extremitäten, andere als die diagonal-reziproken siehe 1-171. *Anmerkung*, Abb. 1-171. Siehe auch *Anmerkung*, Abb. 1-174.
Während beim Krabbeln und Kriechen die Fußsohlen nicht die Unterlage berühren müssen, ist das Gehen auf Händen und Füßen eine wichtige vorbereitende Übung für das aufrechte Gehen. Die Knieextensoren fangen an, mit den Hüftflexoren zusammenzuarbeiten, wie es beim Durchschwingen im normalen Gang nötig ist.

Mattenarbeit

Sitzen

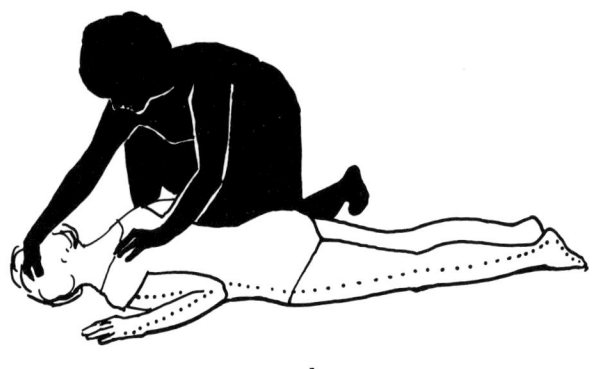

A

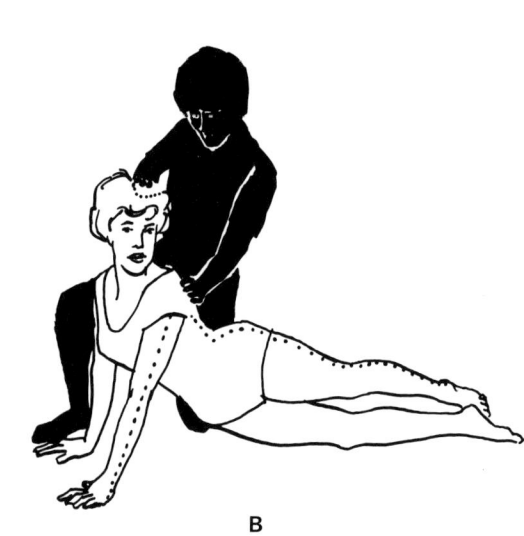

B

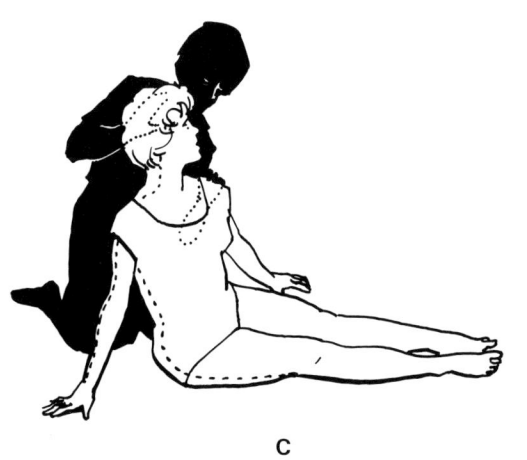

C

Abb. 1-177. Hochkommen zum Sitzen aus Bauchlage.

Bestandteile der Bewegungsmuster

Bewegung mit Widerstand: Kopf und Hals, Rotation nach links; obere Rumpfrotation nach links; obere Extremitäten, asymmetrische Stoßbewegung nach rechts.

Freie Bewegung: unterer Rumpf, Flexion mit Rotation nach rechts; untere Extremitäten, asymmetrische Flexion nach rechts.

A. Verlängerte Stellung

Kommandos: «Drehe Deinen Kopf nach links, stoße Dich mit den Armen ab, und setze Dich zu mir auf! Drücken!»

Vorschläge für Techniken: Dehnung und Widerstand.

B. Mittelstellung

Kommandos: «Weiter abdrücken! Setze Deine linke Hand zu mir nach hinten! Drehen! So halten!»

Vorschläge für Techniken: wiederholte Kontraktionen, langsame Umkehr, Approximation für die linke obere Extremität.

C. Annäherung an Verkürzte Stellung

Kommandos: «Immer weiterdrehen, setze die rechte Hand nach vorn und dichter an die Hüfte heran!»

Vorschläge für Techniken: rhythmische Stabilisation (siehe Abb. 1-180, langsame Umkehr).

Antagonistisches Bewegungsmuster

Umkehr zur Bauchlage.

Anmerkung: Das Aufsitzen aus Bauchlage geschieht mit einem asymmetrischen Gesamtbewegungsmuster und erfordert entgegengesetzte Bewegungen des oberen und unteren Rumpfes. Echte Asymmetrie stellt sich ein, wenn Patient Hüfte und Knie nach rechts beugt. So kommt es zu einer symmetrischen Einstellung von oberem Rumpf und Armen, und die Beine passen sich an.

Mattenarbeit

Sitzen

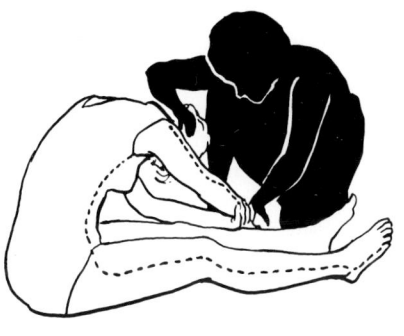

A

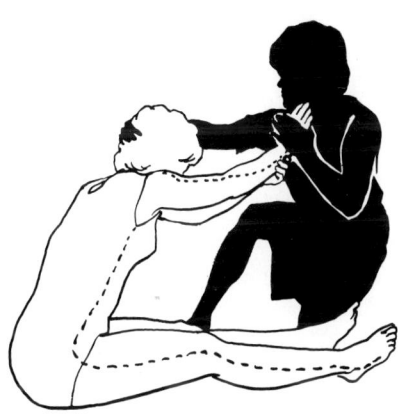

B

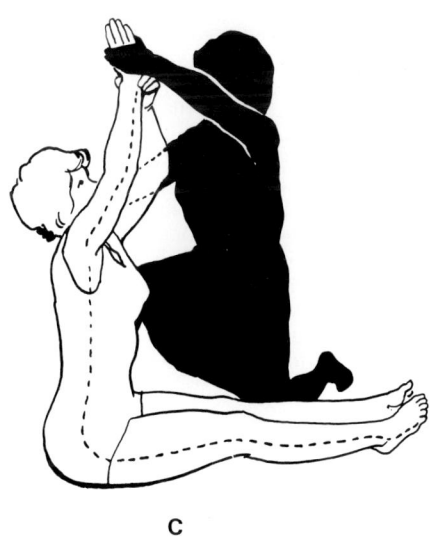

C

Abb. 1-178. Hochkommen zum Sitzen aus Hyperflexion.

Bestandteile der Bewegungsmuster

Bewegung mit Widerstand: Kopf und Hals, Extension mit Rotation nach rechts; oberer Rumpf, Extension mit Rotation nach rechts; obere Extremitäten, asymmetrische Flexion nach rechts (Hebebewegung).
Freie Bewegung: untere Extremitäten passen sich mit bilateral-asymmetrischer Extension der Hüften an.

A. Verlängerte Stellung

Kommandos: «Drehe Deinen Kopf und hebe ihn hoch und von mir weg! Hebe Deine Arme hoch und weg! Aufsitzen!»
Vorschläge für Techniken: Stretch und Widerstand, Traktion auf obere Extremitäten.

B. Mittelstellung

Kommandos: «So halten! Jetzt etwas weiter hochheben! Und durchhalten!»
Vorschläge für Techniken: wiederholte Kontraktionen, langsame Umkehr.

C. Verkürzte Stellung

Kommandos: «Halten! Laß Dich nicht von mir hinunterziehen!»
Vorschläge für Techniken: Approximation für die oberen Extremitäten, rhythmische Stabilisation (siehe Abb. 1-180), langsame Umkehr, langsame Umkehr – Halten.

Antagonistisches Bewegungsmuster

Umkehr von Hyperflexion.

Anmerkung: Unterer Rumpf und Beine werden sich mit asymmetrischen Bewegungen zur linken Seite hin anpassen entsprechend dem Rotationsgrad am oberen Rumpf. Die Knie, die bei den meisten Patienten in die Beugung gehen, wenn der Rumpf weit vorgebeugt wird, gehen von einer leichten Beugung wie in *A* in die volle Streckung wie in *C*. Bei der Umkehr des Bewegungsmusters vom Sitzen in Hyperflexion flektieren die Knie wieder.
Wird das Gesamtbewegungsmuster von *C* fortgesetzt, würde es zur Rückenlage kommen. Um eine weitere Extension zu verhindern und die sitzende Stellung aufrechtzuerhalten, muß es zu einer Wechselwirkung zwischen Flexions- und Extensionsmustern an Kopf, Hals und Rumpf kommen.

Mattenarbeit

Sitzen

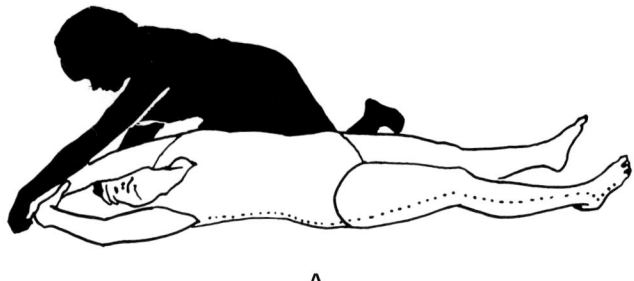

A

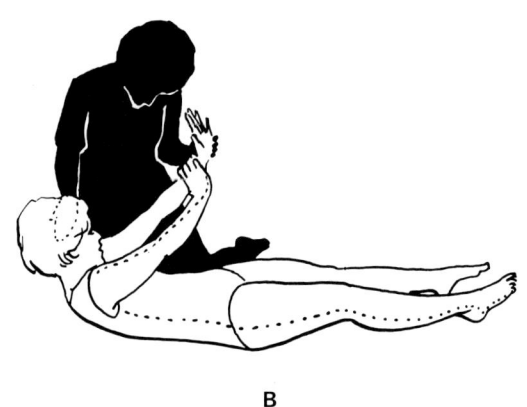

B

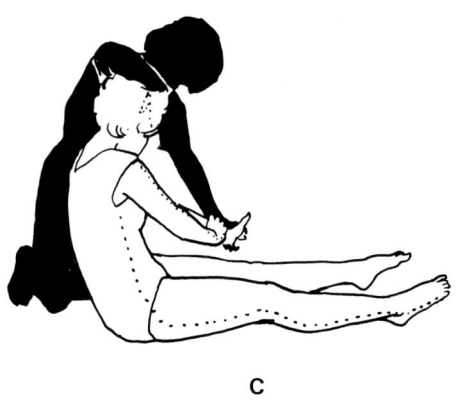

C

Abb. 1-179. Hochkommen zum Sitzen aus Rückenlage.

Bestandteile der Bewegungsmuster

Bewegung mit Widerstand: Kopf und Hals, Flexion mit Rotation nach links; oberer Rumpf, Flexion mit Rotation nach links; obere Extremitäten, asymmetrische Extension nach links (Hackbewegung ≙ chopping).
Freie Bewegung: Untere Extremitäten passen sich mit bilateraler Flexion der Hüften an.

A. Verlängerte Stellung

Kommandos: «Ziehe Deine Arme hinunter, hebe Deinen Kopf zu mir hoch, und setze Dich auf!»
Vorschläge für Techniken: Traktion auf die oberen Extremitäten, Dehnung und Widerstand.

B. Annäherung an Mittelstellung

Kommandos: «Drücke Deine Arme hinunter! So halten!»
Vorschläge für Techniken: wiederholte Kontraktionen, langsame Umkehr.

C. Verkürzte Stellung

Kommandos: «So halten! Laß Dich nicht von mir nach hinten drücken!»
Vorschläge für Techniken: Approximation auf die oberen Extremitäten, rhythmische Stabilisation (siehe Abb. 1-180).

Antagonistisches Bewegungsmuster

Umkehr zu Rückenlage.

Anmerkung: Unterer Rumpf und Beine werden sich mit asymmetrischen Bewegungen zur rechten Seite hin anpassen entsprechend dem Rotationsgrad des oberen Rumpfes nach links. Die Knie, in *A* gestreckt, neigen zur Flexion, wird der verkürzte Bewegungsweg in Richtung Flexion erreicht, *C*. Wird das Gesamtbewegungsmuster fortgesetzt, würde es zu einer Hyperflexion kommen (Abb. 1-178, *A*). Um eine aufrechte Haltung zu erreichen und die Sitzbalance aufrechtzuerhalten, muß es zu einer Wechselwirkung zwischen Flexions- und Extensionsmustern an Kopf, Hals und Rumpf kommen. Die Stellung von Kopf, Hals und Rumpf sollte verglichen werden mit den Stellungen in Abb. 1-178. Gesamtbewegungen wie in *A* Abb. 1-178 bis zur Stellung *A* in dieser Abb. und zurück, sind antagonistische Bewegungen, bei denen das aufrechte Sitzen ungefähr die Mittelstellung ist.

256

Mattenarbeit

Sitzen

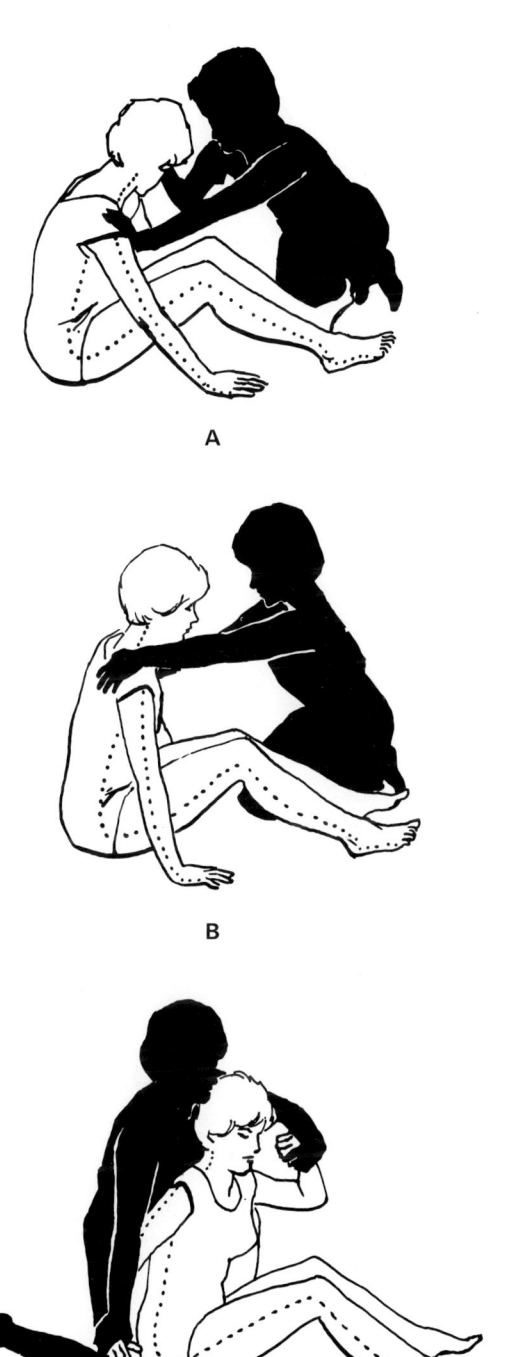

A

B

C

Abb. 1-180. Gleichgewicht im Sitzen.

Bestandteile der Bewegungsmuster

A. Bewegung mit Widerstand: Kopf und Hals, Flexion mit Rotation nach links; rechte obere Extremität, Extension–Adduktion–Innenrotation, Scapula zieht nach anterior hinunter.

Freie Bewegung: linke obere Extremität, Extension–Abduktion–Innenrotation; untere Extremitäten passen sich mit asymmetrischer Flexion nach rechts an.

B. Bewegung mit Widerstand: obere Rumpfrotation nach rechts.

Freie Bewegung: Kopf und Hals, Mittelstellung mit Neigung zur Rotation nach links. Linke obere Extremität paßt sich in Extension mit Adduktion an, rechte obere Extremität in Extension mit Abduktion. Die unteren Extremitäten passen sich mit asymmetrischer Flexion nach links an.

C. Bewegung mit Widerstand: obere Extremitäten, reziproke Flexion–Adduktion–Außenrotation von links und Extension–Abduktion–Innenrotation von rechts.

Freie Bewegung: Kopf und Hals, Rumpf und Extremitäten passen sich symmetrisch an.

Kommandos

A: «Halten! Laß Dich nicht von mir zurückdrücken!»
B: «Halten! Laß Dich nicht von mir drehen!»
C: «Halten! Laß Dich nicht von mir bewegen!»

Vorschläge für Techniken

A: rhythmische·Stabilisation von Flexions-, dann von Extensionskomponenten.
B: rhythmische Stabilisation.
C: rhythmische Stabilisation.

Anmerkung: Zur Förderung der Sitzbalance wird wechselweise Widerstand gegen die antagonistischen Muster gegeben mit wechselnden Griffen von anterior wie in *A* nach posterior; oder zur selben Zeit wie in *B* und *C* mit Griffen von vorn und hinten. Wenn immer möglich, wird an Kopf oder Schulter Approximation angesetzt, unmittelbar gefolgt von der rhythmischen Stabilisation. Das Gleichgewicht kann langsam gestört werden, ohne die Fähigkeit zu beeinträchtigen, die Stellung zu halten, oder plötzlich, so daß das Gleichgewicht wiedererworben werden muß. Auch Schaukelbewegungen gegen Widerstand sollten durchgeführt werden.

Andere Sitzhaltungen wie Seitsitz, Langsitz, Sitzen im Stuhl, auf dem Tisch, mit den Füßen frei oder unterstützt, und Hocksitz, sollten geübt werden. Widerstand und rhythmische Stabilisation können angewandt werden.

Mattenarbeit

Sitzen

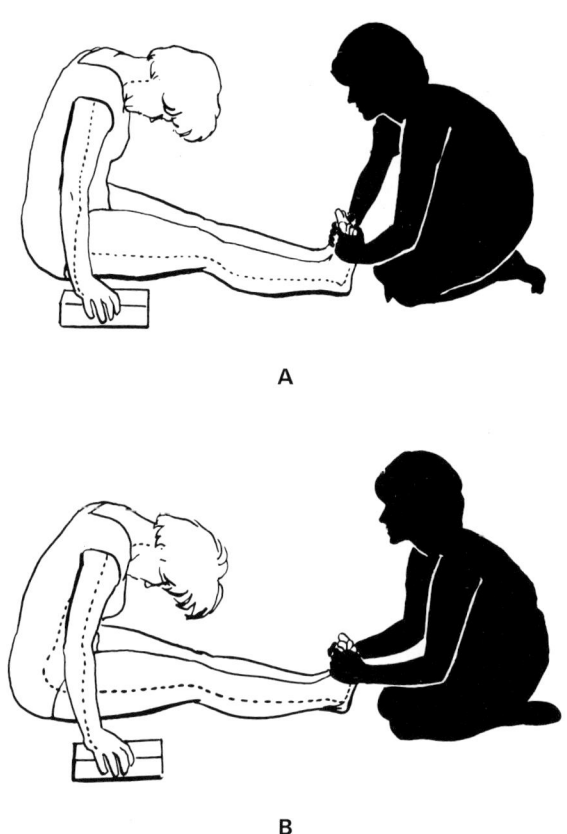

A

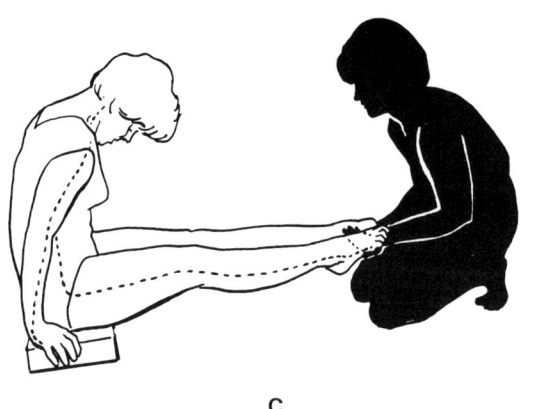

B

C

Abb. 1-181. Sitzen: Schaukelbewegung des unteren Rumpfes.

Bestandteile der Bewegungsmuster

A. Annäherung an Mittelstellung, Rückwärtsschaukeln. Bewegung mit Widerstand: Unterer Rumpf, zurückziehen.
Freie Bewegung: obere Extremitäten unterstützen ein Anheben des Rumpfes, so daß dieser die Unterlage nicht mehr berührt; Kopf und Hals werden in Flexion gehalten.
B. Verkürzte Stellung, Rückwärtsschaukeln.
Bewegung mit Widerstand: unterer Rumpf, zurückziehen.
Freie Bewegung: obere Extremitäten halten Stellung, unterer Rumpf berührt nicht die Unterlage; Kopf und Hals in Flexion.
C. Annäherung an Mittelstellung, Vorwärtsschaukeln.
Bewegung mit Widerstand: unterer Rumpf, Stoßbewegung nach vorn.
Freie Bewegung: obere Extremitäten unterstützen Anheben des Rumpfes und helfen bei der Stoßbewegung des unteren Rumpfes; Kopf und Hals in Flexion.

Kommandos

«Drücke Dich mit den Händen ab und hebe Dich von der Matte hoch.»
A: «So halten!»
B: «Jetzt ziehe Deine Hüften zurück und von mir weg!»
C: «Schiebe Deine Hüften zu mir her!»

Vorschläge für Techniken

Langsame Umkehr, langsame Umkehr – Halten.

Antagonistisches Bewegungsmuster

Vorwärtsschaukeln ist antagonistisch zum Rückwärtsschaukeln und umgekehrt.

Anmerkung: Schaukelbewegungen fördern das Gleichgewicht in verschiedenen Stellungen. Die hier gezeigten Schaukelbewegungen des unteren Rumpfes bei abgehobenem Becken fördern die Fähigkeit zu Transferübungen, wie in Abb. 1-200, *B* gezeigt wird. An den Beinen kann wechselnder oder reziproker Widerstand gegeben werden, je nach dem was möglich ist.

Mattenarbeit

Fortbewegung aus dem Kniestand

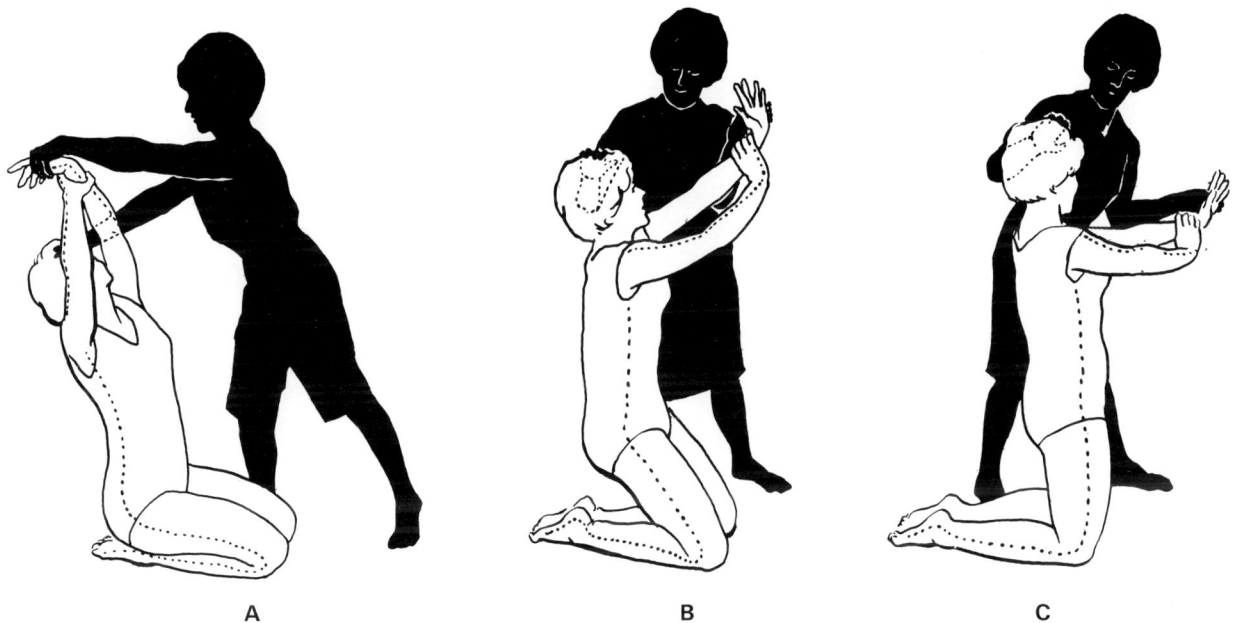

A   B   C

Abb. 1-182. Nach links zum Kniestand hochkommen.

Bestandteile der Bewegungsmuster

Bewegung mit Widerstand: Kopf und Hals, Flexion mit Rotation nach links; obere Extremitäten, bilateral-asymmetrische Extension nach links (Hackbewegung ≙ chopping).

Freie Bewegung: Unterer Rumpf paßt sich in Extension an; untere Extremitäten passen sich mit extendierenden Hüften an, Knie sind gebeugt.

A. Ausgangsstellung: Fersensitz, Extension des oberen Rumpfes nach rechts

Kommandos: «Ziehe Deine Arme und Deinen Kopf zu mir hinunter, und komme hoch auf Deine Knie!»
Vorschläge für Techniken: Stretch und Widerstand.

B. Mittelstellung

Kommandos: «Hoch auf die Knie! Drücke mit Kopf und Armen hinunter!»
Vorschläge für Techniken: Kopf und Hals bleiben in Mittelstellung, so daß der Patient sich auf die Knie hochdrücken kann.

C. Verkürzte Stellung

Kommandos: «So halten! Bleibe hier!»
Vorschläge für Techniken: rhytmische Stabilisation, langsame Umkehr.

Antagonistisches Bewegungsmuster

Umkehr zur Ausgangsstellung mit Hebebewegung.

Anmerkung: Bei diesem Gesamtbewegungsmuster werden die Flexionsmuster des oberen Rumpfes aus der verlängerten Stellung durchgeführt. In *B* kann der Patient die Ellenbogen beugen und sich zum Kniestand hochziehen. Für die aufrechte Stellung muß der Rumpf gestreckt werden.
Der Kniestand kann auch aus der vollen Flexion heraus, Kopf auf den Knien, eingenommen werden. Widerstand kann am Kopf gegeben werden oder am Kopf und den Armen (Hebebewegung ≙ lifting); oder Patient sitzt auf den Fersen, Rumpf aufrecht, Widerstand wird am Becken oder an den Schultern gegeben; Patient kann sich auch an einem Gegenstand hochziehen (Abb. 1-185). Aufstehen in völliger Extension ist schwieriger und eine fortgeschrittenere Übung als wie hier gezeigt Aufstehen mit Flexion.

Mattenarbeit

Fortbewegung aus dem Kniestand

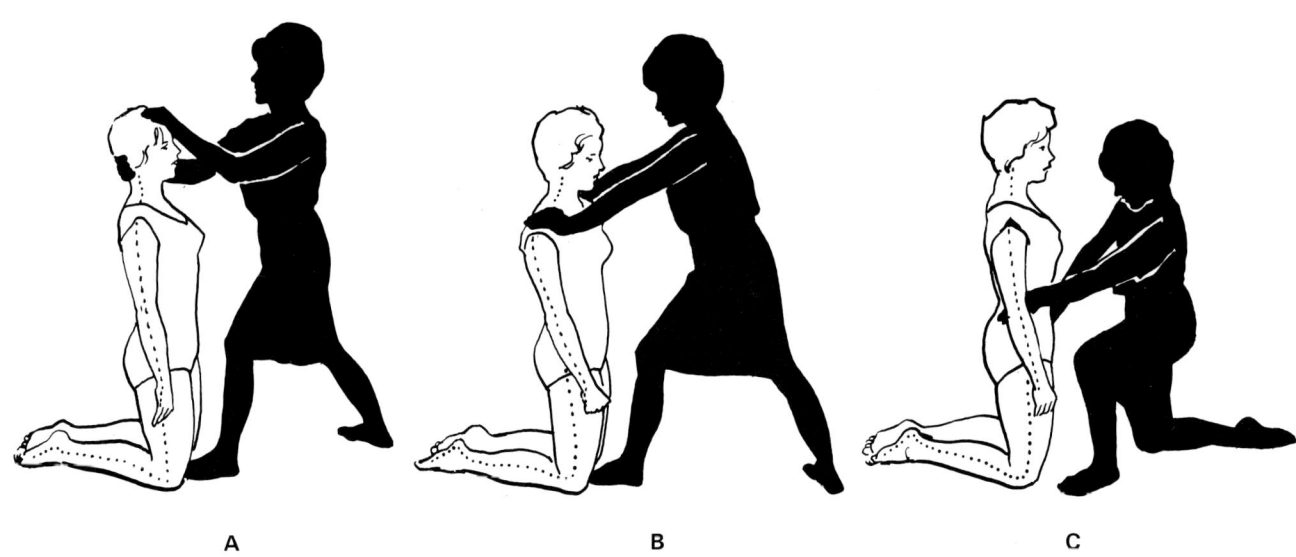

A   B   C

Abb. 1-183. Gleichgewicht im Kniestand.

Bestandteile der Bewegungsmuster

A. Bewegung mit Widerstand: Kopf und Hals, Flexion und Extension mit Rotation.
Freie Bewegung: Rumpf und untere Extremitäten passen sich mit Flexion und Extensionsmustern an. Die oberen Extremitäten passen sich mit kompensatorischen Bewegungen bei Störung des Gleichgewichts an.
B. Bewegung mit Widerstand: Oberer Rumpf, Rotation nach links.
Freie Bewegung: Kopf und Hals wechseln zu Rotation nach rechts. Oberer Rumpf paßt sich mit Flexion und Extension nach links an. Unterer Rumpf paßt sich in Mittelstellung oder nach rechts an. Die oberen Extremitäten passen sich mit kompensatorischen Bewegungen an, links in Adduktion, rechts in Abduktion.
C. Bewegung mit Widerstand: Unterer Rumpf Rotation nach rechts.
Freie Bewegung: Kopf und Hals und oberer Rumpf wechseln zu Rotation nach links. Die oberen Extremitäten passen sich mit kompensatorischen Bewegungen an, wenn nötig. Die unteren Extremitäten passen sich nach rechts an, Extension und Abduktion von rechts, Flexion und Adduktion von links.

Kommandos:

A: «Alles so halten! Laß Dich nicht von mir bewegen!»
B: «Halten! Jetzt nach links drehen und halten!»
C: «Halten! Laß Dich nicht von mir drehen!»

Vorschläge für Techniken:

A: rhythmische Stabilisation.
B: langsame Umkehr – Halten, rythmische Stabilisation.
C: Approximation für die rechte Hüfte, rhythmische Stabilisation.

Anmerkung: Es können auch andere manuelle Kontakte wie an Kopf und Schulter, Schulter und Becken auf den gegenüberliegenden Seiten gegeben werden. Alle Kombinationen von manuellen Kontakten dienen der Stabilität: dabei liegt eine Hand anterior, die andere posterior. Sowohl Schaukelbewegungen gegen Widerstand wie plötzliche, gezielte Stöße als Gleichgewichtstraining sollten eingesetzt werden.
Für Gleichgewicht im Kniestand müssen die Knieflexoren mit den Hüftextensoren und die Knieextensoren mit den Hüftflexoren zusammenarbeiten. Somit werden fortgeschrittenere Bewegungsmuster der unteren Extremitäten aktiviert (siehe Anmerkung, Abb. 1-176).

Mattenarbeit

Fortbewegung aus dem Kniestand

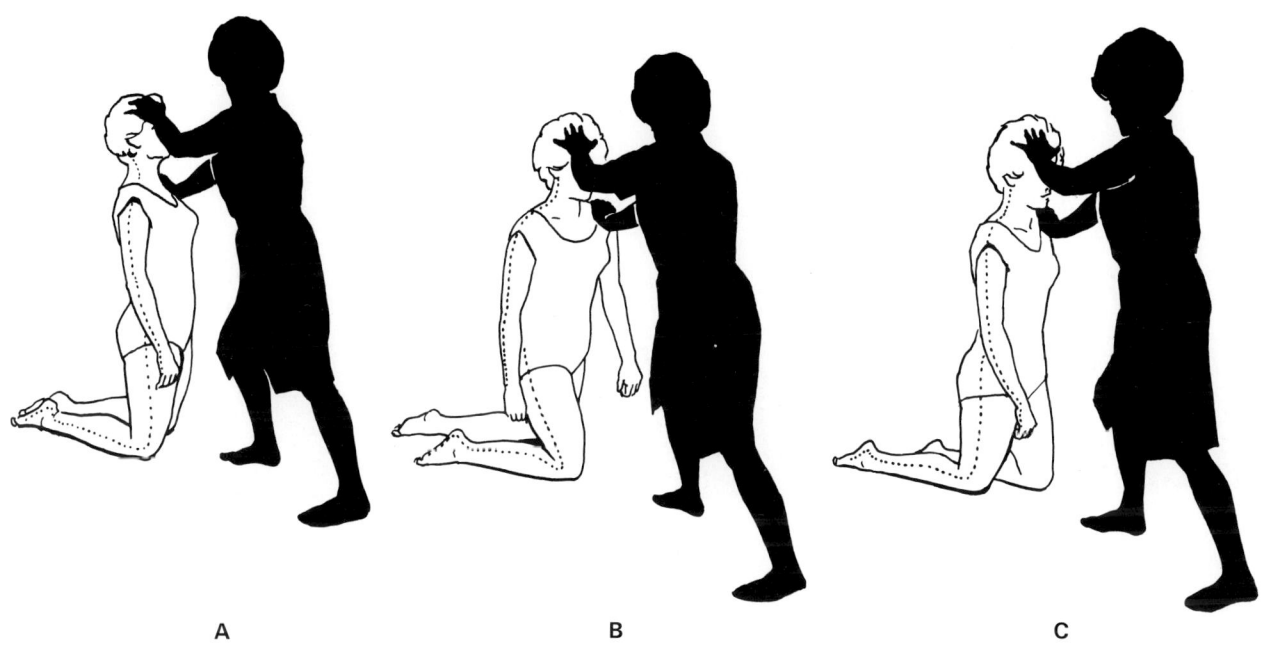

A   B   C

Abb. 1-184. Kniegang vorwärts nach rechts.

Bestandteile der Bewegungsmuster

Bewegung mit Widerstand: Kopf und Hals, Flexion mit Rotation nach rechts; oberer Rumpf, Flexion mit Rotation nach rechts.
Freie Bewegung: obere Extremitäten passen sich abwechselnd mit Adduktion bzw. Abduktion an. Rechte untere Extremität, Flexion–Abduktion–Innenrotation. Linke untere Extremität, Flexion–Adduktion–Außenrotation.

A. Ausgangsstellung

Kommandos: «Ziehe Deinen Kopf und die linke Schulter zu mir und halten! Jetzt setze Dein rechtes Knie zu mir nach vorn!»
Vorschläge für Techniken: Widerstand.

B. Verkürzte Stellung, rechte untere Extremität

Kommandos: «Lege Dein Gewicht auf das rechte Knie!»
Vorschläge für Techniken: Widerstand an Kopf und Schulter wird beibehalten.

C. Annäherung an Verkürzte Stellung: linke untere Extremität

Kommandos: «Lege Dein Gewicht auf das linke Knie und ziehe es zum rechten.»
Vorschläge für Techniken: Widerstand an Kopf und Schulter wird beibehalten.

Antagonistisches Bewegungsmuster

Kniegang rückwärts nach links.

Anmerkung: Andere entsprechende manuelle Kontakte sind Widerstand nur am Kopf, an den Schultern, an Schulter und Becken auf den gegenüberliegenden Seiten und am Becken, wobei der Therapeut mit einem oder beiden Beinen vor dem Patienten kniet (siehe Abb. 1-183).
Entsprechend der Entwicklung geht das Kind erst auf den Knien, nachdem es gelernt hat, verschiedene Gangmuster auszuführen; jedoch gehen sowohl gesunde Kinder wie Erwachsene auf den Knien, wenn es die praktischste Form der Fortbewegung ist. Der Kniegang kann geübt werden, um die Stabilität für den Gang zu fördern.

Mattenarbeit

Fortbewegung in der aufrechten Stellung

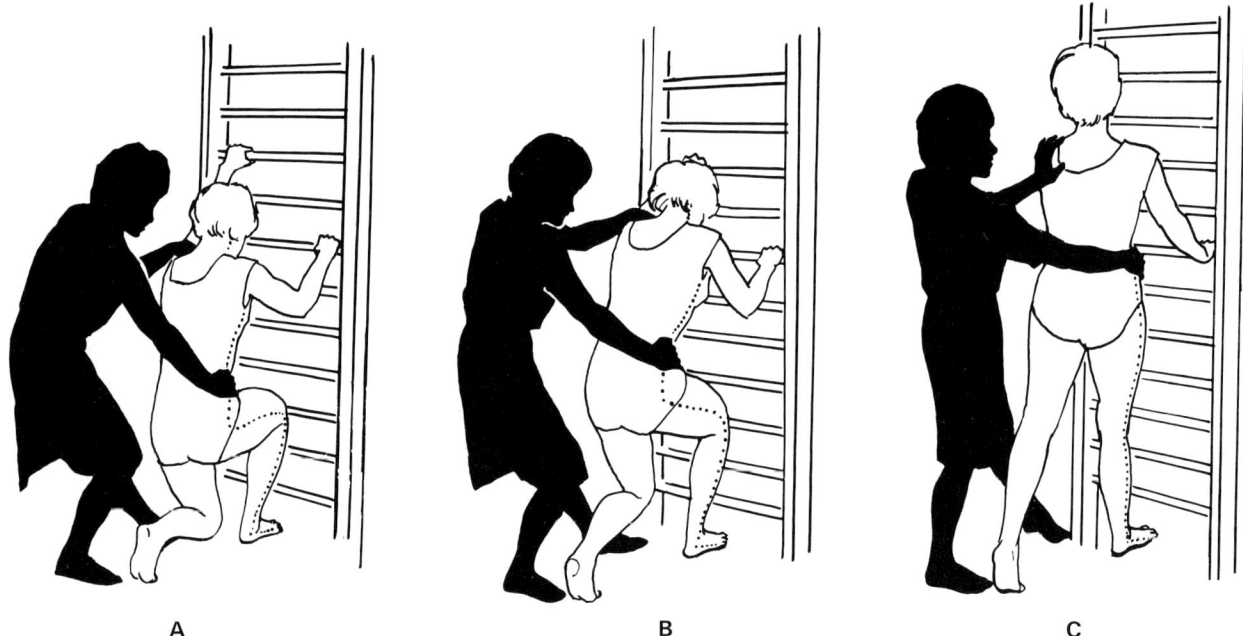

A   B   C

Abb.1-185. Hochziehen in den Stand, Sprossenwand.

Bestandteile der Bewegungsmuster

Bewegung mit Widerstand: oberer Rumpf, Flexion mit Rotation nach rechts, Extension mit Rotation nach links. Rechte untere Extremität, Extension–Abduktion–Innenrotation.

Freie Bewegung: Kopf und Hals passen sich von Flexion nach links in Extension nach rechts an. Die linke obere Extremität extendiert in Adduktion mit flektierendem, dann extendierendem Ellenbogen. Linke untere Extremität, Extension–Adduktion–Außenrotation.

A. Ausgangsstellung, Halber Kniestand

Kommandos: «Ziehe Dich nach vorne, und stoße Dich mit Deinem rechten Fuß ab!»
Vorschläge für Techniken: Stretch und Widerstand.

B. Mittelstellung

Kommandos: «Jetzt mit beiden Füßen abstoßen! Hebe Deinen Kopf nach links! Aufstehen!»
Vorschläge für Techniken: Approximation an Schulter und Hüfte, Widerstand.

C. Verkürzte Stellung

Kommandos: «Halten! Jetzt ziehe Deinen linken Fuß nach vorne, und belaste ihn.»
Vorschläge für Techniken: rhythmische Stabilisation, langsame Umkehr.

Antagonistisches Bewegungsmuster

Umkehr zum halben Kniestand.

Anmerkung: Als Voraussetzung für eine aufrechte Haltung aus halbem Kniestand, aus der Hocke oder aus dem Sitzen im Stuhl muß das Gesamtbewegungsmuster mit der Flexion eingeleitet werden, gefolgt von der Extension bis zur aufrechten Stellung. Kopf und Hals führen die Bewegungen an. Das Hochziehen zum Stand aus dem Sitzen wird in Abb. 1-197 gezeigt.
Andere Übungen, die an der Sprossenwand ausgeführt werden können, sind Hochkommen zum Kniestand (siehe Abb. 1-182) und Kletterübungen. Das Klettern kann als aufrechte Fortbewegung auf allen Vieren angesehen werden. Bewegungsmuster der unteren Extremitäten können betont werden, während der Patient mit der oberen Extremität und der entgegengesetzten unteren Extremität die Stellung hält (siehe Abb. 1-173).

Mattenarbeit

Fortbewegung in der aufrechten Stellung

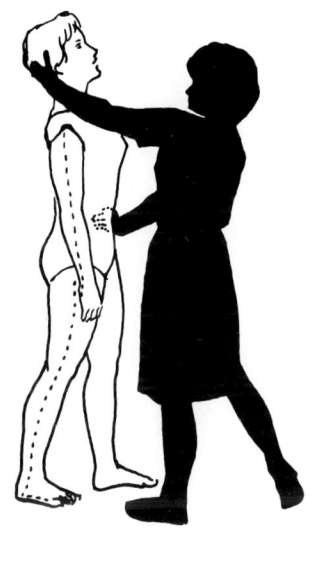
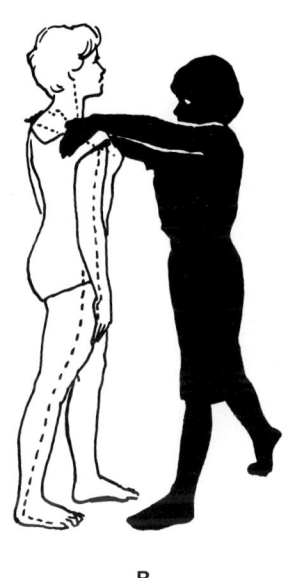
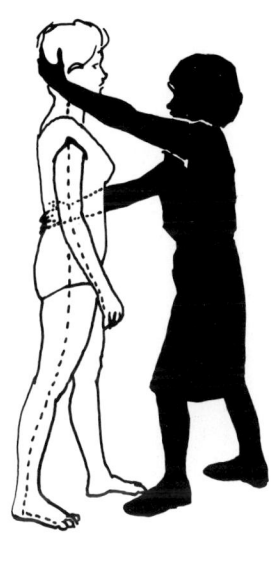

A   B   C

Abb. 1-186. Gleichgewicht im Stand, Stabilität.

Bestandteile der Bewegungsmuster

A. Bewegung mit Widerstand: Kopf und Hals, Extension mit Rotation nach rechts; unterer Rumpf, Rotation nach rechts.

Freie Bwegung: rechte untere Extremität paßt sich mit Übernahme des Gewichts an. Linke untere Extremität paßt sich in Flexion und Schwungphase an. Die oberen Extremitäten passen sich mit kompensatorischen Bewegungen an.

B. Bewegung mit Widerstand: oberer Rumpf, Rotation nach rechts.

Freie Bewegung: Kopf und Hals wechseln zur Rotation nach links. Die oberen Extremitäten passen sich mit kompensatorischen Bewegungen an. Die rechte untere Extremität paßt sich in Extension–Abduktion–Innenrotation an. Die linke untere Extremität paßt sich in Flexion–Adduktion–Außenrotation an.

C. Bewegung mit Widerstand: Kopf und Hals, Extension mit Rotation nach rechts. Unterer Rumpf, Rotation nach links.

Freie Bewegung: Die oberen Extremitäten passen sich mit kompensatorischen Bewegungen an. Rechte untere Extremität, Extension–Abduktion–Innenrotation. Linke untere Extremität, Extension–Adduktion–Außenrotation.

Kommandos

A: «Halten! Laß Deinen Kopf nicht von mir nach vorn ziehen! Laß Deine Hüfte nicht von mir zurückdrükken!»

B: «Halten! Laß Dich nicht von mir nach links drehen!»

C: «Halten! Laß Dich nicht von mir nach vorn ziehen!»

Vorschläge für Techniken

A: Widerstand am Kopf beibehalten, Druck an der Hüfte verstärken.

B: rhythmische Stabilisation, langsame Umkehr – Halten.

C: rhythmische Stabilisation, Approximation auf der rechten Seite.

Anmerkung: In *A* und *B* ist das Gleichgewicht stabil, eine Hand vorn, die andere hinten; in *C* liegen beide Hände hinten. Indem der Patient nach vorn gezogen wird, um das Gleichgewicht zu gefährden, muß es zu einer Reaktion der Extensionsmuster an den unteren Extremitäten kommen.

Es können auch manuelle Kontakte nur am Kopf gegeben werden oder an der Schulter und der gegenüberliegenden Beckenseite und an beiden Beckenseiten (siehe auch Abb. 1-187).

Der Stand kann aus dem halben Kniestand, aus der Hocke, aus dem Sitzen im Stuhl, aus dem Bärenstand entwickelt werden. Außer bei der letztgenannten Ausgangsstellung bei der der Rumpf gebeugt ist, ist die einleitende Bewegungsphase die Flexion des Kopfes, Halses und oberen Rumpfes, gefolgt von der Extension. Beachte Abb. 1-197 Hochkommen zum Stand aus dem Sitzen im Stuhl.

Mattenarbeit

Fortbewegung in der aufrechten Stellung

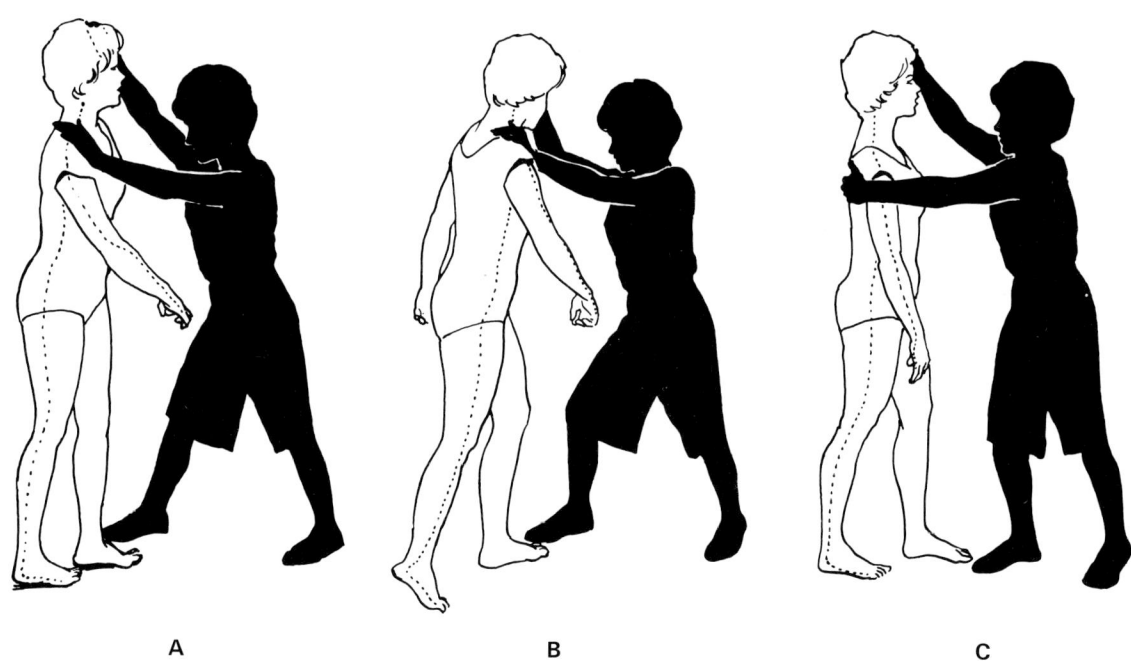

A B C

Abb.1-187. Gleichgewicht im Stand, kompensatorische Bewegungen.

Bestandteile der Bewegungsmuster

A. Bewegung mit Widerstand: Kopf und Hals, Flexion mit Rotation nach links; oberer Rumpf, Flexion mit Rotation nach links.

Freie Bewegung: Die oberen Extremitäten passen sich mit kompensatorischen Bewegungen an; rechts, Extension–Adduktion–Innenrotation; links, Extension–Abduktion–Innenrotation. Linke untere Extremität, Flexion–Abduktion–Innenrotation. Rechte untere Extremität, Flexion–Adduktion–Außenrotation.

B. Bewegung mit Widerstand: Wie in *A*.

Freie Bewegung: obere Extremitäten, wie in *A*. Linke untere Extremität, Extension–Adduktion–Außenrotation. Rechte untere Extremität, Extension–Abduktion–Innenrotation.

C. Bewegung mit Widerstand: Kopf und Hals, Flexion mit Rotation nach links; oberer Rumpf, Rotation nach rechts.

Freie Bewegung: obere Extremitäten passen sich mit kompensatorischen Bewegungen an. Die unteren Extremitäten passen sich abwechselnd in Flexions-, *A*, und Extensionsmustern, *B*, an.

Kommandos

A: «Halten! Laß Dich nicht von mir zurückdrücken!»
B: «Komm zu mir zurück!»
C. «Jetzt mache Dich ganz groß, und halten!»

Vorschläge für Techniken

A: Druck und Dehnung
B. Widerstand
C: Rhythmische Stabilisation, wachsender Druck abwechselnd an Kopf und Schulter.

Anmerkung: Während in Abb. 1-186 der Patient aufgefordert wurde, fest stehen zu bleiben, wird in diesem Beispiel *A* und *B* das Gleichgewicht gefährdet, um kompensatorische Bewegungen hervorzulocken. In *C* wird wieder die Stabilität geübt, eine Hand vorn, die andere hinten.
Schaukelbewegungen sollten gegen Widerstand durchgeführt werden. Plötzliche Gefährdung des Gleichgewichtes kann durch verschiedene manuelle Kontakte erfolgen. Die Stellung der Füße sollte gewechselt werden sowohl in der Schrittstellung wie in der Parallelstellung.

Mattenarbeit

Fortbewegung in der aufrechten Stellung

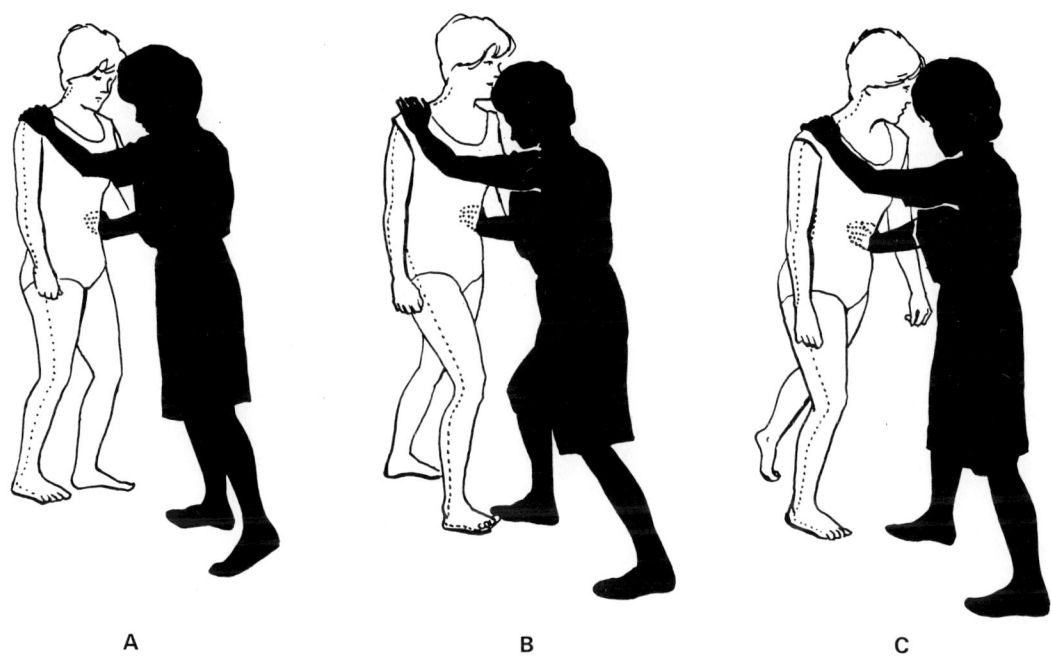

| A | B | C |

Abb. 1-188. Vorwärtsgehen nach rechts.

Bestandteile der Bewegungsmuster (siehe Anmerkung)

Bewegung mit Widerstand: oberer Rumpf, Rotation nach links; unterer Rumpf, Rotation nach rechts.
Freie Bewegung: obere Extremitäten passen sich mit kompensatorischen Bewegungen an. Rechte untere Extremität wechselt zwischen Flexion–Abduktion–Innenrotation und Extension–Adduktion–Außenrotation. Linke untere Extremität wechselt zwischen Extension–Abduktion–Innenrotation und Flexion–Adduktion–Außenrotation.

A. Ausgangsstellung

Kommandos: «Hebe Deinen rechten Fuß nach rechts vorn.»
Vorschläge für Techniken: Approximation auf der linken Seite, Widerstand auf der rechten.

B. Ferse aufsetzen, rechte untere Extremität; Standphase auf der linken Seite

Kommandos: «Belaste Deinen rechten Fuß, und drücke Dich mit dem linken ab.»
Vorschläge für Techniken: Widerstand.

C. Standphase, rechte untere Extremität; Vorbereitung für Schwungphase auf der linken Seite

Kommandos: «Ziehe Deinen linken Fuß vor!»
Vorschläge für Techniken: Approximation auf der rechten Seite, Widerstand auf der linken.

Antagonistisches Bewegungsmuster

Rückwärtsgehen nach links.

Anmerkung: Der Therapeut sollte mehr nach rechts stehen, was hier wegen der Übersichtlichkeit unterblieb. Da der Therapeut nicht in der diagonalen Stellung steht, hat der Patient sich nicht in die diagonale Richtung bewegt. Obgleich der Patient aufgefordert wurde, nach rechts zu gehen, fuhr er fort, in Richtung Behandlerin zu gehen. Diese Abb. soll zeigen, wie wichtig es ist, daß der Therapeut die richtige diagonale Stellung einnimmt, wenn eine diagonale Richtung oder Bewegung erwartet wird. Weitere Fehlbewegungen sind in *B* zu sehen; der re. Arm wird nicht in die Extension–Abduktion gebracht, obwohl der linke Arm nach vorn in die Flexion–Adduktion geht; unvollständige Eversion des linken Fußes. In *C* übermäßiges Vorlehnen des Patienten. Außerdem wird versäumt, daß der Kopf nach rechts genommen wird, wenn sich das rechte Bein der Standphase nähert.
Die manuellen Kontakte sollten an beiden Seiten des Beckens liegen, um wechselnde Widerstände in der Schwungphase und Approximation in der Standphase geben zu können.

Gangschule

Der aufrechte Gang entwickelt sich aus dem Training primitiverer Bewegungsformen. Die Fazilitationsmethoden werden verwandt, um das Erlernen von Bewegungsabläufen zu beschleunigen; die Gehfähigkeit kann verbessert werden durch intensives Training primitiver, vorbereitender Bewegungsformen. Somit beginnen die Übungen der Gangmuster mit der Rollbewegung und setzen sich fort mit der Fortbewegung in Bauchlage auf der Matte. Auch das Hochkommen zum Sitzen, Bärenstand, Kniestand und Stand sind Vorläufer des aufrechten Ganges. Rollen, Kriechen und das Stehen bietet noch keine Garantie dafür, auch gehen zu können; jedoch kann die Qualität eines Gangmusters und die Leistungsfähigkeit des Patienten verbessert werden durch intensives Training primitiverer Bewegungen.

Eine aufrechte Haltung einnehmen und gehen zu können, ist das Ziel der meisten Patienten. Das Gehen kann für schwer geschädigte Patienten ein unerreichbares Ziel sein. Einige können das Gehen mit zwei Stöcken bzw. zwei Stützen oder einem Stock bzw. einer Stütze erlernen, während andere sich nur im Gehwagen fortbewegen können. Sind die Schädigungen jedoch zu groß, kommt nur ein Rollstuhl in Frage. Immerhin ist der Drang zu gehen, etwas Grundlegendes für den Menschen. Es sollte keine Mühe gescheut werden, den höchsten Stand der Fähigkeiten zu erreichen, der funktionelle Bedeutung für den Patienten hat.

Die entwicklungsbedingten Übungen, die eine Beziehung zur Fortbewegung in der aufrechten Haltung haben, werden in der Tabelle 1-8 gezeigt. Das Ineinandergreifen von Bodenübungen und Gehübungen ist erkennbar. Die leichteste Art, eine aufrechte Haltung einzunehmen, wird durch «Hochziehen zum Stand aus dem Sitzen» erreicht. Die Verwendung des Barrens, um sich zum Stand hochzuziehen, wird als eine Rollstuhlübung gezeigt. Die Bewegungsmuster und Techniken von PNF werden bei den Gehübungen mit allen Arten von Patienten benutzt, wobei die verschiedensten unterstützenden Geräte, wie Barren, Stützapparate, Stützen und Stöcke, zur Anwendung kommen.

Gleichgewicht im Stehen

Hat der Patient eine aufrechte Haltung eingenommen, ist das Gleichgewicht im Stehen notwendig, um die aufrechte Stellung zu halten. Sowohl die Standsicherheit wie das Anpassen der Haltung beim Gehen hängen von den Halte- und Stellreflexen ab und einer intakten Wechselwirkung zwischen den antagonistischen Muskelpaaren. Wird bei einem Gesunden, der aufrecht steht, Füße fest auf dem Boden, das Gleichgewicht durch Stoß gegen die Stirn gestört, kontrahieren die Dorsalflexoren, um die Stellung der Füße und Sprunggelenke zu halten. Wird der Widerstand verstärkt, kontrahieren die antagonistischen Muskeln — die Plantarflexoren — und wirken zusammen mit den Dorsalflexoren. Das Bestreben, die Stellung zu halten, drückt sich in der isometrischen Kontraktion der verantwortlichen Muskelgruppen aus, und eine Kontraktion der Antagonisten kann folgen. Ist das Gleichgewicht hinreichend gefährdet, helfen die Plantarflexoren durch eine isotonische Kontraktion, also durch eine Bewegung, die Stellung wiederzuerlangen. Außerdem verstärkt ein ganzer Muskelkomplex diese Bestrebungen. Die verwandte Hals-, Rumpf- und Extremitätenmuskulatur reagiert entsprechend. Diese Reaktionen, welche eine Dorsalflexion des Fußes zur Folge haben, wirken vorbereitend für die Schwungphase beim Gehen; Reaktionen der Plantarflexoren bereiten die Standphase und die Vorwärtsbewegung vor.

Beim Gleichgewichtstraining im Stand werden die Bewegungsmuster und Techniken von PNF angewandt, um die Haltereaktion zu stimulieren und die Reaktion bestimmter Muskelgruppen zu fördern, so wie es bei der Mattenarbeit gezeigt wird. Maximaler Druck und Widerstand, entsprechend den Gegebenheiten, werden durch bestimmte manuelle Kontakte gegeben. Andere Techniken können hinzugefügt werden, wie rhythmische Stabilisation, wiederholte Kontraktionen, antagonistische Bewegungsumkehr und Approximation. Wird das Gleichgewicht in diagonaler Richtung gestört, kommt es zu einer gezielten Reaktion.

So wie die spezifischen Fazilitationsmuster aus zwei Bewegungsdiagonalen zusammengesetzt sind, die zwei Paar antagonistische Bewegungsmuster enthalten, so gibt es auch zwei Diagonalen mit zwei Paar antagonistischen Mustern innerhalb des Gesamtbewegungsmusters der aufrechten Haltung. Das Gleichgewicht kann gestört werden durch Druck am Kopf, am Schultergürtel oder am Becken, und zwar in Richtung von links vorn nach rechts hinten oder umgekehrt. Auf diese Weise kann ein Paar antagonistischer Muster oder die Muster einer Diagonalen stimuliert werden. Wird der Druck von rechts vorn nach links hinten oder umgekehrt gegeben, reagiert das zweite Paar antagonistischer Muster von der zweiten Diagonale.

Rotationskomponenten von Hals, Rumpf und Extremitäten können zur Unterstützung der Sicherheit und des Gleichgewichts in aufrechter Stellung eingesetzt werden. Verschiedene Kombinationen von Körperstellungen können bei der symmetrischen oder reziproken Haltung gewählt werden. Um die Reaktion der Rotationskomponenten zu erleichtern, wird Druck in Richtung von vorn nach hinten an einer Körperseite gegeben und gleichzeitig von hinten nach vorn an der gegenüberliegenden Körperseite.

Gangmuster: Bewegungskombinationen

Ein Mensch kann durch Krankheit oder Verletzung dazu gezwungen werden, sein normales Gangmuster zu ändern und es an die vorhandene Schwäche anzupassen. Er kann dabei aus verschiedensten Gründen alle mögliche Arten von Unterstützung verlangen. Die Bewegungskombinationen, die er anwendet, sind ab-

Tabelle 1-10: Beispiele für Bewegungskombinationen bei Gangmustern mit Stütze (primitiv bis fortgeschritten)

Bewegungskombination	Patiententyp	Gangbezeichnung	Stabilitätsgrad
bilateral-symmetrisch	Paraplegie	Durchschwingen*+	schlecht; entspricht Stabilität beim Schlußsprung
wechselnd ipsilateral	Arthritis mit Hüftankylose	Zweipunkt*	mittel; stabiler als Drehen auf einem Fuß
abwechselnd reziprok (kombiniert mit bilateral-symmetrisch, obere Extremität)	postoperatives Knie; Hüftfraktur	Dreipunkt*	gut; Stützfläche kann, wenn nötig, verbreitert werden
diagonal-reziprok	Quadriparese, Paraparese, Arthritis	Vierpunkt*+	sehr stabil; Stützfläche kann, wenn nötig, verbreitert werden

* Deaver GG, Brown ME: The Challenge of Crutches. Arch Phys Med July–Nov 1945
+ Buchwald E: Physical Rehabilitation for Daily Living. New York, Blakiston Division, McGraw-Hill, 1952

hängig von dem pathologischen Zustand, der Ursache für die Schwäche ist, und von der nötigen Unterstützungsart. Im allgemeinen ist das Ziel der Behandlung, dem Patienten bei der Entwicklung oder Wiederherstellung eines annähernd normalen Gangmusters zu helfen.

Wie in jeder anderen Form von therapeutischen Übungen, kann die Anforderung an den Patienten abgestuft werden. Die Anforderung kann erhöht oder verringert werden durch Änderung der Unterstützungsart und des Unterstützungsgrades, des Anteils am Gehen und der Schwerkraftwirkung, wie z.B. durch Gebrauch einer ebenen, glatten Unterlage wie beim Herauf- und Herabsteigen von einer Rampe oder Treppen. Ein Gangmuster ist dann akzeptabel, wenn der Patient bei der Anwendung in der Umgebung, in der er es benutzen wird, sicher ist. Das Bewegungsmuster und die das Muster unterstützenden Hilfsmittel müssen die Körperteile schützen, die Schwäche verringern und erlauben es dem Patienten hoffentlich, sein Gangmuster durch Anwendung dieses Musters zu verbessern. Die abgewandelten Gangmuster schließen Bewegungskombinationen der oberen und unteren Extremitäten mit ein, und zwar auf primitivere Art und Weise als bei der diagonal-reziproken Bewegung.

Bewegungskombinationen: primitiv bis fortgeschritten

Bilateral-symmetrisch: die oberen Extremitäten bewegen sich nach vorn, dann folgen die unteren Extremitäten.

Abwechselnd ipsilateral: die obere und untere Extremität der gleichen Seite bewegen sich nach vorn, dann folgen die Extremitäten der entgegengesetzten Seite auf die gleiche Weise.

Abwechselnd reziprok: die eine obere Extremität bewegt sich nach vorn, dann folgt die andere obere Extremität auf die gleiche Weise; dann folgen die unteren Extremitäten in gleicher Bewegungsfolge.

Diagonal-reziprok: eine obere Extremität bewegt sich nach vorn, während die entgegengesetzte untere Extremität sich auch nach vorn bewegt; die andere obere

Extremität und die entsprechende entgegengesetzte untere Extremität folgen dann in gleicher Bewegungsfolge.

Andere Bewegungskombinationen, angewandt bei abgewandelten Gangmustern:
Bilateral-symmetrisch kombiniert mit abwechselnd reziprok: ein Extremitätenpaar, das obere oder untere, bewegt sich mit symmetrischen Bewegungen nach vorn; das andere Paar, obere oder untere, bewegt sich mit abwechselnd reziproken Bewegungen nach vorn.

Dies sind die grundliegenden Bewegungskombinationen, die bei der Gangschulung angewandt werden. Einige Patienten können diagonal-reziproke Bewegungen, die fortgeschrittenste Form, von Anfang an anwenden. Andere Patienten werden nie in der Lage sein, diagonal-reziproke Bewegungen mit ihrer exakten Wechselwirkung der Extremitäten durchzuführen. Die Auswahl des angemessenen Bewegungsmusters ist die Aufgabe des Physiologen und der Krankengymnastin. Ältere Patienten arbeiten normalerweise besser mit, wenn sie, soweit es die Sicherheit zuläßt, Bewegungsmuster auswählen dürfen. Solche Bewegungskombinationen fallen ihnen am leichtesten. Beispiele sind in Tabelle 1-10 gegeben.

Die Gangschulung kann mit Übungen am Barren beginnen. Der Patient kann vom Gebrauch des Barrens zur Anwendung eines Gehapparates, von Stützen und Stöcken übergehen und schließlich frei von allen unterstützenden Hilfsmitteln sein. Andere, ausgewählte Patienten können mit Stützen oder Stöcken beginnen oder auch ohne jegliche Hilfsmittel, aber sie benötigen Schulung unter Aufsicht des Therapeuten. Die verschiedenen Bewegungsmuster, die beim Gehen im Barren und bei der Anwendung von Stützen und Stöcken durchgeführt werden, werden durch die verwendeten Bewegungskombinationen charakterisiert. Stützen oder Stöcke entsprechen einer Verlängerung der oberen Extremitäten. Das Gesamtbewegungsmuster kann als aufrechtes Gehen auf allen Vieren bezeichnet werden, da bei Verwendung von zwei Stützen oder Stöcken alle vier Extremitäten unterstützt werden und den Boden berühren.

Gangschule

Gehbarren

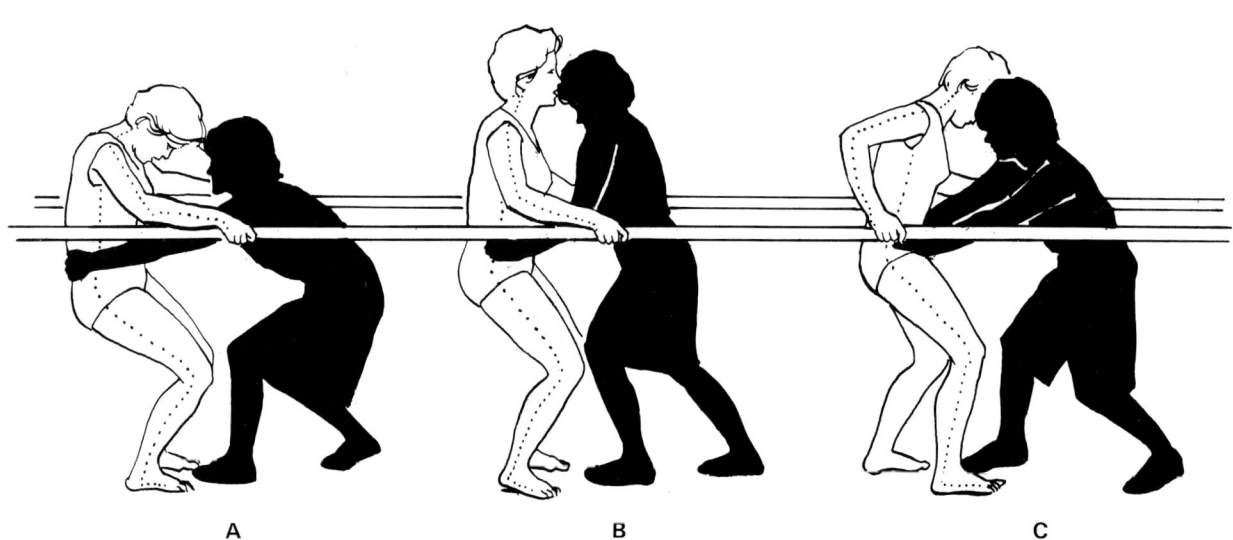

Abb. 1-189. Vom Sitzen zum Gleichgewicht im Stand.

Bestandteile der Bewegungsmuster

A. Bewegung mit Widerstand: Annäherung an die symmetrische Gesamtflexion wie beim Hinsetzen in einen Stuhl.

Freie Bewegung: Kopf und Hals, Rumpf und untere Extremitäten passen sich in Flexion an; die oberen Extremitäten verhindern, daß der Patient in die Hocke geht.

B. Bewegung mit Widerstand: Annäherung an symmetrische Gesamtextension wie beim Hochkommen vom Sitzen zum Stand.

Freie Bewegung: Kopf und Hals, Rumpf und die unteren Extremitäten passen sich in Extension an; die oberen Extremitäten verhindern das Hinsetzen.

C. Bewegung mit Widerstand: Annäherung an Gesamtextension mit Extremitäten in diagonal-reziproker Stellung.

Freie Bewegung: Kopf und Hals und Rumpf passen sich in Flexion an, damit sich der Oberkörper nach der Unterstützung der Füße richtet; linke obere Extremität zieht, während die rechte abdrückt zur Unterstützung der Anpassung des Oberkörpers.

Kommandos

A. «Halten! Laß Dich nicht von mir vorwärtsziehen!»
B. «Halten! Laß Dich nicht von mir nach hinten drücken! Jetzt ziehe Dich mit den Armen vor, und richte Dich zu mir auf!»
C: «Halten! Jetzt zu mir abdrücken, und den Kopf hochheben!»

Vorschläge für Techniken

A und *B:* langsame Umkehr – Halten mit Schaukelbewegungen rückwärts und vorwärts, rhythmische Stabilisation.
C: Rhythmische Stabilisation.

Anmerkung: Patient hat noch nicht die verkürzte Extensionsstellung der unteren Extremitäten erreicht. Daher kann keine Approximation an den Hüften gegeben werden, um die Extensorenreflexe zu stimulieren. In *C* würde manueller Kontakt für Kopf- und Halsextension die Gesamtextension fördern.

Die Fähigkeit, eine halbgebeugte Stellung zu halten, ist wichtig für die einleitende Phase, vom Sitzen im Stuhl zum Stand zu kommen und zurück zum Sitzen. Widerstände in verschiedenen Bewegungsabschnitten eines Gesamtmusters fördern die Fähigkeit, den Bewegungsweg zu vergrößern. Wird eine Unterstützung in der Aufrechten gegeben, sollten Schaukelbewegungen geübt werden, um die Kontrolle zu fördern und die Fähigkeit, selbständig aufzustehen.

Gleichgewichtsübungen in der Aufrechten werden in Abb. 1-190 gezeigt. Abb. 1-186 und 1-187 zeigen das Gleichgewichtstraining im Stand außerhalb des Barrens.

Gangschule

Gehbarren

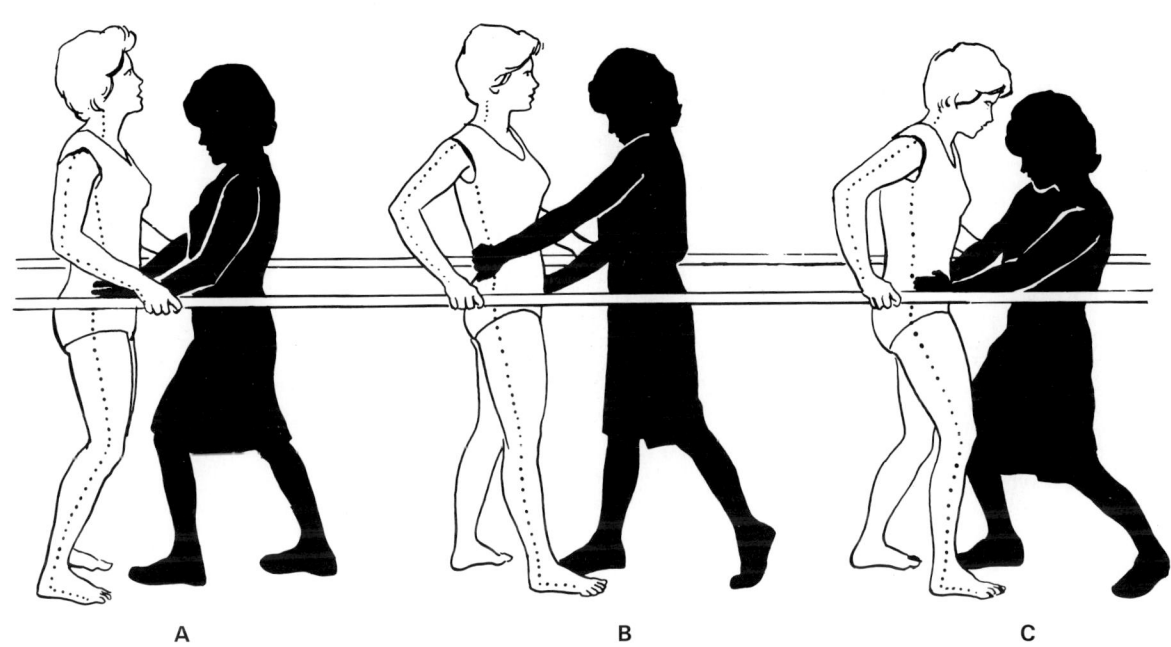

Abb. 1-190. Stehen und Gehen.

Bestandteile der Bewegungsmuster

A. Bewegung mit Widerstand: unterer Rumpf, Rotation nach links.

Freie Bewegung: Kopf und Hals wechseln nach links, während die Extension der linken unteren Extremität aktiviert wird. Die rechte untere Extremität wird gebeugt, bevor sie gestreckt wird. Die oberen Extremitäten passen sich mit Stabilisation an.

B. Bewegung mit Widerstand: unterer Rumpf, Rotation nach rechts.

Freie Bewegung: Kopf und Hals passen sich nach links an, von dem nach vorn gesetzten rechten Bein weg. Die Extremitäten in diagonal-reziproker Stellung passen sich mit Stabilisation an.

C. Bewegung mit Widerstand: rechte untere Extremität nähert sich der Standphase; linke untere Extremität nähert sich der Schwungphase.

Freie Bewegung: Kopf und Hals passen sich nach links an. Oberer Rumpf paßt sich nach rechts an. Unterer Rumpf paßt sich nach links an. Linke obere Extremität zieht, um die Schwungphase der rechten unteren Extremität zu unterstützen; rechte obere Extremität drückt, um das Vorstoßen der linken unteren Extremität zu unterstützen.

Kommandos

A und B: «Halten! Laß Dich nicht von mir drehen!»
C: «Belaste Deinen rechten Fuß, und führe die rechte Hand nach vorn. Jetzt ziehe Deinen linken Fuß vor.»
Vorschläge für Techniken: A und B: rhythmische Stabilisation, Approximation.
C: Approximation auf der rechten Seite, Widerstand auf der linken.

Anmerkung: In *A* und *C* ist Approximation nötig, um die Extension der belasteten unteren Extremitäten zu fördern. Andere entsprechende manuelle Kontakte, siehe Abb. 1-186 bis 1-188.

Diagonale Bewegungsmuster der unteren Extremität können hervorgerufen werden, indem sich der Patient seitwärts durch den Gehbarren bewegt. Diese Übung wird «Flechten» («Braiding») genannt. Der Patient steht mit dem Gesicht vor dem einen Holm und umfaßt diesen mit beiden Händen. Bei der Bewegung nach rechts läuft folgende Bewegungsfolge ab: Vorwärtssetzen des re. Fußes, D2 Fl; Rückwärtssetzen des li. Fußes, D2 Ex; Rückwärtssetzen des re. Fußes; D1 Ex; Vorwärtssetzen des li. Fußes, D1 Fl. Um die gleichen Bewegungsmuster in den entgegengesetzten Extremitäten zu aktivieren, verläuft die Bewegung von rechts nach links. Die «Flechtbewegung» kann beim Hinauf- und Hinuntersteigen von Treppen durchgeführt werden, wobei beide Hände auf dem Geländer liegen. Siehe auch Abb. 1-195 und Fußnote, Seite 354.

Gangschule

Stützen

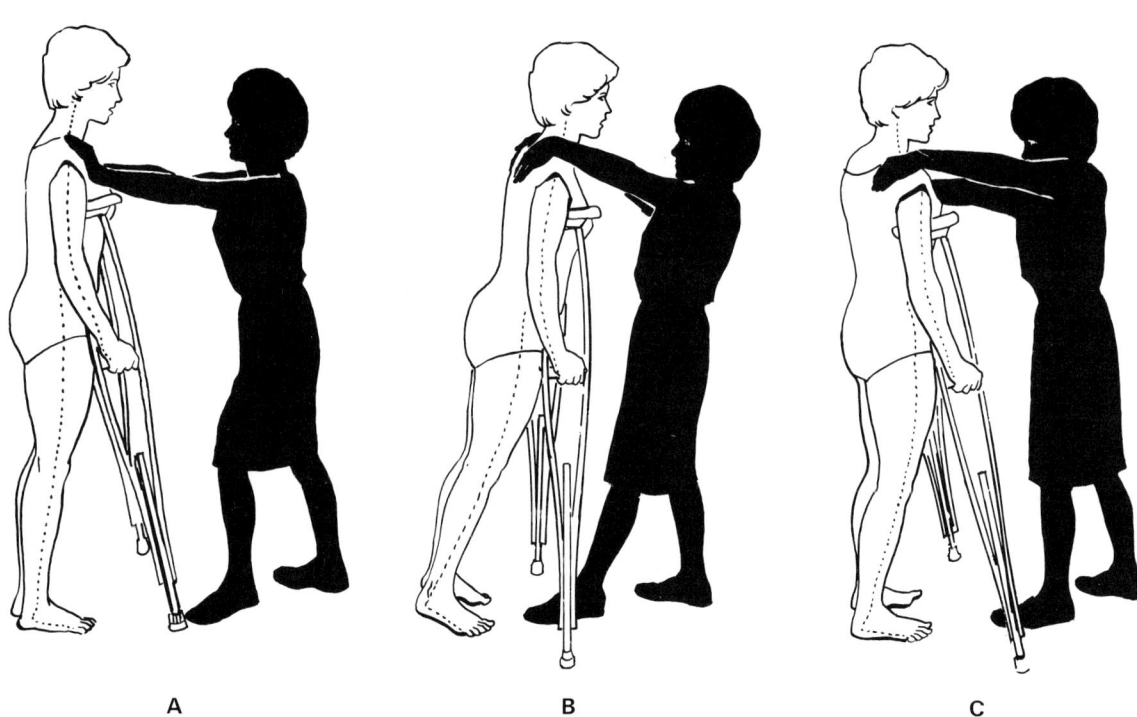

Abb. 1-191. Gleichgewicht des oberen Rumpfes.

Bestandteile der Bewegungsmuster

A. Bewegung mit Widerstand: oberer Rumpf, Flexion.
Freie Bewegung: Kopf und Hals passen sich mit Flexion an. Obere Extremitäten stoßen nach unten und nach hinten. Unterer Rumpf paßt sich mit Flexion an. Untere Extremitäten passen sich mit Aktivierung der Dorsalflexoren an.

B. Bewegung mit Widerstand: oberer Rumpf, Extension.
Freie Bewegung: Kopf und Hals passen sich mit Extension an. Die oberen Extremitäten stoßen hinunter und nach vorn. Unterer Rumpf paßt sich mit Extension an. Die unteren Extremitäten passen sich mit Aktivierung der Plantarflexoren an.

C. Bewegung mit Widerstand: oberer Rumpf, Rotation nach rechts.
Freie Bewegung: Kopf und Hals passen sich nach rechts an. Unterer Rumpf paßt sich mit Rotation nach links an. Die oberen und unteren Extremitäten passen sich mit Stabilisation an.

Kommandos

A: «Halten! Laß Dich nicht von mir zurückdrücken!»
B: «Halten! Laß Dich nicht von mir nach vorn drücken!»
C: «Halten! Laß Dich nicht von mir nach links drehen!»

Vorschläge für Techniken

A und *B:* Druck und Widerstand.
C: Approximation für die rechte Schulter, rhythmische Stabilisation.

Anmerkung: In *A* und *B* wird die Stabilisation so gefährdet, daß kompensatorische Bewegungen notwendig sein können zur Wiedererlangung des Gleichgewichtes. In *C* wird die Stabilität gefördert, indem gleichzeitig Widerstand gegen die Flexion und Extension des Rumpfes gegeben wird. Es können auch andere entsprechende manuelle Kontakte wie an Kopf und an Kopf und Schulter auf den entgegengesetzten Seiten gegeben werden.
Widerstand kann am Handgelenk des Patienten gegeben werden, sowohl wenn die Stellung der Stütze verändert wird wie bei Beibehaltung der Stellung. Es kann auch die Stütze vom Boden abgehalten werden, während der Widerstand in verschiedenen Kombinationen gegeben wird. Verschiedene Stützen- und Fußkombinationen sollten geübt werden. Schaukelbewegungen können geübt werden, indem der Patient die Stützen anhebt, wenn er nach hinten schaukelt, und sie beim Vorschaukeln wieder hinstellt.

Gangschule

Stützen

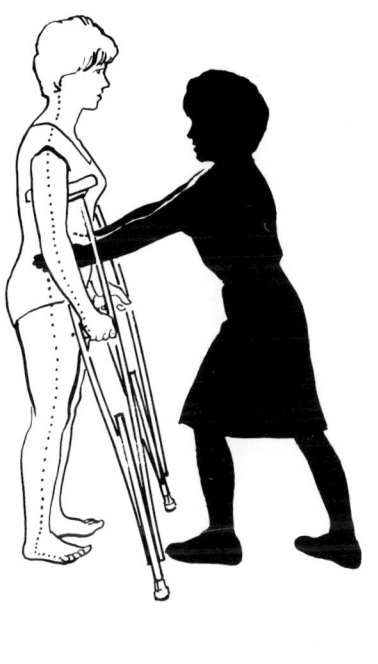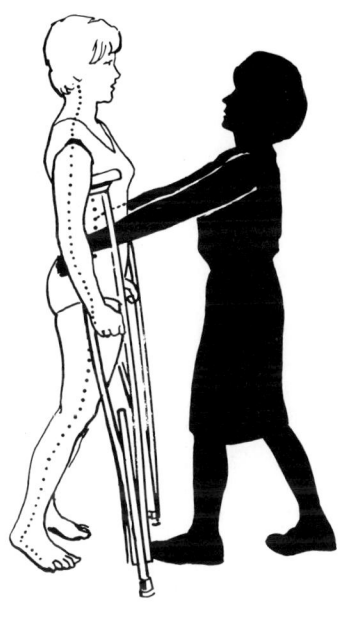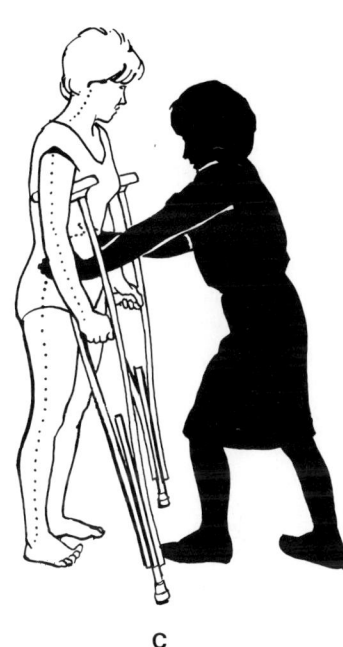

A   B   C

Abb. 1-192. Gleichgewicht des unteren Rumpfes.

Bestandteile der Bewegungsmuster

A. Bewegung mit Widerstand: unterer Rumpf, Flexion.
Freie Bewegung: Kopf und Hals und oberer Rumpf passen sich mit Flexion an. Die oberen Extremitäten stoßen nach unten und nach hinten. Die unteren Extremitäten passen sich mit Aktivierung der Dorsalflexoren an.
B. Bewegung mit Widerstand: unterer Rumpf, Extension.
Freie Bewegung: Kopf und Hals und oberer Rumpf passen sich mit Extension an. Die oberen Extremitäten stoßen hinunter und nach vorn. Die unteren Extremitäten passen sich mit Aktivierung der Plantarflexoren an.
C. Bewegung mit Widerstand: Unterer Rumpf, Rotation nach links.
Freie Bewegung: Kopf und Hals passen sich nach links an. Oberer Rumpf paßt sich mit Rotation nach rechts an. Die oberen und unteren Extremitäten passen sich mit Stabilisation an.

Kommandos

A: «Halten! Laß Dich nicht von mir zurückstoßen!»
B: «Halten! Laß Dich nicht von mir nach vorn ziehen!»
C: «Halten! Laß Dich nicht von mir nach rechts drehen!»

Vorschläge für Techniken

A und *B:* Druck und Widerstand.
C: Approximation an der linken Hüfte, rhythmische Stabilisation.

Anmerkung: In *A* und *B* ist wie in Abb. 1-191 die Stabilität gefährdet. In *C* wird die Stabilität gefördert. Verschiedene Fuß–Stützen–Kombinationen können geübt werden, so z. B. eine Stütze abheben und einen Fuß abheben.
Tritt während der Gleichgewichtsübungen in der aufrechten Stellung keine vollständige Extension von Hüften und Knien zur entsprechenden Zeit ein, sollten durch Approximation die Haltungsreflexe gefördert werden, vorausgesetzt Knochen und Gelenke lassen es zu.
Das Gleichgewicht kann in jeder Stellung abrupt gefährdet werden bei entsprechenden Vorsichtsmaßnahmen. Gleichgewichtsübungen in Seitlage, auf Ellenbogen und Knien, auf Händen und Knien, im Bärenstand und in den verschiedensten Sitzstellungen tragen zur Entwicklung des gleichgewichtes im Stand bei. Das Einnehmen von verschiedenen Haltungen hilft auch bei der Einnahme und Beibehaltung der aufrechten Stellung.

Gehen

Ein normaler Gang schließt weiche, rhythmische Bewegungen ein mit fortlaufenden Übergängen zwischen den Musterkomponenten der Gesamtbewegung. Wenn auch das Gehen von einer Schwungphase (Flexion) zu einer Standphase (Extension) verläuft und die Bewegungen einer unteren Extremität zeitlich abgestimmt sind mit der Gegenbewegung der anderen Seite, werden alle Bewegungskomponenten innerhalb von Hals, Rumpf und Extremitäten so eingesetzt, wie es nötig ist.

Beim Gehen gegen Widerstand in diagonaler Richtung kommt es zu ähnlichen Reaktionen, wie wenn das Gleichgewicht im Stand gefährdet und in diagonaler Richtung wiedererlangt wird. Beim Gehen gibt es einen Übergang vom ausbalancierten Stand zur Bewegung. Während bei Gleichgewichtsübungen alle Anstrengungen und Bewegungen auf einen Punkt des Gleichgewichts gerichtet sind, fordert die Fortbewegung dauernde Bemühungen im Hinblick auf die Gesamtbewegung. Wird die Balance in Richtung von vorn nach hinten gefährdet, dann ist die erste Phase der Reaktion, die auftritt, ähnlich der Schwungphase beim Vorwärtsgehen; die Phase der Wiedererlangung des Gleichgewichts ist der Standphase ähnlich und dem Abdrücken. Somit werden Bewegungsmuster, die zum Gehen notwendig sind, durch Gleichgewichtsübungen im Stand entwickelt.

Während der Gleichgewichtsübungen im Stand liegt die Betonung auf der Stabilität der Körperabschnitte, unterstützt durch isometrische Kontraktionen und Ko-Kontraktionen antagonistischer Muskelgruppen; aber Bewegungen mit isotonischen Kontraktionen von Muskelgruppen unterstützen das Bestreben, das Gleichgewicht wiederzuerlangen. Beim Gehen gegen Widerstand liegt die Betonung auf der Bewegung derjenigen Körperabschnitte, die durch isotonische Muskelkontraktionen unterstützt werden; aber Gleichgewicht und Haltung mit isometrischen Kontraktionen verwandter Muskelgruppen unterstützen den Bewegungsversuch. Wird im Stand eine antagonistische Ko-Kontraktion durch maximalen Widerstand hervorgerufen, kommt es zu keiner Bewegung; die Körperabschnitte verbinden sich zu einem festen Pfeiler. Wird beim Gehen Widerstand gegeben, beeinflussen sich die Körperabschnitte untereinander in Richtung auf ein Ziel.

Geht ein gesunder Mensch gegen einen Sturm, lehnt er sich beim Gehen nach vorn. Die Flexionskomponente dominiert in der Bewegung. Dreht er sich herum und geht rückwärts gegen den Sturm, streckt er Hals und Rumpf, so daß bei der Bewegung die Extensionskomponente dominiert. Wird manueller Widerstand gegeben, ist das Resultat sehr ähnlich. Der Vorwärtsantrieb wird dadurch wirkungsvoller. Zur Unterstützung der Beibehaltung einer aufrechten Haltung und um die Abhängigkeit des Patienten vom Therapeuten als Unterstützung zu verringern, muß für die Kontrolle von Kopf, Hals und Rumpf ein entsprechender Widerstand gegeben werden. Wird zum Beispiel gegen verwandte Musterkomponenten am Kopf, Hals und Schultern Widerstand gegeben, und zwar ein starker Widerstand, dann wird der Patient aufgefordert, zu «halten» oder die Stellung von Kopf und Schultern beizubehalten, während er seine Extremitäten bewegt. Auf diese Weise lernt er, seinen ganzen Körper während der Bewegung zu kontrollieren.

Die Richtung der Diagonalen, die Paare der antagonistischen Muster, die Richtung von Druck und Widerstand, die manuellen Kontakte, die angewandt werden, sind dieselben beim Gehen gegen Widerstand wie beim Stand. Das Verhalten des Therapeuten ist das gleiche; der Therapeut muß sich den Bewegungen des Patienten anpassen.

Abbildungen

Im Anschluß an die Diskussion über die Mattenarbeit folgen die speziellen Erläuterungen der Abbildungen und der Texte, die sich auf das Gehen und das Treppensteigen beziehen.

Das Gehen ohne Unterstützung wurde als Bodenübung auf der Matte gezeigt, Abb. 1-188. Gehen mit Unterstützung vom Barren in Abb. 1-190, C sowie die Verwendung von Stützen in Abb. 1-193; in Abb. 1-194 und 1-195 wird das Treppensteigen dargestellt.

Während der Patient geht, kann sich das Gangmuster durch Ermüdung, durch ein gestörtes Gleichgewicht innerhalb der antagonistischen Bewegungsmuster oder Muskelgruppen oder durch Schmerzen verschlechtern. Intermittierende Anwendung von Gleichgewichtsübungen mit rhythmischer Stabilisation für die betreffenden Körperabschnitte kann zur Wiederherstellung der richtigen Wechselwirkung zwischen Körperabschnitten und antagonistischen Muskelgruppen beitragen. Ein Richtungswechsel kann die Ermüdung vermindern.

Um ein richtiges Gangmuster fest zu verankern, muß das Bewegungsmuster geübt werden. Ist es dem Patienten möglich, durch eine zusätzliche Unterstützung in Form von Stützapparaten oder Krücken das gewünschte Muster über einen längeren Zeitabschnitt zu gebrauchen, sollte die Unterstützung gegeben werden. Durch das Festhalten am Barren oder an den Stützen während der Gleichgewichtsübungen und dem Gehen gegen Widerstand kommt es zu einer zusätzlichen Verstärkung. Unterstützende Hilfsmittel sollten als Werkzeug angesehen werden, welches dem Patienten die Möglichkeit gibt, über eine längere Zeit bei guter Verfassung seine Bemühungen zu steigern. Es ist jedoch möglich, daß einige Patienten dauernd eine Unterstützung benötigen, andere Patienten dagegen können durch intensive Übungen gegen Widerstand schneller ohne Unterstützung auskommen. Obwohl Stützapparate die Bewegung beschränken und Sicherheit geben, erlaubt die Wirkung von proximal nach distal bei den Gleichgewichtsübungen gegen Widerstand und den Gehübungen eine Reaktion verwandter

Bewegungsmuster und Muskelgruppen, soweit wie eine Reaktion möglich gemacht werden kann. Der Einfluß der Halte- und Stellreflexe dominiert.

Der Widerstand sollte so gegeben werden, daß er Sicherheit bedeutet oder den Patienten anspornt, je nachdem was nötig ist. Die Aufgabe des Behandelnden ist es, dem Patienten die Möglichkeit zu geben, Fortschritte zu machen und sich zu verbessern. Klugerweise sollten Ansporn und Sicherheit gut dosiert sein, um dem Patienten zu helfen, unabhängig zu werden.

Gangschule

Stützen

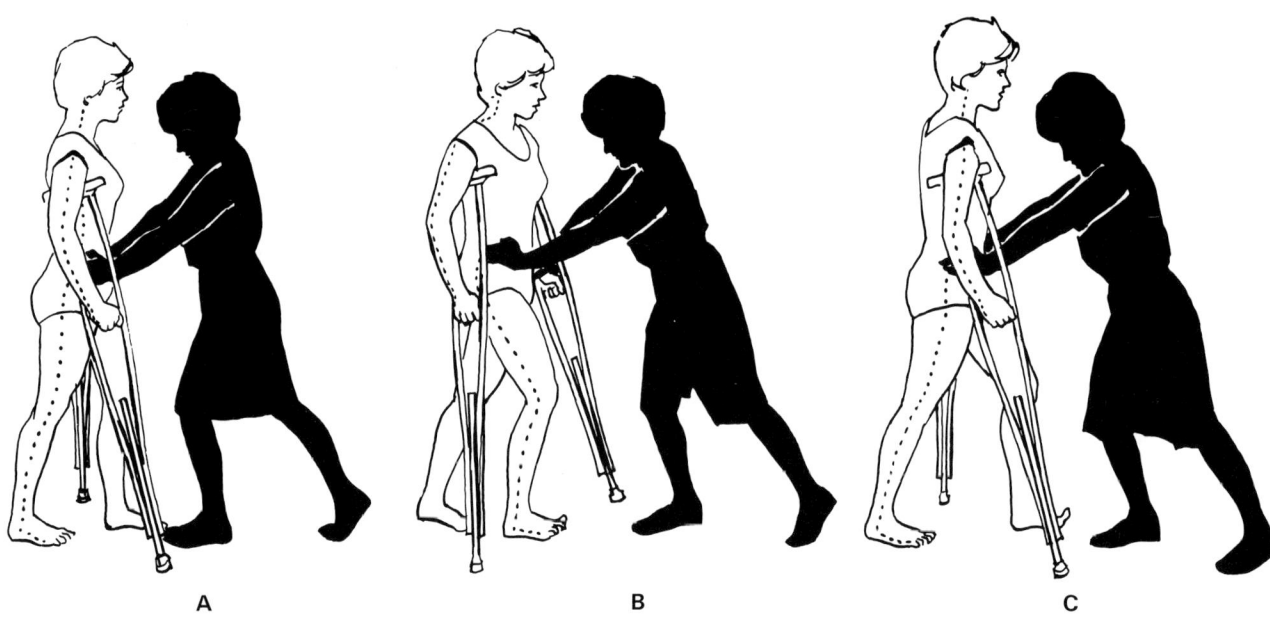

A   B   C

Abb. 1-193. Vorwärtsgehen.

Bestandteile der Bewegungsmuster

Bewegung mit Widerstand: untere Extremitäten, abwechselnd Schwung- und Standphasen.
Freie Bewegung: Kopf und Hals passen sich der in der Standphase befindlichen Extremität an. Oberer Rumpf paßt sich der in Schwungphase befindlichen Extremität an. Unterer Rumpf paßt sich der in Standphase befindlichen Extremität an. Obere Extremitäten wechseln sich mit den unteren ab.

A. Ausgangsstellung

Kommandos: «Setze Deine linke Stütze vor, dann den rechten Fuß.»
Vorschläge für Techniken: Approximation auf der linken Seite, Widerstand auf der rechten.

B. Annäherung an Standphase auf der rechten Seite, Abdrücken und Schwungphase auf der linken Seite

Kommandos: «Belaste Deinen rechten Fuß; setze Deine rechte Stütze und Deinen linken Fuß nach vorn.»
Vorschläge für Techniken: Widerstand auf der linken Seite, Approximation auf der rechten Seite.

C. Annäherung an Fersenaufsetzen auf der linken Seite, Abdrücken auf der rechten Seite

Kommandos: «Belaste Deinen linken Fuß, und setze Deine linke Stütze vor.»
Vorschläge für Techniken: Approximation auf der rechten Seite, Widerstand auf der linken.

Antagonistisches Bewegungsmuster

Rückwärtsgehen.

Anmerkung: Patient geht diagonal-reziprok im Vierpunktegang. Andere Gangmuster mit Stützen können trainiert werden bei entsprechenden manuellen Kontakten und Kommandos und der richtigen Stellung des Therapeuten zum Patienten. Vorwärts- und Rückwärtsgehen betont die Beuge- und Streckkomponente. Auch Seitwärtsgang, Umdrehen, im Kreis gehen, diagonales Vorwärts- und Rückwärtsgehen, nach links und rechts, sollten geübt werden.
Der Gebrauch von Stützen beim Aufwärts- und Abwärtsgehen von Rampen und Treppen sowie beim Aufstehen und Hinsetzen kann in ähnlicher Weise geübt werden. Dabei ist die Sicherheit immer ein wichtiger Gesichtspunkt. Das Training durch vorbereitende Übungen der entwicklungsbedingten Sequenz vermindert die Gefahren der Fortbewegung in der aufrechten Haltung.
Der Gebrauch anderer Arten von Stützen, einer Stütze oder Stöcken kann mit angepaßten Hilfen entsprechend der Art der Unterstützung gelehrt werden.

Gangschule

Treppen

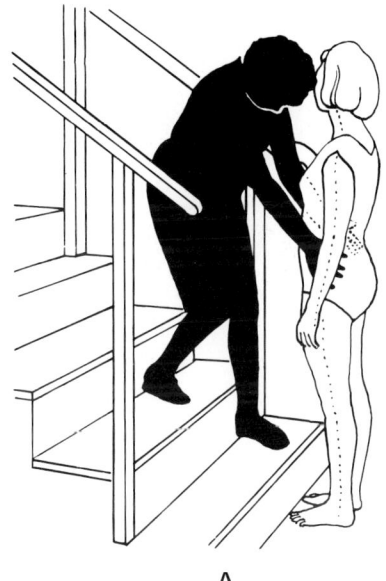 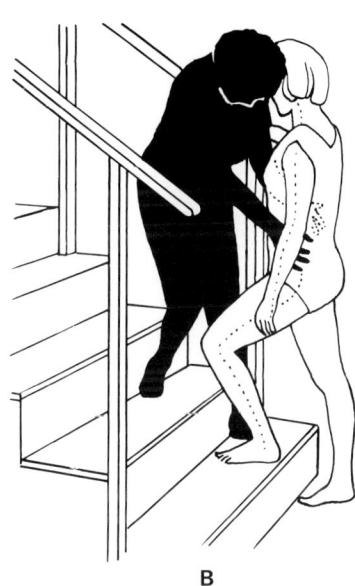 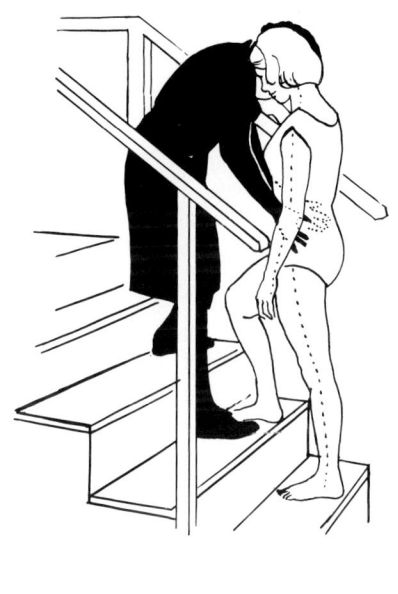

A   B   C

Abb. 1-194. Vorwärts Hinaufsteigen.

Bestandteile der Bewegungsmuster

Bewegung mit Widerstand: untere Extremitäten, abwechselnd Flexion und Extension.

Freie Bewegung: Kopf und Hals passen sich zur extendierenden unteren Extremität hin an. Rechte obere Extremität zieht am Geländer, um die linke untere Extremität zu unterstützen. Linke obere Extremität wechselt sich reziprok mit der rechten unteren Extremität ab. Oberer Rumpf paßt sich zur flektierenden unteren Extremität hin an. Unterer Rumpf paßt sich zur extendierenden unteren Extremität hin an.

A. Ausgangsstellung

Kommandos: «Halten! Jetzt setze Deinen linken Fuß hoch.»

Vorschläge für Techniken: Approximation am Becken, Widerstand auf der linken Seite.

B. Annäherung an Extension auf der linken Seite, Flexion auf der rechten Seite

Kommandos: «Drücke Dich mit Deinem linken Fuß ab, und setze den rechten hoch.»

Vorschläge für Techniken: Approximation auf der linken Seite, Widerstand auf der rechten.

C. Annäherung an Flexion auf der linken Seite, Extension auf der rechten Seite

Kommandos: «Drücke Dich mit Deinem rechten Fuß ab, und setze den linken Fuß hoch.»

Vorschläge für Techniken: Approximation auf der rechten Seite, Widerstand auf der linken.

Antagonistisches Bewegungsmuster

Rückwärts Hinuntersteigen.

Anmerkung: Gleichgewichtsübungen mit rhythmischer Stabilisation können eingesetzt werden. Manuelle Kontakte an Kopf und Becken oder Schulter und Becken. Steht die Therapeutin hinter dem Patienten, kann sie Widerstand gegen die Flexionsmuster der unteren Extremität geben, so wie beim Vorwärtskriechen Abb. 1-173 gezeigt. Wenn möglich, können beide Treppengeländer angefaßt werden, oder beide Hände können ein Geländer umgreifen. Wenn nötig, kann eine untere Extremität immer wieder die Bewegung anführen, während die andere Extremität nur nachgesetzt wird.
Das Vorwärts–Aufwärts- und Rückwärts–Abwärts-Steigen kann als Übung auf Händen und Füßen durchgeführt werden. Rückwärts–Aufwärts- und Vorwärts–Abwärts-Steigen kann im Sitzen geübt werden. Andere Übungen schließen Gleichgewichtsübungen ein bei Verwendung von Stützen, Stöcken oder Stützapparaten. Das Üben auf der Rampe kann als Vorbereitung zum Treppensteigen angesehen werden.

Gangschule

Treppen

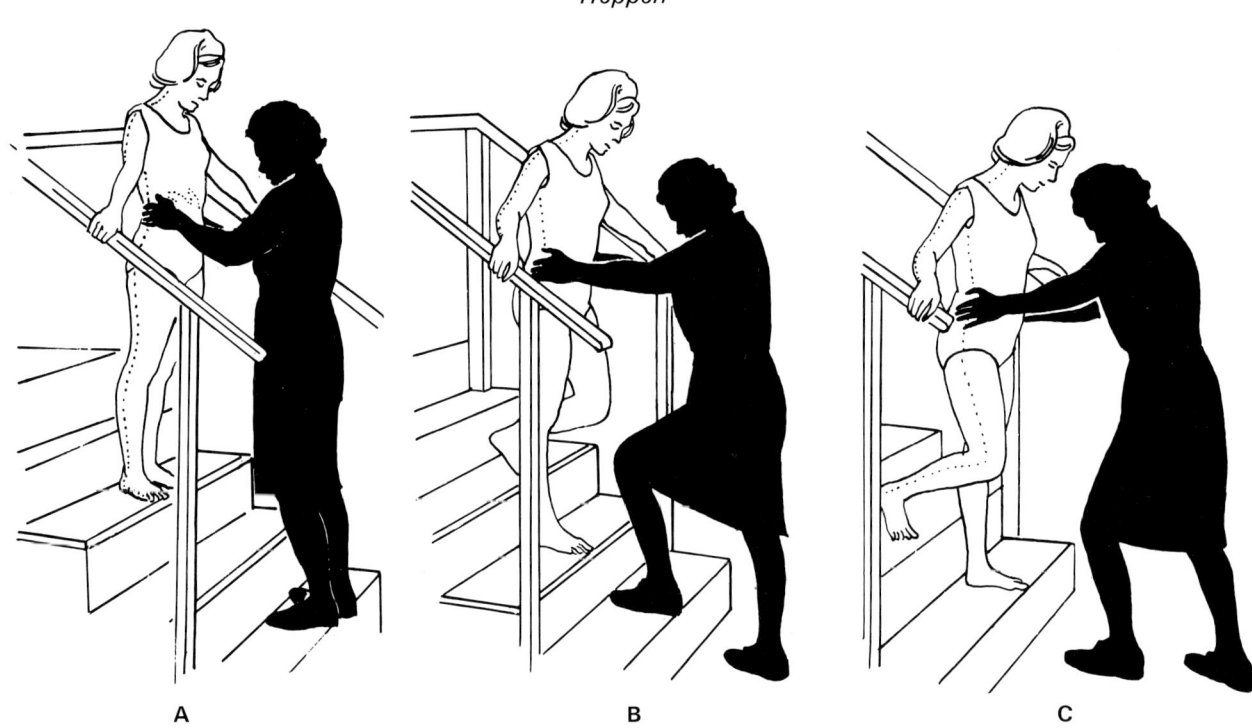

A **B** **C**

Abb. 1-195. Vorwärts Hinuntersteigen.

Bestandteile der Bewegungsmuster

Bewegung mit Widerstand: untere Extremitäten, abwechselnd Flexion und Nachlassen von Extension.
Freie Bewegung: Kopf und Hals passen sich der gestreckten unteren Extremität an. Die oberen Extremitäten unterstützen die aus der Extension gehende untere Extremität. Oberer Rumpf paßt sich an Extension und an die aus der Extension gehende untere Extremität an. Unterer Rumpf paßt sich an Extension und die gestreckte untere Extremität an.

A. Ausgangsstellung

Kommandos: «Halten! Jetzt setze Deinen rechten Fuß hinunter.»
Vorschläge für Techniken: Approximation, links und rechts, gefolgt von Widerstand auf der rechten Seite.

B. Annäherung an Flexion auf der linken Seite, Nachlassen der Extension auf der rechten Seite

Kommandos: «Jetzt setze Deinen linken Fuß vor, und beuge langsam Dein rechtes Knie!»
Vorschläge für Techniken: Approximation auf der rechten Seite, Widerstand auf der linken.

C. Annäherung an Flexion auf der rechten Seite, Nachlassen der Extension auf der linken Seite

Kommandos: «Jetzt halte Dein linkes Knie zurück, und setze den rechten Fuß vor.»
Vorschläge für Techniken: Approximation auf der linken Seite, Widerstand auf der rechten.

Antagonistisches Bewegungsmuster

Rückwärts Hinaufsteigen.

Anmerkung: In *B* ist die linke untere Extremität im Begriff, vor- und hintergesetzt zu werden mit Flexion der Hüfte und Extension des Knies, während die rechte untere Extremität in die Phase kommt, in der Hüft- und Knieextension wie in *C* gezeigt nachlassen. Der Patient kann in Richtung Geländer schauen und es ergreifen, so daß seine stärkere Seite führt. Dabei kommt es zu einer Folge von Flecht- und Seitwärtsbewegungen. So führt zum Beispiel die linke (stärkere) Seite. Bewegungsfolge für das Hinaufsteigen: D2 Fl, li; D2 Ex, re; D1 Ex, li; D1 Fl, re. Bewegungsfolge für das Hinuntersteigen: D1 Ex, re; D1 Fl, li; D2 Fl, re; D2 Ex, li. Der Therapeut behält dabei manuellen Kontakt mit dem Becken des Patienten. Ist die rechte Hand zu schwach, können Hilfsmittel verwendet werden, um den Kontakt am linken Handgelenk während der Hebebewegung beim Hinaufsteigen und der Hebebewegungsumkehr beim Hinuntersteigen aufrechtzuerhalten.

Rollstuhl- und Transferübungen

Das gesunde Kind bekommt im Laufe der Entwicklung oft Spielzeug, durch das zu einem gewissen Grad seine motorische Entwicklung gefördert wird. Ein Kind, das sein Spielzeug durch Tretbewegungen weiterbewegt oder durch gemeinsame Anstrengung der oberen und unteren Extremitäten, entwickelt Bewegungsmuster, die für eine ausbalancierte Haltung oder zum Gang nötig sind. Außer wenn ein Kind durch physische Störungen behindert ist, benutzt es keinen Rollstuhl. Die richtige Benutzung des Rollstuhls als ein Mittel zur Fortbewegung kann die Wiederherstellung des Patienten fördern.

In der angepaßten entwicklungsbedingten Sequenz gibt es Übungen, die den Rollstuhlübungen sehr ähnlich sind. Eine sitzende Stellung einnehmen und aufrechterhalten, vom Sitzen zum Stehen kommen, in die Hocke gehen und sitzen, und Fuß abheben und stampfen, dieses alles bereitet den Patienten auf den Rollstuhl vor. Beidseitige Armbewegungen fördern gewöhnlich die Kraft, die nötig ist, um den Rollstuhl zu fahren. Jedoch kann die ipsilaterale Bewegung von einem Arm und einem Bein für einige Patienten die beste Art der Vorwärtsbewegung sein. Es muß immer wieder betont werden, daß die Durchführung entsprechender Bodenübungen die Vorbereitung bedeutet für komplexe, funktionelle Übungen.

Einen Rollstuhl zu fahren, erfordert eine Koordination von Körperabschnitten in bezug auf Gleichgewicht und Bewegung. Die Fähigkeit, die sitzende Stellung aufrechtzuerhalten, ist für die Sicherheit des Patienten notwendig. Kann der Patient im Sitzen die Extremitäten benutzen, so ist er in der Lage, den Rollstuhl fortzubewegen und ihn richtig zu handhaben. Es ist nötig, die Bremsen bedienen zu können sowie mit Fußstützen und Rädern fertigzuwerden. Das Hineinkommen, das Sitzen im Stuhl sowie das Hochkommen aus dem Stuhl ist das Ziel für die Mehrzahl der Patienten. Einen Rollstuhl geschickt zu handhaben, kann beschleunigt erlernt werden durch die Anwendung von PNF.

Wie auch bei anderen Übungen, kann das Benutzen eines Rollstuhls als ein Gesamtbewegungsmuster angesehen werden, das auf Musterkomponenten aufgebaut ist. Widerstand kann für das Gesamtbewegungsmuster gegeben werden, indem die Rollstuhlbewegung zurückgehalten wird. Auf diese Weise können einige Patienten ihre Kraft steigern und das Tempo der Durchführung erhöhen.

Bei der Unterstützung des Patienten, aus dem Rollstuhl ins Bett zu kommen, auf den Tisch, ins Auto und wieder heraus, bestimmen die individuellen Möglichkeiten des Patienten und seine Bedürfnisse die Methode und die Auswahl der Musterkomponenten, die geübt werden müssen. Techniken werden den Fazilitationsmustern insoweit hinzugefügt, wie bestimmte Bewegungsmuster zum Training funktioneller Bewegungen beitragen, wie das Hinreichen und Hochheben der Fußstützen, das Hinlegen des Rutschbrettes oder das Entfernen einer Armstütze.

Abbildungen

Ein Übungsbeispiel für eine bestimmte Musterkomponente, die notwendig ist für die Handhabung eines Rollstuhls wird in Abb. 1-196 gezeigt. Das Hochziehen zum Stand am Gehbarren und die Transferübung ins Bett und ins Auto wird in Abb. 1-197 bis 1-200 gezeigt, während die Transferübung, auf die Toilette zu kommen, Abb. 1-201, als Selbsthilfeübung gezeigt wird.

Die begleitenden Überschriften zu den Abbildungen und der Text zur Mattenarbeit gelten für alle späteren Abbildungen und Texte.

Das Rollstuhltraining wird als eine Phase im gesamten Behandlungsprogramm des Patienten angesehen. Genauso wie verwandte Bodenübungen den Patienten für den Rollstuhl vorbereiten, so bereiten gut durchgeführte Rollstuhlübungen den Patienten für fortgeschrittenere Aufgaben, wie im Haushalt, vor. Die verschiedenen Behandlungsphasen überschneiden sich, wobei die Betonung auf denjenigen Übungen liegt, die das Erreichen der Behandlungsziele beschleunigen.

Rollstuhl- und Transferübungen

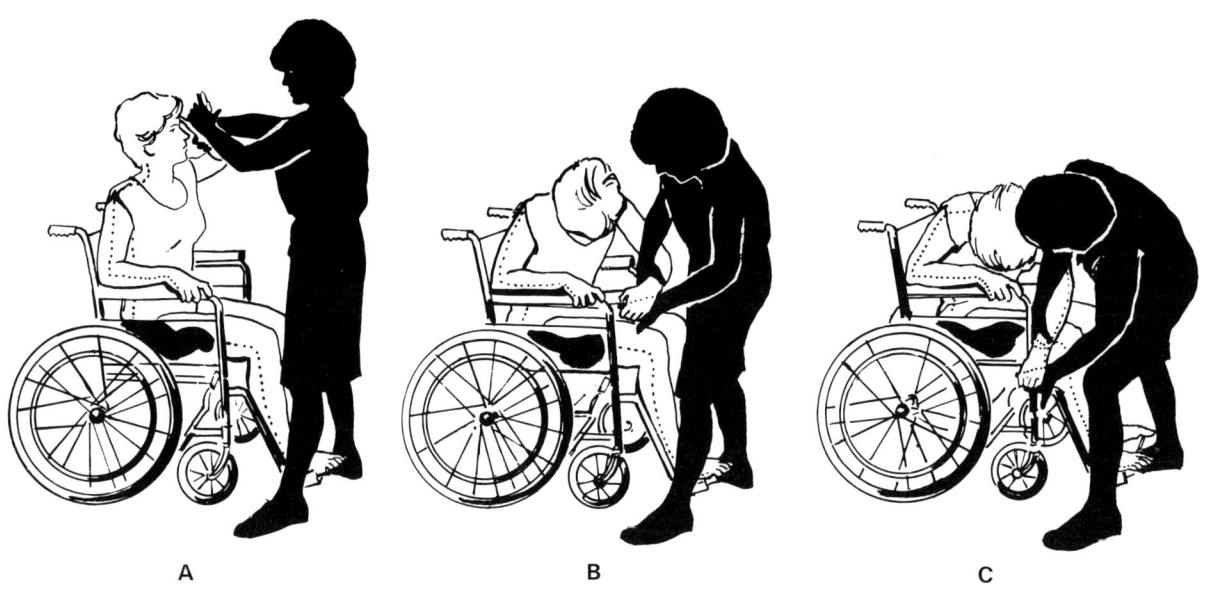

Abb. 1-196. Gebrauch der Handbremse.

Bestandteile der Bewegungsmuster

Bewegung mit Widerstand: Linke obere Extremität, Extension–Adduktion–Innenrotation.
Freie Bewegung: Kopf und Hals und oberer Rumpf, Flexion mit Rotation nach rechts. Rechte obere Extremität greift Stuhllehne zur Sicherheit und zur Verstärkung der linken oberen Extremität. Unterer Rumpf und untere Extremitäten passen sich zur Stabilität an.

A. Verlängerte Stellung

Kommandos: «Drücke meine Hand, und reiche hinunter und zur Bremse hinüber.»
Vorschläge für Techniken: Stretch und Widerstand.

B. Mittelstellung

Kommandos: «So halten! Jetzt wieder hinreichen!»
Vorschläge für Techniken: wiederholte Kontraktionen, langsame Umkehr.

C. Verkürzte Stellung

Kommandos: «Jetzt öffne Deine Hand, und greife nach der Bremse. Laß Dich nicht von mir davon wegziehen.»
Vorschläge für Techniken: Widerstand, wiederholte Kontraktionen.

Antagonistisches Bewegungsmuster

Nach links zum Sitzen hochkommen.

Anmerkung: Die radiale Stoßbewegung der Extensoren sollte eher mit der sich öffnenden Hand als sich schließenden Hand angewendet werden. Das Ziel ist, wie gezeigt, die Beugefähigkeit des oberen Rumpfes mit Rotation zu trainieren. Wird die Stoßbewegung angewendet, besteht die Tendenz dazu, den Rumpf zu extendieren.
In *C* kann das Öffnen und Schließen der Hand gegen Widerstand geübt werden. Bei der Bedienung der Bremse kann Widerstand gegeben werden. Gegen das gesamte Bewegungsmuster von *C* bis *A* kann Widerstand gegeben werden mit Umkehr der antagonistischen Techniken. Andere entsprechende manuelle Kontakte können am Kopf und am linken Handgelenk gegeben werden.
Das gleiche Bewegungsmuster mit Bewegungsumkehr kann eingesetzt werden beim Training, zum rechten Knie zu reichen und wenn nötig, zur Unterstützung der Hebebewegung der rechten unteren Extremität von der Fußstütze weg. Auch die Bedienung der Fußstütze kann auf ähnliche Art geübt werden.

Rollstuhl- und Transferübungen

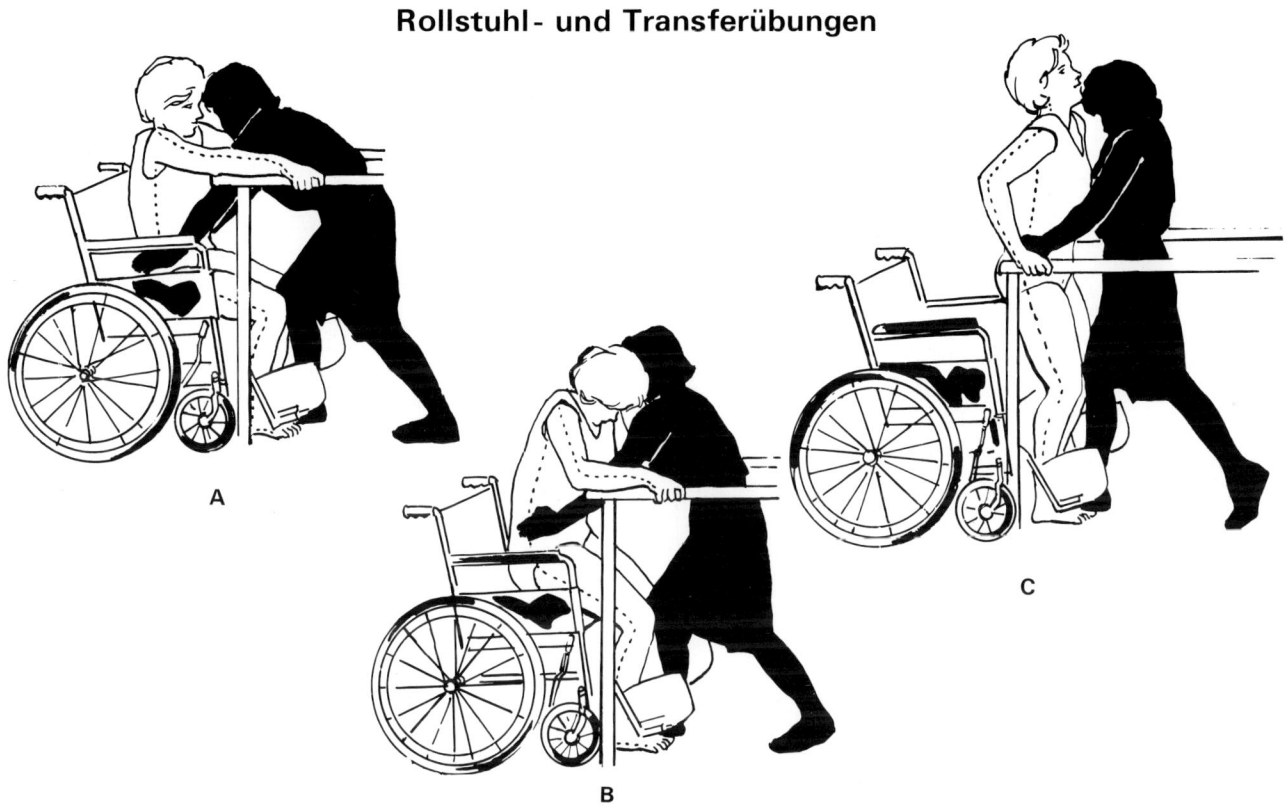

Abb. 1-197. Hochziehen zum Stand.

Bestandteile der Bewegungsmuster

Bewegung mit Widerstand: unterer Rumpf und untere Extremitäten, Extension.

Freie Bewegung: Kopf und Hals und oberer Rumpf passen sich in Flexion, dann in Extension an. Obere Extremitäten greifen nach dem Gehbarren und ziehen mit flektierenden Ellenbogen an den Holmen und strecken sich dann.

A. Ausgangsstellung

Kommandos: «Ziehe an den Holmen, ziehe Dich zu mir hoch!»

Vorschläge für Techniken: Approximation, Widerstand.

B. Mittelstellung

Kommandos: «Hebe Deinen Kopf, schaue hier hinauf, und drücke Dich ab!»

Vorschläge für Techniken: Widerstand, wiederholte Kontraktionen, langsame Umkehr.

C. Annäherung an Verkürzte Stellung

Kommandos: «So halten! Jetzt hochdrücken!»

Vorschläge für Techniken: Approximation, rhythmische Stabilisation.

Antagonistisches Bewegungsmuster

Umkehr zum Sitzen.

Anmerkungen: Das Hochziehen zum Stand ist die einfachste Form des Hochkommens zum Stand. Der Therapeut drückt dabei sein rechtes Knie gegen das rechte Knie des Patienten (die weniger betroffene Seite des Patienten) zur Förderung der Stabilität.

Damit sich der Patient zum Stand hochdrückt, Hände liegen dabei auf der Stuhllehne, müssen Kopf, Hals und oberer Rumpf aus einer hyperflektierten Stellung mit Kopf am linken oder rechten Knie in Extension gebracht werden. Die Extension geht dann auf die gegenüberliegende Seite, links oder rechts, über. Es können manuelle Kontakte an Kopf und Becken auf den gegenüberliegenden Seiten gegeben werden. Patient kann auch eine Hand auf die Holme des Barrens legen und die andere auf die Stuhllehne. Manuelle Kontakte können an der Schulter gegeben werden, bei der die Hand auf der Stuhllehne liegt und an der entgegengesetzten Beckenseite.

Für folgende Musterkomponenten kann auch Widerstand gegeben werden: das Hinstellen der Füße bei gebeugten Knien, Vorwärtsrutschen auf dem Sitz durch Schaukeln von einer Seite auf die andere und das Greifen nach dem Barren.

Rollstuhl- und Transferübungen

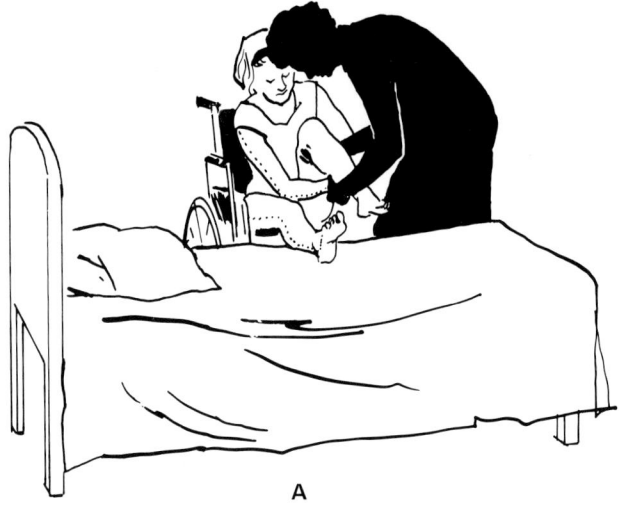

A

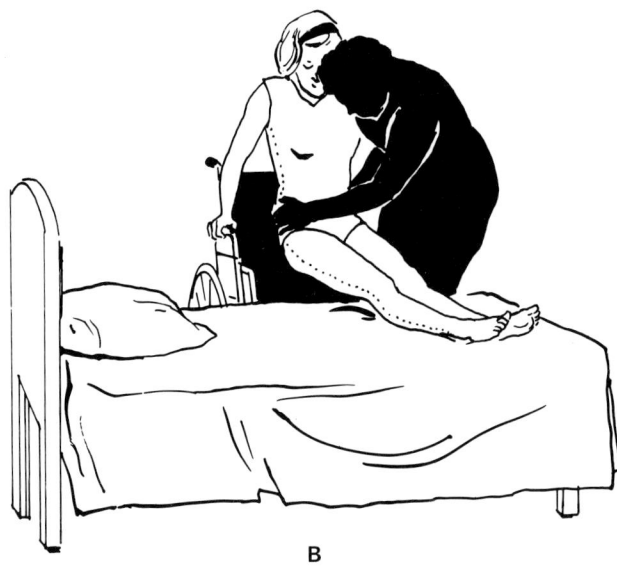

B

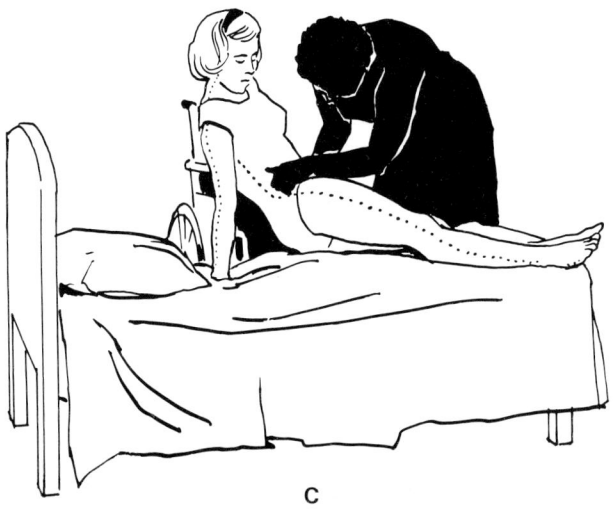

C

Abb. 1-198. Vom Stuhl ins Bett.

Bestandteile der Bewegungsmuster

Bewegung mit Widerstand: obere Extremitäten, Aufs-Bett-Legen der unteren Extremitäten. Unterer Rumpf, Elevation und Rotation nach links.
Freie Bewegung: Kopf und Hals passen sich mit Flexion, dann mit Flexion mit Rotation nach rechts an. Oberer Rumpf paßt sich mit Flexion, dann Rotation nach rechts an und entspannt in Extension und Rückenlage. Obere Extremitäten beugen zur Unterstützung der unteren Extremitäten, dann Stoßbewegung in Extension zur Elevation des unteren Rumpfes.

A. Ausgangsstellung

Kommandos: «Ziehe Dein Knie von mir weg zur Brust hin. Jetzt stoße es nach vorn in Richtung Bett.»
Vorschläge für Techniken: Widerstand.

B. Elevation des unteren Rumpfes

Kommandos: «Stoße Dich mit den Händen ab, und hebe Dich hoch!»
Vorschläge für Techniken: Approximation zur Einleitung, Widerstand, rhythmische Stabilisation, langsame Umkehr.

C. Rotation des unteren Rumpfes

Kommandos: «Lege die rechte Hand auf das Bett, und drehe die Hüften zu mir. Setze Deine Hand weiter nach rechts!»
Vorschläge für Techniken: Führung und Widerstand für Rotation des unteren Rumpfes.

Antagonistisches Bewegungsmuster

Hochkommen vom Bett zum Stuhl.

Anmerkung: In *A* greift der Therapeut die Hände und das linke Bein des Patienten und gibt so widerstand, wenn der Patient sich bemüht, das Bein anzuheben und aufs Bett zu legen. Zur gleichen Zeit kann sowohl die Bewegung geführt, Widerstand geleistet wie der Patient gesichert werden. In *B* und *C* führt der Therapeut den Patienten, gibt Widerstand und sichert ihn so, wie es erforderlich ist.
Vorbereitende Bodenübungen auf der Matte schließen sowohl das Zum-Sitzen-Kommen aus Rückenlage (Abb. 1-179) ein, wie Gleichgewichtsübungen im Sitzen (Abb. 1-180) und Schaukelbewegungen des unteren Rumpfes (Abb. 1-181).
Verwandte Übungen sind die Transferübungen vom Stuhl ins Bett, mit seitlicher Annäherung ohne Stuhllehne; die Transferübungen vom Stuhl auf die erhöhte Matte und vom Stuhl auf den Behandlungstisch, wobei mit Armlehnen seitlich herangefahren wird.

Rollstuhl- und Transferübungen

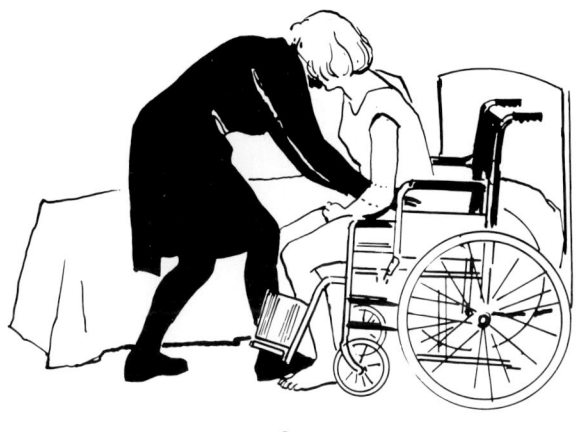

A

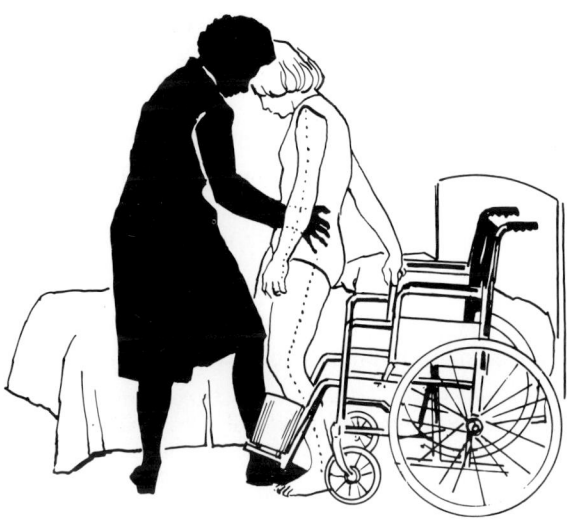

B

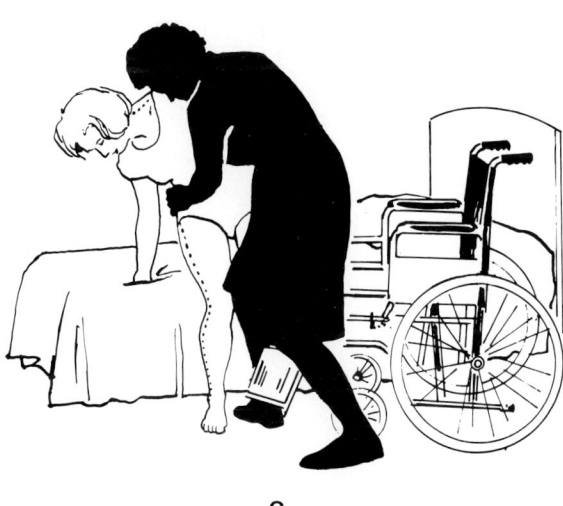

C

Bestandteile der Bewegungsmuster

Bewegung mit Widerstand: unterer Rumpf und untere Extremitäten, Extension mit Rotation nach links, dann Lösen der Anspannung durch Flexion nach links.
Freie Bewegung: Kopf, Hals und oberer Rumpf passen sich in Flexion mit Rotation nach rechts an. Rechte obere Extremität, Stoßbewegung in Extension. Linke obere Extremität ist nicht am Gesamtbewegungsmuster beteiligt.

A. Ausgangsstellung

Kommandos: «Lehne Dich zu mir, drücke Dich mit dem rechten Arm ab, und stehe auf! Mache die Knie gerade!»
Vorschläge für Techniken: Approximation und Widerstand.

B. Annäherung an Verkürzte Stellung, Stand

Kommandos: «So halten! Jetzt strecke die rechte Hand zum Bett aus!»
Vorschläge für Techniken: Approximation am Becken.

C. Annäherung an Verkürzte Stellung, Sitz

Kommandos: «Jetzt langsam hinsetzen!»
Vorschläge für Techniken: Führung und Widerstand für den unteren Rumpf.

Antagonistisches Bewegungsmuster

Hochkommen vom Sitzen zum Stand zum Stuhl (Rollstuhl steht am Fußende des Bettes).

Anmerkung: Patient gebraucht die Extremitäten der rechten Seite, um die Transferübung auszuführen. Therapeut drückt sein rechtes Knie gegen das rechte Knie des Patienten, um einen sicheren Stützpfeiler zu haben. Approximation und Rotation des unteren Rumpfes nach links fördert die Stabilität der linken unteren Extremität, *B*. Außerdem hat in *B* der Patient das Maximum an Extension erreicht, welche durch den rechten Arm, der sich auf die Stuhllehne stützt, begrenzt ist. Mit Hilfe von Approximation, Lösen der rechten Hand und Extension von Kopf und Hals kann der Patient zu einer vollen Extension kommen, bevor er sich dreht und sich auf dem Bett abstützt. Bei den Transferübungen vom Stuhl zum Bett, so auch in Abb. 1-198, und wie bei allen Gesamtbewegungsmustern führen Kopf und Hals die Bewegung an, so daß der Patient zum Ziel hinsieht.
Vorbereitende Übungen auf der Matte sind Gegenrotation des oberen Rumpfes nach rechts und des unteren Rumpfes nach links in Seitlage auf der rechten Seite, Gleichgewichtsübungen aus Seitlage (Abb. 1-157), im Sitzen (Abb. 1-180) und im Stand (Abb. 1-180, 1-186 und 1-187).

Abb. 1-199. Vom Stuhl zum Stand und zum Bett.

Rollstuhl- und Transferübungen

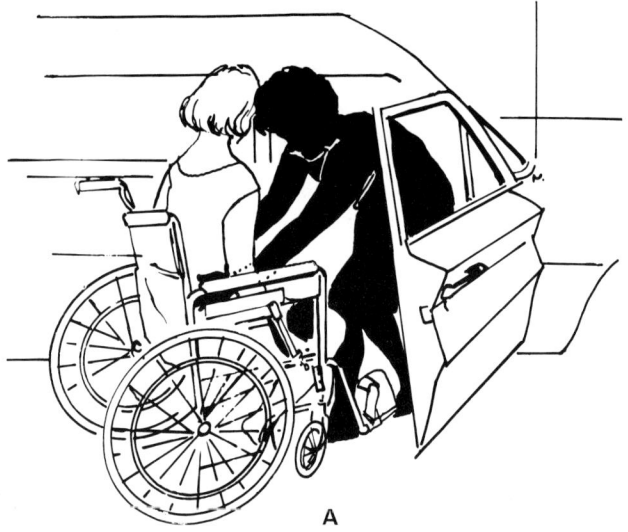

A

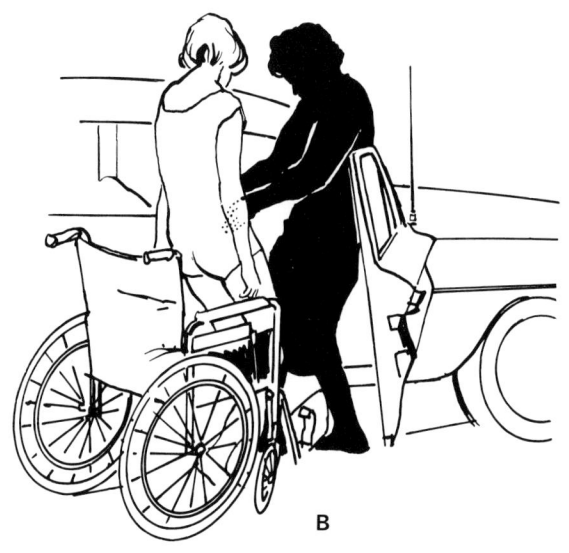

B

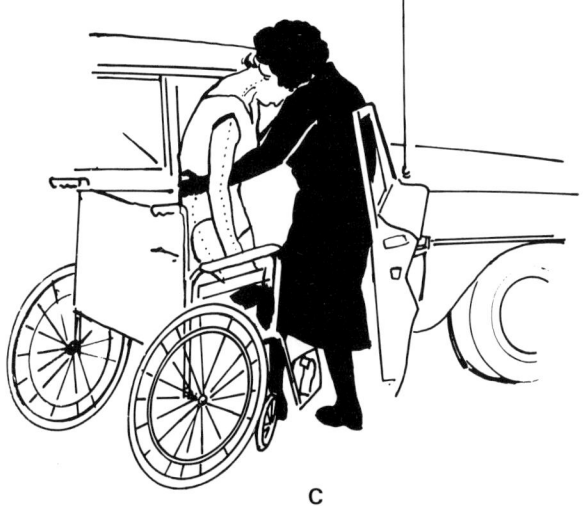

C

Abb. 1-200. Vom Stuhl zum Stand und ins Auto.

Bestandteile der Bewegungsmuster

Bewegung mit Widerstand: unterer Rumpf und untere Extremitäten, Extension mit Rotation nach rechts, dann Lösen der Anspannung durch Flexion nach rechts.
Freie Bewegung: Kopf und Hals und oberer Rumpf passen sich in Flexion mit Rotation nach links an. Linke obere Extremität, Stoßbewegung in Extension. Rechte obere Extremität ist nicht am Gesamtbewegungsmuster beteiligt.

A. Ausgangsstellung

Kommandos: «Lehne Dich nach vorn, drücke Dich mit dem linken Arm ab, und stehe auf!»
Vorschläge für Techniken: Approximation und Widerstand.

B. Annäherung an Verkürzte Stellung, Stand

Kommandos: «So halten! Mache die Knie gerade!»
Vorschläge für Techniken: Approximation.

C. Annäherung an Mittelstellung, Sitz

Kommandos: «Strecke die linke Hand nach dem Sitz aus, und setze Dich langsam hin.»
Vorschläge für Techniken: Führung und Widerstand für unteren Rumpf.

Antagonistisches Bewegungsmuster

Hochkommen vom Sitz zum Stand und in den Stuhl.

Anmerkung: Patient gebraucht die Extremitäten der linken Seite, um die Transferübung auszuführen. Therapeut drückt mit seinem linken Knie gegen das linke Knie des Patienten zur Stabilität des linken Beins, welches hauptverantwortlich für die Kontrolle des unteren Rumpfes ist.
Vorbereitende Übungen auf der Matte sind dieselben wie in Abb. 1-199 vermerkt, mit entsprechenden Änderungen für Gebrauch und Betonung der rechten Körperseite.

Übungen zur Selbsthilfe

Unter Übungen zur Selbsthilfe versteht man üblicherweise die persönliche Pflege, wie auf die Toilette gehen, sich waschen, baden und anziehen und selber essen. Beim gesunden Kind entwickeln sich diese Fähigkeiten durch Training. Beim gesunden Erwachsenen können Baden und Anziehen die vielseitigsten Übungen seines täglichen Lebens bedeuten. Das behinderte Kind muß die Fähigkeiten zur Selbsthilfe entwickeln. Der behinderte Erwachsene muß diese Fähigkeiten wiedererlernen. Da es sich um die persönlichsten Dinge des Patienten handelt, sind die Selbsthilfeübungen von größter Wichtigkeit für die Motivation und die Stimmung des Patienten. In der Gesamtbehandlung des Patienten werden Übungen, die auf die Selbsthilfe ausgerichtet sind, besonders betont.

Das Training für die Selbstpflege beginnt bereits, wenn der Patient versucht, auf der Matte zu rollen. Die speziellen Bewegungsmuster, wie sie zum Beispiel zum Essen benötigt werden, können ihren Ursprung im Rollen vom Rücken auf den Bauch und zurück haben. Weil der Mensch zu unzähligen Bewegungskombinationen befähigt ist, bedeutet jeder Stellungswechsel eine andere Anforderung für den neuromuskulären Mechanismus. Um eine Selbsthilfeübung voll zu entwickeln, um damit zu einer angemessenen Durchführung zu kommen, kann es nötig sein, ähnliche Musterkomponenten in unterschiedlichen Stellungen zu üben.

Ist durch die Mattenarbeit und spezielle Fazilitation eine gute funktionelle Grundlage entwickelt, kann es zu einem Übergang von großen zu feinen Bewegungen kommen. Hat zum Beispiel ein Patient die Sitzbalance erlangt und kann seine Arme bewegen, ohne das Gleichgewicht zu verlieren, kann er fraglos leichter selber essen, als wenn er völlig abhängig wäre von einem Stuhl zur Unterstützung. Ist es einem Patienten möglich, ohne Schwierigkeiten zu rollen unter Zuhilfenahme der Extremitäten, wird er das Selberwaschen und -Anziehen im Bett schneller erlernen.

Der Übergang von großen zu feinen Bewegungen, so wie sie für das Essen, Rasieren, Frisieren und Zähneputzen nötig sind, kann durch Fazilitationstechniken unterstützt werden, die den funktionellen Bewegungen oder den Selbshilfeübungen hinzugefügt werden. Die linke Hand ist wichtiger als die rechte für das Ausfindigmachen von versteckten oder außerhalb des Blickfeldes liegenden Gegenständen. So kann ein Patient mit einer Schwäche der dominierenden rechten Hand, der sein Hemd oder seinen Mantel allein mit der linken Hand zuknöpfen soll, die Aufgabe leichter bewältigen, indem er wegschaut und die Hand so Knopfloch und Knopf finden läßt. Es ist empfehlenswert, Übungen in einer funktionellen Stellung auszuführen, um die Augen-Hand-Kontrolle zu schulen. Bei vorhandener Koordination kann sich der Patient weiteren Aufgaben zuwenden, und seine Bewegungen sind zielgerichtet.

Zusätzlich zum Selbsthilfetraining können noch Bewegungswiederholungen und ein Widerstand gegeben werden, der so dosiert ist, daß die isotonische Kontraktion verwandter Muskelgruppen im gewünschten Bewegungsabschnitt gefördert wird. Die Verfeinerung der Haltungskontrolle bei schwierigen Bewegungen kann durch Üben isometrischer Kontraktionen innerhalb eines bestimmten Bewegungsweges gefördert werden. Funktionelle Übungen erfordern eine Umkehr der Bewegungen, was durch die Technik der antagonistischen Bewegungsumkehr geübt werden kann und das Erlernen beschleunigt. Andere Techniken, einschließlich der Entspannung, können nach Bedarf eingesetzt werden.

Abbildungen

Abb. 1-201, Transferübung vom Stuhl auf die Toilette und Abb. 1-202, Anziehen im Bett, sind zwei Beispiele für Übungen zur Selbsthilfe.
Die einzelnen Bestandteile funktioneller Übungen können genauer wiedererkannt werden, führt man sich verschiedene Kombinationen von Ellenbogenbewegungen und Richtungsumkehr der Gesamtbewegungsmuster und Musterkomponenten vor Augen.

Drehen, Waschen, Anziehen	Rollen (Abb. 1-151 bis 1-161)
Ordnen der Kleidung an den Hüften	Übungen des unteren Rumpfes (Abb. 1-162 und 1-163)
Gebrauch der Bettpfanne	Hochheben des Beckens (Abb. 1-163)
Sich nach oben und unten bewegen	Krabbeln (Abb. 1-164 und 1-165)
Zu den Füßen reichen	Sitzen (Abb. 1-178 bis 1-180)

Die Selbsthilfe ist ein Behandlungsziel. Können Übungen in einer koordinierten Weise durchgeführt werden, kann das Training in einer funktionellen Stellung durch Widerstände und andere Fazilitationstechniken beschleunigt werden. Bestehen jedoch Gleichgewichts- oder Koordinationsstörungen oder muß das Tempo der Bewegung verändert werden, dann sind das Faktoren, die sich ungünstig auf das Selbsthilfetraining auswirken. Bizarre Bewegungen und unzureichende Versuche, etwas durchzuführen, sind ein Zeichen dafür, daß der Patient aufgefordert wurde, etwas zu tun, was jenseits seiner Fähigkeiten lag; primitivere Bewegungsmuster und spezifische Fazilitationsmuster müssen gründlicher geübt werden. Wird dieses beachtet, kann es letzten Endes zu einer Verbesserung der Durchführung der Selbsthilfeübungen kommen.

Das Kleinkind kann seine Schuhe nicht zuschnüren; es entwickelt diese Fähigkeit durch das Üben verschiedener Tätigkeiten, die weniger Geschicklichkeit verlangen.

Selbsthilfeübung

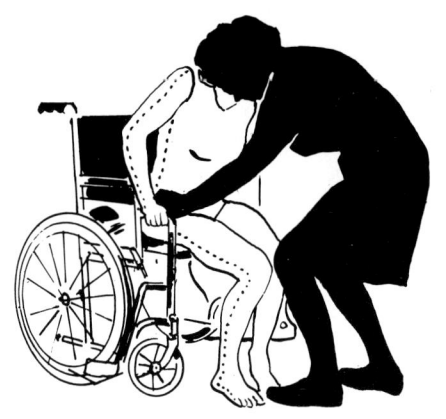

A

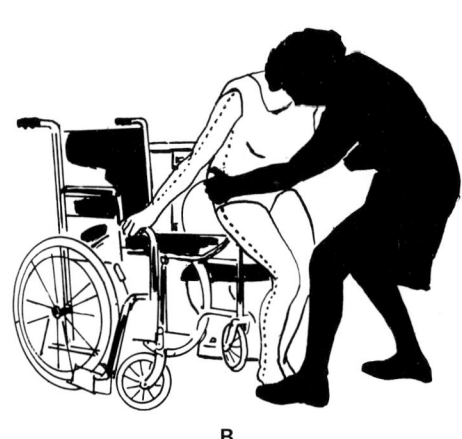

B

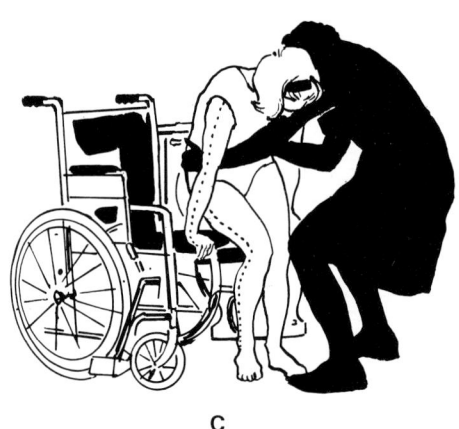

C

Abb. 1-201. Vom Stuhl auf die Toilette.

Bestandteile der Bewegungsmuster

Bewegung mit Widerstand: unterer Rumpf, Elevation.
Freie Bewegung: Kopf, Hals und oberer Rumpf passen sich mit Flexion nach links an. Obere Extremitäten, Stoßbewegung nach unten, sie unterstützen und ändern abwechselnd die Stellung, um eine Fortbewegung nach links zu erreichen, dann Lösen der Anspannung durch Flexion der Ellenbogen. Die unteren Extremitäten sind nicht am Gesamtbewegungsmuster beteiligt.

A. Ausgangsstellung: Seitenlehne des Stuhles entfernt

Kommandos: «Strecke Deine linke Hand nach dem Toilettensitz aus; jetzt drücke Dich mit den Händen ab, und hebe Dich hoch.»
Vorschläge für Techniken: Führung und Widerstand für unteren Rumpf.

B. Mittelstellung

Kommandos: «Halten! Jetzt lege die rechte Hand auf den Stuhlsitz.»
Vorschläge für Techniken: Führung und Widerstand, rhythmische Stabilisation.

C. Annäherung an Verkürzte Stellung

Kommandos: «Schwinge die Hüften nach links, und setze Dich langsam nieder.»
Vorschläge für Techniken: Führung und Widerstand am Becken.

Antagonistisches Bewegungsmuster

Von der Toilette auf den Stuhl.

Anmerkung: Folgende Musterkomponenten können mit dem Patienten im Stuhl geübt werden: Anheben des unteren Rumpfes, Seitwärtsschaukeln des angehobenen Beckens, zur Toilette greifen. Sind die Handgriffe günstig angebracht, sollten diese mit in die Übungen einbezogen werden.
In ähnlicher Weise einschließlich dem Gebrauch der Handgriffe sollten die Transferübungen geübt werden, vom Stuhl auf die Ecke der Badewanne zu kommen oder auf einen Sitz unter der Dusche. Wird eine Bank in der Badewanne benötigt, können die hierfür nötigen Übungen auf der Matte vortrainiert werden.
So wie in Abb. 1-199 der Wechsel vom Stuhl zum Bett gezeigt wird, kann der Patient auch für die Toilette trainiert werden. Für die Transferübung von der Toilette zum Stuhl muß die Stellung des Stuhles und des Therapeuten entsprechend angepaßt werden.

Selbsthilfeübung

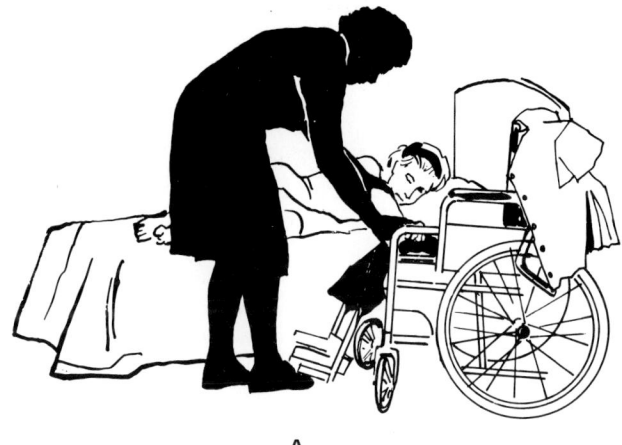

A

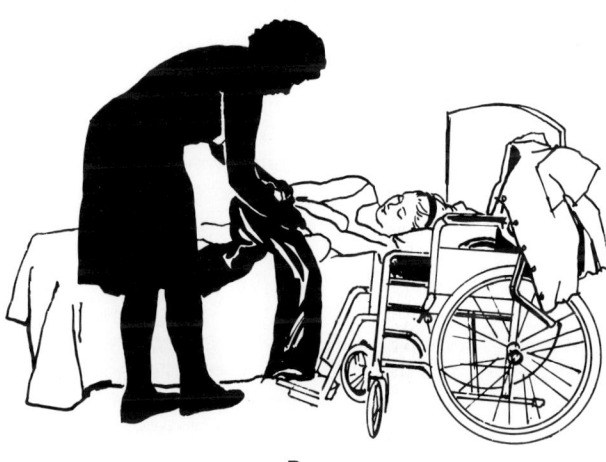

B

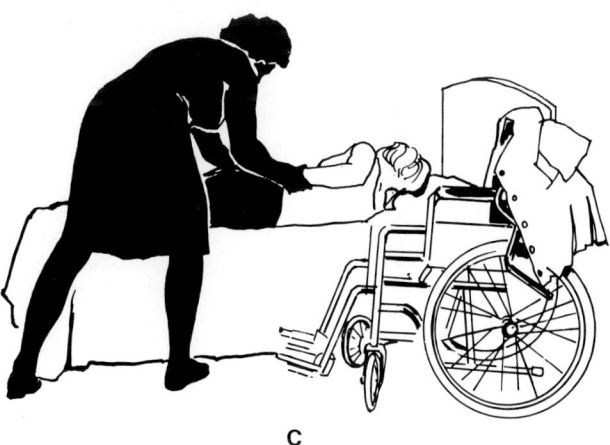

C

Abb. 1-202. Anziehen im Bett, Unterkörper.

Bestandteile der Bewegungsmuster

Bewegung mit Widerstand: Greifen nach der Hose auf dem Rollstuhl. Asymmetrische Extension der oberen Extremitäten zur rechten unteren Extremität hin; linke Hand ergreift Fußgelenk, die rechte greift nach der Hose. Hochziehen der Hose bis zur Taille.

Freie Bewegung: Rollen nach links mit asymmetrischer Flexion der unteren Extremitäten. Flexion von Kopf, Hals und oberem Rumpf nach rechts. Extension der rechten unteren Extremität beim Anziehen des einen Hosenbeins. Rollen nach rechts mit Rotation des Kopfes und Halses.

A. Zum Stuhl greifen

Kommandos: «Greife nach Deinen Hosen, nimm sie, und ziehe sie zu Dir heran.»
Vorschläge für Techniken: Widerstand, langsame Umkehr.

B. Anziehen der Hose – rechte untere Extremität

Kommandos: «Greife um das rechte Fußgelenk mit Deiner linken Hand und mit der rechten die Hose. Ziehe Deinen rechten Fuß etwas mehr zu Dir heran. Laß mich nicht Deine rechte Hand von Deinen Hosen wegziehen. Jetzt drücke mit der linken Hand das rechte Bein hinunter, und ziehe mit der rechten die Hosen hoch.»
Vorschläge für Techniken: Widerstand während der verschiedenen Phasen.

C. Hochziehen der Hose bis zur Taille

Kommandos: «Ziehe sie mit der linken Hand hoch. Jetzt rolle zu mir her, und ziehe sie nun mit der rechten Hand hoch.»
Vorschläge für Techniken: Widerstand während der verschiedenen Phasen.

Antagonistisches Bewegungsmuster

Ausziehen des Unterkörpers.

Anmerkung: Folgende Bewegungsmuster müssen geübt werden: asymmetrische Flexion der unteren Extremitäten mit Rollen nach links, Stoßbewegung der rechten oberen Extremität aus Schulterextension mit Ellenbogenflexion, *A;* Hackbewegung (Chopping) nach rechts mit Ellenbogenextension, *B;* Rollen nach rechts und nach links und, wenn möglich, Übungen des unteren Rumpfes, Anheben des Beckens und Rotation des unteren Rumpfes, Abb. 1-162 und 1-163.
Sowohl das Schließen des Reißverschlusses wie das Zuknöpfen kann gegen Widerstand durchgeführt werden. Auch das An- und Ausziehen von Schuhen, Strümpfen und Stützapparaten kann gegen Widerstand geübt werden. Das Ankleiden des Oberkörpers wird im Sitzen auf dem Bett oder im Stuhl durchgeführt.

Ergänzende Übungen

Während des Entwicklungsprozesses und des Erlernens motorischer Fähigkeiten gebraucht das Kind diejenigen Gesamtbewegungsmuster und Musterkomponenten, die es beherrscht. Es kann versuchen und versagen, aber es wiederholt seine Bemühungen, bis es Erfolg hat. Beherrscht es eine Fähigkeit, ist sie ein Teil von ihm. Es kann sie automatisch oder willkürlich einsetzen, je nach Gelegenheit. Das behinderte Kind bzw. der Erwachsene muß die Möglichkeit haben, diejenigen Übungen, die er lernt, wie die, die er gemeistert hat, weiterhin zu praktizieren. Auf diese Weise verbessert er seinen eigenen Fortschritt.

Beaufsichtigte Gruppenarbeit unterstützt die Möglichkeit, motorische Fähigkeiten fortwährend zu üben, um diejenigen Bewegungsmuster, die erlernt wurden, zu festigen und um Kraft, Ausdauer und Stabilität in der Haltung zu entwickeln. Individuelle Patienten haben individuelle Bedürfnisse. Die Übungen, die sie in der Gruppe durchführen, sind so ausgewählt, daß sie ihren Bedürfnissen entsprechen und gesetzte Ziele erreicht werden können. Bei mehreren Patienten können gleiche Übungen nötig sein, so daß sie zusammenarbeiten können und miteinander wetteifern. Die Richtlinie der Gruppenarbeit ist mehr die Beaufsichtigung individueller Übungsprogramme als selektive Übungen für die ganze Gruppe. Die Patienten arbeiten in unterschiedlichem Tempo.

Gruppenarbeit auf der Matte kann freie Übungen und Übungen gegen einen mechanischen Widerstand mit einschließen. Freie Übungen basieren auf den entwicklungsbedingten Übungen. Wenn möglich, werden Hanteln, Medizinball, Wasserball und Gewichte zum Ziehen (Pulleys ≙ Seilzugapparate) miteingesetzt zur Steigerung der Anforderungen und um das Gleichgewicht oder die Stabilität der Haltung zu festigen (46). Die Übungen des Patienten sind auf diejenigen beschränkt, die er in richtiger Weise und bei normalem zeitlichen Aufwand ausführen kann; sie sind beschränkt auf koordinierte Bewegungen oder diejenigen Bewegungen, die seine Koordination fördern. Der Aufsichthabende ist ein Lehrer, ein Anweiser und manchmal ein Schiedsrichter. Patienten sind Menschen. Sie spielen zusammen, sie konkurrieren, sie gewinnen, sie verlieren, sie fordern sich heraus, sie helfen einander (22). Sie lernen, wieder Mitglieder einer Gruppe zu sein und egoistische Einstellungen zu überwinden. Der kluge Aufsichtführende hält die Patienten an, anderen zu helfen. Der erwachsene Hemiplegiker kann, während er Gleichgewichtsübungen im Vierfüßlerstand durchführt, mit einem hirngeschädigten Kind sprechen und es anregen. Ein aktives Kind konkurriert mit Erwachsenen und fordert sie heraus. Sie können zusammen spielen und können lernen, sich gegenseitig in sinnvollen Bewegungen Widerstand zu geben. Eine solche Gruppe ist eine Übungsgemeinschaft.

Anwendung von Wand-Pulleys (Zugapparat)

Wand-Pulleys und Gewichte gehören zu den am vielseitigsten verwendbaren Turngeräten, da mit ihnen Bewegungen in diagonaler, vertikaler und horizontaler Richtung ausgeführt werden können. Die horizontale Richtung entspricht einer Bewegung in anatomischen Ebenen, während die diagonale Richtung für eine Bewegung in kombinierten Ebenen steht.

Die Verwendung von Wand-Pulleys fordert die Aufmerksamkeit des Patienten und wirkt unbewußt als motivierender Faktor. Da mit Richtungsumkehr gearbeitet wird, erscheint die Bewegung rhythmisch und Bewegungswiederholungen werden gefördert. Letzteres fördert wiederum das motorische Lernen.

In Übereinstimmung mit den entwicklungsbedingten Grundlagen von PNF ist ein Pulley-Programm darauf ausgerichtet, erst die Bewegungen von Kopf, Hals und Rumpf zu kräftigen, bevor die Bewegungen der distalen Körperteile betont werden, wie Öffnen und Schließen der Hand. Die Hand muß normalerweise eine Hantel greifen, während am Handgelenk eine Pulley-Schlaufe befestigt ist, die jedoch ein Öffnen und Schließen der Hände zuläßt. Dieser Teil ist besonders wichtig, da die meisten Patienten unbedingt Rumpf- und Schultermuskeln und den Beckengürtel kräftigen müssen. Zu diesem Zweck fördert die diagonale Richtung eine Wechselwirkung der beiden Körperseiten, wobei die Extremitäten über die Körpermitte geführt werden.

Kabat hat festgelegt, daß *Widerstand gegen den Antagonisten* den Agonisten und damit die erwünschte Bewegung unterstützt. So kann glücklicherweise auch *den mit der Schwerkraft gehenden Bewegungen Widerstand geleistet werden* und als Ergebnis wird der Agonist unterstützt. Werden die Bewegungsmuster des oberen Rumpfes im Sitzen durchgeführt, erhält die mit der Schwerkraft arbeitende Flexion Widerstand durch die Pulley-Gewichte. Nach einer Richtungsumkehr wird *die gegen die Schwerkraft arbeitende Extension* durch die Pulley-Gewichte *unterstützt*. Diese Kombination von Faktoren fördert eine ausgewogene Wechselwirkung zwischen den antagonistischen Bewegungen.

Die Bewegungsmuster des oberen Rumpfes werden durch die Kopf- und Halsmuster aktiviert und durch bilateral-asymmetrische Bewegungsmuster der oberen Extremitäten, die zu Hack- und Hebebewegungen (Chopping und Lifting) kombiniert sind, verstärkt. Die eine Hand greift nach der Handschlaufe des Pulleys, die andere umschließt das Handgelenk der anderen Hand. Diese Bewegungen überqueren die Mittellinie des Körpers zur Verstärkung durch die stärkere Seite mit Hilfe verwandter Bewegungsmuster von Kopf und Hals, Rumpf und der oberen Extremitäten.

Nach Kimura wird ein Berühren des Körpers oder eigener Körperkontakt bilateral im Gehirn wiedergespiegelt (30). Diese eher einfache Funktion kann beim Training mit dem Patienten angewendet werden. Die

Hackbewegung und ihre Umkehr können mit Berührung der Extremitäten geübt werden, um den oberen Rumpf und die Schultern zu stärken. Eigener Körperkontakt kann auch bei Übungen des unteren Rumpfes geschult werden, wobei die unteren Extremitäten einander medial berühren.

Pulley-Übungen für die obere Körperhälfte, den oberen Rumpf und die oberen Extremitäten, können durchgeführt werden, während der Patient in einem Holzstuhl mit Armlehnen, in einem Rollstuhl oder auf einer Matte sitzt. Übungen für die untere Körperhälfte, den unteren Rumpf und die unteren Extremitäten, werden im Sitzen oder Liegen auf dem Behandlungstisch oder auf der Matte oder im Sitzen auf einer Bank durchgeführt.

Der Stuhl und der Tisch stehen *diagonal*, wenn *asymmetrische Bewegungen* der Extremitäten benutzt werden. Während der *reziproken und symmetrischen Bewegungskombinationen* ist die Stellung von Stuhl und Tisch *symmetrisch*. Auf der Matte hängt die Stellung des Patienten von den Gesamtbewegungsmustern ab, die durchgeführt werden.

Abbildungen (Abb. 1-203 bis 1-210)

Eine begrenzte Anzahl und Auswahl von diagonalen Bewegungsmustern zeigen die Anwendung des Wand-Pulleys in zwei Ebenen: hohe Ebene (HE) und Fußebene (FE). Diese Auswahl soll nicht als Behandlungsprogramm dienen, obwohl die gegebenen Beispiele oft vielen Patienten helfen. Jede Bewegungsfolge besteht aus erstem (1. W), zweitem (2. W) und drittem (3. W) Drittel des Bewegungswegs, bzw. Verlängerter Stellung, Mittelstellung und Verkürzter Stellung.

In allen Bewegungsfolgen erlauben die Schlaufen an Hand- und Fußgelenk einen angemessenen Bewegungsspielraum für die Hand- und Fußbewegungen. So sind die Fazilitationsmuster vollständig. Der Gebrauch von Wand-Pulley-Hanteln kann das Zupacken kräftigen und stärkere Reaktion in den mehr proximalen Muskeln hervorrufen.

Während die Anwendung des Pulleys eine Umkehr der Antagonisten und der diagonalen Richtung fordert, ist das Ziel ein ausgewogener Antagonismus. Um diese Ausgewogenheit zu erreichen, muß eine Ebene des

Pulleys (HE oder FE) und die Schwere der Gewichte festgesetzt werden, die die Schwäche des Patienten berücksichtigen und darauf ausgerichtet sind, daß der Patient die Last kontrollieren und eine sanfte Richtungsumkehr durchführen kann. So erfordert beispielsweise in Abb. 1-203 (FE) die Extension des oberen Rumpfes mit Hebebewegungen nach links eine verkürzende konzentrisch-isotonische Kontraktion der Extensoren. In der Umkehr wird eine verlängernde exzentrisch-isotonische Kontraktion der Extensoren zur kontrollierten Bewegung verlangt. Die vorderen Rumpfflexoren verlängern und verkürzen sich wie erforderlich. Die Fußboden-Ebene des Pulleys wird angewandt: konzentrische Kontraktionen heben die Last; exzentrische Kontraktionen bewegen die Last nach unten. Während isotonische Kontraktion eine Bewegung aus der verlängerten in die verkürzte Stellung hervorruft, wird eine statisch-isometrische Haltekontraktion zur Förderung der Stabilität wie in der Mittelstellung verwendet. Halten kann an ausgewählten Punkten während des Bewegungsablaufes verwendet werden.

In Abb. 1-205 (HE), erfordert die Flexion des oberen Rumpfes mit Umkehr der Hebebewegung nach rechts ein Verkürzen der Flexoren und Verlängern der Rumpfextensoren. Die Ebene über Kopfhöhe wird benutzt. Konzentrische Kontraktion der Rumpfflexoren heben die Last. Exzentrische Kontraktionen der Flexoren bewegen die Last nach unten bei Wiederholung der Hebebewegung nach rechts oben. Zur gleichen Zeit kann die konzentrische Kontraktion der Rumpfextensoren durch Hinunterbewegen der Last unterstützt werden.

Die Verwendung des Wand-Pulleys bietet ein großes Repertoire von Möglichkeiten, aus denen ein Behandlungsprogramm für den Patienten entwickelt werden kann. Wiederhole rückblickend Bewegungsmuster wie Aktive Bewegung und wähle passende Gesamtbewegungsmuster aus wie Abb. 1-159, 1-179 und 1-173; Bilaterale Kombinationen, Abb. 1-127 und 1-133 und Unilaterale Bewegungsmuster soweit nötig. Fazilitationstechniken, die in Betracht gezogen werden können, sind LU, LUH und WK. Bei der Arbeit mit zwei Pulleys sollte die WK-Technik verwendet werden; mit dem einen halten, mit dem anderen wiederholen. (Siehe Tabelle 1-3, Kürzel).

Ergänzende Übung: Wand-Pulleys

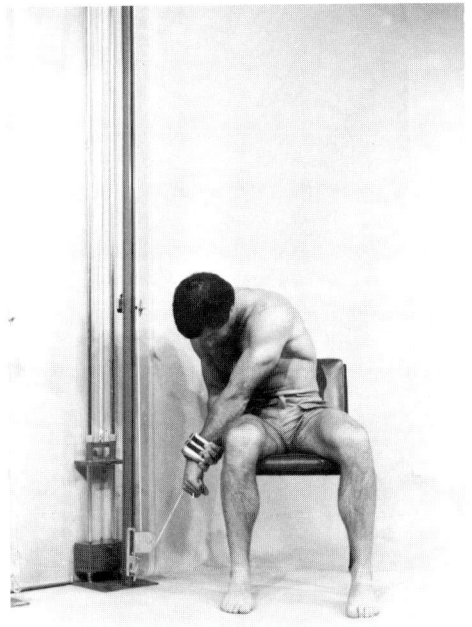

A

1. W

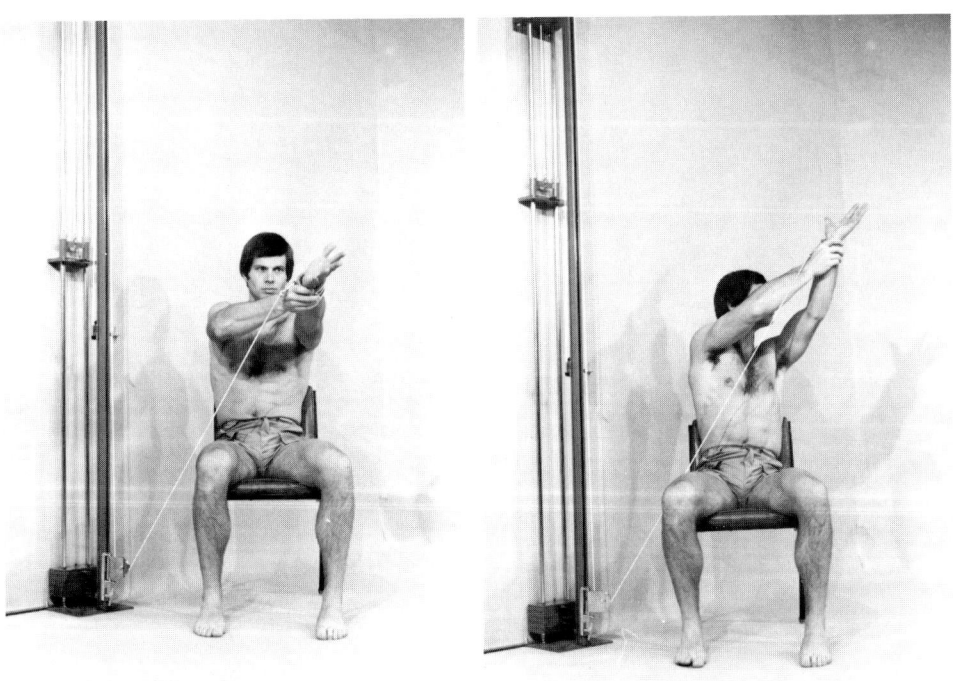

B

2. W

C

3. W

Abb. 1-203. Extension des oberen Rumpfes mit Hebebewegung (BA) nach links (FE).

A. Anheben der Last: Schwerkraft und Last geben Widerstand

B. Halten der Last

C. Umkehr, Hinunterbewegen der Last: Schwerkrakt unterstützt; exzentrische Kontrolle, Extensoren
Alternative Stellungen: Stand, Kniestand, Seitlage (Rollen)

Anmerkung: Übertrage die Richtung auf Extension mit Hebebewegung nach rechts, gefolgt von Bewegungsumkehr nach links.

288

Ergänzende Übung: Wand-Pulleys

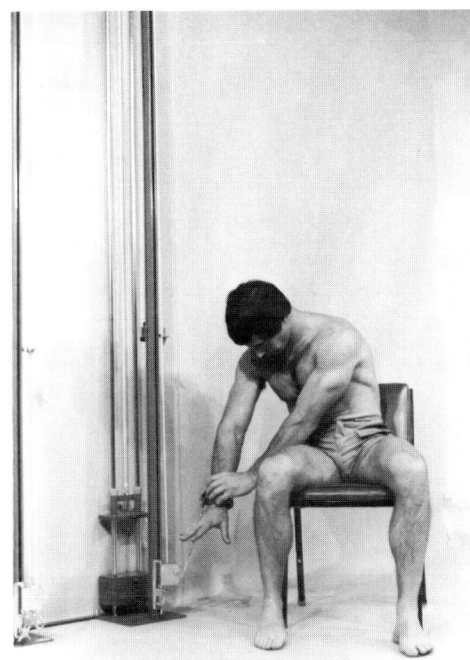

A

1. W

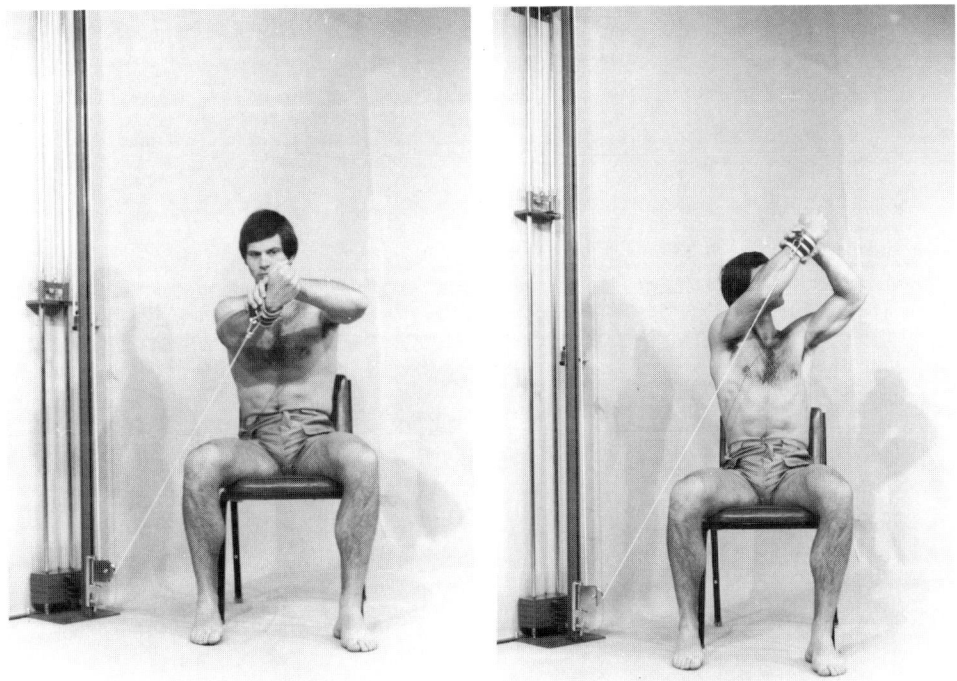

B

2. W

C

3. W

Abb. 1-204. Extension des oberen Rumpfes mit Umkehr der Hackbewegung (BA) nach rechts (FE)

A. Anheben der Last: Schwerkraft und Last geben Widerstand
B. Halten der Last
C. Umkehr, Hinunterbewegen der Last: Schwerkraft unterstützt; exzentrische Kontrolle, Extensoren
Alternative Stellungen: Stand, Kniestand, Seitlage (Rollen)

Anmerkung: Übertrage die Richtung für Extension mit Umkehr der Hackbewegung nach links.

Ergänzende Übung: Wand-Pulleys

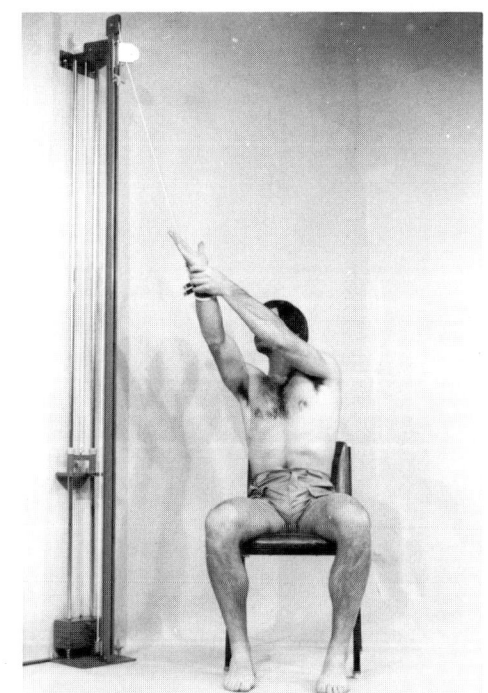

A
1. W

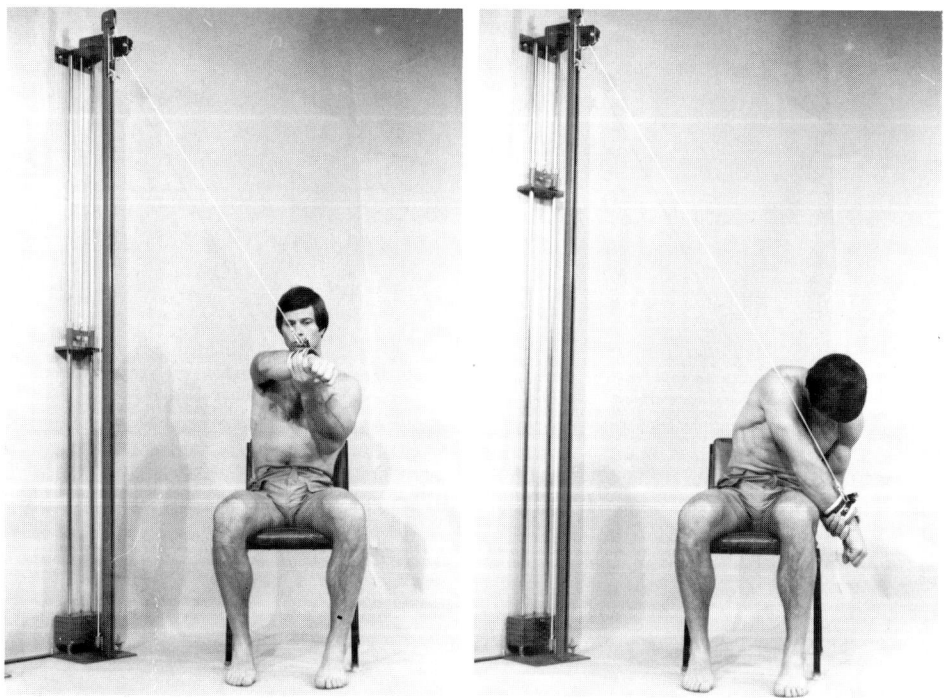

B
2. W

C
3. W

Abb. 1-205. Flexion des oberen Rumpfes mit Umkehr der Hebebewegung (BA) nach rechts (HE).

A. Anheben der Last: Schwerkraft unterstützt; Last gibt Widerstand

B. Halten der Last

C. Umkehr, Hinunterbewegen der Last: Schwerkraft gibt Widerstand; Last unterstützt; exzentrische Kontrolle, Flexoren

Alternative Stellungen: Stand, Kniestand, Seitlage (Rollen)

Anmerkung: Übertrage die Richtung für Flexion mit Umkehr der Hebebewegung nach links.

Ergänzende Übung: Wand-Pulleys

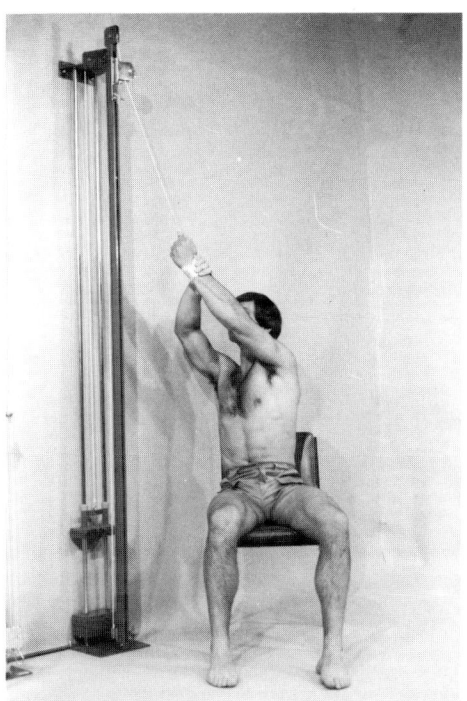

1. W

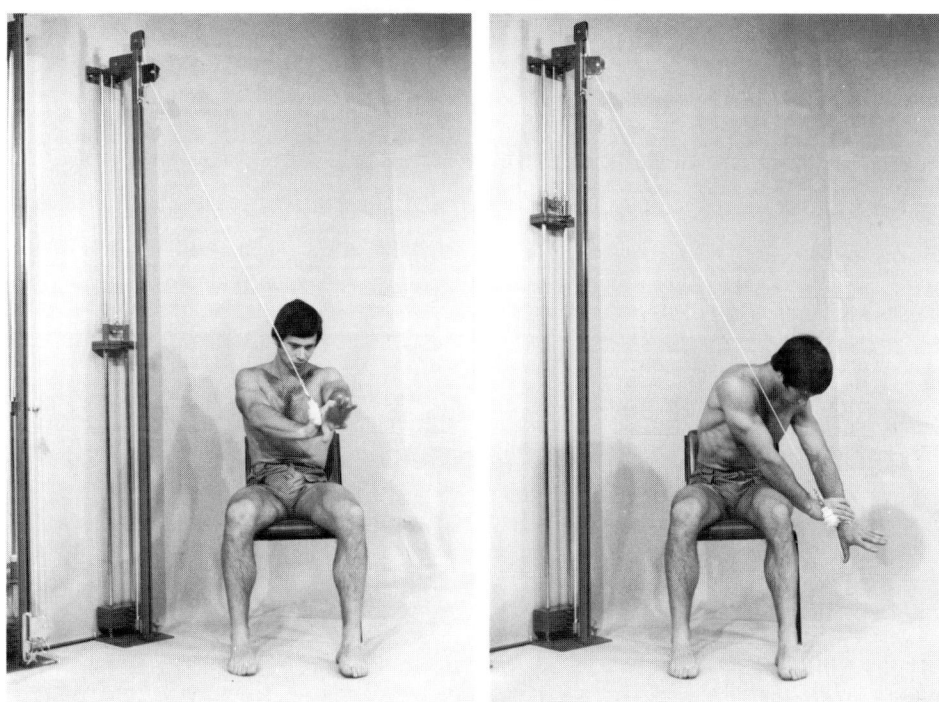

B

2. W

C

3. W

Abb: 1-206. Flexion des oberen Rumpfes mit Hackbewegung (BA) nach links (HE).

A. Anheben der Last: Schwerkraft unterstützt; Last gibt Widerstand

B. Halten der Last

C. Umkehr, Hinunterbewegen der Last: Schwerkraft gibt Widerstand; Last unterstützt; exzentrische Kontrolle, Flexoren

Alternative Stellungen: Stand, Kniestand, Seitlage (Rollen)

Anmerkung: Übertrage die Richtung für Flexion mit Hackbewegung nach rechts.

Ergänzende Übung: Wand-Pulleys

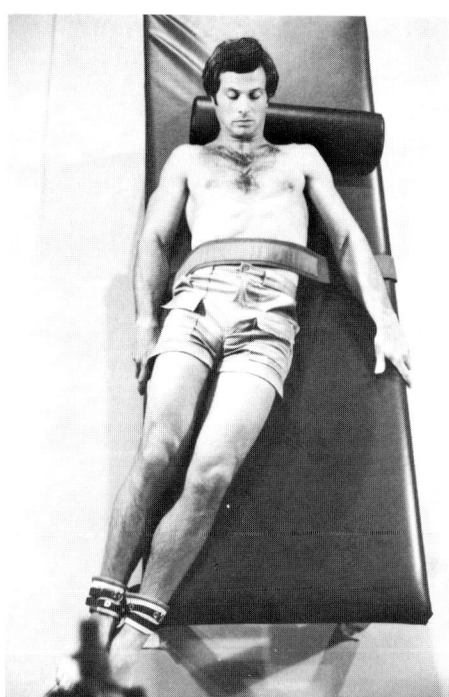

A
1.W

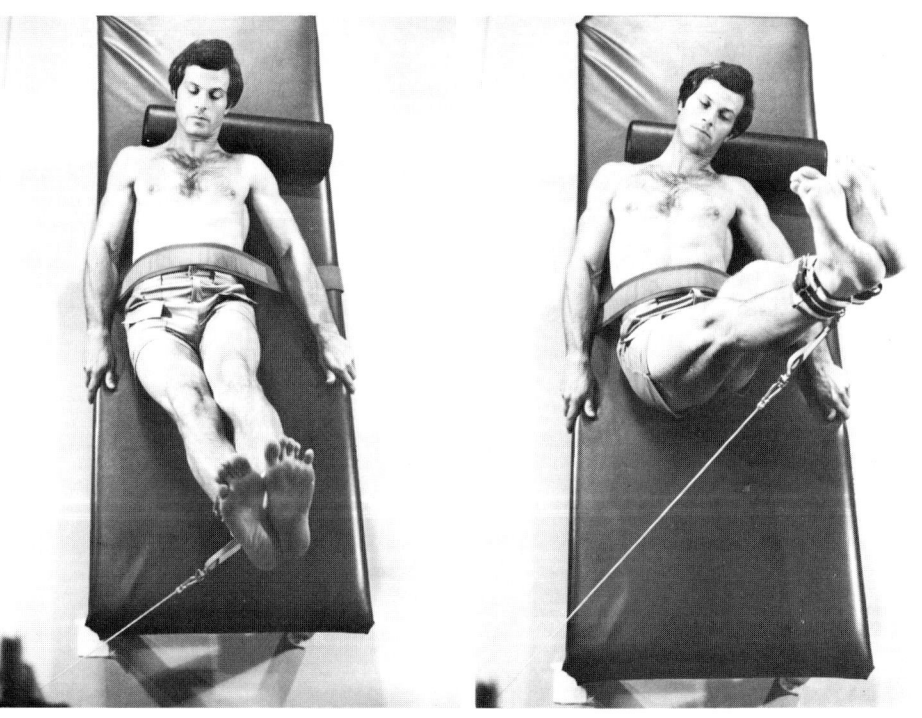

B
2.W

C
3.W

Abb. 1-207. Flexion des unteren Rumpfes mit Bewegung der unteren Extremitäten (BA) nach links (FE).

A. Anheben der Last: Schwerkraft und Last geben Widerstand

B. Halten der Last

C. Umkehr, Hinunterbewegen der Last; Schwerkraft unterstützt; exzentrische Kontrolle, Flexoren

Alternative Stellungen: Bauchlage, unterer Rumpf über Tischrand; Schwerkraft unterstützt; Last gibt Widerstand (HE)

Anmerkung: Übertrage die Richtung auf Flexion nach rechts, gefolgt von Umkehr nach links.

Ergänzende Übung: Wand-Pulleys

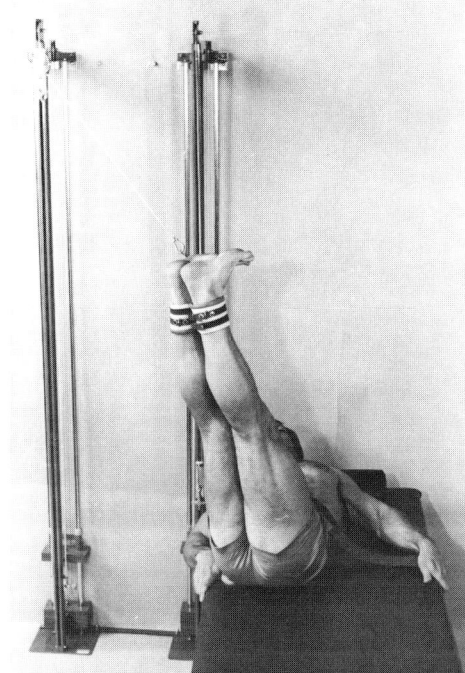

A
1. W

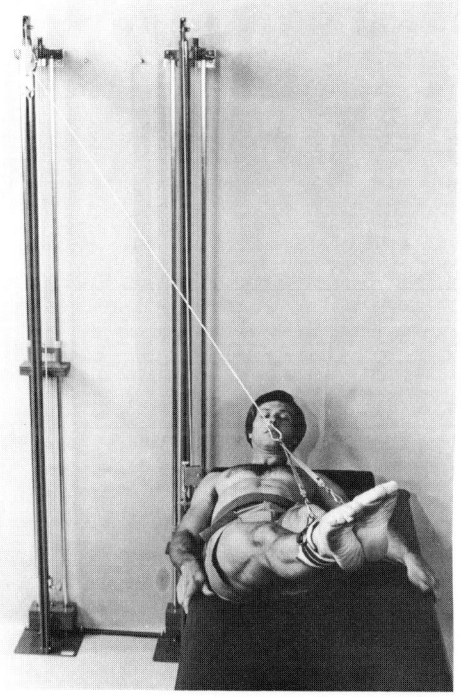

B
2. W

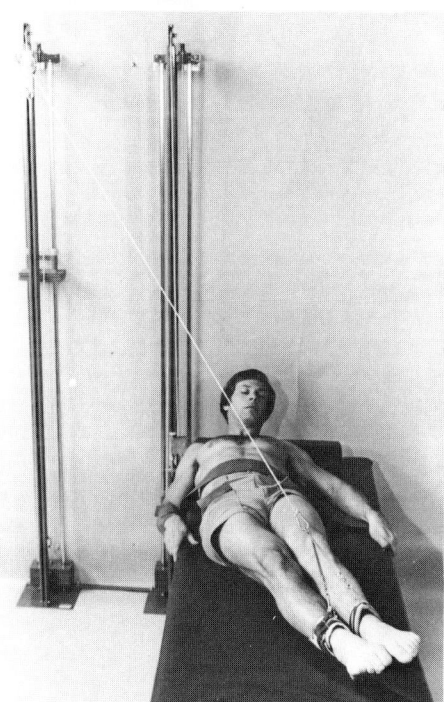

C
3. W

Abb. 1-208. Extension des unteren Rumpfes mit Bewegung der unteren Extremitäten (BA) nach links (HE).

A. Anheben der Last: Schwerkraft unterstützt; Last gibt Widerstand

B. Halten der Last

C. Umkehr, Hinunterbewegen der Last: Schwerkraft gibt Widerstand; exzentrische Kontrolle, Extensoren

Alternative Stellungen: Bauchlage, unterer Rumpf über Tischrand; Schwerkraft gibt Widerstand; Last unterstützt

Anmerkung: Übertrage die Richtung auf Extension nach rechts, gefolgt von Umkehr nach links.

Ergänzende Übung: Wand-Pulleys

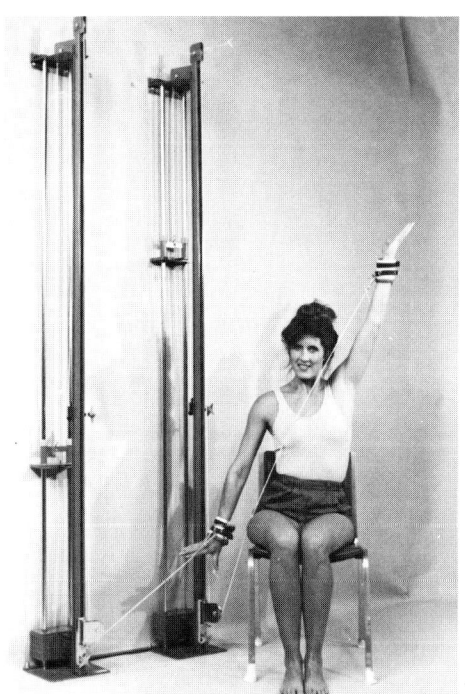

A
1.W

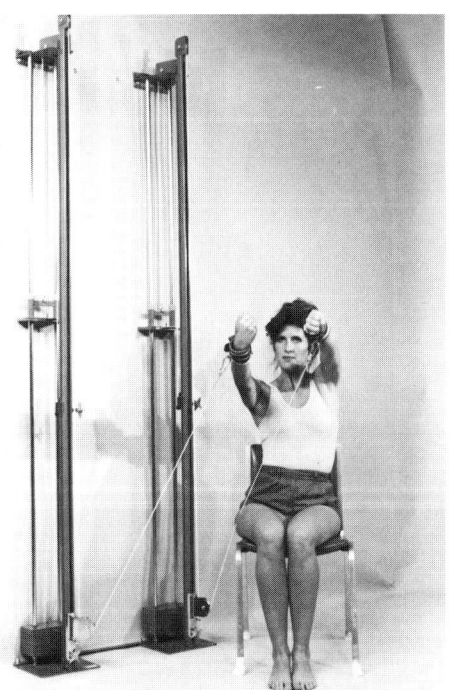

B
2.W

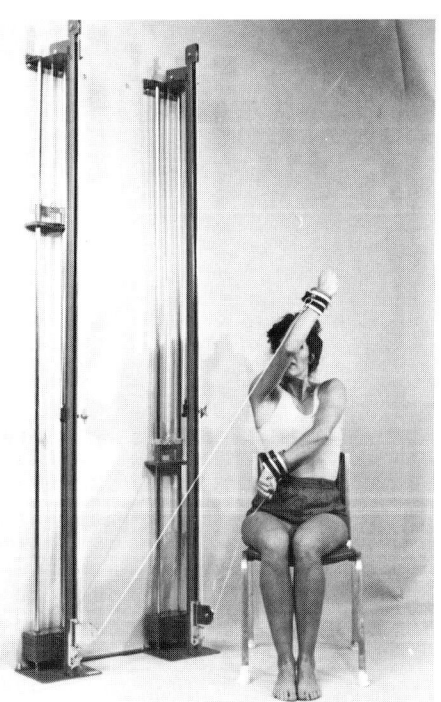

C
3.W

Abb. 1-209. Obere Extremitäten, bilateral-reziprok (BR, KD) (FE).

A. Anheben der Last: re, D1, Schwerkraft gibt Widerstand; Last gibt Widerstand. Hinunterbewegen der Last: li, D2, Schwerkraft unterstützt; exzentrische Kontrolle, Extensoren
B. Halten der Last
C. *Umkehr:* Hinunterbewegen der Last, re; Anheben der Last, li
Alternative Stellungen: Stand, Kniestand

Anmerkung: Übertrage die Diagonalen: li, D1; re, D2.

Ergänzende Übung: Wand-Pulleys

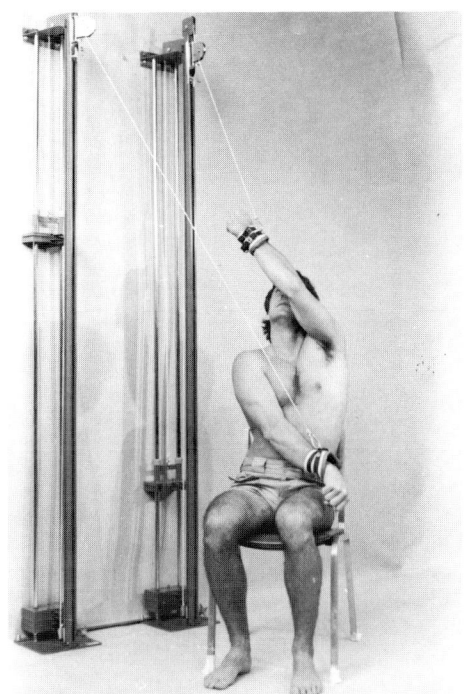

A

1. W

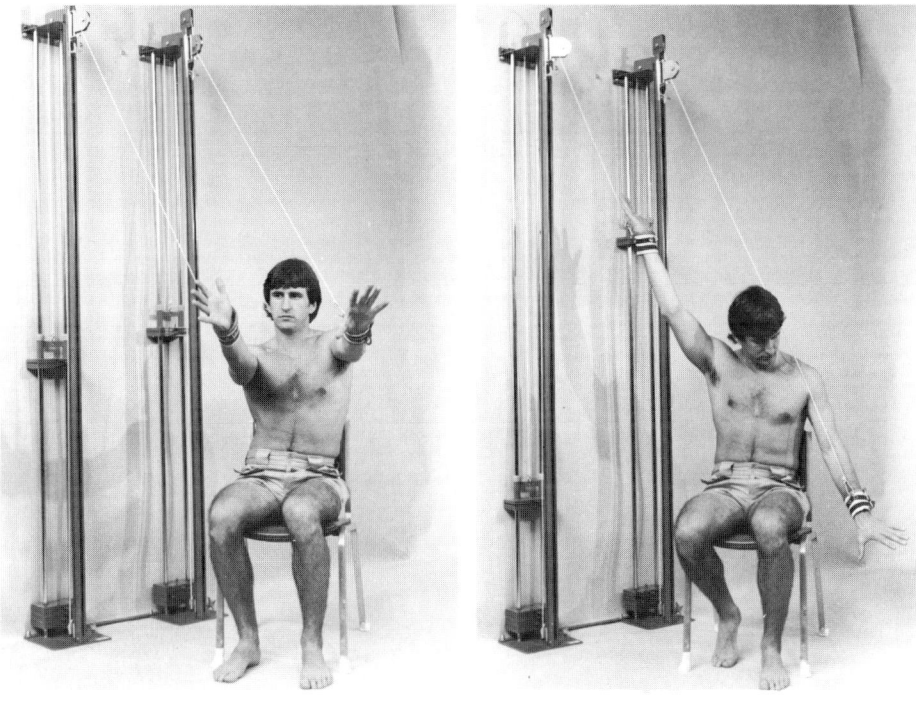

B

2. W

C

3. W

Abb. 1-210. Obere Extremitäten, bilateral-reziprok (BR, KD) (HE).

A. Anheben der Last: li, D1, Schwerkraft unterstützt; Last gibt Widerstand. Hinunter-
bewegen der Last: re, D2, Schwerkraft gibt Widerstand; Last unterstützt
B. Halten der Last
C. *Umkehr:* Hinunterbewegen der Last, li; Anheben der Last, re.
Alternative Stellungen: Stand, Kniestand

Anmerkung: Übertrage die Diagonalen: li, D2; re, D1.

Fazilationstechniken 2

Innerhalb des Repertoires von Techniken, die zur Bahnung oder Förderung der Bewegung und Haltung angewandt werden, gibt es gewisse grundsätzliche Möglichkeiten. Diese werden Teil der Behandlung von jedem Patienten, soweit das Krankheitsbild die Anwendung zuläßt. Diese Techniken können im weitesten Sinne mit und auch ohne die völlige Mitarbeit des Patienten angewandt werden; wenn der Patient sich bewegt, leitet die Krankengymnastin ihn und beeinflußt seine Reaktion. Es kommt darauf an, wie die Therapeutin dem Patienten gegenübertritt, wie wirksam die manuellen Kontakte sind, wie sich die Krankengymnastin mit dem Patienten verständigt, wie sie auf die Bemühungen des Patienten reagiert und gleichzeitig zum Teil seiner Bemühungen wird, wie es durch normale Muskelaktionsfolgen zu einer Koordination kommt und durch Verstärkung die Reaktion zunimmt und die Ermüdung verhindert wird.

Außer diesen grundsätzlichen Möglichkeiten, gibt es eine große Anzahl spezifischer Techniken, die zum größten Teil von der Mitarbeit des Patienten und seinen willkürlichen Anstrengungen abhängen. Wann und wo immer möglich, wird versucht, die willkürliche Kontrolle von Bewegung und Haltung zu fördern. Die aktive Mitarbeit des Patienten, zusammen mit wohldosiertem Widerstand von seiten der Krankengymnastin, ermöglicht die Anwendung bestimmter Techniken zur Stimulation und Fazilitation und zur Entspannung und Hemmung. Fazilitation und Hemmung sind nicht voneinander zu trennen. Eine Technik, die die Reaktion oder Fazilitation des Agonisten fördert, fördert gleichzeitig die Entspannung oder Hemmung des Antagonisten.

Diese spezifischen Techniken können folgendermaßen zergliedert werden: Sollen sie in erster Linie auf den Agonisten wirken, soll der Antagonist hauptsächlich eingesetzt werden, um den Agonisten zu fördern, oder soll es zu einer Entspannung und Hemmung des Antagonisten selber kommen? Da Fazilitation und Hemmung nicht zu trennen sind, gibt es Auswirkungen, die sich überlappen. Die Techniken können entsprechend ihren Beiträgen zur Mobilität und Stabilität klassifiziert werden (Tabelle 2-1).

Diese spezifischen Techniken werden selten einzeln angewandt, üblicherweise werden sie zu einer Bewegungsfolge kombiniert, um das gewünschte Ziel zu erreichen. Auf Techniken, die den Antagonisten miteinbeziehen (Umkehr- und Entspannungstechniken) folgen oft wiederholte Kontraktionen zur Bewegungsbetonung in der erwünschten Richtung. Eine willkürliche Aufstellung von ausgewählten Techniken kann nicht gegeben werden. Die verschiedenen Probleme des Patienten, der Grad der Behinderung und Schmerzen sind Faktoren, die die Auswahl der Techniken beeinflussen. Die Zusammenfassung von Techniken in Tabelle 2-2 gibt gewisse Richtlinien bezüglich Indikation und Kontraindikation.

Aus der großen Anzahl spezifischer Techniken kann eine Auswahl getroffen werden, so daß die Grundübungen ergänzt und angepaßt werden an die Bedürfnisse des Patienten. Die Bedürfnisse des Patienten werden am erfolgreichsten erfüllt, wenn Grundübungen und spezifische Behandlungstechniken kombiniert werden. Die Wirkung dieser wird noch erhöht, wenn sie auf die spiralen und diagonalen Fazilitationsmuster angewandt werden, und zwar sowohl auf die einzelnen Bewegungsmuster wie auf die kombinierten und auf die Gesamtbewegungsmuster von Bewegung und Haltung.

Tabelle 2.1: Förderung von Mobilität und Stabilität

Techniken	Mobilität	Stabilität
Manuelle Kontakte	Druck für Agonisten, Flexoren oder Extensoren	Druck für Agonisten und Antagonisten, Flexoren *und* Extensoren
Kommandos	kräftig und bestimmt: «Bewegen!»	Gemäßigt und ruhig: «Halten»
Dehnung (Stretch)	Schnelle Wiederholung auf Agonisten; zeitlich abgestimmt mit «Bewegen!»	Langsame Dehnung auf Haltekontraktion, ohne den Halt zu brechen
Traktion (Zug)	Trennen der Gelenkflächen zur Bewegungserleichterung	
Approximation	kann Bewegung fördern, wenn Haltung stabil ist	Zusammendrücken der Gelenkflächen für Haltereaktion
Maximaler Widerstand, Verstärkung	Stimulation von isotonischen Kontraktionen	Stimulation von isometrischen Kontraktionen
Auf Agonist ausgerichtet		
Wiederholte Kontraktionen	Vergrößerung von Bewegungsweg, Ausdauer	
Rhythmische Bewegungseinleitung	Unterstützte Bewegungseinleitung	
Halten–Entspannen Aktive Bewegung	Isometrisches Halten, verkürzte Stellung, gefolgt von isotonischer Kontraktion, verlängerte Stellung	
Umkehr der Antagonisten		
Langsame Umkehr	wechselnde Kontraktion der Antagonisten	
Langsame Umkehr–Halten	siehe langsame Umkehr, gefolgt von isometrischem Halten	isometrische Haltephase
Rhythmische Stabilisation	kann Bewegung fördern, wenn Haltung stabil ist	gleichzeitige isometrische Kontraktion der Antagonisten: Ko-Kontraktion
Schnelle Bewegungsumkehr	Wiederholte Dehnung der Antagonisten, abwechselnd	
Entspannung		
Anspannen–Entspannen	anstatt «passiver Dehnung»	
Halten–Entspannen	anstatt «passiver Dehnung»	
Rhythmische Rotation	anstatt «passiver Dehnung»	
Langsame Umkehr–Halten–Entspannen	Isotonische Kontraktion des Agonisten, folgend auf Entspannung	

siehe Tabelle 2-2, Zusammenfassung der Techniken

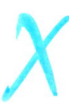

Manuelle Kontakte (MK)

Die Behandlung des Patienten erfordert häufig manuellen Kontakt (MK) zwischen dem Patient und der Therapeutin. Manuelle Kontakte benutzen Druck als unterstützendes Moment (13). Diese Tatsache kann sehr einfach am gesunden Menschen demonstriert werden. Wird beispielsweise der Ellenbogenflexion durch Druck auf den M. biceps brachii Widerstand gegeben, wird der Betreffende in der Lage sein, die Bewegung wirkungsvoll und mit Kraft durchzuführen und einen entsprechend starken Widerstand im dritten Drittel des Bewegungsweges zu halten. Wird dagegen ein vergleichbar starker Duck auf den M. triceps ausgeübt, während der Ellenbogen gegen Widerstand gebeugt wird, so wird der Betreffende den M. biceps brachii weniger effektiv kontrahieren und den Widerstand im letzten Drittel des Bewegungsweges der Ellenbogenflexion schlechter halten können. Dieser Text ist besonders überzeugend, wenn der Patient durch die Stärke des gegebenen Widerstandes nur unter Einsatz seiner maximalen Kraft in der Lage ist, den vollen Bewegungsweg auszuführen.

Kratzt man die Haut über einem antagonistischen Muskel als taktile Stimulation, hemmt dies den Agonisten, so wie es für die Stärke einer exzentrischen Kontraktion untersucht wurde (38). Dabei wurde die Reaktion der Schulterabduktoren im 90°-Winkel getestet, und zwar vor und nach einer taktilen Stimulation der über den Schulterabduktoren befindlichen Haut. Die Kraft der Abduktoren hatte um 19% abgenommen. Während hingegen das «Kratzen» als unangenehmer, die Aufmerksamkeit auf sich ziehender Stimulus wirkt im Gegensatz zum Druck des manuellen Kontaktes, ist die Wirkung beider Methoden ähnlich. Druck oder Kratzen der über dem Antagonisten befindlichen Haut hemmt den Agonisten. Gleichzeitig wird der Antagonist unterstützt. Soll also die Reaktion eines speziellen Muskels verstärkt werden, wie im Beispiel des M. biceps brachii und des M. triceps, muß der Therapeut Druck mit der Hand oder taktile Stimulation spezifisch ausüben.

Durch die manuellen Kontakte muß Druck auf die für die Bewegungsmuster verantwortlichen Muskelgruppen, Sehnen und Gelenke ausgeübt werden; der Druck muß in die gleiche Richtung wirken wie der gegebene Widerstand. Ist die Bewegungsrichtung diagonal, muß die Therapeutin eine Stellung in der Diagonalen einnehmen. Auf diese Art bewegen sich Therapeutin und Patient zusammen. Bewegt sich die Therapeutin nicht mit oder nimmt eine falsche Position außerhalb der Diagonalen ein, behindert sie die Bemühungen des Patienten, und es kann zu einer verzerrten Bewegung kommen.

Die Reaktion der Therapeutin wirkt als Führung für den Patienten, der so seine eigenen Bewegungen steuern kann (45). Sind beide Hände der Therapeutin in Kontakt mit dem Patienten, können zwei verschiedene Bewegungen gleichzeitig ausgeführt werden. Es können beispielsweise die reziproken Bewegungsmuster der oberen Extremitäten genau kontrolliert werden. Ergreift die Krankengymnastin mit beiden Händen leicht versetzt die Handinnenflächen des Patienten und bewegt diese in die gewünschten Richtungen, hat der Patient große Schwierigkeiten seinen beiden, sich in verschiedene Richtungen bewegenden Händen mit den Augen zu folgen. Es ist die Aufgabe der Therapeutin, der Bewegung des Patienten zu folgen und das Bewegungsmuster der Rückmeldung dann zu erweitern und zu verfeinern (45).

Die manuellen Kontakte können variiert werden, je nach Änderung der betonten Drehpunkte. In speziellen Situationen muß ein manueller Kontakt an bestimmte Muskeln oder Muskelgruppen angepaßt werden, um damit für diese spezifischer zu wirken. So z.B. in der Axilla als Stimulus für den M. subscapularis bei betonter Innenrotation im ersten Drittel der Extension–Adduktion–Innenrotation der oberen Extremität. Manuelle Kontakte können eine Forderung bedeuten oder aber auch dem Patienten Sicherheit geben. Letzteres besonders dann, wenn der Patient Schmerzen hat. In diesem Fall sollten die Kontakte Druck auf Antagonisten und Agonisten beinhalten, um so Sicherheit zu gewährleisten.

Der Druck kann auch als Hilfe verwendet werden, um dem Patienten die Richtung der bevorstehenden Bewegung verständlich zu machen. Soll der Patient beispielsweise seinen Hals mit Rotation nach links beugen, wird ein festes Klopfen auf seine linke Brustseite ihm als Hinweis für die Bewegungsrichtung dienen.

Vorschläge zum Erlernen der Manuellen Kontakte

Das richtige Plazieren der Hände für ein spezifisches Bewegungsmuster muß geübt werden. Laß eine Versuchsperson aktiv den verfügbaren Bewegungsweg ausführen. Die folgenden Fragen werden Dir bei der Entwicklung der Bewegungsdurchführung helfen:

Konnte der volle Bewegungsweg ausgeführt werden, oder wurde er durch die Position Deiner Hände behindert?
Hast Du Dich mit dem Patienten mitbewegt?
Hat die Stellung Deines Körpers mit der diagonalen Bewegungsrichtung übereingestimmt?

Waren die Hände so angelegt, daß ein Druck auf die Muskelgruppen, Sehnen und Gelenke, die an der Bewegung beteiligt waren, ausgeübt wurde?

Kommandos und Verständigung

Die Verständigung mit dem Patienten basiert auf sensorischen Reizen. Die manuelle Berührung der Haut, dem Patienten sagen, was er tun soll, und das Hinsehen, um eine zielgerichtete Bewegung zu erreichen, sind Formen der Verständigung, die die Aufmerksamkeit des Patienten erfordern. Die Haut kann zwischen zeitlichen und räumlichen Reizen unterscheiden, das Sehen verarbeitet vor allem räumliche Reize, das Hören hingegen ist eher für zeitliche Reize empfindsam (13).

Die Kommandos sind eine Forderung an den Patienten. Um einen ausreichenden Stimulus zu erreichen, müssen Entwicklungsniveau des Patienten und seine Fähigkeiten zur Kooperation beobachtet werden. Kommandos für einen aufgeweckten normal innervierten Erwachsenen werden sich z. B. in der Ausdrucksweise von denen für ein sechs Monate altes Kind sehr unterscheiden. Haben wir es mit einer niedrigen Entwicklungsstufe und Kooperationsebene zu tun, kann der ausreichende Stimulus eher durch einen Berührungsreiz und visuelle Hilfen als durch das gesprochene Wort erreicht werden.

Der Ton der Stimme kann die Qualität der Reaktion erheblich beeinflussen (2). Starke, scharfe Kommandos rufen eine Streßsituation hervor und lösen eine maximale Aktivierung der Bewegung aus. Zu häufige Anwendung birgt die Gefahr der Gewöhnung in sich. Gemäßigte Tonstärke ist angezeigt, wenn der Patient schon mit größter Anstrengung reagiert und um vorbereitende Kommandos zu geben. Eine sanfte, beruhigende Stimme gibt Patienten mit Schmerzen Mut und Sicherheit.

Die vorbereitenden Kommandos müssen klar und präzise sein. Sie können verständlicher gemacht werden, indem die gewünschte Bewegung demonstriert wird und so eine visuelle Hilfe gegeben wird. Der Therapeut kann auf einen geeigneten Gegenstand weisen, auf den der Patient seine Aufmerksamkeit richten soll. Führt der Blick die Bewegung an, wird die Reaktion verstärkt. Kinder werden häufig dazu angehalten, während der Durchführung des Bewegungsablaufes auf einen Gegenstand zu schauen und ihm mit den Augen zu folgen. Auch beim Erwachsenen verstärkt der Blickkontakt die Bewegung und sollte mit Vorbereitungskommandos angewandt werden. Vollkommenes Verständnis, was getan werden soll, ist von höchster Wichtigkeit, wenn der Patient Schmerzen hat. Wenn Verständnis und Vertrauen erreicht, Bewegungsmuster erlernt und die Schmerzen verringert sind, spielen die vorbereitenden Kommandos eine weniger wichtige Rolle.

Die Aktionskommandos müssen kurz, genau und auf die physischen Anforderungen abgestimmt sein. «Drücken» oder «Ziehen» sind Kommandos für isotonische Kontraktionen. «Halten» ist das Kommando für isometrische Kontraktion. «Loslassen»/«Entspannen» sind Kommandos für willkürliche Entspannung. Die zeitliche Reihenfolge der Aktionskommandos ist sehr wichtig. Ein vorschnelles Kommando führt zu einer schlechten Bewegungseinleitung durch den Patienten und zu einem Verlust der Bewegungskontrolle durch den Therapeuten. Verspätete Kommandos führen zu einer abgeschwächten Reaktion, vor allem, wenn Stretch verwendet wurde.

Eine rhythmische Abfolge der Kommandos und rhythmische Musik können eine rhythmische Durchführung der motorischen Aktivitäten unterstützen.

Vom Krabbeln auf der Matte mit manuellem Widerstand zum wiederholten Gebrauch des Wand-Pulleys und der Gewichte zur Verwendung von Krücken in verschiedenen Gangmustern, alle Bewegungsabläufe fordern ein gutes Zusammenspiel der einzelnen Körperteile, welches für den Aufbau von Ausdauer sorgt und die Bewegungsmuster zu gewohnten Bewegungsabläufen werden läßt. Rhythmische Anwendung von wiederholten Kontraktionen und gleichzeitig Widerstand und Bewegungsführung durch den Therapeuten helfen dem Patienten, durch willkürliche zielgerichtete Anstrengung seine Reflexe unter Kontrolle zu bringen.

Die Wirkung von hörbaren rhythmischen Reizen auf Muskelaktivität (M. biceps bracchii und M. triceps) ist mit Hilfe eines Elektromyographen (EMG) festgehalten worden. Gerade und ungerade rhythmische Reize führten zu unterschiedlichen Änderungen in der Aufzeichnung des EMG. Die gerade Folge von rhythmischen Reizen *(1-2-3-4-5-6)* rief bedeutend weniger Änderung im EMG-Diagramm hervor, während hingegen bei der ungeraden Folge von rhythmischen Reizen *(1-2-3-4-5-6)* eine bedeutend größere Abweichung zu verzeichnen war. Die größere Abweichung scheint das Resultat der nicht einheitlichen Zeitfolge der Schläge zu sein. Eine motorische Anforderung durchgeführt mit diesen Rhythmen (beide im $^6/_8$ Takt) bewirkt neue erlernbare Geschicklichkeit (mit metallenem Pflock auf eine Scheibe klopfen) und vergrößert die EMG-Aktivität, die an der Ausdauer und dem Kokontraktionsverhalten der antagonistischen Muskulatur zu erkennen ist. Diese Wechsel bewirken Leistungsanzeigen bei untrainierten Patienten und erfordern Kontrolle (43).

Je nachdem, welche motorische Fähigkeit erlernt werden soll, können rhythmische Reize durch Tanzmusik nützlich sein oder auch nicht. Zwei bekannte Rhythmen, der Walzer (*da*-da-da) und der sogenannte Rock (da-da-*da*) sind untersucht worden. Der Rhythmus der ausgewählten Rockmusik hatte beim Test mit gesunden männlichen Personen einen «schwächenden» Effekt (der M. deltoideus wurde bei 90° Schulterabduktion manuell getestet). Der Rhythmus der Rockmusik wirkt verlangsamend, wenn er nicht besonders schnell gespielt wird, und zwar, weil der Rhythmus nicht mit dem normalen physiologischen Rhythmus des Körpers übereinstimmt. Der Rhythmus des Walzers hat den entgegengesetzten Effekt und einen geraden Fluß (5).

Ein Patient, der innerhalb eines Vier-Punkt-Bewegungsmusters Stützen gebraucht, sollte lernen, mit einem geraden Rhythmus zu laufen. Walzermusik könnte beim Erlernen des Bewegungsmusters helfen. Der Rhythmus ist *da*-da-da. Beim Laufen geht der Schwung des Arms dem Schwung des Beins auf der anderen Seite voran. Beim Vier-Punkt-Bewegungsmuster geht das Vorsetzen der Krücke dem Vorsetzen des Fußes voran. Verbale Vermittlung (VV) entsteht durch lautes Sprechen des Patienten. Der Walzerrhythmus kann vom Therapeuten oder vom Patienten angegeben werden, es kann auch Musik gespielt werden.

Problem: Arthritis
Gangmuster: Vier-Punkt
Bewegungsfolge: re Krücke, li Fuß, li Krücke, re Fuß
VV: *Vorsetzen* und Schritt; *Vorsetzen* und Schritt
Walzerrhythmus: *Da*-da-da; *da*-da-da

Während das Vier-Punkt-Muster eine rhythmische, walzerähnliche Eigenschaft hat, haben andere Gangmuster, so wie die Rockmusik, eine hemmende Eigenschaft. Ein Patient, der kürzlich eine Fraktur am rechten Sprunggelenk hatte, ist nicht in der Lage, Gewicht auf den rechten Fuß zu legen. Setzt er seine Stützen etwas vor, macht er einen Schritt mit dem linken Fuß. Seine Extremität muß mit Ko-Kontraktion der antagonistischen Muskeln stabil werden, damit beide Stützen gleichzeitig vorgesetzt werden können.

Problem: Fraktur, re Sprunggelenk
Gangmuster: Drei-Punkt
Bewegungsfolge: Stützen, dann li Fuß; Stützen, dann li Fuß
VV: Vorsetzen, Schritt und *Halt;* Vorsetzen, Schritt und *Halt*
Rockrhythmus: da-da-*da;* da-da-*da*

Der Rhythmus der Rockmusik ist also die Umkehr des Walzerrhythmus. Derjenige, der den Rhythmus singt, Therapeut oder Patient, müssen den passenden Rhythmus auswählen. Entsprechend muß zur Unterstützung der Patienten die Musik ausgewählt werden.

Selbst-Anleitung durch VV ist nützlich beim Training von funktionellen Übungen. Offene, verbale Vermittlung führt dazu, daß der Patient laut die Bewegungsfolge und die räumlichen Beziehungen der motorischen Aufgabe ausdrückt. Er steuert die eigene Bewegungsdurchführung. Kinder im Alter von drei bis vier Jahren sprechen laut Worte aus, die ihre Bewegung leiten (34). Es gibt also eine entwicklungsbedingte Grundlage, die die Patienten ermutigen sollte, Selbst-Anleitung zu verwenden.

Ein Patient, der beispielsweise beim Hinsetzen die exzentrische Kontraktion der Extensoren nicht kontrollieren kann, sollte aufgefordert werden, laut zu sprechen, «ich werde mich *langsam*, langsam, lang-sam hinsetzen.» Der Therapeut sollte, wenn erforderlich, die Übung vorführen.

Das Berühren des eigenen Körpers ist eine normale Reaktion bei Schmerzen, um eine Fliege vom Auge wegzufangen oder um das Zusammenspiel der Körperteile zu unterstützen, wenn Kontrolle und Kraft benötigt werden. In letzter Zeit schlagen einige Tennisspieler beidhändig, mit Berührung der Hände, um mehr Kontrolle und Kraft zu erzielen. Auf diese Weise trägt der ganze Körper zur motorischen Aktivität bei.

Das Selbst-Anfassen oder das «Hand-Körper-Entdecken» beginnt bald nach der Geburt, wenn das Baby am Daumen oder an der Faust saugt. Die entwicklungsbedingte Bewegungsfolge verläuft vom Kopf zu den Füßen und nach ungefähr sechs Monaten hat der Fuß des Babys den Mund erreicht (31).

Bei PNF wird das Selbst-Anfassen in den Hack- und Hebebewegungen verwendet, und zwar, indem die eine Hand den Unterarm und das Handgelenk der anderen Seite umschließt. In diesen asymmetrischen, diagonalen Bewegungen verstärken die Kopf-, Halsmuster und die des oberen Rumpfes die oberen Extremitäten und werden umgekehrt auch von diesen verstärkt.

Während der Behandlung kann es vorkommen, daß der Patient seinen schmerzenden oder schwachen Körperteil berührt. Diese Berührung oder dieser Druck kann bei der Aktivierung der Muskeln helfen. Der Patient wird zur dritten Hand des Therapeuten. Einige Patienten können dahingehend trainiert werden, daß sie selber zur rhythmischen Stabilisation beitragen. Stabilisiert der Therapeut beispielsweise die Hand (Daumen und Finger), kann der Patient seine freie Hand auf das Handgelenk und den Unterarm legen. Sobald der Therapeut den Extensoren einen Widerstand gibt, wendet der Patient Druck und Widerstand auf die Flexoren an. Der Patient trägt zu seiner eigenen Behandlung bei. Durch eigene Richtungsanweisung und Selbst-Anfassen lernt der Patient, sich selbst zu helfen und gewinnt gleichzeitig Sicherheit und Selbstvertrauen.

Zur Entwicklung eines eigenen Behandlungsschemas stelle sich der Therapeut die folgenden Fragen:

Haben meine Hände und Worte dem Patienten geholfen zu verstehen, was ich von ihm erwartet habe? Habe ich zu viel Wert auf verbale Verständigung als auf sinnvollen Gebrauch meiner Hände gelegt?

Habe ich das Kommando «Drücken» oder «Ziehen» gegeben, als ich den Patienten zum Halten auffordern wollte?

Hat der Patient in Übereinstimmung mit der normalen Bewegungsfolge gearbeitet?

Haben meine Kommandos eine normale zeitliche Bewegungsfolge unterstützt?

Waren meine Kommandos auf die Betonung des Drehpunktes gerichtet? Wäre die Reaktion des Patienten besser gewesen, wenn ich einen stärkeren Tonfall verwendet hätte? Wenn ich ihn aufgefordert hätte, in die Bewegungsrichtung zu schauen, hätte er die Bewegung besser durchgeführt?

Dehnung (D) = Stretch

Der Reiz

Daß Muskeln, die gedehnt sind, mit größerer Kraft reagieren, ist eine physiologische Tatsache (17). Aus diesem Grund kann die Dehnung als Reiz ausgenutzt werden.

Um einen Dehnungsreiz in einem bestimmten Bewegungsmuster zu erhalten, muß der jeweilige Körperteil in eine extreme Dehnlage gebracht werden, d. h. in die völlig verkürzte Stellung des antagonistischen Musters. Die schwarze Figur der Krankengymnastin auf den Abbildungen dieses Buches stellt die Ausgangsstellung für das jeweilige Bewegungsmuster dar. Beim Setzen eines Dehnungsreizes müssen alle Bewegungskomponenten des Bewegungsmusters berücksichtigt werden. Hierbei muß die Rotationskomponente als erstes und letztes beachtet werden, da sie für die Verlängerung der Muskelfasern im gegebenen Bewegungsmuster verantwortlich ist. In der Ausgangsstellung eines bestimmten Musters sollte soweit gegangen werden, daß eine Spannung in allen beteiligten Muskeln zu spüren ist.

Der Dehnungsreflex (Stretchreflex)

Ist die Ausgangsstellung unter Verwendung des Dehnungsreizes eingenommen worden, kann noch zusätzlich ein Dehnungsreflex für das Bewegungsmuster eingesetzt werden. Der Reflex kann manuell gegeben werden, indem der Körperteil «schnell» über den Spannungspunkt geführt wird, wobei sicher sein muß, daß alle Muskelkomponenten gedehnt sind, vor allem die Rotationskomponente. Im gleichen Moment, in dem der Reflex ausgeführt wird, versucht der Patient, die Bewegung durchzuführen.

Um sicherzugehen, daß die Dehnung und die Bemühungen des Patienten gleichzeitig erfolgen, sollte das Kommando lauten, «Jetzt drücken» oder «Jetzt ziehen». Dies bereitet den Patienten auf den Bewegungsbeginn vor.

Selbst bei völlig gelähmter Muskulatur kann eine Kontraktion über den Reflexbogen erfolgen, wenn der Stretchreflex ausgelöst wird (40). Auf diese Kontraktion folgt eine Entspannung der gedehnten Muskeln. Eine Wiederholung des Stretchreflexes, zeitlich genau auf die Bemühungen des Patienten abgestimmt, ist sehr wichtig. Der Stretchreflex kann sowohl verwendet werden, um eine willkürliche Bewegung einzuleiten, als auch zur Kräftigung und um eine schnellere Reaktion in schwachen Bewegungen zu erhalten. Auch dem Patienten mit gesunder Innervation hilft der Dehnungsreflex, die Bewegungsmuster müheloser zu erlernen und auszuführen. Das Auftreten von Schmerz sollte bei der Verwendung des Stretchreflexes immer vermieden werden. Die Technik sollte nicht verwendet werden bei Patienten, die unter Schmerzen oder an Schwächen im Knochen-, Gelenk- und Bänderbereich leiden und so nicht plötzlicher Bewegung ausgesetzt werden dürfen.

Sowohl beim Einsetzen des Dehnungsreizes wie des Stretchreflexes wird immer ein Kommando zur Willkürbewegung gegeben.

Dadurch kann eine eventuell nicht vorhandene willkürliche Kontrolle leichter ausgelöst werden. Ein ausgewogenes Verhältnis beim Einsetzen der Stretchreflexe ist notwendig für die Haltungskontrolle. Der Stretchreflex kann wiederholt angewendet werden, so wie in der Technik der wiederholten Kontraktionen.

Besonders bei der Stimulation der Flexionskomponenten sollte ein Einsetzen des Stretchreflexes überlegt werden. Die Flexionsreflexe können dominant werden und so ein Ungleichgewicht zwischen Flexion und Extension schaffen.

Vorschläge und Fragen zum Erlernen

Dehnungsreiz (Stretch)

Übe die Dehnstellung eines Körperteils in einem Bewegungsmuster, bis zum Punkt der Spannung.

Beachte erst die Rotation im proximalen Gelenk und dann die übrigen Komponenten von proximal nach distal.

Dehnungsreflex (Stretchreflex)

Übe es, einen Körperteil bis an den Punkt der fühlbaren Anspannung zu bringen.

Bewege den Körperteil «schnell» über und hinter den Spannungspunkt.

Stimme Deine Kommandos zeitlich so ab, daß Therapeut und Patient zusammenarbeiten.

Wurde die Rotation als erstes und letztes beachtet?

Haben Patient und Therapeut vollkommen zusammengearbeitet?

Wurden Schmerzen vermieden?

Zug und Approximation (Z und Ap)

Durch Zug (Trennung der Gelenkflächen) und Approximation (Aufeinanderpressen der Gelenkflächen) werden die Gelenkrezeptoren angesprochen. Die Gelenkrezeptoren sind verantwortlich für Änderungen in der Gelenkstellung; der Effekt der Gelenkrezeptoren, ausgelöst durch Motoneuronreaktion, hängt wahrscheinlich von der Stellung des Gelenks und der Art der Gelenkbewegung ab (2). Bei der Behandlung scheint Zug die Bewegung zu fördern, während Approximation die Stabilität oder die Aufrechterhaltung einer Stellung unterstützt.

Traktion und Approximation werden verwendet, um die propriozeptiven Zentren zu stimulieren, die zur Versorgung der Gelenkstrukturen dienen. Das Trennen der Gelenkflächen (Traktion) und das Aufeinanderpressen der Gelenkflächen (Approximation) sind wichtige Hilfsmittel zur Stimulation. Manuelle Kontakte machen die Verwendung von Zug und Approximation möglich. Im allgemeinen wird Zug bei Ziehbewegungen benutzt und Approximation bei Stoßbewegungen. Das entspricht den normalen Bewegungsabläufen. Beim Anheben eines Gewichtes beispielsweise werden die Gelenkflächen durch das Gewicht voneinander getrennt, wenn die Bewegung nicht als Stemmbewegung durchgeführt wird und die Muskeln so kontrahieren. Beim Wegdrücken eines schweren Gegenstandes werden die Gelenkflächen aufeinandergepreßt, einerseits durch die Berührung mit dem Gegenstand, andererseits durch die Kontraktion der benötigten Muskelgruppen. Besteht eine Schwäche, werden Zug oder Approximation während des aktiven Bewegungsradius beibehalten. Zug und Approximation sollten nicht verwendet werden, wenn Patienten akute Symptome haben. Bei Patienten mit Arthritis fördert Zug jedoch oft den Bewegungsweg.

Approximation kann verwendet werden, um die Haltereflexe zu stimulieren. Zur Förderung des Gleichgewichts im Sitzen sollte ein plötzlicher Druck nach unten auf die Schultern gegeben werden. Diese Technik ist besonders wirkungsvoll bei fast gestreckter Wirbelsäule. Während der Druck gegeben wird, wird der Patient aufgefordert zu «Halten»; gleichzeitig wird an einer Schulter vorn und an der anderen hinten Widerstand gegeben. Der Patient versucht sich so still wie möglich zu halten, damit die Rumpfrotation verhindert wird. Zur Förderung der Balance im Stehen kann Approximation am Becken gegeben werden. Aber auch hier ist wieder die Stellung der Gelenke wichtig. Indem der Beckenkamm an jeder Seite gefaßt wird, sollte das Becken gekippt sein und die Extremitäten sich in Extension befinden. Dann wird plötzlich Druck auf Becken und Beine gegeben mit dem Kommando «Halten». Widerstand gegen die Beckenrotation, während der Patient seine Stellung aufrechterhält, fördert die Stabilität.

Bei der Mattenarbeit kann die Haltefunktion der Arme dadurch verbessert werden, daß Druck auf die Schulterblätter ausgeübt wird, während sich der Patient in Kriechstellung befindet.

Approximation wird immer beim Gehen gegen Widerstand eingesetzt, außer wenn nicht belastet werden darf. Sehr wirkungsvoll ist es, wenn Approximation im Wechsel während der Standphase gegeben wird, und zwar immer auf das belastete Bein. Dieses kann sowohl durch Druck von oben auf die Schultern wie auf das Becken erfolgen.

Vorschläge und Fragen zur Erlernung der Anwendung von Zug (Z) und Approximation (Ap)

Übe das Anwenden von Zug und Approximation durch spezielle manuelle Kontakte.
Konnte der Patient die Bewegung mit größerer Leichtigkeit und Kraft ausüben?
Wurden durch den Zug oder Approximation keine Schmerzen ausgelöst?

Maximaler Widerstand (MW)

Bewegungen gegen wohldosierten Widerstand ausgeführt, so daß vom Patienten maximale Anstrengung gefordert wird, bewirken eine Zunahme an Kraft (17). Wenn eine maximale Kraftanstrengung verlangt wird, kann die Stärke des Widerstandes, die eingesetzt wird, als maximal bezeichnet werden. Maximale Kraftanstrengung kann für einige Patienten gewagt sein (17). Das Wagnis ist sicher größer, wenn statt eines manuellen, den Kräften des Patienten entsprechenden Widerstandes ein mechanischer Widerstand gegeben wird. Das Valsalva-Phänomen (Preßatmung) kann am besten dadurch vermieden werden, daß der Patient durch ein entsprechendes Kommando aufgefordert wird, sich zu bewegen und er nicht mit andauernden Bemühungen versuchen muß, den von der Krankengymnastin gesetzten Widerstand zu überwinden. Wo eine Dauerbelastung des Patienten zur Vorsicht mahnt, sollte ein zu häufiges Wiederholen von isometrischen Kontraktionen und Halten vermieden oder nur sehr behutsam angewendet werden.

Der maximale Widerstand, wie er als PNF-Technik verwendet wird, kann als der Widerstand definiert werden, der bei einer isotonischen, aktiven Kontraktion bei vollem Bewegungsweg überwunden werden kann. Bei einer isometrischen Kontraktion ist der maximale Widerstand der Widerstand, der gegeben werden kann, ohne den «Halt» zu brechen. Daher ist es für den Therapeuten wichtig, die Fähigkeiten des Patienten zu spüren und den Widerstand entsprechend zu bemessen. Wäre diese Widerstandsmenge meßbar, würde man eine große Anzahl von unterschiedlichen Ausprägungen finden. Die Größe des Widerstandes, den der Patient überwinden kann, hängt von der Geschicklichkeit des Therapeuten ab, mit der er die manuellen Kontakte setzt und Druck, Dehnung, Zug oder Approximation verwendet. Viele mechanische Faktoren in bezug auf Hebelarm, Bewegungsachse und Wirkung der Schwerkraft müssen bei der Stärke des Widerstandes berücksichtigt werden. Es gibt aber nur ein Kriterium bei der Beurteilung des maximalen Widerstandes.

Der Patient muß bei maximalem Krafteinsatz die Möglichkeit haben, die Extremitäten langsam aber fließend durch den vollen Bewegungsweg zu bewegen. Wird bei isometrischer Kontraktion Widerstand gegeben, muß der Patient wieder die volle Kraft einsetzen, aber die Krankengymnastin darf den Halt nicht brechen. Vielmehr wird die Fähigkeit des Patienten zu «halten» durch einen stufenweisen Aufbau des Widerstandes von minimal bis maximal entsprechend der Reaktion entwickelt.

Der Widerstand kann auch so abgestuft werden, daß Geschwindigkeit, Bewegungswiederholung und somit die Entwicklung der Ausdauer gefördert werden. Auch ein Abstufen des Widerstandes zu diesem Zweck erfordert Geschicklichkeit und Wahrnehmungsvermögen von Seiten des Therapeuten. Sollen Ausdauer und Geschwindigkeit geschult werden, muß der Patient die Bewegung so oft wie möglich wiederholen, während bei der Schulung der Kraft der Widerstand so stark gegeben wird, daß der Patient die Bewegung nur wenige Male ausführen kann. Wie immer bestimmen die Bedürfnisse des Patienten die Behandlungsmethode. Patienten mit normaler Innervation aber akuten Symptomen bedürfen sehr genauer Einstufung des Widerstandes und eventuell einer Einschränkung des Bewegungsweges. Der Widerstand kann sehr gering sein, aber für die Kraftverhältnisse des Patienten doch maximal sein.

Bei gestörter Innervation gilt die Technik des maximalen Widerstandes als eine der wichtigsten Techniken bei der Arbeit mit Fazilitationsmustern. Durch den maximalen Widerstand kommt es zu einem Überfließen und Überstrahlen von den stärkeren auf die schwächeren Bewegungsmuster von Kopf und Hals, Rumpf und den Extremitäten. Die stärkeren Muskelgruppen innerhalb eines Bewegungsmusters und die stärkeren Bewegungsmuster müssen so eingesetzt werden, daß sie die Reaktion der schwächeren Muskelgruppen und der schwächeren Bewegungsmuster durch eine zeitlich genau abgestimmte Aktionsfolge erhöhen. Die Anwendung der richtigen Muskelaktionsfolge ist gekoppelt mit der angemessenen Abstufung des maximalen Widerstandes.

Vorschläge und Fragen zum Erlernen des Maximalen Widerstandes

Bringe den Körperteil in die verlängerte Stellung eines Bewegungsmusters unter Beachtung aller Muskelkomponenten. Überprüfe die manuellen Kontakte auf Genauigkeit, verwende Dehnung, Zug oder Approximation und gib dem Patienten das Kommando «Ziehen» oder «Drücken». Bemesse den Widerstand so, daß der Patient langsam und fließend den verfügbaren Bewegungsweg bewältigen kann.

Hat der Patient das Bewegungsmuster durch den vollen Bewegungsweg ausgeführt?

Leitet die Rotation die Bewegung ein? Verlief der Bewegungsweg diagonal, entsprechend der Rotation? Wurde der Weg in der «Spur» des Bewegungsmusters ausgeführt?
Haben die manuellen Kontakte die Bewegungskomponenten nicht bei der Ausnutzung des vollen Bewegungsweges gestört?
Hat die Bewegung distal begonnen?
Haben Druck, Dehnung, Zug oder Approximation Schmerz verursacht?
Waren die Kommandos auf die manuellen Anforderungen und Durchführung abgestimmt?

Bewegungsfolge

Unter der normalen Bewegungsfolge versteht man die Abfolge von Muskelkontraktionen, die kennzeichnend für jede motorische Aktivität ist und die zu einer koordinierten Bewegung führt. Die Wichtigkeit der richtigen Bewegungsfolge kann man im täglichen Leben beobachten, wenn ein Mensch versucht, einen Sport zu erlernen, der ein großes Maß an Koordination erfordert. Auch Routinebewegungen des täglichen Lebens bedürfen einer bestimmten Bewegungsfolge, die durch Versuchen und Fehlermachen erlernt wird (16). Ein Beispiel dafür ist das Kleinkind, das lernt, selbst zu essen. Es kann den Mund öffnen und den Löffel anheben, dann aber den Mund schließen, bevor es den Löffel geleert hat, oder es kann den Löffel leeren, bevor es den Mund richtig geschlossen hat. Es muß erst die richtige Bewegungsfolge erlernen, die zu einer koordinierten Bewegung führt.

Im normalen Entwicklungsprozeß zeigt sich die proximale Kontrolle vor der distalen. Nachdem aber koordinierte, zielbewußte Bewegungen erlernt worden sind, erfolgt die richtige Kontraktionsfolge der Muskulatur von distal nach proximal. Ein Beispiel hierfür ist die Art, wie ein Baby im Vergleich zu einem koordinierten Individuum aus der Rückenlage auf den Bauch rollt. Das Kleinkind macht seine einleitenden Versuche, indem es Hals- und Rumpfmuskulatur gebraucht, und lernt erst später, die Extremitäten einzusetzen. Das ältere Kind oder der Erwachsene wird automatisch seine Extremitäten zur Unterstützung der Rollbewegung benutzen.

Die richtige Bewegungsfolge von distal nach proximal entspricht der Tatsache, daß die distalen Körperteile, wie Hände und Füße, die meisten Reize für die Motorik empfangen. Die proximalen Rumpfbewegungen folgen den Hals- und Extremitätenbewegungen. Beim Ergreifen und Aufheben eines Gegenstandes beispielsweise beginnt die Muskelaktion an der Hand und setzt sich, gemäß der Anforderung, fort auf Ellenbogen, Schulter, Hals Rumpf und die anderen Extremitäten.

Die normale Bewegungsfolge in den Fazilitationsmustern kann leicht dadurch demonstriert werden, daß in der verlängerten Stellung eines bestimmten Bewegungsmusters ein Widerstand gesetzt wird. Der normal koordinierte Mensch wird die Bewegung mit einer Rotation einleiten und sie dann von distal nach proximal ablaufen lassen. Die Bewegung beginnt immer mit der Rotation, und die diagonale Richtung des Bewegungsmusters wird mit Hilfe der Rotationskomponente von der Krankengymnastin kontrolliert. Erst wenn die Rotation in die Bewegung einbezogen ist, werden die übrigen Bewegungskomponenten von distal nach proximal folgen.

Gibt man z. B. einen Widerstand in der verlängerten Stellung des Flexion–Adduktion–Außenrotationsmusters, greift der Patient zu und rotiert dabei die ganze Extremität, die Finger flektieren und adduzieren nach radial, das Handgelenk flektiert nach radial, der Unterarm geht in die Supination und die Schulter in die Außenrotation. Nachdem die bewegungseinleitende Rotation ausgeführt ist, vollenden die distalen Anteile ihren Bewegungsweg, während auch der Ellenbogen bis zur Mittelstellung flektiert hat und die Schulter weiter flektiert und adduziert. Der Ellenbogen vollendet seinen Bewegungsweg, bevor die Schulter vollkommen flektiert und adduziert hat.

Die normale Bewegungsfolge kann durch übermäßigen Widerstand auf die Rotationskomponente und die distalen Drehpunkte gestört werden. Können sich Finger und Handgelenk nicht bewegen, kann keine Aktionsfolge an den proximalen Drehpunkten stattfinden.

Ist die normale Bewegungsfolge in den Fazilitationsmustern nicht entwickelt oder gestört, wird dies zu einem wichtigen Behandlungsziel. Proximale Schwächen werden als erstes in Einklang mit dem normalen Entwicklungsprozeß korrigiert. Distale Schwächen werden korrigiert, nachdem proximale Kontrolle erzielt wurde. Ist die proximale Kontrolle gesichert, wird verstärkt an der distalen Kontrolle gearbeitet, in Übereinstimmung mit der normalen Bewegungsfolge.

Betonte Bewegungsfolge (BBF)

Die betonte Bewegungsfolge basiert auf Beevors Grundsatz, daß das Gehirn keine einzelnen Muskeltätigkeiten «kennt», sondern nur in Bewegungen «denkt». Der Drang des Menschen, eine Bewegung auszuführen, aktiviert die Muskeln, die für die Durchführung dieser Bewegung benötigt werden (9).

Bei der betonten Bewegungsfolge wird ein maximaler Widerstand auf die Fazilitationsmuster gesetzt unter Beachtung der normalen Bewegungsfolge, um so ein Überfließen und Überstrahlen von stärkeren zu schwächeren Hauptmuskelkomponenten zu erzielen. Die stärkeren Muskelkomponenten können die Reaktion der schwächeren Muskelkomponenten steigern, umgekehrt ist dieses nicht möglich. Mit Hilfe der betonten Bewegungsfolge kann die Reaktion an einem bestimmten Drehpunkt innerhalb eines Bewegungsmusters verstärkt und die Aktionsfolge stimuliert werden. Dies kann auch für eine bestimmte Bewegungskompo-

nente in bezug auf diesen Drehpunkt und für einen bestimmten Teil seines Bewegungsweges erreicht werden (27).

Bei der betonten Bewegungsfolge kann entweder die kräftigere distale oder kräftigere proximale Muskelgruppe eingesetzt werden, so daß es zu einem Überfließen der Innervation von einer Muskelgruppe zur anderen kommt. Das kann folgendermaßen ausgeführt werden:

1. Indem für die kräftigere Bewegungskomponente in dem gewünschten Bewegungsmuster soviel Widerstand gegeben wird, daß es zu keiner Bewegung kommt; oder
2. indem zugelassen wird, daß der Körperabschnitt gegen maximalen Widerstand bis zum kräftigsten Punkt innerhalb des Bewegungsmusters bewegt wird, wo es dann zu einer maximalen isometrischen oder Haltekontraktion kommt. Nach dem «Halten» wird der Patient aufgefordert, kräftig zu «ziehen» oder zu «stoßen», ohne daß es zu einer Gelenkbewegung kommt außer in den Gelenken, die betont werden müssen.

Ist die Extension des Handgelenks zur radialen Seite die schwächste Bewegungskomponente in einem Bewegungsmuster und muß betont werden, kann die Krankengymnastin ein Überfließen der Innervation dadurch fördern, indem sie starken Widerstand gegen das Flexion–Abduktion–Außenrotationsmuster der Schulter gibt und die Bewegung nur im Handgelenk zuläßt. Der Widerstand für die Extension nach radial im Handgelenk kann minimal sein oder nur ein Führungswiderstand, so daß aber der Patient das Gefühl einer Bewegung hat.

Ist die radiale Extension des Handgelenks die stärkste Bewegungskomponente im Flexion–Abduktion–Außenrotationsmuster, kann der Therapeut so viel Widerstand geben, daß es zu keiner Bewegung im Handgelenk kommt, dafür aber im Schultergelenk. Der Widerstand muß langsam gegeben werden, um es beim Überfließen der Innervation zu einer maximalen Steigerung kommen zu lassen.

Diese zwei Möglichkeiten, die betonte Bewegungsfolge durchzuführen, können auch so angewandt werden, daß es durch das Bewegungsmuster der kräftigeren Extremität zu einem Überfließen der Innervation auf die gegenüberliegende schwächere Extremität kommen soll. Dieses ist sowohl bei den Arm- wie bei den Armmustern möglich, wie auch bei einer Kombination von beiden. Immer wird der maximale Widerstand zuerst für den kräftigeren Teil gegeben. Die schwächere Extremität wird dann in das gewünschte Bewegungsmuster geführt, gegen den entsprechenden Widerstand. Jedes kräftige Bewegungsmuster kann ein anderes auf der gegenüberliegenden Seite verstärken. Es müssen keine korrespondierenden Bewegungen auf beiden Seiten sein. Kräftige Extensionsmuster können ein Überfließen der Innervation auf die Flexoren der gegenüberliegenden Seite genau so unterstützen wie auf die Extensorengruppen.

Auf den Agonisten ausgerichtet

Wiederholte Kontraktionen (WK)

Die wiederholte Erregung einer Bahn im Zentral-Nervensystem erleichtert die Leitung eines Impulses über diese Bahn (27). Die Wiederholung von Bewegungen ist nötig, um sie zu erlernen und um Kraft und Ausdauer zu entwickeln. Die wiederholte Tätigkeit der schwächeren Musterkomponenten wird durch eine Betonung, und zwar durch die wiederholten Kontraktionen, erreicht. Um die Reaktion einer schwachen Musterkomponente oder eines schwachen Bewegungsmusters zu betonen, wird die Bewegung so lange wiederholt, bis eine Ermüdung deutlich wird. Die Ermüdung würde verzögert werden und die Reaktion verbessert, wird der Dehnungsreflex gekoppelt und mit der bewußten Anstrengung des Patienten, die Bewegung einzuleiten.

Eine primitivere Form der wiederholten Kontraktionen sind die isotonischen Kontraktionen, unterstützt durch den Stretchreflex, wenn der Patient versucht zu bewegen. Gegen die Reaktion auf die Dehnung muß die Therapeutin Widerstand geben, um die Willkürreaktion zu steigern und den motorischen Lernprozeß zu schulen. Wiederholte isotonische Kontraktionen, stimuliert durch den Stretchreflex, können die einzige Möglichkeit der Behandlung bedeuten, wenn der Patient keine Willkürbewegungen ausführen kann oder wenn er nicht isometrische Kontraktionen «halten» kann. Wird der Stretchreflex eingesetzt, muß darauf geachtet werden, daß das Gleichgewicht zwischen Flexions- und Extensionsreflexen nicht gestört wird. Die Geschicklichkeit liegt daher im richtigen Widerstand gegen die Reaktion auf die Dehnung der Muskelgruppen innerhalb eines Bewegungsmusters und dem zeitlichen Abstimmen zwischen dem Einsetzen des Widerstandes und der bewußten Anstrengung des Patienten.

Die Kommandos werden mit der Dehnung kombiniert. Im Augenblick der Dehnung wird «jetzt» gesagt und wird sofort gefolgt vom Kommando «Ziehen», wenn die Flexion stimuliert wird. Für die Bewegung der Extensoren lautet das Kommando, «Jetzt (Stretch) stoßen! Jetzt (Stretch) stoßen!»

Die fortgeschrittenere Form der wiederholten Kontraktionen beinhaltet sowohl isotonische wie isometrische Kontraktionen. Ist der Patient nur in der Lage, die einfachere Form durchzuführen, dann wird die fortgeschrittenere Form zum Ziel der Behandlung. Die Therapeutin muß immer an die Notwendigkeit denken, dem Patienten das Halten innerhalb des Bewegungsweges beizubringen, und darf sich nicht nur auf die isotonische Kontraktionen beschränken. Sowie Kraft und Ausdauer des Patienten zunehmen, kann eine «Halte»-

Kontraktion versucht werden. Die fortgeschrittenere Form wird wie folgt durchgeführt.

Nachdem der Patient gegen Widerstand und daraus resultierend mit einem Überfließen der Innervation auf einen schwächeren Aktionsdrehpunkt die Bewegung eingeleitet hat, wird er zum Halten aufgefordert, und zwar an dem Punkt, wo ein Nachlassen der Kraft in der aktiven Bewegung gespürt wird. Der Therapeut sichert dann den «Halt», indem er gegen alle Komponenten dieses Musters und distal nach proximal Widerstand gibt. Der Widerstand ist maximal, doch er muß den Patienten zum Halten ermutigen, und der «Halt» darf nicht gebrochen werden. Ist der ganze Abschnitt gesichert und durch die aufrechterhaltene Spannung des Patienten zu einer Einheit geworden, hält die Krankengymnastin den Widerstand für alle Richtungskomponenten aufrecht und steigert ihn für den schwächeren Aktionsdrehpunkt. In dem Augenblick, in dem der Widerstand an dem schwächeren Drehpunkt vermehrt wurde, fordert der Therapeut den Patienten auf, dagegen zu «ziehen» oder zu «stoßen/drücken», und wechselt dabei über von einer isometrischen zu einer isotonischen Kontraktion. Nachdem der Patient aufgefordert wurde zu «ziehen» oder zu «stoßen/drücken», muß der Widerstand so abgestimmt werden, daß am geschwächten Drehpunkt eine Bewegung stattfinden kann.

Bei wiederholten isotonischen Kontraktionen kann der Patient bis zur verkürzten Stellung des Bewegungsmusters arbeiten. Wurde die erste Reaktion in der verkürzten Stellung erreicht, kann die Reaktion bis zur verlängerten Stellung ausgedehnt werden, indem das Bewegungsausmaß durch das Setzen von Widerstand allmählich vermindert wird.

Beispiele zur Technik: isotonisch und isometrisch

Zu betonendes Bewegungsmuster:

Flexion–Adduktion–Außenrotation der rechten oberen Extremität (Abb. 1-45).

Betonter Drehpunkt:

Zu betonende Bewegung; Ellenbogenflexion.

Ausgangsstellung:

Verlängerte Stellung des Bewegungsmusters (Dehnstellung).

Betonte Bewegungsfolge der Ellenbogenflexion (M. biceps bracchii):

Gib den Fingern und der Handgelenkflexion nach radial starken Widerstand, außerdem der Supination des Unterarms und der Außenrotation der Schulter. Laß die Rotation an den Fingern beginnen, dann am

Handgelenk, Unterarm und an der Schulter; der volle Bewegungsweg der Finger- und Handgelenkflexion nach radial und der Schulterflexion und -adduktion darf jedoch nicht ausgeführt werden, bis der Ellenbogen zu flektieren beginnt. Beginnt der Ellenbogen zu beugen, vollenden die distalen Bewegungskomponenten ihren Bewegungsweg (normale Bewegungsfolge), anschließend kann die Bewegung an der Schulter durchgeführt werden.

Kommandos für den Patienten:

Zur Einleitung der aktiven Bewegung mit isotonischer Reaktion: «Drücke meine Hand, drehe sie, und ziehe sie hoch und an Deinem Gesicht vorbei. Beuge Deinen Ellenbogen!» Der Patient zieht, während der Therapeut der Bewegung wie oben erläutert Widerstand gibt.
Zur Sicherstellung der isometrischen Kontraktion bei der Vorbereitung von wiederholten isotonischen Kontraktionen: «So halten! Halten». Das Kommando wird gegeben, wenn der Patient maximale Ellenbogenflexion erreicht hat. Hauptmuskelkomponenten wird Widerstand gegeben, ohne den Halt an einem der Aktionsdrehpunkte zu brechen. Der Körperteil wird stabil. Derotation wird vermieden.
Für Wiederholungen der Ellenbogenflexion: «Jetzt ziehen, und ziehen, und noch einmal ziehen! Und ausruhen.» Die Krankengymnastin, nachdem sie das Halten des Patienten während des ganzen Bewegungsmusters gespürt hat, gibt der aufrechterhaltenden Haltekontraktion am Ellenbogen leichten Widerstand und fordert den Patienten mit den Kommandos zu weiteren Wiederholungen der Ellenbogenflexion auf. Wiederholtes Setzen von Widerstand folgt sofort auf die Kommandos. Eine Verlängerung des Bewegungsweges ist erlaubt.
Die Technik der Wiederholten Kontraktionen wird dort verwendet, wo Schwäche und gestörte Koordination das Hauptproblem sind. Die Technik ist dort nicht angebracht, wo andauernde Anstrengung schädlich ist und in akuten Krankheitsbildern.

Halten–Entspannen–aktive Bewegung (HEA)

Halten–Entspannen–aktive Bewegung (HEA) ist eine Technik der Betonung, die wiederholte isotonische Kontraktionen ohne andauernde Anstrengung möglich macht. Der Therapeut ruft zuerst eine isometrische Kontraktion in der verkürzten Stellung eines Bewegungsmusters hervor. Ist der Halt unter Setzen eines starken Widerstandes gesichert, fordert die Therapeutin den Patienten zum «Loslassen» auf. Sobald der Patient den Halt gelockert hat, bewegt die Krankengymnastin den Körperteil sofort und schnell passiv in die verlängerte Stellung des Bewegungsmusters und fordert den Patienten zum «Ziehen» auf. Dieser Vorgang kann mehrere Male wiederholt werden, bis ein

Zuwachs an Kraft oder auch Müdigkeitserscheinungen gespürt werden.
Die Kommandos für Halten–Entspannen–aktive Bewegung lauten wie folgt:

«Halten» – isometrische Kontraktion, verkürzte Stellung – Agonist
«Loslassen» – Entspannung; Therapeutin bringt den Körperteil schnell in die verlängerte Stellung
«Ziehen» – isotonische Kontraktion, verlängerte Stellung – Agonist

Gute Mitarbeit des Patienten und präzise Kommandos und Durchführung von seiten des Therapeuten sind nötig für eine erfolgreiche Anwendung dieser Technik. Die passive Bewegung des Körperteils durch den Therapeuten muß fließend und schnell durchgeführt werden.
Halten–Entspannen–aktive Bewegung wird verwendet, wenn der Patient eine auffällige Schwäche in der verlängerten Stellung eines Bewegungsmusters zeigt oder einen auffälligen Mangel an Ausdauer oder Ungleichgewicht zu Gunsten des antagonistischen Bewegungsmusters aufweist. Wiederholte Kontraktionen setzen eine größere Anforderung an den Patienten als Halten–Entspannen–aktive Bewegung und dem ersteren sollte als Technik wo immer möglich der Vorrang gegeben werden. Halten–Entspannen–aktive Bewegung sollte dort nicht angewendet werden, wo der passive Bewegungsweg und Bewegung gegen Widerstand Schmerz verursachen.

Korrektur des gestörten Muskelgleichgewichtes

Wiederholte Kontraktionen mit betonter Bewegungsfolge ist die auszuwählende Technik bei der Korrektur von Ungleichgewicht. Im Rahmen der Fazilitationsmuster kann gestörtes Gleichgewicht in Verbindung mit den Hauptmuskelkomponenten eines speziellen Drehpunktes auftreten. Beispielsweise kann der geschwächte vordere Deltaanteil überspielt werden durch den kräftigeren clavicularen Anteil des M. pectoralis major. Beide Muskeln wirken mit beim Flexion–Adduktion–Außenrotationsmuster. Bei der Durchführung dieses Bewegungsmusters ist die Reaktion des vorderen Deltaanteils abhängig von dem maximalen Widerstand für den kräftigeren clavicularen Anteil des M. pectoralis major und der Außenrotationskomponente. Die Betonung der Außenrotation wird die übertriebene Adduktion im Schultergelenk verhindern und den vorderen Deltaanteil anregen.
Eine Störung des Muskelgleichgewichts kann auch auftreten bei Hauptmuskelkomponenten verwandter Muster in bezug auf einen bestimmten Drehpunkt. Der ulnare Flexor im Handgelenk kann z. B. kräftiger sein als der radiale. Wird das Flexion–Adduktion–Außenrotationsmuster zur Betonung der Schulter durchgeführt, so ist es möglich, daß das Handgelenk nicht in die radiale Flexion zieht. Dadurch wird das Bewegungsmuster im Hinblick auf die proximalen Komponenten

verzerrt. Zur Betonung des Schulterdrehpunktes muß in diesem Fall das Handgelenk in radiale Flexion und Supination geführt werden. Zur Korrektur des Muskelgleichgewichts am Handgelenk muß die radiale Flexion als betonter Drehpunkt betrachtet werden. Gegen die Außenrotation der Schulter und die Supination des Unterarms muß kräftiger Widerstand gegeben werden, um den radialen Flexor anzuregen. Die Korrektur proximaler Muskelgleichgewichtsstörungen wird die Korrektur der distalen verbessern.

Muskelgleichgewichtsstörungen können auch zwischen antagonistischen Bewegungsmustern bestehen, und zwar in bezug auf mehrere Drehpunkte. Ein Patient mit kräftigem M. rhomboideus und M. teres major und geschwächtem vorderen Deltaanteil und clavicularem Anteil des M. pectoralis major beispielsweise hat eine Störung des Muskelgleichgewichts der Schulter zugunsten des Extension–Abduktion–Innenrotationsmusters. Der gleiche Patient kann einen kräftigeren M. biceps haben und einen geschwächten M. triceps, wodurch eine Störung des Muskelgleichgewichts im Ellenbogengelenk zugunsten des Flexion–Adduktion–Außenrotationsmusters entsteht. Hat er einen geschwächten ulnaren Extensor des Handgelenks und kräftige radiale Flexoren, zeigt sich wieder eine Störung des Gleichgewichts im Handgelenk zugunsten des Flexion–Adduktion–Außenrotationsmusters. Solch ein Bild zeigt Störungen des Muskelgleichgewichts nicht nur zwischen antagonistischen Bewegungsmustern, sondern auch innerhalb der Komponenten beider Bewegungsmuster. Werden die Fazilitationstechniken angewandt, muß die kräftigere Schulterblatt- und Schultergelenksmuskulatur des Extension–Abduktion–Innenrotationsmusters eingesetzt werden, um den geschwächten M. triceps und den ulnaren Extensor des Handgelenks zu reizen. Die distale Kraft in den radialen Flexoren des Handgelenks und der kräftigere M. biceps müssen eingesetzt werden, um den geschwächten vorderen Deltaanteil und den clavicularen Anteil des M. pectoralis major anzuregen. Die Hauptbetonung liegt auf der Korrektur des gestörten Muskelgleichgewichts im Schultergelenk, aber auch Ellenbogen- und Handgelenk müssen die nötige Betonung erhalten.

Gesteigerte Reflexe

So, wie ein gestörtes Muskelgleichgewicht zwischen den antagonistischen Muskelgruppen bestehen kann, kann es auch zwischen den antagonistischen Reflexen sein. Ist z. B. die Streckspastizität so stark, daß der Patient gehindert wird, sein linkes Bein willkürlich zu beugen, so kann ein wiederholt eingesetzter Dehnungsreflex, gekoppelt mit der bewußten Anstrengung des Patienten, sehr nützlich sein. Der Patient wird auf seine rechte Seite gelegt oder in den Bärenstand gebracht. Die Stellungen sind besonders günstig zur Unterstützung der Beugereaktion, so daß der Patient eventuell eine kräftigere Willkürbewegung ausführen kann, gegen die dann Widerstand gegeben wird. Durch die Zunahme der willkürlichen Reaktion wird die gesteigerte antagonistische Reflextätigkeit vermindert. Siehe Tabelle 1-9, Unterstützung durch Halte- und Stellreflexe.

Drehpunkte zur Betonung

Die Feststellung von Störungen im Muskelgleichgewicht und die Auswahl der betonten Drehpunkte bedürfen sorgfältiger Prüfung des Patienten in bezug auf Kraft und Schwächen. Bei den Fazilitationstechniken verläuft die Entwicklung der Kraft und die Korrektur von Muskelgleichgewichtsstörungen von proximal nach distal, dem normalen Entwicklungsprozeß entsprechend. Die proximale Kontrolle und Kraft ist wesentlich für die Stabilität und für den Vorgang des Überfließens der Innervation. Ist eine Schwäche oder Muskelgleichgewichtsstörung der Hals- und Rumpfmuskulatur vorhanden, muß hier die Hauptbetonung liegen. Die proximalen Drehpunkte der Extremitäten, Schulter- und Hüftgelenk, werden in zweiter Linie betont und die distalen Drehpunkte zuletzt. Ist eine allgemeine Schwäche vorhanden, ist die proximale Betonung nötig und schließt die Betonung eines schwachen distalen Drehpunktes aus. Dieser erhält ein gewisses Maß an Reizen während der proximalen Betonung, da alle Komponenten des Bewegungsmusters berücksichtigt werden. Es ist nutzlos im Rahmen der Fazilitationstechniken zu versuchen, einen nicht funktionierenden M. tibialis anterior zu kräftigen, wenn die ihm verwandten Muskelgruppen gleichermaßen funktionsuntüchtig sind.

Rhythmische Bewegungseinleitung (RE)

Die rhythmische Bewegungseinleitung (RE) oder rhythmische Technik wird angewandt, um die Fähigkeit, eine Bewegung einzuleiten, zu verbessern. Diese Technik besteht aus wiederholten isotonischen Kontraktionen der Hauptmuskelkomponenten des agonistischen Bewegungsmusters. Diese Technik ist für diejenigen Patienten wichtig, denen eine Bewegungseinleitung schwerfällt wegen Rigidität (Parkinson) oder starker Spastizität. Außerdem wird dem Patienten die Bewegungsrichtung bewußt gemacht. Ältere Patienten und solche, die teilnahmslos in ihren Bewegungen sind oder die einen verminderten Lagesinn haben, können durch diese Methode stimuliert und geführt werden. Es gibt keine gezwungenen Bewegungen. Ist nur ein begrenzter Bewegungsweg vorhanden, dann wird da begonnen. Durch die Bewegung sollte kein Schmerz ausgelöst werden. Schmerzen schränken die Bewegung ein.

Beispiele für die Technik

Die Krankengymnastin fordert den Patienten auf zu entspannen: «Laß Dich von mir bewegen.» Die Therapeutin führt dann den Körperabschnitt durch den verfügbaren Bewegungsweg des Musters. Es müssen dabei alle Komponenten des betreffenden Bewegungsmusters vor allem die distalen, beachtet werden. Während der Bewegung liegt die Betonung in Richtung des agonistischen Bewegungsmusters, obgleich natürlich der Körperteil zurückgebracht wird in die verkürzte Stellung des antagonistischen Bewegungsmusters. Ist eine Entspannung zu fühlen und die Bewegung kann leichter durchgeführt werden, wird der Patient aufgefordert: «Nun hilf mir etwas.» Wieder liegt die Betonung in der Richtung des agonistischen Bewegungsmusters. Nachdem die Bewegungen mehrere Male mit der Unterstützung des Patienten durchgeführt wurden, gibt die Therapeutin vorsichtig etwas Widerstand, der entsprechend der zunehmenden Reaktion des Patienten gesteigert wird. Er wird aufgefordert zu «ziehen» oder zu «stoßen», je nachdem, was nötig ist. Nach mehreren Wiederholungen gegen Widerstand wird dem Patienten erlaubt, allein die Bewegung aktiv auszuführen, um die erreichte Bewegungserleichterung zu spüren.

Antagonistische Bewegungsumkehr

Die Techniken der antagonistischen Bewegungsumkehr sind verwandt mit den normalen Reaktionen, und eine gute Anwendung der Techniken läßt sich anhand der Normalität der Muskelfunktion erkennen.
Bei der zielgerichteten Aktivität liegt die Richtung entweder im Streben nach oder Vermeiden des Zieles. Gesunde Menschen können sich auf das Ziel zu oder davon weg bewegen. Der gesunde Mensch kann die Richtung willentlich ändern; er kann die Richtung eines Gesamtbewegungsmusters umkehren — beim Tanzen, beispielsweise, kann er sich erst vorwärts-, dann rückwärts bewegen. Die Richtungsumkehr ist ein Merkmal der entwicklungsbedingten Aktivitäten und ist Grundlage für verschiedene spezielle Techniken der antagonistischen Bewegungsumkehr, wobei der Antagonist zur Förderung des Agonisten verwendet wird.
Bei den normalen Bewegungsabläufen spielt die Umkehr der Antagonisten eine wichtige Rolle. Die Beispiele des Holzsägens und -schlagens, des Ruderns, Gehens, Laufens, Greifens und wieder Loslassens eines Gegenstandes sind zwar abgedroschen, zeigen jedoch zutreffend dieses Phänomen bei den alltäglichen Tätigkeiten. Tritt die Bewegungsumkehr der Antagonisten nicht in Übereinstimmung mit der Anforderung der Übung ein, dann ist die Funktion sofort in bezug auf Kraft, Geschicklichkeit oder Koordination beeinträchtigt. Als Ziel der neuromuskulären Schulung oder Wiederaufschulung und der therapeutischen Übungen kann die Entwicklung oder Wiederherstellung einer normalen antagonistischen Bewegunsumkehr in einem normalen Bewegungsweg bezeichnet werden.

Das bedeutet Beseitigung von Störungen im Muskelgleichgewicht und Entwicklung von Koordination, Kraft und Ausdauer.
Die Techniken basieren auf Sherringtons Prinzip der aufeinanderfolgenden Induktion (44). Der Patient, der nicht ausreichend auf die Umkehrtechniken reagiert und bei dem die erwünschte Reaktion nur durch Widerstand mit wiederholten Kontraktionen erreicht werden kann, weist ernsthafte Störungen auf. Der Hemiplegiker z. B., der gestörte Bewegungsmuster hat und auf eine Bewegungsumkehr mit erhöhter Spastizität reagiert, zeigt damit einen niedrigen Grad funktioneller Mitarbeit. Dieser Patient fällt in seine Spastizität, wenn er für eine funktionelle Bewegung eine antagonistische Bewegungsumkehr vornehmen soll, und schadet so der funktionellen Tätigkeit. Solch ein Patient muß die Bewegungsmuster mit Hilfe der Technik der wiederholten Kontraktionen wiedererlernen, wobei die Hauptbetonung auf den proximalen Drehpunkten liegt. Die Bewegungsumkehr wird eher zum Behandlungsziel als zur Behandlungsmethode.
Daß der Agonist gereizt werden kann, indem man einer isotonischen oder isometrischen Kontraktion des Antagonisten Widerstand gibt, läßt sich leicht am gesunden Menschen demonstrieren. Hierfür muß die Stärke des Widerstandes festgesetzt werden, die bei der Durchführung einer Bewegung wie beispielsweise der Ellenbogenflexion überwunden werden kann. Wird dann die Ellenbogenextension gegen maximalen Widerstand durchgeführt, sollte die darauffolgende Ellenbogenflexion gegen größeren Wiederstand durchgeführt werden können als bei anfänglichen Übungen. Techniken, die die antagonistische Bewegungsumkehr ausnutzen, werden für Fazilitationsmuster verwendet unter Beachtung der manuellen Kontakte, des maximalen Widerstandes und der zeitlichen Bewegungsfolge des Bewegungsmusters. Die Anwendungsgebiete der Umkehrtechniken sind unterschiedlich, da Variationen möglich sind. Es können entweder isotonische oder isometrische Kontraktionen oder eine Kombination beider Arten von Muskelkontraktionen verwendet werden.
Es gibt vier Umkehrtechniken, die vorwiegend zur Stimulation verwendet werden, wie sie beim Aufbau von Muskelkraft oder bei der Erweiterung des Bewegungsweges zugrundeliegt. Die langsame Bewegungsumkehr bringt eine isotonische Kontraktion des Antagonisten mit sich, gefolgt von einer isotonischen Kontraktion des Agonisten. Langsame Umkehr —Halten zieht eine isotonische Kontraktion gefolgt von einer isometrischen Kontraktion des Antagonisten gefolgt von der gleichen Kontraktionsfolge des Agonisten nach sich. Rhythmische Stabilisation beinhaltet gleichzeitige isometrische Kontraktionen der Antagonisten und endet in einer Kö-Kontraktion. Die vierte Umkehrtechnik ist die schnelle Umkehr, die schnell aufeinanderfolgende isotonische Kontraktionen der Antagonisten erfordert. Ausführliche Beschreibungen der Umkehrtechniken folgen.

Langsame Umkehr;
Langsame Umkehr-Halten (LU; LUH)

Angenommen, ein Patient zeigt eine Schwäche der Hüfte im Flexion–Adduktion–Außenrotationsmuster der rechten unteren Extremität bei guter Kraft im antagonistischen Muster der Extension–Abduktion-Innenrotation. Dann wird das antagonistische Muster durch die Technik der Bewegungsumkehr als Reizmittel eingesetzt. Der Therapeut muß zuerst gegen das antagonistische Muster Widerstand geben und dann umgreifen, um maximale propriozeptive Stimulation für das geschwächte Muster herauszuholen. Dabei sollte der Patient die agonistische Bewegung der Flexion–Adduktion–Außenrotation durchführen, während der Therapeut optimale manuelle Kontakte mit maximalem Widerstand setzt zur Kontrolle der Reaktion des Patienten. Der Therapeut setzt die manuellen Kontakte dann wie beschrieben für das Extension–Abduktion–Innenrotationsmuster und fordert den Patienten auf, die Bewegung gegen maximalen Widerstand durchzuführen. Dann greift die Krankengymnastin für das agonistische Bewegungsmuster der Flexion–Adduktion–Außenrotation um und bestimmt, ob der Patient die Bewegung mit mehr Kraft oder durch einen erweiterten Bewegungsweg durchführen soll. Das Abstufen des Widerstandes ist wichtig für eine starke Kontraktion des Antagonisten und um den Bewegungen nach Durchführung des agonistischen Musters zuzulassen. Die manuellen Kontakte müssen so variiert werden, daß der Therapeut weich die Griffe und Widerstände ändern kann. Nur so kann der Patient fließend und effektiv von einem Bewegungsmuster zum anderen wechseln. Gewinnt der Patient nur wenig an Bewegungsraum, weil er die Bewegung an dem Punkt umkehrt, an dem das agonistische Muster der Flexion–Adduktion–Außenrotation schon nicht mehr effektiv war, sollte eine Bewegungsumkehr aus dem ersten Drittel des Bewegungsweges der Extension–Abduktion–Innenrotation versucht werden. Der Patient arbeitet zum stärksten Teil des Bewegungsweges hin, darauffolgend wird sofort eine Kontraktion des agonistischen Bewegungsmusters gefordert. Der Umkehrprozeß kann mehrere Male wiederholt werden, wobei dem agonistischen Bewegungsmuster immer als letztem Widerstand gegeben wird. Nach Reizung des agonistischen Bewegungsmusters wird der Patient aufgefordert zu halten, der Erfolg wird ein Zuwachs an Flexion–Adduktion–Außenrotation sein. Wiederholte Kontraktionen können dann als Technik zur Betonung angewendet werden, um den Bewegungsweg weiter zu vergrößern und um Kraft und Ausdauer im agonistischen Bewegungsmuster weiter zu entwickeln.

Die Folge der Kommandos für die langsame Umkehr bei Verwendung der Extension–Abduktion–Innenrotation zur Reizung der Flexion–Adduktion–Außenrotation könnte wie folgt lauten:

«Stoße Deinen Fuß hinunter und zu mir heraus» — Extension–Abduktion–Innenrotation – isotonisch – Antagonist

«Und ziehe Deinen Fuß hoch und quer über den Körper» – Flexion–Adduktion–Außenrotation – isotonisch – Agonist

«Und drücke ihn hinunter und heraus» – Extension–Abduktion–Innenrotation – isotonisch – Antagonist

«Und ziehe ihn hoch und hinüber» – Flexion–Adduktion–Außenrotation – isotonisch – Agonist

«Und halten» – Flexion–Adduktion–Außenrotation – isometrisch – Agonist

«Und ziehen, und ziehen, und noch einmal ziehen» – Flexion–Adduktion–Außenrotation – isotonisch – wiederholte Kontraktionen zur Betonung – Agonist

Langsame Umkehr – Halten enthält eine isotonische, dann isometrische Kontraktion und kann in der oben beschriebenen Weise ausgeführt werden mit einem Haltekommando nach jeder isotonischen Kontraktion.

Werden die Techniken der langsamen Umkehr gegen maximalen Widerstand ausgeführt, sollte eine Zunahme an Bewegungsweg oder Kraft bei jeder aufeinanderfolgenden isotonischen oder isometrischen Kontraktion spürbar werden. Die Krankengymnastin sollte immer daran denken, daß bei einem Haltekommando ein besonders kräftiger Widerstand gegen die Rotation gegeben werden soll, aber der «Halt» nicht gebrochen werden darf.

Rhythmische Stabilisation (RS)

Während die langsame Umkehr isotonische, und die langsame Umkehr – Halten isotonische und isometrische Kontraktionen enthält, so ist eine dritte Technik zur Stimulation, die auf der antagonistischen Bewegungsumkehr beruht, die rhythmische Stabilisation. Sie enthält isometrische Kontraktionen der antagonistischen Bewegungsmuster, durch die es zu einer Ko-Kontraktion der Antagonisten kommt, wenn die isometrische Kontraktion nicht von der Krankengymnastin gebrochen wird. Weil nur isometrische Kontraktionen verwendet werden, verursacht die rhythmische Stabilisation außerdem eine Verbesserung der Zirkulation. Rhythmische Stabilisation, beim normalen Menschen durchgeführt, führt zu einem Aufbau an Haltekraft und zwar so enorm, daß der Halt außer durch Rotation des Körperteils nicht gebrochen werden kann. Fordert man den gesunden Menschen auf, seinen Arm ganz still oder steif zu halten, so wird er alle Muskelgruppen, die um das Gelenk herumliegen, isometrisch entspannen, wobei dann die Kontraktion der Antagonisten gefühlt werden kann. Denkt er aber daran, seinen Arm hoch- oder herunterzuhalten, wird er erst eine Muskelgruppe anspannen und dann die gegenüberliegende mit einer Entspannungsphase zwischen den beiden isometrischen Kontraktionen. Dieses ist dann keine rhythmische Stabilisation mehr, da der Patient bei der Bewegungsdurchführung eher zwischen isotonischen Kontraktionen wechselt als daß er eine Ko-Kontraktion der Antagonisten entwickelt. Sorgfältiges Abstufen des Widerstandes bei den Haltereaktionen mit besonderer Berücksichtigung der Rotationskomponenten macht es dem Patienten möglich zu stabilisieren. Der Patient darf nicht durch zu starken Widerstand so geschwächt werden, daß er isotonisch kontrahiert, um seine Stellung wiederzuerlangen oder aufrechtzuerhalten. Dieses ist besonders wichtig für die Behandlung von Patienten, die trotz normaler Innervation Schmerzprobleme haben. Das Abstufen des Widerstandes muß so genau sein, wie es dem Therapeuten möglich ist, die Reaktion des Patienten zu spüren. Um die Fähigkeit des Patienten zur Stabilisation zu entwickeln, kann der Therapeut einen sehr geringen Bewegungsweg zulassen, damit die antagonistischen Muster besser zur Spannung kommen können. Hierbei muß die Reaktion des Patienten genau beobachtet werden, und der Haltewiderstand des Patienten bei der Rotation darf nicht gebrochen werden.

Können keine isometrischen Kontraktionen durchgeführt werden, wie bei der Ataxie, ist der Patient u. U. nicht in der Lage, rhythmische Stabilisation durchzuführen. Dem Patienten muß beigebracht werden zu «halten». Ein Weg dazu ist die Durchführung von Langsame Umkehr – Halten, indem die Bewegungswege immer mehr verkürzt werden, bis keine Bewegung mehr stattfindet. Ist es eine schwere Ataxie, muß der Patient bei der langsamen Umkehr sich erst an den verkürzten Bewegungsweg anpassen und dann versuchen, an verschiedenen Punkten zu halten. Kabat stellte fest, daß die rhythmische Stabilisation als Test von klinischem Wert bei geringen Störungen des Kleinhirns dienen kann (26).

Beispiele für die Technik

Rhythmische Stabilisation des Rumpfes mit manuellen Kontakten auf Schulter und Beckengürtel führt schnell zu Reaktionen, gleichzeitig von den anterioren und posterioren Muskeln. Stehen sich Therapeut und der gesunde Mensch gegenüber, legt die Krankengymnastin ihre linke Hand auf die rechte Schulter des anderen und ihre rechte Hand an den linken Beckenkamm. Druck und Widerstand werden anterior auf die rechte Schulter gegeben und posterior auf die linke Seite des Beckens. Gleichzeitig gibt der Therapeut das Kommando zu «halten». Der Therapeut spürt keine Bewegung. Langsam ändert er den Druck zum posterioren Teil der Schulter hin und zur anterioren linken Fläche des Beckens. Beim Kommando, «Halten», spürt der Therapeut Stabilität und fährt fort: «Halten. Und halten. Und loslassen.» Während des Vorgangs hat der Druck zweimal gewechselt, zweimal wurde anterior und zweimal posterior gehalten.
Jetzt berührt der Therapeut die linke Schulter des Patienten und die rechte Seite des Beckens. Der

Vorgang wird wie beschrieben durchgeführt. Die manuellen Kontakte werden beibehalten; die Richtung des Drucks ändert sich von vorn nach hinten und von hinten nach vorn. Dabei sind die zwei Diagonalen der Bewegungsmuster des oberen Rumpfes berücksichtigt worden, rechte Schulter zur linken Hüfte und linke Schulter zur rechten Hüfte.
Die rhythmische Stabilisation kann an jedem beliebigen Punkt des Bewegungsweges eines Musters angesetzt werden. Zur Stabilisierung der Rotation des oberen Rumpfes plaziert die Krankengymnastin beide Hände auf dem Schultergürtel, dabei die linke Hand hinten auf die rechte Schulter und die rechte Hand vorn auf die linke Schulter. Während sie Druck und Widerstand gibt, lautet das Kommando, «Schau nach rechts! Drücke Deine rechte Schulter zurück, und ziehe die linke nach vorn. Und los! Und halten! Jetzt schau nach links. Drücke die linke Schulter nach hinten, während Du die rechte vorbeiziehst. Drehen! Schau hinter Deine linke Schulter. Und halten. Und halten. Und halten. Und halten. Und loslassen.» Der Patient rotiert erst seinen Kopf und den oberen Rumpf nach rechts, kehrt dann die Richtung um, mit Kopf und oberem Rumpf nach links rotiert. Stabilisation wird im letzten Drittel des Rotationsweges nach links erreicht (Kap. 1, Freie Aktive Bewegung, Kopf, Hals und Oberer Rumpf).
Soll eine Extremität stabilisiert werden, lassen die manuellen Kontakte zu, daß ein Paar antagonistischer Muster gleichzeitig Druck und Widerstand erhalten. So wird beispielsweise auf das Flexion–Adduktion–Außenrotationsmuster der oberen Extremität und auf seinen Antagonisten, das Extension–Abduktion–Innenrotationsmuster, zweimal verschieden aber doch gleichzeitig Druck ausgeübt. Die Krankengymnastin legt eine Hand auf das Handgelenk des Patienten, die andere oben auf den Ellenbogen. Beim Haltekommando wird Druck distal auf die Flexoren gegeben und auf die Extensoren oberhalb des Ellenbogens. Auf diese Art ist im Flexionsmuster am Handgelenk Widerstand gegeben worden und dem Extensionsmuster Widerstand an der Schulter. Wenn Druck und Widerstand nun gewechselt werden, so wird der distale Kontakt die Oberfläche der Extensoren am Handgelenk erreichen, kurz bevor der proximale Kontakt die Flexorenoberfläche erreicht. Die Kontrolle der Rotation am Handgelenk ist effektiver, wenn sich der Kontakt rechtzeitig ändert, als wenn er am Arm belassen würde. Der gesamte Vorgang kann an jedem beliebigen Punkt im Bewegungsweg ausgeführt werden. Das Haltekommando wird gegeben, sobald sich der Oberflächenkontakt verlagert. Leichte Bewegungen des Körperteils während des «Haltens» können exzentrische Kontraktionen zur Kontrolle hervorrufen.

Schnelle Umkehr (SU)

Die schnelle antagonistische Bewegungsumkehr verwendet wie die langsame Bewegungsumkehr isotonische Kontraktionen. Die schnelle Umkehrtechnik wurde von Luba Brister, KKI, Physiotherapeut, entwickelt. Zur Förderung des Agonisten wird das antagonistische Bewegungsmuster langsam aus der verlängerten bis in die verkürzte Stellung gegen maximalen Widerstand durchgeführt. Ist die verkürzte Stellung eingenommen, wird die Richtung plötzlich durch isotonische Kontraktion des Agonisten umgekehrt, wobei seine verkürzte Stellung so schnell wie möglich erreicht wird. Darauf erfolgt sofort eine isometrische Kontraktion des Agonisten gegen maximalen Widerstand. Wiederholte Kontraktionen oder Halten–Entspannen–aktive Bewegungen können zur Betonung verwendet werden; die Bewegungsfolge der schnellen Umkehr kann auch wiederholt werden.

Beispiele für die Technik

Die schnelle Umkehr kann als Technik ausgewählt werden bei einer Schwäche des Flexion–Adduktion–Außenrotationsmusters mit merklichem Ungleichgewicht zugunsten des antagonistischen Extension–Abduktion–Innenrotationsmusters. Die folgende Kommandoserie könnte verwendet werden:

«Stoße Deinen Fuß hinunter und zu mir heraus!» (Extension–Abduktion–Innenrotation – isotonisch – Antagonist – langsam mit maximalem Widerstand)
«Jetzt ziehe Deinen Fuß hoch und quer hinüber.» (Flexion–Adduktion–Außenrotation – isotonisch – Agonist – schnell mit Unterstützung des letzten Bewegungsdrittels)
«Und so halten.» (Flexion–Adduktion–Außenrotation – isometrisch – Agonist – Vorbereitung zum Halten – Entspannen – aktive Bewegung
«Loslassen.» (Entspannung – Agonist – schnell in die verlängerte Stellung – Flexion–Adduktion–Außenrotation)
«Jetzt ziehen.» (Flexion–Adduktion–Außenrotation – isotonisch – Agonist – mit abgestuftem Widerstand)

Wenn die isotonische Kontraktion des Agonisten ermüdet, muß schnell in die verkürzte Stellung des Agonisten geholfen werden.

«So halten.» (isometrisch – Agonist – Vorbereitung für die Technik der wiederholten Kontraktionen zur Betonung der verkürzten Stellung oder Arbeit in Abschnitten des Bewegungsweges auf die verlängerte Stellung zu)
«Jetzt ziehen, und ziehen, und ziehen, und loslassen.»

Die Technik der schnellen Bewegungsumkehr kann mit den folgenden Techniken wiederholt verwendet werden: Halten – Entspannen – aktive Bewegung und wiederholte Kontraktionen.
Zusammenfassend kann gesagt werden, daß eine erfolgreiche Anwendung der antagonistischen Umkehrtechniken vom maximalen Widerstand gegen das antagonistische Bewegungsmuster und von der Kontrolle der antagonistischen und agonistischen Bewegungs-

muster abhängig ist, so daß es zu einem weichen Bewegungsfluß kommen kann. Außerdem ist das sorgfältige Abstufen des Widerstandes zwischen dem stärkeren Antagonisten und dem schwächeren Agonisten ausschlaggebend. Eine Bewegungsumkehr kann an jedem beliebigen Punkt im Bewegungsweg durchgeführt werden, der die erwünschte Reaktion ermöglicht. Solange es für die Stimulation des Agonisten erforderlich und angemessen ist, kann eine Bewegungsumkehr durch den vollen Bewegungsweg oder auch nur durch einen geringen Teil des antagonistischen Musters geführt werden.

Entspannung

Fordert eine Technik die Kontraktion eines Fazilitationsmusters, verlangt sie damit eine nachgebende Reaktion, Entspannung oder die Hemmung des genau entgegengesetzten antagonistischen Bewegungsmusters. Jede Technik, die eine Erweiterung des Bewegungsweges eines Musters ermöglicht, hat damit eine Entspannung des antagonistischen Bewegungsmusters erreicht. Diese Entspannung oder Hemmung der Antagonisten während der Förderung der Agonisten basiert auf der reziproken Innervation, was von Sherrington dargelegt wurde (44). Normalerweise werden auch durch die Techniken der wiederholten Kontraktionen, der langsamen Umkehr, der langsamen Umkehr–Halten und der rhythmischen Stabilisation die Agonisten gereizt und die Antagonisten entspannt. Das kann z. B. leicht an Menschen mit einer haltungsbedingten Verkürzung des M. biceps femoris demonstriert werden. Soll der Patient das Flexion–Adduktion–Außenrotationsmuster mit Betonung auf Hüfte und Knie gegen maximalen Widerstand durchführen, ist der Bewegungsweg größer, als wenn die Bewegung ohne Widerstand durchgeführt werden würde. Durch wiederholte Kontraktionen kann er weiteren Bewegungsraum gewinnen. Durch rhythmische Stabilisation am Endpunkt des Bewegungsweges kann dieser abermals erweitert werden. Wird dem Patienten an diesem Punkt erlaubt, die Bewegung mit maximalem Widerstand umzukehren, in das antagonistische Muster der Extension–Abduktion–Innenrotation, vergrößert dieses seine Kraft und den Bewegungsweg im agonistischen Muster. Stimulation und Entspannung sind folglich untrennbar.
Die spezifischen Entspannungstechniken sind ein Ersatz für das passive Dehnen. Ein Patient, der offensichtlich sehr wenig Kraft zur Verfügung hat, kann unter Umständen in der Lage sein, einen verkürzten Muskel so kräftig zu kontrahieren, daß die Entspannung gefördert wird, vorausgesetzt, es wurde ein geschickter Widerstand gegeben. Bei diesen Techniken wird eine schmerzhafte Reaktion, die beim passiven Dehnen auftritt, vermieden, und sie sind weniger gewagt.
Die Entspannungstechniken sind eine Möglichkeit, zur Entspannung zu kommen. Jedoch kann die richtige

Lagerung zur Beeinflussung des Tonus und Stimulierung verwandter Muster eine stärkere Entspannung bedeuten als die Anwendung einer Entspannungstechnik für eine bestimmte Muskelgruppe. Läßt man z. B. den Patienten gegen Widerstand kriechen, kann das eine stärkere Entspannung für die unteren Rumpfextensoren bedeuten als Anspannen–Entspannen, in Rückenlage durchgeführt. Bei diesen Entspannungstechniken wird die willkürliche Entspannung genutzt, die auf die maximale Anspannung des Antagonisten erfolgt; sie sollte wenn irgendmöglich mit einer Kontraktion des Agonisten gegen Widerstand enden.

Anspannen–Entspannen (AE)

Liegt eine deutliche Bewegungseinschränkung vor bei gleichzeitigem Ausfall der aktiven Bewegung im agonistischen Muster, so kann mit der Technik Anspannen–Entspannen eine gewisse Lockerung der antagonistischen Muskulatur erreicht werden. Bei dieser Technik läßt die isotonische Kontraktion des Antagonisten eine Rotationsbewegung gegen maximalen Widerstand zu, aber keine Bewegung der anderen Komponenten. Anschließend folgt eine Periode der Entspannung.

Beispiele für die Technik

Folgendermaßen wird verfahren: Der Körperteil wird passiv in das agonistische Muster bis an die Bewegungsgrenze geführt, und an diesem Punkt wird der Patient aufgefordert, isotonisch im antagonistischen Bewegungsmuster zu kontrahieren. Die Krankengymnastin gibt so stark wie möglich Widerstand gegen die Rotation und fordert den Patienten dann auf zu entspannen. Der Druck muß etwas vermindert werden, und es muß abgewartet werden, bis die Entspannung eintritt. Hat die Krankengymnastin das «Loslassen» des Patienten gespürt, bewegt sie den Körperteil wieder passiv durch einen möglichst großen Bewegungsweg zur Bewegungsgrenze. Diese ganze Prozedur wird mehrere Male wiederholt, wobei der Versuch gemacht werden sollte, daß der Patient das agonistische Bewegungsmuster aktiv aus der verlängerten Stellung heraus durchführt. Ist der Patient nicht in der Lage, ein Muster aus der verlängerten Stellung heraus durchzuführen oder einzuleiten, kann versucht werden, daß er nach jeder Anspannungs- Entspannungsphase aktiv weiter ins agonistische Muster zieht. Wie immer ist jedoch das Ziel, aus der verlängerten Stellung heraus den vollen Bewegungsweg zurückzulegen.
Die Kommandos für Anspannen–Entspannen in einer solchen Situation würden wie folgt lauten:

«Ziehe Deinen Fuß hinunter und herein.» (Extension–Adduktion–Außenrotation – isotonisch – Außenrotation gegen maximalen Widerstand – Antagonist)
«Loslassen.» (Nachlassen des Drucks, Unterstützen des Körperteils, nach Eintreten der Entspannung wird

die Extremität in Flexion–Abduktion–Innenrotation bewegt – Agonist)

Wiederhole den Vorgang, dann bringe den Körperteil in die verlängerte Stellung für Flexion–Abduktion–Innenrotation – Agonist.
«Jetzt ziehe den Fuß hoch und zu mir heraus.» (Flexion–Abduktion–Innenrotation – isotonisch – Agonist)
«Und halten.» (Vorbereitung für wiederholte isotonische Kontraktionen)
«Und ziehen, und ziehen, und ziehen, etc.» wiederholte isotonische Kontraktionen des agonistischen Musters)

Halten–Entspannen (HE)

Halten–Entspannen ist eine Entspannungstechnik, die auf dem maximalen Widerstand einer isometrischen Kontraktion beruht. Die Technik wird in einer ähnlichen Bewegungsfolge durchgeführt wie Anspannen–Entspannen. Wegen der isometrischen Kontraktion muß das Kommando «Halten» lauten anstatt von «Drücken» oder «Ziehen». Da diese Technik ohne Gelenkbewegung arbeitet, kann sie auch zum Erreichen von Entspannung verwendet werden, und zwar da, wo Muskelspastizität von Schmerzen begleitet wird. Die isometrische Kontraktion darf nicht gebrochen oder geschwächt werden. Bei jedem akuten Zustand sollte die Technik des Patienten an einem schmerzfreien Körperteil demonstriert werden. Kontraktionsübungen am schmerzfreien Körperteil begünstigen außerdem die allgemeine Entspannung mit Schmerzlinderung. Ist der Widerstand maximal, kann es zu einem Innervationsreiz in der schmerzhaften Gegend kommen, ohne daß Schmerzen ausgelöst werden.

Beispiele für die Technik

Einem Patienten mit einer Fraktur, der gerade seinen Gips entfernt bekommen hat, kann mit dieser einfachen Technik dazu verholfen werden, den betreffenden Körperteil zu entspannen und den Bewegungsraum zu vergrößern. Bei einem Patienten mit Radiuskopffraktur beispielsweise, der aktive Bewegung zur Förderung der Ellenbogenextension durchführen soll, hat sich schon ein Mechanismus für die Hemmung aller Ellenbogenextensionen entwickelt. Durch Anwendung von Halten – Entspannen für den M. biceps, bei langsam zunehmendem Widerstand gegen die isometrische Kontraktion, kann eine Entspannung des Muskels erreicht werden, bei gleichzeitiger Reizung des M. triceps. Der betreffende Körperteil muß natürlich gut von der Krankengymnastin unterstützt werden. Nach Durchführung von Halten–Entspannen wird der Patient aufgefordert, den Ellenbogen ohne Widerstand zu strecken. Die Kommandos in einer solchen Situation würden wie folgt lauten:

«Halte Deinen Ellenbogen gebeugt, und laß ihn nicht von mir bewegen.» (Der Widerstand wird vorsichtig und langsam gegen die Supination gegeben unter Verwendung des distalen manuellen Kontakts des Flexion–Adduktion–Außenrotationsmusters. Der Widerstand ist am radial gebeugten Handgelenk größer als am Ellenbogen.)

«Loslassen.» (Behalte die vorsichtige Unterstützung der Extremität bei, und warte auf die Entspannung des M. biceps.)

«Öffne Deine Hand, und drücke sie hinunter und weg.» (Verwende Extension–Abduktion–Innenrotation mit Ellenbogenextension – isotonisch ohne Widerstand.)

Der Erfolg der Technik hängt von dem vorsichtig zu steigernden Widerstand ab, vom Fördern der isometrischen Kontraktion, ohne sie zu schwächen, vom Unterstützen des Körperteils während der Entspannungsphase und von der aktiven Bewegung des Körperteils in die gewünschte Richtung durch den Patienten. Der Vorgang kann wiederholt werden, und es können wiederholte aktive Kontraktionen des Agonisten ohne Widerstand folgen. Umkehrbewegungen ohne Widerstand zur Betonung der Rotation können folgen.

Langsame Umkehr–Halten–Entspannen (LUHE)

Langsame Umkehr–Halten–Entspannen verlangt zunächst eine isotonische Kontraktion des bewegungseingeschränkten Musters, der eine kurze, willkürliche Entspannungsperiode und schließlich eine isotonische Kontraktion des agonistischen Musters folgen. Die Entspannung muß genau an dem Punkt im Bewegungsmuster ausgelöst werden, an dem sich die Einschränkung offenbart. Die maximale Entspannung hängt vom maximalen Widerstand gegen die Rotationskomponente ab, ohne daß eine Bewegung in den übrigen Komponenten des antagonistischen Musters zugelassen wird.

Beispiele für die Technik

Hat der Patient eine Einschränkung der aktiven Bewegung von 15° bei der Flexion–Abduktion–Innenrotation der unteren Extremitäten an der Hüfte, ist das der Punkt im Bewegungsweg, wo die Entspannung des Extension–Adduktion–Außenrotationsmusters beginnen muß, um den Agonisten zu reizen und den Antagonisten zu hemmen. Der Punkt, an dem die Entspannungstechnik durchgeführt werden sollte, läßt sich am besten herausfinden, indem der Patient versucht, aktiv bis an die Bewegungsgrenze des agonistischen Musters heranzugehen. Dort wird dann Langsame Umkehr–Halten–Entspannen des antagonistischen Musters eingesetzt. Werden die für das antagonistische Muster optimalen manuellen Kontakte verwendet, wird bei dem Versuch einer isotonistischen Kontraktion

des Extension–Adduktion–Außenrotationsmusters so stark Widerstand gegeben, daß keine Bewegung eintritt, außer in der Rotationskomponente. Die Krankengymnastin fordert den Patienten auf zu «halten» und gibt der Haltekontraktion Widerstand, indem der ganze Widerstand auf die Rotationskomponente gelegt wird. Nachdem der isometrischen Kontraktion Widerstand gegeben wurde, fordert die Krankengymnastin den Patienten auf zu entspannen und verringert sofort den Druck so, daß sie den Körperteil nur noch unterstützt und nicht bewegt. Sobald sie die Entspannung spürt, ruft die Krankengymnastin eine isotonische Kontraktion des agonistischen Musters hervor, indem sie die manuellen Kontakte für dieses Muster gibt. Dabei darf der Patient beugen, abduzieren und nach innen rotieren durch einen möglichst großen Bewegungsweg. An diesem Punkt kann die Technik: Langsame Umkehr–Halten–Entspannen wiederholt werden. Ist ein ausreichender Zuwachs im Bewegungsweg erreicht worden, kann die Therapeutin den kürzlich dazugewonnenen Anteil des Bewegungsweges durch wiederholte Kontraktionen betonen. Eine erfolgreichere Anwendung der Technik hängt vom maximalen Widerstand gegen das antagonistische Muster ab, wobei nur die Rotation zugelassen werden darf, vom Verringern des Drucks, wenn der Patient entspannen soll und von der aktiven Bewegung gegen Widerstand, die auf die Entspannung folgt.

Die Kommandos für die Technik, wie sie in diesem Beispiel durchgeführt wurde, könnten wie folgt lauten:

«Ziehe Deinen Fuß hoch und so weit wie möglich zu mir heraus.» (Flexion–Abduktion–Innenrotation – isotonisch – Agonist)

«Jetzt ziehe Deinen Fuß hinunter und herein, und halte.» (Extension–Adduktion–Außenrotation – isotonisch – der Bewegungsweg der Außenrotation ist zugelassen unter Verwendung von maximalem Widerstand – isometrisch – Antagonist)

«Loslassen.» (Löse manuellen Kontakt, und greife zur optimalen Stimulation des Agonisten um – Flexion–Abduktion–Innenrotation)

«Jetzt hoch- und herausziehen.» (Flexion–Abduktion–Innenrotation – isotonisch – Agonist)

«Und halten.» (Vorbereitung für wiederholte Kontraktionen – isometrisch – Agonist)

«Und ziehen, und ziehen, und ziehen.» (Agonist – wiederholte isotonische Kontraktionen)

Rhythmische Rotation (RR)

Bei der rhythmischen Rotation bemüht sich die Krankengymnastin um die bewußte Anstrengung des Patienten. Ist willkürliche Kontrolle vorhanden, kann der Patient die Bewegung aktiv durchführen. Ist willkürliche Kontrolle nicht vorhanden, führt die Krankengymnastin die rhythmische Rotation passiv durch. Ob aktiv (selbstgesteuert) oder passiv (vom Therapeuten gesteuert) durchgeführt, die Komponenten und Bewegungsfolge sind diegleichen. Als Nebenprodukt tritt Entspannung ein.

Beispiele für die selbstgesteuerte Technik

Ein normaler Mensch mit intakter Innervation kann beim Anheben des gestreckten Beines (AGB), einem bewährten Test für die Messung des Bewegungsausmaßes, eine Bewegungseinschränkung aufweisen. Mit dem Patienten in Rückenlage werden vor und nach den folgenden Übungen goniometrische Messungen vorgenommen.

Der Patient liegt auf dem Rücken, die Hände seitlich am Körper und die unteren Extremitäten in bequemer Lage, normalerweise mit Außenrotation der Hüften und den Zehen nach außen. Die Beine können bilateral, einzeln oder wechselnd rotiert sein. Die Kommandos lauten wie folgt:

«Rolle die Beine nach außen, Zehen weg! Jetzt drehe Knie und Füße nach innen. Und rolle wieder nach außen. Und wieder nach innen.»

«Jetzt spreize die Beine, mit den Zehen zur Zimmerdecke, so weit auseinander, wie Du kannst. Und ausrollen. Und wieder hinein. Und Entspannen. Und wieder die Beine spreizen. Und ausrollen, und hinein, und entspannen.»

AGB wird noch einmal einzeln gemessen und wie zuvor notiert. Um einen weiteren Zuwachs beim AGB zu verzeichnen, kann der Patient reziproke Bewegungskombinationen in der gleichen, entgegengesetzten Richtung oder über Kreuz durchführen. Die Ergebnisse können wieder notiert werden.

Beispiel für Techniken in Folge

Der quadriparetische Patient mit Flexorenreflexen, die in den unteren Extremitäten dominieren, kann aus der passiven rhythmischen Rotation gefolgt von wiederholter rhythmischer Gesamtextension Nutzen ziehen. Wieder kann AGB als Test verwendet werden; die Ergebnisse werden wie zuvor vor und nach den Bewegungsvorgängen notiert.

Diesen Bewegungsvorgängen geht ein Atmen gegen Widerstand voran, wobei der manuelle Kontakt des Therapeuten auf dem Sternum liegt und die andere Hand und Unterarm lateral den Brustkorb zusammenpressen (siehe Kap. 3, Stimulation der vitalen und verwandten Funktionen). Weitere Serien von wiederholten Kontraktionen können die Entspannung fördern.

Die rhythmische Rotation wird von dem Therapeuten ausgeführt, indem er die Ferse des Patienten mit der einen Hand greift; mit der anderen kontrolliert und rotiert er das Bein durch manuellen Kontakt am Knie. Ist das Bein bedachtsam und rhythmisch rotiert, ist die Hüftmuskulatur angespannt. Diese Straffung verstärkt sich, wenn die Muskeln entspannen. Das Kommando «Entspannen», oder «Loslassen» kann hilfreich für die willkürliche Anstrengung des Patienten und die zeitliche Bewegungsfolge des Vorgangs sein. Das Bein kann langsam und vorsichtig abduziert werden. Kommt ein neuer Spannungspunkt, wird der Rotationsvorgang wiederholt. Nach zwei oder drei Wiederholungen kann der AGB-Test durchgeführt werden. Ist ein Bein spastischer als das andere, kann die Rotation des weniger spastischen Beines die Rotation des spastischeren Beines erleichtern. Die rhythmische Rotation wirkt vorbereitend für die wiederholte Gesamtextension von Hüfte und Knie, für die Thrustbewegung der unteren Extremität. Das Ziel ist, das Gleichgewicht zwischen den Flexor- und Extensorreflexen zu fördern. Das weniger spastische Bein sollte wieder zuerst bearbeitet werden. Die Extremität kann vorsichtig rotiert werden, während die Krankengymnastin sie in die verlängerte Stellung der Extension–Abduktion–Innenrotationsmusters bringt. Hüfte und Knie sind in maximaler Flexion. Stretch und ein sanfter Widerstand können ein angemessener Reiz sein, um nach drei oder vier Wiederholungen vollständige Extension zu erreichen. Das Extension–Adduktion–Außenrotationsmuster kann auf gleiche Weise gefördert werden. Nach einer kurzen Entspannungsphase kann das Bein stärker abduziert werden. Ist die Gesamtextension an den beiden Beinen durchgeführt worden, kann die Krankengymnastin beide Fersen ergreifen und die Beine vorsichtig spreizen. Ist ein vergrößerter Bewegungsweg beim AGB zu verzeichnen, kann die Behandlung beispielsweise an den oberen Extremitäten fortgeführt werden. Als Ziel des Behandlungsteiles ist die Gesamtextension des Abduktionsmusters erwünscht.

Die Betonung auf der Extensorentätigkeit dient als Schutz. Die Flexorenreflexe schützen und «Rückzug»-Reaktionen werden leicht aktiviert. Ein Patient, der in der Lage ist mit Extensorentätigkeit zu stehen, kann dieser Fähigkeit beraubt werden, wenn die Flexorenreflexe dominant werden und bleiben dürfen.

Hilfe zum Erlernen

Erlerne die Bewegungsmuster als freie aktive Bewegung in Übereinstimmung mit der zeitlichen Bewegungsfolge. Beginne mit den Kopf-, Hals- und oberen Rumpfmustern mit Hack- (chopping) und Hebebewegung (lifting). Laß einmal die Augen die Bewegung anführen, das andere Mal laß die Augen den Händen folgen, wobei das Hacken die Rumpfflexion und das Heben die Rumpfextension führt. Gehe über zu den Bewegungsmustern der oberen und dann zu denen der unteren Extremitäten. Führe die Bewegungsmuster in möglichst vielen Positionen und Haltungen durch, einschließlich der entwicklungsbedingten Stellungen. Zergliedere Gesamtbewegungsmuster und funktionelle Bewegungsabläufe, und stelle die Musterkomponenten fest.

Lerne, die manuellen Kontakte exakt zu setzen.

Übe die Kommandos an gesunden Menschen bei aktiver Ausführung des vollen Bewegungsweges und richtiger Bewegungsfolge.

Erlerne die Fazilitationstechniken in folgender Reihenfolge:

- Maximaler Widerstand durch vollen Bewegungsweg in Übereinstimmung mit der zeitlich richtigen Bewegungsfolge (isotonisch)
- Maximaler Widerstand beim «Halten» in der verkürzten Stellung des Bewegungsmusters und an verschiedenen Punkten im Bewegungsweg (isometrisch)
- Wiederholte Kontraktionen (Betonung des proximalen Drehpunktes). Achte auf Zuwachs an Kraft und Bewegungsraum.
- Betonte Bewegungsfolge (proximale, intermediäre und distale Drehpunkte). Anschließend wiederholte Kontraktionen.
- Langsame Umkehr, langsame Umkehr–Halten, rhythmische Stabilisation: Arbeite in verschiedenen Abschnitten im Bewegungsweg der agonistischen und antagonistischen Muster. Achte auf Zuwachs an Kraft und Bewegungsraum.
- Langsame Umkehr–Halten–Entspannen, Anspannen–Entspannen, Halten–Entspannen: Achte auf Entspannungsphasen und Zuwachs im aktiven und passiven Bewegungsweg.
- Verstärkung des einen Bewegungsmusters durch ein verwandtes Bewegungsmuster: Übe die Durchführung verwandter Bewegungsmuster an verschiedenen Abschnitten im Bewegungsweg und verschiedenen Aktionspunkten. Siehe Tabellen 1 bis 7 im Anhang des Textes.

Übe alle Techniken an gesunden Menschen und ausgewählten Patienten.

Erlerne die Anwendung der Techniken auch im Hinblick auf alltagsverwandte Funktionen: Atmen, Zungen- und Gesichtsbewegungen, Öffnen und Schließen des Mundes, Reizung des weichen Gaumens.

Beobachte an einem gesunden Menschen etwaige Abweichungen im Bewegungsweg, der Koordination und Kraft.

Stelle ein Behandlungsprogramm auf, das die Korrektur vorhandener Abweichungen oder Unzulänglichkeiten berücksichtigt.

Prüfe Patientenbilder durch, und arbeite Behandlungsprogramme aus. Berücksichtige die zu betonenden Abschnitte und Drehpunkte, die Auswahl der Techniken und die nötigen Verstärkungstechniken bei Patienten mit schlaffer oder spastischer Lähmung, Koordinierungsstörungen und orthopädischen Erkrankungen einschließlich der Haltungsfehler.

Siehe Tabelle 2-2 für eine Zusammenfassung der Techniken, wie sie im Kapitel beschrieben wurden.

Tabelle 2-2. Zusammenfassung der Techniken

Techniken	Art der Muskelkontraktion	Zweck	Indikationen	Kontra-indikationen
Manuelle Kontakte: tiefer, aber nicht schmerzhafter Druck. Anzuwenden bei den Muskelgruppen oder -abschnitten, bei denen eine Reaktion erwünscht ist. Die manuellen Kontakte des antagonistischen Musters werden bei passiver Durchführung des agonistischen Musters verwendet, um die Bewegungsgrenzen herauszufinden.	Isotonisch oder isometrisch	Zur Reizung der Propriozeptoren in Muskeln, Sehnen und Gelenken. Kann mit und ohne Widerstand angewandt werden.	Kommt immer dann zur Anwendung, wenn Kontakt zwischen Patienten und Behandelndem im Rahmen der Übungsbehandlung nötig ist.	Manuelle Kontakte stellen je nach Bedürfnissen des Patienten eine Anforderung oder Sicherheit dar. Sie sind nicht kontraindiziert außer bei postoperativen Zuständen oder offenen Wunden, wenn Berührung verboten ist.

(Fortsetzung)

Tabelle 2-2. (Fortsetzung)

Techniken	Art der Muskelkontraktion	Zweck	Indikationen	Kontraindikationen
Zug: Entfernen der Gelenkflächen voneinander durch manuelle Kontakte des Therapeuten.	Wird sowohl bei isotonischen als auch bei isometrischen Kontraktionen angewandt.	Zur Reizung der Propriozeptoren, die auf Dehnung (Stretch) reagieren. Zum Entfernen der Gelenkflächen voneinander, um Gelenkbewegung weniger schmerzhaft zu machen.	Bei Zuständen, in denen ein Entfernen der Gelenkflächen voneinander erwünscht ist. Wird maximale Fazilitation angewandt, dann wird die Zugbewegung zusätzlicher Bestandteil der Bewegungsmuster.	Bei Frakturen, wo die Gefahr besteht, Teile zu trennen. Bei postoperativen Zuständen, wo Traktion generell kontraindiziert ist.
Approximation: Kompressionsdruck auf Gelenke durch manuellen Kontakt des Therapeuten.	Wird sowohl bei isotonischen als auch isometrischen Kontraktionen angewandt.	Zur Reizung der Gelenkpropriozeptoren, die auf Kompressionsdruck reagieren.	Wird maximale Fazilitation angewandt, dann wird die Stoßbewegung zusätzlicher Bestandteil der Bewegungsmuster.	Das gleiche wie bei Traktion.
Dehnung (Stretch): Maximale Dehnung der Hauptmuskelkomponenten in der verlängerten Stellung des Bewegungsmusters.	Wird bei isotonischen Kontraktionen angewandt.	Zur Verbesserung verminderter Reaktion bei aktiver Bewegungseinleitung in der verlängerten Stellung des Musters. Zur Steigerung der Reaktion bei allen Hauptmuskelkomponenten.	Bei Zuständen, wo die Innervation nicht zum Hervorrufen aktiver Bewegung ausreicht.	Bei akuten orthopädischen Fällen, frischen Frakturen und postoperativen Zuständen, Schmerz.
Betonte Bewegungsfolge: Folge von Kontraktionen der Hauptmuskelkomponenten von distal nach proximal.	Wird sowohl bei isotonischen als auch isometrischen Kontraktionen angewandt.	Zur Entwicklung von koordinierten Bewegungen. Um ein Überfließen der Innervation (Overflow) und Verstärken bei Verwendung von Widerstand zu ermöglichen.	Bei Zuständen, die aktive Bewegung oder Bewegung gegen Widerstand zulassen.	Nur dort kontraindiziert, wo jede Form von Übung kontraindiziert ist.
Maximaler Widerstand: Den Fähigkeiten und Bedürfnissen des Patienten angepaßt. Wenig Widerstand für schwache Komponenten, mehr Widerstand für stärkere Komponenten. Beim Kommando zur aktiven Bewegung muß es dem Patienten möglich sein, sich zu bewegen. Der Widerstand darf nicht so stark sein, daß der Patient beim Haltekommando vom Halten abgehalten wird.	Wird sowohl bei isotonischen als auch bei isometrischen Kontraktionen angewandt.	Zur Reizung der aktiven Bewegung. Um einen Overflow von den stärkeren auf die schwächeren Komponenten zu erreichen und die schwächeren Muster mit verwandten stärkeren Mustern zu verstärken. Zur Entwicklung von Kraft, Ausdauer und Koordination. Zur Korrektur gestörten Muskelgleichgewichts. Zur Förderung von Entspannung. Zur Dehnung von Muskelstreckungen.	Zustände, bei denen Schwäche ein Hauptproblem ist. Zustände, die eine Korrektur von Ungleichgewichten erfordern und eine Verbesserung der Koordination. Zustände, bei denen Entspannung ein Hauptbedürfnis ist. Wird für isometrische Kontraktionen bei frischen Frakturen und akuten orthopädischen Krankheitsbildern angewandt.	Darf nicht für isotonische Kontraktionen bei akuten orthopädischen Krankheitsbildern angewandt werden. Darf nicht für ein durch Muskelungleichgewicht begünstigtes Muster angewandt werden, es sei denn, dieses Muster sorgt durch Techniken der Bewegungsumkehr für eine Reizung des schwächeren Musters. Darf nur sorgsam überwacht angewandt werden, wenn andere Anstrengung schädlich werden könnte.

(Fortsetzung)

Tabelle 2-2. (Fortsetzung)

Techniken	Art der Muskelkontraktion	Zweck	Indikationen	Kontra-indikationen
Verstärkung: Wird durch Bewegung gegen Widerstand im stärksten Teil des Bewegungsweges erreicht, der die Komponenten des Bewegungsmusters verstärkt. Zur Verstärkung ausgewählte Bewegungsmuster müssen stärker sein als das zu verstärkende Muster und mit ihnen verwandt sein.	Wird sowohl bei isotonischen als auch bei isometrischen Kontraktionen angewandt.	Zur Reizung der schwächeren Musterkomponenten oder Muster. Um Koordination innerhalb der Musterkombination zu erreichen.	Zustände, bei denen Schwäche ein ausschlaggebender Faktor ist. Zustände, die aktive Bewegung gegen Widerstand zulassen.	Wenn die Bewegungsmuster nur unter Zuhilfenahme beider Hände in koordinierter Form kontrolliert werden können. In akuten Fällen, wo keine aktive Bewegung gegen Widerstand erlaubt ist.
Wiederholte Kontraktionen: Technik der Betonung. Ununterbrochene und wiederholte Anspannung in eine Richtung. Kann an jedem beliebigsten Teil des Bewegungsweges erreicht, führt werden.	Isotonisch, im Anschluß an eine einleitende isometrische Kontraktion.	Zur Erweiterung des aktiven Bewegungsweges des agonistischen Musters. Zur Entspannung und Dehnung des antagonistischen Musters. Zur Verbesserung von Ausdauer, Koordination und Kraft in einem bestimmten Muster oder in einem bestimmten Teil des Bewegungsweges.	Bei Schwäche, geringer Ausdauer und gestörtem Muskelgleichgewicht.	Bei Zuständen, die ununterbrochene Anspannung gegen Widerstand nicht zulassen, wie akute orthopädische Fälle, frische postoperative Krankheitsbilder und bei cerebrovasculären Insulten.
Halten—Entspannen-aktive Bewegung: Technik der Betonung. Wiederholte aber nicht ununterbrochene Anspannung. Wird aus der verkürzten in die verlängerte Stellung durchgeführt.	Isometrisch, gefolgt von willkürlicher Entspannung, gefolgt von isotonischer Kontraktion.	Zur Reizung der Reaktion in der verlängerten Stellung des Musters. Zur Entspannung und Dehnung des antagonistischen Musters. Zur Verbesserung von Ausdauer, Kraft und Koordination des agonistischen Musters.	Bei geringer Ausdauer. Bei extremer Schwäche in der verlängerten Stellung des Bewegungsmusters. Bei Krankheitsbildern, wo ununterbrochene Anspannung seitens des Patienten nicht zulässig ist. Bei auffälligem Ungleichgewicht zugunsten des antagonistischen Musters.	Bei Zuständen, die den vollen Bewegungsweg passiver Bewegung oder Bewegung mit Widerstand nicht zulassen. Sollte so bald wie möglich durch mehr stimulierende Techniken ersetzt werden.
Rhythmische Bewegungseinleitung — Rhythmische Technik: wiederholte Bewegung ohne unterbrochene Anspannung. Wird aus der verlängerten in die verkürzte Stellung durchgeführt.	Willkürliche Entspannung, gefolgt von unterstützter isotonischer Kontraktion, gefolgt von isotonischer Kontraktion gegen Widerstand.	Um die Fähigkeit der Bewegungseinleitung zu fördern und die Schnelligkeit der Bewegung zu erhöhen.	Bei Zuständen, wo die Rigidität (Parkinson) oder Spastizität der Bewegungseinleitung verhindert wird oder zu langsam ist.	Bei Krankheitsbildern, wo passive Bewegung kontraindiziert ist.

(Fortsetzung)

Tabelle 2-2. (Fortsetzung)

Techniken	Art der Muskelkontraktion	Zweck	Indikationen	Kontra-indikationen
Langsame Bewegungsumkehr: Kann durch den vollen Bewegungsweg oder ein Teilstück je nach Reaktion des Patienten durchgeführt werden.	Gleichzeitige isometrische Kontraktion der antagonistischen Muster.	Zur Reizung der aktiven Bewegung des agonistischen Musters. Wiederentwicklung der normalen Bewegungsumkehr des Antagonisten. Zur Entwicklung von Koordination und Kraft innerhalb von zwei antagonistischen Mustern. Um Entspannung als Ergebnis von Reizung des agonistischen Musters zu erreichen.	Bei Schwäche und bei Zuständen, wo die Bewegungsumkehr für eine Reizung des agonistischen Musters sorgt. Bei nicht mehr akuten Krankheitsbildern und wo eine normale antagonistische Bewegungsumkehr erwünscht ist.	Bei Zuständen, wo die Bewegungsumkehr das agonistische Muster nicht stimuliert. Bei akuten orthopädischen Fällen.
Langsame Bewegungsumkehr – Halten: Kann durch den vollen Bewegungsweg oder ein Teilstück je nach Reaktion des Patienten durchgeführt werden.	Isotonisch, dann isometrisch des antagonistischen Musters, gefolgt von isotonischer, dann isometrischer Kontraktion des agonistischen Musters. Die Folge wird wiederholt, wenn die Reaktion weiter erhöht werden soll.	Das gleiche wie bei der Langsamen Bewegungsumkehr. Zur Entwicklung von Stabilität und der Fähigkeit, isometrische Kontraktionen in bestimmten Bewegungsmustern oder in bestimmten Teilen des Bewegungsweges eines Musters durchzuführen.	Das gleiche wie bei der Langsamen Bewegungsumkehr. Bei Fällen, wo die Fähigkeit zur Durchführung isometrischer Kontraktionen unzulänglich ist.	Das gleiche wie bei der Langsamen Bewegungsumkehr.
Rhythmische Stabilisation: Kann an jedem beliebigen Punkt des Bewegungsweges durchgeführt werden.	Isometrische Kontraktion des agonistischen Musters, gefolgt von isometrischer Kontraktion des antagonistischen Musters.	Zur Förderung der aktiven Bewegung des agonistischen Musters. Um Stabilität des Körperteiles in bestimmten Bewegungswegen zu entwickeln. Zur Entspannung des antagonistischen Musters als Ergebnis von Reizung des agonistischen Musters. Zur Förderung der Durchblutung durch isometrische Kontraktion.	Bei Schwäche und bei Zuständen, wo Stabilisation für eine Reizung des agonistischen Musters sorgt. Bei Fällen, wo aktive Bewegung Schmerz verursacht und damit nicht zulässig bzw. unmöglich ist. Bei Unzulänglichkeit der isometrischen Kontraktion wie bei Ataxie. Stabilität ist Behandlungsziel.	Bei Fällen, wo Stabilisation das agonistische Muster nicht reizt.
Schnelle Bewegungsumkehr: Kann zur Unterstützung des Agonisten angewandt werden durch Widerstand gegen den Antagonisten durch den vollen Bewegungsweg, gefolgt von plötzlicher Bewegungsumkehr mit isometrischer Kontraktion des Agonisten und mit Unterstützung im letzten Bewegungsdrittel.	Isotonische, dann isometrische Kontraktion des Agonisten.	Zur Korrektur gestörten Muskelgleichgewichts im letzten Drittel des Bewegungsweges durch Unterstützen des agonistischen Musters im letzten Bewegungsdrittel.	Auffälliges Ungleichgewicht der Antagonisten mit ausreichender Kraft in der verkürzten Stellung des Agonisten zur Förderung der Reaktion im vollen Bewegungsweg.	Jeder Zustand, für den eine plötzliche Bewegung gefährlich werden kann.

(Fortsetzung)

Tabelle 2-2. (Fortsetzung)

Techniken	Art der Muskelkontraktion	Zweck	Indikationen	Kontra-indikationen
Anspannen – Entspannen: Kann an aufeinanderfolgenden Punkten im Bewegungsweg durchgeführt werden, dabei wird an dem Punkt begonnen, wo sich die Einschränkung im antagonistischen Muster zeigt.	Isotonische Kontraktion des antagonistischen Musters – kein Bewegungsweg zulässig – gefolgt von passiver Bewegung des agonistischen Musters. Anschließend wird versucht, das agonistische Muster unterstützt durch Stretch oder isometrischer Kontraktion in die verkürzte Stellung zu bringen.	Zur Entspannung des antagonistischen Musters, wo aktive Bewegung nicht aus der Dehnstellung des agonistischen Musters eingeleitet werden kann.	Bei Spastizität und wenn es durch einen Dehnreiz nicht zu aktiver Bewegung kommt.	Bei aktiver Bewegung des Agonisten. Bei akuten orthopädischen Fällen.
Halten – Entspannen: Kann an jedem Punkt des Bewegungsweges durchgeführt werden, wo eine Bewegungseinschränkung als Ergebnis von Schmerz und Muskelspasmus auftritt.	Isometrische Kontraktion des Antagonisten, gefolgt von freier aktiver Bewegung des Agonisten. Isometrische Kontraktion des Agonisten kann auf einleitende Kontraktion des Antagonisten folgen.	Zur Entspannung des Antagonisten. Zur Förderung der aktiven Bewegung des Agonisten.	Bei Zuständen, wo Schmerz aktive Bewegung verhindert. Bei akuten orthopädischen Fällen.	Bei Krankheitsbildern, wo die Fähigkeit, isometrische Kontraktionen durchzuführen, sehr unzulänglich ist.
Langsame Bewegungsumkehr–Halten–Entspannen: Wird genau an dem Punkt im Bewegungsweg durchgeführt, wo sich die Einschränkung im antagonistischen Muster zeigt.	Isotonische, dann isometrische Kontraktion des antagonistischen Musters – kein Bewegungsweg zulässig – gefolgt von willkürlicher Entspannung, dann von isotonischer Kontraktion des agonistischen Musters. Folge kann zur weiteren Verbesserung der Entspannung wiederholt werden.	Zur Entspannung des antagonistischen Musters. Zur Reizung des Agonisten nach Entspannung des Antagonisten.	Bei Zuständen mit Einschränkungen im Bewegungsweg und wo Bewegung gegen Widerstand zulässig ist.	Bei Zuständen, wo langsame Bewegungsumkehr–Halten–Entspannen nicht zur Entspannung des antagonistischen Musters führt. In Fällen, wo aktive Bewegung gegen Widerstand nicht zulässig ist.
Rhythmische Rotation: Wiederholte Rotation eines Körperabschnittes an dem Punkt im Bewegungsweg, wo sich die Bewegungseinschränkung zeigt.	Willkürliche Entspannung, wenn möglich. Ist die Technik selbst-gesteuert vom Patienten, kommt es zu isotonischer Kontraktion der bewegungseinschränkenden Muskeln.	Bei Entspannung der bewegungseinschränkenden Muskeln und zur Reizung der Rotationskomponenten.	Bei gestörtem Gleichgewicht der Reflexe aufgrund einer Verletzung im Bereich des spinalen Traktes. Bei orthopädischen Fällen mit schlechter Flexibilität der Bänderstrukturen.	Bei akuten orthopädischen Krankheitsbildern, frischen postoperativen Fällen; Durchblutungsstörungen.

Zusätzliches zu den Fazilitationstechniken

Durch die spezifische Anwendung physikalischer Kräfte kann die Fähigkeit des Patienten, etwas zu tun, verbessert werden, und zur gleichen Zeit kann der Therapeut Kraft sparen (20). Diese Kräfte sind nicht neu, aber die Methode der Anwendung ist unterschiedlich. Wie auch bei anderen Fazilitationstechniken wird die Anwendung in Verbindung mit den Fazilitationsmustern durchgeführt, und zwar den spezifischen Bewegungsmustern ähnlichen Oberflächenstrukturen. Die antagonistische Beziehung von diagonal entgegengesetzten Mustern und Strukturen wird dabei berücksichtigt.

Wenn die Bewegungen, aktive und passive, eingeschränkt sind durch Verkürzungen, Spastizität oder lokalen Schmerz, liegt der Grund der Einschränkung gewöhnlich innerhalb des antagonistischen Fazilitationsmusters. Die Entspannung oder Linderung des einschränkenden Faktors kann durch direkte Entspannung des antagonistischen Musters erfolgen oder durch die direkte Stimulation des agonistischen Musters mit nachfolgender Entspannung des antagonistischen Musters.

Zwei physikalische Kräfte, Kälte und elektrische Stimulation, sind mit gutem Erfolg beim größten Teil der Patienten angewandt worden. Bei der Anwendung von Kälte gibt es mehrere Möglichkeiten, die zuerst besprochen werden sollen. Eine dritte Kraft, mechanische Vibration, wird erst seit kurzem häufiger angewandt (14). Siehe Tabelle 2-3.

Kälte

Die Kälteapplikation kann auf verschiedene Art und Weise erfolgen. Es kann eine Methode ausgewählt oder verschiedene Methoden kombiniert werden. Zur direkten Entspannung der eingeschränkten Bewegung im antagonistischen Muster werden Frottiertücher, die im Eiswasser gelegen haben, ausgewrungen und auf die Hautfläche über der Muskelgruppe des antagonistischen Musters gelegt, oder im Fall schmerzender Gelenke können die Tücher um den Körperteil herumgewickelt werden. Ist beispielsweise der Bewegungsweg des Flexion–Abduktion–Außenrotationsmusters der Schulter eingeschränkt, wird die kalte Kompresse über die axillare und pectorale Region gelegt. Die Kompresse wird für etwa drei Minuten aufgelegt und wird innerhalb dieser Zeit mindestens einmal erneuert, d.h., durch ein anderes kaltes Tuch ersetzt. Mit der kalten Kompresse am richtigen Platz wird das agonistische Muster gefördert. Die Entspannungstechniken können nun für das antagonistische Muster eingesetzt werden, und zwar an dem Punkt, wo die Bewegungseinschränkung sichtbar wird; dadurch kommt es zu einer fördernden Wirkung für das agonistische Muster. Isometrische Kontraktionen durch die Anwendung der Rhythmischen Stabilisation oder der Technik Halten–Entspannen sind bei Schmerzen durchzuführen. Um einen dauerhaften Erfolg zu haben, sollte der Patient, wenn möglich, durch den vollen verfügbaren Bewegungsweg mit isotonischen Kontraktionen ziehen. Erweist es sich als lästig, mit einer Extremität zu arbeiten, auf der eine kalte Kompresse liegt, können auch verwandte Bewegungsmuster anderer Segmente durchgeführt werden, während die Kälte ihre Wirkung tut. Bei starken Schmerzen sollte ebenfalls diese Vorgehensweise gewählt werden.

Bei lokalem Schmerzgebiet oder Bewegungseinschränkung kann ein Eisball, der mit der Hand geformt wird, bis er glatt ist, oder ein Eiswürfel direkt und spezifisch angewandt werden (42). Das Eis wird kräftig auf das schmerzhafte Gebiet gerieben, z. B. auf eine postoperative Narbe, die die Bewegung einschränkt und Schmerzen verursacht. Die Anwendung wird solange fortgesetzt, bis der Patient keine Kälte mehr empfindet, meistens in weniger als einer Minute. Es wird von hypersensitiven Reaktionen auf Eismassage, fünf- oder zehnminütig, in den dorsolumbalen Gebieten berichtet, mit dem Vorschlag, vor Beginn der Eismassage eine

Tabelle 2-3. Anwendung der zusätzlichen Behandlungsmethoden

Methode	Agonist	Antagonist	Antagonisten
Kälte			
Eintauchen (PNF)			E/H
Eis (Rood)	S/F (kurz)		
Eismassage (Hayden)		E/H	E/H
Kompresse (PNF)	S/F (kurz)	E/H	E/H
Elektronische Stimulation faradisch (PNF)	S/F		
Vibration (PNF/Voss)			
Ein Vibrator	S/F		
Zwei Vibratoren			
Ein Muster	S/F		
Zwei Muster (Antagonisten)			E/H Stabilität

S/F = Stimulation/Fazilitation
E/H = Entspannung/Hemmung

(Nach Hayden C: Cryokinetics in an early treatment program. J Am Phys Ther Assoc 44 : 990, 1964; Stockmeyer SA: An interpretation of the approach of Rood to the treatment of neuromuscular dysfunction. Am J Phys Med 46 : 900, 1967; und Voss DE: Proprioceptive Neuromuscular Facilitation. Am J Phys Me 46 : 838, 1967.)

Testanwendung durchzuführen (4). Vorausgesetzt, daß keine Schmerzen ausgelöst werden, fördert es die maximale Entspannung, wenn die Extremität so gelagert wird, daß eine Spannung in den verkürzten Muskelgruppen oder dem Bindegewebe vorhanden ist. Wenn die Spannung Schmerzen auslöst, muß sie vermindert werden. Auf diese Weise kann der circulus viciosus – Bewegung–Schmerz–Einschränkung – unterbrochen werden. Der Schmerzpunkt kann sich verändert haben. Es kann sein, daß die Bewegung auch weiterhin Schmerzen auslöst, aber der schmerzfreie Bewegungsweg vergrößert worden ist. Wird ein Widerstand gegeben, dann besonders kräftig für die schmerzfreien Komponenten eines Bewegungsmusters; bereitet die Bewegung in einem proximalen Gelenk Schmerzen, wird maximaler Widerstand für die distalen Muskelgruppen während der Durchführung von isometrischen und isotonischen Kontraktionen gegeben. Die Anwendung von Kälte ist wiederum gekoppelt mit Übungen, so daß jede Entspannung, die erreicht werden konnte, auch nutzbar gemacht wird.

Selektive Stimulation oder Förderung eines bestimmten Muskels oder einer Muskelgruppe kann durch gesonderte Kälteanwendung erreicht werden (42). Ein schnelles Streichen der Haut über den Muskeln des agonistischen Musters mit einem Eisball oder einem Eiswürfel fördert die Reaktion dieser Muskeln. Ist z. B. die Flexion–Abduktion–Außenrotation der Schulter schmerzhaft, kann ein kurzes schnelles Bestreichen des M. trapezius und des mittleren Anteils des M. deltoideus den schmerzfreien Bewegungsweg vergrößern.

Das Eintauchen eines Körperabschnittes in Eiswasser kann für die Entspannung der distalen Muskulatur nützlich sein. Hand und Unterarm oder Fuß und Unterschenkel können für eine Minute oder weniger eingetaucht werden. Je nach Verträglichkeit kann die Zeit verlängert werden. Ist zu Beginn das Eintauchen unangenehm, kann die Extremität wiederholt kurz eingetaucht werden. Der distale Teil des Körperteiles wird so entspannt. Besteht eine Bewegungseinschränkung in den proximalen Gelenken, können Kältekompressen proximal angewandt werden. Um die Behandlung vollständig zu machen, sollten immer Übungen und Fazilitation der gewünschten Bewegungen durchgeführt werden.

Das Eintauchen des unteren Rumpfes und der Extremitäten in ein kaltes Bad von ca. 10° Celsius für eine bis vier Minuten kann zu einer Verminderung starker Spastizität bei Patienten mit allgemeinen Störungen führen. Die Behandlung muß der Verträglichkeit des Patienten angepaßt sein. Mead ist der Ansicht, daß es wenig Kontraindikationen bei der Anwendung von Kälte gibt (36). Jedoch muß der Patient von dem Arzt richtig eingeschätzt werden, und jede mögliche Kontraindikation muß beachtet werden. Der Patient sollte nicht ohne vorbereitendes Gespräch der plötzlichen Kälteanwendung ausgesetzt werden. Sowohl der Arzt wie der Therapeut sollten sich einer Eisbehandlung

unterziehen, damit sie die Reaktion des Patienten besser verstehen lernen. Im allgemeinen mögen Patienten die Kälte gern, obgleich einige anfangs nicht unbedingt für die Idee empfänglich sind.

Kälte wird zur Vorbereitung für Übungen und Bewegungen angewandt und zur Linderung von Schmerzen, die während der Bewegung auftreten. Kälte wird lokal auf dem Behandlungstisch, auf der Matte und bei der Gangschule angewandt. Wenn nötig, werden auch die Mattenarbeit und die Gangschule im Einzelbehandlungsraum durchgeführt, so daß der zu behandelnde Körperteil freigemacht werden kann.

Elektrische Stimulation

Die Verwendung von faradischem oder ähnlichem Strom, der eine tetanische Kontraktion zur Entspannung der Muskelspastizität oder -verkürzung verursacht, dient als nützliche Vorbereitung für die Durchführung der Fazilitationsmuster (32, 33). Die elektrische Stimulation benötigt mehr Zeit als die Anwendung von Kälte. Wenn jedoch bei einzelnen Patienten die Kälteanwendung aus medizinischen Gründen kontraindiziert ist, kann eine elektrische Stimulation durchgeführt werden. Bei richtiger Anwendung müssen zwei Therapeuten zusammenarbeiten, der eine kontrolliert die Reizung, während der andere den entsprechenden Körperteil des Patienten passiv durch den verfügbaren Bewegungsweg führt.

Für die elektrische Reizung werden die üblichen Vorbereitungen getroffen. Die gut angefeuchtete positive Elektrode (ca. 7,5 cm bis 10 cm) wird mit Abstand zum zu stimulierenden Körperteil plaziert. Wenn folglich die untere Extremität stimuliert werden soll, wird die positive Elektrode am mittleren Teil des Rumpfes angelegt, so daß es auch bei einer Bewegung des Beines nicht zu einer Unterbrechung des Kontaktes kommt. Die negative Elektrode (ca. 2 cm Durchmesser) ist an einem langen Applikator befestigt und dient so zur besseren Kontrolle und Anwendung. Die negative Elektrode wird fest auf die Haut gedrückt. Nach Plazierung der Elektrode wird der Strom so weit aufgedreht, bis es zu einer tetanischen Zuckung kommt. Bevor die Elektrode abgenommen wird, wird der Strom zurückgedreht. Für Patienten mit intakter Sensibilität ist es so schonender.

Der Therapeut, der für das Bewegen des Körperabschnittes zuständig ist, stellt die Bewegungseinschränkungen fest, indem er den Körperteil passiv durch den verfügbaren Bewegungsweg führt. Dabei verläuft die Bewegung von distal nach proximal. Ist der Patient in der Lage, den Körperteil aktiv zu bewegen oder bei der Bewegung zu unterstützen, soll er dieses auch tun. Sind die Gebiete oder Punkte der Bewegungseinschränkung festgestellt, wird die Stimulation von proximal nach distal durchgeführt. Die proximale Muskulatur eines Bewegungsmusters wird zuerst gereizt, wobei es nicht wichtig ist, daß die klassischen Muskelreizpunkte genau eingehalten werden. Die negative Elektrode muß auf die Muskeln aufgesetzt werden, die diagonal entgegengesetzt zu dem eingeschränkten Bewegungsmuster liegen. Schränkt beispielsweise der M. biceps femoris die vollständige Extension des Knies ein, wird der M. vastus medialis gereizt. Der Therapeut, der den Körperteil bewegt und unterstützt, wartet auf das Eintreten der Entspannung. Läßt die Spannung nach, wird der Körperteil durch den zusätzlichen Bewegungsweg geführt. Ist ein gewisser Grad von Entspannung erreicht, wird die negative Elektrode etwas mehr nach distal verschoben, entweder im Verlauf desselben Muskels oder eines verwandten Muskels, der zum gleichen Bewegungsmuster gehört. Dieser ganze Vorgang wird wiederholt, und die distalen Muskeln des Bewegungsmusters werden nacheinander gereizt. Der Therapeut, der die Extremität bewegt und genau die Punkte der Bewegungseinschränkung feststellt, dirigiert denjenigen, der den Strom kontrolliert. Da es häufig zu einem Überlappen zwischen den Bewegungsmustern der einen und der anderen Diagonalen kommt, kann es erforderlich sein, auch die Antagonisten der zweiten Diagonale zu entspannen. Dieses wird aber nicht auf das Geratewohl getan, sondern es werden wieder alle Komponenten der zweiten Diagonalen berücksichtigt, und es wird von proximal nach distal gearbeitet.

Nachdem die Reizung abgeschlossen ist, kann der passive und aktive Bewegungsweg getestet werden zur Feststellung des Erfolges. Auf jeden Fall sollte das agonistische Muster so bald wie möglich durch das Setzen von maximalem Widerstand gefördert werden. Wiederholte Kontraktionen fördern eine dauerhafte Wirkung. Wenn möglich, sollte der Patient die Bewegung oder Tätigkeit, zu deren Zweck die Behandlung vorgenommen wurde, aktiv durchführen. Daraus folgt, je größer die Möglichkeit aktiver Bewegungsdurchführung und Bewegung gegen Widerstand, desto besser der dauerhafte Erfolg.

Mechanische Vibration

Bei der Verbindung von Vibration und PNF kommt es auf die willkürliche Anstrengung des Patienten an; die Verwendung von Vibration ist kein passiver Vorgang. Der tonische Vibrationsreflex (TVR) ist im isometrischen Zustand stärker als im isotonischen und die herbeigeführte reflektorische Reaktion ist ausdauernde Kontraktion des unter Vibration stehenden Muskels mit gleichzeitiger Entspannung des Hauptantagonisten (14).

Die dreidimensionalen PNF-Bewegungsmuster basieren auf der topographischen Anordnung der Muskeln. Dehnung (Stretch) wird zur Aktivierung des Musters im ersten Bewegungsdrittel verwendet. Beim Kommando «Ziehen» kommt es zu isotonisch-konzentri-

schen Kontraktionen. Bei einer Schwäche des M. biceps brachii mit eingeschränkter Ellenbogenflexion beispielsweise wirkt ein aktiver Vibrator, der über dem Muskel plaziert ist, als zusätzlicher Dehnreiz und führt zu verstärkter Reaktion und erweiterter Flexion des Ellenbogens.

Werden durch die Anwendung der RS-Technik isometrische Kontraktionen der antagonistischen Muster verursacht, verstärken zwei identische Vibratoren, die gleichzeitig angebracht und aktiviert werden, die Reaktion und Stabilität innerhalb der Kontraktion der antagonistischen Muskeln. Der M. vastus medialis z. B. und der M. biceps femoris geben Stabilität beim Tragen des Körpergewichtes. Ist das Kniegelenk bei der Extension in der Schwungphase beim Laufen eingeschränkt, kann ein Vibrator, während der Schwungphase über dem M. vastus medialis angebracht, zu verbesserter Extension führen. Weil die Reaktion des M. vastus medialis funktionell verwendet wurde, ist der Erfolg der Vibration dauerhafter, als wenn der Vibrator zur «Quadrizepsübung» verwendet worden wäre. Siehe «Beobachtungen über Vibrationseffekte», unten.

Beobachtungen über Vibrationseffekte

Im Stand

- Extension des entspannten Handgelenks als Reaktion auf Vibration: Vibration auf die Extensoren am Handgelenk. Beobachte Reaktion.
- Öffnen der Hand: Probiere Widerstand im Bewegungsweg aus, halte am Ende des Bewegungsweges an. Vibration auf Extensoren am Handgelenk. Werte Bewegungseinleitung und Stärke des «Haltens» aus.
- Halte 220 g in D 1 Fl mit Zeigefinger zur Nase. Teste die Stärke des «Haltens». Vibration auf die Flexoren und Adduktoren an der Schulter. Werte die Stärke des «Haltens» aus.

Stelle Dich auf einem Fuß auf die Zehenspitzen; mit den Händen zur Unterstützung am Tischrand festhalten. Beobachte Ausmaß und Weite der Bewegung nach Zeichen der Ermüdung. Vibration auf Hüftextensoren und -abduktoren, sobald Ermüdung eintritt. Halte Steigerung in Ausmaß, Weite und Leichtigkeit der Bewegung fest, Umkehr der Ermüdung.

Auf Händen und Knien

- Ellenbogenextension auf Händen und Knien am Tischende. Probiere aus, in Ellenbogenextension zu halten: 1. Kopf hin, 2. Kopf weg, 3. Kopf weg plus Vibration. Vibration auf M. trizeps nahe dem Ellenbogen. Werte die Stärke des «Haltens» aus. Vergleiche 1. mit 2.; 1. mit 3.; 2. mit 3.
- D 1 Ex, untere Extremität, auf Händen und Knien. Teste 1. halten in verkürzter Stellung; 2. halten wie bei 1. plus Vibration auf Hüftextensoren; 3. halten wie in 1. plus Vibration auf Hüftflexoren. Werte 1. > 2.; 2. > 1.; 2. > 3.; 3. > 2 aus.

Stimulation lebenswichtiger und verwandter Funktionen   3

Lebenswichtige und verwandte proximale Funktionen sind Körperfunktionen, die in erster Linie reflektorisch kontrolliert werden, aber willentlich gehemmt werden können. Darunter fallen die Atmung, die Gesichts-, Augen- und Zungenbewegungen, das Öffnen und Schließen des Mundes, das Schlucken, die Blasen- und Darmtätigkeit. Die Durchführung der Fazilitationsmuster gegen maximalen Widerstand regt verwandte Bewegungen an, die in Zusammenhang mit den proximalen Funktionen stehen.

Außer zur Stimulation durch Üben verwandter Bewegungsmuster können die PNF-Techniken auch spezifisch für die Bewegungen der Körperteile angewandt werden, die für die lebenswichtigen Funktionen verantwortlich oder nötig sind. Wie bei allen Bewegungen, können und sollten diese Funktionen aus den unterschiedlichsten Stellungen stimuliert werden. Der Atembewegung kann beispielsweise in Bauch-, Seit- (lateral) und Rückenlage Widerstand gegeben werden. Das Schlucken fällt in Bauchlage leichter als in Rückenlage. Die Zungenbewegung kann wirkungsvoller unterstützt werden, wenn sich der Patient in Bauchlage befindet und sich mit angehobener Brust auf Ellenbogen und Unterarme stützt. Wo Schwächen zu verzeichnen sind, sollte die günstigste Stellung ausgewählt werden.

Eine Zergliederung einzelner Muskeln erfolgt hier nicht. Es wird jedoch beim Studium dieser Muskeln klar, daß sie gewöhnlich diagonal-spiralförmig angeordnet sind.

Die Abbildungen (Abb. 3-1 bis 3-17) zeigen die manuellen Kontakte für alle Funktionen, abgesehen von den Augenbewegungen.

Atmung

Die PNF-Techniken können als Mittel zur Reizung der Reaktion und zur Stärkung der Muskeln, die mit Atmung in Zusammenhang stehen, angewendet werden. Durch die Kräftigung der Hals-, Rumpf- und Extremitätenmuster kommt es nebenbei zu einer verbesserten Atemtätigkeit. Die am engsten mit der Einatmung in Verbindung stehenden Muster sind die Halsextension, die Extension des oberen und unteren Rumpfes und die Flexionsmuster der oberen Extremitäten. Die am engsten mit der Ausatmung gekoppelten Muster sind die Halsflexion, die Flexion des oberen und unteren Rumpfes und die Extensionsmuster der oberen Extremitäten. Kombinationen dieser Bewegungsmuster, wie die Bewegungen des oberen Rumpfes mit den bilateral-asymmetrischen Mustern der oberen Extremitäten (Hack- und Hebebewegung) und den bilateral-symmetrischen Mustern der oberen Extremitäten wirken wie Streßsituationen. Es wird eine vermehrte Forderung an die Atemhilfsmuskeln gestellt, die bei tiefer Atmung normalerweise genauso gebraucht werden wie beim Atemmechanismus selbst (Abb. 3-1).

Die Stimulation der inneren Atemmuskulatur und eine Erweiterung der Brustkorb- und Zwerchfellbewegung wird durch direkte Anwendung der Fazilitationstechniken erreicht. Widerstand kann seitlich und oben gegen Brustkorbbewegungen, gegen das Sternum und gegen das Zwerchfell gesetzt werden. Die Korrektur von Störungen im Muskelgleichgewicht erfolgt durch maximalen Widerstand gegen einen kräftigen Abschnitt und durch wiederholte Kontraktionen mit Betonung des geschwächten Abschnittes.

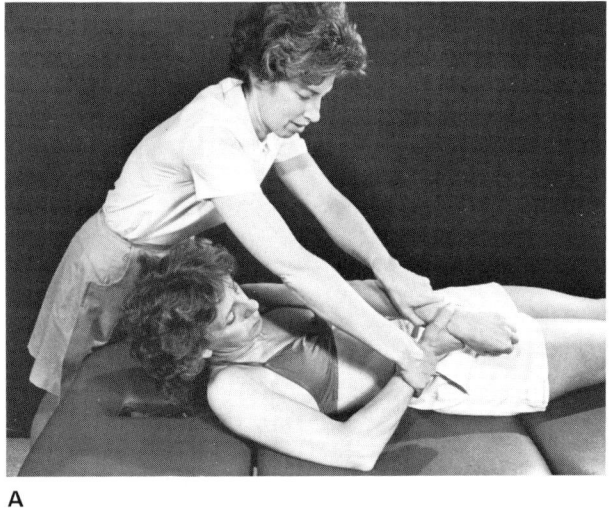

A

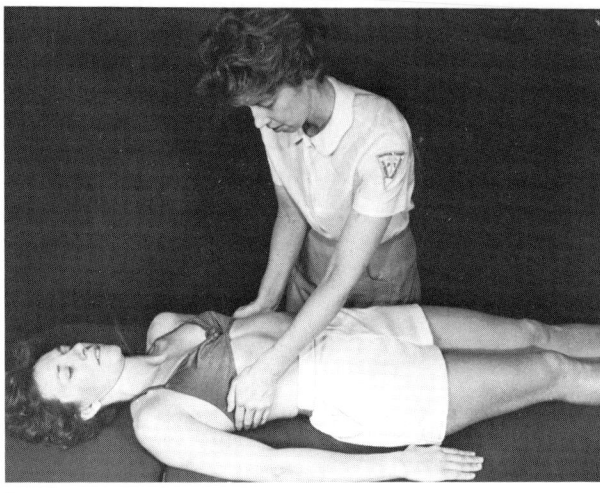

A

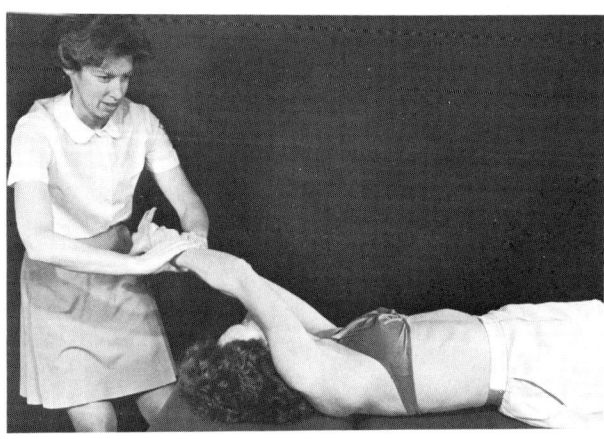

B

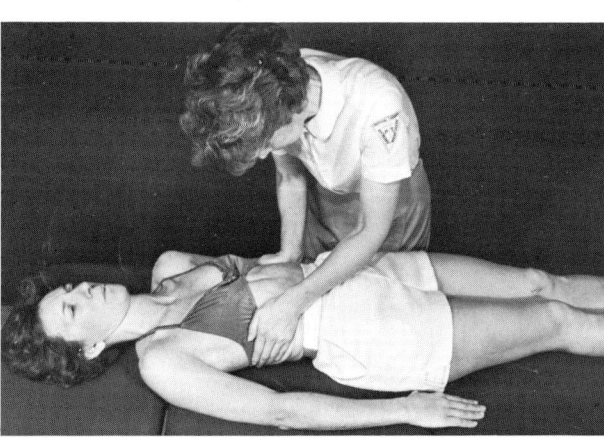

B

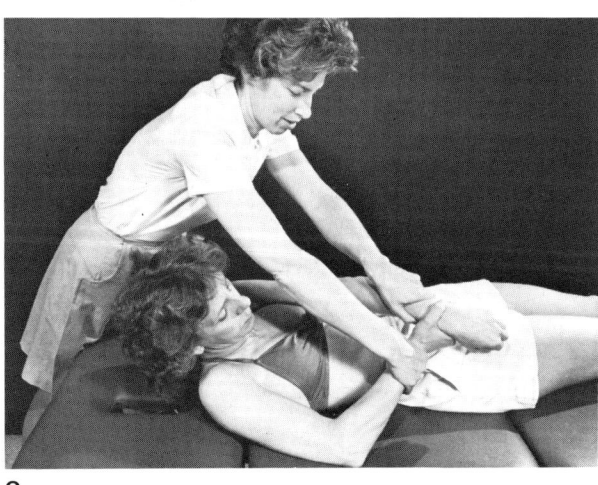

C

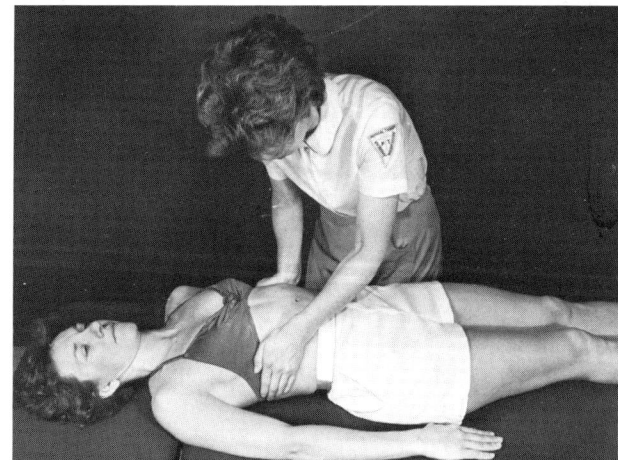

C

Abb. 3-1. Rhythmische Hack- und Hebebewegung (Chopping und Lifting).

A. «Hochheben, und einatmen.» (D bei Hebebewegung)

B. «Jetzt hinunterziehen, und ausatmen». (D bei Hackbewegung)

C. «Und fertig! Hochheben, und wieder einatmen.» (D bei Hebebewegung)

Abb. 3-2. Laterale Ausdehnung mit WK, li.

A. «Fertig?» (Hände in Stellung)

B. «Ganz ausatmen.» (Kompression, hinunter und herein)

C. «Einatmen. So halten. Und etwas weiter einatmen. Und noch einmal. Ausruhen.» (li. Hand hält; re. Hand gibt D und MW)

Reagiert z. B. ein Patient mit der linken seitlichen Brustkorbwand stärker als mit der rechten, so wird der Widerstand folgendermaßen gegeben: Der Therapeut legt seine Hände lateral am Brustkorb an, mit der Mitte der Handfläche in Höhe der unteren Rippen. Die Finger liegen eng beieinander, seitwärts nach oben gerichtet. Der Therapeut weist den Patienten an auszuatmen und übt Druck nach unten und zur Mitte aus, so daß er einen Stretch auf die intercostale Muskulatur setzt. Das Kommando für den Patienten lautet dann, «So tief wie möglich einatmen, und halten!» Während der Patient einatmet, verringert der Therapeut den Druck und stuft den Widerstand so ab, daß es zu einer Erweiterung der Brustkorbbewegung kommt. Wenn der Patient den Atem «hält», geht der Therapeut zu wiederholten Kontraktionen über. Während er gegen den kräftigen Brustkorbabschnitt einen gleichmäßigen Widerstand gibt, wechselt er ihn wiederholt über dem schwachen Abschnitt durch Verstärkung und Verringerung des Druckes. Der Patient wird aufgefordert, «Tief einatmen, und noch einmal und noch einmal!» und versucht dabei, die Weitstellung während des Vorgangs aufrechtzuerhalten. Hat der Patient die Übung, so oft er dazu in der Lage ist, wiederholt, atmet er verhalten aus (Abb. 3-2).

Der oben beschriebene Vorgang kann zur Betonung der oberen Brustkorbgegend verwendet werden, wobei eine Hand auf dem Sternum liegt und die andere Hand und Arm lateral über den Brustkorbwänden. Die Hand am Sternum wird mit der Handmitte auf das Manubrium sterni gelegt; die Finger liegen eng beieinander und zeigen nach unten in Richtung des Processus ensiformis. Druck wird in diagonaler Richtung gegeben: nach unten zum Bauch hin. Der Druck sollte keinen Schmerz verursachen; verspürt der Patient Schmerzen, so war der Druck zu stark direkt nach unten gerichtet. Die andere Hand und der Arm werden verwendet, um den unteren Brustkorb zusammenzu-

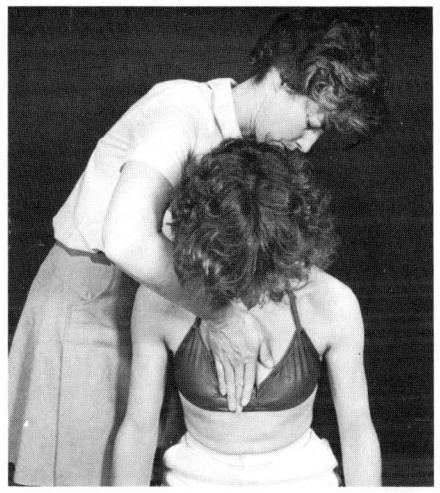

A

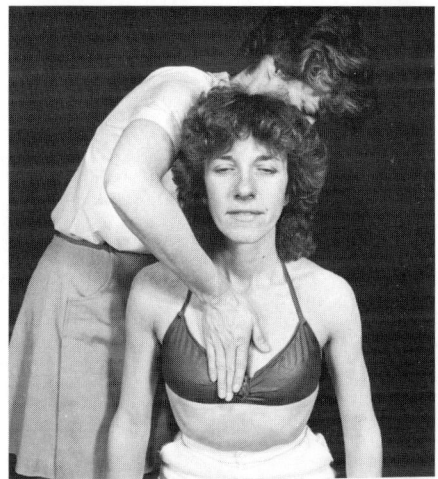

B

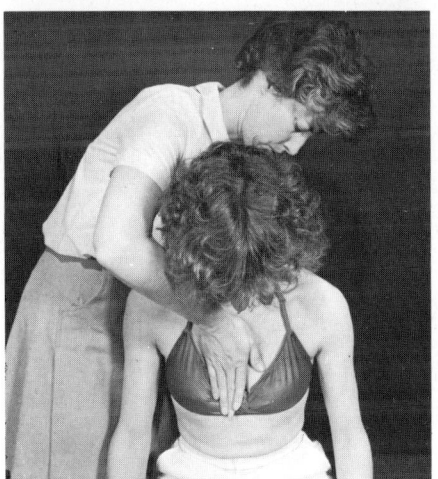

C

Abb. 3-4. Anteroposteriore Betonung: Sitz.

A. «Ausatmen!» (Hände setzen D: re. nach unten, li. nach oben)

B. «Einatmen. Und halten! Und wieder einatmen. Und noch einmal.»

C. «Jetzt ausatmen.» (Hände wiederholen D) «Noch einmal einatmen.»

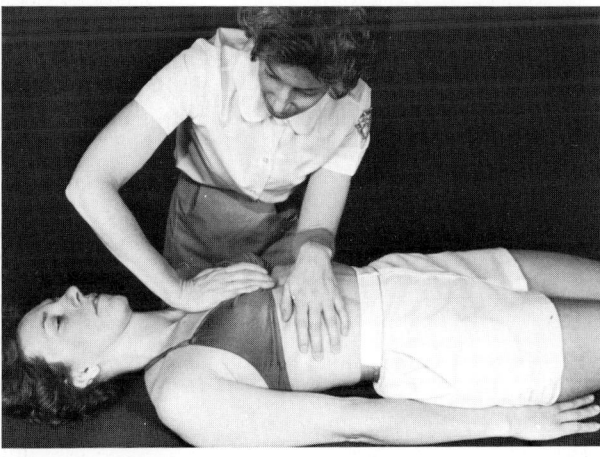

Abb. 3-3. Oberer Abschnitt wird durch laterale Kompression verstärkt. «Ausatmen.» (Drücke die lateralen Brustkorbwände zusammen.) «Und einatmen. Halten! Und etwas weiter einatmen. Und noch einmal. Jetzt ganz ausatmen. Und entspannen.» (MK auf Sternum, WK)

drücken und dabei die Luft in den oberen Teil des Brustkorbs zu pressen. Wiederholte Kontraktionen können mit der am Sternum liegenden Hand durchgeführt werden (Abb. 3-3).

Soll die Betonung auf beiden Seiten des oberen Brustkorbabschnittes liegen, werden die Hände so angelegt, daß die Handmitten nahe dem Sternum liegen und die Finger nach oben und außen zum Acromion zeigen. Verschiedene Kombinationen von oberen mit unteren Brustkorbabschnitten sind möglich. Der kräftigere Abschnitt wird zur Verstärkung des geschwächten eingesetzt. Dabei wird die Bewegung im stärkeren Abschnitt durch Setzen von Druck und Widerstand im geschwächten Abschnitt zurückgehalten. Der Widerstand wird während des Bewegungswegs gut abgestuft.

Im Sitz kann die Atmung im oberen Brustkorbbereich durch Flexion und Extension des Kopfes, Halses und oberen Rumpfes unterstützt werden. Abbildung 3-3 zeigt die richtige Stellung der Hand am Sternum. Die Hand für dorsalen Kontakt liegt zwischen den Schulterblättern, und die Finger zeigen nach oben (Abb. 3-4, A). Beim Ausatmen werden Stretch und Druck von der Hand am Sternum diagonal nach unten zum Umbilicus hin gesetzt und von der dorsal plazierten Hand auf dem Rumpf nach oben hin (Abb. 3-4, B). Die Techniken LUH und WK werden durchgeführt (Abb. 3-4, C). Diese Methode zur Verstärkung kann in Bauchlage mit aufgestützten Ellenbogen (Abb. 3-5) und in anderen Stellungen des entwicklungsbedingten Bewegungsablaufes angewandt werden.

Zur Stimulation des Zwerchfelles werden die Daumen und Handinnenflächen entlang der Knochen-Knorpelgrenze der unteren Rippen gelegt. Druck und Stretch werden gesetzt, indem die Daumen unter die Rippen und nach oben geschoben werden, ohne jedoch einen Schmerz zu verursachen. Die Daumenspitzen zeigen dabei zum Processus xiphoideus. Wiederholte Kontraktionen können auf beiden Seiten gleichzeitig durchgeführt werden, oder es kann eine Seite betont werden, indem andauernder Druck auf die andere Seite gegeben wird. Für eine verstärkte Ausatmung in diesem Abschnitt wird Widerstand gegen die Abwärtsbewegung des Brustkorbes so gesetzt, als ob der Durchmesser des Brustkorbes sich beim Ausatmen nicht verringern sollte.

Auch die Rhythmische Stabilisation kann als Stimulationsmittel für das Zwerchfell verwendet werden. Die Daumen liegen so wie oben beschrieben, die Finger berühren die untere Brustkorbwand. Der Patient wird aufgefordert, einzuatmen und den Atem zu halten. Während der Patient den Atem hält, gibt der Therapeut abwechselnd Druck und Stretch auf die Brustkorbwand und das Zwerchfell. Nach zwei- oder dreimaligem Wechsel wird der Patient aufgefordert, erneut einzuatmen, während der Therapeut zu- und abnehmend Druck auf das Zwerchfellgebiet gibt.

Dieser in einem symmetrischen Muster durchgeführte Vorgang (Abb. 3-6) kann auch als reziprokes Muster angewandt werden. Der Druck wird von der li. Hand auf dem Zwerchfell und der re. Hand an der Brustkorbwand zur re. Hand auf dem Zwerchfell und der li. Hand an der Brustkorbwand verlagert (Abb. 3-7).

Der Erfolg der Anwendung der Techniken für die Atemmuster hängt davon ab, ob der Therapeut die Reaktion des Patienten spürt, ob die gestellte Aufgabe mit der Aktionsbereitschaft des Patienten übereinstimmt und ob der Widerstand sorgfältig abgestimmt ist, so daß die Reaktion und das Bewegungsmaß gefördert werden.

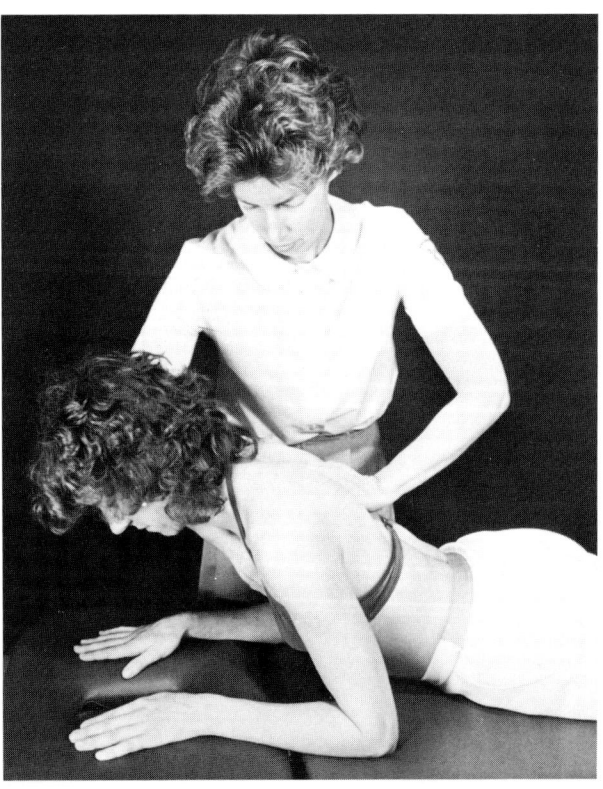

Abb. 3-5. Anteroposteriore Betonung: Bauchlage. «Hinuntersehen, und ausatmen.» (D: re nach unten und li. nach oben) «Hinaufschauen, und einatmen. Und halten! Jetzt entspannen.»

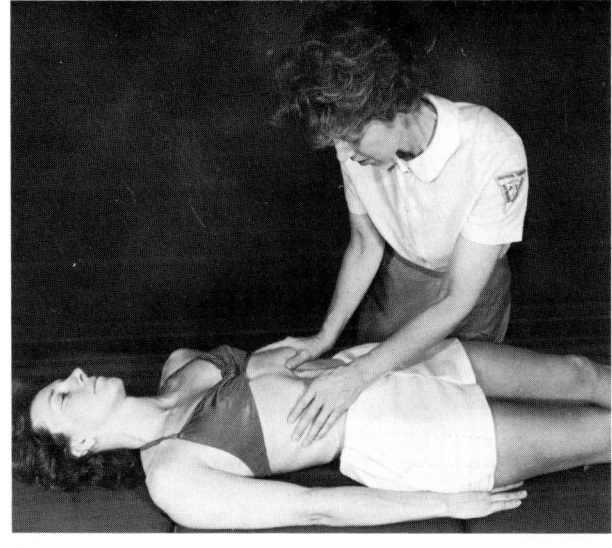

A

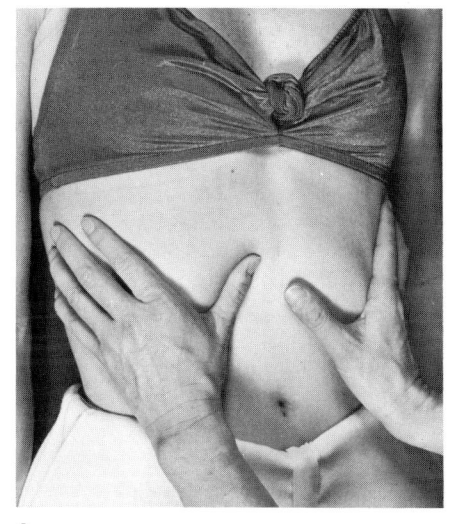

A

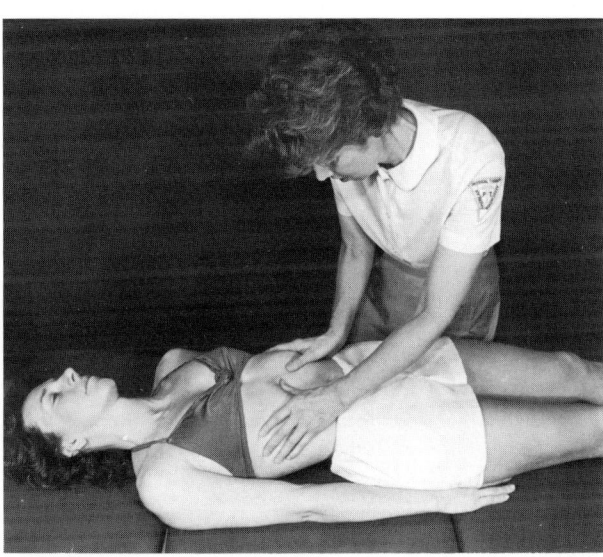

B

Abb. 3-6. Stimulation des Zwerchfells: BS, MK; WK.

A. «Und einatmen. Halten!» (Daumen setzen D und Druck)

B. «Jetzt etwas weiter einatmen.» (li. hält; re. wiederholt D und MW) «Und noch etwas mehr. Und ausatmen.»

Abb. 3-7. Wechselnder Druck: erst li., dann re., RS.

A. «Einatmen. Halten!» (li. Hand gibt Widerstand auf Zwerchfell, re. Hand gibt Widerstand an Brustkorbwand)

B. «Und halten!» (re. Hand gibt Widerstand auf Zwerchfell, li. Hand gibt Widerstand an Brustkorbwand)

Wiederhole wie in *A* und *B*, dann entspannen.

Gesichtsbewegungen

Die normalen Gesichtsbewegungen erfolgen bilateral symmetrisch; beide Gesichtshälften bewegen sich identisch. Der normale Mensch ist in der Lage, unzählige Kombinationen von Gesichtsbewegungen einschließlich unilateraler und bilateral-asymmetrischer Bewegungen vorzunehmen. Obwohl bestimmte Gesichtsbewegungen bis zu einem gewissen Grad isoliert durchgeführt werden können, haben Gesichtsbewegungen, vor allem als Ausdruck eines Gemütszustandes, einen bilateral-symmetrischen Charakter. Werden dagegen bei schwerer körperlicher Anstrengung die Gesichtsbewegungen zur Verstärkung eingesetzt, sind sie auch bilateral-asymmetrisch. Können bilateral-symmetrische Gesichtsbewegungen nicht willkürlich durchgeführt werden, weist dieses auf eine Schwäche hin, die zu einem asymmetrischen Gesichtsausdruck führt.

Die Gesichtsbewegungen können als antagonistische Bewegungen mit drei Aktionsdrehpunkten eingeteilt werden: dem Mund, der Nase und den Augen. Extreme Bewegungen eines Aktionsdrehpunktes ziehen verwandte Bewegungen anderer Drehpunkte nach sich. Es handelt sich um folgende antagonistische Bewegungen:

- Hochziehen der Augenbrauen, nach oben und zur Seite
- Herunterziehen der Augenbrauen, hinunter und zur Mitte (Abb. 3-8)

- Öffnen der Augenlider nach lateral
- Schließen der Augenlider nach medial (Abb. 3-9)
- Hochziehen und Öffnen der Nasenlöcher nach lateral

- Herunterziehen und Schließen der Nasenlöcher nach medial
- Zurückziehen der Mundwinkel nach oben
- Spitzen der Lippen nach unten (Abb. 3-10)

- Zurückziehen der Mundwinkel nach unten
- Spitzen der Lippen nach oben (Abb. 3-11)
- Schließen der Lippen mit Vorwölben
- Öffnen der Lippen mit Hineinziehen (Abb. 3-12)

Anmerkung: Das Schließen der Lippen mit Vorwölben in Kombination mit dem Zusammenziehen der Wangenmuskulatur ist Bestandteil der Saug- und Eßbewegungen. Patienten mit einer Schwäche in der zum Essen benötigten Gesichtsmuskulatur kann durch das Setzen von D und MW, wie in Abbildung 3-12 vorgestellt, geholfen werden.

Die Gesichtsmuskeln sind spiral-diagonal angeordnet und für symmetrische Bewegungen bestimmt. Eine kräftige Kontraktion der ringförmig verlaufenden Muskulatur um Mund und Augen verlangt eine Dehnung oder Verkürzung der übrigen Gesichtsmuskeln, einschließlich der Kopfhaut. Eine kräftige Kontraktion der Nasenmuskulatur fördert hingegen das Mitwirken von Augen- und Mundmuskulatur.

PNF-Techniken, die bei Gesichtsbewegungen angewendet werden dürfen, sind Druck, Stretch, Widerstand, Verstärkung, wiederholte Kontraktionen und antagonistische Bewegungsumkehr. Die Entspannungstechniken können wie beschrieben hinzugezogen werden. Der Therapeut benutzt seine Fingerspitzen für die manuellen Kontakte. Stärkeren Bewegungen wird Widerstand gegeben, um schwächere Bewegungen anzuregen und zu unterstützen.

Ein Patient zeigt beispielsweise eine Schwäche beim Hochziehen der linken Augenbraue. Der Therapeut legt seine Fingerspitzen auf die Augenbraue des Patienten

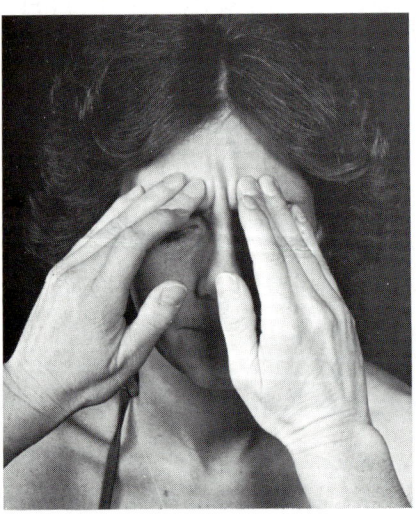
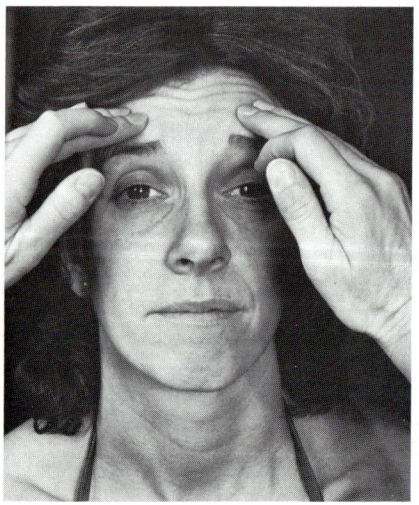
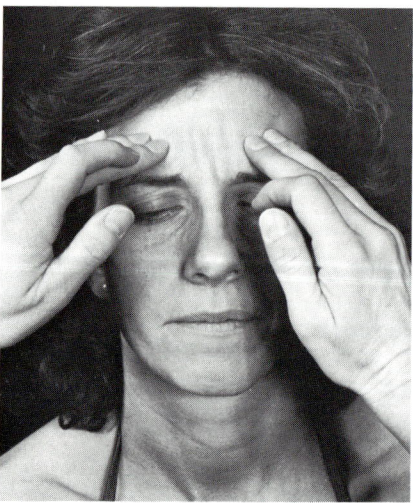

A   B   C

Abb. 3-8. Hoch- und Herunterziehen der Augenbrauen, diagonal.

A. «Fertig!» (D nach unten und zur Mitte)
B. «Hinaufschauen! Die Augenbrauen hochheben!»
C. «So halten! Jetzt etwas weiter hinaufsehen! Und höher! Und höher! Jetzt hinunter- und nach innen schauen.» (MW, WK, li.)

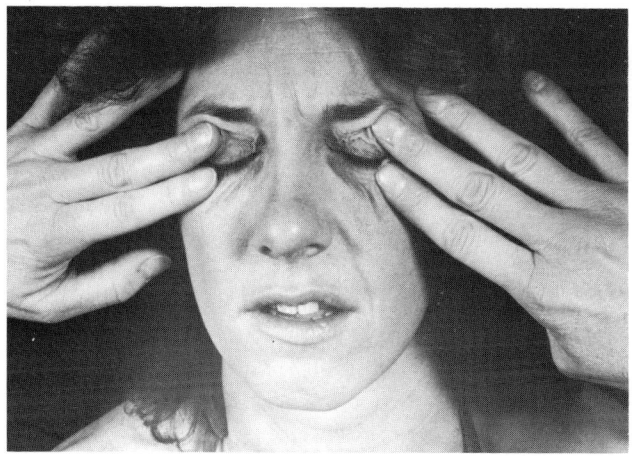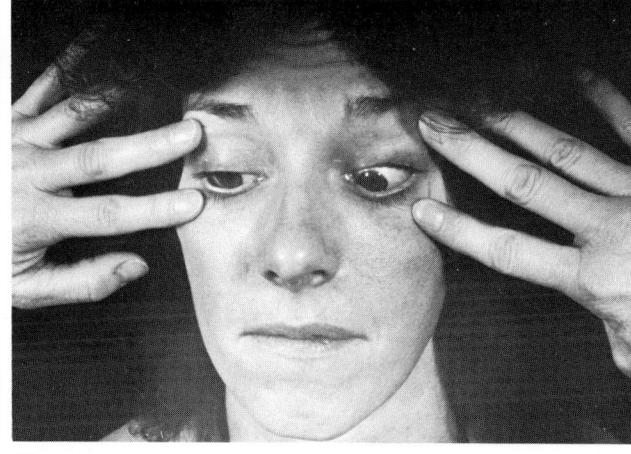

A   B

Abb. 3-9. Öffnen und Schließen der Augenlider, diagonal.

A. «Die Augen weit öffnen!» (D) «Geöffnet halten.»

B. «Jetzt die Augen schließen! Laß sie nicht von mir öffnen!» (MW) «Und entspannen.»

Abb. 3-10. Zurückziehen der Mundwinkel nach oben; Spitzen der Lippen nach unten.

A. «Breit lächeln! Da halten!» (D)

B. «Die Lippen nach vorne und unten zusammenziehen! So halten!» (MW, LU-H) «Und noch einmal lächeln! Und halten!»

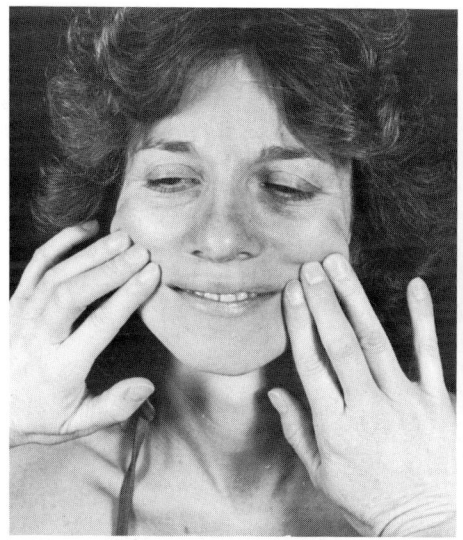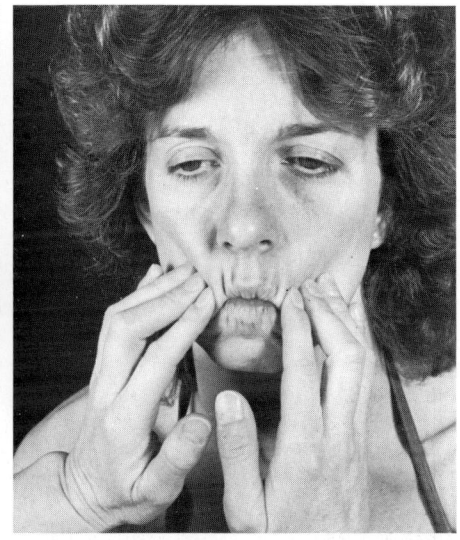

A   B

Abb. 3-11. Zurückziehen der Mundwinkel nach unten; Spitzen der Lippen nach oben.

A. «Finster gucken! So halten! (D, MW)

B. «Lippen spitzen und so halten! Jetzt weiter zusammenziehen! Und noch weiter!» (MW, WK)

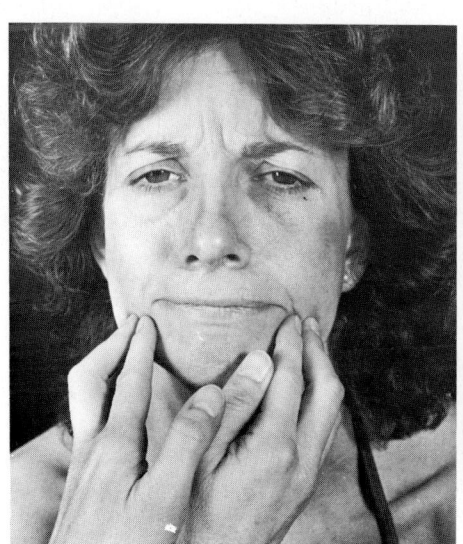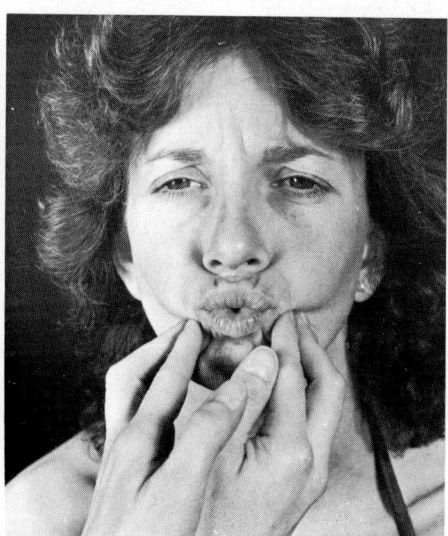

A   B

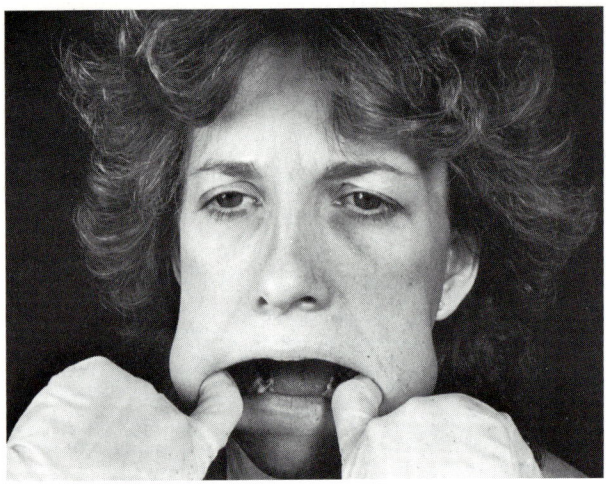
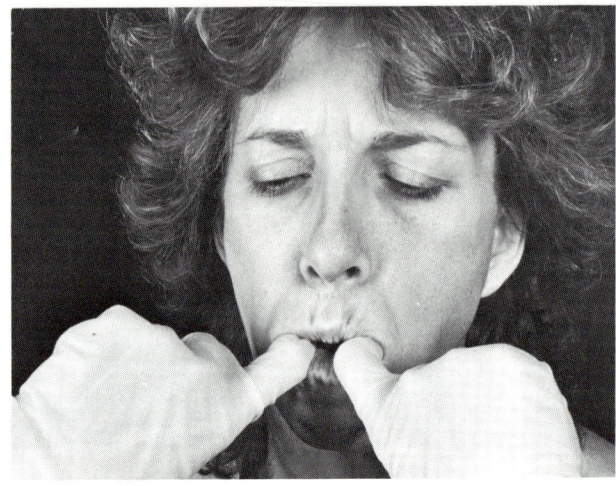

A   B

Abb. 3-12. Geöffnete Lippen mit Hineinziehen; Schließen der Lippen mit Vorwölben, gleichzeitig Zusammenziehen der Wangen.

A. «Lippen schließen!» (D, MW)
B. «So halten! Jetzt fest schließen! Und noch einmal! Und entspannen.» (WK)

und gibt Druck und Stretch nach unten und zur Mitte hin. Nach Erreichen der Dehnstellung wird der Patient aufgefordert, hochzuschauen und die Augenbrauen zu heben. In diesem Augenblick gibt der Therapeut rechts kräftig Widerstand und läßt auf der linken Seite die Bewegung zu. Der Patient wird aufgefordert, die Augenbrauen oben zu halten, während der Therapeut wiederholte Kontraktionen setzt. Eine Bewegungsumkehr und die Entspannungstechniken können zur Steigerung der Beweglichkeit beim Hoch- und Herunterziehen der Augenbrauen angewandt werden.

Die Augenbrauenbewegungen verstärken das Öffnen und Schließen der Augen; die Lippenbewegungen verstärken die Bewegungen um Mund und Nase. Bei Beobachtung des normalen Menschen zeigen sich die Beziehungen der Gesichtsbewegungen zueinander. Die Halsmuster können zur Verstärkung eingesetzt werden. Alle Gesichtsbewegungen, die ein Hochziehen erfordern, werden durch Halsextension verstärkt. Gesichtsbewegungen, die ein Herunterziehen verlangen, werden durch Halsflexion unterstützt. Die Halsrotation verstärkt die Bewegung der Gesichtshälfte, zu der rotiert wird. Soll beispielsweise eine Bewegung auf der linken Seite unterstützt werden, wird der Kopf nach links gedreht.

Augenbewegungen

Die Durchführung verwandter Bewegungsmuster des Halses und der oberen Extremitäten, bei denen die Augen der Hand folgen, sorgt für eine Stimulation der Augenbewegungen. Die Extensionsmuster des Halses mit Rotation verstärken die nach oben und nach lateral gerichteten Augenbewegungen. Die Flexionsmuster des Halses mit Rotation verstärken die nach unten und

lateral gerichteten Augenbewegungen. Die Halsrotation verstärkt die lateralen Bewegungen. Die laterale Bewegung eines bestimmten Musters entscheidet, ob die laterale Augenbewegung nach links oder nach rechts gerichtet ist.

Durch Anwendung von Fazilitationstechniken können Augenbewegungen stimuliert werden, und bestimmte Bewegungen können betont werden. Der Therapeut fordert den Patienten auf, seinem Zeigefinger oder einem Bleistift in seiner Hand zu folgen. Die Bewegungen können nach oben, unten oder seitwärts verlaufen oder auch kombiniert, z. B. lateral nach rechts oder links oben, oder lateral nach rechts oder links unten. Bewegungsumkehr und wiederholte Kontraktionen können angewandt werden. Beim Setzen der wiederholten Kontraktionen erlaubt der Therapeut dem Patienten, die Bewegung in einer Richtung so weit wie möglich durchzuführen. An diesem Punkt bewegt der Therapeut den Bleistift sehr langsam in die entgegengesetzte Richtung, und gerade wenn der Patient dem Gegenstand mit den Augen folgen will, bringt der Therapeut den Stift wieder in die ursprüngliche Richtung. Verwandte Halsmuster können aktiv oder gegen Widerstand zur Verstärkung eingesetzt werden.

Bei einem Patienten mit Nystagmus wird LUH in Abschnitten des Bewegungsmusters durchgeführt. Der Therapeut bewegt den visuellen Reiz (Finger oder Stift) in eine Richtung, während der Patient der Bewegung mit den Augen folgt. Beim Haltekommando hält der Therapeut den visuellen Reiz an, und der Patient versucht, seinen Blick auf den Gegenstand zu fixieren. Diese Bewegungsfolge wird für die entgegengesetzte Richtung und in kürzeren Bewegungsabschnitten wiederholt, bis die Bewegung zur Ruhe kommt.

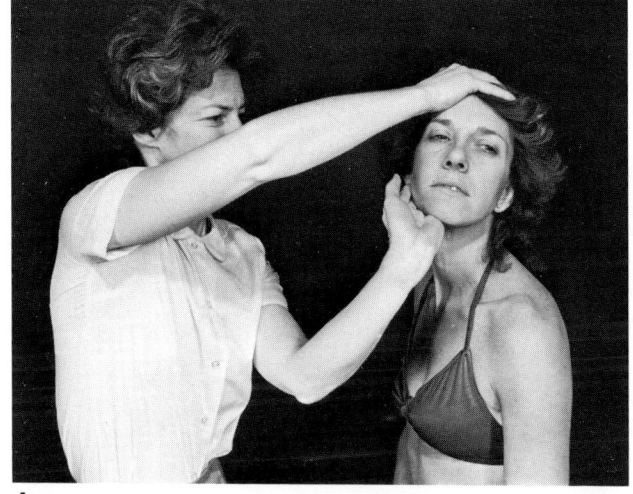

A

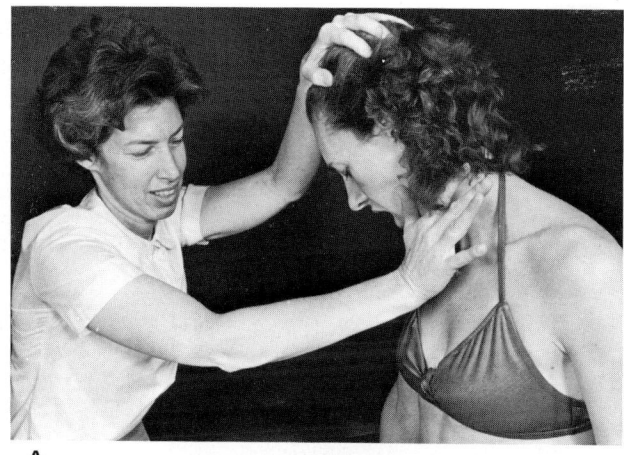

A

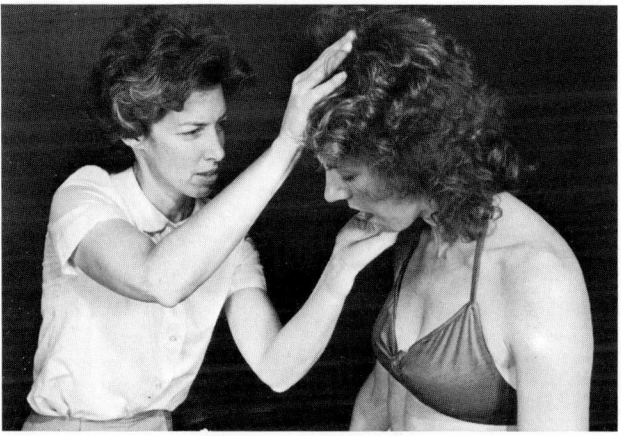

B

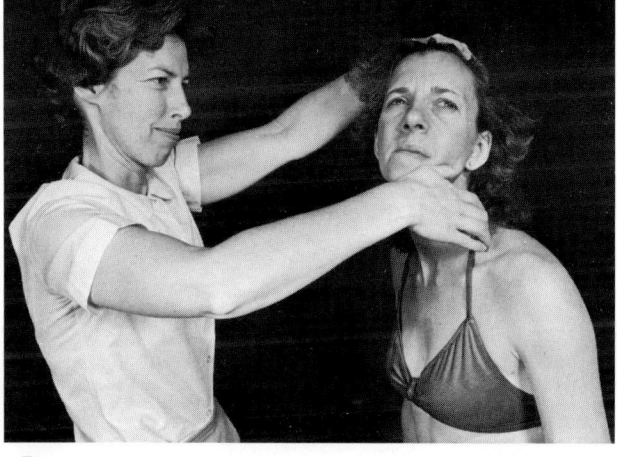

B

Abb. 3-13. Öffnen des Mundes nach re., verstärkt durch D Fl von Kopf und Hals.

A. «Öffne den Mund, und schaue zur rechten Hüfte hinunter.» (D, MW)

B. «Halten! Jetzt etwas weiter öffnen. Und noch einmal.» (WK)

Öffnen und Schließen des Mundes

Beim Öffnen des Mundes wird der Kiefer herunter- und zurückgezogen; beim Schließen des Mundes wird der Kiefer hoch- und vorgeschoben. Der Mund kann ganz geöffnet oder geschlossen sein, oder aber auch auf der einen oder anderen Seite geöffnet oder geschlossen werden, wobei das Öffnen und Schließen mit lateralen Bewegungen kombiniert wird (Abb. 3-13 und 3-14).

Bei den Fazilitationsmustern ist das Öffnen mit den Flexionsmustern des Halses verwandt und das Schließen mit den Extensionsmustern des Halses. Die laterale Bewegung des Kiefers ist verwandt mit der Halsrotation. Das Herunter- und Zurückziehen des Kiefers mit lateraler Bewegung nach rechts verstärkt das Öffnen

Abb. 3-14. Schließen des Mundes nach li., verstärkt durch D Ex von Kopf und Hals

A. «Schließe den Mund, und schaue nach links oben.» (D, MW)

B. «Kopf hoch! Jetzt halten!» (MW)

des Mundes durch Halsflexion mit Rotation nach rechts. Das Hoch- und Vorschieben des Kiefers mit lateraler Bewegung nach links verstärkt das Schließen des Mundes durch Halsextension nach links. Wird eine laterale Kieferbewegung durch Halsrotation verstärkt, zieht der Kiefer etwas herunter. Werden die Halsmuster zur Verstärkung der Kieferbewegung eingesetzt, so muß der Kopf frei beweglich sein. Es können die bei den Halsmustern beschriebenen manuellen Kontakte verwendet werden.

Von den PNF-Techniken können Druck durch manuelle Kontakte, Stretch, Widerstand, Verstärkung, wiederholte Kontraktionen und die antagonistische Bewegungsumkehr angewandt worden. Ist der Bewegungsweg durch Muskelverkürzungen oder Kontrakturen eingeschränkt, können auch die Entspannungstechniken eingesetzt werden.

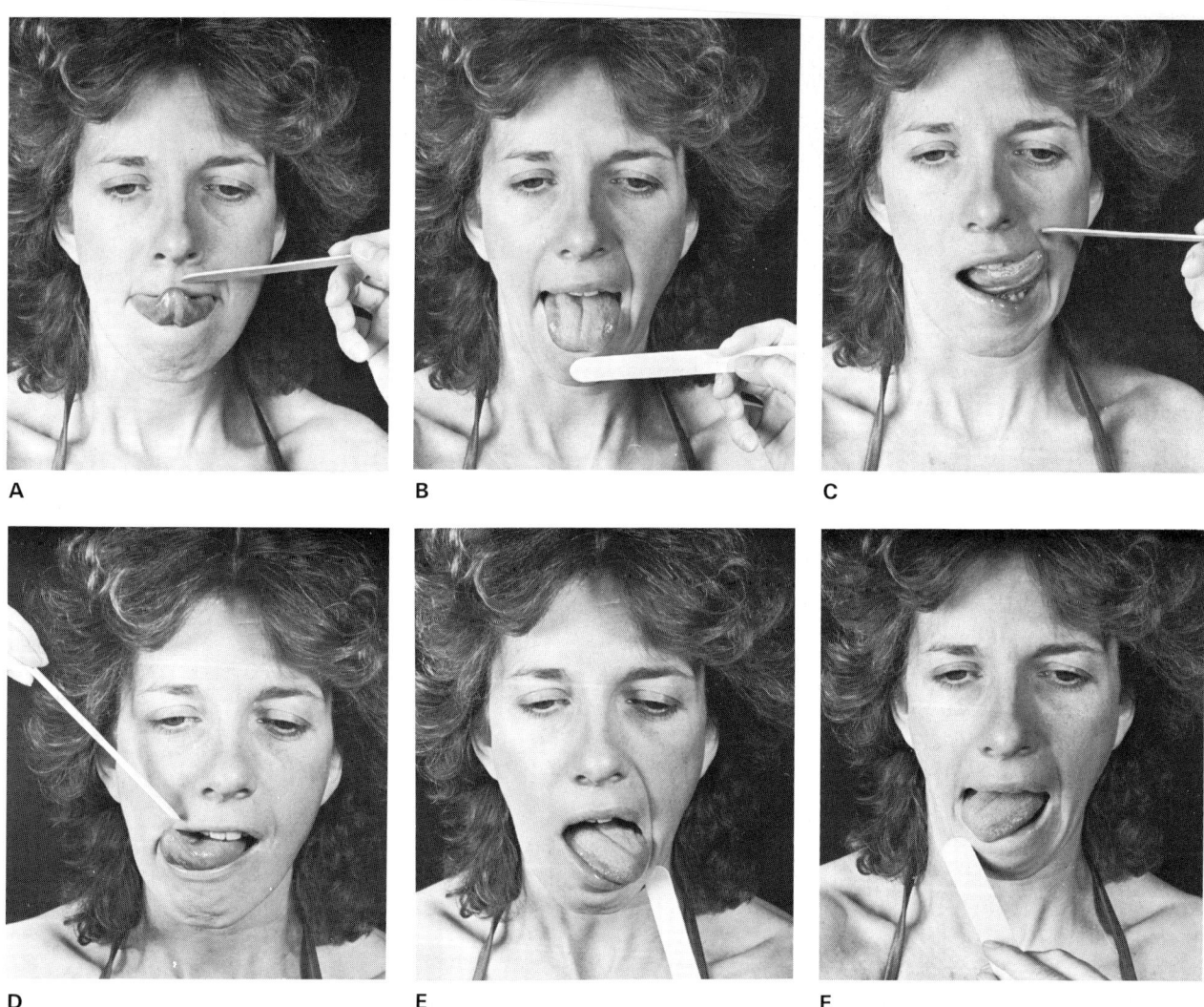

Abb. 3-15. Herausstrecken der Zunge; gerade und nach diagonal.

A. Herausstrecken in gerader Richtung mit Anheben
B. Herausstrecken in gerader Richtung mit Herunterdrücken
C. Herausstrecken und Anheben nach li.
D. Herausstrecken und Anheben nach re.
E. Herausstrecken und Herunterdrücken nach li.
F. Herausstrecken und Herunterdrücken nach re.

Zungenbewegungen

Die Zunge ist ein sehr beweglicher Teil des Körpers, vor allem in bezug auf Bewegungsvielfalt und Gewandtheit. Anheben, Herunterdrücken, Vorschieben, Zurückziehen, laterale Bewegungen und Rotationsbewegungen sind innerhalb der verschiedensten Zungenbewegungen kombiniert. Durch die Kombination verschiedener Bewegungen werden während der Behandlung oft eine Asymmetrie der Funktionen und ein gestörtes Muskelgleichgewicht auf beiden Seiten of-

fenbar. Das Herausstrecken (gerade nach vorne) kann mit Anheben und Herunterdrücken gekoppelt werden. Das Zurückziehen (gerade nach hinten) kann in Verbindung mit Anheben und Herunterdrücken ausgeführt werden. Das Herausstrecken und laterale Anheben zu einer Seite entspricht dem Herausstrecken und lateralen Anheben zur anderen Seite. Ebenso entspricht das Herausstrecken und laterale Herunterdrücken zur einen Seite der gleichen Bewegung zur anderen Seite. Auf gleiche Weise kann das Zurückziehen mit Herunterdrücken, Anheben und lateralen Bewegungen kombiniert werden (Abb. 3-15).

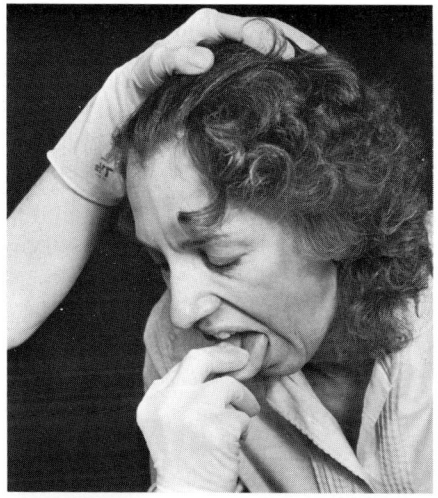

A

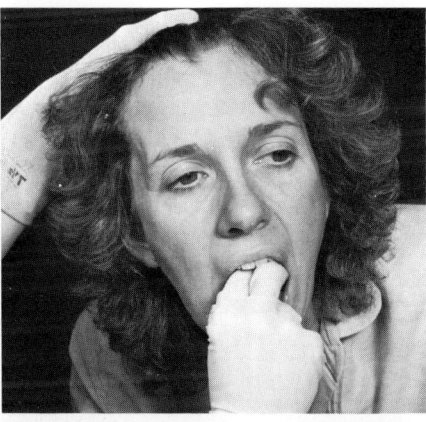

B

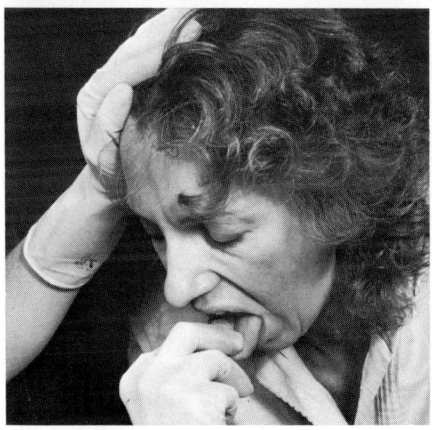

C

Abb. 3-16. Herausstrecken der Zunge nach li. gegen Widerstand, verstärkt durch D Fl von Kopf und Hals.

A. «Strecke die Zunge heraus, so daß ich sie mit den Fingern halten kann.» (MK)
B. «Ziehe die Zunge nach rechts unten zurück. So halten!» (D, MW)
C. «Drücke die Zunge zu mir heraus. Da halten. Jetzt etwas weiter drücken. Und noch etwas mehr. Und ausruhen.» (MW, WK)

Durch Zungenbewegungen werden die Halsbewegungen gegen Widerstand verstärkt. Die Halsextension fördert wiederum das Anheben der Zunge, die Halsflexion unterstützt das Herunterdrücken und die Halsrotation verstärkt laterale Bewegungen. Das Öffnen des Mundes ist mit dem Herunterdrücken der Zunge verwandt, und die Schließbewegung des Mundes steht in Verbindung mit dem Anheben der Zunge.

Die Fazilitationstechniken werden bei Zungenbewegungen angewandt, um die Zunge zu kräftigen und das Muskelgleichgewicht wiederherzustellen. Der Therapeut greift die Zunge des Patienten am besten mit einem Handschuh oder einer Mullkompresse. Die Widerstände können mit einem Spatel gesetzt werden.

Ein schneller wiederholter Stretch kann es der Zunge erleichtern, die Spur zu halten. Ist z. B. das Herausstrecken nach rechts schwach, fordert der Therapeut den Patienten auf, die Zunge herauszustrecken. Der Therapeut setzt mit einem Spatel einen schnell wiederholten Stretch seitlich auf die rechte Zungenhälfte. Die Zunge reagiert, indem sie dem Reiz folgt und sich nach rechts bewegt. Das Anheben und Herunterdrücken der Zunge kann ähnlich durch eine leichte Berührung mit einem Spatel und schnelle kurze Schläge auf die obere und untere Fläche der ausgestreckten Zunge stimuliert werden.

Ist z. B. das Herausstrecken und laterale Anheben nach links schwächer als die gleiche Bewegungskombination auf der rechten Seite, drückt der Therapeut mit den Fingern die Zunge des Patienten nach hinten – unten – rechts. Der Patient wird dabei aufgefordert, seine Zunge zurückzuziehen, sobald der Therapeut sie berührt. Danach soll der Patient die Zunge heraus- und nach links hochstrecken und sie dort halten. Der Therapeut gibt der Bewegung Widerstand und führt wiederholte Kontraktionen aus, während der Patient «hält». Es kann auch zur Bewegungsumkehr übergegangen werden. Der Therapeut kann zur Verstärkung auch Widerstand gegen verwandte Halsbewegungen oder gegen das Öffnen und Schließen des Mundes setzen, wobei aber darauf geachtet werden muß, daß sich der Patient nicht auf die Zunge oder auf die Finger des Therapeuten beißt (Abb. 3-16).

Schlucken

Das Schlucken ist eine komplexe Bewegung und erfordert ein Zusammenspiel der unteren und oberen Zungenbein- und Kaumuskulatur. Diese Muskelgruppen unterstützen die Halsflexionsmuster und werden bei Durchführung dieser Muster folglich stimuliert. Werden die Halsmuster jedoch gegen Widerstand durchgeführt, ist es für den Patienten normalerweise unmöglich, gleichzeitig zu schlucken. Das Schlucken wird auch erschwert, wenn der Kopf in der verlängerten Stellung der Halsflexion oder -extension liegt. Deswe-

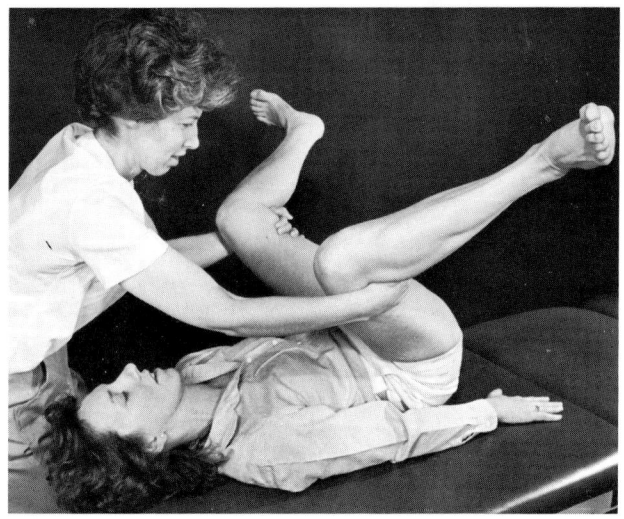 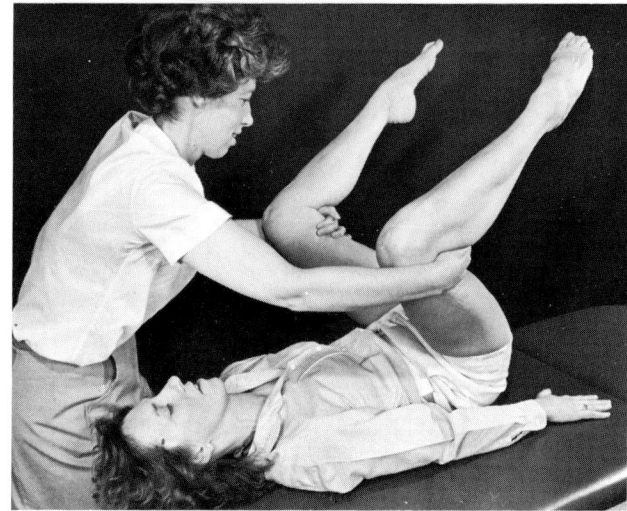

A

B

Abb. 3-17. Stimulation der Perinealmuskulatur.

A. «Die Füße hinunter- und nach innen drehen.»

B. «Loslassen!» (Patient zieht in D 2 Ex hinunter. Therapeut gibt Außenrotation Widerstand, bevor es zur Extension und Adduktion kommt. Diese Komponenten werden durch das Kommando, «Loslassen», verhindert.)

gen wird bei Patienten mit schlechter Kopfkontrolle damit begonnen, die antagonistischen Muskelgruppen zu kräftigen und das Muskelgleichgewicht wiederherzustellen. Mit Kopf und Hals in neutraler Stellung können Ap und RS verwendet werden.

Widerstand gegen die Schluckbewegung kann mit einem einfachen Hilfsmittel gegeben werden: Ein Stück Schaumgummi, ca. 1,5 cm³, wird an einen Faden gebunden und auf die Zunge des Patienten gelegt. Dieser wird nun aufgefordert zu schlucken, während der Therapeut leicht an dem Faden zieht und damit einen Widerstand gibt.

Das Anheben des Gaumens kann auf folgende Art stimuliert werden: Der Patient öffnet seinen Mund und sagt «ah». Der Therapeut berührt mit einem Watteträger vorsichtig das Zäpfchen oder die seitliche Gaumenwand, wodurch es zu einer reflexbedingten Kontraktion kommt. Danach wiederholt der Patient das «ah» so oft wie möglich. Erfolgt an einer Stelle eine Verzögerung der Reaktion, wird hier durch leichte Berührung noch einmal ein Reiz gesetzt.

Durch das Auslösen des Brechreizes kommt es zu einer Reaktion der Rachenmuskulatur mit einem Anheben des Gaumens und einer anschließenden automatischen Schluckbewegung.

Blasen- und Darmtätigkeit

Die willkürliche Blasen- und Darmtätigkeit und deren Kontrolle kann durch Anwendung verwandter Fazilita-

tionsmuster gegen maximalen Widerstand unterstützt werden. Die Flexionsmuster des unteren Rumpfes und der Beine fördern die Entleerung von Blase und Darm, während die Extensionsmuster hemmend wirken. Bei Patienten mit Harnfluß liegt die Betonung auf Übungen, die zur Wiedererlangung oder Entwicklung der Kontrolle von Darm- und Blasentätigkeit dienen.

Die perineale Muskulatur kann durch die bilateralsymmetrischen Extension–Adduktion–Außenrotationsmuster der unteren Extremitäten stimuliert werden. Dabei wirken Stretch und Widerstand besonders anregend. Der Patient sollte sich in Rückenlage befinden, die Beine in Abduktion gebeugt. Wenn möglich, soll er selbst seine Beine in dieser Stellung halten und gegen das Extension–Adduktion–Außenrotationsmuster seiner Beine Widerstand geben. Befindet er sich nicht in der Lage, seine Beine mit den Händen zu unterstützen und ihnen so auch Widerstand zu geben, kann er die Füße auch aufstellen. Der Therapeut gibt dann einen Stretch auf die perineale Muskulatur, und zwar nach oben und vom Anus nach außen. Der Therapeut fordert den Patienten auf, seine Beine hinunter und zusammen zu ziehen. Zur Reizung der Perinealmuskeln dient die extrem verlängerte Stellung der Extension–Adduktion–Außenrotationsmuster. Die erwünschte Wirkung wird nur erzielt, wenn alle anderen Bewegungen außer der Außenrotation verhindert werden. Der Therapeut gibt Widerstand gegen die Muskelkontraktion und setzt eventuell wiederholte Kontraktionen, während sich der Patient bemüht, das Kommando auszuführen (Abb. 3-17).

PNF in Verbindung mit Gelenkmobilisation

4

Thomas S. Holland

Bei der Behandlung des orthopädischen Patienten werden nach Festsetzung der Langzeitziele verschiedene Zwischenziele abgesteckt. Der Therapeut muß sich darüber im Klaren sein, ob sich diese Zwischenziele auf die Behandlung von kontraktilem oder nicht kontraktilem Gewebe beziehen oder auf eine Kombination von beidem. Es wäre jedenfalls eine starke Vereinfachung anzunehmen, daß die PNF-Techniken nur bei innerviertem kontraktem Gewebe und die Techniken der Gelenkmobilisation nur bei nicht kontraktem Gewebe angewandt werden. Die Wirksamkeit jeder Behandlungstechnik in bezug auf das jeweilige Behandlungszwischenziel muß sorgfältig abgeschätzt werden. Der Erfolg bei der Behandlung des orthopädischen Patienten kann oft durch die richtige Auswahl einer Technikenfolge von PNF und Gelenkmobilisation verbessert werden.

Die Entwicklung eines Behandlungsprogrammes beginnt offensichtlich mit einer angemessenen, genauen Untersuchung und Einschätzung des Befundes. Maitland bietet bei dem Problem der Einschätzung eine gute Diskussionsgrundlage (54). Die Untersuchung des orthopädischen Patienten muß einen Test der Knochenbewegungen und der hinzukommenden Gelenkmechanik beinhalten; außerdem müssen potentielle Veränderungen der Gewebestruktur festgestellt werden. Hinzu kommen neurologische Tests. Die Fähigkeit des Patienten, funktionelle Bewegungen in Gesamtmustern unter posturaler Kontrolle durchzuführen, muß untersucht werden. Das Gesamtbewegungsmuster muß analysiert werden; beim Vorwärtsgehen z. B. werden die Musterkomponenten von Kopf und Hals,

Rumpf und den oberen und unteren Extremitäten geprüft. Danach werden die beteiligten Gelenke in der aktiven und passiven Bewegung sowie gegen Widerstand und passiv nach biomechanischen Gesichtspunkten zur Analyse herangezogen (53). Zur Untersuchung gehört auch eine funktionelle Zergliederung der Mechanorezeptoren der beteiligten Gelenke (50, 51). Das Langzeitziel der Behandlung liegt meistens darin, die Fähigkeit des Patienten zur funktionellen Durchführung eines Gesamtbewegungs- und Haltungsmusters aufrechtzuerhalten, zu verbessern und Verlust vorzubeugen. Die Zwischenziele beziehen sich auf die Durchführung spezieller Musterkomponenten und Gelenkfunktionen. Es reicht nicht aus, nur das Kaudalgleiten des glenohumeralen Gelenks zu schulen für ein verbessertes Anheben des Humerus, wenn das funktionale Ziel darin besteht, die Fähigkeit des Patienten, über Kopf zu arbeiten, zu verbessern. Die Fähigkeit des Patienten, Bewegungsmuster einzeln oder kombiniert durchzuführen, dient auch als Hilfsmittel zur Einschätzung. (Siehe Abschnitt über Freie Aktive Bewegung in Kap. 1 für mögliche Musterkombinationen.)

Die ausgewählten Techniken müssen auf ein festgesetztes Ziel ausgerichtet sein. Das Weiterführen der Techniken innerhalb der Folge hängt von der Einschätzung ihres Wirkungsgrades ab. Maitland beschreibt genau den Auswahl- und Weiterführungsvorgang in bezug auf klinische Symptome bei Techniken der passiven Bewegung (54). Eine Definition, Indikationen und Kontraindikationen der PNF-Techniken werden in Tabelle 2-2 gegeben.

Zusammenfassung der Techniken

Für eine erfolgreiche Kombination von PNF und Gelenkmobilisation muß der Therapeut folgendes wissen und beherrschen:

- die nötige Kenntnis, um einen Patienten zu Beginn angemessen untersuchen zu können
- die Fähigkeit, Zwischenziele und die damit verbundenen Gesichtspunkte festzusetzen
- die wirksame Anwendung und Durchführung einer bestimmten Technik
- die Einschätzung der Wirksamkeit einer Technik
- die Fähigkeit, eine Folge von Techniken mit Steigerung für einen optimalen Erfolg anzuwenden (siehe «Schwäche» unter «Symptome» in Tabelle 4-1 als Beispiel von Weiterführen.).

Tabelle 4-1 zeigt die Behandlungstechniken und gibt Beispiele für die Auswahl einer Technikenfolge und deren Weiterführung in der Anwendung. Von besonderer Bedeutung ist die Anwendung der Rhythmischen Stabilisation im Sinne unserer Definition: eine gleichzeitig isometrische Ko-Kontraktion der antagonistischen Muskelgruppen, die zur Entspannung führt. Dadurch können die Mobilisationstechniken an der Bewegungsgrenze wirkungsvoller ausgeführt werden. Rhythmische Stabilisation dient auch dazu, das propriozeptive Bewußtsein von Stellung und Bewegung innerhalb des durch die Anwendung von Techniken der Gelenkmobilisation neu hinzugewonnenen Bewegungsweges zu stärken.

Die Kombination von PNF und Gelenkmobilisation ist erfolgreich, wenn die Behandlungsziele in bezug auf die Gesamtmuster von Bewegung und Stellung erreicht wurden. Durch exakt ausgewählte Techniken, deren richtige Anwendung und Einschätzung ihrer Wirkung werden die Zwischenziele der Behandlung erfolgreich realisiert. Mit dieser Vorgehensweise werden die Langzeitziele erfüllt.

Tabelle 4-1. Richtlinien für PNF in Verbindung mit Gelenkmobilisation (GM)

Symptome	Gelenkmobilisation (55)	PNF		Folge von kombinierten Techniken
Schmerz	Grad der Bewegung gegen die Schwerkraft $< 60\%$ | $> 60\%$ A_N | Ph $I \rightarrow III^+$ | $II^- \rightarrow III^+$ (Zuerst ohne P_1)	Auftreten von Schmerzen in Ruhestellung | bei Bewegung angenehme Stellung RS ohne Erschwerung (LU kann ohne P_1 folgen)	$RS_{(P_1)} \rightarrow RS_{(Li)}$	Wähle zuerst entweder eine Technik von PNF oder Gelenkmobilisation, und schätze diese während 2–3 Behandlungssitzungen ein. Die Techniken dürfen den Zustand des Patienten schon während der ersten Behandlung nicht verschlimmern.
Steifheit	Ph_{IV}/A_{IV} a Li Ph_{II} wird bei Berührungsempfindlichkeit verwendet.	RS (a $R_1 \rightarrow R_2$) LU LUH HE AE		$RS \rightarrow PH_{IV}/A_{IV} \rightarrow Ph_{II}$ Kontraktiles Verlängern — Nichtkonktraktiles Verlängern — Mindere Behandlungsempfindlichkeit $RS_{(Li)} \rightarrow LUH$ kontraktile Aktivitäten im neuen Bewegungsausmaß — Muskelkontrolle während des Bewegungsweges
Schmerz und Steifheit	Zuerst nur wie bei Schmerzen behandeln, dann zu Behandlung wie bei Steifheit übergehen.	Schmerztechniken, Übergehen zu Steifheitstechniken		$RS \rightarrow A_N \rightarrow RS \rightarrow A_N$ angenehme Stellung $\rightarrow$ ($P_1 P_2$)
Steifheit und Schmerz	kurz und vorsichtig $\rightarrow$ kräftig; 3–4, 1–2 min. Übungen; verwende Bewegungen mit Verbindung zu Funktionsverlust.	Schmerztechniken, Übergehen zu Steifheitstechniken		$RS \rightarrow Ph_{IV}/A_{IV} \rightarrow Ph_{II}$ (? AE, HE und/oder LU)
Schwäche: weniger als das gesamte passive Bewegungsausmaß	Folge: $RS \rightarrow A_N \rightarrow Ph_{IV} \rightarrow$ Fazilitation $\rightarrow RS \rightarrow LUH \rightarrow WK$ 3. W mit Kontrolle wenn angemessen bei Gewebeverletzung e.g. Hackmuster (chopping)			
Spastizität (einschränkend)	Folge: $Ph_{IV} \rightarrow HE \rightarrow Ph_{IV} \rightarrow HE$			
erhöhter Ruhetonus	Folge: Rotations- und Umkehrtechniken, II, kombiniert mit passiver Rotation und RS			

Kürzel

A	Passive hinzukommende Bewegung (z. B. Gelenk-)
AE	Anspannen/Entspannen
HE	Halten/Entspannen
Li	Grenze des verfügbaren Bewegungsausmaßes
N	neutrale Stellung
P_1	Punkt im Bewegungsweg, wo zum ersten Mal Schmerzen auftreten
P_2	Schmerzen an der Grenze des verfügbaren Bewegungsausmaßes
Ph	Passive physiologische Bewegung
R_1	Punkt im Bewegungsweg, wo zum ersten Mal Widerstand gespürt wird
R_2	Widerstand an der Grenze des verfügbaren Bewegungsausmaßes
RS	Rhythmische Stabilisation
LU	Langsame Umkehr
LUH	Langsame Umkehr–Halten
I–IV	Grad der passiven Bewegung wie von Maitland beschrieben

Befundaufnahme und Behandlungsprogramm 5

Beurteilung der Leistungen des Patienten

Die Leistungen eines gesunden Menschen bilden die Grundlage für die Beurteilung des Patienten. Obwohl sich auch Gesunde in bezug auf Bewegungsausmaß, Koordination, Kraft und Ausdauer unterscheiden, halten sich die Abweichungen in Grenzen. Diese Schwankungen beeinträchtigen nicht die täglichen Bewegungsabläufe, sondern wirken sich auf Geschicklichkeit, Körperhaltung, Kraft und Ausdauer aus.

Jeder gesunde Erwachsene ist nach vorheriger Erklärung in der Lage:

— alle Fazilitationsmuster aus der verlängerten in die verkürzte Stellung durchzuführen (isotonische Kontraktion) in Übereinstimmung mit der normalen Bewegungsfolge (siehe Kap. 1, Freie Aktive Bewegung);
— alle Bewegungsmuster gegen maximalen Widerstand in Übereinstimmung mit der normalen Bewegungsfolge durchzuführen;
— an jedem gewünschten Punkt im Bewegungsweg zu «halten» (isometrische Kontraktion). In der verkürzten Stellung ist der Haltewiderstand so kräftig, daß er nur durch Rotation gebrochen werden kann;
— alle Kombinationen von verwandten Bewegungsmustern durchzuführen;
— alle Bewegungsmuster umzukehren und die verschiedenen Fazilitationstechniken gegen maximalen Widerstand durchzuführen und so einen Zuwachs an Kraft und Bewegungsausmaß zu verzeichnen.

Der Therapeut kann die Eigenbewegung des Patienten verhindern, indem er die Rotation in der verlängerten Stellung der Muster nicht zuläßt, indem er die normale Bewegungsfolge durch übermäßigen Widerstand verhindert oder indem er den Haltewiderstand durch Derotation bricht.

Es darf nicht vergessen werden, daß auch Therapeuten, wie alle anderen normalen Menschen, Unterschiede in ihrer Leistungsfähigkeit besitzen. Dient ein Therapeut als Patient, kommt es auf das Behandlungsziel an und nicht auf kritische Selbstbetrachtung. Er darf als Patient nicht darauf achten, welcher Muskel kontrahiert; dadurch hemmt er die eigene Leistung und bringt seinen Therapeuten zur Verzweiflung. Eine kritische Beurteilung ist nach der Behandlung aufschlußreich.

Allgemeine Gesichtspunkte

Das Ziel der Patientenbeurteilung bzw. -analyse ist es, Klarheit über seine Fähigkeiten, Schwächen und Möglichkeiten zu schaffen. Das dazu nötige allgemeine Wissen kann mit Hilfe der folgenden Fragen gesammelt werden:

— Entsprechen die motorischen Fähigkeiten dem Alter des Patienten?
  — wenn nein, haben Entwicklungsstörungen, Unfall, Krankheit die Schwäche verursacht?

341

– zeigen sich die Unzulänglichkeiten durch Annormalität im Bewegungsausmaß bei passiver und aktiver Bewegung? Durch Koordinationsstörungen? Mangel an Kraft oder Ausdauer? Verminderte oder vermehrte Beweglichkeit? Instabile Haltung?
– Ist der ganze Körper von dem Schaden betroffen oder liegt er mehr bei den proximalen Teilen (Hals und Rumpf) oder den distalen Teilen (Extremitäten)?

Fazilitationsmuster

Für eine Beurteilung der freien aktiven Durchführung von Bewegungsmustern, einzeln oder kombiniert, sollte der Patient eine passende Stellung einnehmen: Stand, Sitz, auf Händen und Knien. Wenn nötig, kann der Patient für eine genaue Einschätzung auch auf dem Behandlungstisch liegen. Jedoch sollten die Muster, bei denen sich keine Bewegungseinschränkung zeigt, wenn der Patient auf einer flachen Unterlage liegt, auf einer Gymnastikmatte und innerhalb der entwicklungsbedingten Bewegungsfolgen geprüft werden. Folgende Fragen zur Beurteilung liefern spezielle Informationen:

– Welche Fazilitationsmuster liegen innerhalb der normalen Grenzen? Welche Muster sind unzureichend?
– Liegt das verfügbare Bewegungsausmaß bestimmter Muster im Bereich des Normalen?
  – Ist der passive Bewegungsweg durch Muskelverkürzung, -kontraktion, -spastizität, -verspannungen, Schmerzen eingeschränkt?
  – Geht der passive Bewegungsweg über das normale Maß hinaus?
    – Sind die Muskeln stärker als normal verlängert, so daß sie nicht mehr als bewegungseinschränkender Faktor auf das antagonistische Muster wirken?
    – Wirken nur noch die Bänder und Kapseln als bewegungseinschränkende Faktoren?
– Entsprechen die Leistungen des Patienten seinem Alter und seiner Entwicklungsstufe?
  – Wird die Bewegung zügig ausgeführt, oder werden die distalen Abschnitte verzögert eingesetzt?
  – Verläuft die Bewegung in der «Spur» des Musters, oder kommt es zu bizarren Abweichungen?
– Können isotonische Kontraktionen durch das verfügbare Bewegungsausmaß ausgeführt werden?
  – Ist der aktive Bewegungsweg kürzer als der passive?
  – Ist der aktive Bewegungsweg durch Muskelverkürzung, -kontraktion, -spastizität, -anspannung, Schmerzen eingeschränkt?
– Sind die Hauptmuskelkomponenten weniger kräftig als normal?
  – Zeigt sich die Schwäche im gesamten Bewegungsmuster oder eher an den proximalen, mittleren oder distalen Drehpunkten?

– Ist eine bestimmte Bewegungskomponente schwächer als die anderen, etwa die Flexion, Adduktion oder Außenrotation der Hüfte im Flexion–Adduktion–Außenrotationsmuster?
– Ist die Durchführung der isometrischen Kontraktion mangelhaft?
– Sind die Störungen im agonistischen Bewegungsmuster größer als im antagonistischen? Wie ist z. B. das Flexion–Adduktion–Außenrotationsmuster der unteren Extremität im Vergleich mit dem Extension–Abduktion–Innenrotationsmuster der gleichen Extremität? Zeigt sich die Störung des Muskelgleichgewichts am stärksten am proximalen, mittleren oder distalen Drehpunkt?
– Ist das Bewegungsmuster einer Diagonalen mangelhafter als das der entgegengesetzten? Wie z. B. ist das Flexion–Adduktion–Außenrotationsmuster im Vergleich mit dem Flexion–Abduktion–Innenrotationsmuster der gleichen Extremität, und wo sitzt die Schwäche (proximal, intermediär oder distal)?
– Ist das Bewegungsmuster einer Diagonalen mangelhafter als das antagonistische Muster der entgegengesetzten Diagonalen? Vergleiche z. B. das Flexion–Adduktion–Außenrotationsmuster mit dem Extension–Adduktion–Außenrotationsmuster. Wo sitzt die Schwäche (proximal, intermediär oder distal)?

Plan einer Funktionsprüfung

Um den Fähigkeiten, Unzulänglichkeiten und Möglichkeiten des Patienten gerecht zu werden, muß eine systematische Funktionsprüfung durchgeführt werden. Die hier folgende ist allgemein gehalten und muß an den einzelnen Patienten angepaßt werden. Sind der volle passive oder aktive Bewegungsweg oder die Bewegung gegen Widerstand kontraindiziert, ändert sich natürlich die Art und Weise der Funktionsprüfung.

Die Reihenfolge der Funktionsprüfungen verläuft von proximal nach distal. Die proximalen Teile müssen als erstes berücksichtigt werden, da sie in enger Verbindung mit lebenswichtigen Funktionen des Körpers stehen. Wenn also der Verdacht besteht, daß die proximalen Funktionen, die mit Atmung, Zungenbewegung, Gaumenreaktion, Schlucken und den Gesichtsbewegungen in Verbindung stehen, unzulänglich sind, so müssen diese immer zuerst getestet werden. In zweiter Linie müssen die Halsmuster Beachtung finden, da sie als Schlüssel für den oberen Rumpf zu werten sind. Dann folgen der obere und der untere Rumpf, die oberen und die unteren Extremitäten mit ihren proximalen, mittleren und distalen Gelenken. Siehe PNF-Formular zur Befundaufnahme, Nr. 1 bis 3.

Eine genaue Befundaufnahme fordert viel Zeit und Mühe, sowohl vom Patienten als auch vom Therapeuten. Möglicherweise müssen mehrere Sitzungen für die Befundaufnahme angesetzt werden aus Zeitgründen oder wegen Ermüdung, wobei der Therapeut häufig selbst müde wird, bevor der Patient es zugibt. Die erste Sitzung kann sich darauf beschränken, einen Überblick über die proximalen Teile und die oberen Extremitäten zu gewinnen. In der zweiten Sitzung sollten die proximalen Teile kurz überprüft und die unteren Extremitäten genau erfaßt werden.

Passive Bewegung

Innerhalb eines bestimmten Bewegungsmusters sollte zuerst das verfügbare Bewegungsausmaß bei passiver Bewegung untersucht werden. Bewegungseinschränkungen oder anormale Beweglichkeit sollten für jeden Drehpunkt notiert werden, außerdem sollte der Teil des Bewegungsweges, wo die Abweichung auftritt, festgehalten werden. Die Extremitätenmuster, die eine vollständige Dehnstellung der zweigelenkigen Muster erfordern, sollten mit den Mustern verglichen werden, bei denen diese Muskeln nicht gedehnt werden. Dieser Vergleich ist nötig, um festzustellen, welcher Drehpunkt am meisten eingeschränkt ist. Will man z. B. das passive Bewegungsausmaß der Hüfte am Flexion—Adduktion—Außenrotationsmuster feststellen, muß die Bewegung einmal mit gestrecktem und dann mit gebeugtem Knie geprüft werden. Wird dies nicht getan, kann die normale Länge des M. biceps femoris eine Bewegungseinschränkung in der Hüfte verdecken.
Die passive Bewegung des Körperteiles wird von distal nach proximal durchgeführt. Die distalen Drehpunkte werden in die verkürzte Stellung gebracht, danach die mittleren und die proximalen Drehpunkte. Es sollte darauf geachtet werden, ob es an den distalen und mittleren Drehpunkten zu vermehrter Spannung kommt, wenn sich der proximale Drehpunkt der verkürzten Stellung nähert. Ein solchermaßen erhöhter Spannungstonus kann auf Einschränkung an den mittleren und distalen Drehpunkten hinweisen. Die Bewegung muß dann noch einmal wiederholt werden unter Verzicht auf das volle Bewegungsausmaß in den distalen Drehpunkten, um den Grad der distalen Spannung — die die proximale Bewegung behindert — festzustellen. Dieses Überlappen der Spannung entspricht den topographisch bedingten Beziehungen der Hauptmuskelkomponenten. Eine deutliche Einschränkung in der passiven Bewegung eines Drehpunktes kann also den passiven Bewegungsweg anderer Drehpunkte beeinflussen. Besteht irgendwo eine anormale Überbeweglichkeit eines bestimmten Drehpunktes, so muß auch das im Behandlungsprogramm berücksichtigt werden.

Aktive Bewegung

Auf die Prüfung des passiven Bewegungsweges eines bestimmten Musters folgt sofort die aktive Durchführung der Bewegung. Nach gründlicher Unterweisung des Patienten führt dieser die Bewegung mit allen Kombinationen der mittleren Gelenkbewegung durch. Die Bewegungen müssen in bezug auf Abweichungen in der Bewegungsfolge und im Bewegungsausmaß in jedem Drehpunkt beobachtet werden. Der aktive Bewegungsweg sollte mit dem passiven verglichen werden. Wiederholungen der Bewegung können Unzulänglichkeiten bestätigen oder auch zeigen, daß der Patient die Anordnungen des Therapeuten nicht voll verstanden hat. Als Grundlage für die Beurteilung aktiver Bewegung dient die Durchführung eines Bewegungsmusters gegen die Schwerkraft. Der Patient muß dementsprechend gelagert werden. Die Stellung des Patienten muß den vollen Bewegungsweg an den verschiedenen Drehpunkten zulassen.

Bewegung gegen Widerstand

Soweit nicht kontraindiziert, kann als nächstes Widerstand gesetzt werden als Mittel, um spezielle Mängel festzustellen. Der Patient wird aufgefordert, den vollen Bewegungsweg oder so weit wie möglich mit isotonischen Kontraktionen in Übereinstimmung mit der normalen Bewegungsfolge durchzuführen. In der verkürzten Stellung des Musters wird der Patient dazu angewiesen, eine isometrische Kontraktion durchzuführen. Der Widerstand muß so abgestuft sein, daß die normale Bewegungsfolge nicht beeinträchtigt wird. Abweichungen in der Bewegungsfolge, dem Bewegungsausmaß der speziellen Drehpunkte und in der Kraft der isotonischen und isometrischen Kontraktionen sollten notiert werden.

Unterstützung der Reaktion

Ist der Patient nicht in der Lage, den vollen Bewegungsweg eines Musters auszuführen oder kann ein spezieller Drehpunkt nicht ausreichend eingesetzt werden, können die betonte Bewegungsfolge und der Dehnungsreiz (Stretch) eingesetzt werden, um die Reaktion der schwächeren Drehpunkte zu fördern. Die Reaktion eines schwächeren Drehpunktes während der betonten Bewegungsfolge sollte mit der Reaktion am gleichen Drehpunkt verglichen werden, als die normale Bewegungsfolge gegen Widerstand durchgeführt wurde. Die vermehrte Reaktion eines schwächeren Drehpunktes während der betonten Bewegungsfolge weist auf eine Verbesserung durch Überfließen der Innervation oder Verstärkung hin. Dieser Drehpunkt wird dann als der betonte Drehpunkt im Behandlungsprogramm angesehen. Kommt es zu keiner verbesserten Reaktion des schwächeren Drehpunktes während der betonten Bewegungsfolge, so liegt eine erhebliche Störung vor, und die Betonung dieses Gelenkes muß so lange zurückgestellt werden, bis die proximalen Teile und Drehpunkte so weit gekräftigt sind, daß sie eine Verstärkung für den schwächeren Drehpunkt gewährleisten.

Entwicklungsbedingte Bewegungen

Da es sich bei den entwicklungsbedingten Bewegungsfolgen um Gesamtbewegungsmuster handelt mit Zusammenspiel der einzelnen Körperabschnitte, wird die Beurteilung des Patienten bezüglich seiner Fähigkeiten, Schwächen und Leistungsfähigkeit ver-

343

ständlicherweise auf einer Turnmatte oder im offenen Raum durchgeführt. Diese Bewegungen erfordern viel Platz, damit die Wiederholung von Gesamtbewegungsmustern beobachtet werden kann. Bei der Beurteilung bestimmter Fazilitationsmuster liegt das primäre Interesse jeweils nur auf einem Körperabschnitt. Bei der Beurteilung der entwicklungsbedingten Bewegungsfolgen muß man den gesamten Körper im Rahmen des Gesamtbewegungsmusters beobachten. Außerdem muß die Koordination der Bewegungsbestandteile beachtet werden. Durch die Prüfung der Fazilitationsmuster erhält der Therapeut ein gewisses Verständnis für die Fähigkeiten und Schwächen des Patienten. Dieses Wissen ist nützlich für die Beobachtung und Einschätzung eines Gesamtbewegungsmusters.

Im allgemeinen gelten die Gesichtspunkte und Fragestellungen, die sich bei der Beurteilung der Fazilitationsmuster ergeben, auch für die Beurteilung der entwicklungsbedingten Bewegungsfolgen. Das Ergebnis ist das gleiche, auch wenn die Bewegungsbestandteile eines Gesamtbewegungsmusters einzeln als Fazilitationsmuster beurteilt werden. Trotzdem muß ein Gesamtbewegungsmuster als Gesamtbewegungsmuster untersucht werden. Folgende Fragen sollten für die Beurteilung in den drei Anwendungsgebieten (Mattenprogramm, Gangschule und Übungen zur Selbsthilfe) gestellt werden:

— Entspricht die Durchführung des Gesamtbewegungsmusters oder der Übung der Entwicklungsstufe des Patienten unter Berücksichtigung seines Alters?
— Ist der Patient in der Lage, die Bewegung in alle Richtungen durchzuführen? (Siehe Tabelle 1-6).
— Ist die Durchführung unzureichend, was ist der Grund dafür, und wo liegt die Schwäche? Wird die Durchführung der Übungen eingeschränkt durch
  — die Unfähigkeit, auf verbale Kommandos oder entsprechende akustische Reize, bzw. visuelle oder propriozeptive Stimuli zu reagieren?
  — allgemeinen Schwächezustand, Koordinationsstörungen, Spasmen, Rigidität, Schmerzen oder Kontrakturen?
  — unzureichende Musterkomponenten von Kopf, Hals, oberem Rumpf und oberen Extremitäten oder unterem Rumpf und unteren Extremitäten?
  — unzureichende ipsilaterale oder bilaterale Musterkomponenten der oberen oder unteren Extremitäten?
  — eine Schwäche der distalen Körperteile im Vergleich mit den proximalen?
— Werden Übungen mit Dominanz der Flexoren besser ausgeführt als Übungen mit Dominanz der Extensoren?
— Kann das Gleichgewicht in einer Stellung gut oder weniger gut gehalten werden im Vergleich mit der Fähigkeit, diese Stellung einzunehmen? Fällt es leichter zu bewegen als zu halten?

— Ist die Durchführung von bestimmten Fazilitationsmustern auf der Matte und bei der Gangschule besser oder schlechter als die Durchführung der gleichen Bewegungsmuster auf dem Behandlungstisch?
— Kann der Patient bestimmte Fazilitationsmuster, die er auf dem Behandlungstisch nicht durchführen kann, auf der Matte oder in der Gangschule durchführen? Ist er fähig, durch Lagewechsel bestimmte Bewegungen auszuführen; d. h., wenn er ein bestimmtes Muster in der Rückenlage nicht durchführen kann, kann er es in Bauchlage, Seitlage, im Sitzen oder im Stehen durchführen?
— Kann der Patient ein bestimmtes Bewegungsmuster, das er auf dem Behandlungstisch oder auf der Matte durchgeführt hat, auch funktionell nutzen? Ist er in der Lage, verwandte Musterkomponenten für eine Übung zur Selbsthilfe zu kombinieren und durchzuführen?
— Verstärkt der Patient in angemessener Weise seine Bemühungen, ein Gesamtbewegungsmuster durchzuführen? Würde ihm, durch Unterstützung der schwachen oder unzureichenden Körperabschnitte bei seinen Bemühungen, sich zu bewegen oder die Stellung zu halten, geholfen werden?

Plan einer Funktionsprüfung

Das Weiterführen von Bewegungen, wie bei der entwicklungsbedingten Bewegungsfolge, Tabelle 1-8, beschrieben, dient als Richtlinie für die Beurteilung. Bewegungen, die am besten auf der Matte ausgeführt werden können, werden als Bodenübungen beurteilt. Wenn möglich sollen auch die Gehübungen auf der Matte durchgeführt werden, doch brauchen schwerbehinderte Patienten oft andere Hilfsmittel, wie Rollstuhl, Barren, Stützen, Stöcke, Stützapparate, u. ä. Für die Beurteilung der Übungen zur Selbsthilfe sollte sich der Patient am entsprechenden Ort befinden, wie z. B. im Bad, im Bett oder im Rollstuhl, wenn er einen benötigt. Die speziellen Einrichtungen für Gangschule und Selbsthilfetraining können für die Einschätzung des Patienten benutzt werden, aber bestimmte Probleme zeigen sich oft erst dort, wo der Patient lebt, je nachdem im Krankenhaus oder zu Hause.

So wie sich die Bewegungen innerhalb der entwicklungsbedingten Bewegungsfolgen überschneiden, so greifen die Informationen ineinander, die man durch die Beurteilung der verschiedenen Übungsvorgänge erlangt. Der Therapeut lernt, welche Musterkomponenten vom Patienten durchgeführt werden können und welche nicht. Die Leistung des Patienten auf der Matte, in der Gangschule und bei den Übungen zur Selbsthilfe wird ausgewertet. Informationen über den Patienten werden geordnet und eingestuft; die Fähigkeiten und Schwächen des Patienten werden festgestellt; der Therapeut stellt Ziele auf, die den Leistungen und Möglichkeiten des Patienten zur Verbesserung seiner Fähigkeiten entsprechen. Der prüfende Therapeut entwickelt ein Behandlungsprogramm für den Patienten oder steht so eng wie möglich mit denjenigen in Verbindung, die für Planung und Ausführung des Behandlungsprogrammes verantwortlich sind.

Die bei der Beurteilung gewonnenen detaillierten Informationen müssen notiert werden und für Planung und Organisation des Behandlungsprogrammes zur Verfügung stehen, sowie für alle an der Pflege des Patienten beteiligten Personen.

PNF-Formulare zur Beurteilung, Nr. 1–3

Die PNF-Formulare zur Beurteilung (Abb. 5-1, 5-2 und 5-3) dienen zur Informationsgewinnung für das Übungsprogramm des Patienten. Gewöhnlich sollte Nummer 1, Unilaterale Bewegungsmuster und Verstärkungsmechanismen (Abb. 5-1), zuerst ausgefüllt werden. Die hier gewonnene Information bei der Bearbeitung von Nummer 2, Mattenprogramm (Abb. 5-2), und Nummer 3, Pulley-Programm (Abb. 5-3), übertragen und verwendet werden. Die Stufung von Reaktionen ist sehr hilfreich bei der Bearbeitung von Nummer 1, da die unterschiedlichen Stufen (N, W, F, A) in den Freiraum hinter den numerierten Mustern eingetragen werden können. Die unten aufgeführten Kürzel erleichtern weiterhin die Arbeit.

Stufung von Reaktionen

N   Koordinierte, aktive Durchführung des Bewegungsmusters, anschließend kraftvoll gegen Widerstand. (Vermeide Anwendung von Stretch).

W   Willkürliche Reaktion ist vorhanden, aber schwach oder Bewegungsweg ist eingeschränkt. (In der Tabelle nicht «W» eintragen, verwende ✓ und ⊘ wie folgt.)

F   Keine willkürliche Reaktion, aber Reaktion kann fazilitiert werden.

✓   Reaktion oder Bewegungsausmaß muß gekräftigt oder gesteigert werden.

⊘   Betonung muß wegen gestörten Muskelgleichgewichtes (stärkerer Antagonist) vorgenommen werden.

Kürzel

Verstärkung

BA	Bilateral asymmetrisch
BS	Bilateral symmetrisch
BR	Bilateral reziprok
G/E	Gleiche bzw. entgegengesetzte Seite
GD/KD	Gleiche Diagonale bzw. über Kreuz diagonal
AH	Augen folgen den Händen
HA	Hände folgen den Augen

Bewegungsweg:

W   Bewegungsweg,
  A   am Anfang
  B   zur Betonung
1.WA 1.WB   verlängert, erstes Drittel
2.WA 2.WB   Mittel-, zweites Drittel
3.WA 3.WB   verkürzt, drittes Drittel

Stellungen im Bewegungsweg (W):

1.W   verlängert, erstes Drittel
2.W   Mittel-, zweites Drittel
3.W   verkürzt, drittes Drittel

Ausgangsstellungen:

BI	Bauchlage
RI	Rückenlage
SI	Seitlage
Si	Sitz
HK	auf Händen und Knien
Kn	Knien
St	Stehen

Richtungen:

li	links
re	rechts
vo	vorwärts
rü	rückwärts
kr	kreisförmig
sw	seitwärts
dvo	diagonal vorwärts
drü	diagonal rückwärts

Techniken:

Ap	Approximation
AE	Anspannen – Entspannen
HE	Halten – Entspannen
HEA	Halten – Entspannen – akt. Beweg.
MK	Manueller Kontakt
MW	Maximaler Widerstand
SU	Schnelle Umkehr
WK	Wiederholte Kontraktionen
RE	Rhythmische Bewegungseinleitung
RR	Rhythmische Rotation
RS	Rhythmische Stabilisation
LU	Langsame Umkehr
LUH	Langsame Umkehr – Halten
LUHE	Langsame Umkehr – Halten – Entspannen
D	Dehnung *(Stretch)*
D-w	wiederholte Dehnung
BBF	Betonte Bewegungsfolge
Z	Zug *(Traktion)*

Diagonale Bewegungsmuster:

Obere Extremitäten

D1 Fl	Flexion–Adduktion–Außenrotation
D1 Ex	Extension–Abduktion–Innenrotation
D2 Fl	Flexion–Abduktion–Außenrotation
D2 Ex	Extension–Adduktion–Innenrotation

Untere Extremitäten

D1 Fl	Flexion–Adduktion–Außenrotation
D1 Ex	Extension–Abduktion–Innenrotation
D2 Fl	Flexion–Abduktion–Innenrotation
D2 Ex	Extension–Adduktion–Außenrotation

Patient ——————— Diagnose ——————— Therapeut ——————— Datum ———————

Unilaterale und Verstärkungsmuster | **Gesamtbewegungs- und Haltungsmuster**

Anmerkung:
Gesamtbewegungsmuster: (Gib die Musternummern und die Gesamtbewegungsmuster bzw. Ausgangsstellung an.)
Matten- und Pulleyprogramm: (Gib die Musternummern und Verstärkungsmechanismen, BA, BS, etc. an.)

Kopf und Hals:

	li	re
1. Fl, diag		
2. Ex, „		
3. Rotation		

Oberer Rumpf:

	li	re
1. Fl, diag, Arme BA Ex		
2. Ex, „ , Arme BA Fl		
3. Rotation, Arm(e) D1		
4. Atembewegung		

Gesamtbewegungsmuster:
Matte:
Pulley:

Unterer Rumpf:

Arm / Hals / Arme

	Hals		Arm D1 Fl		Ex D1		D2 Fl		D2 Ex		Arme BA	
	G	E	G	E	G	E	G	E	G	E	G	E
1. Fl, Knie gerade												
2. Ex, Knie gerade												
3. Fl, Knie Fl												
4. Ex, Knie Ex												
5. Fl, Knie Ex												
6. Ex, Knie Fl												
7. Rotation												

Obere Extremitäten:

Schulter:

Hals / BR

	li	re	BS	BA	GD	KD	Hals G	Hals E
1. D1, Fl; Ellenb. gerade								
2. D1, Ex; Ellenb. gerade								
3. D2, Fl; Ellenb. gerade								
4. D2, Ex; Ellenb. gerade								
5. D1, Fl; Ellenb. Fl								
6. D1, Ex; Ellenb. Ex								
7. D2, Fl; Ellenb. Fl								
8. D2, Ex; Ellenb. Ex								
9. D1, Fl; Ellenb. Ex								
10. D1, Ex; Ellenb. Fl								
11. D2, Fl; Ellenb. Ex								
12. D2, Ex; Ellenb. Fl								

Ellenbogen:

1. Fl; D1, Fl
2. Ex; D1, Ex
3. Fl; D2, Fl
4. Ex; D2, Ex
5. Fl; D1, Ex
6. Ex; D1, Fl
7. Fl; D2, Ex
8. Ex; D2, Fl

Scapula, li ___ re ___ D1 ___ D2
(Gib Schultermuster, Verstärkungsmechanismen und Ausgangsstellung an.)

Gesamtbewegungsmuster:

Matte:
Pulley:

Gesamtbewegungsmuster:
Hackbewegung: D1, li ___ re ___ ; D2, li ___ re ___
D1, RL, li ___ re ___ ; D1, BL, li ___ re ___
Unterarm: D2, RL, li ___ re ___ ; D2, BL, li ___ re ___

Matte:
Pulley:

RL: Rückenlage
BL: Bauchlage

Abb. 5-1. PNF-Formular zur Beurteilung, Nummer 1

Patient _____ Diagnose _____ Therapeut _____ Datum _____

Hackbewegung: D1, li ____ re ____ ; D2, li ____ re ____

Handgelenk:

	li	re	BS	BA	BR		Hals	
					GD	KD	G	E
1. Fl; D1, Fl								
2. Ex; D1, Ex								
3. Fl; D2, Ex								
4. Ex; D2, Fl								

Gesamtbewegungsmuster:

Hand:

| 1. Schließen, D1 |
| 2. Öffnen, D1 |
| 3. Öffnen, D2 |
| 4. Schließen, D2 |

Hand, einzelne Finger:

Pulley:

Matte:

Untere Extremitäten:
Hüfte:

	li	re	BS	BA	BR		Hals	
					GD	KD	G	E
1. D1, Fl; Knie gerade								
2. D1, Ex; Knie gerade								
3. D2, Fl; Knie gerade								
4. D2, Ex; Knie gerade								
5. D1, Fl; Knie Fl								
6. D1, Ex; Knie Ex								
7. D2, Fl; Knie Fl								
8. D2, Ex; Knie Ex								
9. D1, Fl; Knie Ex								
10. D1, Ex; Knie Fl								
11. D2, Fl; Knie Ex								
12. D2, Ex; Knie Fl								

Gesamtbewegungsmuster:

Matte:

Knie:

| 1. Fl; D1, Fl |
| 2. Ex; D1, Ex |
| 3. Fl; D2, Fl |
| 4. Ex; D2, Ex |
| 5. Fl; D1, Ex |
| 6. Ex; D1, Fl |
| 7. Fl; D2, Ex |
| 8. Ex; D2, Fl |

Gesamtbewegungsmuster:

Pulley:

Matte:

Fußgelenk und Zehen:

| 1. Dorsafl; D1, Fl |
| 2. Pl flex; D1, Ex |
| 3. Dorsafl; D2, Fl |
| 4. Pl flex; D2, Ex |

Fuß, einzelne Zehen:

Pulley:

Matte:

(Entspricht den Formularen des Kabat-Kaiser-Institutes, 1951)

Abb. 5-1. PNF-Formular zur Beurteilung, Nummer 1 (Fortsetzung)

Patient: _____ Diagnose: _____ Datum: _____

Therapeut: _____

Mattenprogramm: Fazilitation der Gesamtbewegungsmuster*

Gesamtbewegungsmuster	Richtung	Kopf und Hals	Techniken	Manuelle Kontakte	Bewegungsausmaß; Gleichgewicht; Unterstützung; Hilfsmittel; einzelne Bewegungsmuster, Nummer 1
1. Rollbewegung in die a. Bauchlage b. Rückenlage					
2. Unterer Rumpf a. Rotation b. Elevation					
3. Vorwärtsbewegen, vornübergeneigt a. krabbeln b. kreisförmig c. auf Ellenbogen d. kriechen e. aufrecht					
4. Hochkommen und Sitzen a. Seitsitz b. Langsitz c. Stuhlsitz					
5. Hochkommen und Hinknien a. Fersensitz b. auf Händen und Knien					
6. Hochkommen und Stehen a. aufrecht b. auf den Knien c. Stuhlsitz					
7. Gehen a. ebenerdig b. Rampe c. Treppe					
8. Rennen, hüpfen, springen					
9. Sonstiges					

* Zur Kennzeichnung von Übungen, die der Patient selbständig, aber mit Überwachung durchführen soll, setze ein «S» in die linke obere Ecke der rechten Spalte. Beziehe die Ergebnisse aus Nummer 1 mit ein.
Siehe Kürzel. Verwende ✓ und Ⓥ entsprechend.

Abb. 5-2. PNF-Formular zur Beurteilung, Nummer 2

348

Patient _____ Diagnose _____ Datum: _____

Therapeut: _____

Übungen: Pulleyprogramm mit Überwachung

Bewegungsmuster*, Kombinationen	Körperstellung Ebene und Gewicht**	Bewegungsmuster*, Kombinationen	Körperstellung Ebene und Gewicht**
Oberer Rumpf		**Untere Extremitäten**	
1. li, re, Arme BA			
2. li, re, Arme BA		**Hüfte(n) BA BS BR**	
3. li, re, Arme BA		1. li, re ___ ___ ___	
		2. li, re ___ ___ ___	
Unterer Rumpf		3. li, re ___ ___ ___	
1. li, re, Kopf, G, E		4. li, re ___ ___ ___	
2. li, re, Kopf, G, E		5. li, re ___ ___ ___	
3. li, re, Kopf, G, E		6. li, re ___ ___ ___	
		7. li, re ___ ___ ___	
Obere Extremitäten		8. li, re ___ ___ ___	
Schulter(n) BA BS BR		9. li, re ___ ___ ___	
1. li, re ___ ___ ___		10. li, re ___ ___ ___	
2. li, re ___ ___ ___		11. li, re ___ ___ ___	
3. li, re ___ ___ ___		12. li, re ___ ___ ___	
4. li, re ___ ___ ___			
5. li, re ___ ___ ___		**Knie**	
6. li, re ___ ___ ___		1. li, re ___ ___ ___	
7. li, re ___ ___ ___		2. li, re ___ ___ ___	
8. li, re ___ ___ ___		3. li, re ___ ___ ___	
9. li, re ___ ___ ___		4. li, re ___ ___ ___	
10. li, re ___ ___ ___		5. li, re ___ ___ ___	
11. li, re ___ ___ ___		6. li, re ___ ___ ___	
12. li, re ___ ___ ___		7. li, re ___ ___ ___	
		8. li, re ___ ___ ___	
Ellenbogen		**Fußgelenk(e)**	
1. li, re ___ ___ ___		1. li, re ___ ___ ___	
2. li, re ___ ___ ___		2. li, re ___ ___ ___	
3. li, re ___ ___ ___		3. li, re ___ ___ ___	
4. li, re ___ ___ ___		4. li, re ___ ___ ___	
5. li, re ___ ___ ___			
6. li, re ___ ___ ___			
7. li, re ___ ___ ___			
8. li, re ___ ___ ___			

Vorsichtsmaßnahmen: _____

* Nummer 1 für Feststellung der unilateralen Muster.

** Pulleyebenen (Zugapparat): K über Kopfhöhe; S Schulterhöhe; F Fußboden

Siehe Kürzel. Verwende ✓ und ⊘ entsprechend.

Abb. 5-3. PNF-Formular zur Beurteilung, Nummer 3

Diagnose, Behandlungsart und Behandlungsziele werden vom für den jeweiligen Patienten verantwortlichen Arzt aufgestellt. Die Übungen werden entsprechend Diagnose, Indikationen und Kontraindikationen geplant. Der Arzt setzt normalerweise allgemeine Behandlungsziele und -richtlinien fest. Oberstes Ziel eines Behandlungsplanes ist die beschleunigte Wiederherstellung der normalen Funktionen, um so möglichst schnell die optimalen Funktionen zu erreichen. Außerdem müssen bestimmte Abschnitte und betonte Drehpunkte festgesetzt und die Techniken so ausgewählt werden, daß das vom Arzt gesetzte Ziel erreicht oder sogar überschritten wird. Der Patient wird vielleicht besser auf der Matte als auf dem Behandlungstisch behandelt, damit auch Widerstände, wiederholte Kontraktionen und Techniken der Bewegungsumkehr bei den Gesamtbewegungsmustern der entwicklungsbedingten Bewegungsfolge angewandt werden können. Auf diese Weise kann Kraft entwickelt werden und eine Reizung der gesamten Flexions- und Extensionsmuster erfolgen. Das therapeutische Schwimmbecken verschafft eine ausgezeichnete Behandlungsmöglichkeit für eine ausgewählte Gruppe von erwachsenen Patienten, da die Kombinationen der Rumpfbewegungen ohne Berührung des Körpers mit einer harten Unterlage ausgeführt werden können. Die Behandlung im Wasser macht es dem Therapeuten möglich, den Patienten wie ein kleines Kind zu handhaben. Der Patient kann folglich in jeder möglichen Umgebung, die seinem Zustand und seinen Bedürfnissen entspricht, behandelt werden.

Betonte Körperabschnitte

Die Auswahl der zu betonenden Abschnitte und Drehpunkte ergibt sich aus der Funktionsprüfung, durch die man sich einen Überblick über die Fähigkeiten, Schwächen und Möglichkeiten des Patienten verschafft hat. «Betonung» in einer Behandlung bedeutet, daß man mehr Zeit und Mühe auf bestimmte Abschnitte und Drehpunkte des Körpers verwendet als auf andere. Beim Verlagern der Betonung von einem Bewegungsmuster auf ein anderes und von einem Körperabschnitt zum anderen dient die Bewegung im ersten Abschnitt zur Erholung und die Bewegung im zweiten zur Reizung der neuromuskulären Reaktion. Übereinstimmend mit dem Entwicklungsprozeß werden auch die zu betonenden Körperabschnitte und Drehpunkte von proximal nach distal ausgewählt, d. h., eine Schwäche in einem proximalen Abschnitt wird zuerst betont. Kommt es proximal zu einer Verbesserung der Funktion, so bedeutet das eine Verstärkung für die Extremitäten. Anschließend werden die proximalen

Drehpunkte der Extremitäten betont und dann erst die mehr distal liegenden. Vorhandene Kraft in den distalen Drehpunkten kann zur Verstärkung schwächerer proximaler Drehpunkte eingesetzt werden, wobei die Betonung jedoch proximal bleibt. Auch bei allgemeiner Schwäche verläuft die Bewegungsfolge von proximal nach distal.

Zeigen Hals, Rumpf und Extremitäten erhebliche Schwächen, muß das Behandlungsprogramm alle Kombinationen der Muster von Hals und oberem und unterem Rumpf umfassen. Die Korrektur des gestörten Muskelgleichgewichtes muß beachtet werden, wobei die stärkeren Muster zur Verstärkung der schwächeren eingesetzt werden. Ist bei einem Patienten der Rumpf geschwächt, aber einige Kraft in den Extremitäten vorhanden, so können die diesen Rumpfmustern am engsten verwandten Extremitätenmuster zur Verstärkung eingesetzt werden.

Hat ein Patient mehr Kraft im unteren Rumpf und in den Beinen als im oberen Rumpf, Hals und den Armen, dann werden die Beine und der untere Rumpf zur Verstärkung des oberen Rumpfes und des Halses verwendet. Der obere Rumpf und der Hals werden so lange betont, bis sie zur Verstärkung der oberen Extremitäten in verwandten Bewegungsmustern eingesetzt werden können. Die stärkeren unteren Extremitäten können die oberen Extremitäten verstärken, wenn dadurch die Reaktion der Drehpunkte der oberen Extremitäten verbessert wird. Es ist häufig möglich, eine vermehrte Reaktion der Hals- und oberen Rumpfmuster zu erlangen, wenn der Patient im Stehen behandelt wird. Automatisch verstärkt der Patient die Bewegungen gegen Widerstand von Hals und oberem Rumpf, indem er die Halte- und Stellreflexe einschaltet. Rhythmische Stabilisation, Techniken der Bewegungsumkehr und wiederholte Kontraktionen zur Betonung können mit Widerstand gegen Kopf und Hals angewandt werden.

Bei einem Patienten, dessen Schwächen nur auf einen Arm beschränkt sind, gibt es zahlreiche Möglichkeiten zur Verstärkung. Dabei muß die Betonung auf den Scapulabewegungen oder auf dem proximalen Drehpunkt liegen, da die Stabilität der Scapula wesentlich zur Gesamtfunktion der Schulter beiträgt. Der Hals und der andere Arm dienen ideal zur Verstärkung. Der Patient kann in jeder Stellung behandelt werden, die die Ausführung der gewünschten Muster erlaubt.

Die oben aufgezählten Beispiele sollen die Wichtigkeit der proximalen Reizung und des Einsetzens kräftigerer Körperabschnitte zur Verstärkung der schwächeren hervorheben. Die Betonung einzelner Abschnitte schließt eine allgemeine Reizung nicht aus. Werden umfassende Musterkombinationen durchgeführt, kommt es durch Irradiation und Überfließen der Innervation zu einer Gesamtstimulation. Weist eine Extremität eine noch so geringe Reaktionsfähigkeit auf, bedarf sie zwar der Reizung; zeigen sich jedoch am Rumpf auch erhebliche Schwächen, darf die Extremität nicht als Abschnitt zur Betonung berücksichtigt werden.

Betonte Drehpunkte

Die Reihenfolge der zu betonenden Drehpunkte erfolgt auch von proximal nach distal. An den Extremitäten werden also Schultergürtel und Hüften zuerst betont und dann die mittleren und distalen Gelenke. Ein Gleichgewicht der Kräfte zwischen den antagonistischen Mustern ist von größter Bedeutung. Bestehende Störungen im Muskelgleichgewicht werden ebenfalls von proximal nach distal korrigiert. Ist die Scapulabewegung schwach im Extension–Abduktion–Innenrotationsmuster und alle anderen Scapulabewegungen relativ kräftig, so wird die schwache Scapulabewegung als erster zu betonender Drehpunkt der gesamten Extremität berücksichtigt. Es ist nutzlos, eine Schwäche im Daumen zu betonen, wenn die mangelhafte Innenrotation der Schulter noch nicht korrigiert wurde. Die Opposition des Daumens ist vorwiegend eine Rotationsbewegung, und die Verstärkung dieser distalen Rotation hängt von der Innenrotation der Schulter ab.

Auswahl der Techniken

Die Auswahl der Techniken kann nicht nur nach theoretischen Überlegungen getroffen werden, außer in bezug auf Kontraindikationen bei bestimmten Techniken, wie z. B. das Setzen des Dehnreizes (Stretch) bei der Behandlung von frischen Frakturen und postoperativen Zuständen. Welche Techniken ausgewählt werden sollen, hängt von der Reaktion des Patienten auf die jeweilige Technik ab. Die Technik, die die gewünschte Reaktion am stärksten fördert, ist die Technik der Wahl. Soll der Patient seine Fähigkeit zur Bewegung entwickeln, so werden im allgemeinen Techniken mit isotonischer Muskelkontraktion angewandt. Soll der Patient Haltungskontrolle erlangen, werden Techniken mit isometrischer Muskelkontraktion benutzt. Jedem gesunden Menschen ist die Durchführung einer koordinierten, antagonistischen Bewegungsumkehr bei vollem Bewegungsausmaß und mit normaler Kraft möglich. Kann diese Technik anfangs nicht durchgeführt werden, muß das Erlernen Ziel der Behandlung sein. Was zur Verstärkung eingesetzt wird, entweder ein Drehpunkt für einen anderen oder ein Bewegungsmuster für ein anderes, hängt von den Beziehungen der Muster zueinander, von der vorhandenen Kraft und der Reaktion des verstärkten Drehpunktes oder Musters ab. Falls die Störung des Mus-

kelgleichgewichts so erheblich ist, daß der Therapeut beide Hände zur Kontrolle der Bewegung braucht, muß die Verstärkung auf die kräftigeren Drehpunkte innerhalb des geschwächten Musters einer Extremität beschränkt bleiben. Sowie der Patient selbst den Körperabschnitt unter Kontrolle hat, können größere Bewegungskombinationen durchgeführt werden. Damit der Patient möglichst rasche Fortschritte macht, muß der Therapeut folgendes berücksichtigen:

— Die proximalen Schwächen sollten zuerst korrigiert werden, da die proximale Kraft eine wirkungsvollere Verstärkung ist.
— Die Entwicklung eines wohlausgewogenen Kräfteverhältnisses in bezug auf alle Bewegungsmuster und Drehpunkte ist von größter Wichtigkeit. Zu einem Gleichgewicht der Kräfte gehört eine angemessene Durchführung von isotonischen und isometrischen Kontraktionen der antagonistischen Muster.
— Die Verstärkungsmuster müssen in Übereinstimmung mit der durch sie veranlaßten Reaktionszunahme ausgewählt werden. Die Korrektur und Vorbeugung von gestörtem Muskelgleichgewicht sollten beachtet werden, aber die stärkeren Bewegungen müssen zur Reizung der schwächeren Bewegungen verwendet werden. Durch eine kluge Auswahl der zu betonenden Drehpunkte und Verstärkungsmechanismen wird eine zunehmende Störung des Muskelgleichgewichts vermieden. Die Auswahl der Verstärkungsmuster kann dabei von der Fähigkeit des Therapeuten, die Bewegungskombinationen zu kontrollieren, beeinflußt werden.
— Die Wahl der Technik sollte von der Reaktion des Patienten abhängen. Eine Auswahl nach theoretischen Gesichtspunkten sollte nur bei Kontraindikationen getroffen werden.
— Der Patient muß häufig überprüft werden, damit neue zu betonende Körperabschnitte festgelegt werden können und alte, jetzt unnötige, ausgesondert werden.

Abbildung 5-4 dient als Muster für die Planung eines Behandlungsprogramms.

Integration von Bewegungen

Für die optimale Entwicklung oder Wiederherstellung der neuromuskulären Reaktionen eines Patienten ist die Koordinierung der verschiedenen Behandlungsphasen nötig. Alle Bewegungen und Übungen müssen auf das für den jeweiligen Patienten gesetzte Ziel abgestimmt und ausgerichtet sein. Das Ziel kann Bestandteil der Gangschule oder der Übungen zur Selbsthilfe sein, aber der Weg dorthin kann über die Behandlung auf dem Tisch oder der Matte oder über Gruppenarbeit auf der Matte oder am Pulley führen.

Sorgfältig ausgewählte Bewegungen werden in einer Umgebung ausgeführt, die dem Patienten erlaubt, sich maximal anzustrengen, um ein Optimum an Erfolg zu haben. Wichtige Faktoren sind der ökonomische Einsatz des Therapeuten und die Zeit. Mit entwicklungsbedingten Bewegungsfolgen auf der Matte kann unter Umständen in kürzerer Zeit mehr erreicht werden als mit begrenzten Übungen auf dem Behandlungstisch. Die intensive Betonung eines bestimmten Fazilitationsmusters auf dem Behandlungstisch kann ein besseres Gangmuster ergeben als das Üben eines weniger guten Musters beim Gehen. Durch Gangübungen gegen Widerstand auf der Matte kann unter Umständen leichter eine Dehnung der posterioren Muskelstrukturen erreicht werden als durch wiederholte, mühsame Versuche, die ischiocrurale Muskulatur zu entspannen, wenn der Patient sich in Rückenlage auf dem Behandlungstisch befindet. Um ein sinnvolles Ineinandergreifen von Bewegungen zu erreichen unter Betonung derjenigen Übungen, die den Patienten sowohl im motorischen Lernprozeß wie in der neuromuskulären Reaktion am stärksten fördern, müssen Behandlungsziele, -zeit und -ort genau festgesetzt sein.

Das Ineinandergreifen von Übungen sollte sich über die krankengymnastische Behandlung hinaus erstrekken. Übungen im Bett auf der Station, Beschäftigungstherapie, Übungen zur Erholung und alle anderen Aktivitäten sollten auf das Ziel hinarbeiten, das für den einzelnen Patienten gesetzt wurde. Klar umrissene Langzeitziele weisen dabei die Richtung. Genau beschriebene Kurzzeitziele haben die gleiche Richtung, stellen aber nur Phasen auf dem Weg zum Erfolg dar. Es kann nötig werden, die Langzeitziele zu ändern, zu steigern oder zu verringern, sobald die Leistungspotentiale des Patienten klarer ersichtlich werden. Die Kurzzeitziele müssen ständig an den Zustand und Fortschritt des Patienten angepaßt werden. Das Behandlungsziel ist eine Herausforderung für Patient, Therapeut und Stab.

Patient: _____ Alter: _____ Datum: _____

Diagnose und Hauptproblem: _____

A. Mangelhafte lebenswichtige Funktionen: _____

B. Fähigkeit zur Durchführung von Gesamtbewegungsmustern (Ziel: Unabhängigkeit, Koordination): _____

C. Durchführungsart von Gesamtbewegungsmustern der Selbsthilfe, Gangschule und Transferübungen (Gib Art und Grad von Unterstützung und unterstützenden Hilfsmitteln an): _____

D. Mattenprogramm; betonte Gesamtmuster, eingesetzt zur Verbesserung von:
   Lebenswichtige Funktionen: _____
   Selbsthilfe: _____
   Gangschule: _____
   Transferübungen: _____

E. Tischarbeit, Bewegungskombinationen zur Verbesserung von:
   Lebenswichtige Funktionen: _____
   Selbsthilfe: _____
   Gangschule: _____
   Transferübungen: _____

F. Unilaterale Muster, die zur Verbesserung verstärkt und betont werden müssen:
   Kopf und Hals: Flexion, li/re ____; Extension, li/re ____; Rotation, li/re ____
   Oberer Rumpf: Flexion, li/re ____; Extension, li/re ____; Rotation, li/re ____
   Unterer Rumpf: Flexion, li/re ____; Extension, li/re ____; Rotation, li/re ____
   Obere Extremität, li/re: Scapula __; Schulter __; Ellenbogen __; Unterarm __; Handgelenk __; Hand __; Finger __; Daumen __;
      D1: Flexion ____; Extension ____
      D2: Flexion ____; Extension ____
   Untere Extremität, li/re: Hüfte ____; Knie ____; Fußgelenk ____; Fuß ____;
      D1: Flexion ____; Extension ____
      D2: Flexion ____; Extension ____

G. Vorschläge für Gangschule: _____

H. Vorschläge für Selbsthilfeprogramm: _____

I. Vorschläge für Pulley- und Heimprogramm: _____

J. Hauptbetonung: Mobilität ____; Stabilität ____; Kraft ____; Ausdauer ____; Bewegungsfolge ____

K. Ausgewählte Techniken: _____

L. Zusätzliche Bemerkungen: _____

Abb. 5-4. Planung eines Behandlungsprogrammes

Lehrvorschläge

6

Praxis und motorisches Lernen

Der motorische Lernprozeß erfordert praktische Aus-übung und Wiederholung der zu erlernenden Aufgabe. Dies gilt sowohl für das Krabbeln beim Kind, wie für das Tennisspielen beim Jugendlichen, auch für den Patienten, der die Gesamtmuster des Selbsthilfetrainings, der Geh- und Arbeitsbewegungen lernen oder wiedererlernen muß und genauso für den Krankengymnastikschüler, der lernt, den Patienten zu instruieren.

Psychologen haben verschiedene Wege der praktischen Darstellung und Lernweise untersucht und verglichen (3). Sie haben dabei die praktische Darstellung der gesamten Aufgabe wie auch die der Teilaufgabe berücksichtigt, wobei unter Teilaufgabe die Aufteilung in Kernteil, fortgeschrittener Teil und Wiederholungsteil zu verstehen ist. Die Methode der gesamten Aufgabe hat viele Fürsprecher, vor allem unter den Psychologen, deren Forschungsarbeit auch Aufgaben im Bereich der Feinmotorik erfaßt hat. Sportlehrer und -trainer stehen hingegen mehr auf der Seite der Methode der Teilaufgabe. Die Anforderungen beim Sport verlangen im wesentlichen Gesamtbewegungsmuster; der ganze Körper arbeitet. Feinmotorische Aufgaben erfordern die wiederholte Durchführung von genauen Bewegungen; Aktivität beim Sport besteht aus der wiederholten Durchführung von Gesamtbewegungen. Der Patient, der die für das Alltagsleben notwendigen motorischen Aufgaben lernt oder wiedererlernt, muß sowohl feinmotorische Aufgaben wie Essen und Ankleiden als auch Gesamtbewegungen wie beim Hochkommen aus dem Bett und Laufen erlernen.

Lehrt der Therapeut den Patienten das Laufen, verwendet er mit Sicherheit die Methode der gesamten Aufgabe. Die Methode der Teilaufgabe kommt beispielsweise zur Anwendung, wenn dem Patienten beige-bracht wird, sein Körpergewicht von einem Fuß auf den anderen zu verlagern. Abgesehen von Instruktion und Demonstration, was und wie der Patient etwas tun soll, beinhaltet die PNF-Methode auch die exakte Anwendung von manuellen Kontakten und Widerstand, damit der Patient die motorische Aufgabe schneller erlernt. Die gesamte Aufgabe, als praktische Darstellungsform, ist in verschiedene Phasen, Schritte und Teile aufgegliedert (15).

Der Begriff «schrittweise Vorgehensweise» weist darauf hin, daß während der Durchführung der gesamten Aufgabe die Betonung auf einem Teilstück liegt. Ein Beispiel für die «schrittweise Vorgehensweise» folgt:

– Gesamtaufgabe: Aus dem Rollstuhl hochkommen in den Stand.
– Phasen der Aufgabe: Gesamtflexion, gefolgt von Gesamtextension, Wechseln von Flexorendominanz auf Extensorendominanz.
– Schritte oder Teile der Aufgabe, vorbereitend für das Hochkommen: Plazieren der Hände oder einer Hand auf die Armlehne(n) des Rollstuhls; Feststellen der Bremsen und Hochdrücken der Fußstützen; Füße nehmen richtige Stellung ein, um das Körpergewicht zu tragen; Verlagern des Körpergewichts durch Schaukelbewegungen auf die vordere Sitzfläche des Stuhles.
– Schritte oder Teile der Aufgabe für das Hochkommen in den Stand: Flexion von Kopf, Hals, Rumpf, Hüften und Knie; Extension von Kopf, Hals, Rumpf, Hüften und Knie.

Die vorbereitenden Schritte können mit Hilfe der Teilaufgabenmethode eingeübt werden, d. h. jeder einzelne Schritt wird durch mehrere Wiederholungen vervollständigt. Der Widerstand ist wohldosiert und führt die Bewegung des Patienten.

Das Gesamtbewegungsmuster ist Hochkommen in den Stand und stellt die ganze Aufgabe dar. Während der schrittweisen Vorgehensweise kann die Flexorenphase gegen Widerstand wiederholt werden, so daß das Ausmaß und der Grad der Extensorendehnung gesteigert wird. Ohne Unterbrechung oder Verzögerung wird der Widerstand und die Bemühungen des Patienten auf die Extensorenphase verlagert. Wiederholung und Richtungsumkehr kann an verschiedenen Punkten im Bewegungsweg verlangt werden.

Der manuelle Kontakt des Therapeuten muß den Bedürfnissen des Patienten angepaßt sein. Je höher die Berührung liegt (Kopf- und Schultergürtel im Gegensatz zum Beckengürtel), desto größer ist die Herausforderung für den Patienten und umso weniger kann der Therapeut die Bewegung kontrollieren und den Patienten schützen.

Die Fazilitationstechniken werden den Bedürfnissen des Patienten entsprechend ausgewählt. Langsame Umkehr–Halten, rhythmische Stabilisation, wiederholte Kontraktionen und Approximation sind Techniken, die in Verbindung mit Stretch und Widerstand angewandt werden können.

Sobald die Bewegungsdurchführung des Patienten flüssig und koordiniert und von einem normalen Bewegungsausmaß ist, werden Wiederholungen zur Betonung und die schrittweise Vorgehensweise überflüssig. Um Kraft und Ausdauer zu stärken, kann es jedoch nötig sein, daß der Patient die Übung weiterhin gegen Widerstand durchführt.

Diese Art und Weise, PNF zu lehren, ist nicht nur in bezug auf den Patienten wichtig, sondern auch für die Krankengymnastikschüler, die letztendlich die Lehrer des Patienten werden.

Unterschiedliche praktische Ausführung

Obwohl die Wiederholung von Bewegungen ein notwendiger Bestandteil des motorischen Lernprozesses ist, dient sie in erster Linie zur Entwicklung von Gewohnheitsmustern, die keine willkürliche Anstrengung erfordern, sondern eher automatisch im Rahmen einer motorischen Aufgabe durchgeführt werden. Bei den schrittweisen Vorgehensweisen mit Betonung einer Teilaufgabe dient die Wiederholung zum Lehren der Bewegung, zur Verbesserung von Kraft und Ausdauer, zur Entwicklung von Geschicklichkeit und zur qualitativen Verbesserung der Bewegungsdurchführung. Wiederholung bedeutet Übung. Die Verwendung der schrittweisen Vorgehensweise stellt gewissermaßen eine Form der unterschiedlichen praktischen Ausführung dar (49). Die Teilausgabe, die betont (geübt) wurde, wird anschließend sofort für den nächsten Schritt der Gesamtaufgabe verwendet. Eine Wiederholung bis zur Langeweile oder Ermüdung findet nicht statt.

Eine unterschiedliche praktische Ausführung ist beispielsweise bei der Gangschule im Barren nützlich. Verschiedene Gesamtaufgaben sind nötig: Hochkommen in den Stand; Vorwärts- und Rückwärtslaufen; Seitwärtsgehen mit Hilfe der Flechtbewegung*; Drehen oder Rückwärtstasten zum Rollstuhl; Hinunterkommen in den Sitz.

Die erste Aufgabe des Hochkommens in den Stand, unterstützt durch eine schrittweise Vorgehensweise, kombiniert mit Stretch und Widerstand, sollte wiederholt durchgeführt werden. Wird das Hochkommen in den Stand nach Durchführung der Bewegungsfolge im Barren von neuem durchgeführt, kann sich eine deutliche Verbesserung zeigen. Fazilitation und unterschiedliche praktische Durchführung (schrittweise Vorgehensweise, Stretch und Widerstand, Wechsel von Bewegungen) sollten zum Lernprozeß beigetragen haben.

Unterschiedliche praktische Durchführung bedeutet bei PNF auch die Kombination von Bewegungsmustern zur Verstärkung. Die Arbeit mit der entgegengesetzten Extremität oder den ipsilateralen oder kontralateralen Extremitäten wirkt als Verstärkung und arbeitet der Ermüdung entgegen. Siehe Bewegung zur Erholung.

Die 2 × 2-Regel

Die unterschiedliche praktische Ausführung folgt beim Unterrichten von Schülern, die paarweise arbeiten, der 2 × 2-Regel. Wirkungsvoll ist die 2 × 2-Regel beim Lehren von Bewegungsfolgen wie z. B. das Rollen gegen Widerstand aus der Rücken- in die Bauchlage mit manuellen Kontakten am Schultergürtel und Becken und entsprechender Technikenfolge. Ein Beispiel für die Folge von Techniken:

In Seitlage dehnen, Widerstand geben, halten, dann stabilisieren (RS); betone die Schulter (WK), oberer Rumpf, dann das Becken, unterer Rumpf, aus Seitlage in Rückenlage umdrehen. Die gesamte Folge einmal wiederholen. Anschließend die gleiche Folge auf der anderen Seite und wiederholen.

Danach wird der «Therapeut» für 2 × 2 zum «Patienten». Diese Regel strapaziert den Kopf mehr als den Körper. Konzentration ist notwendig wie beim Erlernen von Bewegungsabläufen im Sport. Durch den 2 × 2-Wechsel wird während der Übung Langeweile und Ermüdung vermieden. Die Schüler werden motiviert und arbeiten lieber selbständig.

Das Drillen der Schüler ist unvereinbar mit der 2 × 2-Regel. Anstatt eine einzige Technik immer wieder zu wiederholen, wird eine passende Folge von drei oder

---

* Beispiel für die Flechtbewegung: Die stärkere Seite führt. Drehe Dich zu einem Holm des Barrens, und fasse ihn mit beiden Händen. Die Flechtbewegung nach rechts erfordert diese Bewegungsfolge: li. Fuß, D1 Fl; re. Fuß, D2 Fl; li. Fuß, D2 Ex; re. Fuß, D1 Ex.

vier Techniken, wie sie auch am Patienten verwendet werden könnte, gelehrt. Eine entsprechende Folge für einen Schmerzpatienten wäre RS, LUH, LU und bei Nachlassen der Schmerzen, WK für Kraft und Ausdauer im Bewegungsweg.

Für eine erfolgreiche Anwendung der 2 × 2-Regel müssen die Schüler gut überwacht werden, was umgekehrt bedeutet, daß für drei Schülerpaare ein Lehrer zur Verfügung stehen muß. Als Assistenten können auch Schüler dienen, die die Ausbildung gerade abgeschlossen haben und eine Wiederauffrischung des Stoffes und eine Lehrgelegenheit begrüßen.

Der Lehrer sollte jede Übung vor der gesamten Gruppe vorführen oder die Demonstration auf einen der Assistenten übertragen. Wichtige Gesichtspunkte sollten betont werden: die Stellung des Therapeuten, das Plazieren der Hände und das eigene Bewegen in der Spur des Patienten.

Der Lehrer überwacht dann die Gruppe und bittet, wenn nötig, um Aufmerksamkeit, um auf Fehler bei der Durchführung hinzuweisen, und zwar auf eine freundliche Art und Weise. Das bedeutet, die zwei besten Schüler werden um eine Demonstration gebeten. So werden peinliche Situationen vermieden, Fehler ausgemerzt und Zeit gespart.

Hält es ein Assistent für nötig, einer Gruppe von sechs Schülern eine Übung noch einmal vorzuführen, ist es höchstwahrscheinlich, daß die ganze Klasse davon profitieren könnte. Wiederum können Lehrer oder Assistent das Vorführen überwachen oder durchführen. Nach der Demonstration wird nach der 2 × 2-Regel gearbeitet. Praktische Anwendung und deren Richtigkeit sind von höchster Bedeutung.

Für den Lehrenden ist es wichtig, zu «beobachten und sehen». Damit der Lehrer den Fehler schnell entdecken kann — falsche manuelle Kontakte, fehlerhafte Stellung und Bewegung des «Therapeuten» — müssen die Schüler übersichtlich angeordnet sein. Schülerpaare die beispielsweise auf der Matte arbeiten, sollten in die gleiche Richtung hineinarbeiten. Die Lehrer können so Fehler viel leichter beobachten und korrigieren. Es bringt nicht viel, wenn der Schüler eine Bewegung vier Mal falsch durchführt, dann korrigiert wird und die Bewegung dann nur drei Mal richtig durchführt. Selten kann der Schüler sich selbst korrigieren.

Zusammenfassend kann man sagen, daß die unterschiedliche praktische Ausführung zum Lernprozeß beiträgt und einen Weg zu lehren, zu lernen und zu behandeln gewährleistet.

Nachschlagetabellen

Kombinationen von Bewegungsmustern zur Verstärkung

Tabelle 1: Verstärkung der Bewegungsmuster von Kopf und Hals durch Bewegungsmusterkombinationen der oberen Extremitäten

Zu verstärkende Bewegungsmuster	Bewegungsmuster der oberen Extremitäten (Augen folgen der Hand)
1. Kopf- und Halsflexion mit Rotation (links/rechts)	Extension–Adduktion–Innenrotation (contralateral) bilateral-asymmetrisch (Hackbewegung) (ipsilateral)
2. Kopf- und Halsextension mit Rotation (links/rechts)	Flexion–Abduktion–Außenrotation (ipsilateral) bilateral-asymmetrisch (Hebebewegung) (ipsilateral)
3. Kopf- und Halsrotation (links/rechts)	Extension–Abduktion–Innenrotation (ipsilateral) Flexion–Adduktion–Außenrotation (contralateral)

Tabelle 2: Verstärkung der Bewegungsmuster des oberen Rumpfes durch Bewegungsmusterkombinationen von Kopf und Hals, unterem Rumpf und den oberen Extremitäten

Zu verstärkende Bewegungs-muster	Halsmuster (ipsilateral)	Untere Rumpfmuster	Obere Extremitätenmuster
1. Obere Rumpfflexion mit Rotation (links/rechts)	Kopf- und Hals-flexion mit Rotation (ipsilateral)	1. Untere Rumpfflexion mit Rotation (ipsilateral) Flexion–Abduktion–Innenrotation (ipsilaterale untere Extremität) Flexion–Adduktion–Außenrotation (contralaterale untere Extremität) 2. Untere Rumpfflexion mit Rotation (contralateral) Flexion–Abduktion–Innenrotation (contralaterale untere Extremität) Flexion–Adduktion–Außenrotation (ipsilaterale untere Extremität)	1. bilateral-asymmetrische Muster (Hackbewegung, Hände approximiert) ipsilateral Extension–Adduktion–Innenrotation (contralaterale obere Extremität) Extension–Abduktion–Innenrotation (ipsilaterale obere Extremität) 2. Unilaterale obere Extremitätenmuster Extension–Adduktion–Innenrotation (contralaterale obere Extremität)

(Fortsetzung)

Tabelle 2 (Fortsetzung): Verstärkung der Bewegungsmuster des oberen Rumpfes durch Bewegungsmusterkombinationen von Kopf und Hals, unterem Rumpf und den oberen Extremitäten

Zu verstärkende Bewegungsmuster	*Halsmuster (ipsilateral)*	*Untere Rumpfmuster*	*Obere Extremitätenmuster*
2. Obere Rumpfextension mit Rotation (links/rechts)	Kopf- und Halsextension mit Rotation (ipsilateral)	1. Untere Rumpfextension mit Rotation (ipsilateral)	1. Bilateral-asymmetrische Muster (Hebebewegung, Hände approximiert) ipsilateral
		Extension–Abduktion–Innenrotation (ipsilaterale untere Extremität) Extension–Adduktion–Außenrotation (contralaterale untere Extremität)	Flexion–Abduktion–Außenrotation (ipsilaterale obere Extremität) Flexion–Adduktion–Außenrotation (contralaterale obere Extremität)
		2. Untere Rumpfextension mit Rotation (contralateral)	2. Unilaterale obere Extremitätenmuster
		Extension–Abduktion–Innenrotation (contralaterale untere Extremität) Extension–Adduktion–Außenrotation (ipsilaterale untere Extremität)	Flexion–Abduktion–Außenrotation (ipsilaterale obere Extremität)
		Anm.: Alle unteren Rumpfmuster können mit bilateraler Knieflexion–Extension oder mit gestrecktem Knie ausgeführt werden. Die Extremitäten werden eng zusammengehalten.	*Anm.:* Da die Halsmuster der Schlüssel für die oberen Rumpfmuster sind, folgen die Augen den Händen, wenn obere Extremitätenmuster zur Verstärkung für den oberen Rumpf eingesetzt werden.
3. Obere Rumpfrotation (links/rechts)	Kopf- und Halsrotation (ipsilateral)	1. Untere Rumpfextension mit Rotation (ipsilateral)	1. Bilateral-reziproke Muster Extension–Abduktion–Innenrotation (ipsilateral) Flexion–Adduktion–Außenrotation (contralateral)
		2. Untere Rumpfflexion mit Rotation (contralateral)	2. Unilaterale obere Extremitätenmuster Extension–Abduktion–Innenrotation (ipsilateral) Flexion–Adduktion–Außenrotation (contralateral)

Tabelle 3: Verstärkung der Bewegungsmuster des unteren Rumpfes durch Bewegungskombinationen

Zu verstärkende Bewegungsmuster	*Kopf- und Hals- und obere Rumpfmuster*	*Bilateral-asymmetrische obere Extremitätenmuster*	*Unilaterale obere Extremitätenmuster*
1. Untere Rumpfflexion mit Rotation (links/rechts)	Flexion mit Rotation (ipsilateral) Flexion mit Rotation (contralateral)	1. Hackbewegung (ipsilateral) 2. Hackbewegung (contralateral)	1. Flexion–Adduktion–Aussenrotation (contralateral) 2. Extension–Adduktion–Innenrotation (ipsilateral)
2. Untere Rumpfextension mit Rotation (links/rechts)	Extension mit Rotation (ipsilateral) Extension mit Rotation (contralateral)	1. Hebebewegung (ipsilateral) 2. Hebebewegung (contralateral)	1. Extension–Abduktion–Innenrotation (ipsilateral) 2. Flexion–Abduktion–Aussenrotation (contralateral)

Tabelle 4: Verstärkung der Bewegungsmuster der oberen Extremität durch Bewegungsmusterkombinationen von Kopf, Hals und den unteren Extremitäten

Zu verstärkende Bewegungsmuster	Kopf- und Halsmuster (Augen folgen den Händen)	Ipsilaterale oder contralaterale untere Extremitätenmuster
1. Flexion–Adduktion–Außenrotation	Extension mit Rotation (contralateral) Rotation (contralateral)	Flexion–Adduktion–Außenrotation Flexion–Abduktion–Innenrotation
2. Extension–Abduktion–Innenrotation	Flexion mit Rotation (ipsilateral) Rotation (ipsilateral)	Extension–Abduktion–Innenrotation Extension–Adduktion–Außenrotation
3. Flexion–Abduktion–Außenrotation	Extension mit Rotation (ipsilateral)	Extension–Adduktion–Außenrotation Extension–Abduktion–Innenrotation
4. Extension–Adduktion–Innenrotation	Flexion mit Rotation (contralateral) Rotation (contralateral)	Flexion–Adduktion–Außenrotation Flexion–Abduktion–Innenrotation

Tabelle 5: Verstärkung der Bewegungsmuster der unteren Extremität durch Bewegungsmusterkombinationen von Kopf, Hals und den oberen Extremitäten

Zu verstärkende Bewegungsmuster	Kopf- und Halsmuster	Ipsilaterale oder contralaterale obere Extremität
1. Flexion–Adduktion–Außenrotation	Flexion mit Rotation (ipsilateral) Rotation (ipsilateral)	Flexion–Adduktion–Außenrotation Extension–Adduktion–Innenrotation
2. Extension–Abduktion–Innenrotation	Extension mit Rotation (ipsilateral) Rotation (ipsilateral)	Extension–Abduktion–Innenrotation Flexion–Abduktion–Außenrotation
3. Flexion–Abduktion–Innenrotation	Flexion mit Rotation (ipsilateral) Rotation (ipsilateral)	Flexion–Adduktion–Außenrotation Extension–Adduktion–Innenrotation
4. Extension–Adduktion–Außenrotation	Extension mit Rotation (contralateral) Rotation (contralateral)	Extension–Abduktion–Innenrotation Flexion–Abduktion–Innenrotation

Tabelle 6: Verstärkung der Bewegungsmuster der einen oberen Extremität durch Bewegungsmusterkombinationen der anderen oberen Extremität

Zu verstärkende Bewegungsmuster	Bilateral symmetrisch	Bilateral asymmetrisch	Bilateral reziprok (gleiche Diagonale)	Bilateral reziprok (entgegengesetzte Diagonale)
1. Flexion–Adduktion–Außenrotation	Flexion–Adduktion–Außenrotation	Flexion–Abduktion–Außenrotation	Extension–Abduktion–Innenrotation	Extension–Adduktion–Innenrotation
2. Extension–Abduktion–Innenrotation	Extension–Abduktion–Innenrotation	Extension–Adduktion–Innenrotation	Flexion–Adduktion–Außenrotation	Flexion–Abduktion–Außenrotation
3. Flexion–Abduktion–Außenrotation	Flexion–Abduktion–Außenrotation	Flexion–Adduktion–Außenrotation	Extension–Adduktion–Innenrotation	Extension–Abduktion–Innenrotation
4. Extension–Adduktion–Innenrotation	Extension–Adduktion–Innenrotation	Extension–Abduktion–Innenrotation	Flexion–Abduktion–Außenrotation	Flexion–Adduktion–Außenrotation

Tabelle 7: Verstärkung der Bewegungsmuster der einen unteren Extremität durch Bewegungsmusterkombinationen der anderen unteren Extremität

Zu verstärkende Bewegungsmuster	Bilateral symmetrisch	Bilateral asymmetrisch	Bilateral reziprok (gleiche Diagonale)	Bilateral reziprok (entgegengesetzte Diagonale)
1. Flexion–Adduktion–Außenrotation	Flexion–Adduktion–Außenrotation	Flexion–Abduktion–Innenrotation	Extension–Abduktion–Innenrotation	Extension–Adduktion–Außenrotation
2. Extension–Abduktion–Innenrotation	Extension–Abduktion–Innenrotation	Extension–Adduktion–Außenrotation	Flexion–Adduktion–Außenrotation	Flexion–Abduktion–Innenrotation
3. Flexion–Abduktion–Innenrotation	Flexion–Abduktion–Innenrotation	Flexion–Adduktion–Außenrotation	Extension–Adduktion–Außenrotation	Extension–Abduktion–Innenrotation
4. Extension–Adduktion–Außenrotation	Extension–Adduktion–Außenrotation	Extension–Abduktion–Innenrotation	Flexion–Abduktion–Innenrotation	Flexion–Adduktion–Außenrotation

Günstigste Bewegungsmuster für einzelne Muskeln

Tabelle 8: Günstigste Bewegungsmuster für die Kopf-Halsmuskulatur

Muskeln (linke Seite)	Bewegungsmuster	Muskeln (linke Seite)	Bewegungsmuster
Platysma Trapezius Levator scapulae	Flexion mit Rotation–links Extension mit Rotation–links Rotation–links	Scalenus anterior Scalenus medius Scalenus posterior	Flexion mit Rotation–links Rotation–links
Sternocleidomastoideus	Flexion mit Rotation–links aus der verlängerten Stellung bis zur Mittelstellung Flexion mit Rotation–rechts aus der Mittelstellung bis zur verkürzten Stellung Rotation–links aus der verlängerten Stellung bis zur Mittelstellung Rotation–rechts aus der Mittelstellung bis zur verkürzten Stellung	Rectus capitis posterior minor und maior Obliquus capitis inferior Obliquus capitis superior	Extension mit Rotation–links
		Splenius capitis Longissimus capitis Splenius cervicis Longissimus cervicis Iliocostalis cervicis Interspinales Intertransversarii Semispinalis capitis	Extension mit Rotation–links
Suprahyoidei-Muskeln Infrahyoidei-Muskeln	Flexion mit Rotation–links	Semispinalis cervicis Multifidus	Extension mit Rotation–rechts
Rectus capitis lateralis	Flexion mit Rotation–rechts		
Rectus capitis anterior	Flexion mit Rotation–links		
Longus colli Longus capitis	Flexion mit Rotation–links		

Tabelle 9: Günstigste Bewegungsmuster für die Rumpfmuskulatur

Muskeln (linke Seite)	Bewegungsmuster	Muskeln (linke Seite)	Bewegungsmuster
Spinalis thoracis Longissimus thoracis Iliocostalis thoracis Iliocostalis lumborum Sacrospinalis Interspinales Intertransversarii	Rumpfextension mit Rotation–links	Rectus abdominis – linker Anteil	obere Rumpfflexion mit Rotation–links untere Rumpfflexion mit Rotation–links
Semispinalis dorsi Multifidus Rotatores	Rumpfextension mit Rotation–rechts	Transversus abdominis	Rumpfextension mit Rotation–links obere Rumpfrotation–links
Quadratus lumborum	Rumpfextension mit Rotation–links Rumpfflexion mit Rotation–links Rumpfrotation–links	Intercostales externi Serratus posterior superior Diaphragma	obere Rumpfextension mit Rotation–links
		Levator costarum Serratus posterior inferior	obere Rumpfextension mit Rotation–rechts
Obliquus externus	obere Rumpfflexion mit Rotation–rechts untere Rumpfflexion mit Rotation–links	Intercostales interni Subcostales Diaphragma	obere Rumpfflexion mit Rotation–links
Obliquus internus	obere Rumpfflexion mit Rotation–links untere Rumpfflexion mit Rotation–rechts	Transversus thoracis	obere Rumpfflexion mit Rotation–rechts

Tabelle 10: Günstigste Bewegungsmuster für die Armmuskulatur unter Berücksichtigung mehrerer Drehpunkte

Muskeln	Bewegungsmuster
Schultergürtel	
Serratus anterior	Flexion–Adduktion–Außenrotation
Levator scapulae Rhomboideus maior und minor Latissimus dorsi	Extension–Abduktion–Innenrotation
Trapezius	Flexion–Abduktion–Außenrotation
Subclavius Pectoralis minor	Extension–Adduktion–Innenrotation
Pectoralis maior – clavicularer Anteil Deltoideus – vorderer Anteil Coracobrachialis	Flexion–Adduktion–Außenrotation
Deltoideus – hinterer Anteil Teres maior Latissimus dorsi	Extension–Abduktion–Innenrotation
Latissimus dorsi – verkürzte Stellung	Extension–Adduktion–Innenrotation – nach hinten
Supraspinatus Infraspinatus Teres minor Deltoideus – mittlerer Anteil	Flexion–Abduktion–Außenrotation
Pectoralis maior – sternaler Anteil Subscapularis	Extension–Adduktion–Innenrotation
Ellenbogen	
Biceps brachii Brachialis	Flexion–Adduktion–Außenrotation mit Ellenbogenflexion
Triceps brachii Anconeus Subanconeus	Extension–Abduktion–Innenrotation mit Ellenbogenextension
Unterarm	
Supinator	Flexion–Adduktion–Außenrotation
Pronator quadratus	Extension–Abduktion–Innenrotation
Brachioradialis	Flexion–Abduktion–Außenrotation mit Ellenbogenflexion
Pronator teres	Extension–Adduktion–Innenrotation mit Ellenbogenflexion
Handgelenk	
Flexor carpi radialis	Flexion–Adduktion–Außenrotation mit Ellenbogenflexion
Extensor carpi ulnaris	Extension–Abduktion–Innenrotation mit Ellenbogenextension
Palmaris longus	Flexion–Adduktion–Außenrotation mit Ellenbogenflexion Extension–Adduktion–Innenrotation mit Ellenbogenflexion
Flexor carpi ulnaris	Extension–Adduktion–Innenrotation mit Ellenbogenflexion
Extensor carpi radialis longus und brevis	Flexion–Abduktion–Außenrotation mit Ellenbogenextension

Tabelle 10 (Fortsetzung): Günstigste Bewegungsmuster für die Armmuskulatur unter Berücksichtigung mehrerer Drehpunkte

Muskeln	*Bewegungsmuster*
Hand und Finger	
Flexor digitorum superficialis	Flexion–Adduktion–Außenrotation mit Ellenbogenflexion Extension–Adduktion–Innenrotation mit Ellenbogenflexion
Flexor digitorum profundus	Flexion–Adduktion–Außenrotation Extension–Adduktion–Innenrotation
Interossei palmares	Flexion–Adduktion–Außenrotation Extension–Adduktion–Innenrotation
Flexor digiti minimi Opponens digiti quinti	Flexion–Adduktion–Außenrotation
Extensor digitorum communis	Flexion–Abduktion–Außenrotation mit Ellenbogenextension Extension–Abduktion–Innenrotation mit Ellenbogenextension
Interossei dorsales	Flexion–Abduktion–Außenrotation Extension–Abduktion–Innenrotation
Extensor indicis proprius	Flexion–Abduktion–Außenrotation
Extensor digiti minimi	Extension–Abduktion–Innenrotation
Abductor digiti minimi	Extension–Abduktion–Innenrotation
Lumbricales	Bei allen Mustern beteiligt
Daumen	
Flexor pollicis longus Flexor pollicis brevis Adductor pollicis Abductor pollicis brevis	Flexion–Adduktion–Außenrotation Extension–Abduktion–Innenrotation
Abductor pollicis longus Extensor pollicis longus Extensor pollicis brevis 1. dorsale interosseus	Flexion–Abduktion–Außenrotation
Opponens pollicis Palmaris brevis	Extension–Adduktion–Innenrotation

Tabelle 11: Günstigste Bewegungsmuster für die Beinmuskulatur unter Berücksichtigung mehrerer Drehpunkte

Muskeln	Bewegungsmuster	Muskeln	Bewegungsmuster
Hüfte Psoas maior Psoas minor Iliacus Obturator externus Pectineus Adductor longus und brevis Gracilis Sartorius	Flexion–Adduktion– Außenrotation } Mit Knieflexion	Semitendinosus Semimembranosus	Extension–Adduktion– Außenrotation mit Knieflexion Flexion–Adduktion–Außen- rotation mit Knieflexion
		Articularis genus	Bei allen Mustern mit Knie- extension beteiligt
Glutaeus medius und minimus	Extension–Abduktion– Innenrotation	**Fußgelenk und Fuß**	
Tensor fasciae latae	Flexion–Abduktion– Innenrotation	Tibialis anterior	Flexion–Adduktion– Außenrotation
Glutaeus maximus Piriformis Obturator internus Gemellus superior und inferior Quadratus femoris Adductor magnus	Extension–Adduktion– Außenrotation	Peronaeus longus Gastrocnemeus – lateraler Anteil Soleus – lateraler Anteil	Extension–Abduktion– Innenrotation
		Peronaeus brevis und tertius	Flexion–Abduktion– Innenrotation
Knie		Tibialis posterior Gastrocnemeus – medialer Anteil Soleus – medialer Anteil Plantaris	Extension–Adduktion– Außenrotation
Rectus femoris – medialer Anteil	Flexion–Adduktion–Außen- rotation mit Knieextension		
Vastus medialis	Extension–Adduktion– Außenrotation mit Knieextension Flexion–Adduktion–Außen- rotation mit Knieextension	**Fuß und Zehen** Extensor hallucis longus Extensor digitorum longus Extensor digitorum brevis Interossei dorsalis	Flexion–Abduktion–Innen- rotation Flexion–Adduktion–Außen- rotation
Biceps femoris Popliteus	Extension–Abduktion– Innenrotation mit Knieflexion Flexion–Abduktion–Innen- rotation mit Knieflexion	Flexor hallucis longus Flexor digitorum longus Flexor digitorum brevis Flexor hallucis brevis Interossei plantares	Extension–Adduktion– Außenrotation Extension–Abduktion– Innenrotation
Rectus femoris – lateraler Anteil	Flexion–Abduktion–Innen- rotation mit Knieextension	Flexor digiti quinti brevis Adductor hallucis Quadratus plantae – lateraler Anteil	Extension–Abduktion– Innenrotation
Vastus intermedius Vastus lateralis	Extension–Abduktion– Innenrotation mit Knieextension Flexion–Abduktion–Innen- rotation mit Knieextension	Quadratus plantae – medialer Anteil	Extension–Adduktion– Außenrotation
		Lumbricales	Bei allen Beinmustern beteiligt.

Günstigste Bewegungsmuster unter Berücksichtigung der peripheren Innervation

Tabelle 12: Günstigste Bewegungsmuster für die Armmuskulatur bezüglich der peripheren Innervation

Nerven	Flexion–Adduktion Außenrotation	Extension–Abduktion Innenrotation	Flexion–Abduktion Außenrotation	Extension–Adduktion Innenrotation
Acessorius C3–4				
M. Trapezius	– – –	– – –	+ + +	– – –
Dorsalis scapulae C3–4				
M. Levator scapulae	– – –	+ + +	– – –	– – –
Dorsalis scapulae C5				
M. Rhomboides maior und minor	– – –	+ + +	– – –	– – –
Suprascapularis C5–6				
M. supraspinatus und infraspinatus	– – –	– – –	+ + +	– – –
Subclavius C5–6				
M. Subclavius	– – –	– – –	– – –	+ + +
Subscapularis C5–6				
M. subscapularis	– – –	– – –	– – –	+ + +
M. teres maior	+ + +	+ + +	– – –	– – –
Thoracicus longus C5–6–7				
M. serratus anterior	+ + +	+ + +	– – –	– – –
Axillaris C5–6				
M. deltoideus	+ + +	+ + +	+ + +	– – –
M. teres minor	– – –	– – –	+ + +	– – –
Musculocutaneus C5–6–7				
M. Coracobrachialis	+ + +	– – –	– – –	– – –
M. biceps	+ + + Ellenbogenflexion	– – –	– – –	– – –
M. brachialis	+ + + Ellenbogenflexion	– – –	– – –	– – –
Thoracici ventralis C5–Thr				
M. pectoralis maior – clavicularer Anteil	+ + +	– – –	+ + +	+ + +
sternaler Anteil	– – –	– – –	+ + +	+ + +
M. pectoralis minor	– – –	– – –	– – –	– – –
Thoracodorsalis C6–8				
M. latissimus dorsi	– – –	+ + +	– – –	+ + + Nach hinten mit Ellenbogenflexion
Radialis C6–8				
M. triceps brachii	– – –	+ + + mit Ellenbogenextension	– – –	– – –
M. brachioradialis	– – –	– – –	+ + + mit Ellenbogenflexion	– – –
M. extensor carpi radialis longus	– – –	+ + + mit Ellenbogenextension	+ + +	– – –
M. anconaeus	– – –	+ + +	– – –	– – –
M. extensor carpi radialis brevis	– – –	+ + +	+ + +	– – –
M. extensor digitorum communis	– – –	+ + +	+ + +	– – –
M. extensor digiti quinti proprius	– – –	+ + +	– – –	– – –
M. extensor carpi ulnaris	– – –	+ + +	+ + +	– – –
M. supinator	+ + +	– – –	– – –	– – –
M. abductor pollicis longus	– – –	– – –	+ + +	– – –
M. extensor pollicis longus und brevis	– – –	– – –	+ + +	– – –
Extensor indicis proprius	– – –	– – –	+ + +	– – –

Tabelle 12 (Fortsetzung): Günstigste Bewegungsmuster für die Armmuskulatur bezüglich der peripheren Innervation

Nerven	Flexion–Adduktion Außenrotation	Extension–Abduktion Innenrotation	Flexion–Abduktion Außenrotation	Extension–Adduktion Innenrotation
Medianus C6–Th1				
M. flexor digitorum profundus 1 und 2	+ + +	– – –	– – –	+ + +
M. pronator teres	– – –	– – –	– – –	+ + +
M. palmaris longus	+ + +	– – –	– – –	+ + +
M. flexor carpi radialis	+ + +	– – –	– – –	– – –
M. flexor superficialis	+ + +	– – –	– – –	+ + +
M. flexor pollicis longus	– – –	+ + +	– – –	– – –
M. pronator quadratus	– – –	+ + +	– – –	– – –
M. abductor pollicis brevis	+ + +	– – –	– – –	+ + +
M. opponens pollicis				
M. flexor pollicis brevis				
M. lumbricalis 1 u. 2	Beim Faustschluß	Beim Öffnen	Beim Öffnen	Beim Faustschluß
Ulnaris C8–Th1				
M. flexor carpi ulnaris	– – –	– – –	– – –	+ + +
M. flexor digitorum profundus 3 u. 4	+ + +	– – –	– – –	+ + +
M. flexor pollicis brevis	+ + +	– – –	– – –	+ + +
M. palmaris brevis	– – –	+ + +	– – –	+ + +
M. abductor digiti quinti	+ + +	– – –	– – –	– – –
M. opponens digiti quinti	+ + +	– – –	– – –	– – –
M. flexor digiti quinti	– – –	+ + +	– – –	– – –
Mm. interossei dorsales	+ + +	– – –	+ + +	– – –
Mm. interossei volares				
M. adductor pollicis	+ + +	– – –	– – –	+ + +
M. lumbricalis 3 und 4	Beim Faustschluß	Beim Öffnen	Beim Öffnen	Beim Faustschluß

Anm.: Schulterblattbewegungen können leichter kontrolliert werden, wenn der Ellenbogen gestreckt bleibt. Ellenbogenflexion kann im Flexionsmuster und Ellenbogenextension mit Extensionsmuster zugelassen werden.

Anm.: Bei Schädigung des M. triceps werden die Muster mit geradem Ellenbogen durchgeführt, wenn die distalen Komponenten betont werden.

Anm.: Die distalen Komponenten können leichter kontrolliert werden, wenn der Ellenbogen gerade bleibt, obgleich die zweigelenkigen Muskeln berücksichtigt werden müssen. Die maximale Wiederertüchtigung erfordert alle Bewegungskombinationen im Ellenbogengelenk.

Tabelle 13: Günstigste Bewegungsmuster für die Beinmuskulatur bezüglich der peripheren Innervation

Nerven	Flexion–Adduktion–Außenrotation	Extension–Abduktion–Innenrotation	Flexion–Abduktion–Innenrotation	Extension–Adduktion–Außenrotation
L1–2–3				
M. psoas minor und maior	+ + +	– – –	– – –	– – –
Femoralis L2–4				
M. iliacus	+ + +	– – –	– – –	– – –
M. pectineus	+ + +	– – –	– – –	– – –
M. sartorius	+ + +	– – –	– – –	– – –
M. rectus femoris	mit Knieflexion + + +	– – –	+ + + mit Knieextension	– – –
M. vastus medialis	mit Knieextension + + +	mit Knieextension + + +	– – –	+ + + mit Knieextension
M. vastus lateralis und intermedius	mit Knieextension – – –	mit Knieextension + + + mit einer Knieextension bei allen Mustern beteiligt	mit Knieextension + + +	– – –
Obturatorius L3–4				
M. obturator externus	+ + +	– – –	– – –	– – –
M. adductor magnus	– – –	– – –	+ + +	+ + +
M. adductor longus und brevis	+ + +	– – –	– – –	– – –
M. gracilis	+ + + mit Knieflexion	– – –	– – –	– – –
Glutaeus superior L4–S1				
M. glutaeus medius und minimus	– – –	+ + +	– – –	– – –
M. tensor fasciae latae	– – –	– – –	+ + +	– – –
L5 S1				
M. quadratus femoris u. M. gemellus inferior	– – –	– – –	– – –	+ + +
Glutaeus inferior L5 S1–2				
M. glutaeus maximus	– – –	– – –	– – –	+ + +
Ischiadicus L4, 5; S1–3				
M. semitendinosus und M. semimembranosus	– – –	+ + + mit Knieflexion	+ + + mit Knieflexion	– – –
M. biceps femoris langer u. kurzer Kopf	+ + + mit Knieflexion	– – –	– – –	+ + + mit Knieflexion
Peronaeus L4–5; S1–2				
M. tibialis anterior	+ + +	– – –	– – –	– – –
M. extensor digitorum longus	+ + +	– – –	+ + +	– – –
M. extensor hallucis longus	– – –	+ + +	+ + +	– – –
M. peronaeus longus	– – –	+ + +	+ + +	– – –
M. peronaeus brevis	+ + +	– – –	+ + +	– – –
M. extensor digitorum brevis	– – –	– – –	+ + +	– – –
M. peronaeus tertius	– – –	– – –	– – –	+

Tabelle 13 (Fortsetzung): Günstigste Bewegungsmuster für die Beinmuskulatur bezüglich der peripheren Innervation

Nerven	Flexion–Adduktion–Außenrotation	Extension–Abduktion–Innenrotation	Flexion–Abduktion–Innenrotation	Extension–Adduktion–Außenrotation
Tibialis L4–5; S1–2				
M. gastrocnemeus	— — —	+ + + mit Knieflexion		mit Knieflexion
M. popliteus	— — —	+ + + mit Knieflexion	+ + + mit Knieflexion	
M. plantaris	— — —	— — —	— — — mit Knieflexion	+ + + mit Knieflexion
M. soleus	— — —	+ + +	— — —	+ + +
M. tibialis posterior	— — —	— — —	— — —	+ + +
M. flexor digitorum longus	— — —	+ + +	— — —	+ + +
M. flexor hallucis longus	— — —	+ + +	— — —	+ + +
Plantaris medialis L5–S1				
M. flexor digitorum brevis	— — —	+ + +	— — —	+ + +
M. abductor hallucis	+ + +	— — —	— — —	— — —
M. lumbricalis 1		an allen Mustern beteiligt		
M. flexor hallucis brevis	— — —	+ + +	— — —	+ + +
Plantaris lateralis L5, S1–2				
M. quadratus plantae	— — —	+ + +	— — —	+ + +
M. adductor digiti quinti	— — —	— — —	+ + +	— — —
M. flexor digiti quinti brevis	— — —	+ + +	— — —	— — —
M. opponens digiti quinti	— — —	+ + +	— — —	— — —
M. abductor hallucis	— — —	+ + +	— — —	+ + +
Mm. interossei volares	— — —	— — —	+ + +	— — —
Mm. interossei dorsales	+ + +	— — —	+ + +	— — —
M. lumbricalis 2, 3, 4, S1–2–3	an allen Mustern beteiligt			
M. obturator internus	— — —	— — —	— — —	+ + +
M. gemellus superior	— — —	— — —	— — —	+ + +
S2 M. piriformis	— — —	— — —	— — —	+ + +

Anm.: Die distalen Abschnitte können leichter kontrolliert werden, wenn das Knie gerade bleibt. Wenn nicht Flexion oder Extension des Knies einzeln angegeben ist, kann jegliche Kombination von Kniebewegung angewandt werden.

Anm.: Gray, Henry, «Anatomie des menschlichen Körpers», 23. ed. Lea und Febiger, Philadelphia, 1936, wurde bei der Zusammenstellung der Tabellen über die periphere Innervation benutzt.

Literatur

Zur Einführung

1. Bouman HD (ed): Proceedings: An Exploratory and Analytical Survey of Therapeutic Exercise, Northwestern University. Am J Phys Med 46:3–1191, 1967
2. Dorland WAN: The Illustrated Medical Dictionary, 24th ed. Philadelphia, WB Saunders, 1965
3. Kabat H, Knott M: Proprioceptive facilitation technics for treatment of paralysis. Phys Ther Rev 33:53, 1953
4. Knott M: Neuromuscular facilitation in the child with central nervous system deficit. Phys Ther 46:721, 1966
5. Knott M: In the groove. Phys Ther 53: 365, 1973
6. Knott M: Obiturary. APTA Progress Report, February 1979
7. Knott M, Voss DE: Proprioceptive Neuromuscular Facilitation: Patterns and Techniques, 2nd ed. New York, Harper & Row, 1968
8. Legg AT, Merrill JB: Physical therapy in infantile paralysis. In Principles and Practice of Physical Therapy. Hagerstown, WF Prior Company, 1932
9. Simonds HC: The Inside Story: Kabat-Kaiser Institute. Vallejo, CA, Kabat-Kaiser Institute Publishers, 1951
10. Voss DE: Everything is there before you discover it. Phys Ther 62: 1617, 1982

Allgemeine Literatur

1. Åstrand P, Rodahl K: Textbook of Work Physiology, 2nd ed, p 98. New York, McGraw-Hill, 1977
2. Buchwald JS: Exteroceptive reflexes and movement. Am J Phys Med 46: 121, 1967
3. Cross KD: Role of practice in perceptual-motor learning. Am J Phys Med 46: 487, 1967
4. Day MJ: Hypersensitive response to ice massage: Report of a case. Phys Ther 54:592, 1974
5. Diamond J: Your Body Doesn't Lie, p 161. New York, Warner Books, 1980
6. Dorland WAN: The Illustrated Medical Dictionary, 24th ed. Philadelphia, WB Saunders, 1965
7. Freeman JT: Posture in the aging and aged body. JAMA 165:843, 1957
8. Geldard FA: Some neglected possibilities of communication. Science 131:1583, 1960
9. Gellhorn E: Patterns of muscular activity in man. Arch Phys Med Rehabil 28:568, 1947
10. Gesell A: The Embryology of Early Motor Behavior. New York, Harper & Brothers, 1952
11. Gesell A, Amatruda CS: Developmental Diagnosis, 2nd ed. New York, Hoeber, 1947
12. Gray H: In Goss CM (ed): Anatomy of the Human Body, 27th ed., pp 32–46. Philadelphia, Lea & Febiger, 1959
13. Hagbarth KE: Excitatory and inhibitory skin areas for flexor and extensor motoneurones. ACTA Physiol Scand 26 (Suppl 94):1, 1952
14. Hagbarth KE, Eklund G: The effects of muscle vibration in spasticity, rigidity, and cerebellar disorders. J Neurol Neurosurg Psychiatry 31:207, 1968
15. Harlow HF, Harlow MR: Principles of primate learning. In The Spastics Society: Lessons from Animal Behavior, Little Club Clims in Developmental Medicine, No. 7. London, Heinemann, 1962
16. Harrison VF: A review of the neuromuscular bases for motor learning. Research Quarterly 33:59, 1962
17. Hellabrandt FA: Physiology. In Delorme TL, Watkins AL: Progressive Resistance Exercise. New York, Appleton-Century-Crofts, 1951
18. Hellebrandt FA: Application of the overload principle to muscle training in man. Am J Phys Med 37:278, 1958
19. Hellebrandt FA, Houtz SJ, Eubank RNL: Influence of alternate and reciprocal exercise on work capacity. Arch Phys Med Rehabil 32: 766, 1951
20. Hellebrandt FA, Houtz SJ, Hockman DE et al: Physiological effect of simultaneous static and dynamic exercise. Am J Phys Med 35:106, 1956
21. Hellebrandt FA, Schade M, Carns ML: Methods of evoking tonic neck reflexes in normal human subjects. Am J Phys Med 41:90, 1962
22. Hellebrandt FA, Waterland JC: Indirect learning: The influence of unimanual exercise on related muscle groups of the same and opposite side. Am J Phys Med 41:45, 1962
23. Hooker D: The Prenatal Origin of Behavior. Porter Lectures, Series 18. Lawrence, University of Kansas Press, 1952
24. Humphrey T: The trigeminal nerve in relation to early human fetal activity. Res Publ Assoc Res Nerv Ment Dis 33:127, 1954
25. Jacobs M: The development of normal motor behavior. Am J Phys Med 46:41, 1967
26. Kabat H: Analysis and therapy of cerebellar ataxia and asynergia. Arch Neurol Psychiatry 74:375, 1955
27. Kabat H: Proprioceptive facilitation in therapeutic exercise. In Licht S (ed): Therapeutic Exercise, 2nd ed. New Haven, E Licht, 1961
28. Kabat H, Knott M: Proprioceptive facilitation technics for treatment of paralysis. Phys Ther Rev 33:53, 1953
29. Kabat H, McLeod M, Holt C: Practical application of

proprioceptive neuromuscular facilitation. Physiotherapy 45:87, 1959

30. Kimura D: Asymmetry of the human brain. Sci Am 228:70, 1973
31. Kravitz H, Goldenberg D, Neyhus A: Tactual exploration by normal infants. Dev Med Child Neurol 20:720, 1978
32. Levine MG, Knott M, Kabat H: Relaxation of spasticity by electrical stimulation of antagonistic muscles. Arch Phys Med Rehabil 33:668, 1952
33. Levine MG, Kabat H, Knott M, Voss DE: Relaxation of spasticity by physiological technics. Arch Phys Med Rehabil 35:214, 1954
34. Loomis JE, Boersma FJ: Training right brain-damaged patients in a wheelchair task: Case studies using verbal mediation. Can J Physiotherapy 34:204, 1982
35. McGraw MB: The Neuromuscular Maturation of the Human Infant. New York, Columbia University Press, 1943 (Reprinted edition: New York, Hafner Publishing Company, 1962)
36. Mead S: Personal communication, 1963
37. Morris W (ed): The American Heritage Dictionary. Boston/New York, Houghton Mifflin, 1969
38. Nicholas JA, Melvin M, Saraniti AJ: Neurophysiologic inhibition of strength following tactile stimulation of the skin. Am J Sports Med 8: 181, 1980
39. O'Connell AL, Gardner EB: Ingredients of coordinate movement. Am J Phys Med 46:334, 1967
40. Peele TL: The Neuroanatomical Basis for Clinical Neurology. New York, McGraw-Hill, 1954
41. Robinson ME, Doudlah AM, Waterland JC: The influence of vision on the performance of a motor act. Am J Occup Ther 19:202, 1965
42. Rood MS: Neurophysiological mechanisms utilized in the treatment of neuromuscular dysfunction. Am J Occup Ther 10:220, 1956
43. Safranek MG, Koshland GF, Raymond G: Effect of auditory rhythm on muscle activity. Phys Ther 62: 161, 1982
44. Sherrington C: The Integrative Action of the Nervous System, p. 340. New Haven, Yale University Press, 1961
45. Smith KU, Henry JF: Cybernetic foundations for rehabilitation. Am J Phys Med 46:379, 1967
46. Toussaint D, Knott M: The use of wall pulleys with mat activities. Phys Ther Rev 35:477, 1955
47. Voss DE: Proprioceptive neuromuscular facilitation: Application of patterns and techniques in occupational therapy. Am J Occup Ther 13:191, 1959
48. Waterland JC, Munson N: Involuntary patterning evoked by exercise stress. J Am Phys Ther Assoc 44:91, 1964
49. Williams ID: Evidence for recognition and recall schemata. J Motor Behavior 10:45, 1978 (Personal communication, Sept 30, 1980, regarding «To learn skills: Vary practice.» Physiotherapy Canada 32:238, 1980)

Zu Kapitel 4: PNF in Verbindung mit Gelenkmobilisation

50. Freeman MAR, Wyke BD: Articular contributions to limb muscle reflexes: The effects of partial neurectomy of the knee-joint on postural reflexes. Br J Surg 53:61–68, 1966
51. Freeman MAR, Wyke BD: Articular reflexes at the ankle joint: an electromyographic study of normal and abnormal influences of ankle — joint mechanoreceptors upon reflex activity in the leg muscles. Br J Surg 54:990–1001, 1967
52. Grieve GP: Common Vertebral Joint Problems, pp 384–387. London, Churchill Livingstone, 1981
53. Knott M, Voss DE: Proprioceptive Neuromuscular Facilitation: Patterns and Techniques, 2nd ed, pp 193–196. New York, Harper & Row, 1968
54. Maitland GD: Peripheral Manipulation, 2nd ed, pp 32–44; 45–60. London, Butterworth & Co, 1978
55. Wyke BD: Articular neurology: A review. Physiotherapy 58:94–99, 1972

Weitere Literatur

Neurophysiologie

ASHWORTH B, GRIMBY L, KUGELBERG E: Comparison of voluntary and reflex activation of motor units: functional organization of motor neurones. J Neurol Neurosurg Psychiatry 30:91, 1967

BOUMAN HD: Some considerations of muscle activity. J Am Phys Ther Assoc 45:431–436, 1965

BOUMAN HD: Some considerations of the physiology of sensation. J Am Phys Ther Assoc 45: 573–577, 1965

BROOKS VB: Motor control: How posture and movement are governed. Phys Ther 63:664, 1983

COHEN LA: Role of eye and neck proprioceptive mechanisms in body orientation and motor coordination. J Neurophysiol 24:1, 1961

DENNY-BROWN D: Motor mechanisms — Introduction: The general principles of motor integration. In Field J, Magoun HW, Hall VE (eds): Handbook of Physiology, Section 1: Neurophysiology, Vol II, Chap 32. Washington, D.C., American Physiological Society, 1960

ELDRED E: The dual sensory role of muscle spindles. J Am Phys Ther Assoc 45:290–313, 1965

ELDRED E: Postural integration at spinal levels. J Am Phys Ther Assoc 45:332–344, 1965

ELDERED E: Posture and locomotion. In Field J, Magoun HW, Hall VE (eds): Handbook of Physiology, Section 1: Neurophysiology, Vol. II, Chap 41. Washington, D.C., American Physiological Society, 1960

FISCHER E: Neurophysiology a physical therapist should know. Phys Ther Rev 38:741–748, 1958

FISCHER E: Physiological basis of methods to elicit, reinforce, and coordinate muscle movement. Phys Ther Rev 38:468–473, 1958

FISCHER E: Physiological basis of volitional movement. Phys Ther Rev 38:405–412, 1958

GRANIT R: Receptors and Sensory Perception. New Haven, Yale University Press, 1962

GRIFFIN JW: Use of proprioceptive stimuli in therapeutic exercise. Phys Ther 54:1072, 1974

HARRISON VF: Review of skeletal muscle. Review of sensory receptors in skeletal muscles with special emphasis on the muscle spindle. Review of motor unit. Phys Ther Rev 41:17–40, 1961

LIPPOLD O: Physiological tremor. Sci Am 224:65, 1971

PAILLARD J: The patterning of skilled movement. In Field J, Magoun HW, Hall VE (eds): Handbook of Physiology, Section 1: Neurophysiology, Vol III, Chap 67. Washington, DC, American Physiological Society, 1960

RALSTON HJ: Recent advances in neuromuscular physiology. Am J Phys Med 36:94–120, 1957

RALSTON HJ: Some considerations of the physiological basis of therapeutic exercise. Phys Ther Rev 38:465–468, 1958

SCHADE JP: Neuromuscular integration. Prog Phys Ther 1:3, 1970

Scholz JP, Campbell SK: Muscle spindles and the regulation of movement. Phys Ther 60:1416, 1980

Twitchell TE: Attitudinal reflexes. J Am Phys Ther Assoc 45:411–418, 1965

Motorische Entwicklung

Ames LB: Individuality on motor development. J Am Phys Ther Assoc 46:121–127, 1966

Bower TGR: A Primer of Development. San Francisco, WH Freeman, 1977

Gesell A: Behavior patterns of fetal-infant and child. In Genetics and the inheritance of integrated neurological and psychiatric patterns. Proc Assoc Research Nerv Ment Dis 33:114–123, 1954

Gesell A, Amatruda CS: The Embryology of Behavior. New York, Harper, 1945

Hellebrandt, FA, Rarick L, Glasgow R, Carns ML: Physiological analysis of basic motor skills. I. Growth and development of jumping. Am J Phys Med 40: 14–25, 1961

Monie JW: Development of motor behavior. J Am Phys Ther Assoc 43: 333–338, 1963

Twitchell TE: Normal motor development. J Am Phys Ther Assoc 45: 419–423, 1965

Twitchell, TE: Variations and abnormalities of motor development. J Am Phys Ther Assoc 45: 424–430, 1965

Weisz S: Studies in equilibrium reaction. J Nerv Ment Dis 88: 150–162, 1938

Motorisches Lernen

Buchwald JS: Basic mechanisms of motor learning. J Am Phys Ther Assoc 45: 314–331, 1965

Forward E: Implications of research in motor learning for physical therapy. J Am Phys Ther Assoc 43: 339–344, 1963

Gardner EB: The neurophysiological basis of motor learning: A review. Phys Ther 47: 1115, 1967

Hellebrandt FA: Physiology of motor learning as applied to the treatment of the cerebral palsied. Q Rev Pediatr 7: 5–14, 1952

Hellebrandt FA: Kinesthetic awareness of motor learning. Cerebral Palsy Rev 14: 5–6, 1953

Hellebrandt FA: The physiology of motor learning. Cerebral Palsy Rev 19: 9–14, 1958

Hellebrandt FA, Parrish AM, Houtz SJ: Cross education: The influence of unilateral exercise on the contralateral limb. Arch Phys Med 28: 76–85, 1947

Michels E: Associated movements and motor learning. Phys Ther 50: 24, 1970

Smith KU, Arndt R: Self-generated control mechanisms in posture. Am J Phys Med 49: 241, 1970

Walters CE: The effect of overload on bilateral transfer of a motor skill. Phys Ther Rev 35: 567–569, 1955

Waterland JC, Shambes GM: Head and shoulder girdle linkage: Stepping in place. Am J Phys Med 49: 279, 1970

Studien am gesunden Menschen

Bohannon RW: Cinematographic analysis of the passive straight-leg-raising test for hamstring muscle length. Phys Ther 62: 1269, 1982

Hellebrandt FA: Cross education: Ipsilateral and contralateral effects of unimanual training. J Appl Physiol 4: 136–144, 1951

Hellebrandt FA, Houtz SJ: Mechanisms of muscle training: The influence of pacing. Phys Ther Rev 38: 319–322, 1958

Hellebrandt FA, Hockman DE, Partridge MJ: Physiological effects of simultaneous static and dynamic exercise. Am J Phys Med 35: 106–117, 1956

Hellebrandt FA, Houtz SJ, Krikorian AM: Influence of bimanual exercise on unilateral work capacity. J Appl Physiol 2: 446–452, 1950

Hellebrandt FA, Houtz SJ, Partridge MJ, Walters CE: Tonic neck reflexes in exercises of stress in man. Am J Phys Med 35: 144–159, 1956

Hellebrandt FA, Waterland JC: Expansion of motor patterning under exercise stress. Am J Phys Med 41: 56–66, 1962

Holt LE, Kaplan HM, Okita TY, Hoshiko M: Influence of antagonistic contractions and head position on the response of agonistic muscles. Arch Phys Med Rehabil 50: 279, 1968

Latimer R: Utilization of tonic and labyrinthine reflexes for the facilitation of work output. Phys Ther Rev 33: 237–241, 1953

Murray MP, Drought AB, Kory RC: Walking patterns of normal men. J Bone Joint Surg (Am) 46: 335–360, 1964

Richards CL: Dynamic strength characteristics during isokinetic knee movements in healthy women. Can J Physiother 33: 141, 1981

Surburg PR: Interactive effects of resistance and facilitation patterning upon reaction and response times. Phys Ther 59: 1513, 1979

Tanigawa M: Comparison of the hold – relax procedure and passive mobilization on increasing muscle length. Phys Ther 52: 725, 1972

Waterland JC, Hellebrandt FA: Involuntary patterning associated with willed movement performed against progressively increasing resistance. Am J Phys Med 43: 13–30, 1964

Waterland JC, Munson N: Involuntary patterning evoked by exercise stress. J Am Phys Ther Assoc 44: 91–97, 1964

Waterland JC, Munson N: Reflex association of head and shoulder girdle in nonstressful movements in man. Am J Phys Med 43: 98–108, 1964

Wellock LM: Development of bilateral muscular strength through ipsilateral exercise. Phys Ther Rev 38: 671–675, 1958

EMG Studien

Herman R: Electromyographic evidence of some control factors involved in the acquisition of skilled performance. Am J Phys Med 49: 177, 1970

Kelly JL, Baker MP, Wolf SL: Procedures for EMG biofeedback training in involved upper extremities of hemiplegic patients. Phys Ther 59: 1500, 1979

Kramer JF, Reid DC: Backward walking: A cinematographic and electromyographic pilot study. Can J Physiother 33: 77, 1981

Markos PD: Ipsilateral and contralateral effects of proprioceptive neuromuscular facilitation techniques on hip motion and electromyographic activity. Phys Ther 59: 1366, 1979

O'Connell AL: Electromyographic study of certain leg muscles during movements of the free foot and during standing. Am J Phys Med 37: 289–301, 1958

Partridge MJ: Electromyographic demonstration of facilitation. Phys Ther Rev 34: 227–233, 1954

Pink M: Contralateral effects of upper extremity proprioceptive neuromuscular facilitation patterns. Phys Ther 6: 1158, 1981

Schunk MC: Electromyographic study of the peroneus longus muscle during bridging activities. Phys Ther 62: 970, 1982

Singh M, Kaprovich PV: Effect of eccentric training of agonists on antagonistic muscles. J Appl Physiol 23: 742, 1967

Sullivan PE, Portney LG: Electromyographic activity of shoulder muscles during unilateral upper extremity proprioceptive neuromuscular facilitation patterns. Phys Ther 60: 283, 1980

Ausgewählte Tierstudien

Bizzi E: The coordination of eye-head movements. Sci Am 231: 100, 1975

Levine S: Stimulation in infancy. Sci Am 202: 80, 1960

McConnel JK: Evolutionary factors in rehabilitation. Physiotherapy (London) 56: 8, 1970

Mensch G: Prosthetic gait observation: Comparison of bipedal and quadrupedal locomotion. Can J Physiother 31: 269, 1979

Oxnard CE: Evolution of the human shoulder: Some possible pathways. Am J Phys Anthropol 30: 319, 1969

Travis AM, Woolsey CN: Motor performance of monkeys after bilateral partial and total cerebral decortication. Am J Phys Med 35: 273, 1956

Zugehörige Informationen

Allgemein

Chrystal M, Rosner H: Mass movement patterns in neuromuscular reeducation. Phys Ther Rev 34: 344–345, 1954

Kabat H: Central mechanisms for recovery of neuromuscular function. Science 112: 2897, 23–24, 1950

Kabat H: The role of central facilitation in restoration of motor function in paralysis. Arch Phys Med 33: 521–533, 1952

Kabat H: Studies on neuromuscular dysfunction. In Payton OD, Hirt S, Newton RA (eds): Neurophysiologic Approaches to Therapeutic Exercise. Philadelphia, FA Davis, 1977

Sullivan PE, Markos PD, Minor MAD: An Integrated Approach ro Therapeutic Exercise. Reston, VA Reston Publishing, 1982

Todd JM: Facilitation of movements as taught at Vallejo. Physiotherapy (London) 58: 416, 1972

Walters CE, Garrison L, Duncan HJ, Hopkins, FV, Synder JW: The effects of therapeutic agents on muscular strength and endurance. Phys Ther Rev 40: 266–270, 1960

Klinische Anwendungen
Arthritis

Ault MM: Facilitation technics used to relieve contractures in a rheumatoid arthritis patient. Phys Ther Rev 40: 657–658, 1960

Ionta MK: Facilitation technics in the treatment of early rheumatoid arthritis. Phys Ther Rev 40: 119–120, 1960

Neurologische Krankheitsbilder

Berman SR, Logue FE: Guillain-Barre syndrome. J Am Phys Ther Assoc 42: 180, 1962

Bogardh E, Richards CL: Gait analysis and relearning of gait control in hemiplegic patients. Can J Physiother 33: 223, 1981

Bohannon RW: Results of resistance exercise on a patient with amyotrophic lateral sclerosis. Phys Ther 63: 965, 1983

Griffin J, Reddin G: Shoulder pain in patients with hemiplegia. Phys Ther 61: 1041, 1981

Irwin-Carruthers SH: An approach to physiotherapy for the patient with Parkinson's disease. Physiotherapy (South Africa), March 1971

Kabat H: Low Back and Leg Pain from Herniated Disk. St Louis, Warren H Green, 1980

Kabat H: Restoration of function through neuromuscular reeducation in traumatic paraplegia. AMA Arch Neurol Psychiatry 67: 737–744, 1952

Kabat H: Analysis and therapy of cerebellar ataxia and asynergia. AMA Arch Neurol Psychiatry 74: 375–382, 1955

Kabat H, McLeod M, Holt C: Neuromuscular dysfunction and treatment of corticospinal lesions. Physiotherapy 45: 251–257, 1959

Knott M: Report of a case of Parkinsonism treated with proprioceptive facilitation technics. Phys Ther Rev 37: 229, 1957

Knott M: Bulbar involvement with good recovery. J Am Phys Ther Assoc 42: 38–39, 1962

Torp MJ: Adaptations of neuromuscular facilitation technics. Phys Ther Rev 36: 577–586, 1956

Torp MJ: An exercise program for the brain-injured. Phys Ther Rev 36: 644–675, 1956

Toussaint D: Facilitation technics achieve self-care in poliomyelitis patient. Phys Ther Rev 37: 590, 1957

Voss DE: Proprioceptive neuromuscular facilitation. In Pearson PH, Williams CE (eds): Physical Therapy Services in the Developmental Disabilities. Springfield, II, Charles C Thomas, 1972

Cerebral Parese

Kabath H, McLeod M: Athetosis: Neuromuscular dysfunction and treatment. Arch Phys Med 40: 285–292, 1959

Kabat H, McLeod M: Neuromuscular dysfunction and treatment of athetosis. Physiotherapy 46: 125–129, 1960

Knott M: Specialized neuromuscular technics in the treatment of cerebral palsy. Phys Ther Rev 32: 73–75, 1952

Knott M: Neuromuscular facilitation in the child with central nervous system deficit. J Am Phys Ther Assoc 46: 721–724, 1966

Voss DE: Proprioceptive neuromuscular facilitation: Demonstrations with cerebral palsied child, hemiplegic adult, arthritic adult, Parkinson adult. In Exploratory and Analytical Survey of Therapeutic Exercise (NU-STEP), Northwestern University Medical School, July 25 – August 19, 1966. Am J Phys Med 46: 838–898, 1967

Voss DE: Proprioceptive neuromuscular facilitation. In Pearson PH, Williams CE (eds): Physical Therapy Services in the Developmental Disabilities. Springfield, IL, Charles C Thomas, 1972

Orthopädische Krankheitsbilder

Brown I: Intensive exercise for the low back. Phys Ther 50: 487, 1970

Knott M: Avulsion of a finger with protracted disability. Phys Ther Rev 38: 552, 1958

Knott J, Barufaldi D: Treatment of whiplash injuries. Phys Ther Rev 41: 573–577, 1961

KNOTT M, MEAD S: Facilitation technics in lower extremity amputations. Phys Ther Rev 40: 587–589, 1960

NUNLEY RL, BEDINI SJ: Paralysis of the shoulder subsequent to a comminuted fracture of the scapula. Phys Ther Rev 40: 442–447, 1960

VOSS DE, KNOTT M, KABAT H: Application of neuromuscular facilitation of shoulder disabilities. Phys Ther Rev 33: 536–541, 1953

Andere Krankheitsbilder

BOONE DC: Physical therapy aspects related to orthopedic and neurologic residuals of bleeding. J Am Phys Ther Assoc 46: 1272, 1966

HUMPHREY TL, HUDDLESTON OL: Applying facilitation technics to self-care training. Phys Ther Rev 38: 605, 1958

Ausrüstung

JOHNSON MM, BONNER CD: Sling suspension techniques, demonstrating the use of a new portable frame. Phys Ther 51: 524, 1971

SMITH WD: Combining wall pulleys and mat activities to total pattern movements. Phys Ther 54: 746, 1974

TOUSSAINT D, KNOTT M: Use of wall pulleys with mat activities. Phys Ther Rev 35: 477, 1956

VOSS DE, SLATINSKY JP: Textured cane handle. Phys Ther 53: 1295, 1973

Ergänzungen zu den Fazilitationstechniken Kälteanwendung

BASSETT SW, LAKE BM: Use of cold applications in the management of spasticity. Phys Ther Rev 38: 333–334, 1958

BOES MC: Reduction of spasticity by cold. J Am Phys Ther Assoc 42: 29–32, 1962

BOYNTON BL, GARRAMONE PM, BUCA JT: Observations on the effects of cool baths for patients with multiple sclerosis. Phys Ther Rev 39: 297–299, 1959

CONWAY B: Ice Packs in diabetic neuropathy. Phys Ther Rev 41: 586–588, 1961

DAVIES EJ, PERRY JH, WAKEFIELD P: Afferent stimuli to facilitate or inhibit motor activity. (Techniques developed by M. Rood) In Decker R (ed): Motor Integration, Chap 5, pp 73–83. Springfield, IL, Charles C Thomas, 1962

JOHNSON DJ, MOORE S, MOORE J, OLIVER RA: Effect of cold submersion on intramuscular temperature of the gastrocnemius muscle. Phys Ther 59: 1238, 1979

KELLY M: Effectiveness of a cryotherapy technique on spasticity. Phys Ther 49: 349, 1969

LIGHTFOOT E, VERRIER M, ASHBY P: Neurophysiological effects of prolonged cooling of the calf in patients with complete spinal transection. Phys Ther 55: 251, 1975

LORENZE DJ, CARANTONIS G, DE ROSA AJ: Effect on coronary circulation of cold packs to hemiplegic shoulders. Arch Phys Med 41: 394–399, 1960

McGOWN HL: Effects of cold application on maximal isometric contraction. Phys Ther 47: 185, 1968

MIGLIETTA OE: Evaluation of cold in spasticity. Am J Phys Med 41: 148–151, 1962

OLSON JE, STRAVINO VD: A review of cryotherapy. Phys Ther 52: 840, 1972

PETAJAN JH, WATTS N: Effects of cooling on the triceps surae muscle. Am J Phys Med 41: 240–251, 1962

ROCKEFELLER LE: The use of cold packs for increasing joint range of motion. Phys Ther Rev 38: 564–566, 1958

URBSCHEIT N, BISHOP B: Effects of cooling on the ankle jerk and H-response. Phys Ther 50: 1041, 1970

WATSON, CW: Effect of lowering body temperature on the symptoms and signs of multiple sclerosis. N Engl J Med 261: 1253–1259, 1959

WOLF BA: Effects of temperature reduction of multiple sclerosis. Phys Ther 50: 808, 1970

Elektrische Stimulation

CURRIER DP, MANN R: Muscular strength development by electrical stimulation in health individuals. Phys Ther 63: 915, 1983

LAINEY CG, WALMSLEY RP, ANDREW GM: Effectiveness of exercise alone versus exercise plus electrical stimulation in strengthening the quadriceps muscle. Can J Physiother 35: 5, 1983

LIBERSON WT: Experiment concerning reciprocal inhibition of antagonists elicited by electrical stimulation of agonists in a normal individual. Am J Phys Med 44: 306–308, 1965

MELZACK R, JEANS ME, STRATFORD JG, MONKS RC: Ice massage and transcutaneous electrical stimulation: comparison of treatment for low-back pain. Pain 9: 209, 1980

Mechanische Vibration

ARCANGEL, CS, JOHNSTON R, BISHOP B: Achilles tendon reflex and the H-response during and after tendon vibration. Comments by discussant: Voss DE. J Am Phys Ther Assoc 51: 889, 1971

DEGAIL P, LANCE JW, NEILSON PO: Differential effects on tonic and phasic reflex mechanisms produced by vibration of muscles in man. J Neurol Neurosurg Psychiatry 29: 1, 1966

EKLUND G, STEEN M: Muscle vibration therapy in children with cerebral palsy. Scand J Phys Med 1: 35, 1969

GOODWIN GM, McCLOSKEY DI, MATTHEWS PBC: Proprioceptive illusions induced by muscle vibration: Contribution by muscle spindle to perception? Science 175: 1382, 1972

HOCHREITER NW, JEWELL MJ, BARBER L, BROWNE P: Effect of vibration on tactile sensitivity. Phys Ther 63: 934, 1983

JOHNSTON RM, BISHOP B, COFFEY GH: Mechanical vibration of skeletal muscle. Phys Ther 50: 499, 1970

SPICER SD, MATYAS TA: Facilitation of the tonic vibration reflex (TVR) by cutaneous stimulation (abstr). Am J Phys Med 59: 223, 1980

WALL PD, CRONLY-DILLON JR: Pain itch and vibration. AMA Arch Neurol 2: 14, 1960

Zugehörige Fachgebiete

Beschäftigungs- bzw. Ergotherapie

AYRES AJ: Proprioceptive neuromuscular facilitation elicited through the upper extremities. Part I. Background. Part II. Application. Part III. Specific application. Am J Occup Ther 9: 1955

CARROLL J: Utilization of reinforcement in the program for the hemiplegic. Am J Occup Ther 4: 211, 1950

COOKE DM: Effects of resistance on multiple sclerosis patients with intention tremor. Am J Occup Ther 12: 89, 1958

KREWER S: The Arthritis Exercise Book. New York, Simon & Schuster, 1981

MYERS BJ: The proprioceptive neuromuscular facilitation (PNF) approach. In. Trombly CA (ed): Occupational Therapy for Physical Dysfunction. Baltimore, Williams & Wilkins, 1983

MYERS BJ: Therapy Activities (videotape). Chicago, Rehabilitation Institute of Chicago, 1981

VOSS DE: Applications of patterns and techniques in occupational therapy. Am J Occup Ther 8: 191, 1959

Sportphysiotherapie

KRAMER PG: Restoration of dorsi flexion after injuries to the distal leg and ankle. J Ortho Sports Phys Ther 1: 159, 1980

PENNY NJ, WELSH RP: Shoulder impingement syndromes in athletes and their surgical management. Am J Sports Med 9: 11, 1981

RICHARDSON AB, JOBE FW, COLLINS HR: The shoulder in competitive swimming. Am J Sports Med 8: 159, 1980

SADY SP, WORTMAN M, BLANKE D: Flexibility training: Ballistic, static or proprioceptive neuromuscular facilitation? Arch Phys Med Rehabil 63: 261, 1982

SMITH MJ, STEWART MJ: Sports medicine and rehabilitation. In Nickel VL (ed): Orthopedic Rehabilitation. New York, Churchill Livingstone, 1982

SURBURG PR: Neuromuscular facilitation techniques in sports medicine. Physician and Sportsmedicine 9: 115, 1981

Ergänzende Kommentare

DENKER H: Horowitz and Mrs. Washington. New York, GP Putnam Sons, 1979

GILLETTE HE: Changing concepts in the management of neuromuscular dysfunction. South Med J 52: 1227–1229, 1959

HIRT S: Progress is a relay race. Phys Ther 61: 1609, 1981

KNOTT M: In the groove. Phys Ther 53: 365, 1973

KREWER S: The Arthritis Exercise Book. New York, Simon & Schuster, 1981

MEAD S: A six-year evaluation of proprioceptive neuromuscular facilitation technics. In Proceedings of the Third International Congress of Physical Medicine, 1960. Chicago, American Congress of Physical Medicine and Rehabilitation and American Academy of Physical medicine and Rehabilitation, 1962

VOSS DE: Everything is there before you discover it. Phys Ther 62: 1617, 1982

WATKINS AL: Medical progress: Physical medicine and rehabilitation. N Engl J Med 255: 1233–1239, 1956

Register

DIE AKTUELLE FACHBIBLIOTHEK

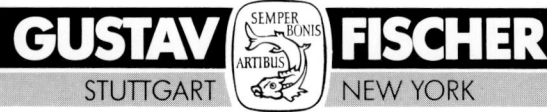

GUSTAV FISCHER
STUTTGART · NEW YORK

DIE AKTUELLE FACHBIBLIOTHEK

Winkel/Vleeming/Fisher/Meijer/Vroege
Nichtoperative Orthopädie der Weichteile des Bewegungsapparates

Teil 1 · **Anatomie in vivo**
1985. 358 S., 287 Abb., DM 110,-/DM 98,-**

Teil 2 · **Diagnostik**
1985. 376 S., 307 Abb., DM 110,-/DM 98,-**

Teil 3 · **Therapie der Extremitäten**
1987. Etwa 550 S., etwa 320 Abb., 10 Tab.,
DM 148,-/DM 134,-**

Teil 4 · **Therapie der Wirbelsäule**
erscheint 1988
* Vorzugspreis für Bezieher des Gesamtwerkes

Sachse
Manuelle Untersuchung und Mobilisationsbehandlung der Extremitätengelenke
Technischer Leitfaden
4. Aufl. 1986. 198 S., 103 Abb., DM 26,-

Roessler
Krankengymnastische Gruppenbehandlung mit Pfiff
1987. Etwa 400 S., 250 Abb., etwa DM 58,-

Kucera
Krankengymnastische Übungen mit und ohne Gerät
4. Aufl. 1984. 334 S., DM 32,-

Klinkmann-Eggers
Grifftechnik in der krankengymnastischen Behandlung
Ein Repetitorium
3. Aufl. 1985. 102 S., 99 Abb., DM 34,-

Plas/Hagron
Die aktive Krankengymnastik
Therapeutische Übungen
1981. 158 S., 92 Abb., DM 34,-

Voss/Herrlinger
Taschenbuch der Anatomie
Band 1 · **Einführung in die Anatomie · Bewegungsapparat**
18. Aufl. 1986. 350 S., 206 Abb., 11 Tab., DM 19,80

Band 2 · **Histologie · Allgemeine Anatomie der Eingeweide · Verdauungssystem · Atmungssystem · Urogenitalsystem · Kreislaufsystem · Abwehrsystem**
16. Aufl. 1982. 444 S., 223 Abb., DM 22,-

Band 3 · **Nervensystem · Sinnessystem · Hautsystem · Inkretsystem**
17. Aufl. 1986. 437 S., 168 Abb., DM 22,-

Band 4 · **Embryonale Entwicklung des Menschen**
8. Aufl. 1987. 284 S., 199 Abb., DM 19,80

Komplettpreis Band 1-4 DM 69,-

Schadé
Anatomischer Atlas des Menschen
6. Aufl. 1987. 192 S., 120 Abb., 11 Taf.,
DM 52,-/DM 48,-*

McMinn/Hutchings/Logan
Atlas der Anatomie des Fußes
1985. 96 S., zahlr. Abb., DM 78,-/DM 68,-*

Brenner
Praktische Rechtskunde für Krankengymnasten, Masseure und med. Bademeister
1987. 343 S., DM 29,80

* Mengenpreis ab 20 Exemplare.

Preisänderungen vorbehalten.

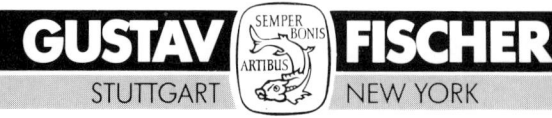

GUSTAV SEMPER BONIS ARTIBUS **FISCHER**
STUTTGART   NEW YORK